整合论治

——陈大舜临床经验传承集

◎周德生 主编

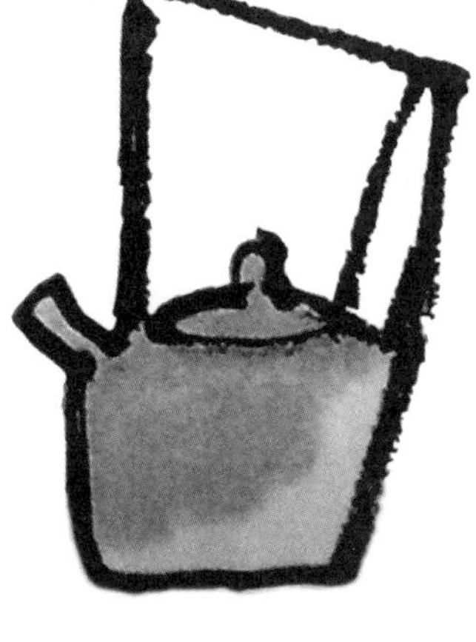

CNS K 湖南科学技术出版社

《整合论治——陈大舜临床经验传承集》编委会名单

审　定　樊代明

主　编　周德生

副主编　陈　瑶　刘利娟　胡　华　郭　纯

编著者　（排名不分先后）

陈大舜　陈卫蓉　陈　瑶　陈思肴　陈　艳　郭　彪
郭　纯　郭雅玲　蒋成婷　康　蕾　马钟丹妮　吕熙庭
刘　杰　刘利娟　刘峻呈　刘　晶　雷伊琳　胡　华
何金明　李彩云　李　娟　李喜情　冯君健　高玉萍
程慧娟　唐路军　谭惠中　宋　洋　钟　捷　苏丽清
黄　雷　彭岚玉　王喜红　徐　洋　肖志红　肖志杰
谢　清　杨元元　张雪花　张燕辉　张依蕾　张梦雪
左玲敏　朱　婷　周达宇　周德生　周　平　周　韩

序　一

我不懂中医，但我很喜欢中医。我所喜欢的中医不是那些深奥的理论，因为太玄妙，还是古文，难以明白；我所喜欢的中医也不是那些繁杂的中药，因为太多、太复杂，很难记住。我所喜欢的中医是中医治病时的独特实践，特别是“辨证论治”里面充满哲学思想，充满实事求是。关注时间长了，对辨证论治越发了解，又觉得论治光靠辨证不够。“证”只是某人某一时刻的状态，我们应把人放到不同环境不同时间中去考虑，于是要因地制宜、因时制宜，更重要的是要因人制宜。同样是人，在医生眼里，世界上没有两个绝对相同的人。不仅有高的矮的、胖的瘦的、老的少的、男的女的、壮的弱的……这些虽然老百姓都懂，但医生要综合起来考虑就很难掌握和把握了，何况这些人的所有因素还随空间和时间的改变发生变化。只有把这些因素都整合起来考虑，才能发现人体的实质，才能弄懂人体的本质，这光靠辨证论治不够，要靠整合论治才行。这本书原名叫《和法论治——陈大舜临床经验传承集》，“和法”其实就是整合的思维、整合的过程和整合的结果。根据整合医学的理论及实践，我建议将此书的书名改为《整合论治——陈大舜临床经验传承集》，得到周德生主编的认可。

整合医学是整体整合医学（Holistic Integrative Medicine，HIM）的缩写。整合医学是从人的整体出发，将医学各领域最先进的理论知识和临床各专科最有效的实践经验分别加以有机整合，并根据社会、环境、心理的改变进行修正、调整，使之成为更加符合、更加适合人体健康和疾病诊疗预防的新的医学知识体系。它不仅将人视为一个整体，而且将其放到更大的整体中（即自然、社会、心理）考察，是将医学研究中发现的数据、证据还原成事实，把在临床实践中获得的知识和认识转化成经验，将在健康探索中创造的技术和艺术凝练成医术，在事实、经验、医术层面来回应实践，从而形成整合医学。

整合医学理论的提出已快10年，受到国内外同行的关注和认同，显示出特有的生命力和影响力。但是，整合医学目前在医学实践中还只是在探索之中，还不能说已形成任何成功经验。还有很多人认为做这事很难，犹如逆水行舟，难上加难。非常高兴的是，陈大舜教授在其漫长的医学实践中，不仅在主动地这样想，而且在自觉地这样做。更重要的是，确实取得了有益的经验。这些所想、所做、所得的结果不能束之高阁，应当总结出来，供更多的同行借鉴，为更多的患者造福。周德生教授组织相关的学者经过长期努力，把陈大舜50余年的毕生从医经历和经验总结成了这本书，我觉得相当不易，相当不错，非常难得。说实在的，我对书中大量传统医学的内容都不精通，但我很愿意慢慢去研究。为什么？因为其中解决的问题正是目前我们西医学难以解决的问题。什么是宝？这就是宝，大家可以到书中淘宝。有人说“书中自有黄金屋，书中自有颜如玉”，我说，这本书“书中自有论之道，书中自有治之则”。这种论治法则，不是无原则的混合，也不是来自融合、配合、结合或者组合，极少数可能来自实践中的巧合，但更多的是来自实践人和总结者的主动整合，这种临床方法一定会给相关学者带来不同的思维和效果。

是为序。

中国工程院院士、副院长
原第四军医大学校长
西京消化病医院院长
美国医学科学院外籍院士
樊代明

序　　二

生逢盛世，百业兴旺。中医药事业的传承和发展也不例外。我一辈子信中医，爱中医，学中医，用中医。因中医交接于同行，以中医融聚于师生。管理、教学、科研与临床并行，尽心力焉。事业有常，美在其中。未曾想到年届耋期，也能为传承和发展中医药事业效绵薄之力，添砖加瓦，倍感欣慰！

不知是机缘巧合，还是三生有幸，尤其是对本书审稿专家樊代明院士建议将“和法论治”改为“整合论治”，甚合吾意，如遇知音。我一直主张，中西医学之间必须相互学习，相互渗透，相互影响，相互转化。但是，中西医结合要坚持中医的底线——以中为主，衷中参西。我的理解是，“和法论治”偏重于传统中医学，“整合论治”偏重于现代中医学。道虽一致，途有多端。旨趣惟一，机宜不同。因此画龙点睛之举，使本书学术创新之处，跃然纸上。樊院士赐教功莫大焉，为我的临床经验传承工作室的任务画上一个圆满的句号。本书的筹划编撰和出版发行，与国家中医药管理局全国名老中医药专家传承工作室建设项目立项并提供课题资金支持、湖南省中医药管理局名老中医研究工作室建设的直接领导并大力支持是分不开，也与湖南中医药大学及湖南中医药大学第一附属医院的提供工作室场地并督促实施分不开，更与这个传承工作室以周德生教授为带头人的众多学子的辛勤耕耘分不开。对此，我一并表示衷心的感谢与崇高的敬意！

但愿此书能够对中医药事业的传承与发展，对中医及中西医结合临床思维与临床实践，有所裨益。

湖南中医药大学
陈大舜
于东塘校区

前　言

陈大舜，1941年6月26日出生于南京。1965年毕业于南京中医药大学（原南京中医学院）中医专业六年制本科。一直在湖南中医药大学（原湖南中医学院）工作至今。湖南中医药大学中医内科学教授、博士生导师、主任医师。湖南省名中医。陈大舜精勤不倦，长期从事教学、临床、科研、管理工作。在中西医结合学科领域，继承并发扬了孟河医派之“和法缓治”学术精髓，形成了独特的学术思想，积累了丰富的临床经验，取得了丰硕的科研成果。

遵照《国家中医药管理局关于确定2014年全国名老中医药专家传承工作室建设项目专家名单的通知》（国中医药人教发〔2014〕20号）指示，国家中医药管理局陈大舜名老中医药专家传承工作室于2014年9月在湖南中医药大学第一附属医院挂牌成立。对于整理、继承、推广陈大舜的学术观点和临床经验，探索陈大舜学术经验传承及推广的有效方法和创新模式，培养一批高层次的中医药人才，促进中医药事业的发展，起到了积极作用。

我们传承研究陈大舜的学术思想及临床经验，立足对中医文化传统的执着及中西医结合学科的诠释，从其学术渊源、思想基础、思维方法、理论创新、辨证规律、论治路径、常用方药、临床医案、论文著作、传承应用等方面，进行了深入的综合研究及学术发掘，寓革新于继承，将陈大舜的学术思想提炼升华，概括表述为：中西结合，辨病辨证，和法论治，整体调衡；简述为“和法论治”，或者称为“整合论治”。

“整合论治”或者“和法论治”是一种临床思维过程，在和法的指导思想下，通过整合的手段，达到论治的目的。针对疾病发展过程中不同质的矛盾，灵活选用或联合运用中医的、西医的、物理的、工程的、心理的、康复的、护理的、体育的、社会的各种方法，因病、因人、因时、因地制宜，考虑卫生经济学情况，改善患者的一般情况、解除症状、消除病因，实现患者形体上、精神上、心理上、社会上和经济上缺损的能力尽可能地恢复到最佳水平。

陈大舜认为，内伤杂病的病因特点不外病邪兼夹、内邪归化、内邪异化、内邪生化。复合病机表现为并列、主次差异、矛盾关系。内伤杂病表现为多病共存、共病，具有症状繁多、证候复杂、病程复杂、动态变化的临床特征。所以，临床需要根据内生邪气的杂合现象，内伤杂病辨病论治、辨证论治、辨病辨证论治，以和法论治为落脚点。和法包含治疗思想、治则与治法3个层面。和法的亚结构治法具体组成有层次与非层次结构的关系，具有层次逻辑及网状逻辑的特点；通过一分为二、一分为三、一分为四、一分为多的逻辑规则，组合为狭义和法或广义和法。和法应用坚持个体化、系统性整合、卫生经济学原则。和法论治包括未病先治、适宜之治、异病同治、形神同治、杂合以治、内外同治、多能复方同治、序贯之治、纠偏之治、救误之治、护养调治、不治之治等12条临床应用规律。和法论治作为一种方法论，有助于确定最优化的治疗方案，反映中医治疗学的基本观念。

1. 学术渊源　陈大舜师从武进丁光迪，继承发扬孟河医派醇正和缓的医学传统。和法论治是中医各家学说的融合与再创造。

2. 思想基础　基于儒家中和观指导构建的中医生命观及中医疾病观，成为陈大舜和法论治学术范式的思想渊源，和法论治临床思维方法是儒家中和观贯穿于中医治疗学及中医养生学的结果。

3. 理论意义　辨病辨证和法论治将整合医学付诸实践，彰显了中医学在整合医学中发挥的关键性作用。

4. 临床意义　特别适用于指导慢性病、老年病、心身疾病、危重疾病、疑难杂症的中西医结合临床处理，对养生学、医患关系、卫生经济学的某些临床问题处理也有指导价值。

5. 学术经验代表性研究成果　糖尿病中西医结合诊疗方案，见《中西医结合糖尿病学》（湖南科学技术出版社，2017 年 10 月）。此外，还见诸新世纪全国高等医药院校规划教材（中西医结合临床课程系列教材）《中西医结合内科学》（中国中医药出版社，2001 年 8 月），中华当代名医系列丛书（第四卷）《陈大舜论医集》（中医古籍出版社，2005 年 1 月）。陈大舜辨病辨证和法论治学术思想，还体现在陈大舜自己的论文和门诊医案，以及陈大舜众多弟子们的论文中。

6. 学术经验传承研究成果　湖湘当代名医医案精华（第三辑）《陈大舜医案精华》（106 案）（人民卫生出版社，2016 年 1 月）；内部资料《陈大舜教授 70 华诞暨从医 50 周年从教 45 周年学术研讨会资料汇编》（14 案）（2010 年 6 月）；国家中医药管理局继续教育项目（T20161802009）《名老中医陈大舜和法论治临床经验研修班资料汇编（第一期）》（8 案）（2016 年 6 月），国家中医药管理局继续教育项目（T20171802012）《名老中医陈大舜和法论治临床经验研修班资料汇编（第二期）》（26 案）（2017 年 10 月）。

通过我们研究团队的协同努力，关于孟河医派及陈大舜的学术思想与临床应用经验方面的最新研究成果《整合论治——陈大舜临床经验传承集》终于出版，呈现给大家，供同行交流。本书分为 9 章：关于中医和法的概说、陈大舜和法论治学术思想研究、陈大舜和法论治辨证论治规律研究、陈大舜和法论治辨病辨证用药数据挖掘分析举例、陈大舜常用经验方集锦、陈大舜和法论治临床经验选粹、陈大舜和法论治疑难病医案实录、陈大舜和法论治医论选讲及医案验证、孟河医派和法论治学术发掘，后附陈大舜中医药学相关出版物索引。

《礼记·中庸》指出："和也者，天下之达道也。"我们的研究成果足以说明，宗法孟河医派"先正典型"的醇正医学传统，加强中医药文化的深厚滋养，达到执简驭繁、出奇制胜的诊疗境界，如蒋熙德《孟河医学源流论》所说"学大医如烹小鲜"。以他人之规矩，开自己之新面。我们相信这本《整合论治——陈大舜临床经验传承集》，比较全面地反映了陈大舜辨病辨证和法论治的学术思想及临床经验，已经具备了成熟的个性化的逻辑体系，能够启迪后学。因此，我们怀着感恩的心情，永远感谢陈大舜无私地照耀我们晚辈的中医之路！本书适合中医临床工作者及中医院校师生阅读，能够给中医临床研究以及中医临床实践提供参考。

国家中医药管理局陈大舜名老中医药专家传承工作室建立 4 年以来，尽管我们的传承研究按照规划方案，自励在心，自行于途，集思广益，此志不懈，但是，由于学识浅陋，时间限制，陈大舜的学术经验还没有完全发掘出来，或者提炼总结存在不尽人意之处。案头涂抹，拙作何知，阅者贤明，请加原宥！

本书全部电子稿经樊代明院士审读定稿，并欣然赐序。书名采用樊院士高瞻远瞩的点睛见教，由“和法论治”改定为“整合论治”，以便与国际主流医学思想接轨。我会把樊院士的抬爱，当成对自己的激励与鞭策，它既是一种殷切的期望，也是我继续奋斗的动力。特此鸣谢！

湖南中医药大学中西医结合学院中西医结合学科
湖南中医药大学第一附属医院神经内科
国家中医药管理局陈大舜名老中医药专家传承工作室
周德生
于长沙梨子山

目　录

第一章　关于中医和法的概说

和法的概念、范畴和特征……(1)
和法的学术源流……(5)
关于和法的学术争鸣……(11)

第二章　陈大舜和法论治学术思想研究

杂合理论视域下中医各家学说对陈大舜和法论治学术思想形成的启示……(17)
陈大舜和法论治的思想基础和理论创新……(20)
陈大舜和法论治的临床应用规律……(25)
陈大舜内伤杂病辨病辨证和法论治学术思想和临床经验……(27)
陈大舜和法论治学术思想彰显了中医学在整合医学中发挥的关键性作用……(41)
陈大舜辨病辨证和法论治的传承和发展……(44)

第三章　陈大舜内科杂病辨证论治规律研究

内科杂病辨证规律研究……(50)
内科杂病处方用药规律研究……(64)

第四章　陈大舜和法论治辨病辨证用药数据挖掘分析举例

头痛病的辨病辨证用药分析……(81)
眩晕病的辨病辨证用药分析……(94)
失眠病的辨病辨证用药分析……(115)

第五章　陈大舜常用经验方集锦

宣肃止咳方…………(128)
眩复温胆汤…………(129)
葛麻二芍二膝汤…………(129)
二梗二仁汤…………(130)
百合二仁二核汤…………(131)
芪合二贝二芍汤…………(132)
甲亢方…………(133)
甲亢平膏方…………(134)
面瘫方…………(134)
牛角地黄汤…………(135)
左归降糖方…………(136)
左归双降方…………(136)
降糖舒心方…………(137)
降糖通脉方…………(138)
降糖益肾方…………(138)
降糖舒络方…………(139)
降糖宁足汤…………(140)
降糖明目方…………(140)
痛风定方…………(141)
滋阴降火汤…………(142)
补肾通络汤…………(142)
止汗方…………(143)
三黄二至丸…………(144)
青黛贝骨散…………(144)
独活寄生汤加减方…………(145)
芪芍桂酒汤加减方…………(146)
五仁丸加减方…………(146)
四金化石汤…………(147)
天麻首乌汤…………(148)
丹参消痤饮…………(148)
皮炎通用方…………(149)

第六章　陈大舜和法论治临床经验选粹

基于“杂合以治”理论探讨陈大舜和法论治经验…………(150)
陈大舜和法论治临床应用经验举隅…………(153)
陈大舜辨治甲状腺功能亢进症的学术思想和临床经验…………(156)
陈大舜辨治甲状腺素毒性脑病的学术思想和临床经验…………(160)

陈大舜对高渗高血糖综合征的辨证治疗经验……(164)
陈大舜辨治糖尿病腹泻的学术思想和临证经验……(167)
陈大舜治疗 2 型糖尿病常用药对拾撷……(171)
陈大舜辨治痤疮临床经验撷菁……(173)
陈大舜对腰椎间盘突出症的辨证用药思路和临床经验……(175)
陈大舜辨治类风湿关节炎的学术思想和临证经验……(179)
陈大舜辨治汗证的学术思想和临床经验……(183)
探讨陈大舜治疗眩晕病的用药经验……(186)
陈大舜从血论治慢性紧张型头痛的学术思想和临床经验……(188)
陈大舜运用调和涤痰法辨治非霍奇金淋巴瘤的学术思想和临证经验……(191)
陈大舜治疗不寐医案 7 则……(196)
陈大舜复方配伍与药物精简应用……(199)

第七章　陈大舜和法论治疑难病医案实录

慢性阻塞性肺疾病急性加重……(207)
间质性肺炎并感染……(211)
冠心病并心律不齐……(215)
急性感染性心内膜炎……(220)
心律失常频繁性室性早搏射频消融术后……(226)
贲门失弛缓症……(228)
原发性肝癌并肝源性复合型胃溃疡……(230)
消化性溃疡出血并痛风急性发作……(233)
类风湿关节炎并肺间质病变……(235)
系统性红斑狼疮重型合并狼疮性肾炎……(239)
成人 Still 病……(242)
干燥综合征……(246)
再生障碍性贫血……(249)
特发性血小板减少性紫癜……(251)
过敏性紫癜继发紫癜性肾炎并上呼吸道感染……(254)
IgA 肾病慢性肾功能不全并高血压性视网膜病……(258)
肾病综合征并脑血栓形成……(261)
胸腹主动脉覆膜支架置入术后脊髓缺血……(263)
左肾上腺癌术后库欣综合征……(266)
小儿分泌性中耳炎……(269)
突发性耳聋……(272)
左外耳道带状疱疹并耳源性眩晕……(274)
脊髓型颈椎病……(276)
克罗恩病……(279)
肠结核继发肠梗阻……(282)
先兆流产病……(285)
围绝经期综合征……(287)

药物性皮炎…………(289)

第八章 陈大舜和法论治医论选讲及医案验证

消渴病…………(297)
泄泻病…………(299)
中风病…………(301)
血瘀证…………(304)
吐血证…………(305)
痹病…………(307)
崩漏病…………(309)
小儿咳嗽…………(312)
梅核气…………(313)

第九章 孟河医派和法论治学术发掘

王九峰应用反治法临床经验探析…………(316)
费伯雄医学思想与宫廷医学的关系…………(318)
探讨费伯雄应用调气升降药物的临床经验…………(320)
费绳甫辨治疟疾之透邪养阴学术思想探微…………(323)
马培之辨治痿证的学术思想和临床经验…………(326)
巢崇山治疗肺系疾病的学术思想和临床应用…………(329)
探讨贺季衡辨治月经病的临床经验…………(332)
邓星伯肿胀病临床证治探析…………(335)
《余听鸿医案》小方单方应用经验钩沉…………(338)
丁甘仁辨治咳嗽十三法…………(341)
孟河医派临床用药特点探讨…………(345)

附录 陈大舜中医药学相关出版物索引…………(350)

第一章　关于中医和法的概说

和法的概念、范畴和特征

基于中国传统文化中和观念，以及中医药学整体、运动、平衡观念，和法的内涵十分丰富。和法通过对各种具体治疗方法及治疗手段的取舍与组合，可以协助恢复人体的阴阳平衡，甚至可以兼顾生活质量与生命环境的协调，因此，和法是中医学的重要组成部分。为了继承发展和法的理法方药及临床应用经验，首先要明确和法的概念、范畴与特点。

一、和法的概念和范畴

和有自和、调和、和缓 3 种涵义，传统的和法只保存了调和一种语义。在历代中医著作中，不断拓展和法的范畴，和法的概念没有统一，和法的各种说法并存，和法的涵义往往混用。

（一）传统的和法

正常人体处于一种阴阳、表里、气血、脏腑之间关系相对稳定的状态；表里出入、上下升降、气血调达、水火既济、脏腑安和，皆本于枢机。《金匮要略·脏腑经络先后病脉证》所谓“若五脏元真通畅，人即安和”，故中医以肺和、心和、肝和、脾和、肾和等五脏和谐为治疗根本。人体阴阳自和的能力也是疾病向愈的内在动力，更是和法之所本。正如张载《正蒙·太和》曰：“太和所谓道，中涵浮沉、升降、动静、相感之性，是生絪缊、相荡、胜负、屈伸之始。其来也几微易简，其究也广大坚固。起知于易者乾乎！效法于简者坤乎！散殊而可象为气，清通而不可象为神。”

和法是通过健运人体枢机、调和病机关系，针对表里上下失和、阴阳气血营卫失和、脏腑气机失和、寒热互结或寒热格拒等病机矛盾的一类治法。遵循生生之道，顺应人体自和趋势，通过和解、调和或缓和等作用治疗疾病。多用于邪经或邪在半表半里的病证。主要有和解少阳、调和肝脾、舒肝和胃、分消上下、调和肠胃等作用。适应范围有外感少阳证、肠胃不和、肝脾不和以及疟疾等病证，症见寒热往来，胸胁胀满，胁肋疼痛，默默不欲饮食，恶心，呕吐，心下痞满，肠鸣腹泻，腹痛，月经不调等。

小柴胡汤是传统的和法代表方剂。柯韵伯《伤寒附翼·少阳方总论》称小柴胡汤：“此为少阳枢机之剂，和解表里之总方也。”胆为清净之府，无出无入，其经在半表半里。少阳病证，邪入本经，乃太阳病失治、误治，亦可由阳明病转入，病在半表半里，邪不在表，也不在里，往来寒热代表病在半表，口苦、咽干、目眩、胸胁苦满、不欲饮食、心烦喜呕代表病在半里，汗、吐、下三法均不适宜，只有采用小柴胡汤和解方法，枢转病机，使病邪透达于外，不致内陷入里。临床上，举凡表里失和，营卫不谐，脾胃不和，肝胆不利，肺气失宣，胸阳不畅，阴阳失衡，气血不调等病机，所出现各脏腑的疾病，皆可用小柴胡汤宣畅三焦，运转气机。

（二）不同层次的和法

治则与治法是不同层次的范畴，治则属于理论性的、思辨性的，可以指导辨证论治。治法属于方法上的、对策性的，受辨证论治的指导，是理论与临床衔接的关键部分。但是，实践应用时治则与治法的区分不严格。一般将治则治法分为以下 6 层。第一层次总治则：治病求本；第二层次基本治则：三因制宜，治标治本，正治反治；第三层次病机治则：扶正祛邪，调整阴阳，调整脏腑功能，调理气血；第四层次治疗大法：汗、吐、下、和、温、清、消、补；第五层次具体治法：辛温解表，辛凉解表，滋阴解表，益气解表……第六层次症状治法：药物加减。

和法有不同层次的涵义。针对邪在半表半里病位的和法，属于最狭义的和法；针对特殊病机的和法，属于更狭义的和法；所有扶正祛邪的治法均为狭义的和法。当然，邪在半表半里病位也属于特殊病机之一。以上属于传统的和法范畴，但是，为了便于指导临床应用，和法范畴必须进一步扩展。大多数疾病存在复合病机，针对亚病机的多法并用的和法，属于中义的和法。针对以阴阳表里虚实为核心的外感热病病理、以五藏苦欲补泻为核心的内伤杂病病理，所有疾病的治则，属于广义的和法。包括治则及治法以外，如医嘱、调理、心理、养生等临床防治原则，属于更广义的和法。应用整合医学思维模式，最优化选择中西医或民族医治法、卫生经济学、医学人文学等，属于最广义的和法。临床上，笼统地将最广义、更广义、广义、中义的和法称为广义的和法，将狭义、更狭义、最狭义的和法称为狭义的和法。

但是，在历代中医著作中，各种说法并存，和法的涵义往往混用。如《汉书·艺文志》曰："经方者，本草石之寒温，量疾病之深浅，假药味之滋，因气感之宜，辨五苦六辛，致水火之齐，以通闭解结，反之于平。"《伤寒明理论·诸汤方论》曰："伤寒邪在表者，必渍形以为汗；邪气在里者，必荡涤以为利；其于不外不内，半表半里，即非发汗之所宜，又非吐下之所对，是当和解则可矣。"《景岳全书·新方八阵》曰："和方之制，和其不和者也。凡病兼虚者，补而和之。兼滞者，行而和之。兼寒者，温而和之。兼热者，凉而和之，和之为义广矣。亦犹土兼四气，其于补泻温凉之用，无所不及，务在调平元气，不失中和之为贵也。"《医学心悟·论和法》曰："有清而和者，有温而和者，有消而和者，有补而和者，有燥而和者，有润而和者，有兼表而和者，有兼攻而和者，和之义则一，而和之法变化无穷焉。"如《读医随笔·和解法说》曰："和解者，合汗、下之法，而缓用之者也。伤寒以小柴胡为和解之方，后人不求和解之义囫读过，随口称道，昧者更以果子药当之。窃思凡用和解之法者，必其邪气之极杂者也。寒者、热者、燥者、湿者，结于一处而不得通，则宜开其结而解之；升者、降者、敛者、散者，积于一偏而不相洽，则宜平其积而和之。故方中往往寒热并用，燥湿并用，升降敛散并用，非杂乱而无法也，正法之至妙也。"戴天章《广瘟疫论·和法》亦曰："寒热并用谓之和，补泻合济谓之和，表里双解谓之和，平其亢厉谓之和。"何廉臣《重订广瘟疫论·验方妙用》进一步发挥曰："凡属表里双解，温凉并用，苦辛分消，补泻兼施，平其复遗，调其气血等方，皆谓之和解法。和法者，双方并治，分解其兼症夹症之复方，及调理复症遗症之小方缓方也。"

由于对特殊病机的认识不一致，在和法范畴的分界问题上引起争议，造成了不同层次的和法，传统的和法分类某些方面存在相交。

（1）针对特殊病邪：祛邪截疟，截补兼用。

（2）针对半表半里病位：①半表半里在上焦孔窍之间。和解少阳，清泄胆热。②半表半里在胸腹腔隙间。开达膜原。③半表半里在胸胁部位。调和肝脾，调和肝胃，调和胆胃。④半表半里在人体躯干的中上部。调和脾胃，调和肠胃，调和心脾。

（3）针对矛盾病位：①表里病位。表里双解，调和营卫，调和气血，调和脏腑。②上下病位。分消上下，调和心肾，疏利三焦。

（4）针对矛盾病性：①调和阴阳，调和寒热；②补泻兼施；③燥湿并用，升降并用，敛散并用，动静并用。

（5）针对邪正交争病势向愈：①顺势利导；②截断扭转；③调理复遗。

（三）不同方面的和法

《黄帝内经》从健康、疾病、治疗诸方面奠定了和法的理论基础，对后世发展和法的理论及临床应用提供了指导基础。和有自和、调和、和缓三种涵义，和法范畴进一步扩大化。

1.《黄帝内经》认为阴阳自和、五行制化、亢害承制是人体自愈的内在机制。《素问·五常政大论》强调疾病以后"无伐天和"，顺调正气，因势利导，"必养必和，待其来复"。《伤寒论·辨太阳病脉证并治》曰："凡病若发汗，若吐，若下，若亡津液，阴阳自和者必自愈。"阴阳自和是指在病理上的阴阳失调趋向相对平衡的建立，疾病不借药物而能好转或者痊愈，人体保持健康状态的自我调节能力。临床过程中出现体温正常，气血调和，口津充足，食欲增加，二便通利，脉和缓等，是阴阳趋向平衡的现象。阴阳调和指阴阳二气在运动中处于相互感应、相互作用的过程之中。

2. 阴中有阳，阳中有阴，冲气以为和。《荀子·礼记》曰："天地和而万物生，阴阳接而变化起。"调和阴阳是通过药物或其他方法，损其有余实者泻之，补其不足虚者补之，调整人体阴阳的偏盛或偏衰，使两者协调合和有序，恢复其阴平阳秘相对平衡的治疗原则。诸如寒热温清、虚实补泻、解表攻里以及调和营卫、调理气血等方法。《素问·至真要大论》曰："谨察阴阳之所在而调之，以平为期。"

3. 和者中和，中正平和，柔和缓治。用药和缓轻缓、慎用峻烈药物。无病者不可随意滥用药物，即便是有病也应根据病情选择使用。《黄帝内经》中提出的药物分类为毒药、甘药。其中，性味有偏、作用峻猛、能够祛邪除病、对人体有刺激或毒副作用的药物称作毒药，《素问·脏气法时论》曰"毒药攻邪"。性味甘美、作用平和、功在补虚、对人体没有刺激及毒副作用的药物则称作甘药。《灵枢·终始》曰："阴阳俱不足，补阳则阴竭，泻阴则阳脱，如是者，可将以甘药，不可饮以至剂。"《灵枢·邪气脏腑病形》亦曰："气血阴阳俱不足，勿取以针，而调以甘药也。"当然，作用缓和并不等同于疗效缓慢，更不能以疗效的快慢判断疗效的好坏。病去如抽丝，身体的修复过程确实是个漫长的过程，是不能随便追求速度的。《医醇賸义》序曰："天下无神奇之法，只有平淡之法，平淡之极乃为神奇。否则，眩异标新，用违其度，欲求速效，反速危亡，不和不缓故也。"大倡和缓之风，在治法上，强调和法缓治，顾护脾胃正气，用药轻灵，保持方药的和缓之性，缓和病机矛盾。

二、和法的临床特征

传统的和法在治法、方剂、药物、用法等方面均具有显著的特征，扩展的和法在药物炮制及剂量、方剂配伍及用法等方面具有一定的特征。

（一）治法特征

和法是结合中医疾病或病证、现代医学生理病理、临床实践经验积累等确立的治则治法，是对传统治则治法理论的继承，又有所创新与发展。来源于临床，验证于临床，发展于临床。和法是由两种或者多种不同的亚治法组成的复合治法，亚治法存在矛盾者属于传统的和法分类，亚治法并列不矛盾者属于扩展的和法分类。亚治法有主次之分，也可以无主次之分。和法应用重在临床斟酌，综合调治，全面兼顾，三因制宜，殊途同归，和其不和，中病即止。《素问·异法方宜论》提出"杂合以治"，《素问·至真要大论》所谓"以平为期"，"适事为故"。知常达变，和法之常，调和缓治缓攻，食养尽之；和法之变，正治反治祛邪，衰其大半。适事为故，祛邪不伤正，扶正不留邪。《内经知要·治则》释义："适事为故，犹云中病为度，适可而止，毋太过以伤正，毋不及以留邪也。""圆通之用，妙出吾心。"

（二）方药特征

和法的用药特征：传统的和法用药多选择甘美、和缓、轻灵、无毒的平常药物。扩展的和法用药不受此限制，也用大辛大苦、酸涩咸膻、猛烈刺激、大寒大热、峻利攻劫、毒性药物，但是，其炮制、配伍、剂量、用法有所不同。临床上，用药物剂量之轻重，直接关系到处方的布局和方组的疗效，故根据患者个体情况，病邪轻重，标本缓急，病程始末，季节时令以及药物的特殊性能，剂量当轻就轻，当重就重，补偏救弊，各适其宜。临床和法应用，往往重药轻投或者轻药重投。费伯雄主张轻药重投，"不足者补之，以复其正，有余者去之，以归于平，是即和法也，缓治也。毒药治病去其五，良药治病去其七，亦即和法也，缓治也。"（《医醇賸义·自序》）使用大剂量缓剂来遏制病势、控制病情，中病即减、中病即止，随后改用丸散调理。如肾病水肿扶正渗利法必须轻药重投。丁甘仁则主张重药轻投，"夫交浅言深，取信良难，况在死生存亡之顷，欲求速效，授以猛剂，则病家畏；素不相习，漫推心腹，则病家疑；疑与畏交相阻，虽有上工良剂，终以弃置不用。"峻剂小量分服，维持最小有效治疗剂量，"虽剂量过轻，于重症间有不应，甚或连进五六剂，才得小效，此即先生之道与术，所以免人疑畏者也。"（《丁甘仁医案·曹颖甫序》）如失血性低血压使用四逆汤，随着附子、甘草、干姜剂量的逐渐增加，升压、强心、促进呼吸的药效作用未见明显增强，甚至在高剂量使用时表现出一定的副作用。

和法的组方特征：和法方剂多为专方、大方、复方、合方。多用经典方剂或经验方剂。强调理论有所传承，方源有所依据，制剂有所规范，临床有所验证。有些是特病通用方，专病专方。《读医随笔·和解法说》曰："和解之方，多是偶方、复方，即或间有奇方，亦方之大者也。何者？以其有相反而相用者也；相反者，寒与热也，燥与湿也，升与降也，敛与散也。"中焦脾胃，水谷之海，后天之本，气血生化之源，五脏六腑四肢百骸皆赖以养。脾胃之气旺盛，则正气充足，正胜邪却，病可痊愈，反之脾胃之气衰，精气不足，正不胜邪，必酿败症。因此，无论治外邪，内伤诸病，必须重视顾护脾胃。对于慢性病、复杂病、危重病、虚损性疾病、久病复遗症等和法论治，中病即止，都比较注意顾护脾胃正气，不妄用克伐之药。

（三）和法方药的临床应用特征

和剂的临床应用广泛，异病同治，一方多用。《景岳全书·论古法通变》曰："凡用药处方，最宜通变，不可执滞。"如小柴胡汤，本治少阳经胁痛干呕，往来寒热之伤寒，而阳明病潮热胸胁满者亦用之；阳明中风，脉弦浮大，腹满胁痛，不得汗，身面悉黄，潮热等证亦用之；妇人中风，续得寒热，经水适断，热入血室，如疟状者亦用之，此小柴胡之通变也。如桂枝汤，本治太阳经发热汗出之中风，而阳明病如疟状，日晡发热，脉浮虚，宜发汗者亦用之；太阳病外证未解，脉浮弱，当以汗解者亦用之；太阴病，脉浮，可发汗者亦用之；厥阴证下痢，腹胀满，身疼痛，宜攻表者亦用之，此桂枝汤之通变也。

和剂治疗杂病疗程长，重在谨守病机，守法守方，效不更方，积累疗效，缓图其本。不能因为疗效平缓或者病情反复，欲求速效，另施他法，屡屡更方，以病试药。守法守方是指在诊察入细、辨证确当的基础上，针对病机所在，采用相应的治法和方药，并在一段时间内坚持运用，直到该证的病理因素得以解除为止。当然，必须注意如果病程中病机有变，则又当治随证转，不可拘守法守方而一成不变。由此可见，守法守方之施，当不违辨证论治之旨。其实质在于：因其证候病机而守。

和法汤剂需要久煎，或者多用膏剂、丸剂。一般多用小剂量，便于守方、久服；药性平和，不欲药过病所，合力抗病，也有用大剂量者。《广瘟疫论·和法》曰："余邪未解，故用此法以和之，或用下法而小其剂料，缓其时日；或用清法而变其汤剂，易为丸散者皆是。"和法方药用在日常，以食为药，以食代药，寓医于食，药食同源。《素问·藏气法时论》曰："五谷为养，五果为助，五畜为益，五菜为充，气味合则服之，以补精益气。"

三、和法的文化特征

天地和合，道是生命进程，医为维护手段。因此，和文化是中医和法的基本特质。和文化的和而不同、折中和合、和为贵、和实生物等抽象理念，具体体现在中医和法的方方面面。

（一）和法以多种亚治法"是类"，和而不同

《国语·郑语》记载史伯认为，以他平他谓之和，以多物"是类"，故和而不同。这种思想称为"他和说"。和的涵义是多样性的统一或者差异性的平衡。和法中的各种亚治法也具有和而不同的性质，互相区别而各有效用。例如，用乌梅丸治疗结缔组织病，可使患者症状、体征及免疫炎性反应水平、脏器功能损害、脂质及蛋白质等的代谢异常、电解质紊乱、微循环障碍、情绪失常有很大程度的改善。得益于乌梅丸寒热并用、刚柔相济、补泻兼施、开合相应、贯通阴阳的相反相成的组方特点，有差异的各种亚治法具备了共存的条件，成为和法的代表方剂之一。

（二）和法相辅相济或者相反相成，折中和合

《左传·昭公二十年》记载晏婴对曰，济五味，济其不及，以泄其过。和五声，清浊、刚柔、迟速、高下、出入等相济，五声、六律、七音、九歌等相成。真理既不是绝对的"可"，也不是绝对的"否"。这种思想称为"否和说"。和的涵义又包括差异性的对立及对立性的统一，进而正确地把握"中"。《论语·先进》所谓"过犹不及"，对立统一的"和"，必须达到适度的"中"。这种思想称为"中和说"。折中和合，即执两用中的中庸之道，在处理多边关系中的灵活应用。

具体而言，和法是各种亚治法的有机的融合与凝聚，和法论治是一个致中和的思维过程。和法中的各种亚治法相辅相济或者相反相成，和法的功能既不完全表现为某一种亚治法的功能，也不能完全脱离每一种亚治法的功能，而是折中和合产生出来的综合性的功能。《周易外传・系辞上传》所谓“抟聚而合之一也”。和法与其中各种亚治法的关系，正如方与药的关系，共生共荣。《医学源流论・方药离合论》曰：“方之既成，能使药各全其性，亦能使药各失其性。”

虽然，和法中的各种亚治法在治疗中都有体现，但是，也有折中和合产生出来的新的功能。例如，《金匮要略・痰饮咳嗽病脉证并治》提出经典的“病痰饮者，当以温药和之”，作为后世临床治疗痰饮的指导性原则，有学者认为其重点在于“和之”，而非执于“温药”温通。痰饮病存在本虚标实之本质特征，临床治疗某种单一类药物使用均有不同的限制，最多治法仍应当是和之，此“和”乃调和脏腑、调和经络、调和寒热虚实之意。

（三）和法醇正和缓平淡之极，和为贵

中国传统文化里的道学、儒学、佛学、法学、兵学、医学等多种学科流派，都是传承中之理的重要渠道。致中和，天地位、万物育，德、诚随之相生，故和为贵。和为贵，自然万物、社会人事、脏腑经络各得其所，以和为医学追求的最高目标，是中医学根本的价值观。费伯雄《医醇賸义・自序》曰：“天下无神奇之法，只有平淡之法，平淡之极乃为神奇。”内伤杂病非一日之疾，和法醇正和缓平淡之极，适合长期用药，扶助人体正气，祛除沉痼久病，达到四两拨千斤的效果。例如，《格致余论・鼓胀论》曰：“此病之起，或三五年，或十余年，根深矣，势笃矣，欲求速效，自求祸耳！知王道者能治此病也。”“验之治法，理宜补脾，又须养肺金以制木，使脾无贼邪之虑；滋肾水以制火，使肺得清化之令。”此和法王道也。

（四）和法扶正祛邪调平阴阳，和实生物

《国语・郑语》史伯曰：“和实生物。”与《道德经》所曰：“道生一，一生二，二生三，三生万物；万物负阴而抱阳，冲气以为和。”阴阳和而万物生，这种和气生万物的学说，揭示了万物生成的客观规律。气血、阴阳、脏腑、经络功能的调和是保持健康的关键。通过和法达到平和目的，和其不和。和法中的各种亚治法有机组合，和法醇正合理、和剂结构稳定、功效缓和、用药平和、无副作用，扶正祛邪，调平阴阳，身心以和，形神合一。

和法的学术源流

和法渊源于《黄帝内经》与《伤寒论》，由成无己、庞安时、朱肱、张元素、刘完素、李杲、朱丹溪等发展，徐春甫首次将“和”作为独立的治法。此后，张景岳、汪昂、程国彭、戴天章、何廉臣、唐宗海等完善，使和法兼赅众法，适用于外感内伤各领域。

一、和法的形成演变

中和思维方式是中国古代哲学的基本思维方式之一，凝聚着中华民族的智慧、灵魂和个性特征。《礼记・中庸》说：“中也者，天下之大本也；和也者，天下之达道也。致中和，天地位焉，万物育焉。”中和思想对和法的形成演变具有指导与渗透的作用。

（一）和法为和表、和解、调和、平和之法，由和解外邪向调和脏腑转变

《黄帝内经》认为，协调阴阳是所有疾病的治疗原则；调合阴阳即养生之道。具体的和法则表现在调和脏腑、经脉、气血、营卫、津液、情志、饮食五味等方面。《伤寒论》吸取了《黄帝内经》中有关“和”的治法精神，将其用于临床，并发展创新，为和法的形成演变及和法的组方用药奠定了基础。《伤寒论》中不少条文虽未明言以“和”治之，但被后世认为属于和法或是和法方剂，如148条曰：“伤寒五六日，头汗出，微恶寒，手足冷，心下满，口不欲食，大便硬，脉细者，此为阳微结，必有表，复有里也。脉沉，亦在里也。汗出为阳微，假令纯阴结，不得复有外证，悉入在里，此为半在里半在外

也……可与小柴胡汤。”266 条曰：“本太阳病不解，转入少阳者，胁下硬满，干呕不能食，往来寒热，尚未吐下，脉沉紧者，与小柴胡汤。”金代成无己在《伤寒明理论·诸汤方论》中提出：“伤寒邪气在表者，必渍形以为汗；邪气在里者，必荡涤以为利；其于不外不内，半表半里，既非发汗之所宜，又非吐下之所对，是当和解则可矣，小柴胡为和解表里之剂也。”此后医家都沿用此种说法。另如《伤寒论》387 条曰：“吐利止，而身痛不休者，当消息和解其外，宜桂枝汤小和之。”250 条曰：“太阳病，若吐若下若发汗后，微烦，小便数，大便因硬者，与小承气汤。和之愈。”

宋代庞安时《伤寒总病论·少阳证》提出“和表”的概念，认为“和表证”包括小青龙汤证、桂枝麻黄各半汤证、桂枝二麻黄一汤证、柴胡桂枝汤证、小柴胡汤证等。用于“伤寒表不解”、汗出而“证候不改”、“外证未去”，邪在半表半里或者“热入血室”，等等。朱肱《类证活人书·论治法》提出伤寒表证“病轻，但当和解之，所谓和其营卫以通津液，令其自解也”，“和解其表”的方剂有小青龙汤、小柴胡汤、桂枝麻黄各半汤、白虎汤、桂枝二越婢一汤、柴胡桂枝汤之类等。伤寒里证病轻，“微和其胃气”，方剂如调胃承气汤、脾约丸、少与小承气汤之类是也。庞安时和朱肱都没有明确区分“和”与解表的差别，以至于列出的代表方既包括解表之方，也包括和法之剂。

金元四大家中，刘完素沿袭了成无己病在半表半里当和解的理论。刘氏认为和解剂不仅包括小柴胡汤，还包括天水散、凉膈散、小柴胡合解毒汤等。刘完素对和解的认识，主要有两层意思：第一，病在半表半里，既不可汗，又不可吐，法当和解；第二，和解之剂用药多平和。李东垣在《医学发明·六经禁忌》中也指出少阳之病当用小柴胡汤和解之，并认为和解是平和之法。朱丹溪在《丹溪手镜·汗吐下温水火刺灸八法》中依据《伤寒论》条文提出了“汗吐下温水火刺灸八法”，八法中没有提到和法。但是，和解、调和、缓和治法有具体的应用。《丹溪手镜·六经》曰：“少阳，胸胁痛而耳聋口苦，舌干，往来寒热而呕，尺寸脉弦，禁下、禁汗、禁利小便，治宜和解。耳聋目赤，胸满而烦，不可吐下，吐下则悸而惊，吐则气虚，下则血虚，邪在半表半里故也。若脉弦细者，邪渐传里也，不可汗，汗之则谵语，调胃承气汤主之。”“汗后温温而热，脉弦小而数，有余热也，宜和解之”（《丹溪手镜·汗后热》）。“小柴胡汤补表里不足”（《丹溪手镜·发明五味阴阳寒热伤寒汤丸药性》），“半表半里也，寒热宜小柴胡，有里证宜大柴胡”（《丹溪手镜·寒热往来》）。元代危亦林《世医得效方》专列“和解剂”，包括香苏散、香葛汤、参苏饮、冲和散、小柴胡汤、神术散、二香散等方，危氏亦认同邪在“半表半里宜和解”，以小柴胡汤为代表，指出小柴胡汤非特为表里和解设，还可解血热、消恶血。危氏认为和解剂的特点是“用药致和而且平”（参苏饮），“虚者少与，尤在酌量”（冲和散）。

除了和解外邪，和法的另外一大功效便是调和脏腑。《医学启源·制方法》强调：“识其病之标本脏腑，寒热虚实，微甚缓急，而用其药之气味，随其证而制其方也。”发明脏腑标本寒热虚实用药式。《脾胃论·用药宜禁论》亦曰：“察其时，辨其经，审其病而后用药，四者不失其宜则善矣。”《脾胃论·分经随病制方》《脾胃论·脾胃虚弱随时为病随病制方》及《脾胃论·随时加减用药法》，贯穿了内伤杂病辨病辨证论治、治脾胃为主、运气四时用药的特点。破五脏用药法，倡升降沉浮补泻法用药。李杲遣药制方的法度是温清同用，升降并举，即“滋以化源，补以甘温，泻以甘寒，以酸收之，以小苦通之，以微苦辛甘轻剂，同精导气，使复其本位”（《脾胃论·胃气下溜五脏气皆乱，其为病互相出见论》）。并非“擅用辛燥升补”，或仅知“温阳升气”，这样才符合理气祛湿、泻火降浊、调和脾胃的精神。脏腑失和中最常见的为“肝脾失和”，当遇到情志刺激或其他因素导致肝气不舒的情况下，即会影响到脾脏，从而导致肝脾不和的发生，用“白术芍药散”（《丹溪心法》引刘草窗痛泻要方）。《医方考》释义：“泻责之脾，痛责之肝，肝责之实，脾责之虚。脾虚肝实，故令痛泻。”

（二）和法成为独立的和解少阳、调和肠胃、调和肝脾治法，乃至成为和其不和的治法

明代徐春甫首次将“和”作为独立的治法提出，《古今医统大全·六法方钞》指出治法有 6 种，即汗、吐、下、利、温、和。徐春甫认为“凡病非表非里，不寒不热，不可汗下者宜和之”，和法的代表方是小柴胡汤“为少阳表里和解之药”，“不问阴阳表里皆与之”（《古今医统大全·伤寒药方评》）。“有表复有里”，“里证多者，则先和其里”，“有表证而脉迟者不可汗，亦不可下”（《古今医统大全·证

候》），阴阳表里俱虚，建中汤和法治之。小建中汤治汗后“手足温，微腹痛而恶寒，脉尺寸俱迟者”（《古今医统大全·治法》）；“发汗又复下之，恶寒发热者”（《古今医统大全·证候》）。黄芪建中汤治“汗后身痛脉弱，尺脉或迟”（《古今医统大全·治法》）。

张景岳《景岳全书·和略》曰：“和方之制，和其不和者也。凡病兼虚者，补而和之；兼滞者，行而和之；兼寒者，温而和之；兼热者，凉而和之；和之为义广矣。亦犹土兼四气，其于补泻温凉之用，无所不及，务在调平元气，不失中和之为贵也。”“诸动者不宜再动”，“诸静者不宜再静”。在《新方八略·和略》中概括和阵共20方，包括金水六君煎、六安煎、和胃二陈煎、苓术二陈煎、和胃饮等。《古方八阵》和阵包括《局方》二陈汤、加减二陈汤、《金匮要略》小半夏汤等372方。包括和化痰饮、调和脾胃或肝脾、和气止痛三个方面。在《景岳全书·微温和中诸方》中他还选择了二陈汤、六君子汤、金水六君煎、平胃散、藿香正气散与乌梅丸等6个方剂作为其“和”法的代表，这些方剂正是其和中健运、调理脾胃之“和”思想的集中体现。张景岳认为：小柴胡汤虽具有和解之功，“治邪在肝胆半表半里之间”，却认为其属于“凉散”方，遂列入“散阵”中，不将其列入“和阵”。

汪昂认为：邪气在半表半里，则从中治，分理阴阳，调和营卫，法宜和解，代表方是小柴胡汤。《医方集解》专列“和解之剂”，下列正方17首，包括小柴胡汤、黄连汤、黄芩汤、温胆汤、逍遥散、痛泻要方等；附方36首，包括小柴胡汤（以前胡代柴胡之小前胡汤、柴胡双解散、柴胡加芒硝汤、柴胡加桂枝汤、柴胡加龙骨牡蛎汤、柴胡桂枝干姜汤等）、黄芩汤（黄芩加半夏生姜汤、黄芩芍药汤、《外台》黄芩汤）、温胆汤（半夏汤、酸枣仁汤、十味温胆汤）、逍遥散（八味逍遥散）等。对每方的组成、主治、加减、归经、方义、变化方、煎服法、来源等进行详细的注释，涵盖了现代中医方剂学和解少阳、调和肠胃、调和肝脾3个方面的和解剂，成为现代方剂学和解剂的分类基础。从其所列和解剂来看，和法有小柴胡汤和解半表半里之外，还有升降阴阳（黄连汤）、太少两解（黄芩汤）、调和气血（芍药甘草汤）、调和六气（六和汤）、调和肝脾（痛泻要方）、调和阴阳（阴阳水）、调和诸药（甘草黑豆汤）等作用。吴仪洛所著《成方切用》取《医方考》和《医方集解》二书加以增改，在“和解门”中列正方小柴胡汤等25首，附方柴胡饮子等22首。吸纳张景岳的观点，指出临床应用和法需要“因类而广之”，“凡病兼虚者，补而和之；兼滞者，行而和之；兼寒者，温而和之；兼热者，凉而和之”。

此论对后世医家影响较大，如程国彭《医学心悟·论和法》中，一方面承袭成无己和解少阳，以小柴胡汤为基本方的观点；另一方面注意到因邪有兼并，故认为“有清而和者，有温而和者，有消而和者，有补而和者，有燥而和者，有润而和者，有兼表而和者，有兼攻而和者。和之义则一，而和之法变化无穷焉”。并对和法的运用进行总结，以及误用和法的情况进行概括，包括：“有当和不和”误人者，例如当病出现耳聋胁痛，寒热往来之症状时，就应该用柴胡汤和解，如果误用麻黄、桂枝发表，或者大黄、芒硝攻里，或者因为胸满胁痛而误用吐法等，都属于误治。“有不当和而和”以误人者，如病邪在表，误用和法则引贼入门，邪气在里，以柴胡汤和解之，则病重药轻等。有当和而和，“而不能尽其和之法”，和之不当者。如当和而和，而不知寒热之多寡；当和而和，而不知禀质之虚实；当和而和，而不知脏腑之燥湿，邪气之兼并等。例如柴胡白虎汤和法与清法搭配，柴胡桂姜汤和法与温法搭配，柴胡桂枝汤兼表而和，柴胡芒硝汤兼里而和，旋覆代赭汤和胃降逆等，这一论点与张介宾类同。从治疗目的看，均为“和其不和”，即“和之义则一”，然从具体辨证论治看，需采取多种兼治法。张介宾和程国彭均罗列示意，但是否这些即属和法，单凭这些以区别于其他治法显然不够。

戴天章《广温疫论·和法》曰：“寒热并用，谓之和；补泻合剂，谓之和；表里双解，谓之和；平其亢厉，谓之和。”具体而言，时疫之热夹有他邪之寒者当寒热并用；时疫之邪气实，人之正气虚者当补泻合用；疫邪既有表证，复有里证者当表里双解；时疫之大势已去，而余邪未解者当平其亢厉。同时列出时疫宜“和”之证，计有寒热往来、盗汗、口苦、咽干、头眩、舌强、渴、胸胁满、耳聋、小便黄、呕吐下利而心下痛、口干舌强而恶寒、大小便闭而寒热、痞满而悸、二便自利、形体瘦损而舌苔等等。由于此说法较为明确，故被后世较多采用，并以此观点去分析《伤寒论》方及后世众多方剂，则大凡有此配伍意思的均可为和剂，而与方相应的病证均可认为是和法的适应证。何廉臣在其《重订广温热论·和解法》中曰："凡属表里双解，温凉并用，苦辛分消，补泻兼施，平其复遗，调其气血等方，皆谓之和解法。和法者，双方并治，分解其兼症夹症之复方。"可见其"和解"之论与戴天章略似，认为"和"法即复合以治之法。不过何廉臣将疾病善后之"平其复遗，调其气血"亦归入"和"法。同时何廉臣认为，此种"和"法当用小方、缓方以治，曰"和法者……及调理复症遗症之小方缓方也"。这又彰显其"和"法亦为和缓之法之意。

唐宗海《血证论·用药宜忌论》曰："汗吐攻和，为治杂病四大法。""至于和法，则为血证之第一良法。表则和其肺气，里者和其肝气，而尤照顾脾肾之气，或补阴以和阳，或损阳以和阴，或逐瘀以和血，或泻水以和气；或补泻兼施，或寒热互用，许多妙义，未能尽举。"出血可因外感或内伤，缘于外感者，本当疏表，但血家忌汗，不宜刚燥之品，唐氏多选用小柴胡汤加味和止。出血停止以后，离经之血或经脉中已动之血，不能复还者，则成瘀血。瘀血不去，则新血不生；瘀血留滞，阻塞气道，气机郁滞，可变生他疾，致气血、营卫、内外、上下、脏腑不调，故选用小柴胡汤加当归、苦杏仁、牡丹皮、白芍，或加红花、血竭，或加大黄、牛膝等药。失血之人，皆阴血大亏，阳气易郁，外邪易感，宜小柴胡汤加桃仁、荆芥、紫苏和解之。小柴胡汤乃达表和里，升清降浊之活剂，为通利三焦，治肺调肝，和营卫之良方，能使"上焦得通，津液得下，胃气因和，是通津液即是和胃气，盖津液足，则胃上输肺，肺得润养，其叶下垂，津液又随之而下，如雨露之降，五脏戴泽，莫不顺利，而浊阴全消，亢阳不作，肺之所以治节五脏者如此。"

二、和法的继承发展

当今有学者认为张介宾、戴天章所论当属广义和法，成无己所论《伤寒论》小柴胡汤和解少阳为狭义之和。亦有以和解少阳为基本，增加调和气血、阴阳，双解表里、寒热等内容，作为和法范畴。

时乐等认为和法是运用和解疏泄作用的方药，以祛除病邪，调整机体，扶助正气，使表里、上下、脏腑、气血和调的治疗大法，包括半表半里之少阳证，以及肝胃不和、肝脾不和、肠胃不和等诸证。并就和法的内涵和外延进行初步探讨，以说明和法在治法中属于比较特殊的一种，藉以为临床运用和法方剂提供思路。戴龙瑞认为"和解少阳"是中医治法之一，由"和法"逐渐发展而来，最早见于《医方考》所述《伤寒论》小柴胡汤证；单味柴胡不具备"和解少阳"的功效，惟有柴胡与黄芩相配伍，始有"和解少阳"之功能。这种观点具有一定的代表性。李勇枝等在研究和法时从讨论《伤寒论》中"和法"的传统概念入手，提出张仲景并未明确指出治疗少阳病的小柴胡汤是"和法"的代表方，而是成无己的一家之言。认为仲景明示的"和法"应为较缓和的祛邪方法，并非单用于少阳经病。柴瑞震认为《伤寒论》之和法，则属于广义之和法，发汗解表谓之和，清热泻火谓之和，攻下逐实谓之和，温补散寒谓之和，亦即凡是能祛除病邪，匡扶正气，促使机体恢复阴平阳秘、气血和顺、功能协调，进而恢复健康的方法，都属和法范畴。喻嵘、张翔认为《金匮要略》的"和法"偏于广义，适用于少阳病枢机不利、太阳病营卫不和、肝胆脾胃气机失调、心肾水火升降失常、气血失和、寒热互结于中焦或寒热格拒于上下等病证等诸多病证。具体分为调和阴阳、调和营卫、和解少阳，表里双解、分消上下、前后分消、表里分消、调和寒热、调和肝脾（胃）、调和胃肠、调和脾胃、交通心肾、调和气血、调和虚实、从治15类。

综上所述，和法理论渊源于《黄帝内经》《伤寒论》《金匮要略》等经典，从成无己提出小柴胡汤为和解之剂开始，到程国彭将和法列入中医治疗八法，和法的内涵存在比较大的认识差异，从和法为和表、和解、调和、平和之法，逐渐由和解外邪向调和脏腑转变，和法乃至成为和其不和的治法，历代医家从不同角度，发展和完善了和法，丰富了中医治疗学的内容。现代教材将和法确定为和解少阳、调和肠胃、调和肝脾的治法，和法的概念相对狭义，与传统的广义和法内涵仍然存在较大的不同。

三、和缓醇正的发挥

孟河学派以费伯雄、巢渭芳、马培之、丁甘仁等人为代表，推崇"和法缓治"思想，并以归醇纠偏，平淡中出神奇而盛名于晚清。孟河医家重视经典研习，其学术理论来源于《黄帝内经》《伤寒论》等中医经典著作，又善兼容各家之说，师古不泥，博采众长，临床用药以寒温并用，以辨证为宗，治法灵活多变，用药和缓醇正，顾护脾胃为特点，并形成了理、法、方、药完备且独特的辨证论治体系。

王九峰年少习医，集大家之成，精通内外诸科，注重扶正祛邪，升降协调，阴阳平和，反对妄投寒凉；用药纯和精简，其用法、剂型、炮制能随机应变。王氏治肿胀一疾，崇仲景“欲降浊阴，必升清阳”之法，认为肿胀并非虚实寒热纯粹之病证，“禹功疏凿虽善，然非羸弱所宜”，尤其见于“胎前”、“高年”者，“偏寒偏热，皆有太过之弊”，法当兼顾。故或取金匮肾气丸以补为泻，或补中益气汤益气升阳，或五苓散开通阳气以走湿邪，脾肾双补，升提阳气，气水两治，下泄浊阴。治心肾不交之惊悸怔忡、肾不纳气之哮喘、“肾水不足，心火有余”之舌糜等，常用六味地黄丸、熟地黄汤等加减化裁，滋肾宁心，交通上下。异病同治，均意在上病下取，交通天地，使脏腑阴阳之偏盛偏衰归于平复。此外，王氏治杂病重视脾胃后天之本，以培土运中，扶正补肾为常法，“斡旋中土，以畅诸经”。《王九峰医案》处方中以归脾汤、补中益气汤、六君子汤、六味地黄丸等成方加减的占将近 1/4，若需加强疗效，有时则以两种或两种以上的方剂联合、序贯使用。杂病调理，倡养生保精，药养兼济。案中始终贯穿着养生保精、怡情悦性、药养兼济之精神。尤其对咯血、遗精、中风、惊悸、不寐等 18 症，特别提出养心、寡欲、保精等要求，“恐草木功能，难以性情争胜”。王氏医案中丸、汤、膏、丹各种剂型具备，其中蜜丸使用最为广泛，主要用于咳喘、心腹痛、胎产、惊悸、怔忡等，以图缓效弥久。药剂的服用也颇为讲究，有改汤为膏丸进服的，有汤膏并用的，有熬膏后再予丸药缓服的，亦有根据病情在不同时间服药的，等等。这种分时段分病种投药法，顺应天地阴阳变化，体现了“和缓醇正，以平为期”的理念。

费伯雄是孟河医派的奠基人，立论中正平和，在治法上强调平和缓治，顾护正气，用药“醇正”，“用其长而化其偏”，反对用药过于峻猛，反对立法用药违背自然规律，一味追求新奇。他在《医醇賸义·序》中曰：“夫疾病虽多，不越内伤外感，不足者补之，以复其正；有余者去之，以归于平。是即和法也，缓治也。”费氏以善治危、大、奇、急证而闻名。不少学者在研究整理费氏学术思想及用药规律时却发现：费氏一贯以用药和缓、轻灵为准则，通观其方，遵循性平药轻、不失和缓的制方准则，所选药物皆是平和之品，且剂量也普遍较轻。尽管病势危重，在治法用药上仍不离平淡，认为“奄奄将毙之人”，不能堪负强攻之法，故重症缓治，不求急功，顾护正气，重视脾胃生发之气。如治疗鼓胀，腹胀色苍黄，腹筋起，用扶抑归化汤（党参、白术、茯苓、附子、当归、木瓜、牛膝、车前子），全方益气扶中，温肾化气，活血化瘀，而利水之品仅茯苓、车前子两味，药物量轻而性平和；治痰饮六法，舍芫花、甘遂之峻利，麻黄、石膏之猛汗等，而用半夏、陈皮、茯苓、生姜等温和之品，偶用峻烈，用量亦轻。费氏提倡“平淡”之法，反对重药轻投，并非舍峻剂而丝毫不取，而是强调时机合宜，轻重恰当，“轻病用轻药而轻不离题，重病用重药而重不偾事”。所谓“毒药治病去其五，良药治病去其七”，费氏认为“张、刘两家，善攻善散”用药太峻，有失偏颇，主张攻邪当以顾护正气为先，缓功图治，拒用峻猛攻逐之法，图一时之快。费氏用补中益气汤“甘温除热”治虚火，用薄荷代升麻，配伍柴胡，既升举清阳，又无温燥之虞；治阴虚火动之证，反对使用知、柏、龟甲等阴寒腥浊之品，以防败伤脾胃中气，而以地黄、天冬、麦冬、沙参等壮水以制阳光。

丁甘仁作为孟河学派代表医家之一，充分继承和发展了孟河医派的学术思想，在处方用药方面崇尚费伯雄的醇正与缓和，归醇纠偏的学术风格，以轻灵见长，最擅运用“轻可去实”之法；治疗外感热病，主张寒温融合，将六经与温病卫气营血相结合，经方与时方并用，独具特色，自成一体。丁氏治内科杂病，注重脏腑关系。治脾胃病，首重治肝，有重镇降逆法，充阳涵肝法，助金抑木法等，利用五行的克制关系以制肝，从而使脾升胃降恢复常态。治泄泻，则以健脾化湿为本，注重抑肝扶脾、益火扶土。丁氏临床用药以量轻性缓为特点，并善用膏方。马秉光统计，在《孟河丁甘仁医案·泄泻门》12 则医案中，所用药物多则 3～5 钱，少则仅 5 分，更有“生姜加 1 片，荷叶取一角”的用法，得“轻、灵、巧”之妙。舒莹通过对丁氏所有用药进行频次统计，发现最常使用的十味中药分别是茯苓、大贝母、半夏、陈皮、茯神、竹茹、杏仁、白术、连翘、赤芍，均是性味平淡且常用之品。对于慢性虚弱者，丁氏擅制膏方，所制膏方，用药以和缓甘淡为主，诸如阿胶、龟甲胶、冰糖之类熔膏，绝少使用峻猛刚烈之剂，且讲究药物炮制。

恽铁樵虽从医较晚，但文学素养深厚，勤求经典，精研各家，兼收并蓄，注重理论联系实践，主张在继承前人学术思想的基础上，“发皇古义，融会新知”，取长补短，“吸取西医之长与之合化以新生中医”。恽氏运用附子经验独到，附子回阳救逆之力虽猛而温补之功欠佳，在阳虚证的不同时期，附子的用量大有不同：①阳虚初期：阴阳未伤，真气未耗，用少量附子 10～30g，藉其纯阳之力微微生少火，用之过量反伤正气；②阳损及阴：加大附子用量，用至 50g 以上，方能回阳固脱；③阴阳大伤：阳虚欲脱，真阴不固，真气耗竭，非大剂附子不能回阳救逆，常配伍参、芪，阳与气不舍一端；④阴阳虚竭：此时阴阳绝离之际，若投大剂附子，辛热纯阳，反有伤阴耗气之弊，故宜小剂量附子，辅以参、芪益气生津，意在固复将亡之真气，以待生机。针对不同人群，用法用量亦有差别，小儿脏腑娇嫩，形气未充，用药宜因势利导，不可忤逆生机，附子轻用 3～15g，且中病即止；年老体衰或久治延误之人，因其阴阳损伤，恽氏主张用药以平和为主，附子用量多在 10～30g 之间。恽氏强调用药不在乎多，而在方药合度，峻猛之品，中病即止，因人制宜，其运用附子的经验充分反映其精医理，重实践，临证审慎，用药果断的优良医学素养。陆渊雷沿袭其附子的用法经验，擅长温阳法，将附子用于抢救现代器官衰竭、功能低下的急危重症，量体裁衣，“有是证用是药”。

陆渊雷在学术思想上与恽铁樵一脉相承，主张中西结合，辨病与辨证相结合，有时同病异治，有时异病同治，“一病之经过中，可以用寒热攻补之方，一方之应用，亦可有数种性质不同之病”；用药皆以辛甘为重，寒温并举，攻补兼施，肺脾胃肝同调。陆氏擅治血证，《陆渊雷医案》中以小柴胡汤治疗 2 例咯血。一者外感咳嗽咯血，因气血亏虚，外有表证，故以小柴胡汤和解表里，生姜改用炮姜，加紫菀、款冬、苦杏仁润肺化痰止咳，再加棕榈炭、仙鹤草配合炮姜收敛止血补虚，共 12 味药，服用 2 剂即血止咳减。一者阳虚血溢咯血，陆氏在温阳潜镇基础上，合用小柴胡汤和解少阳，通畅气血，解郁止血。陆氏认为“柴胡专治胸胁部及胸膜膈膜之病，又能抑制交感神经之兴奋，能疏涤淋巴之壅滞”，服柴胡剂或汗出而解，或微利而解，并非柴胡有汗下之功，乃柴胡能助少阳的抗病能力，使有毒物质得以排出。陆氏处方精简，用药注重量效关系。据统计，医案中药物用量最大者为地黄、黄芪、煅牡蛎、酸枣仁各 30g。用量最小者为黄连 0.9g，经方常用的 52 种药物，平均用量多在 15g 以下，最常用剂量值为 9g。240 首汤剂中近半数方剂的药味数目集中在 11～12 味，其中汤剂最小用药味数 4 味，汤剂最大用药味数 19 味。

丁光迪出身于中医世家，自幼随叔父学医，涉猎广泛，尤崇拜东垣学说，后参加恽铁樵、陆渊雷的函授学习，临床长于脾胃病、妇科病。丁氏曾评价自己的用药风格：“常以经方为基础，但亦发挥时方的妙用，兼收并蓄，不分畛域，但求疗效”。用药也大都是平常用量，主张“平则守常，不要矜异”。然病情危重之时，亦用猛剂、大药，出奇制胜。对于实证，小便急闭，大便不通，或积食不化，常法不效，巧用轻宣之法，药味少，药量轻，小剂缓投，每能取得转机。对于虚证，多用渐进方法，少少增益，警惕“虚不受补”者不能蛮补猛进。至于杂病，病情复杂，丁氏喜用多种方药，杂合以治，法取缓消，切忌急功近利。慢性久病者，重视“守中”，使胃气来复，气血生化有源，正复胜邪。久病重感者，往往虚实错杂，表里同病，丁氏采用“煮散”的方法，小剂近取，标本兼顾，易于变通。癥瘕癖积之证，则分初、中、末几步设法，汤、丸、散、膏更迭运用，重剂轻投，消补兼施。丁氏深谙东垣之道，运用升降之法游刃有余，临床用于泄泻、胃痛、闭经、崩漏等病证的治疗，收效甚著。主张胃气宜下行，脾气宜上升，善用升举药，柴胡、升麻为首选，防风、葛根、羌活、独活、藁本、荆芥等风药亦能升阳，但风药易于走散，见效快，失效亦快，须配伍益气生血药，使走守相结合，作用长久，疗效更佳。同时，脾虚生湿，湿邪又有生痰、滞气、碍食、成瘀等变化，故临证还需配合利湿、分消、化痰、消导、理气、活血等法。

现代学者总结了和法的认识脉络，对和法的内涵与外延、和法的代表方、和法的临床运用等方面进行了研究，推动了和法的研究。历版《方剂学》教材均把和解剂纳入和法的代表方中。现代和法方剂最常见的分类包括 3 类：和解少阳、调和肝脾、调和肠胃。和解少阳的代表方主要为小柴胡汤，调和肝脾的代表方包括四逆散、逍遥散、痛泻要方，调和肠胃的代表方为半夏泻心汤、生姜泻心汤、甘草泻心汤、黄连汤。而对于截疟方与表里双解方是否应该归入和法的范畴，学者们尚未达成共识，所以在某些版本《方剂学》教材“和解剂”中并未收录截疟方与表里双解方。

孟河医派以和法缓治为其学术根蒂及临证治疗指归，薪火相传，以一枝独秀之姿屹立于杏林，学术精深、名医辈出、著述繁盛、传承有序，在寒温融合、中西医汇通等新学术主张亦有创见和实践探索，为近现代中医药的发展做出了卓越的贡献。

关于和法的学术争鸣

基于传统和文化的认知土壤，渊源自得，波澜日肆。历代医家关于和法的概念内涵与外延、方剂归类、药物选择、适应病证、临床应用等学术争鸣，共性特点深厚，个性特点突出，丰富了中医学的理论体系，提高了中医学的治疗效果，彰显了中医学的临床特色。

一、和法的内涵之争

《荀子·解蔽》曰：“精于物者以物物，精于道者兼物物。”和法属于义项宽泛的多义性名词，和法的内涵之争，反映和法本质属性的内容，对和法的考据、分析、阐释、验证、拓展，是和法学术争鸣的关键点。

（一）治疗思想、治则与治法 3 个层面的和法之争

一般认为，和法包含治疗思想、治则与治法 3 个层面。采用狭义和法与广义和法的说法，治疗思想、治则层面的和法，属于广义的和法。有学者认为和法是一种治疗思想。不和则为病，治病以求和。如邓磊等认为，“和其不和”是辨证论治的核心和灵魂，调和致中，“务在调平元气”是和法的准则和目的。和法是中医学治则中的总纲，八法统之于和。任爱理认为，机体内环境神经递质受体干涉平衡法即和法，内环境平衡法是异病同治的基础。

也有学者认为和法是一种治则。如陈彩凤等认为，在《伤寒论》中，“和”代表人体阴阳、气血、五脏的调和，一旦阴阳、气血、五脏功能不和，则可根据辨证，应用“和”这一治法使其重归于“和”。因而和法既不指某一具体治法，也不专指某一方剂，而是一种和其不和的治疗法则，是广义的和法。李笑宇认为，和法的内涵指将机体调整到“和”的状态的各种方法，外延为中医的一切治法。

较多的临床医家以和法作为具体治法，属于狭义的和法。如马贻超等认为，和法只是针对少阳病的一种治法。王素改等认为，和法为“八法”之一，是通过和解与调和的方法，使半表半里之邪，或脏腑、阴阳、表里失和之证得以解除的一种治法，适用于邪犯少阳、肝脾不和、寒热错杂、表里同病等，是临床常用的治疗方法。王仲奇、王任之、王乐匋、王键四位新安医家对和法临床应用范围广，主要包括调和形神法、标本兼顾法、调和肝脾法、和调阴阳法、调和营卫气血法、表里双解法、燥湿相济法、升降相因法、通塞互用法、寒温并用法、补泻兼施法等。其和法特色主要是：利用药物的药性与病邪的病性，或药物的药性与脏腑的生理病理特点之间，相反相成；和法中相反相成的两法分清主次，把握轻重，融为一体；同一种和法中，作用部位不同。一种和法可治多病；一病可用多种和法。徐经世临床运用和法治疗内科杂病，在和解表里、通达内外；降阳和阴、消痞散结；潜阳和阴、以期其平；和煦肝木、调理脾胃等 4 个方面有丰富经验。张明雪以和解少阳、分消走泄、调和肝脾法治疗冠心病，并认为和法方剂以苦辛为主，可行、散、泄、降，适用于多病理因素夹杂的实证；冠心病正虚者，应用本法应注意化裁。另外，朱学明有复方和法之说，也属于狭义的和法之一种，是指针对疾病的多重复杂病机，组合运用数种以上的治法，处方药味数目超过常规，或者由数方加减组成的一种特别的治疗用药方法。作为治法层面具体的和法内涵，临床医家的理论认识、成方应用、选药组方、适用范围、经验心得等极不一致。

（二）治法层面的和法之争

有学者认为，和法是两种以上治法相兼使用，以治疗表里、上下等相对病位，并且寒热、虚实、升降、润燥等相反病性的病证如上热下寒证、表实里虚证、上实下虚证等的治疗方法。治法层面具体的和法内涵之争，是中医临床各家学说的主体。

1. 关于外感热病的和法　表里和解法，以清法为主体，辅以他法的复合之法。《伤寒论》第 148 条曰："伤寒五六日，头汗出，微恶寒，手足冷，心下满，口不欲食，大便硬，脉细者，此为阳微结，必有表，复有里也。脉沉，亦在里也。汗出为阳微，假令纯阴结，不得复有外证，悉入在里，此为半在里半在外也……可与小柴胡汤。"可见张仲景所谓"半在里半在外"亦即"必有表，复有里"，是指表里同病，并非认为的半表半里即表里之间。但是，历代医家对半表半里的具体部位认识不一致。因此，和法的内涵之争，表现为针对半表半里位置的治法之争。

（1）和解少阳法：金代成无己在《注解伤寒论》注太阳病第 96 条时首先提出"半表半里"的概念，是指邪气既不在表，亦不在里，而在表里之间，曰："邪有在表者，有在里者，有在表里之间者，此邪气在表里之间，谓之半表半里证。"可见，成无己所谓"半表半里"与张仲景的"半在里半在外"内涵是有差异的。成无己注少阳病第 266 条时曰："邪在半表半里之间……与小柴胡汤以和解之。"及《伤寒明理论·诸药方论》又明确提出小柴胡汤"和解"半表半里证，曰："伤寒邪气在表者，必渍形以为汗；邪气在里者，必荡涤以为利。其于不外不内，半表半里，既非发汗之所宜，又非吐下之所对，是当和解则可矣，小柴胡为和解表里之剂也。"

（2）疏利开达法：吴又可在《温疫论》中提出温疫病邪气既不在表亦不在里，而是"邪伏膜原"，将半表半里确定为"伏脊之前，肠胃之后"的膜原部位，治以达原饮"疏利开达"。曰："温疫初起，先憎寒而后发热，日后但热而无憎寒也。初得之二三日，其脉不浮不沉而数，昼夜发热，日晡益甚，头疼身痛。其时邪在伏脊之前，肠胃之后，虽有头疼身痛，此邪热浮越于经，不可认为伤寒表证，辄用麻黄桂枝之类强发其汗。此邪不在经，汗之徒伤表气，热亦不减。又不可下，此邪不在里，下之徒伤胃气，其渴愈甚，宜达原饮"；"槟榔能消能磨，除伏邪，为疏利之药，又除岭南瘴气；厚朴破戾气所结；草果辛烈气雄，除伏邪盘踞；三味协力，直达其巢穴使邪气溃败，速离膜原。"

（3）分消走泄法：叶天士《温热论》曰"再论气病有不传血分，而邪留三焦，犹之伤寒中少阳病也。彼则和解表里之半；此则分消上下之势。随证变法，如近时杏、朴、苓等类；或如温胆汤之走泄。因其仍在气分，犹有战汗之门户，转疟之机括也"。认为温热病中湿热之邪流连三焦宜用分消走泄法。故其三焦亦有表里之半的涵义，消是因势利导，用开上、畅中、渗下的方法祛除湿邪；走泄是用行气之品畅通气机，使气行湿去。

（4）和解三焦法：俞根初在《通俗伤寒论·六经治法》中曰"少阳宜和"。《通俗伤寒论·六经方药》和解剂中，对具体方剂进行了详细分类，如柴胡枳桔汤和解表里法轻剂，柴芩双解汤和解表里法重剂，柴胡达原饮和解三焦法，蒿芩清胆汤和解胆经法，柴胡桂姜汤和解偏重温通法，柴平汤和解偏重温燥法，新加木贼煎和解偏重清泄法，柴胡白虎汤和解偏重清降法，柴胡陷胸汤和解兼开降法，大柴胡汤和解兼轻下法，小柴胡汤和解兼益气法，柴胡四物汤和解兼补血法，加减小柴胡汤和解兼通瘀法，柴胡羚角汤和解偏重破结法，牛黄膏凉透血络芳香开窍法，等等，其中最有特点的当属柴胡达原饮之和解三焦法与蒿芩清胆汤之和解胆经法。何秀山在柴胡达原饮方下按曰："《经》言邪气内薄五脏，横连膜原。膜者，横膈之膜；原者，空隙之处。膜原外通肌腠，内近胃腑，即三焦之关键，为内外交界之地，实一身之半表半里也。凡外邪每由膜原入内，内邪每由膜原达外。此吴又可治疫邪初犯膜原，所以有达原饮之作也……虽云达原，实为和解三焦之良方。"认为膜原为一身之半表半里，是内外交界之地，三焦之关键，亦是邪气入内出外之门户，故邪在膜原当达原以为治。而达原法之实质亦是和解法。何秀山在蒿芩清胆汤方下按曰："少阳胆与手少阳三焦合为一经，其气化一寄于胆中以化水谷；一发于三焦以行腠理。若受湿遏热郁，则三焦之气机不畅，胆中之相火乃炽。"认为胆与三焦同属少阳，故其气化相通。胆气为湿热所郁遏，则三焦气机不畅，故邪在胆经亦当用和解法以畅三焦气机。俞根初之膜原、三焦理论，是综合成无己之半表半里、吴又可之邪伏膜原、叶天士之邪留三焦认识而来，可谓集伤寒、温病和法之大成者。

2. 关于内伤杂病的和法　内伤杂病与脏腑生克制化、经脉移邪传变、气机升降出入、津液循环代谢的协调性紊乱有关。内伤杂病的和法内涵之争，表现为针对什么是病机证素的对立面之争。

（1）调和脏腑法：五脏相关，脏腑相合，气化相通，承制有度。从调整脏腑之间的关系入手，调和脏腑的阴阳气血失调，和法主要体现在调和肝胆、调和肝脾、调和肝胃、调和脾胃、调和肠胃、调和心胆、调和心肺、调和脾肺、调和肺肾、调和心肾等，乃至多脏同治，整体燮理，补虚泻实，重建平衡。传统的调和脏腑法，多数以脾、胃、胆、肝为主要脏腑，以气机升降、聚散、通塞以及兼挟的内生邪气为主要目标。

（2）调和气血法：气之与血，两相维附，气调血和，阴平阳秘。根据气血的不足及其功能的异常，以及气血互用的功能失调等病理变化，采取“有余泻之，不足补之”的原则，使气顺血和，气血协调。常用的调和气血法，包括调气法，如气虚则补，气滞则疏，气陷则升，气逆则降，气脱则固，气闭则开；调血法，如血虚补之，血脱固之，血瘀行之，出血止之，血热凉之，血寒温之；气血同调法，如气病治血，血病治气，补气生血，理气活血；及活血化瘀法等。卫主气，营主血，通过气血的运行，发挥营卫的作用，调和营卫法，也归属于调和气血法。气血的生成与运行，又依赖于脏腑经络的正常生理活动，所以调和气血又须与燮理阴阳、调和脏腑密切结合起来。

（3）调和气机升降法：肝肺、脾胃、心肾脏腑气机升降调畅，则人体生命活动正常运行。脾气升则肾气、肝气皆升，胃气降则心气、肺气皆降。阴升阳降，阳升阴降。反之，气机升降失常，则导致疾病的发生。脏腑气机升降障碍，主要表现为肝肺不和、脾胃气滞、心肾不交等等，故宜肃肺气、疏泄肝胆、斡旋脾胃、交通心肾，上焦宜通宜降，中焦宜守宜行，下焦宜潜宜固，则气机调和，水火平衡，清浊有间，燥湿调停，五化宣平。

（4）调和邪正法：邪正消长，虚实错杂，盛衰变化，真假格拒，决定疾病发展的趋势与转归。调和邪正法，包括虚则补之，实则泻之，扶正祛邪，攻补兼施，先攻后补，先补后攻，多攻少补，多补少攻。正足邪自去，邪去正自安。

（5）调和寒热法：寒热互结，错杂并存，则脏腑气机升降失常，表现为上热下寒、表寒里热、表热里寒等，或者兼挟内生邪气为病；外邪不除，正虚益甚，清浊不分，里实邪结。因先后、标本、主次、缓急的不同，或先解表寒，再清里热；或先清里热，或解表寒；或清上温下；或先用解表法，再用攻里温里法；或寒热并用。

二、和法的方剂之争

《灵枢·邪客》记载的半夏秫米汤可调和阴阳、通利营卫、补泻兼施，为和法治疗失眠的最早方剂。但是，一般将《伤寒论》小柴胡汤、桂枝汤作为和法的代表方剂。

（一）和法方剂分类之争

《医方集解》和解剂的主方功效和主治大致如下：小柴胡汤治半表半里之邪，黄连汤升降阴阳，黄芩汤太阳少阳两解，芍药甘草汤治腹痛，瓜蒌薤白白酒汤治胸痹，温胆汤治疗失眠，逍遥散退热调经，六和汤调和六气，藿香正气散治外感风寒内伤饮食之病，三解汤治时行阳疟，清脾饮治疗热多寒少之疟，痛泻要方治疗痛泻，黄连阿胶丸治疗冷热痢，姜茶饮治疗疟疾，芦根汤治疗呕哕，阴阳水治疗霍乱，甘草黑豆汤解毒，并认为四逆散也是和解之剂。从其所列和解剂来看，和法有和解半表半里、升降阴阳、太少两解、调和气血、调和六气等功效，可治疗腹痛、胸痹、失眠、疟疾、痢疾、痛泻、霍乱、中毒等病证。《汤头歌诀》和解剂与《医方集解》和解剂相比去掉了小柴胡汤的附方、瓜蒌薤白白酒汤及类方、三解汤、黄连阿胶丸、姜茶饮、芦根汤、阴阳水、甘草黑豆汤。将正方芍药甘草汤列为了黄芩汤的附方，将正方温胆汤列为除痰之剂二陈汤的附方，将附方柴平汤列入消补之剂正方平胃散的附方，增加的是一个正方四逆散。

根据《方剂学》教材，和法的代表方剂，如小柴胡汤、蒿芩清胆汤和解少阳剂，半夏泻心汤、生姜泻心汤、甘草泻心汤、大黄黄连泻心汤和附子泻心汤调和肠胃剂，大柴胡汤、防风通圣散、葛根芩连汤表里双解剂归属和解剂；四逆散、逍遥散、痛泻要方、半夏泻心汤调和肝脾剂归属理气剂；桂枝汤归属解表剂；截疟七宝饮归属祛痰剂；薯蓣丸归属补益剂。

（二）和法代表方之争

王晋三《绛雪园古方选注·伤寒古方通》曰："桂枝汤重于解肌，柴胡汤重于和里，仲景用此二方最多，可谓表里之权衡，随机应用，无往不宜。"

特别是作为和法首剂的小柴胡汤，通过对小柴胡汤中药物剂量的改变或以小柴胡汤为基本方来加减，可以达到调其寒热、平其虚实、纠其阴阳的效果而使其不偏。小柴胡汤本为邪在少阳半表半里而设，以柴胡、生姜解表，黄芩、半夏清里，人参、大枣、炙甘草补中；柴胡可使邪从里出而解，生姜即助柴胡运气使邪从表透，出其本身又可行气止呕，黄芩清中上焦表里之湿热，半夏降泻中下焦痰邪滞气；邪在半表半里是因为正气已虚，邪才能从表而入，故稍加人参、大枣、炙甘草三味以补人之气血阴阳，又不会助邪气，正气足方能抗邪出。如只表不里，则是生姜之责，去诸味变成桂枝汤、荆防败毒散等；如只里不表，则是黄芩、半夏之责，变为半夏泻心汤主之。调其寒热在于药性寒热相配，柴胡用量在15g以上有清热的作用，或者变柴胡为黄连，变生姜、炙甘草为干姜组成调和肠胃以治疗胃寒肠热证的半夏泻心汤，方以半夏、干姜辛开，黄芩、黄连苦降以达寒热互用之效。平其虚实在于药物攻补兼施，方中药有汗（柴胡、生姜）、下（半夏）、清（黄芩）、消（半夏）相伍，配以具天地人三性可补阴阳气血的炙甘草、大枣、人参，可使正虚攻邪不伤正。如表未解里已虚，可转成人参败毒散补之，如表未解里已实，可去人参、炙甘草，加大黄、枳实、厚朴转为大柴胡汤攻之。调其阴阳在于药物用量，柴胡在6g以下有升阳气的作用，重用黄芩可加大清热力度，炙甘草有益阳的作用，人参有益阴的作用。故欲补气可转为补中益气汤，欲清热可转为三黄泻心汤，欲补阳可转为炙甘草汤，欲滋阴可转为独参汤。

《绛雪园古方选注》称桂枝汤为和方之祖。柯韵伯在《伤寒论附翼》评价桂枝汤曰："仲景群方之魁，滋阴和阳，调和营卫，解肌发汗之总方也。"因为桂枝汤是《伤寒论》的首方，方由桂枝、白芍、生姜、大枣、炙甘草组成。5味药可以分为两组，桂枝、炙甘草为温通阳气的一组药；白芍、炙甘草为滋阴养血的一组药；配以生姜、大枣共达调和营卫、气血、阴阳之效。全方共奏解肌发表，调和阴阳、脏腑、营卫、气血的功效，切实反映出了"和"法的内涵和精髓，是和法的经典之作。桂枝汤治邪侵于营卫，桂枝汤加味变化、减味变化、加减变化和舍方变化，变通万方，外证得之，解肌和营卫；内证得之，化气调阴阳。如桂枝加桂汤治心阳虚损，寒气上犯之奔豚证；桂枝加芍药汤治太阳误下，脾伤气滞络瘀，腹痛属太阴证；桂枝加大黄汤治表证误下，脾伤气滞络瘀较甚，大实痛者；桂枝加葛根汤治太阳中风兼太阳经气不舒证；桂枝加附子汤治太阳病过汗致阳虚漏汗表未解证；桂枝加厚朴杏子汤治太阳病下后表未解，兼喘证或外感风寒引发宿疾喘息证；桂枝新加汤由桂枝汤加芍药、生姜各一两，人参三两而成，治伤寒发汗太过气营不足身痛证；小建中汤由桂枝汤倍芍药，加饴糖而成，治伤寒里虚，心中悸而烦者。桂枝去芍药汤治太阳病误下后，致表证不解兼胸阳不振者；桂枝甘草汤治发汗过多，叉手冒心，心下悸欲得按者表病汗不如法，损伤心阳，以至心下悸欲得按，用桂枝甘草汤主治，二味扶阳补中，是阳虚之轻症；芍药甘草汤治阴液不足，筋脉失养之证。桂枝去芍药加附子汤，治太阳病误下后阳损较甚致表不解；桂枝去桂加茯苓白术汤，治汗后脾虚水停而太阳经气受阻证；桂枝去芍药加蜀漆牡蛎龙骨救逆汤，治心阳虚惊狂证；桂枝甘草龙骨牡蛎汤，治火疗又下导致心阳虚而烦躁者；茯苓桂枝白术甘草汤，治脾阳虚水停证；茯苓桂枝甘草大枣汤，治心阳虚欲作奔豚证；芍药甘草附子汤，治汗后阴阳两虚证；桂枝附子汤，由桂枝汤去芍药加附子而成，治伤寒日久，风湿相搏，身体痛烦不利证；当归四逆汤，由桂枝汤去生姜，倍大枣，加当归、细辛、通草而成，治血虚寒凝致逆；当归四逆汤加吴茱萸生姜汤，治血虚寒凝兼内有久寒。桂枝麻黄各半汤，治太阳表证日久，但证轻邪轻，发热恶寒如疟状；桂枝二麻黄一汤，治太阳病发汗后，大邪已去，余邪犹存，属太阳表郁不解之轻证；桂枝二越婢一汤，治太阳表郁内热证；柴胡桂枝汤，由小柴胡汤、桂枝汤各半量合剂而成，治少阳兼太阳表证。

因此，和法为中医治疗的最高境界，是一种方法论，又是一种治疗原则，同时还是多种具体的治疗方法。历代医家在临床实践的经验上，通过思辨分析与内省悟道，关于和法的学术争议，极大地促进了和法的应用基础研究，其分歧说明了和法理论与临床的多义性、丰富性、复杂性、重要性，但缺乏逻辑分析与归纳总结，因此，和法理论仍然有待规范。

参考文献

[1] 张惜燕，田丙坤. 中医治则治法理论体系层次新探 [J]. 陕西中医学院学报，2014，37 (1)：10-11.

[2] 邹燕勤，易岚. 治肾学术思想与临证思辨 [J]. 江苏中医药，2017，49 (02)：1-6.

[3] 王珏，韩经丹，马大勇，等. 基于经方剂量折算的有毒中药剂量的探索——四逆汤不同折算剂量对失血性低血压大鼠血压、心率、呼吸的影响 [J]. 中国实验方剂学杂志，2012，18 (13)：181-184.

[4] 杜雨茂. 临证心得 (8)：治慢病贵在守法守方，遣方药必须园机活泼 [J]. 陕西中医函授，1991，(02)：1-2.

[5] 张晓强，李孟芳，周晓莉. 从厥阴肝论治结缔组织病 [J]. 中华中医药杂志，2017，32 (09)：4285-4287.

[6] 刘红宇，丘梅清. 论"病痰饮者，当以温药和之" [J]. 陕西中医，2017，38 (09)：1273-1274.

[7] 牛玉乾. 中体系的源流初探 [J]. 中共郑州市委党校学报，2017 (05)：97-100.

[8] 刘玲娣，何方耀. 史伯"和生"说的思想史意义——兼评钱耕森"大道和生学" [J]. 江苏师范大学学报 (哲学社会科学版)，2017，43 (04)：102-109+134.

[9] 时乐，吴晓琦，李云. 浅论和法的内涵与外延 [J]. 新疆中医药，2003，21 (1)：1-2.

[10] 戴龙瑞. 论和解少阳 [J]. 上海中医药大学学报，2000，14 (2)：10-12.

[11] 李勇枝. 和解法析 [J]. 甘肃中医学院学报，1990，7 (4)：31-32.

[12] 陈淑慧，陈耀龙.《伤寒论》和法内涵探讨 [J]. 国医论坛，2003，18 (2)：4-5.

[13] 路永平.《伤寒论》和法研讨 [J]. 湖北中医学院学报，2001，3 (1)：8.

[14] 柴瑞震.《伤寒论》"和法"应用研究 [J]. 河南中医，2009，29 (02)：108-110.

[15] 喻嵘，张翔.《金匮要略》之"和法"研究 [D]. 湖南中医药大学，2016.

[16] 张霆. 费伯雄制方用药规律发微 [J]. 江西中医药，2006，11，37 (287)：14-15.

[17] 李娟. 费伯雄学术思想研究 [D]. 中国中医科学院，2010.

[18] 王九峰. 王九峰医案 [M]. 北京：中国中医药出版社，1994：8，9，14，15，39，51，52，93，101，117，118，119.

[19] 陈小翠，张云萍.《王九峰医案》补肾法浅析 [J]. 中医文献杂志，2000，(2)：15-16.

[20] 焦庆华. 王九峰学术思想浅谈 [J]. 安徽中医临床杂志，2000，12 (5)：444.

[21] 张奋蕾，焦庆华. 王九峰用药制剂浅析 [J]. 安徽中医临床杂志，1996，8 (6)：246.

[22] 刘中良，潘朝曦. 费伯雄医学思想研究概况 [J]. 辽宁中医药大学学报，2011，13 (4)：121-123.

[23] 费伯雄. 医醇賸义 [M]. 北京：人民卫生出版社，2006：28，29，36，37.

[24] 李学军，邹竟飞，宗方霞. 费伯雄论治痰饮病特色浅析 [J]. 中国医药导报，2009，6 (6)：158.

[25] 吴秀峰. 丁甘仁医案研究现状 [J]. 江西中医药，2008，3 (39)：65-67.

[26] 许邹华，王高峰. 丁甘仁从肝论治脾胃疾病四法 [J]. 上海中医药杂志，2016，12 (50)：35-36.

[27] 马秉光. 丁甘仁先生治疗湿温病初探 [J]. 江苏中医杂志，1986，(7)：30.

[28] 舒莹. 丁甘仁临床经验与学术思想研究 [D]. 南京中医药大学，2008.

[29] 康欣欣. 丁甘仁膏方举隅 [J]. 上海中医药杂志，2006，11 (40)：8-9.

[30] 孙玲，刘松林. 恽铁樵医案 [M]. 上海：上海科学技术出版社，2010，1：22-24.

[31] 李凯，李秘，江泳. 陆渊雷运用温阳法经验初探 [J]. 中国中医基础医学杂志，2014，20 (6)：775-776.

[32] 陈健民. 陆渊雷生平及其学术思想研究 [A]. 中国中医药学会建会 20 周年学术年会专辑 (下) [C]，1999.

[33] 杨枝青，毕丽娟. 陆渊雷医案 [M]. 上海：上海科学技术出版社，2010，1：160-167.

[34] 陆渊雷. 伤寒今释 [M]. 北京：学苑出版社，2009：136.

[35] 胡秀莲. 陆渊雷学术思想与药物用量经验研究 [D]. 北京中医药大学，2016.

[36] 朱世增. 丁光迪论内科［M］. 上海：上海中医药大学出版社，2008：374，375，376.
[37] 毛俊同，丁国华，王畅. 丁光迪对东垣脾胃学说的论述及运用“升阳三法”的临床经验［J］. 江苏中医药，2016，48（09）：2-4.
[38] 张琪，曹震. 孟河医派概要［J］. 江苏中医药，2016，48（10）：59-62.
[39] 张立平，潘桂娟. 中医“和法”辨析［J］. 中国中医基础医学杂志，2012，18（01）：19-21.
[40] 邓磊，李伟娟. 和法浅析［J］. 河南中医学院学报，2004，（03）：3-4.
[41] 任爱理. 中医“和法”（肌体内环境平衡法）在中西医结合消化内科常见病中的临床应用［A］. 中华中医药学会、大韩韩医师协会. 第十七届中韩中医药学术研讨会暨第二届国际中西医学汇通论坛论文集［C］. 中华中医药学会、大韩韩医师协会，2013：2.
[42] 陈彩凤，陈文勇，李云英.《伤寒论》和法辨析［J］. 四川中医，2012，30（08）：17-19.
[43] 李笑宇. 中医“和法”的理论研究［D］. 云南中医学院，2012.
[44] 马贻超，姜建国，鲁晓明. 柴胡汤类方证及和法若干问题的探讨［J］. 山东中医药大学学报，2003，（01）：21-23.
[45] 王素改，田虎，张国骏. 试论和法之运用类型［J］. 吉林中医药，2007，（01）：57-59.
[46] 朱婷婷. 新安王氏医家和法学术思想及临床特色研究［D］. 安徽中医药大学，2015.
[47] 高加齐，李永攀，张莉，等. 跟师国医大师徐经世运用“和法”治疗内科杂病心得［J］. 中医药临床杂志，2017，（10）：1603-1606.
[48] 董淑君. 张明雪教授运用“和法”治疗冠心病的经验总结［D］. 辽宁中医药大学，2013.
[49] 朱学明. 论癌症治疗当用复方和法［A］. 中国中西医结合学会肿瘤专业委员会. 第三届国际中医、中西医结合肿瘤学术交流大会暨第十二届全国中西医结合肿瘤学术大会论文汇编［C］. 中国中西医结合学会肿瘤专业委员会. 2010：10.
[50] 张晓雷，沙茵茵，马家驹，等.“广义和法”的概念以及中医辨析［J］. 环球中医药，2015，8（12）：1481-1482.
[51] 邓飞强. 从《临证指南医案》研究叶天士的杂病辨治理论［D］. 广州中医药大学，2016.
[52] 陈剑.《伤寒论》寒热并用方证临床应用规律研究［D］. 湖北中医学院，2008.
[53] 仝世建. 小柴胡汤“和法”解析［J］. 河南中医，1999，（02）：11-12+71.
[54] 陈锦伦. 桂枝汤属和法之依据［J］. 光明中医，2012，27（07）：1456-1457.

第二章　陈大舜和法论治学术思想研究

杂合理论视域下中医各家学说对陈大舜和法论治学术思想形成的启示

清代学者陆膺一曰："医界有孟河派、叶派之分。"孟河派传承关系：王九峰（乾隆召为御医，授太医院院监）—费伯雄（道光召为御医）—巢渭芳、丁松溪（从马培之游）—丁甘仁（从汪莲石、余听鸿、唐容川、张聿青游，创办上海中医专门学校，校长谢观）及恽铁樵、陆渊雷（创办铁樵函授中医学校）—丁光迪（从程门雪、黄文东、章次公、任应秋游）—陈大舜（由南京来长沙）。由此可见，陈大舜和法论治学术思想直接传承于丁甘仁、丁谏吾、恽铁樵、陆渊雷、丁光迪等孟河医家。谢观为马培之门生，晚年著《中国医学源流论》，提出上古三世医派、刘河间学派、李东垣学派、张景岳学派、薛立斋学派、赵献可学派、李士材学派、伤寒学学派等。任应秋的成就使中医各家学说成为一门专业学科，将历史上"最起主导作用"的学术团队劃为医经、经方、河间、易水、伤寒、温热和汇通等七大医学流派。陈大舜长期从事中医各家学说的研究与教学，从学术思想、人才链、著作和影响三大要素，重新分为伤寒、河间、易水、攻邪、丹溪、温补和温病等七大医学流派及其他著名医家。杂合理论视域下，中医各家学说对陈大舜和法论治学术思想形成有重要影响。

一、杂合理论中的归化和异化问题

杂合这一概念由英语中 hybrid 一词翻译而来，最先运用于自然科学领域，后来逐渐扩展到语言学、文学批评和文化研究等社会科学领域，但其基本含义保留了下来。杂合指"不同种族、种群、意识形态、文化和语言互相混合的过程。"

从文化的角度来看，杂合现象广泛存在，只要有文化的交流，就有杂合的过程。如何处理有文化差异的认知模式、主题词、学术思想，一直以来存在着同归化与异化之争。①归化：遵循文化的通俗性，以目标文化为归宿，基于文化对等，最大限度地淡化源文化的陌生感。②异化：保持文化的异质性，以源文化为归宿，基于文化差异，在一定程度上保留源文化的表达方式。③融会点：归化和异化是对立统一，相辅相成，并用互补，绝对的归化和绝对的异化都是不存在的。因此，归化与异化也具有一种杂合关系，不存在完全的归化也不存在完全的异化，归化与异化过程存在信息的传递、转换、融合，这个"融会点"不是一成不变的"居中点"。④杂合体：杂合表示由于双方或多方相互影响、相互作用，而形成的新的一方。这个新的文化杂合体具有原来各方的一些特点，也有一些新的属于它自己的特点，与原来各方有千丝万缕的联系，又有显著的区别。在文化交流的过程中，归化和异化相互交融的"创造性"的产物，这种文化杂合体实现了对原来文化的优化与超越。

二、中医各家学说的不平衡与杂合的失衡倾向

《黄帝内经》的内容包括精气学说、阴阳五行学说、气血津液、藏象、经络、体质、病因、发病、病机、治则、养生等，是中医各学术流派的理论基础，是各中医学术流派发展的原动力。《黄帝内经》中的 3 个主要理论系统与《中医各家学说》中的七大医学流派有着直接联系。即《黄帝内经》的热病理论与伤寒学派和温病学派，《伤寒论》继承《素问·热论》，张仲景所谓伤寒包括温病；温病学派导源于《伤寒论》，又大量补充、发展，突破了《伤寒论》的治法。《黄帝内经》的六气理论与河间学派、攻邪

学派、丹溪学派有着密切的关系，刘完素发明火热病机，张从正将刘完素实火说转变为实邪说，朱丹溪将心火暴甚说发展为相火妄动说。《黄帝内经》的脏腑理论与易水学派、温补学派都有着密切的关系，张元素探索以天地六位藏象亢害承制为基准的五运六气病机证治，及以五脏为中心的脏腑寒热虚实辨证方药；李杲、王好古、罗天益诸家，师承授受，探讨脾胃内伤病机证治；薛己、孙一奎、赵献可，张介宾、李中梓等进而探讨肾和命门病机证治。

但是，医家学派的产生、发展、沿革和消亡的区域时代背景，有政治、经济、教育、科技、思想文化诸多方面不可磨灭的影响。稳定的政治环境、富足的经济支持、官学与私学设立是医学发展繁荣的基础；人文荟萃的思想碰撞、内省文化的致思倾向、学术价值的经世致用、自然科技发明的成果、哲学新思潮的渗透，直接促成了医家学派的产生和发展。中医各家学说的不平衡现象，表现为依附官学（儒学、文学等）与民间学（道学、易学等）的对立，文化中心与非文化中心的不同，南方与北方的迥异。

由于地域气候、政治经济、文化传播、学派著作、学术影响力的不对等，中医各家学说的发展极不平衡，故中医各家学说的杂合存在失衡倾向，表现如下。①区域时代性失衡：在南宋以前，中原几乎一直是中国政治、经济和文化中心，如宋金元易水学派、河间学派、攻邪学派等在北方，仅丹溪学派在南方。明清时文化重心南移，以江浙地区为人文源薮，如温补学派、温病学派、伤寒学派的错简重订派和维护旧论派，均为江南人；以钱塘人氏张卿子为开山祖，以张志聪、张锡驹为中坚人物，并由高世栻与仲学辂为传承代表的钱塘医派。②知识结构性失衡：刘完素提出“六气皆从热化”、“五志过极，皆为热甚”的论点，反对《太平惠民和剂局方》滥用温燥药，造成后人河间学派为寒凉派的误解。《四库全书总目提要》曰：“医者拘泥成法”，“尽归其罪于完素”。张景岳为温补学派代表人物，但《景岳全书·阳不足再辨》曰：“天地阴阳之道，本自和平，一有不平，则灾害至矣。而余谓阳常不足，亦岂非一偏之见乎？盖以丹溪补阴之说谬，故不得不为此反言，以救万世之生气。”③理论应用性失衡：因为在五行当中，脾胃属于中央土，故易水学派中，李东垣强调脾胃在人身的重要作用，其弟子王好古、罗天益等大力发扬，补土派蓬勃兴起与传承发展，明代以后，薛立斋、张景岳、李中梓、龚廷贤、龚居中、张志聪、叶天士等均受脾胃学说很大影响。易水学派、温补学派的发展，又催生了孟河医派的快速发育壮大。孟河医派揽中医之大成，又容纳《黄帝内经》、《难经》和《伤寒论》等，并将各派学术熔化于一炉，以其高深的学术造诣，在伤寒、内科、外科、儿科、喉科、伤科、针灸等有丰富的临床经验，慕名前来求医者成千上万，并且不断向外拓展，民国时还办学授徒，孟河医学波及全国。王九峰、费伯雄、费绳甫、马培之、丁甘仁、邓星伯六位名医被征，先后诊治过的帝王、太后有：乾隆、嘉庆、道光、慈禧、光绪、宣统和载沣等。医誉满海上，桃李遍天下。④传承传播性失衡：易州人张元素的传人李杲、王好古、罗天益及其子张璧等等，形成易水学派。温病学派的传播也有其局限性。如清代温病学四大医家叶天士、薛生白、吴鞠通、王孟英局限于江南，成为吴门医派主流。

三、和法论治学术思想是中医各家学说的融合和再创造

理论创新、方法创新、技术创新是学术流派的核心内容与生命所在。中国古代医学是以医学流派作为基本的单元而发展的。历史上存在着无数医家和大大小小的医学流派，他们创立的各种学说，不断汇集，不断薪尽火传，从而推动了整个中医学的发展和壮大。因此，中医学也可看作是由历代各家学派学术思想的综合、提炼、升华而成。

孟河医派理论上揽中医之大成，融合经典理论及伤寒学说、金元各家学说，“用其长而化其偏”，对当时“杂芜已极”的中医学术归醇纠偏。孟河医派为杂病之正宗，中国当今最有活力的中医学术流派。李夏亭《孟河医派三百年·孟河医派研究荟萃》指出：孟河医派“以其高深的学术造诣，丰富的临床经验，对祖国医学的发展做出了卓越的功绩，影响深远，享誉海内外。”

杂合策略很好地处理了多种源文化差异中的冲突，重构了具有自我性的多种源文化融合领域。和法论治学术思想吸收孟河医派的醇正和缓特质，兼容各家学说的治病以和精神，铭刻繁荣时代的中西结合烙印，升华深度临床的实践经验积累，精雕学术创造的主体风格面貌。杂合理论视域下，和法论治的多

层结构逻辑及复杂网络逻辑体系是不可分割的整体，和法论治学术思想是中医各家学说多种源文化的融合与再创造。在融接传统与突破创新的理念下，关注临床需要，和法论治是立足于当代的中医特色理论，延续并拓展了隐藏在孟河医派特质中的“和”的精神，使之成为经典中医学与现代中医学的一个接点。①融古汇今，博采众长，临床实用。代表作《中医各家学说》(1986)，《医易相通论》(1993)，《历代名医医案选讲》(1994)，《中国历代医论选讲》(1997)，《中医临床医学流派》(1999)，《名师解读历代名医临床必读医论》(2014)。②构建现代中医学，扬长避短，去极端化。代表作《脉象图解》(1980)，《常用中医名词术语（汉英双解）》(1983)，《中医学说之研究》(1995)，《陈大舜论医集》(2004)，《论经典中医学与现代中医学》(2006)，《我的现代中医观》(2011)。③以中为主，衷中参西，病证结合。代表作《中西医结合内科学》(2001)，《陈大舜教授诊治内科疾病的学术观点》(2003)，《从临床角度论中医的优劣及临床学科的发展》(2009)，《中医的底线——以中为主，衷中参西》(2010)，《陈大舜名老中医临证处方经验的研究》(2013)，《陈大舜学术思想及临证经验荟萃》(2014)，《湖湘当代名医医案精华第三辑·陈大舜医案精华》(2016)，《中西医结合糖尿病学》(2017)。④传承孟河医派，和法论治，整体调衡。代表作《五脏相关论》(1979)，《基于内生邪气的杂合现象探讨陈大舜教授和法论治学术思想》(2017)，《整合论治——陈大舜临床经验传承集》(2020)。

四、和法论治是归化和异化相互交融的创造性产物

《礼记·中庸》谆谆告诫：“愚而好自用，贱而好自专，生乎今之世反古之道。如此者，灾及其身者也。”孟河医派以和法缓治为其学术根蒂及临证治疗指归，在取法经典、融合各家、统一寒温、汇通中西等方面，“宗学术之规矩”，“变化的过程是一步一步的，变化往往是局部的，决不会完全彻底地不留痕迹的转变。”(蒋熙德《孟河医学源流论》）和法论治一定程度上撷取经典精华作为理论依据，摒弃门户之见，归化各家学说，继承孟河医派特质，并作系统归纳，博综穷研，精炼提高，从个人临床经验升华为具有方法论意义的优化理论，在中西医结合实践中其精神理念有广泛的实用性。从杂合理论视域看，陈大舜在研究中医各家学说的过程中，归化和异化相互交融的“创造性”的产物，经典中医学的构建，实现了对原来的中医各家学说的优化与超越。

孟河医派在学术归化和学术异化相互交融过程中，保持其特质的相对稳定性。①明清时期，经济南移，漕运兴起。常州民物繁伙，富庶有余，崇文重教，名士学者辈出，各种人才荟萃。医家兼通多种学问，宦官文人兼通医学，孟河医学与官学、文学、哲学、农学、佛道等相关联。为孟河医学提供广泛的社会文化背景。②传统的孟河医学构成元素如正统医学学术思想、杂合以治临床模式、醇正和缓证治特征、平淡轻灵方药手法、重视脾胃诊疗经验等，相互之间及与社会文化之间的连接不是一成不变的，而是不断变化的。孟河医派门户关系连续不断，确保学术思想稳定传承。③这些要素之间的连接总是一个不间断的慢慢发展的过程。一些要素暂时的稳定使得其他要素得以改变、替换或赋予新的意义或功能。如费伯雄理虚滋养心肝脾肾，清润平稳；《医醇賸义》及《医方论》中有自制方如秋燥门之脾燥（泽下汤）、胃燥（玉石清胃汤）；火证门之脾火（加味泻黄散）、胃火（玉液煎）；咳嗽门之脾咳（秫米汤）、胃咳（加味二陈汤）；肿胀门之脾胀（姜术二仁汤）、胃胀（温中平胃散）等等。马培之注重调营畅中，升降气机。《马培之医案》强调无论内证外证，有胃则生，无胃则死。调畅中宫之法，秉承有自，创新有得，审证用药，有独到的系统理论见解和丰富的个人临床经验。或者配伍合欢皮、玫瑰花、橘叶、郁金、白蒺藜、乌药等疏肝理气开郁，或者配伍佩兰、藿香梗、荷梗、大豆卷、瓜蒌、薤白等芳香化浊助运，或者配伍人参、白术、当归、山药、丹参、炮姜等调补脾胃气血阴阳，或者配伍酸枣仁、龙眼肉、枳壳、乌梅、补骨脂、益智仁等等兼顾心肺肾命。④地方的（保守的、独特的）与地方的，或者共同的（进步的、开放的）要素之间总有一些张力，这种张力对孟河医学传统有一定的影响，而这些要素之间不断地重新整合也一再地舒缓这些张力。如江南温病较多流行，吴门医派在诊治急性传染病、危重感染性疾病方面取得了突破性进展，使温病学成为一门独立学科。温病学说是吴门医派的核心内涵，不可能不渗透孟河医派的温病学术思想。但是，孟河医派与吴门医派在治疗温病方面，有同也有不同。王一战

等统计孟河医派治疗温病的用药经验，祛邪重视温通湿痰，扶正强调顾护津液，培本祛邪，标本兼顾。半夏、竹茹、茯苓、枳实、连翘、贝母是治疗温病的核心药物。佩兰配伍通草是温病湿热夹杂为患的常用药物组合，石斛是高频中药统计结果中唯一的补虚药。水牛角-生地黄-玄参，半夏-金银花-天花粉，水牛角-胆南星-石菖蒲-天竺黄，半夏-石斛-天花粉，是治疗温病药物的主要关联组合。水牛角、生地黄、玄参配伍石菖蒲、胆南星、天竺黄，对于温病火毒燔灼血分，耗液伤营，逆传内陷而致的窍闭昏狂等症优先选用。半夏、金银花配伍天花粉、石斛，是临床上治疗温病祛邪扶正的优选方剂。

陈大舜从南京来到长沙，秉承孟河医派思想的精神内涵，跳出孟河医派地方化的范围，通过同行及学校师生传播模式，发扬孟河医学醇正和缓特色。陈大舜从事过《中医基础理论》《伤寒论》《温病学》《中医各家学说》《中医内科学》等教学科研，未脱离临床一线，又长期从事行政管理，创办中医各家学说及中西医结合专业，能够将哲学、文学、管理学、现代医学和中医理论及临床各派学术融会贯通，创立了病证结合和法论治学术思想。和法论治不仅体现在对中医各家学说的继承和应用，也体现在对中医各家学说的融合与发展；不仅体现在各种治疗方法的综合应用，而且体现在针对多种疾病、慢性病程、复杂病机的全面治疗；不仅体现在处理复杂疾病多重用药的先后、配伍、权重，而且体现在复方简药的具体处理方法。

陈大舜和法论治的思想基础和理论创新

一、和法论治的思想基础

根据《汉书·艺文志》记载："战国从衡，真伪分争，诸子之言纷然殽乱。"从汉武帝"独尊儒术"之后，儒家尊为显学，儒学成为中国传统文化的主体。儒家中和观强调事物多样性统一与协调状态，力求在运动中达到理想状态。中和是表示时间与空间、质与量、存在与运动等整体统一性的一个范畴，涵盖天、地、人合一的最高法则。儒家中和观渗透于中医学的本体论、方法论、医德论及医学管理等各方面。儒家中和观是中医学的哲学基础，中医学的生理病理、治则治法、养生康复等，无一不彰显儒家中和观的人文特征。儒家中和观成为陈大舜教授和法论治的思想渊源，和法论治临床思维方法是儒家中和观贯穿于中医治疗学及中医养生学的结果。

（一）儒家中和观是中医学的哲学基础

在儒家中和观的土壤里存续的中医学，以精气学说、阴阳学说和五行学说为哲学基础。中医学的理论与实践，秉持天人合一的认识论，阴阳失和的疾病观，观外知内察其不和的诊断方法，执和致平补偏救弊的治疗原则，法于阴阳和于术数的养生认识，均以中和文化理念为核心思想。

1. 儒家中和观的基本思想　《中庸·首章》提出中和观："中也者，天下之大本也；和也者，天下之达道也。"董仲舒《春秋繁露·循天之道》指出中和观的理论高度："能以中和理天下者，其德大盛。能以中和养其身者，其寿极命。"

（1）儒家中和观：《说文解字》释义"中，内也"；"龢，调也"。段玉裁《说文解字注》："中者，别于外之辞也。别于偏之辞也，亦合宜之辞也。"逻辑学认为，"区别开的东西，直接地同时被设定为彼此同一、并与全体同一的东西。"因此，"中"是一种世界观及方法论，故又称为"中和"、"中道"、"中行"等。"中"强调不偏颇，不走极端，处理任何事物要恰到好处，"允执厥中"；而"和"强调万物要转对立为统一，和谐相处。

儒家中和观强调守中、时中、合宜，中和为中庸之用。①《论语》曰："天道尚中"，天地对应和于中，阴阳对应和于中，人和于形而中以达。因此，日月运行、四时更迭、百物化生等都是"时中"的，自然规律"不勉而中，不思而得，从容中道。"②人"道中庸"，"执其两端用其中。"中庸是天道观在人类社会生活中的应用。③中庸思想在实际应用中时常变通，因时、因地、因人制宜，随着客观条件的变化而变化，必须随时节制，"趣时更新"，才能合于中道，但万变不离其宗，故仍然以"中"、"正"、

“宜”为基准。④“和而不同”，异质相生，相反相成，对立统一。《国语·郑语》史伯认为“以他平他谓之和，故能丰长而物归之。”⑤“礼之用，和为贵”，制度化的礼与精神性的和，刚柔相济，不可或缺。

（2）佛、道中和观融入儒家中和观：儒道佛均崇尚中和观，但是，与儒家中和观不同。①道家的“和”，更强调人的行为因顺自然之道，与时俱化。《河上公老子章句》曰：“除情去欲，守中和，是谓知道要之门户也。”《庄子·天道》用“人和”、“天和”及《庄子·人间世》“心和”三个不同的范畴，说明道家中和观强调守静、中空、通变，虚静通和。②佛家中和观认为万物无一不和，法性、法相、体用，本来和谐。鸠摩罗什译龙树菩萨《中观论·观因缘品》曰：“缘生诸法。”《六祖坛经·无相颂》偈子：“欲得见真道，行正即是道。”两边不立，中道不存，邪正不二，行持正道。一切行持遵循正道即中道，偏离真如即邪道。强调正觉正智正念，才能证果证悟证行。动静结合，禅定法力，兼济圆通，神通致和。

儒、佛、道中和观精神实质内涵相通。早期的僧人大都是儒生出身，东晋僧肇为儒生而好庄老，后从佛出家，为鸠摩罗什弟子，第一次出现三教合一现象。宋代陈抟提倡三教调和说以后，儒道佛彼此联系，融合一体，对中医学产生相当大的影响。《性命圭旨·元集》论守中要诀时说：“儒曰存心养性，道曰修心炼性，释曰明心见性。心性者，本体也。儒之执中者，执此本体之中也。道之守中者，守此本体之中也。释之空中者，本体之中，本洞然而空也。道之得一者，得此本体之一也。释之归一者，归此本体之一也。儒之一贯者，以此本体之一而贯之也。”

（3）儒医强化了儒家中和观：儒与医皆求“仁义”、“精诚”。封建社会无儒不通医，凡医皆能述儒。孙思邈通晓儒、佛、道，大医精诚为医家垂范。林亿《新校正黄帝针灸甲乙经·序》曰：“通天地人曰儒，通天地不通人曰技，斯医者虽曰方技，其实儒者之事乎。”清代徐松在《宋会要辑稿·崇儒》中曰：“政和七年……朝廷兴建医学，教养士类，使习儒术者通黄素，明诊疗，而施与疾病，谓之儒医。”习儒术者或者儒医直接将中和观与中医学结合，大大提高了中医学格物致知的理论思辨水平；同时，医者仁术以活人为务，在事亲学医的实用技艺上强化了儒家中和观。

2. 儒家中和观与中医生命观　宇宙生命存在美妙的和谐。人为万物之一，具有主体意识特质。《素问·上古天真论》强调常人或者平人“处天地之和”，“适嗜欲于世俗之间”，“恬淡虚无”，其气血阴阳处于一种动态的、平衡的、和谐的、内稳的状态。

（1）生命以序：自然界中发生的所有过程都是不可逆的，时间之矢的方向就是物质系统演化过程的方向，因此，时间之矢造就了生命有序的自然规律。生命是一个生长壮老已的不可逆的单向过程，生命演化的不可逆性由精气的自然消耗程度节制。《圣济总录·导引》曰：“一气盈虚，与时消息。万物壮老，由气盛衰，人之有是形体也。”

（2）生命以和：世界卫生组织提出“健康不仅是躯体没有疾病，还要具备心理健康、社会适应良好和有道德”。人体平和状态是一种健康的内稳态：①天人合一：人与自然、社会和谐。②形神一体：精气化生，神合虚灵。③阴阳平秘：脏腑承平、元真通畅。

（3）生命以动：宇宙是一个物质生生不息、变化不止的合乎规律的运动过程。阴阳摩荡，气化流行，生成万物。《程氏遗书》记载程颐曰：“万物之始皆气化，既形然后以形相禅，有形化；形化长，则气化渐消。”气化过程的连续性和不可逆性，决定了生命的有序运动特征。

正如《素问·六微旨大论》总结中医生命观曰：“出入废则神机化灭，升降息则气立孤危。故非出入，则无以生长壮老已；非升降，则无以生长化收藏。是以升降出入，无器不有。故器者生化之宇，器散则分之，生化息矣。故无不出入，无不升降，化有小大，期有近远，四者之有而贵常守，反常则灾害至矣。故曰无形无患，此之谓也。”

3. 儒家中和观与中医疾病观　疾病为人之所苦。总病机乃“邪之所凑，其气必虚”，是“邪气盛则实”和“精气夺则虚”的对立统一。《千金要方·论诊候》有未病、欲病、已病之分别。

（1）不和则病：六气过度变为六淫，七情过用易成内伤，饮食自倍肠胃乃伤。久劳伤形体，神劳伤情志，房劳伤肝肾。故生病起于过用，疾病即失和状态。《素问·调经论》曰：“血气不和，百病乃变化而生。”《灵枢·脉度》曰：“五脏不和则七窍不通，六腑不和则留为痈。”孙一奎《医旨绪余》曰：天人相应，“是故在造化，则有消息盈虚；在人身，则有虚实顺逆。有消息盈虚，则有范围之道；有虚实顺逆，则有调剂之宜。”

（2）病在其“中”：病形可分为有形、无形，以病因、病位、病性作为载体，但无形之中有失和、郁滞、遏阻等不同反映状态，有形之中有合、蓄、抟、结、积等不同反映状态。作为中医的病因、病位、病性等，“超以象外”（司空图《二十四诗品》），是具象化的证素形态模型；病机即疾病变化之道，“其中有象”，“其中有物”，“其中有信”（《道德经》第21章），是具象化的辨证思维过程。病机与病形自圆其说的论证，“得其环中”（《二十四诗品》），构成中医症状学的理论思维方式。由于病机证素的组合变化，逻辑上以气机失调或者气化失常的“中”联通内外，各司其属，故《丹溪心法·能合脉色可以万全》说：“有诸内者，必形诸外。”《灵枢·外揣》曰：“远者司外揣内，近者司内揣外。”

（3）和胜病愈：和胜即疾病向愈。或者和法论治，或者自和自愈，或者保养天和。《素问·五常政大论》曰：“必养必和，待其来复。”《伤寒论》第58条：“凡病，若发汗，若吐、若下、若亡血、亡津液，阴阳自和者，必自愈。”所以，《王九峰医案·三消》言及“俾太和之气萃于一身”，则疾病向愈。南怀瑾《易经系传别讲·天一地二天三地四》认为，病了以后回转便是“活子时”；疾病刚好的时候，大病初愈之后，如子时阳气生发，类似养生家所谓“活子时”，此时谨慎保养，调节阳和之气发动，让身体内四季如春，内真外应，身心和畅，可以加速恢复健康稳态。

（二）儒家中和观是构建和法论治学术范式的思想基础

陈大舜探研中医主流医派各家学说精髓，继承孟河医派醇正和缓医学传统，基于儒家中和观指导构建的中医生命观及中医疾病观，援引为和法论治的生理病理基础。因此，儒家中和观也是构建和法论治学术范式的思想基础。

1. 天人合一——中和思想　人有灵性能知天命，能够体悟自然规律，所以王弼注《老子》“道法自然”曰：“与自然无所违。”钱穆认为把“天”与“人”和合起来，此即天人合一原旨，故中和观是一种综合思维模式。并且，天人合一的节制是自律性的，如孔子所谓“从心所欲而不逾矩”，中和观充满了辩证法精神。《灵枢·刺节真邪》曰：“人参天地。”人与生态环境合一，天人和谐。人与社会合一，人际关系融和。身心合一，情志和悦。执中和，无过不及，周全合宜，醇正和缓，平淡严谨；致中和，以他平他，和其不和，调和论治，优化整合；履中和，顺势而为，无为而治，保和修养，自和自愈。天人合一基调下的中和观成为和法论治的主要思想来源。

2. 仁和至诚——大医精诚思想　中和指导人的实践即为中庸。中庸的道德在于“仁”，中庸的枢要在于“诚”。仁就是知天、知人、事亲。诚就是融会贯通，庄严肃穆。即敬畏自然，化育万物，谦虚笃诚，知行合一，体恤弱势，节用爱人。中庸体现在医学人文领域，表现为大医精诚的医德思想。《千金要方·大医精诚》曰：大医之体，“望之俨然”；学医之要，“博极医源”；对待患者，“皆如至亲之想”；不用珍贵之药，此乃“忠恕之道”。所以，中和观指导下的和法论治，成为处理医患关系、诊疗指南共识与个体最优化治疗方案的关系、疗效成本关系等的方法论原则。

3. 和谐包容——多元共生思想　在差异中寻求一致，在矛盾中强调统一，此中和观多元共生思想。有包容才有融合，有共生才有发展。多元共生立体结构表征为共生的形式维、内容维与和谐维。即所谓“中和位育”，相辅相成。多元结合，中和共生，互相渗透，互相弥合，构成新的更加完善的形态，整合产生有强大聚集内力的共同体。和法中各种亚治法的组合有层次逻辑及网络逻辑关系，具有多元共生立体结构表征，和法论治整合各种医学理论、治则治法、治疗手段等，融合各家学说名医经验，辨病辨证结合，推崇阴阳互济，各种治法并用，多种亚治法组合以多邪同治。浑然一体，不可分割，契合病态，三因制宜，趋时更新，时中病机。

（三）结语

儒家中和观对和法论治临床思维方法的启示，既承认差异性、尊重差异、包容多样，又追求共融共和、多元共生、差异性与多样性统一的一种思维方式、处理方法。和法论治临床思维方法是儒家中和观渗透于中医治疗学及中医养生学的结果。和法论治学术思想包括仁和至诚的医德观、保和修养的养生观、生命以和的生命观、不和则病的疾病观与以和为治的治疗观。

二、和法的逻辑层次分析

和法是整体的有组织的一种复杂治法，组成和法的具体治法单元，称亚结构治法。分析和法具体组成亚结构治法的结构特征、功能作用、相互关系、融合变化等，阐释和法的逻辑关系，可以提升临床应用和法的决策智慧及处方技巧。如何深刻认识和法具体组成亚结构治法的逻辑关系，是临床上应用和法精确化的关键问题。

（一）和法的原理

和法治疗疾病的原理：人体各个脏腑、经络、气血、津液之间的气化活动错落有序，生理机能的太过或不及则病，脏腑组织空间上的病性、病邪错杂，并不是某一具体局部点的错杂。处方针对不同的部位而言，构成了寒热、升降、攻补等不同的疗效取向，和其不和，即“和法”。

（二）和法的逻辑关系

和法的多种涵义，从语言学角度来看，属于同宗的语义变异，即各种不同变式之间存在某种语义学底层结构的同一性。《广雅》曰：“和，谐也。”和的语义同一性即和谐协调，其思维逻辑的基础在于，中国哲学承认世界的差异性，故强调亚结构的和而不同。从理论和临床上认识，和法有广义和狭义之分。

1. 和法的广义-狭义分析法　在理论研究中，一个概念可以有多个过渡层次，有最广义、更广义、广义、中义、狭义、更狭义、最狭义的说法，在不同的语境中使用相同的概念，容易造成逻辑混乱。临床实践的复杂性造成和法的多种涵义，其外延不一样。同一学者或不同学者应用的和法，其指称范围不同，广义和狭义同时存在，随意并用，反复切换。因此，我们有必要找出广义和法与狭义和法二者的逻辑关系，提高使用“升用”、“降用”修辞格的自觉性，实现广义和狭义认识视野的融合与转换，从而构建和法的理论框架。

和法的具体组成，有些功能具有层次不同的多种内涵，有明显的层次关系。不同层次具有不同的性质和特征，既有共同规律，又各有特殊规律，形成级别之间的差别。每一层次的各元素对上一层次某元素的优先权重不同，此最终权重最大者即为最优方案。对同一层次内的因素，通过两两比较的方式可以确定诸因素之间的相对重要性权重。下一层次的因素的重要性，既要考虑本层次，又要考虑到上一层次的权重因子逐层影响，直至最后一层一般是要比较的各个方案权重大小。

2. 和法的临床分类　理论上说，思维方式分类越详细越好。但是，临床思维是逻辑思维，临床应用的过程中并不需要严格区分。本文基于广义-狭义分析法，认识和法的临床分类。

（1）狭义和法理论：狭义的和法，立足于临床疾病的某一阶段所表现出来的具体证候，针对其特殊病位或者病机，解决现实存在的各种矛盾问题的方法。针对邪在半表半里病位的治法，和解疏利。中医认为半表半里，即枢机，如少阳、厥阴、胆、三焦、膜原、血室等特殊部位。针对特殊病机的治法，相反而皆相成。中医学认为病机矛盾，即阴阳、气血、脏腑、寒热、润燥、升降、敛散、攻补等病位、病因、病邪、病势复合交互。中医药学名词审定委员会《中医药基本名词（2004）》认为，和法是八法之一，指具有和解作用的治法，用于邪在半表半里、脏腑气血不和、寒热错杂、虚实并见的病证。正如《广瘟疫论》曰：“寒热并用之谓和，补泻合剂之谓和，表里双解之谓和，平其亢厉之谓和。”

（2）广义和法理论：不和则为病，治病以求和。广义的和法，即和其不和，是针对所有疾病的治则。《素问·至真要大论》曰：“谨察阴阳所在而调之，以平为期。正者正治，反者反治。”《医醇賸义》曰：“夫疾病虽多，不越内伤外感，不足者补之以复其正，有余者去之以归于平，是即和法也，缓治也。”临床实际情况是，和法包括各种具体治法，往往一法为主，多法并用。《医学心悟》曰：“有清而和者，有温而和者，有消而和者，有补而和者，有燥而和者，有润而和者，有兼表而和者，有兼攻而和者，和之义则一，而和之法变化无穷焉。”

（3）和法的逻辑特点：和法的具体组成有层次和非层次结构的关系。有些功能具有层次不同的多种内涵，有明显的层次关系；有些是非层次结构的关系。和法的两方或多方是非线性的、动态的，有差异性的各方互相依存、互相合作、互相融合。为了比较分析和法中多种关联因素，寻求和法各因素之间的重要关系，做出最合适的临床决策，需要探讨和法的逻辑关系模式，使和法精确化。

1）和法的层次逻辑：从概念的过渡层次认识，构成层次逻辑模型，使和法具有多种涵义。通过亚结构治法组合使和法多样化，最大限度契合病机因素，以适应临床治疗选择的需要。针对邪在半表半里病位的和法，属于最狭义的和法；针对特殊病机的和法，属于更狭义的和法；所有扶正祛邪的治法均为狭义的和法。当然，邪在半表半里病位也属于特殊病机之一。大多数疾病存在复合病机，针对亚病机的多法并用的和法，属于中义的和法。针对以阴阳表里虚实为核心的外感热病病理、以五脏苦欲补泻为核心的内伤杂病病理，所有疾病的治则，属于广义的和法。包括治则及治法以外，如医嘱、调理、心理、养生等临床防治原则，属于更广义的和法。应用整合医学思维模式，最优化选择中西医或民族治法、卫生经济学、医学人文学等，属于最广义的和法。

临床上，笼统地将最广义、更广义、广义、中义的和法称为广义的和法，将狭义、更狭义、最狭义的和法称为狭义的和法。

2）和法的网状逻辑：组成和法的内涵，有复杂关系；一个亚结构和另外的几个都有联系，构成立体的网状逻辑模型，使和法成为一个整体。从整体思维考量，和法具体组成亚结构治法，成为一个有组织的复合体。和法不仅具备各种具体组成亚结构治法的作用，并且增加了这些作用以外的，网状交叉融合产生的整合作用，这种整体效应正是临床应用和法的治疗目的。

通过治疗原则使和法规范化，通过临床实例使和法个体化。根据分析临床疾病的实际治疗需求，参照经典理论、经验医学、循证医学，决策构建和法的结构及其关系。目的是实现治疗方案最优化。

（4）和法的逻辑规则：方法是逻辑规则的表现形式。通过一分为二、一分为三、一分为四、一分为多的逻辑规则，组合成为狭义和法或广义和法。

1）“一分为二”的形式：病位、病因、病邪、病势之中的某一方面矛盾，复合交冱在一起，用“一分为二”的形式组合成为狭义的和法。《朱子语类》在说明“理一分殊”时认为“一分为二，节节如此，以至无穷，皆是一生两尔。”如病位半表半里是表和里的衍生概念，《伤寒论》第148条记载邪气“此为半在里半在外也”，邪气存在于表里，一分为二，“必有表，复有里也”，使用小柴胡汤和法以和解表里。又如脏腑之真气虚损过甚，《医学衷中参西录》创用既济汤治疗“大病后阴阳不相维系。阳欲上脱，或喘逆，或自汗，或目睛上窜，或心中摇摇如悬旌；阴欲下脱，或失精，或小便不禁，或大便滑泻”之病势上下皆脱，一分为二，肾不纳气之肾气上脱与大气下陷并存，使用和法以既济上下。

2）“一分为三”的形式：“一分为三”即《周易》“三极之道”的有机结合，是“兼三才而两之”的结果。“一分为三”的形式组合，成为广义的和法。如气、血、水常相因为病，气滞则血瘀，血不利而为水，水阻则气滞；反之亦然。鼓胀的基本病机一分为三，是肝脾肾三脏功能失调，《医门法律》总结为“胀病亦不外水裹、气结、血瘀”，使用和法利水行气化瘀，并根据邪气变化动态调整利水、行气、化瘀的治法组合。

3）“一分为四”的形式：从“一分为二”到《皇极经世书》“一分为四”，是传统易学“一分为二”方法的推进和创新。如《灵枢》根据营卫阴阳循行盛衰失度导致失眠的病机，确立了“补其不足，泻其有余，调其虚实，以通其道，而去其邪”的治则，通过补营阴、敛卫阳以利气道，泻阳明、厥阴逆气以安跷脉，两个层次的对立统一，属于一分为四的和法。

4）“一分为多”的形式：复杂系统有多元素、多变量、多个下层系统、多层次的分类，所以，“一分为多”是一种普遍现象。把一个统一体分成几个方面或几个部分，和法有时包括多种亚结构治法组合。如诸病久，亦皆有郁。气、血、湿、火、痰、食等六郁，越鞠丸以理气为主，香附为君以开气郁，苍术以除湿郁，川芎以行血郁，山栀以清火郁，神曲以消食郁。五郁既解，则痰自无由生，故药虽五味，能解六郁。临床上根据六郁的偏重，选择对应君药，并随症加减。调理气机，六郁同治，属于一分为多的和法。另外，裘沛然说："兼备法即寒热药并用、攻补兼施，广集寒热温凉气血攻补之药于一方，对其研究有助于急重症、慢性疑难杂症的临床治疗。"其实，兼备法取药性之相逆相激、相反相成的作用，产生新的治疗效应，往往可收到出奇制胜的疗效，此即一分为多的和法。

3. 结语　临床上，复杂性疾病超越了一个部位、一个器官和一个系统，影响到了机体的多个系统和机体整体的平衡状态，高维高阶的证候的复杂性，决定了和法应用的广泛性。应用广义-狭义分析的逻辑方法，剖析和法的逻辑关系，和法的具体组成有层次和非层次结构的关系，和法的亚结构治法存在一定的差异性，亚结构治法的组合遵循逻辑原则。研究和法的逻辑关系，有助于临床应用和法精确化，提升临床决策智慧及处方技巧。

陈大舜和法论治的临床应用规律

陈大舜和法论治学术思想是临床实践经验的升华，是针对疾病全程医疗的治法应用。确立治疗目标的决策过程，不仅从治疗疾病本身出发，而且从患者远期生活质量、疾病的病理生理状态、药物的药理学特征、治疗的最大获益、医护患关系、卫生经济学等综合结果考量。为了达成治疗目标，只能选择多种治疗方案中的一种治疗方案临床应用。如何确定最优化的治疗方案，正是和法论治的思维特征及方法论价值所在。

一、和法论治规律

和法论治与临床实践紧密相连，是具体的疾病防治思想，兼顾多重防治目标，由医、护、养诸方面落实到同一个患者身上，共同服务于构建最优化的治疗方案。和法论治主要体现了以人为本的核心思想、整体观念和辨证论治的基本框架、系统论的应用和统筹兼顾的根本方法，尽管和法的逻辑层次有异，和法的组合变化无穷，其理论和实践之间仍然有规律可寻。本文拟总结和法论治的未病先治、适宜之治、异病同治、形神同治、杂合以治、内外同治、多能复方同治、序贯之治、纠偏之治、救误之治、护养调治、不治之治等 12 条临床应用规律，兹介绍如下。

（一）未病先治

中医强调治未病有 3 层涵义，即预防疾病和损伤，控制疾病的发展和演变，防止疾病的复发和治疗后遗症。其中，养生防病是治未病的重要方法。《素问·上古天真论》曰："法于阴阳，和于术数。"动以养形，动中有静；静以养神，静中有动；阴阳和调，气血和畅；正气存内，邪不可干。其次，先证而治，截断病情。《温热论》曰："务在先安未受邪之地，恐其陷入易易耳。"另外，饮食忌口也是治未病的重要方法。《金匮要略》九痛丸方后注："忌口如常法。"如高血压病、头风痛及癫痫病等，不宜食用猪头肉、公鸡肉、鹅肉等动风升阳类"发物"，易引动肝风，易升气升阳，引起旧病复发。

（二）适宜之治

根据综合结果确立疾病最优化的治疗方案，选择最适合该患者的治疗方法，包括中西医治疗方法的选择，手术或者保守治疗的选择，具体治疗方法或者药物的选择，等等。如申斗垣《外科启玄·明宦官及富贵人疮疡治法不同论》曰："夫宦官富贵人者……凡有痈疽，势不可缓，内疏内托，必用大剂攻之，方得其宜。"《外科启玄·明贫贱劳逸人疮疡治法不同论》曰："夫贫贱之人……痈肿初起，必大补内托为先；已溃之后，宜补中益气加减，令气血冲和，不致羸颓败。"《外科启玄·明疮疡宜刀割论》曰：死肉多坚而不腐，阻碍外用方药的疗效发挥，影响肉芽新生，"若不急用刀割，恐内毒侵于脂膜脏腑，多致不救，岂不畏之。"

（三）异病同治

由于蛋白质自身表达的动态性及蛋白质间相互作用的动态性，与这种动态变化密切相关的蛋白质功能模块，表现为复杂疾病的发生和发展。复杂疾病病理过程往往涉及多环节、多系统。同一个患者存在多种疾病或多种并发症是一种普遍现象，复杂疾病的异病共病，有同治均得益者，有分治不矛盾者，甚至有治疗矛盾者；一种疾病存在多种并发症，需要分先后缓急或者联合治疗者。如胃食管反流病患者中存在周围性眩晕的有77.6%，幽门螺杆菌感染和周围性眩晕并存的有20.6%。《素问・调经论》曰："有所劳倦，形气衰少，谷气不盛，上焦不行，下脘不通。"中医基于整体辨证观处理共病，根据脾失健运、土壅木郁、胃失和降、浊气上逆等气机升降之枢纽障碍的核心病机，从眩晕、痞满、嗳气、嘈杂、吐酸等病证同治，和法论治，复方简药，或温，或清，或补，或泻，以行其滞，利其湿，复其升降，整体调衡，主次分明。

（四）形神同治

形质神用，神能御形，以精、气血、津液为基础。形神合一，心身和谐。形与神在疾病的发生发展互为因果，六淫多伤形，形病则神伤；七情多神病，神病则形伤。另外，形神合一又指人与自然、社会的合一。自然界四时六气的亢害承制规律，生活事件的离绝宛结变化，直接影响人体的气机紊乱。有报道，老年住院患者抑郁和/或焦虑发生率，女性为54.65%，男性为45.35%。社会支持评定量表总分与主观支持得分呈负相关。因此，治形以疗神，调神以治形，或者兼顾治形与治神。

（五）杂合以治

综合运用汤药、中成药、针刺、灸法、刮痧、拔罐、火针、耳针、推拿、气功等多种治法，乃至于西医治法，针对病情，合理整合，各得其宜；发挥各自的特长与优势，使之互为补充，互相促进，相得益彰。杂合以治，还包括针对《难经》所谓虚邪、实邪、贼邪、微邪、正邪等，以及各种内脏功能失常所产生的病理性产物，综合应用复合的祛邪方法。

（六）内外同治

外治指用药物、手法或器械施与体表皮肤或黏膜或从体外进行治疗的方法。外治之法理遵内治，施用外治之法、外治方药也必须讲求辨证。《理瀹骈文・略言》曰："外治之理即内治之理，外治之药即内治之药，所异者法耳。"内外治法在治疗性质、作用途径上的差异及功效的互补性，并且利用先进的外治器具，尝试剂型改革，有选择地联合应用内治、外治方法，可以提高临床疗效。

（七）多能复方同治

复合病因交织，涉及多个病位，内生邪气存在杂合现象，共病并病普遍存在，证候的高维高阶特征，决定多证素同治，多种亚治法联合应用，重新组合成为一种和法。通过复方化裁以治，多个方剂联合应用，重新组合成为和法的一个方剂，多能复方整体调衡、承制生化、标本同治，扶正祛邪、多虚并补、多邪兼顾。不仅仅局限于寒热并用、补泻兼施、微调缓治、调和阴阳等狭义和法。

（八）序贯之治

序贯治疗又称转换治疗，根据病情变化分阶段应用几种治疗方法，能够取得最大临床疗效，降低不良反应的发生率以及医疗成本。《灵枢・师传》曰："春夏先治其标，后治其本；秋冬先治其本，后治其标。"《金匮要略・脏腑经络先后病脉证》曰："夫病痼疾，加以卒病，当先治其卒病，后乃治其痼疾也。"《本草新编・七方论》曰："有本宜缓而急者，急治其本；有标不宜急而急者，急治其标。"这种分先后、缓急、新旧等阶段治疗，是和法在复杂疾病中的具体应用。

（九）纠偏之治

一切疾病的发生皆是自稳失衡的表现，疾病的治疗目的在于恢复自稳。中西医治疗纠偏与调治各有所长，也都存在薄弱环节，或者引起药源性疾病。中西医结合纠偏之治，多效合一，和法也。如原发性胆汁性肝硬化，单纯使用优思弗效果差，配合中医从血虚生风、瘀血化热、浊毒湿滞、肝郁脾虚、肾阴阳两虚治疗效果明显提高。又如精神药物不良反应，应用中药清热、解毒、养阴、活血、泻下等等纠偏补弊，每每取得较好疗效。

（十）救误之治

临床误治，变生坏病。坏病形式复杂，病情多变，不按常规演变，不能预测疾病的传变规律，需要"观其脉证，知犯何逆，随证治之"（《伤寒论》第16条）。如慢性咳嗽患者误诊为上呼吸道感染、慢性咽喉炎、支气管炎、慢性支气管炎、支原体感染、咳嗽性哮喘、胃食管反流、变应性咳嗽、支气管存在异物、高血压用药后产生咳嗽副作用等，从而导致误治。对于误治后的坏病变证，只有守准病机，参以经验，辨证论治，知常达变，才能达到阴阳臻和。

（十一）护养调治

饮食调摄，心理疏导，护理规范，运动处方，器械辅助等护养调治方法，构成广义和法的内涵之一，有些已经成为医嘱内容，有些已经成为生活常识，为患者疾病治疗中、痊愈后遵守实施；在特殊生理阶段或者特殊时节，更加重视护养调治。

（十二）不治之治

某些疾病不治自愈，但是许多慢性病是不能治愈的。如《丁甘仁医案·咳嗽》朱左案曰："咳喘十余年，遇感则剧……痰积于内，饮附于外，新饮虽去，宿饮难杜，况年逾花甲，肾少摄纳，故气易升。再拟崇土化痰，肃肺纳肾，亦只能带病延年耳。"一些多年不愈的难症、重症、不治之症，及对疾病治疗失去信心的疾病，主要是年老多病缠身的人，必须以"带病延年"观念来指导临床治疗。不治之治包括现代医学的姑息疗法、对症疗法、支持疗法等。带病延年类似姑息治疗，使患者和家属获得最佳生活质量；辨症治疗类似对症治疗，是根据症状相应的用药，但辨证治疗还需要辨症求因并按病因分别治疗；支持治疗是维持及帮助机体功能的治疗，存得一分胃气，保得一份生命，都是和法的体现方式。

二、和法应用原则

和法在保健、养生、治疗、护理、康复、预防等方面均有很重要的地位。但是，和法论治并不是多多益善，必须结合疾病的实际情况，同时遵循个体化、系统性整合、卫生经济学原则。

（一）个体化原则

实体的存在是个体存在。标准方案不一定产生最佳治疗效果，需要与个体化相结合，解决临床实际问题。和法同样秉持三因制宜，随机应变，中病即止，勿过不及。对于治疗无效的解决办法，一者需要反思诊断的正确性，二者需要检验治疗的精确性。和法整合的最佳治疗方案，仍然要在临床实践中不断完善。

（二）系统性整合原则

整合医学从人体整体出发，将医学各领域各种最先进知识理论和临床各专科最有效实践经验的有机的、科学的整合，最终形成更加符合人体健康、更加适合疾病治疗的综合方案。解决了把器官当成患者、将症状视为疾病、把检验当成临床、视药师为医师、心理与躯体分离、医疗和护理分离、西医中医互不认账、重治疗轻预防、城乡医疗水平差距拉大等严峻问题。全程、系统、合理的有机组合各种治法，互补促进，协调和谐，与和法的"和而不同"思维特征理无二致，追求治疗得益最大化，不良反应最小化。

（三）卫生经济学原则

卫生经济学评价应采用成本效益分析，同样实用于中医临床诊疗方案评价。整合针对某一疾病的某些干预措施的和法，方案设计的有效性、经济性、安全性、方便性，处理直接医疗成本、直接非医疗成本、间接成本、无形成本可以通过数据库容易获得；处理有难度时，可以采用组间均衡的原则进行处理。及兼顾安全性指标，根据病种的个性化特点设定具体的、客观性的主要效应指标作为效果指标；在对特定病种的中医诊疗指南整体进行评价时，则选择综合性效应指标。

陈大舜内伤杂病辨病辨证和法论治学术思想和临床经验

一、内伤杂病的中医临床特征

内伤杂病已经成为我国居民健康的头号威胁，中医药防治内伤杂病具有无可争辩的优势。从理论层面思考，内伤杂病内生邪气存在杂合为病的特点。内伤杂病的病因特点不外病邪兼夹、内邪归化、内邪异化、内邪生化。复合病机表现为并列、主次差异、矛盾关系。在疾病过程中，内伤杂病的复合证症状繁多，主症不明确，以主症（证）与兼次症（证）不固定为特征。

（一）诸邪内生，杂合为因

内生邪气杂合，邪气有主次、先后。如风、寒、燥、热、痰、瘀、毒等相互兼夹、相互转化，虚实相因。另外，伏邪为特殊复合内邪。内外邪气招引，外邪引动内邪，内邪招引外邪。病邪转化也有外邪转化、内外邪转化、内生邪气转化之分。如外邪归化为某种已有的内邪、外邪导致某种已有的内邪异化为其他种类的内邪、外邪与正气交争导致某种新的内邪产生。临床实际情况是，常常复合外邪引动内邪致病，久之耗伤正气。正气亏虚也成为特殊复合内邪之一。内伤杂病内生邪气杂合为病的病机形式有以下 4 种。

1. 病邪兼夹　表现为 2 种或 2 种以上病邪兼夹致病。病邪兼夹可分为内邪兼夹、内外邪兼夹。如毒邪每与风、火、痰、瘀等邪相兼为患。再如《重订通俗伤寒论・伤寒夹证》曰：“伤寒最多夹证。其病内外夹发，较兼证尤为难治。凡伤寒用正治法，而其病不愈，或反加重者，必有所夹而致。或夹食，或夹痰，或夹饮，或夹血，或夹阴，或夹哮，或夹痞，或夹痛，或夹胀，或夹泻，或夹痢，或夹疝，或夹痨，或夹临经，或夹妊娠，或夹产后。”

2. 内邪归化　内邪归化的形式有 3 种。

（1）移邪相兼：病邪表里出入、脏腑改变，病证的表里转化、脏腑变化，病性没有改变。如《素问・气厥论》曰：“大肠移热于胃，善食而瘦，又谓之食亦。”“肺移寒于肾，为涌水。”

（2）同性兼化：病邪相兼、转化。同性兼化表现为同化、从化、从类化。指病邪侵入人体，能随人之体质差异、邪气侵犯部位的不同，以及时间变化和治疗不当等各种条件变化，而发生性质的变化，形成与原来病邪性质相反，与机体的素质一致的病理反映。如风邪同化，燥邪自生。

（3）病邪兼夹转化：病邪在一定条件下相互转化。如血瘀日久，气机不行，可致津液输布代谢障碍，水液停蓄，形成痰饮；反之，若水液代谢严重受阻，痰湿内生，水饮停滞，则气机不畅，亦可影响血液运行而致血瘀。且痰随气血无处不到，具有易行性；痰性黏滞，易阻塞成块，具有易聚性，一旦痰浊形成，注于血脉，即会阻塞脉道，影响血流，使脉络瘀阻。瘀血、痰浊互为因果，互结相兼，“痰夹瘀血，随成窠囊”（朱丹溪）。

3. 内邪异化　内邪异化的形式也有 3 种。

（1）移邪相异：病邪表里出入、脏腑改变，病证的表里转化、脏腑变化，病性发生了改变。《医宗金鉴・伤寒心法要诀》曰：“人感受邪气虽一，因其形脏不同，或从寒化，或从热化，或从虚化，或从实化，故多端不齐也。”

（2）异性兼化：病邪相兼、转化。异性兼化表现为异化。如六气太过即成毒，气机不畅则生浊。湿浊、湿毒壅阻气机，浊毒致郁，气有余就是火，湿浊毒邪化热。极端表现为假象。《景岳全书・传忠录》曰：“寒热有真假者，阴证似阳，阳证似阴也。盖阴极反能躁热，乃内寒而外热，即真寒假热也。假热者，水极似火也。”

（3）病邪消长转化：病邪在一定条件下相互转化。如元气异化异流，耗损气血，癌邪渐生。又如石寿棠《医原・百病提纲论》曰：阴阳之气，不外燥湿。“内伤千变万化，而推致病之由，亦只此燥湿两端，大道原不外一阴一阳也。”周学海《读医随笔・燥湿同形同病》曰“燥湿同病”，“燥湿同形”，此消彼长。因此，临床难治之燥证多因津液异生，异化为水湿、痰饮，并且共存。

4. 内邪生化　内邪作为病因又能影响脏腑气化，从而产生新的病邪。如瘀血病久则生内热，瘀热化毒，伤阴化燥，阴虚、瘀血、内热、燥毒等诸邪合而为病。又如气滞、气逆等气机失调则产生瘀血、痰湿、寒结、热结、寒热互结等邪，诸邪合而为病。因此，内邪生化包括内邪归化及内邪异化的部分内容，且不局限于病性相同或者相异，更多的包含了性质并列的病理因素的内邪生化。内生邪气相兼与转化同时存在，新生之邪与原有内生邪气相互裹挟，形成复杂的病因因素。

（二）多邪杂至，复合病机

有学者指出，多因复合、多种内生邪气复合、多病位复合、多病势复合是复合病机的临床特征。内伤杂病的复合病机具体表现为各种因素的并列、主次差异、矛盾关系。

1. 复合病机并列 《读医随笔·升降出入论》曰："其在病机，则内伤之病，多病于升降，以升降主里也；外感之病，多病于出入，以出入主外也。"以内生邪气而言，如因痰生瘀，因瘀生痰，痰瘀交阻；湿热蕴结，郁阻中焦，升降失和，有可能痰瘀并重、湿热并重。几种病机证素共存并列，交混凝聚，分不了主次，也分不清先后，病势也无缓急之别。

2. 复合病机主次差异 大多数内伤杂病病程中，病机证素内部不平衡，内生邪气相互杂合，有主次差异，并在一定的条件下相互转化。如湿热蕴结，湿重于热，或热重于湿；阴阳两虚，阴虚为主，或阳虚为主，既分主次，也分先后缓急。所以，病机可以分成若干相互间有内在联系的亚病机，疾病某一阶段的病机与其临床证候群相对应，可以分成若干个相互对应的亚病机与亚证候群。分清其先后、症状轻重，就可以辨明亚病机的主次或标本关系。

3. 复合病机矛盾关系 诸如虚实错杂，寒热错杂，上燥下湿，津液亏湿浊盛，表里上下病变不一，阴阳气血营卫失和，脏腑气机不调，等等，病机矛盾复杂。当然，即使多重病机矛盾，矛盾各方有时也有主次之分，在疾病过程中其主次也有阶段性变化。各种邪气既可能相互加重，也可能相互转化，此消彼长，交织蕴结，虚者更虚，实者更实，以致某些内伤杂病成为危难重症，或者成为疑难病症。

（三）慢性病程，证候转变

内伤杂病表现为多病共存、共病，具有症状繁多、复杂证候、主症（证）与兼次症（证）动态变化、复杂病程的临床特征。

1. 复合证候，动态变化

（1）临床症状繁多：内伤杂病的临床症状包括患者的主观不适、异常感觉、功能变化或明显的病态改变等等多种多样，许多相关的症状组成症状群，从一般意义上反映某种疾病的某些本质属性。一般认为病机是疾病本质，症状与病机的关系不是机械的线性关系，临床症状群组合的多样性、各种症状权重的差异性，依照疾病自身的转变规律和变化机制，或者治疗措施的干预效果，临床症状随时间变化，症状群的存在状态成为现在症状，嬗变否弃的前状态成为既往症状。因此，我们只能用时态相对定位性来认识各种纷繁难辨的临床表现。

（2）主症（证）与兼次症（证）不明确、不固定："症"包括症状和体征。主症是指病证的主要症状与体征；兼症也称为次症，是指病证的次要症状与体征，有的兼次症往往随着主症的产生而产生，随着主症的变化而发生相应的改变。内伤杂病的病程中，其来也缓，其成也渐。若病情复杂，多种矛盾混杂在一起，如病情隐蔽，症状繁多，主症不明确、不突出；或者舌、脉与症状不符，乃至舌脉与主症矛盾；或同时出现两种以上的复合证候；或因邪正消长，病机变化，病证转移，原来主症降居次要地位，成为次症等，因此，主症的确定往往较为棘手，辨证更为困难。

（3）复合证候：患者同时具有两个或两个以上证时称为复合证。在疾病过程中，中医证候常以复合证型形式存在。如复合证占临床住院患者的 66.18%～89.57%。即便是单一证候，其发展过程中仍有演变为复合证候或者转化为其他证候的可能性。内伤杂病的复合证候症状繁多，主症不明确。并且，复合证候存在相互转化，原发证与继发证同时存在。从"病"到"证"，从"证"到"病"，"病"和"证"分别独立发生、发展并共同存在。因此，中医证候的客观化和标准化，与病证结合也必须找到其"融合点"。

2. 多病共存、共病，病程复杂

（1）共病及多病共存特点：共病与多病共存是最易混淆的 2 个相近概念。共病又称同病、合病。美国国家共病系列调查参考终生患病率的概念提出了终生共病的概念，即同一个体在生命的不同时期发生的多种疾病。共病有 3 种主要形式：①躯体疾病与躯体疾病共病，如糖尿病与缺血性心脏病共病；②躯体疾病与精神心理疾病共病，如尿失禁与抑郁障碍共病；③精神心理疾病与精神心理疾病共病，如焦虑症与抑郁障碍共病。多病共存指的是患者同时存在≥2 种疾病，即多病共存通常是多病因疾病，并不明确哪一疾病为索引疾病，即通常意义上的多病共患。而共病所强调的是共生，即具有相同/相近病因的一簇疾病的共存状态。概括来说，共病强调“共因”，而多病共存仅强调“共存”。

共病共存之间可以是相互联系，也可以是相互平行。临床管理复杂困难，或有治疗矛盾，所以，需要根据各病种的关键病机，实施和法论治。

（2）复杂病程特点：经络脏腑的病理传变形式多样，故内伤杂病病情复杂，病程迁延、顽固难愈、此消彼长、容易复发。临床表现以主症（证）与兼次症（证）不固定为特征。患者的治疗遵医行为影响病情及病程变化。

二、内伤杂病的和法论治学术思想

（一）*辨病论治*

陈大舜认为辨病论治既可以是辨中医的病，也可以是辨西医的病，指出加强辨病论治的研究，不仅有利于中医临床实践，也有利于中西医结合的发展，还有利于发展和创新中医学术与中医国际化。并且提出了建立辨病论治诊疗模式的思路与方法：以辨证论治为基础，首先确定主要证型，然后找准常见的基本病机病理，针对基本病机确立治法，最后选择出有效方药。

1. 同病同治和同病异治　辨病论治的时间早于辨证论治。辨病论治是中医诊疗疾病的一种基本方法，即根据不同疾病的各自特征，作出相应的疾病诊断，并针对不同疾病，进行相应的或特异的治疗。一种具体的病往往具有特定的病因、病机和症状，因而显示其特异性，并反映在病因作用和正虚邪凑的条件下，体内出现一定发展规律的邪正交争、阴阳失调的全部演变过程。辨病论治重视病的症结所在，着眼在病。可以把握疾病的基本矛盾变化，有利于从疾病的全局考虑其治疗方法，而且还能采用某些特异性治法和方药，进行特异性治疗。辨病论治，即达到同病同治，是指一病一方、专病专方。大法指导下的微调——随症治之。大法指导下的随症治之，同病异治与一病一方二者是相辅相成的，缺一不可的。在临床时，使用基本方剂（辨病——中医的病，有时是指主症）加减。古代本草学大多是基于辨病论治，对药物主治功能进行阐述的。因此，可以根据患者的临床表现适当加减药物。

2. 中医辨病和西医辨病　中医传统病名概念混淆不清，许多疾病名称用以症状命名，病、症、证难分，存在一词多义、一病多名的混乱现象，如头痛、咳嗽时而为病名，时而为症状；喘证与喘病也时而互称，给临床带来许多不便。中医辨病，实质上是辨的病类。辨病论治具有容易掌握、运用方便、疗效确切、易于重复、不受中医证型欠缺规范化与标准化的困扰等优点。

中华中医药学会内科分会内科疾病名称规范研究组，2003 年发布了《中医内科疾病名称规范研究》。WHO 西太区与世界中医药学会联合会，2012 年发布了《中医名词术语国际标准比较研究：内科疾病》。强调保存中医病名的重要性。中医的许多病名，如破伤风、托盘疔、胬肉攀睛、鹅口疮、舌菌、痄腮、阴吹等，精炼简捷，见名知义，易于掌握。中医有不少好的病名，如历节风、破伤风、感冒、红丝疔、缠腰火丹、蛇头疔、乳岩、天行赤眼、蟹睛、骨槽风、鼻渊等，其命名科学确切，名实相符，正如宋·张杲《医说·疾症》所谓“古之论疾，多取象比类，使人易晓”。因此，这些中医病名一直沿用至今，为人共晓，显示了强大的生命力。有些病名如痢疾、霍乱、伤寒、破伤风、风湿热、感冒、麻疹、癫痫、子痫、白喉、痔、痈、痛风、风疹、云翳、脚气病、牛皮癣、梅毒等，在西医传入中国时，便为西医所引用。

中、西医病名只能并存和相互对照，而不能并用，中医临床是在中医学理论指导下的实践活动，中医学需要与国际接轨，但绝不能用西医病名取代中医病名。某些中医病名目前尚不为广大群众所熟悉，主要是由于受西医病名的冲击，加之近代中医一味地强调辨证而不重视病名诊断所致，而不是中医病名脱离了实际导致广大群众不能接受。恽铁樵在《论医集·对于统一病名建议之商榷》中曰：“今若以西名为主名，不废中医学说，则名实不相符。若废中医学说，则中医即破产。不为此则为彼，更无回旋余地。”

引入西医辨病运用现代科技检测手段来诊断病情，揭示疾病的本质，阐明病因、病机与病位并估计预后。对疾病的命名诊断，西医有病因诊断、病理解剖诊断、病理生理诊断、功能诊断、临床综合征诊断等不同形式，并注意几个方面的结合而作出完整诊断。但是，不可囿于“西医辨病”。

3. 辨病论治案例

（1）中医病名案例：陈××，男，27岁。2012年3月5日初诊。牙齿松动5年。经常熬夜，畏寒，无汗，口干，苔薄白，脉沉细。予六味地黄丸、五子衍宗丸、二至丸加减。调理1年有余，情况良好。今后仍需多方注意，综合调理。

按：牙齿松动。此时辨病论治实际上为对症治之，考虑了专病专方专药。肾主骨，齿为骨之余，滋肾填精，益气护阳。

（2）西医病名案例：成××，女，60岁。2009年7月13日初诊。梅尼埃综合征。眩晕发作40分钟，舌薄根部腻，脉细弦数。予藿朴夏苓汤、旋覆代赭汤、黄连温胆汤加减。3剂眩晕止，再5剂而豁然。嘱忌食油腻、辛辣、腥卤之品。

按：梅尼埃综合征。辨病论治，考虑了因时制宜因素，三方清暑利湿，化痰理气，重用磁石、赭石降逆。

（二）辨证论治

辨证论治是中医学的另一特点。所谓“辨证”，就是分析、辨别、认识疾病的证候。“论治”就是根据辨证的结果，确立相应的治疗法则，辨证论治过程，实际上就是认识疾病和解决疾病的过程。

1. 证是诊疗依据　辨证论治之所以是中医学的一个特点，是因为它既不同于一般的“对症治疗”，也不同于现代医学的“辨病治疗”。一个病的不同阶段，可以出现不同的证候；不同的疾病，在其发展过程中可能出现同样的证候。因此同一疾病的不同证候，治疗方法就不同，而不同疾病只要证候相同，运用同一治疗方法，可以取得良好的疗效。由此可见“辨证”的“证”是疾病的原因、部位、性质，以及致病因素和抗病能力相互斗争情况的概括。临床常用的辨证方法有以下几种，八纲辨证、气血津液辨证、脏腑辨证、六经辨证、卫气营血辨证、三焦辨证、经络辨证。

中医的“证”是中医诊断、治疗的主要依据。中医的“证”，即“證”、“証”、“症”、“证”，包括了两大部分内容：“证候”和“病能（态）”。“证候”用以指证的外在表现。“证型”是经反复临床观察研究，确定下来的各种疾病常见的病机类型。“证名”是辨证结束时，赋予该证的诊断名称。证，包括病位、病性、病因、病邪、病势等。辨证和论治之间的联系是病机。病机是医师透过错综复杂的临床表现，经过仔细的分析，把握阴阳的消长、病邪的进退、病变所在的脏腑经络以及气、血、津液失调的具体情况而归纳出来的，它反映了病证变化的机理，是决定治疗法则和处方用药的前提。《素问·至真要大论》曰：“谨守病机，各司其属，有者求之，无者求之，盛者责之，虚者责之，必先五胜，疏其血气，令其调达，而致和平，此之谓也。”

2. 辨证论治步骤　陈大舜强调先辨证后论治。严格地按照中医理论和方法进行辨证论治，严格地按照中医的诊断步骤去诊查疾病，认真地总结古代名家的医案，通过分析了解其成功的辨证论治方法。他提出辨证论治包括8个步骤：四诊依据，辨证求因，据证立法，依法选方，随症加减，剂量剂型，最佳用法，调理医嘱。其实，患者选择医院、科室和医师，也属于辨证论治的内容之一。

在现代认知科学背景下，辨证求因认知进路的推理模式，蕴含了类比隐喻推理、溯因推理、最佳说明推理。与西医学病因认识方法相比，辨证求因的有效性在于，精确把握了证与因之间的因果性、致病因素与机体之间的相互作用及整体联系。

3. 辨证论治的特殊情况　无症可辨怎么辨证？①中医四诊合参，但见一证便是；②辨别中医体质类型；③参考西医检查化验结果；④凭借个人经验。

无病可诊怎么治病？①专方专药用在辨证之后，专方专药是论治上的取舍；②治疗用药有缓方、大方、小方、奇方、偶方、复方，不用急方；③正邪、多邪等平调治法；④证候规范化。陈大舜强调证候命名和诊断标准的规范化。证候的结构存在着“核心证候”“基础证候”和“具体证候”3个大的层次。关于证候的构成，从诊断意义考虑，应包括主症、次症和参考症3级，并应把一些微观指标纳入参考症。

例如2型糖尿病诊断：参考血糖、糖化血红蛋白指标诊断。①核心证候：阴虚。②基础证候：肝肾阴虚证、阴虚热盛证、气阴两虚证、阴阳两虚证。③具体证候：气阴两虚证（含气阴两虚夹瘀证）、阴虚热盛证（含热盛津伤证）、肝肾阴虚证、阴阳两虚证、湿热内蕴证，且气阴两虚兼血瘀为主要证型。

气阴两虚证（含气阴两虚夹瘀证）诊断：①主症：咽干口燥，神疲乏力。②次症：多食易饥，口渴喜饮，气短懒言，五心烦热。③参考症：舌红少苔，脉细无力。④夹瘀证：肢体麻木疼痛，口唇紫黯，舌有瘀点瘀斑，脉沉细涩。

4. 辨证论治的缺陷及解决办法

（1）辨证论治的缺陷：①观物取象难以直接揭示科学本质。辨证论治建立在观物取象基础之上，而观物取象的实质是经验总结。经验总结固然要，然而却不能真正揭示事物的科学本质。且证的产生存在着一因多果、一果多因、多因多果的复杂性逻辑关系。所以，远非观物取象就能解决的。②病者表述的不准确性。受到知识水平、语言表达、所处环境等诸多因素的影响和限制，病者在就诊的短暂时间内可能无法真实准确地描述症状和体征。③医者的经验。中医一向以经验医学而著称，医者知识水平及临证经验都会影响其对四诊资料的分析处理，从而影响辨证结果。④多种辨证方法的并存。中医传统的证候，历代相袭沿用至今，未形成统一的诊断规范和辨证标准。诸多辨证方法各自在不同的历史条件下形成和发展，因而彼此间尚存在着错综复杂、偏持对峙等弊端，使得辨证结果众说纷纭的同时，也给临床、教学、科研带来很大的困难。

（2）辨证论治缺陷的解决办法：辨证论治需以具体现代病症为依托对象，以传统医学理论为根据，拓展新的辨证类型，深入挖掘古代辨证方药的精华，用于攻克现代临床难题。辨证论治是一种区别于审因论治、辨病论治、对症治疗的概念，它只是中医学的诊疗模式之一，并非中医诊疗的唯一模式。很多医师在过度强调辨证论治的同时，淡化了审因论治，对对症治疗常不屑一顾。由于理论模式失真造成辨“证”论“治”失败。随着中医认识对象向经典医著方面转移，思维僵化、认识单一、疗效不定的辨“证”论“治”理论模式上升为中医学术的主要问题。

例如，陈大舜带领课题组在继承传统的三消辨证基础上，开展了糖尿病及其并发症的辨证论治研究，进行了大量回顾文献调研、病案检索、流行病学调研。在病因病机方面，以气阴两虚为本，瘀血阻滞为标，本虚标实，虚实夹杂，是慢性全身性病理过程。其并发症可累及多个脏腑及组织器官，夹瘀、夹湿（夹痰、夹水）、燥热、浊毒均可为患。总结出“气血津液辨证”方法可以概括大多数糖尿病证型，分为：气阴两虚证（含气阴两虚夹瘀证）、阴虚热盛证（含热盛津伤证）、肝肾阴虚证、阴阳两虚证、湿热内蕴证，且气阴两虚兼血瘀为主要证型。陈大舜注重气血阴阳失调状态，脏腑功能变化，血瘀、痰湿致病作用。所以在治疗上，不但要益气养阴为主，而且要适当应用活血化瘀，兼顾相关脏腑器官。陈大舜继承并发展孟河医派精髓，结合张景岳“阴阳互济”理论，组成左归降糖方用于糖尿病的治疗。动物实验证明左归降糖方可降低空腹血糖，抑制糖负荷后血糖的升高，增加胰岛素含量和抑制胰高血糖素升高。临床研究，证实左归降糖方能够显著改善患者的临床症状，降低血糖，与降低糖基化产物，提高胰岛素敏感性，减轻胰岛素抵抗有关。在糖尿病并发症防治方面，指出气阴两虚兼血瘀是并发症的基本病因病机，创左归双降方防治糖尿病合并高血压，降糖舒心方防治冠心病，降糖益肾方防治肾病，等等，临床效果卓著。

5. 辨证论治案例

（1）案例一（气机紊乱）：李××，男，6岁，2012年6月3日初诊。腹泻1周，每日3～5次，腹痛即泻，泻下急迫，粪色黄而臭，肛门有热感，纳差，口干，舌红苔薄黄腻，脉细弦。辨证：饮食不节，脾胃不和，湿热内蕴，肠腑传化失常。治法：清热利湿，和胃止泻。方药：葛根芩连汤、藿朴夏苓汤、左金丸加减。医嘱：清淡饮食，忌辛辣香燥、腥发及肥甘厚味之品。

按：泄泻主要责之脾虚湿盛。本例夏季发病，饮食不节，湿热内蕴，偏于实，故以气机紊乱为主要证候。

（2）案例二（阴阳失衡）：朱××，女，37岁。2011年11月13日初诊。心悸半月余，时伴眩晕，耳鸣，嗜睡，多梦，纳可，大便干结，咽干口燥，苔薄黄，脉弦细数。月经提前，色暗，有块，量少。辨证：心肾两亏，阴虚血少，虚火内扰。治法：滋阴清热，养血安神。方药：天王补心丹、麻子仁丸加减。具体药物剂量用法（略）。嘱清淡饮食，忌辛辣香燥、浓茶，保持平和心态。按：阴虚阳亢，心肾不交，虚火上炎则眩晕、心悸、耳鸣、多梦、口干，神伤则嗜睡。阴亏其下则经少、便干，夹瘀则经暗、量少、有块。体现了辨证论治的步骤：四诊依据，辨证求因，据证立法，依法选方，随症加减，剂量剂型，最佳用法，调理医嘱。

（三）*辨病辨证论治*

张锡纯（《医学衷中参西录》1918—1934年）推崇西医断病，中药治病。章次公（《中西医学名词对照》1930年）“与西医中积学之士何云鹤等上下议论，反复研讨”提出，“科学的诊断应无条件接受，现代的新药应有条件选择。”临床必须“双重诊断”（中医辨证，西医辨病），提倡“一重治疗”（中医治疗）。也不反对“双重治疗”（中药＋西药）。朱良春（《江苏中医》1961年1月）最早明确提出中医辨证与西医辨病相结合。

1. 病证结合的中西医结合模式　辨病辨证论治是实现个体化诊疗的手段，是现代中医临床的最高境界。陈大舜强调：“临床上必须病证结合。”中西医结合模式是：“病证结合”，“优势互补”。①“以中为主，能中不西，衷中参西。”②中医的优势和特色：“辨证论治、宏观整体论、形神统一观、复方治疗、天然药物与非药物疗法、医学与人文哲学的紧密结合、治未病的思想、养生保健的优势、简便廉验等等。”③“以中医的思维方式，即以四诊与辨证论治为主分析病因病机、诊断治疗疾病。”④“以中西医两套理论为指导，中西医两套方法论为手段。”“实行中西医双重诊断。”“西医基础治疗＋中药的诊疗模式。”

中西医在证与病之间的有机结合，是基于二者在生理和病理上的相似性。西医的诊病方法，是一种从病理解剖与病理生理学为切入点的微观诊疗方法，而中医学则是以“证”为根本，以“症”为参考，以“病”为过程，三者互参，形成的一种动态的、整体的、宏观的诊疗体系，即王永炎院士所提出的“内实外虚、动态时空、多维界面”。所以，在以上两种思路的融合下，就形成了“西病中证”的结合模式，其涵义是以西医病的基本病机作为主线，将贯穿于相互关联的证型，病与证、证与证之间形成有机的联系，从而揭示了病机演变规律，同时也反映了疾病各阶段主要矛盾。这样利用西医学的微观分析，促进与充实中医学对基本病机的认识。

陈大舜辨病辨证论治应用范例：《2型糖尿病病证结合诊疗方案》。2型糖尿病病证结合，归纳为5种证型：①阴虚热盛证（含热盛津伤证）—滋阴润燥清热—三消汤。②气阴两虚证（含气阴两虚夹瘀证）—益气养阴—玉泉丸加味。③肝肾阴虚证—滋养肝肾—左归丸加减。④湿热内蕴证—清利湿热—三仁汤加味。⑤阴阳两虚证—温补肾阳，滋养肾阴，兼以活血—右归丸加减。

2型糖尿病辨病辨证论治还需要：①配合中成药、西药降糖—辨病论治。②注意糖尿病并发症治疗—辨病辨证论治。③根据临床症状适当加减—辨症论治。

通过这个病证结合诊疗模式，使2型糖尿病病证诊断清晰化，中西医治疗靶向化，疗效预后评估精确化，方证相对理论深入化。陈大舜曰：“在病证结合的诊疗思路与方法、处方用药、疗效评价等方面，也比过去惯用的个案总结方式更有说服力。”

2. 辨病辨证论治的再认识　《素问·病能论》曰：“有病颈痈者，或石治之，或针灸治之，而皆已……此所谓同病异治也。”除同病异治之外，还有异病同治。都包含了病证结合的辨病辨证论治诊疗思路。

但是，秦伯未的说法：“辨证论治不是中医的最高理论。”赵洪钧的释义：“辨证论治本身不是理论，它只是对理论的运用。”“中医辨证论治是一个逻辑性很强的过程。”因此，陈大舜说：“辨证论治，做到理、法、方、药环环相扣，处方用药斟酌配伍，才能收到较好疗效。”

3. 辨病辨证论治案例

（1）案例一：自汗盗汗三案（同病异治）。2011 年 4 月 25 日治周某某，女，59 岁。气阴两虚、虚火内扰、湿热内蕴、虚实夹杂证，用玉屏风散、生脉散、连朴饮、小柴胡汤加减。2012 年 3 月 26 日治邹某某，女，53 岁。阴虚气弱、卫外不固证，用二至丸合二冬膏加减。2011 年 11 月 20 日治杨某某，男，38 岁。气阴两虚、虚火内扰、卫表不固证，用清骨散、当归六黄汤、玉屏风散加减。

（2）案例二：虚劳与瘿病（异病同治）。侯××，女，52 岁。2008 年 5 月 19 日四阴煎合四妙汤加减，治疗白细胞减少症并甲状腺功能减退症案。辨证为阴阳两虚，瘀毒内阻证。

按：血液系统疾病和内分泌系统疾病同治。

泄泻与早泄（异病同治）。刘某某，男，40 岁。2011 年 12 月 11 日附子理中汤、四神丸、参苓白术散、五子衍宗丸加减，治疗脾肾阳虚泄泻及早泄案。

按：消化系统疾病和生殖系统疾病同治。

（四）和法论治

正常人体处于一种阴阳、表里、气血、脏腑之间关系相对稳定的状态。大多数疾病存在复合病机，和法立足调和关系，针对亚病机的多法并用，重在恢复全身阴阳平衡。

1. 人身以和，不和则病：

（1）人身以和：渊源于《黄帝内经》，和的基本内涵如下。

1）天地和。《素问・五常政大论》曰："阳和布化，阴气乃随，生气淳化，万物以荣。"《素问・汤液醪醴论》曰："此得天地之和，高下之宜，故能至完。"

2）天人和。人是自然的产物，故天人相类。《灵枢・岁露》曰："人与天地相参也，与日月相应也。"《春秋繁露・阴阳义》曰："以类合之，天人一也。"天人以气为中介，故人与自然和谐统一。《素问・金匮真言论》曰："五脏应四时，各有所受。"《类经・摄生类》曰："人之有生，全赖此气。"《外经微言・天人一气篇》曰："天之转移，阴阳之气也，人之气亦阴阳之气也，安得不随天气为转移乎。"

3）五脏和。包括五脏自身的"和"，以及五脏整体的"和"。

4）志意和。包括形神和，以及五志和。《素问・上古天真论》曰："形与神俱。"形者神之质，神者形之用。脏生情，情调脏。志意指精神意识活动中有关控制和适应的能力。《灵枢・本神》曰："和喜怒。"从精神上、情志上、情欲上、心态上保持一个平和、和谐、平衡的状态。根据五行的生克制化原理，怒、喜、思、悲、恐五志相胜，无过不及，则血气平和。

5）饮食和。《素问・生气通天论》曰："谨和五味，骨正筋柔，气血以流，腠理以密。"

（2）不和则病：气血冲和，百病不生。《素问・调经论》曰："血气不和，百病乃变化而生。"《灵枢・脉度》曰："五脏不和则七窍不通，六腑不和则留为痈。"《国医指南・阴阳之义》也指出："凡人乃阴精阳气合而成之者也。病之起也，亦不外乎阴阳二字，和则生，不和则病。"各种疾病的发生、发展，都是阴阳失去相对动态平衡的结果。阴阳失调所导致的偏盛偏衰，是病机变化的基本规律。

2. 治病以求和　陈大舜认为个体化的整体治疗观，临床需要根据内生邪气杂合为病、复合病机、复合证候、复杂病程、共病及多病共存特点，以和法论治为落脚点。《吴医汇讲・中道说》曰："中病即是中，中病而毫无偏倚，毫无过不及，即是至中。""夫中者，不偏不倚，无过不及之谓也。故中无定体、随时而在，一病有一中，不可偏向一病，而今日如此为中，明日如彼为中，慎勿固执。且同一病而此，则如此为中者，彼则如此而又非中，无穷活变。"

以整体动态观念为指导，治病以求和，必须符合 2 个原则：①中即中病、无过不及。尽管慢性病需要长期用药，仍然根据临床实际情况，秉持中病即止原则。②中无定体、随时而在。坚持三因制宜原则，体现整体观念和辨证论治在实际应用上的原则性和灵活性。

3. 和法论治的涵义　成无己在《伤寒明理论》中首次提出"和法"概念，指和解少阳法。谓："伤寒邪气在表者，必渍形以为汗，邪气在里者，必荡涤以为利，其于不外不内，半表半里，既非发汗之所宜，又非吐下之所对，是当和解则可矣，小柴胡为和解表里之剂也。"张景岳为进一步阐述和法的概念，提出"和方之制，和其不和者也。凡病兼虚者，补而和之，兼滞者，行而和之；兼寒者，温而和之，兼热者，凉而和之。和之义广矣，亦犹土兼四气，其于补泻温凉之无所不及，务在调平元气，不失中和之为贵也”。其综合运用补、泻、温、凉等诸种治法，实现调平机体元气，使之恢复中和之目标的思路，为后世和法的发展指引了方向。

南京中医学院主编的《方剂学》（上海科学技术出版社，1964）对和法的解释：和法“是通过和解、调和，使表里、寒热、虚实的复杂证候，脏腑阴阳气血的偏胜偏衰归于平复，从而达到祛除病邪，恢复健康的目的……常用的有和解少阳、开达膜原、分消上下、调和寒热、两和肝脾、疏肝和胃等。”

孟河医家费伯雄强调“和法缓治”的学术思想，并作为其立方用药的基准。正如他在《医醇賸义·自序》曰：“夫疾病虽多，不越内伤、外感。不足者补之，以复其正；有余者去之，以归于平。是即和法也，缓治也……天下无神奇之法，只有平淡之法，平淡之极，乃为神奇；否则眩异标新，用违其度，欲求近效，反速危亡，不和、不缓故也”。

4. 和法论治的应用方法　陈大舜认为，和法是通过和解、调和，使表里、寒热、虚实的复杂证候，脏腑阴阳气血的偏胜偏衰归于平复，从而达到祛除病邪、恢复健康的目的。和法即综合应用缓和的各种复合治法。内伤杂病提倡多重用药。夹杂之邪，偏胜宜分；和解之法，加减宜活。陈大舜秉承“和法缓治”思想，用药尚轻灵，务求平、稳、效。和法主要针对枢机不利，通过综合调整、协同并治，恢复气机的和谐有序运行，进而达到调整人体各种失衡关系的目的。和法在临床运用中，须注意与其他治法的合理区分与合并使用。

（1）根据杂合之邪的轻重缓急，先后施治。《局方发挥·治脾肾以温补药，岂非局方之良法耶，吾子其将何以议之》曰：“又谓杂合受邪病者，所受非止一端，又须察其有无杂合之邪，轻重较量，视标本之缓急，以为施治之先后。”如《周书·姚僧垣传》记载：“高祖病口不能言；睑垂覆目，不复瞻视；一足短缩，又不得行。僧垣以为诸藏俱病，不可并治。”强调先后施方，逐一治疗。

（2）根据兼夹之邪表现的复合证候，分消施治。《重订通俗伤寒论·伤寒夹证》曰：“伤寒最多夹证。其病内外夹发。较兼证尤为难治。……必先辨明因证。刻意精别。用药庶无差误。”无论伤寒、温病均应重视邪之兼挟，临证邪及兼挟，必须要同治分消。复合病机并列者，针对多病位、多病邪，联合用药，同时治疗。复合病机主次差异者，无论病机组合如何复杂，只有抓住核心病机，才能提纲挈领，把握病症实质，提高临床效果。复合病机矛盾者，只有用整体的、动态的协调方法，多脏燮理，标本兼治，才能解决临床矛盾。

（3）根据慢性病程的临床特征，多重用药。和法是一种复合治法，应注意与其他治法的合并使用。统计表明，内伤杂病如高血压合并糖尿病患者97.92%长期依靠药物治疗。老年住院患者服用5种及以上药物者占81.40%。诸邪同治是中医临床的重要治则之一，具体落实为多重用药，如孔伯华将温病卫气营血辨证方法引入内科杂病治疗，卫气营血同治；或者使用多种功能的药物，如治疗中风使用鸡血藤，祛风通络、活血化瘀、祛除顽痰。

（4）和法论治还体现在不用药物，许多内伤杂病需要保和修养及自和自愈。《周易·无妄》九五爻曰：“无妄之疾，勿药有喜。”正气存内，邪不可干。保和修养是人类适应自然社会的生活经验，也是治未病的方法之一。《素问·上古天真论》曰：“其知道者，法于阴阳，和于术数。食饮有节，起居有常，不妄作劳，故能形与神俱，而尽终其天年。”自和自愈是机体的一种修复能力，也是疾病向愈的必要条件。《素问·五常政大论》曰：“必养必和，待其来复。”《伤寒论》第58条曰：“凡病，若发汗，若吐、若下、若亡血、亡津液，阴阳自和者，必自愈。”

（5）和法论治与突出重点论治，并不矛盾。如百病治痰、治瘀、治脾、治肾等。如《脾胃论·大肠小肠五脏皆属于胃胃虚则俱病论》曰：“胃虚则五脏、六腑、十二经、十五络、四肢，皆不得营运之气，而百病生焉。”《脾胃论·胃虚脏腑经络皆无所受气而俱病论》曰：“先补其阳，后泻其阴，脾胃俱旺而复于中焦之本位，则阴阳气平矣。”无论热中、痿病、湿痹耳鸣、耳聋、九窍不利等，重点在于治脾胃，但是并不尽然，如痫病“此奇邪为病，不系五行阴阳十二经所拘，当从督、冲、二跷四穴中奇邪之法治之。”

（6）和法论治与医疗的社会经济环境如医疗保障制度、医院诊疗水平、医疗服务价格、健康保健意识等相关，与患者的心理精神因素如社会适应性、心理状态与行为适应、治疗依从性等相关。如肯尼斯·阿罗《不确定性和医疗保健的福利经济学》认为由于医疗服务市场的特殊性，疾病的治疗方法、治疗效果存在不确定性。因此，临床选择的治疗方法或者药物，更加着重价值判断，必须考虑“应不应该”问题。防重于治，但反对“无病服药”；全程治疗，但反对“过度医疗”；医养结合，但反对“无价值医疗”。

5. 和法论治的应用经验　凡人体表里之间、上下之间、前后之间，俱可谓之枢机。尤以少阴少阳开阖之枢、脾胃升降之枢为要。枢机规律运转，是气升降出入有序运行的关键。若枢机一有不利，气之升降出入失常，则人体失和，诸病丛生，表现为阴阳气血失和的复杂证候，如少阳表里失和枢机不利、太阳营卫不和、肝胆脾胃脏腑气机失和、心肾水火升降失和、气血失和、寒热互结于中焦或寒热格拒于上下等。和法重视调理气机，通过调理气的升降出入，“疏其血气，令其调达，而致和平。”和法包括“和解法”与“调和法”。和解法即和解少阳法（小柴胡汤、蒿芩清胆汤）、开达膜原法（达原饮、柴胡达原饮）、调和营卫法（桂枝汤）；调和法即调和脏腑法、调和气血法、平调寒热法。调和法：调和脏腑法（四逆散、逍遥散调和肝脾，二陈加左金丸、旋覆代赭汤调和肝胃，半夏泻心汤、甘草泻心汤、生姜泻心汤调和脾胃，黄连阿胶汤、交泰丸交通心肾）；调和气血法（血府逐瘀汤行气活血，补阳还五汤益气活血）；平调寒热法（黄连汤、干姜黄芩黄连人参汤清上温下，乌梅丸清热温中）。

（1）和法论治：体现在理、法、方、药各个环节。

1）和缓醇正，以平为期。临床上常见一些久病、年迈的患者，实患虚实夹杂、寒热错杂、攻补两难之证，无论采取或补或泻、或寒或热，常致举步维艰之窘态，所以要采取“执两用中”之法，以平为期。陈大舜临证时常顾及到患者虚实寒热的真实状态，务求“阴平阳秘”，体现在用药上，常用平补、平泻、轻宣、轻升、缓下之品，都取得了“致中和”的效果。如有自汗、盗汗、腰部冷痛患者，辨证为阴阳两虚，细问病史，时患感冒，咽喉肿痛，为虚实夹杂之证。陈大舜在菟丝子、续断、杜仲、枸杞子等平补阴阳药物中，更加金银花、连翘、菊花、桑叶等清轻灵动之属，清解热毒，平填阴阳，可谓平和之法。

2）轻药重投，以稳为冀。费氏在《医醇賸义》中论证驳斥重药轻投的观点，相比三承气汤，以自制抑木和中汤三剂治愈“中脘不舒”病，树立更为“妥当”轻药重投的学术观点。陈大舜不仅考虑到轻药重投的学术意义，而且结合目前的医疗环境，顾及有效性的同时，务必保证每一张处方的安全性。鉴于此，陈大舜善用轻药，根据病情轻药重投。常用藿香梗、紫苏梗、荷叶蒂、荷叶、桑叶、金银花、糯稻根、浮小麦、玉米须、葛根等，有时用量可达 30g 以上。

3）药精量轻，以效为愿。陈大舜临床抓主病、主证，处方规整，君臣佐使有序，精选药味，限制药品数量，避免太多、太杂之嫌。重视药物量效关系，严格控制使用作用猛烈或者毒药的剂量，中病即止，治病留人。如桂枝，温通阳气多用 6g 左右，温经散寒多在 10g 上下；若里实寒证明显，“有是证，用是药”，熟附片 10g，反复叮嘱患者先煎半小时以上。治疗经脉不通者，全蝎 6g 足矣。补气用炙黄芪，用量在 15～60g，利尿多用生黄芪，用量不过 20g。而无论药味多少，药量轻重总能改善患者临床症状。八味药物之内方剂者，《伤寒论》占 94.7%；《金匮要略》占 92.7%；《肘后备急方》占 82.2%；《普济本事方》占 72.2%；《世医得效方》占 76.3%。陈大舜临证，多用经典成方加减，偶方、复方配伍错杂，多方合用，以求醇和；但是，陈大舜处方药味不多，用药精简，新意圆通。陈大舜临床用药少有大方，有人统计治疗紧张型头痛 92 首方中，一般方中药味不超过 16 味，大多控制在 13 味左右，10～11味药组成的计 12 方，12～14 味药组成的计 73 方，15 味药组成的计 6 方，仅有 1 方为 16 味药组成。陈大舜主张轻药缓投，临床用药剂量较轻，临床药物剂量大部分控制在 10g 左右，上述 30 味药物中，常用药物为 6g 的药物计 1 味，常用剂量为 10g 的药物计 19 味，常用剂量为 15g 的药物计 9 味，仅有 1 味可以药食两用的中药葛根最大剂量用到过 40g。

（2）协调气机：气机即气的运动，包括自然界气机、脏腑经络气机、神志气机。气化指气的运动产生各种变化的过程。人体内的物质与能量的新陈代谢过程，也是气的运动所产生的气化过程。《素问·六微旨大论》曰："高下相召，升降相因。""出入废则神机化灭，升降息则气立孤危。故非出入，则无以生长壮老已；非升降则无以生长化收藏。是以升降出入，无器不有。故器者生化之宇，器散则分之，生化息矣。故无不出入，无不升降。化有大小，期有远近，四者之有，而贵常守，反常则灾害至矣。"《读医随笔·升降出入论》曰："玄府者，无物不有，人之脏腑皮毛肌肉筋膜骨髓爪牙至于万物，悉皆有之，乃出入升降道路门户也。……人身肌肉、筋骨，各有横直腠理，为气出入升降之道。"

脏贮藏精气，宜升；六腑传导化物，宜降。肝肺二脏左升右降，调节着体内气机的升降运动。脾胃是气机升降出入的枢纽；它既可引肾水上济心火，又可引心火下温肾水，以助心肾相交；还可引肝升之气克制肺降之气，亦可引肺降之气克制肝升之气。

陈大舜挟中医经典特别是各家学说之长，总结自己的经验：内伤之病，多病于升降，以升降主里也；外感之病，多病于出入，以出入主外也。临床病证多有寒热不清、虚实夹杂、气机升降失常。基于"亢则害，承乃制"的气化理论，治病重视通调气机、表里同治、上下同治。视其所在而调之，重在调其升降，复其功能，为治本之法。在本草理论上，阳气主升，阴气主降，言"辛甘发散为阳，酸苦涌泄为阴"，故气机升降协调主要以"辛、甘、苦"为主。

1）表里和解，表里同治。至于内伤外感合病的治法，一般来说，内伤大致宜补养，外感宜疏散。内伤体挟外感宜分理。外感重于内伤者，则以外感为主，兼治内伤；内伤重于外感者，则以内伤为主，兼治外感。

表里和解法：使用表里同治的方法，调理上下内外气机、解表以除里邪、泻里以散表实、补里以助表虚、补里以除表实，遵循和的原则（不和则为病、治病以求和），以和为目的（表里之邪解、正复而人安和）来治疗特定证候（表实证、里实证、表里俱实证、表实里虚证、表虚证、里虚证、表里俱虚证）的方法。

案例（术后发热案）：何××，男，65岁。2010年7月5日就诊。4个月间经历2次剖腹探查术、胆道改道及小肠吻合手术。第2次手术后每天低热，至第16天仍然体温在37.4℃～39.1℃，腹部手术伤口疼痛隐隐，纳差，大便每天1～2次。苔薄黄，脉细弦数。与蒿芩清胆汤合小柴胡汤加减，调理3周诸症逐渐康复。

2）逆从升降，上下同治。上下同治法：脾胃升降是脾的升清和胃的降浊；肝的升降以疏泄畅达为原则；心肾不交是心肾升降失常。调理脏腑之间的气机升降，应立足于调理脏腑本身的气机平衡。

上下逆治法：升者降之，如肺气上逆、肝气上逆应用降气、平肝法降之。降者升之，如中气下陷、肝虚下陷等用温补法升之。

上下从治法：以升治升，以降治降。如食积引起的腹泻，要用通降药助其下降。如脾胃虚弱的腹胀脘痞，清阳不升、浊阴不降，反用健脾升阳药，此乃塞因塞用，实质上也是以升治升之法。

案例一（中枢性尿崩症案）：钟××，女，13岁。多饮多尿9个月余，2009年10月26日就诊。2009年2月6日诊为中枢性尿崩症，长期服用醋酸去氨加压素片0.1mg Bid，仍然每天饮水3000～4000mL。家长自行增加醋酸去氨加压素片用量至0.2mg Tid，才能控制一天饮水量1000～2000mL。舌稍红苔薄白，脉细弦略数。以人参固本丸、桑螵蛸散、水陆二仙丹加减。加服大黄䗪虫丸。治疗3个月左右，醋酸去氨加压素片逐渐减量至0.05mg Qd。病情稳定。

按：此中西药结合，上下从治法，又有调和三焦、治从中焦之意。陈大舜虽然未明确指出应用杨栗山升降散加减，但已经使用了升降散的药物配伍。

《难经·三十六难》曰："三焦者，原气之别使也，主通行诸气，经历五脏六腑。……所止辄为原。"《圣济总录·三焦统论》曰："三焦有名无形，主持诸气，以象三才之用，故呼吸升降，水谷往来，皆待此以通达，是以上焦在心下，主内而不出，中焦在胃脘，主腐熟水谷，下焦在脐下，主分别清浊。出而不内，统而论之。三者之用，又本于中焦，中焦者，胃脘也，天五之冲气，阴阳清浊，自此而分，十二经络所自始，或不得其平，则有寒热偏胜虚实不同，营卫滞涩，清浊不分，而生诸病矣，故曰气会三焦，手少阳脉通于膻中，膻中臣使之官。为气之海，审此则知三焦者，冲和之本。”叶天士说：“上下交病，治从中焦。”调理气机关键在调理三焦。

陈大舜推崇李东垣法，柴胡、升麻与陈皮、枳壳之间配伍各脏的药物，以调理各脏腑；治实推崇杨栗山法，僵蚕、蝉蜕、片姜黄、大黄加用各脏的药物，以调理各脏腑。如肝胆火旺加柴胡、黄芩、川楝子、栀子、龙胆；心肝火旺肾阴不足加黄芩、白芍、炒酸枣仁、首乌藤；胃不和加六神曲、莱菔子、连翘、陈皮；心胆虚怯加竹茹、枳实、半夏、茯苓、郁金、浮小麦；五官疾病选加苍耳子、羌活、细辛、川芎、辛夷；二阴疾病选加地榆、苦杏仁、桔梗、乌药、龙胆。

陈大舜认为“脏腑皆有气化”，“心肾气化不利，水肿难消”。水肿可以治心肾，也可以治脾。

案例二（上病下治案）：陈大舜上病下治，颇有心得。如哮喘、咳嗽、脱发、喉痹牙痛、鼻衄、眩晕耳鸣 6 个病案。均是人体上部或上焦的病症，在治疗时虽有补泻的不同，但有一个共同点“治下”。因为人体上下有经络相连，气血相通，脏腑相关，故某些上部的病症可通过治疗人体下部或下焦而取效。

3）虚弱患者，和解为主。虚弱体患者治则：以和解为主。须辨所患新病的原因，分清是内伤，还是外感；所患旧病与新病有什么关系，要将新感驱逐出去，不使内留，同时又要保护元气，不受表散的影响。此和解法，即祛邪固本，表里兼顾，正复则人安和的治法。久病不痊，胃纳无味，可用所喜的食物诱之。治久病以扶元保胃气为主，要少用毒性药。伤于情志的病症，必须缓治，用轻剂芳香药调理。

案例（体虚感冒案）：徐××，女，34 岁。2011 年 12 月 19 日初诊。感冒 2 个月，咳嗽，畏寒，自汗。苔薄白微腻，脉沉细。因脾胃虚弱，卫表不固，感受风邪所致。与玉屏风散、荆防败毒散、银翘散、麻杏石甘汤加减。7 剂症状减轻，又 14 剂效果明显。

（3）阴阳互济：张景岳《新方八略引》曰“善补阳者，必于阴中求阳，则阳得阴助而生化无穷；善补阴者，必于阳中求阴，则阴得阳升而泉源不竭”；“凡阳虚多寒者，宜补以甘温，而清润之品非所宜；阴虚多热者，宜补以甘凉，而辛燥之类不可用”。补阳的用甘温，补阴的用甘凉。益气有助于补精，因为气可化精；补精有助于益气，因为精可化气。其中最具代表性的当属左归丸、饮，右归丸、饮。

例如；阳中求阴法。左归丸以熟地黄、山药大补肾中真阴，加入性降而滑的牛膝，咸寒入阴，滋阴清火的龟甲，更配以鹿角胶、菟丝子、山茱萸、枸杞子等甘温助阳之品，不独补阴而不损阳，助肾阳，固气而增生化之力。左归饮亦以熟地黄、山药、山茱萸、枸杞子等甘温滋补，大补真阴，滋阴以恋阳。茯苓利水，使补而不滞。炙甘草调和诸药。

从其左归类组方配伍之中，体现了在育阴基础上，涵养阳气，取阳气升发之性，使阴精得阳升而泉源不竭，进而达到“阳中求阴”的治疗效果。然左归饮皆以纯甘壮水之品滋阴填精，补力较缓，故用饮以取其急治，适宜于肾阴不足较轻之证；左归丸则在滋阴之中又配以血肉有情之味及助阳之品，补力较峻，常用于肾阴亏损较重者，意在以丸剂缓图之。

丁甘仁是孟河医派集大成者，对消渴病进行了论述。他提出“多饮为上消，多食为中消，多溲为下消……皆由阴分不足，厥阴之火消灼胃阴，津少上承”“上消多渴、下消多溲；上消属肺，下消属肾。肺肾阴伤，胃火内炽，治火无益”，可见丁氏在仲景“胃热肾虚”的病机上有所发挥，总结出“补肾水真阴之虚，除胃中燥热之邪”的治疗法则，治以育阴生津，柔肝清胃。陈大舜运用阴阳互济法论治糖尿病经验源于孟河医派治疗消渴病经验，认为 2 型糖尿病属于中医消渴病范畴，临床上可以运用张景岳阴阳互济法指导治疗。

陈大舜在继承传统基础上，带领课题组开展了糖尿病及其血管并发症的中医药防治研究，进行了大量回顾文献调研、病案检索、流行病学调研、实验研究。陈大舜注重气血阴阳失调状态，脏腑功能变化，血瘀、痰湿致病作用。所以在治疗上，不但要益气养阴为主，而且要适当应用活血化瘀，兼顾相关脏腑器官。陈大舜秉承并发展孟河医派精髓，结合张景岳“阴阳互济”理论，组成左归降糖方用于糖尿病的治疗。在糖尿病并发症防治方面，指出气阴两虚兼血瘀是并发症的基本病因病机，创左归双降方防治糖尿病合并高血压病，降糖舒心方防治冠心病，降糖益肾方防治肾病，等等，临床效果卓著。

案例一（糖尿病并发高血压案、糖尿病并发肾病案）：袁××，女，63岁。2006年10月9日初诊。糖尿病12年，并发高血压6年。与左归降糖灵方加减。

案例二：贺××，男，72岁。2009年10月18日就诊。糖尿病若干年，并发高血压2年，多次查肾功能，BUN、Cr达到尿毒症水平，与参芪汤合左归饮加减。西药控制血糖血压。

三、内伤杂病的和法方药特色

《景岳全书·新方八略引》曰：“和方之制，和其不和者也。凡病兼虚者，补而和之，兼滞者，行而和之；兼寒者，温而和之，兼热者，凉而和之。和之义广矣，亦犹土兼四气，其于补泻温凉之无所不及，务在调平元气，不失中和之为贵也。”其综合运用补、泻、温、凉等诸种治法，实现调平机体元气，使之恢复中和状态，为和法的临床应用指明了方向。陈大舜治疗内伤杂病应用和法方药，以醇正和缓、杂合以治、复方简药、专病专方为特色。

（一）醇正和缓

1. 以醇正和缓为处方用药的基准　醇者，“在义理之的当”。正者，“不足者补之，以复其正；有余者去之，以归于平。”和者，无峻猛之剂。缓者，无急切之功。临床上常见一些久病、年迈的患者，实患虚实夹杂、寒热错杂、攻补两难之证，无论采取或补或泻、或寒或热，常致举步维艰之窘态，所以要采取“执两用中”之法，以平为期。临证时顾及到患者虚实寒热的真实状态，务求“阴平阳秘”，体现在用药上，常用平补、平泻、轻宣、轻升、缓下之品，善用轻药，根据病情轻药重投；或者重视药物量效关系，严格控制使用猛药或者毒药的剂量及用法，中病即止，都取得了“致中和”的效果。

2.《温病条辨》治病法论“治内伤如相”　内伤之病，或由外感入里，或由七情所伤，或由饮食劳倦而成，然既已入里，则纠缠脏腑经络之间，虚实夹杂，顽邪胶结，恰如国内法久生弊，社会疲敝而正邪交错，虽欲严刑厉法，驱而逐之，则正邪俱伤；如欲教而化之，则奸佞之徒，趁势作乱，如不能默为运筹，急于一举而毕其役，良可难也！惟有良相处之，条分缕析，抽丝剥茧，缓消渐攻，兼以鼓舞正气，方可渐而有功，如孟浪为之，鲜不偾事。

3. 方证对应　《伤寒来苏集》曰：“合是证便用是方”。内伤杂病用和法，并不是面面俱到，四平八稳，既不能治病又不能致死。《蒲辅周医疗经验》曰“和而有据”，“和而勿泛”。否则，如《医学心悟·论和法》曰：“世人漫曰和解，而不能尽其和之法，将有增气助邪，而益其争，坚其病者，和云乎哉！”

4. 擅于守法守方，才能取得疗效　《岳美中论医集》曰：“治慢性病要有方有守。”多种内伤杂病，陈大舜有明确的认识和长期施治和方方药的计划。药已对证，不因患者求愈心切，不能速效，便易方更药；强调疾病正处在潜移默化的量变阶段，不迎合病家心理，不轻易改弦易辙；或者猛剂毒药，寒热杂投，泻补更迭，最后归咎于病证疑难，而失去信心。

（二）杂合以治

1. 根据天时地域之宜，五方之人的不同体质及具体病情，选择不同的治法进行治疗，包括心理治疗、药物治疗、物理治疗等。《素问·异法方宜论》曰：“故圣人杂合以治，各得其所宜，故治所以异而病皆愈者，得病之情，知治之大体也。”张志聪有注：“夫天有四时之气，地有五方之宜，民有居处衣食之殊，治有针灸药饵之异，故圣人或随天地之气，或合地之宜，或随人之病，或用针灸、毒药，或以导引按摩，杂合以治，各得其宜。”

2. 根据复合病机特征，和法论治。或者内生邪气风、寒、燥、热、痰、瘀、毒等同治；或者集寒热温凉气血攻补之药于一方，以取药性之相逆相激、相反相成的作用，往往可收出奇制胜的疗效。《素问·至真要大论》曰：“奇之不去则偶之，是谓重方。偶之不去则反佐以取之，所谓寒热温凉，反从其病也。”

3. 整合医学模式下的协调疗法，是实施杂合以治的有效手段。整合医学（HIM）汇集各个专业的先进知识和技术（包括中西医学），有所取舍，根据患者的整体情况判断和处理好先后、主次、多少、快慢等关系，做出对患者最有效、不良反应最少或生活质量最高的优化决策。有学者说：“协调疗法是慢性病根本疗法。”各种治疗方法加在一起，同时使用在同一个患者上，哪种治法占多少成分、先后顺序、经济成本等问题，这样通过和法论治理念，找到合理结合点，最后组合成一个新的个体化方案。

（三）复方简药

对可能导致患者损害或患者不再获益的用药，减少该药剂量或停用该药的计划和管理过程；其目标是减少用药负担和损害，同时维持或提高生活质量。处方精简流程和步骤包括：评估患者的用药是否有利于目前的适应证；权衡继续用药的获益与害处；制订处方精简的计划并进行沟通；对处方进行精简并进行监控。处方精简已经成为一种趋势。

1. 复方复治　是指二方或数方相互重迭组成的方剂，又称重方。此外，原方加味，或方中各药用量相等者也称复方。陈大舜认为疾病病情复杂，病理产物多样，单用一方一法难以达到祛除病邪的目的，需多方多法联合应用。同样，单用一种功效药物难以治愈，需要多种功效的药物并行，或为协同、或为反佐组方，于一方中数证并治，或中西医结合治疗。多种相同功效药物并行，组成作用较强的阵势以祛顽疾，如《千金要方·用药论》曰“重用药即多”，“重复用药，药乃有力”。这是处理特殊病种、联合重复用药制方的独特格律，方中有方，与盲目“重叠堆药”处方有本质不同。与复方的最优化原则相反，“重叠堆药”是一种抓不到主要矛盾、不明病理症结、不懂辨证论治、混杂配伍关系的盲目治疗手段。这种低水平重复的不合理用药，浪费医疗资源，造成过度医疗。

2. 复方简药　陈大舜在选方组药时并非将整方全部套入重组方中，而是根据药物的辅、反、成、制之理，组成针对性较强的由少量几味药物组成的小方组，或选用药味较少的经典小方，“简而不减，简而不缺”。其具有一定的实用性，且能令人顺势就熟地根据主症、主病的治疗需要，随时加入处方中，旨在协同而增加功效，制约以防其偏胜，一药多用，一药多重配伍以达不同功效，从而减少重复功效的药物的应用。

《医门法律》申治病不知约方之律、申治病不知约药之律：“业医者，当约治病之方，而约之以求精也。《易》曰：精义入神，以致用也，不得其精，焉能入神？有方无约，即无神也，故曰神与弗居。藏位有高下，腑气有远近，病证有表里，用药有轻重。调其多少，和其紧慢，令药气至病所，故为勿太过与不及，乃为能约。”

3. 小方多能　小方药味少，或者分量少，但功能全面，证治清晰，理法分明，单刀直入，药简效宏。小方加减进退，变换转化，即可衍生种种治疗大法。内伤杂病在上焦者，反复发作者，瘥后复发者，有妊娠者，能用小方，不用大方。小方因病处方，经验用药，是专病专方专药的基础。

（四）专病专方

1. 专病专方必须与辨证论治结合　专病专方针对的就是疾病的基本病机，即疾病发生、发展的基本矛盾，基本矛盾是由于疾病本身所决定的。但是因为疾病在发展过程中由于受到自身体质、环境因素、治疗措施等多种因素影响，使得疾病在其每个发展阶段都有其特殊性，这种特殊性是由疾病当前阶段的主要矛盾所决定的，辨证论治所要解决的问题就是主要矛盾。

陈大舜认为，专病专方，对病论治。因此，疾病有基本方。以疾病方加减化裁，可以实现对病辨证论治、对病分期辨证论治、对病并发症论治、对合并病辨证论治。

2. 复方简药与特效专药相辅相成　复方简药，简之又简，成为小方；多能小方，强化某种功能去除其他功能，成为专药。选择特效专药，用药精少，配伍严谨，变化灵活，切中病机，疗效卓著。辨病辨证结合应用专方专药，是真正临床医师的博学多识、厚积薄发的典范。

综上所述，内伤杂病内生邪气杂合为病的临床特点，决定了其和法论治的治疗特点。内伤杂病的中医药防治，包括采用多种中医适宜技术治未病、形体康复、心理康复、回归社会等。陈大舜秉承孟河医派传统，以和法论治内伤杂病的学术思想及临床经验，是实现个体化的整体治疗观的有效途径，也是整合各种防治措施实施内伤杂病全程管理模式的有益尝试。和法论治是一种思维方式，主要指包括治则及治法以外，如医嘱、调理、心理、养生等临床防治原则的更广义的内涵，以及应用整合医学思维模式，最优化选择中西医或民族治法、卫生经济学、医学人文学等。和法论治基于整体、动态、平衡，反映了中医治疗学的基本观念。和法论治构建的防治并举、全程医疗、医护养结合、最优化的个体化方案，与整合医学的学术价值及实践价值相契合，彰显了传统中医药学蕴含的现代科学思想。保持和法论治思维优势，有助于引领中医药事业的发展，能够在现代医学主流语境中发挥重大的启发作用。

陈大舜和法论治学术思想彰显了中医学在整合医学中发挥的关键性作用

随着医学模式的转变、人类健康意识的不断提高以及医疗费用的日益高涨，整合医学（HIM）对于促进我国医学的现代化、国际化发展，突破中西医结合学科的发展瓶颈，有效防治各种慢性病以及维护人类健康具有十分重要的意义。1996 年美国整合医学委员会（American Integrative and Holistic Medical Committee）正式建立，2012 年 12 月 17 日樊代明院士提出了整体整合医学（holistic integrative medicine，HIM）的概念，促进了我国整合医学的飞速发展。整合模式在消除各种壁垒和隔阂，进一步整合利用临床医学、预防医学与健康管理、基础与转化医学、口腔医学、临床药学、联网互动医学最优的资源，深入研究整合医学临床疗效与应用机制，能够发挥整合医学功能实效。陈大舜和法论治学术思想蕴含着丰富的整合医学内容，彰显了中医学在整合医学中发挥的关键性作用。

一、主流医学与非主流医学形成统一的整合医学

整合医学汇集各个专业的先进知识和技术（包括中医学），有所取舍，根据患者的整体情况判断和处理好先后、主次、多少、快慢等关系，做出对患者最有效、不良反应最少或生活质量最高的优化决策。这样，在现代医学占据主要医疗资源的现实社会，将一些非主流的医学知识和技术例如中医中药、针灸、推拿、气功、物理治疗等，作为主流医学的补充或替代，纳入现代医学之中。

整合医学的基本特征为：以系统论和系统方法为思维方式；医学内部结构合理耦合；学科研究领域相互交叉、相互融合、相互协同；医学与外部环境的关系日趋紧密与和谐，患病的人和人的病患作为有机整体进入医学的领域，受到全面的关怀和照顾；医学处于整体发展、趋向成熟的状态。

二、整体医学实现了生物医学模式向现代医学模式转变

现代医学模式即生物-心理-社会医学模式：生物因素、心理因素和社会因素共同构成疾病的病因；疾病的病因是疾病预防的基础，疾病的预防同时包括生物预防、心理预防和社会预防；疾病的病因是疾病症状产生的基础，疾病的症状同时包括生物症状、心理症状和社会症状；疾病的病因和症状是疾病诊断的基础，疾病的诊断同时包括生物诊断、心理诊断和社会诊断；疾病的病因和症状是疾病治疗的基础，疾病的治疗同时包括生物治疗、心理治疗和社会治疗；疾病的病因和症状是疾病预后的基础，疾病的预后同时包括生物预后、心理预后和社会预后。实现医学模式转变的核心技术可能就是与健康相关的社会技术，其中主要涉及两个方面，一是健康相关社会技术的类型，包括社会诊断技术、社会预防技术、社会治疗技术和社会评价技术；二是关于健康相关生物技术、心理技术和社会技术的相互作用。生物-心理-社会医学模式为现代医学开拓了广阔的空间，赋予了更丰富的内涵，拓展了医学的境界。更加强调关心病人，关注社会，注重技术与服务的共同提高。

在临床应用方面，整合医学有助于实现 3 个转变：①从疾病的下游——治疗干预，走向疾病的上游——预防和促进健康；②从单纯的生物医学模式转向生物—心理—社会医学模式的全程服务，全程关爱；③从经验医学转向循证医学。最后转向价值医学。所以整合医学/全程关爱，体现了医学人文的核心价值观，是实现医学目的的必由之路，提升医疗质量，控制医疗费用，改善预后，也是当今医疗卫生体制改革的方向。

樊代明院士诠释：整合医学就是将医学各领域最先进的知识理论和临床各专科最有效的实践经验分别加以整合，并根据社会、环境、心理的现实进行修整、调整，使之成为更加符合、更加适合人体健康和疾病治疗的新医学体系。整合医学还器官为患者、还症状为疾病，让医师从检查回到临床，让医疗服

务实现心身并举、中西医并重、防治并行、医养并进、人病同治；整合医学是全方位、全周期保障人类健康的新思维、新模式、新的医学观。整合医学——未来医学发展的必然方向与必由之路。

三、和法论治将整合医学付诸实践

根据我们对陈大舜和法论治学术思想的研究，和法有不同的逻辑层次，和法论治模式是指导临床医学实践的方法论。和法是一种治疗方法，主要指针对邪在半表半里病位的最狭义的和法；针对特殊病机的更狭义的和法；以及所有扶正祛邪的狭义的和法。当然，大多数疾病存在复合病机，针对亚病机的多法并用的和法，即中义的和法；以及所有疾病的治则，即广义的和法。和法论治是一种思维方式，主要指包括治则及治法以外，如医嘱、调理、心理、养生等临床防治原则的更广义的和法。以及应用整合医学思维模式，最优化选择中西医或民族治法、卫生经济学、医学人文学等的最广义的和法。和法论治是对和法的基本概念、病机证候、亚治法结构、遣方选药、非药物方法、应用规律、临床疗效，以及患者所处时代、社会经济、意识形式的关系等系统的动态的理性思考。

（一）和法整合之一：各种治疗理念

现代医学的专科使学科划分越来越细，但最终还得回归整体。否则医学知识呈现碎片化，医疗实践走向机械化，远离以人为本的核心价值。整合医学是建立在现有专业分工体系上的理论聚合和实践升华，是从每一个专业角度作出优化决策基础上取整体的最优值。

慢性病中西医治疗理念不同：在中医学看来，慢性人体病变的产生，与长期生活起居、饮食不健康有关。所以治疗慢性病，得从生活方式入手改变不良的生活起居习惯，调整饮食结构，减少容易诱发相应人体病变食物的摄入，增加抗衡脏腑相应食物的摄入，以调整机体平衡，来达到祛病的目的。而在西医学看来，机体产生病变了，通过杀灭病菌，动手术，换器官等方式，来达到治病目的；西医学把食物分为热量、脂肪、蛋白质、维生素、矿物质等营养成分，虽然也强调饮食健康，但不是治疗的主要手段，也不同于中医学是把食物分寒、热、温、凉、平五大类以对应疾病性质来选择。和法论治并不排斥中医学和西医学各自的特点和优点，而是兼容并放大二者的优势。如饮食健康不仅要注意营养成分结构合理，也要注意食物性味与疾病性质对应。因此，和法论治模式是一种认识论，是一种方法学。不再去分割中医西医，中医药理论整合医学“变配角为主角”。如有研究者基于老年共病及多重用药，建议探索、建立和推广适合中国国情的多学科整合门诊。

（二）和法整合之二：各种治疗手段和方法

整合是指常规疗法和补充疗法以合作的方式共同治疗。在不放弃现代医学正规诊疗的基础上，把非主流的替代医学治疗整合进来。根据患者的整体情况，把药物、非药物、手术治疗、功能康复、饮食调理、精神心理疏导、运动养生等治疗手段和方法，因时而异、因地而异、因人而异地选择出有效的结合点，从而勾勒出一张最适合该患者的全程的诊疗网。有学者说：“协调疗法是慢性病根本疗法。”各种治疗方法加在一起同时上，哪种治法占多少成分、先后顺序、经济成本等问题，通过和法论治理念，找到合理结合点，最后组合成一个新的方案。

在具体疾病、具体方药的和法论治中，也体现协调疗法的重要性。慢性病多重病机错杂，需要多种治法综合使用。如《金匮要略·血痹虚劳病脉证并治》第 16 条曰：“虚劳诸不足，风气百疾，薯蓣丸主之。”薯蓣丸方：薯蓣三十分，当归、桂枝、神曲、干地黄、豆黄卷各十分，甘草二十八分，人参七分，川芎、芍药、白术、麦冬、苦杏仁各六分，柴胡、桔梗、茯苓各五分，阿胶七分，干姜三分，白蔹二分，防风六分，大枣百枚为膏，上二十一味，末之，炼蜜和丸，如弹子大，空腹酒服 1 丸，100 丸为 1 剂。治疗气、血、阴、阳诸不足感受外邪而致病，头晕、目眩、耳鸣、心悸不安、失眠、精神恍惚、神不守舍等，辗转反复，缠绵不愈，故综合应用扶正祛邪的多种亚治法。如偏于正虚，又当明辨气血阴阳虚损的侧重点。如气虚为重，则四君子汤可加重剂量使用；如阳虚为主，则可加重干姜用量，减小麦冬、干地黄等用量，或再加上附子温振阳气；如血虚为重，则重用干地黄、芍药、当归、阿胶、大枣，还可根据气血互生的理论，加黄芪配方中人参益气生血；如阴虚为主，则可重用麦冬、阿胶，轻用干姜或去干姜之燥。如久病入肾，导致肾虚，则可于方中加上杜仲、菟丝子平补肾气。如偏于邪侵，则可根据感邪不同加减运用。偏于风寒之邪，可重用桂枝，也可加荆芥、羌活等祛风散寒；偏于风热入侵，则轻用桂枝，加金银花、菊花疏风清热；湿邪为患，则去阿胶之滋腻，加薏苡仁、苍术燥湿和中；感受燥邪，则可加重麦冬用量，并加芦根、玉竹以润燥生津等等。《伤寒论》148条曰："伤寒五六曰，头汗出，手足冷，心下满，口不欲食，大便硬，脉细者，此为阳微结，必有表，复有里，脉沉亦在里也。汗出为阳微结。假令纯阴结，不得复有外证，悉入在里，此为半在里半在外也，脉虽沉紧，不得为少阴病，所以然者，阴不得有汗，今头汗出，故知非少阴也。可与小柴胡汤，设不了了者，得屎而解。"从证候看，"头汗出"属少阳，"微恶寒"属太阳，"手足冷"属厥阴，"心下满"属太阴，"大便硬"属阳明，"脉细"属少阴，六病俱全。张仲景创立小柴胡汤和解表里阴阳，通调三焦气机，从而达到"上焦得通，津液得下，胃气因和，身濈汗出而解"或"得屎而解"的治疗效果。由此，薯蓣丸及小柴胡汤均成为和法论治的代表方之一。

（三）和法整合之三：回归以人为本的医学本质属性

《管子·霸言》曰："夫霸王之所始也，以人为本。本理则国固，本乱则国危。"良医如良相，治病如治国，用药如用兵。以人为本是和法论治要点之一，体现了整合医学的基本精神。人的病患由于其非线性特征导致的复杂性，也是其他领域的研究对象不可比拟的。我们可以用科学的理论帮扶医学，但不能用之束缚医学；人们可以用科学的方法研究医学，但不能用之误解医学；可以用科学的数据或技术助诊疾病，但不能用之取代医师；可以用科学的共识形成指南，但不能用之以偏概全。

《格致余论·病邪虽实胃气伤者勿使攻击论》曰："凡言治国者，多借医为喻。仁哉斯言也！真气，民也。病邪，贼盗也。或有盗贼，势须剪除而后已。良相良将，必先审度兵食之虚实，与时势之可否，然后动。"疾病是附属于人的一个现象，中医学的战略就是考虑到患者现在的身体的承受能力，"留人治病"，即先保命，再治病，只要生命存在，就有治病的机会。

（四）和法整合之四：心理治疗

疾病深层的原因是一个系统，不是单一因素，所以疾病的解决也要靠整合所有影响疾病的因素：如环境、运动、生活方式、心理状态、社会经济、信仰等，来综合解决疾病问题。现代心理治疗的技术和方法有暗示、催眠术、精神分析、行为矫正、生物反馈、气功、瑜伽、体育运动、音乐、绘画、造型等。由心入身、由身入心，最终心身合一。心理治疗作为一种医疗服务和一种疾病治疗的方法，即对功能障碍的有效治疗，只有在一个整合的取向下才能够完成。因此，《素问·移精变气论》曰："古之治病，惟其移精变气，可祝由而已。"有疾病者，对天祝告其由，故名曰祝由。要求医者仰观天文，俯究人理，心正无邪，功德高尚，医风正派，运用祝由方法，通过药物、咒语、法术、画符、心理工作等办法，身心放松，灵活变通，以化解患者的疾病。《灵枢·贼风》曰："其祝而已者，其故何也？岐伯曰：先巫者，因知百病之胜，先知百病之所从生者，可祝而已也。"

临床上，往往假借祝由之名，实为药物治疗效果，这正好是和法论治的整合方法。《寓意草·辨治杨季登二女奇证奇验》医案："杨季登次女病。诊时手间筋掣肉颤，身倦气怯。余曰：此大惊大虚之候，宜从温补。遂于补剂中多加茯神、枣仁投十余剂，全不对证。因自讦曰：非外感也，非内伤也，虚汗振掉不安，能受补药而病无增减。且处子素无家难，其形情浑似丧败之余，此曷故耶？忽而悟曰：此必邪祟之病也。问其面色，曰时赤、时黄。余曰：此证确有邪祟附入脏腑，吾用神药可以驱之。季登曰：此女每晚睡去，口流白沫，战栗而绝，以姜汤灌至良久方苏。挑灯侍寝，防之亦不能止。余曰：何不早言，一剂可愈。乃以犀角、羚角、龙齿、虎威骨、牡蛎粉、鹿角霜、参、芪等药合末，令以羊肉煎汁调服，果得安寝，竟不再发，传为神异。余盖以祟附人身，与人之神气交持，亦逼处不安，无隙可出，故用诸多灵物之遗形，引以羊肉之膻，俾邪祟转附骨角，移从大便而出，仿上古移精变气，祝由遗事，而交其义耳。"

（五）和法整合之五：个性化治疗

精准医学时代，个体化诊疗包括疾病风险预测和个体化治疗。根据每个人的疾病基因组信息预测疾病的发生风险，以及对已发生的疾病进行治疗。由于个体基因多态性与药物反应的个体差异相关，要求医者运用药代动力学和药物效应间的相互关系来指导临床合理用药。

《医学源流论·病同人异论》曰："天下有同此一病，而治此则效，治彼则不效，且不惟无效，而反有大害者，何也？则以病同而人异也。夫七情六淫之感不殊，而受感之人各殊。或气体有强弱，质性有阴阳，生长有南北，性情有刚柔，筋骨有坚脆，肢体有劳逸，年力有老少，奉养有膏粱藜藿之殊，心境有忧劳和乐之别。更加天时有寒暖之不同，受病有深浅之各异。一概施治，则病情虽中，而与人之气体迥乎相反，则利害亦相反矣。故医者必细审其人之种种不同，而后轻重缓急大小先后之法因之而定。《内经》言之极详，即针灸及外科之治法尽然，故凡治病者，皆当如是审察也。"和法论治，因人制宜，根据患者的年龄、性别、体质、生活习惯等不同特点，详辨禀赋之强弱、气血之盛衰、体质之肥瘦寒温，借助君臣佐使的药物辨证配伍理论，并结合西医协同相加的用药机制而创新的疗法，整合医疗资源，为患者提供最佳的个体化诊疗。

陈大舜辨病辨证和法论治的传承和发展

陈大舜灵活地运用了和法治疗多种疾病等。陈大舜的弟子们在基础研究、应用研究、医学人文研究等方面得到了很好的传承及发展。

一、和法论治的基础理论传承和发展

（一）内科疾病辨证论治特点

陈大舜弟子喻嵘教授，初步总结陈大舜诊治内科疾病的主要学术观点。其一，倡导建立与完善中医内科疾病"辨病论治"的诊疗新模式；其二，理论联系实际，将中医各家学说和内科临床有机结合；其三，根据中老年慢性病的特点，提出"虚、痰、瘀"是其共同的病理基础等。

（二）以杂合理论释义和法论治

陈大舜弟子周德生教授，以杂合理论释义和法论治，内伤杂病的病因特点不外病邪兼夹、内邪归化、内邪异化、内邪生化。复合病机表现为并列、主次差异、矛盾关系。内伤杂病表现为多病共存、共病，具有症状繁多、复杂证候、复杂病程、动态变化的临床特征。所以，临床需要根据内生邪气的杂合现象，内伤杂病辨病论治、辨证论治、辨病辨证论治，以和法论治为落脚点。

二、和法论治的临床应用传承和发展

（一）辨证组方应用

1. 辨证分型选方治疗 2 型糖尿病　陈大舜弟子刘志龙教授，基于 2 型糖尿病临床所见，提出消渴病机，虽以阴虚燥热为主，但不止阴虚燥热一端。采用流行病学研究方法筛选出 2 型糖尿病的中医证候群，在观察的 327 例 2 型糖尿病患者中，湿热内蕴证占 27.8%、气阴两虚证占 53.6%、肾阳不足证占 18.6%，而瘀血阻络证在每个证型中均有兼夹，贯穿糖尿病发病的全过程。因此，阳虚者亦不少见。治疗上不可拘泥于滋阴润燥，而应详审病机，辨证论治。滋阴补阳，灵活施用。阳不足，血脉瘀阻者，方选桂枝甘草龙骨牡蛎汤与参附汤益气温阳、安神定志，合桃红四物汤活血化瘀、通络止痛。阳不振，水饮不化者，选附子理中汤合参苓白术散加减应用。阳亏耗，命门火衰者，选用金匮肾气丸温补肾阳为正治之法。临证时，可酌加仙茅、菟丝子、益智、淫羊藿等温肾固摄之品。如兼脾阳虚证，可合苓桂术甘汤化裁；兼血瘀之证，可酌加丹参、益母草、当归之类；浮肿明显者，可加利湿化浊之泽泻、猪苓、车前子；蛋白尿明显者，加金樱子、芡实、五倍子以固肾涩精。

2. 滋阴益气活血解毒组方治疗 2 型糖尿病并发症　喻嵘在左归降糖方的启发下，基于"虚、毒、瘀"病理关键，创造了滋阴益气活血解毒组方（由熟地黄、山茱萸、黄芪、山药、菟丝子、丹参、黄连、葛根等 11 味药组成）治疗糖尿病及血管并发症。又，喻嵘运用左归降糖益肾方治疗糖尿病肾病；

左归复方（左归降糖清脂方）治疗糖尿病合并高脂血症；左归降糖清肝方治疗糖尿病合并脂肪肝；左归双降方治疗高血压合并糖尿病；降糖通脉方治疗糖尿病合并脑梗死；左归降糖舒心方治疗糖尿病合并冠心病等等。经过长期的研究，喻嵘认为消渴病为临床的一种多发病，阴虚燥热为其基本病机，“热”贯穿整个消渴发病过程，大致分为虚热、燥热、火热、湿热、痰热、浊毒热、瘀热、郁热八类。其基本治疗准则分别对应为生津散热，补肾固本；清热润燥生津；清热解毒降气；清利湿热，行水生津；清热化痰生津；除痞湿、化痰浊、解毒瘀；消热活血化瘀；理气治肝解郁。认为从“热”论消渴可为消渴病的防治提供一定的新思路。

喻嵘基于主要病理产物痰、瘀、毒，创造了滋阴益气活血解毒方（黄芪、山药、熟地黄、黄连、丹参、茵陈等）治疗糖尿病脂肪肝。又，认为糖尿病合并的脑血管病中以缺血性中风为多，缺血性中风是糖尿病致死、致残的主要原因之一，创造了滋阴活血解毒方（由熟地黄、黄芪、枸杞子、葛根、黄芩、野菊花、蒲公英、地龙、山楂、川芎、水蛭组成）治疗糖尿病脑梗死。

陈大舜弟子邓奕辉教授，认为糖尿病周围神经病变病理基础为气虚、阳虚、瘀血，既为病理产物又是导致糖尿病周围神经病变的致病因素，无论气虚、阳虚都和瘀血互为因果，导致机体正气益虚，体内各种代谢失衡，最终导致周围神经病变的发生。故在治疗上要以益气温阳、散寒通络止痛为主创立了消麻止痛胶囊（黄芪、丹参、当归、附子、桂枝、赤芍、川芎、川牛膝、麻黄、细辛、土茯苓、知母）益气温阳、散寒通络止痛，治疗气阴两虚夹瘀证糖尿病周围神经病变。

（二）专病专方应用

1. 加味丹参饮治疗冠心病心绞痛心血瘀阻证　陈大舜弟子黄政德教授也是国家级名老中医药专家，认为冠心病心绞痛病因有正虚、痰浊、瘀血、气滞、寒凝，主要病机为心脉瘀阻，从《时方歌括》中丹参饮化裁，加味丹参饮（丹参、檀香、川芎、赤芍、红花、当归、生地黄）活血化瘀、行气止痛，治疗冠心病疗效较好。

2. 左金丸加味治疗慢性胃炎寒热错杂证　根据慢性胃炎寒热错杂证的特点，黄政德提出治疗此类疾病一定要注意应用寒热平调之法，首选左金丸加味。临证时，寒热错杂之证又有寒多热少、热多寒少、寒热各半之别，故需灵活加减。寒多者以脘腹冷痛，畏冷、便溏甚至泄泻为主要症状，加黄芪、白术、山药等益气健脾之品，胃寒为主者加炮姜，脾阳不足致虚寒者加干姜，寒甚则加熟附片以温阳逐寒。热多者症见大便干结、口中异味、舌苔黄腻，加黄芩、生地黄、白芍等凉润之药，勿过用凉遏之品防伤中阳而加重病情。寒热各半者则用左金丸合二陈汤加减。此外，胃痛较重者加延胡索；呕吐者加旋覆花、竹茹降逆止呕；气郁者加柴胡、木香、槟榔疏肝解郁，抑木扶土；瘀血致病者加丹参、川芎活血散瘀；寒湿重者加茯苓、薏苡仁化湿和胃。随症加减，灵活应用，每获良效。

3. 固本止崩汤治疗无排卵性功能失调性子宫出血　黄政德运用《傅青主女科》中固本止崩汤（大熟地、白术、黄芪、当归、黑姜、人参）治疗崩漏经验，应用于无排卵性功能失调性子宫出血治疗，并结合个人的临床经验，审证求因，辨证辨病结合治疗，取得显著效果。认为本方妙用在于全不去止血而惟补血，又不止补血而更补气，非惟补气而更补火。

4. 补肾通络汤治疗肾病综合征　陈大舜弟子卢岳华教授运用陈大舜验方补肾通络汤（仙茅、制何首乌、黄芪、山药、山茱萸、车前子、马鞭草、丹参、当归、川芎、党参、茯苓、芡实）治疗肾病综合征，取得良好疗效。诸药配伍，具有补泻同用，收散兼顾的特点，以补为主，补虚不恋邪，祛邪不伤正，补中有动，动中有补，温而不燥，滋而不腻，收中有散，散中有收，共奏补肾化瘀利水清热之功能。

5. 左归降糖解郁方治疗糖尿病并发抑郁症　陈大舜弟子谭元生教授，基于糖尿病并发抑郁症是一种颇为复杂的身心疾病，是其中危害最大、自杀率最高的慢性并发症之一。临床表现有思维缓慢、情绪低落、行为减少、神不守舍、委靡不振、脘腹胀满、失眠健忘、恐病疑病等，病机上往往表里相兼、寒热错杂、虚实夹杂，创造了左归降糖解郁方（以左归饮、左归丸载化而得的左归降糖方为基本方，加入姜黄、贯叶金丝桃）治疗糖尿病并发抑郁症有确切疗效。

6. 标本兼顾论治甲状腺功能亢进症　陈大舜弟子易法银教授认为甲亢总的病机为本虚标实，发病初期以肝肾阴亏、阴虚火旺为主；中期多虚实夹杂，阴亏与火、痰、瘀并存，而以实为主；后期则因火、痰、瘀邪积久不散更加耗伤气阴，又变生气阴两虚之候，以虚为主并可兼夹实邪。

（1）益气滋阴以治本：甲亢的发病以先天肾阴亏虚为基础，加之情志刺激、饮食不节、房劳伤肾等因素而致阴虚不能制阳，亢阳化火。肾阴为一身阴液之本，肾阴充足则可滋养心、肝、胃之阴液，阴复则火自降，即所谓“壮水之主以制阳光”，故养阴重在滋补肾阴。发病初期，阴亏尚轻，可用轻灵柔和的养阴生津之品如细生地、麦冬、天冬、白芍、女贞子、墨旱莲等；阴虚明显者可用性味俱厚填补精血的熟地黄、龟甲、鳖甲、阿胶等。益气重在补益脾气，脾为后天之本，脾气健运，则能化生气血以养先天；脾气健运，则水液得以正常代谢，气血得以正常运行，而不使痰血凝聚。补气药用黄芪、人参、山药、黄精等，其中以黄芪最常用。黄芪用于治疗甲亢的机理，一是甲亢以阴虚火旺为主证，多兼有气虚证，黄芪甘温补气，取其“阳生阴长，阴复火平”之意；二是临床及实验研究均证实黄芪具有改善机体免疫功能的作用。

（2）清热降火、化痰软坚、活血化瘀以治标：清热降火以祛无形之邪，既可防止火邪伤阴，又助于痰瘀等有形实邪的消除。热在心经以黄连、栀子等直折心火，配合生地黄、女贞子、墨旱莲等滋肾阴以上济心火，首乌藤、柏子仁等养心安神。痰瘀的形成与火邪有密切关系，“痰因火动”，“痰随火行”，故治痰火当以清热为先，清热化痰以散结，常用药物有龙胆、黄芩、黄连、夏枯草、清半夏、浙贝母、生牡蛎等，祛瘀当以凉血化瘀为法，药用郁金、丹参、赤芍、三七等。另外，针对主症变化者可配合疏肝解郁、养血熄风、安神定志等法。

（三）壮医药个体化治疗“通路病”

陈大舜弟子戴铭教授将辨病辨证和法论治的学术思想应用于壮族医学研究领域。壮医认为阴阳为本、核心为“衡”，强调人与自然及人体内部的一种平衡状态；三气同步核心为“动”，强调人适应自然，人体各部一种互动协调状态；三道两路核心为“通”，强调人体内部功能上的顺与畅。认为“毒”邪和体“虚”是导致一切疾病的原因，先天禀赋遗传因素的不同是形成不同体质类型的重要基础因素，通过辨明不同的体质类型以及易感的“通路病”，将辨病与辨质相结合，有利于壮医药个体化治疗；并重视结合外治法。

三、和法论治的医学人文传承和发展

（一）改善医患关系

卢岳华将辨病辨证和法论治的学术思想应用于医患关系研究领域。强调国务院《医疗事故处理条例》给广大患者赋予了法律层面上的“知情同意权”。这对于维护患者合法权益，改善医患关系，防止医师权力滥用，减少医疗纠纷起到积极作用。在具体实施中，从生命伦理学角度对具有自主决定能力的人理应坚持原则，但对一些无自主决定能力的患者，或心理极度脆弱乃至绝望的患者，或不愿接受知情同意而又可能伤及他人、影响社会的群体，就需要区分不同对象、不同场合，运用不同方式，在相关法律法规的框架范围内加以灵活掌握和圆通运用，从而避免对患者对他人对社会产生不利后果。医患关系紧张是当下一个被广泛热议的共同话题，也是一个困扰和纠结多方的社会难题。它的形成既有医患微观层次的导火源头，更有社会宏观层面的深部原因。基于体制机制，法律道德，人际沟通，诊断治疗，经费支出，综合治理，关联文化等方面的社会成因探索及其在此基础上的“对症下药”，或为长久的“治本之策”。

（二）开设《医患沟通学》课程

陈大舜弟子蒋文明教授在湖南中医药大学开设选修课程《医患沟通学》。医患双方围绕伤病、诊疗、健康及相关因素等主题，以医方为主导，通过各种有特征的全方位信息的多途径交流，科学地指引诊疗患者的伤病，使医患双方形成共识并建立信任合作关系，达到维护人类健康、促进医学发展和社会进步的目的。医者充分尊重患者的知情权、选择权，能使患者积极支持、配合医疗工作，减少不必要的医患纠纷；是医学人文精神的回归。

（三）用开放思维推动中医药事业发展

陈大舜弟子葛金文教授，认为："诺奖"与中医的结缘是一剂清醒剂，中医药发展不仅要在思想观念上敢于破旧立新，而且在实践上必须强化中西结合的方向。

（四）基于"中医＋"思维探讨孔子学院在中医药文化传播中的作用

易法银教授认为：中医药与中华传统文化相融相合，相辅相成，在传播过程中是不可分割的一体两面。孔子学院作为一个特殊的文化教育组织及国际中医药文化推广和传播的重要平台，应抓住机遇，勇于成为中医药走向世界的先锋。为更好地促进中医药文化的对外传播与交流，我们拟运用"中医＋"思维作为研究突破口，运用"中医＋"思维多方位、多角度剖析孔子学院在中医药文化传播中的积极作用，以期进一步推动中医药在海外的发展。

综上可见，陈大舜辨病辨证和法论治的学术思想及临床经验，已经具备了成熟的个性化的逻辑体系，对后学产生了相当的学术影响力。由陈大舜迁湘肇其端，众弟子们的开枝散叶，孟河医派在湖南的分支发展迅猛，始终固守执中致和的综合思辨特质，推广应用和法缓治的醇正学术范式，形成了独树一帜的湘和医派。

参考文献

[1] 韩子满. 文学翻译与杂合 [J]. 中国翻译，2002，24 (2)：55.

[2] 邓英凤. 杂合：归化与异化的必然结果 [D]. 广西师范大学，2009.

[3] 王一战，范吉平，徐志男，等. 基于数据挖掘孟河医派治疗温病中医用药规律研究 [J]. 辽宁中医药大学学报，2017，19 (05)：76－78.

[4] 黑格尔. 贺麟译. 小逻辑 [M]. 第1版. 北京：商务印书馆，2004：329.

[5] 尚东涛. "形而中者谓之技"——一种理解技术的可能路向 [J]. 自然辩证法研究，2006，(03)：56－59＋92.

[6] 郭殿彬，吴鸿洲. 儒医发展之历史沿革与贡献 [J]. 江西中医学院学报，2010，22 (02)：20－24.

[7] 黄开泰. 论病机层次和要素 [J]. 河南中医，2004，24 (3)：12－13.

[8] 钱穆. 中国文化对人类未来可有的贡献 [J]. 中国文化，1991，(4)：93－96.

[9] 邱仁富. 文化共生与和谐文化探幽 [J]. 学术交流，2007，(11)：37－41.

[10] 薛宁池. 论狭义与广义语言变异的区分及其意义 [J]. 淮海工学院学报 (人文社会科学版)，2013，11 (5)：76－79.

[11] 刘建军. 试论理论研究中的"广义-狭义"分析法 [J]. 中共杭州市委党校学报，2014，15 (5)：4－7.

[12] 韦世林. 逻辑扫描汉语词的广义、狭义现象 [J]. 云南师范大学学报 (哲学社会科学版)，2002，34 (6)：129－132.

[13] 霍垲燕. 关于层次分析法和灰色关联分析法的研究 [D]. 福建农业大学学位论文. 2013：1－24.

[14] 张永华. 谈谈逻辑复合判断的应用 [J]. 师范教育，2002，10 (04)：20－21.

[15] 魏崇周. 从"一分为二"到"一分为四"[J]. 河南社会科学，2009，17 (3)：30－32.

[16] 雷丽娟，徐国艳. 矛盾的"一分为二"与"一分为多"[J]. 学理论，2016，42 (05)：75－76.

[17] 许越，何娜. 从裘沛然混沌汤认识兼备法及大方复治法 [J]. 四川中医，2014，32 (4)：16－17.

[18] 伍文彬，王永炎. 面对复杂性疾病的挑战，中医迎来新的发展契机 [J]. 中华中医药杂志，2017，32 (09)：3877－3879.

[19] 郭蕾，王学伟，王永炎，等. 论高维高阶与证候的复杂性 [J]. 中华中医药杂志，2006，21 (2)：76－78.

[20] 李敏，孟祥茂. 动态蛋白质网络的构建、分析及应用研究进展 [J]. 计算机研究与发展，2017，53 (6)：1281－1299.

[21] Viliušytè E，Macaitytè R，Vaitkus A，et al. Associations between peripheral vertigo and gastroesophageal reflux disease [J]. Med Hypotheses. 2015 Jun 20：0306－9877.

[22] 唐洁，李淑琴，姜永芬，等. 老年住院患者抑郁焦虑的原因分析及护理对策 [J]. 医学信息 (中旬刊)，2010，13

(4)：758-760.
[23] 郭蕾，王学伟，王永炎，等. 论高维高阶与证候的复杂性 [J]. 中华中医药杂志，2006，21 (2)：76-78.
[24] 张宁，宫嫚，周双男，等. 原发性胆汁性肝硬化中医证候分型文献分析 [J]. 实用肝脏病杂志，2013，16 (05)：445-447.
[25] 康玉春，贾竑晓. 中医视野下的精神药物不良反应 [J]. 河南中医，2017，37 (05)：767-770.
[26] 申兵. 20 例社区慢性咳嗽患者误诊误治的临床观察 [J]. 现代诊断与治疗，2016，27 (12)：2280-2281.
[27] 樊代明. 整合医学纵论 [J]. 医学争鸣，2014，5 (05)：1-13.
[28] 季聪华，曹毅，李秋爽，等. 中医临床诊疗指南卫生经济学评价应用方法探讨 [J]. 中华中医药杂志，2016，31 (03)：910-913.
[29] 卢红蓉，胡镜清. 病邪兼化理论探讨 [J]，中国中医基础医学杂志，2016，(10)：1300-1301.
[30] 刘家义. 从化学说初探 [J]. 山东中医杂志，1986，(2)：4-6.
[31] 于俊生. 略论痰淤之间的相互转化关系 [J]. 辽宁中医杂志，1994，21 (6)：247.
[32] 曹东义，李佃贵，裴林. 等. 浊毒化与化浊毒 [J]. 河北中医，2010，32 (02)：183-185.
[33] 吕金仓. 浊毒致郁论 [J]. 河北中医，2013，35 (05)：671-672.
[34] 吴茂林，邓婧，李世杰. 癌邪——元气异化学说 [J]. 甘肃中医，2007，(8)：72-73.
[35] 姜寅光. 论燥邪与津液异生 [J]. 新中医，2013，45 (07)：188-189.
[36] 叶放，周学平，周仲瑛. 复合病机转化论初探 [J]. 中医杂志，2010，51 (10)：869-871+874.
[37] 吕建洪. 从亚病机主次关系分析处方用药合理性 [J]. 新中医，2015，47 (06)：319-320.
[38] 张卫，耿小平，章新琼，等. 症状群管理：症状管理的新视角 [J]. 医学与哲学 (B)，2016，37 (01)：5-7+19.
[39] 顾阳. 时态、时制理论与汉语时间参照 [J]. 语言科学，2007，6 (04)：22-38.
[40] 邢玉瑞. 中医辨证思维之主症分析 [J]. 陕西中医学院学报，2010，33 (01)：1-2.
[41] 罗仁. 再论复合证的诊治规律初探 [J]. 辽宁中医杂志，1992，(12)：1-3.
[42] Kessler RC，Avenevoli S，McLaughlin KA，et al. Lifetime comorbidity of DSM-IV disorders in the NCS-R Adolescent Supplement (NCS-A) [J]. Psychological Medicine，2012，42 (9)：1997-2010.
[43] Meghani SH，Buck HG，Dickson VV，et al. The conceptualization and measurement of comorbidity：a review of the interprofessional discourse [J]. NursingResearch and Practice，2013：192782-192782.
[44] 刘晓艳，姜宜惠，张佩青. 浅谈中医内伤病的传变特点 [J]. 中医药学报，2010，38 (04)：61-62.
[45] 李雪琴，蔡红卫. 糖尿病患者院外治疗遵医行为的调查 [J]. 中华护理杂志，2004，(07)：23-25.
[46] 杨楠，管璐艳. 老年慢性病患者多重用药现状调查及思考 [J]. 临床医药实践，2016，25 (06)：466-468.
[47] 滕晋，王丹，徐熙，等. 老年患者多重用药调查及共病管理的临床策略 [J]. 中国卫生事业管理，2015，32 (09)：695-697.
[48] 田博，国华，张雪亮. 孔伯华“卫气营血”同治法浅论 [J]. 中国中医基础医学杂志，2015，21 (11)：1460+1475.
[49] 樊代明. 整合医学纵论 [J]. 医学争鸣，2014，5 (05)：1-13.
[50] 马文辉. 协调疗法对亚健康态的分类和调治 [S]. 世界中医药学会联合会亚健康专业委员会换届大会暨中医药与亚健康学术大会，2011.
[51] 曾英彤，杨敏，伍俊妍，等. 药学服务新模式——处方精简. 今日药学，2017，27 (06)：390-393.
[52] 蒋成婷，周德生，陈大舜，等. 复方配伍与药物精简应用 [J]. 中医杂志，2017，58 (09)：796-799.
[53] 麻全林，傅文录. 专病专方专药浅论 [J]. 河南中医，2008，28 (9)：94-95.
[54] SIERPINA V，KREITZER M J，ANDERSON R. et al. The American Board of Integrative and Holistic Medicine：past，present and future [J]. Explore：NY，2010，6 (3)：192-195.
[55] 樊代明. 整合医学纵论 [J]. 医学争鸣，2014，5 (5)：1-13.
[56] 李勇，修燕，梁敏，等. 整合医学研究进展与趋势分析 [J]. 医学与哲学 (A)，2016，37 (12)：16-18+72.
[57] 梁渊，田怀谷，卢祖洵. 生物-心理-社会医学模式的理论构成 [J]. 中国社会医学杂志，2006，35 (01)：13-15.
[58] 胡大一. 医学整合，全程关爱 [J]. 医学与哲学 (A)，2013，34 (09)：1-4+13.
[59] 樊代明. 整合医学初探 [A]. 中华医学会消化病学分会、中华医学会消化内镜学分会、中华医学会肝病学分会、

中华医学会外科学分会. 2012 中国消化系疾病学术大会论文汇编 [C]. 2012：1.
[60] 葛楠，朱鸣雷，曲璇，等. 老年整合门诊的构建及效果分析 [J]. 中国实用内科杂志，2016，36 (01)：46－48.
[61] 马文辉. 协调疗法对亚健康态的分类和调治 [C]. 世界中医药学会联合会亚健康专业委员会换届大会暨第三届中医药与亚健康学术大会论文集. 2011.
[62] 喻嵘. 陈大舜教授诊治内科疾病的学术观点 [J]. 湖南中医学院学报，2003，23 (5)：23－25.
[63] 周平，周德生. 基于慢性病内生邪气的杂合现象探讨陈大舜教授和法论治学术思想 [J]. 湖南中医药大学学报，2017，37 (12) 1335－1340.
[64] 刘志龙，李锡杰，丁萍，等. 2 型糖尿病中医证型的筛选研究 [J]. 世界中医药，2009，4 (02)：74－76.
[65] 刘志龙. 消渴从阳虚论治临床体会 [J]. 中国现代医药杂志，2007，9 (2)：124－125.
[66] 吴刚强，喻嵘. 滋阴益气活血解毒法与 2 型糖尿病及其血管并发症 [J]. 中医药导报，2007. 13 (5)：111－112.
[67] 张翔，喻嵘，曾婧，等. 从"热"论消渴 [J]. 湖南中医药大学学报，2015，35 (06)：27－31.
[68] 成细华，程莉娟，张琴，等. 滋阴益气活血解毒法对糖尿病合并脂肪肝小鼠 SREBP－1c 表达的影响 [J]. 北京中医药大学学报，2013，36 (08)：534－537＋577.
[69] 邓婧溪，段春艳，陈元，等. 滋阴活血解毒法对脑缺血大鼠炎症反应的干预作用 [J]. 湖南中医杂志，2013，29 (06)：113－115.
[70] 周月红，邓奕辉，段春艳. 消麻止痛胶囊治疗糖尿病周围神经病变气阴两虚夹瘀型 75 例临床观察 [J]. 中医药导报，2015，21 (05)：61－64.
[71] 唐梅森，黄政德，向忠军，等. 加味丹参饮联合西药治疗冠心病心绞痛心血瘀阻证 68 例疗效观察 [J]. 中医杂志，2015，56 (05)：395－397.
[72] 吴若霞，谢雪姣，黄政德. 黄政德教授治疗慢性胃炎寒热错杂型经验 [J]. 中医药导报，2012，18 (03)：8－9.
[73] 霍铁文，黄政德. 黄政德教授运用固本止崩汤辨治无排卵性功能失调性子宫出血验案 [J]. 湖南中医药大学学报，2015，35 (12)：68－70＋76.
[74] 卢岳华，陈小光，金红，等. 补肾通络方治疗肾病综合征的临床观察 [J]. 湖南中医药大学学报，2007，27 (06)：47－49.
[75] 王宇红，杨蕙，尹玲桃，等. 左归降糖解郁方对糖尿病并发抑郁症大鼠血糖血脂的影响 [J]. 中草药，2014，45 (11)：1602－1606.
[76] 王宇红，谭小雯，赵洪庆，等. 左归降糖解郁方对糖尿病并发抑郁症大鼠海马星形胶质细胞 GFAP、S100B 的影响 [J]. 时珍国医国药，2015，26 (08)：1808－1811.
[77] 易法银，吴爱华. 标本兼顾论治甲状腺机能亢进症 [J]. 湖南中医学院学报，2003，23 (3) 27－33.
[78] 莫清莲，林怡，戴铭. 壮医病因学说初探 [J]. 中国中医基础医学杂志，2014，20 (03)：293－295.
[79] 马丽，戴铭，陈绩锐. 壮医药学派研究概述 [J]. 中华中医药杂志，2014，29 (08)：2443－2445.
[80] 卢岳华. "知情同意"在医法关系中的执持与圆活 [J]. 湖南师范大学社会科学学报，2004. 33 (01) 61－64.
[81] 卢岳华. 医患关系紧张的社会根源探寻与对策 [J]. 湖南师范大学社会科学学报，2017，46 (03)：115－122.
[82] 葛金文. 用开放思维推动中医药事业发展 [N]. 湖南日报，2015－10－21 (012).
[83] 胡以仁，何清湖，朱民，等. 基于"中医＋"思维探讨孔子学院在中医药文化传播中的作用 [J]. 中医杂志，2017，58 (15)：1336－1338.

第三章 陈大舜内科杂病辨证论治规律研究

内科杂病辨证规律研究

陈大舜提出临证辨证应重视病机，提倡“辨证求机”。倡导将辨病、辨证有机结合，在辨证论治基础上发展了“辨病论治”诊疗新模式。除此之外，他还提倡衷中参西，认为中、西医药各有其长，应将两者扬长避短，去其偏隘、取其精华而用之。陈大舜擅长古方今用，效如桴鼓。如运用张景岳“阴阳互济法”治疗糖尿病；运用叶天士凉血散血法治疗内伤血证；从整体出发，从脏腑病机论治不寐。和法论治紧张型头痛。陈大舜为医学、教育事业奉献终生的精神以及他渊博的中医理论知识、丰富的临床诊治经验都值得我们去传承和弘扬。

内科杂病乃多种疾病交杂，合而为病，具有致病因素多、辨证治疗困难、患者服药种类多、治疗疗程长、治疗效果欠佳等特点，严重影响着人们的生活质量，成为威胁人类健康的一大杀手。关于内科杂病，中医在古代已有相关记载，但由于历史的局限性，古代医家对于内科杂病病种、概念及治疗的论述尚不完善。近年来，对于内科杂病辨证规律的研究较以前深入，但因研究者观察角度的不同及研究方法的差异，造成内科杂病中医证候、证型、研究辨证方法众多，临床实践中医师无法迅速有效筛选出适合普遍应用的辨证方法，临床运用尚有一些力不从心之感。杂病病机复杂，各医家对于如何选择突破点有不同见解，这些都给准确辨证带来难度。面对内科杂病多种多样、纷繁复杂的的辨证方法，我们迫切地需要掌握执简驭繁之道，找出一种简单便捷并且行之有效的辨证方法。基于这种情况，病机辨证应运而生。因为无论对于证候还是证型来说，万变不离其宗，宗就是病机，病机乃是疾病的核心，只有把握病机才能直取要害、准确施治。

一、内科杂病机素-机元辨证研究概说

（一）中医对内科杂病的认识

“杂病”首载于《灵枢经》，随后《伤寒杂病论》又对其加以记载和论述。至隋唐时期之后，“杂病”“杂证”皆通用，并且众多书籍以此为书名或篇章之名加以载录。如李东垣《杂病方论》、霍应兆《杂证全书》、彭浩《杂病正传》、张介宾《杂证谟》等等，这些都可窥见一斑。“杂病”虽被历代医家应用，但各家对杂病的含义和范围的理解不尽相同。众说纷纭，但总的含义和范围归纳起来不外乎以下4个方面：①病种繁多、范围广泛、内容庞杂乃“杂病”之本义。②“杂病”泛指外感病以外的多科疾病。③各科疾病之中又有“杂病”。如《金匮要略·妇人杂病脉证并治》在妇科病中又提出妇女“杂病”。④“杂病”是指病情疑难复杂、辨证极易混淆的疾病。

本文所论之内科杂病是指外感病以外的内科疾病。其病理机制是脏腑生理功能失常导致脏腑损伤、气血失调、经络不利等一系列机体病损，而机体的一系列病损也会反过来导致脏腑的生理功能失常。如虚劳、惊悸、郁证等病，气血的不足可导致脏腑功能不利，由此也可反过来损伤脏腑的气血津液。

1. 病名与分类 《金匮要略》论述了40余种内科杂病，它们分别为：痉病、湿病、暍病、狐惑病、百合病、阴阳毒、疟病、中风病、历节病、血痹病、虚劳病、肺痿病、肺痈病、咳嗽上气病、奔豚气病、胸痹病、心痛病、短气、腹满、寒疝病、宿食、五脏风寒、积、聚病、谷气、肝着病、癫狂病、脾约、肾着、痰饮病、咳嗽、消渴病、小便不利、淋病、水气病、黄疸病、惊、吐血、悸、衄血、下血、

瘀血、呕吐、哕、下利、中风、中寒、所伤等。《金匮要略·中风历节病脉证并治》篇中提及的“痹”以及《金匮要略·水气病脉证并治》篇中论述的黄汗，又将内科杂病病名扩展到51个。《脉经》又将霍乱、转筋列入内科杂病，至此内科杂病扩展到53个。《杂病源流犀烛》载有脏腑、奇经八脉、六淫、内伤外感、面部及身形等类计110余种疾病；《杂病广要》辑有内因、外因、诸气、诸血、脏腑及身体等类计90余种疾病。肖佐桃等主编的《中医杂病集成》一书，各科齐备，病种达1016种，把现今中医临床的杂病收录在册。

2. 病因病机　历代医家亦对杂病病因病机有所论述，如沈金鳌曰：“或感七情，或感六淫，皮毛肌肉，经络脏腑，受其邪即感病，而病之发于皮毛肌肉经络脏腑之间，故曰杂也。杂者表里易蒙，寒热易混，虚实易淆，阴阳易蔽，纷形错出，似是实非”。由此能够看出，杂病具有寒热虚实夹杂的特点。《金匮要略·脏腑经络先后病脉证》曰：“千般疢难不越三条，一者，经络受邪，入脏腑，为内所因也；二者，四肢九窍，血脉相传，壅塞不通，为外皮肤所中也；三者，房室金刃，虫兽所伤。以此详之，病由都尽。”对不同病邪的致病规律和发病表现亦有论述，如“清邪居上，浊邪居下，大邪中表，小邪中里……”等。《金匮要略》所论病因除外邪、情志、饮食、房劳外，还阐述了痰饮、瘀血、跌仆、金创、蛔虫等内科杂病的具体病因。如“问曰：血痹病从何得之？师曰：夫尊荣人骨弱肌肤盛，重因疲劳汗出，卧不时动摇，加被微风遂得之。”。

3. 辨证论治　近年来，各医家对于杂病的辨治也是众说纷纭、各有千秋。例如，郑翔认为对于杂病需从肝论治。因为现代社会生活压力大，很多人身体和心理长期处于紧张疲劳状态，若食饮不节，更易致肝失疏泄，肝气郁滞，继而影响其他脏腑变生杂病。临床上治疗内科诸疾需重视肝郁气滞的病机特点，以疏肝理气为治则。陈广坤主张“肝脾同治”共愈杂病。他认为人体气血产生之核心在于肝脾，肝脾调和则气血运行和畅、脏腑皆安，肝脾不调、气血失和则脏腑不利酿生杂病。陈家礼提出人体之根本在于脾胃，提倡从脾胃论治内科杂证。黄颖异等认为在治疗内伤杂病时，应先调畅其中气，中气足则脾胃生化有源，气机升降有序，津液输布流畅，五脏各得其养，疾病方能向愈。陈大舜深谙各家学说，博采众长，他认为杂病的产生非独某一脏致病，乃机体内环境失和，其本质在于人体脏腑、经络、气血、津液生理功能的太过或不及。复杂疾病往往脏腑组织病性、病邪错杂，他提出治病如沙场点兵，水、陆、空各司其职，临证处方针对虚实、寒热、升降、攻补等不同取向施治，只有各方兼顾、有所偏重，才能和其不和，实现“阴平阳秘”。

（二）机素辨证研究概况

1. 机素、机元概念　受《素问·至真要大论》病机十九条之启发，国医大师周仲瑛教授提出了“审证求机、辨证求机”理论。李国春等人在此基础上，对近万例临床医案病机数据进行深度挖掘，提出了机素-机元概念。机素即病机字素，是构成病机内容的基本元素，它共有63个，这63个机素几乎能表达近万例医案的病机内容。它们分别是：肝、热、虚、湿、瘀、不、气、肾、阴、阻、胃、痰、伤、脾、郁、两、失、风、毒、和、结、肺、内、上、互、心、亏、血、络、滞、调、中、蕴、火、弱、下、足、旺、清、阳、化、腑、久、病、营、健、焦、扰、司、受、津、肠、痹、胆、疏、交、冲、寒、养、邪、任、神、运。机素类似于原子，它们之间互相联系、非线性组合，组成了类似于分子的机元，形成了病机的功能单元。机元共有107个，它们分别是：风动、寒凝、燥枯、湿困、火炎、气滞、气逆、气陷、气虚、瘀热、瘀血、风阳、火热、阴虚、痰湿、痰热、血虚、脾虚、肝郁、湿热、湿阻、风火、热毒、瘀毒、痰结、痰郁、痰阻、络阻、络伤、胃热、胃寒、伤风、肠痹、肾虚、肺虚、气结、热郁、热结、热痹、湿郁、湿痹、湿毒、瘀结、瘀阻、伤阳、津伤、络瘀、胆虚、肾阳虚、胃阴虚、营血亏、湿下注、心失养、湿阻脾、心气虚、心血虚、湿内蕴、湿瘀阻、郁化火、肝气郁、肝不和、脾失运、热扰神、肝火旺、气血亏、寒湿痹、肺气虚、心血亏、肾气虚、胃不和、气上逆、肝血虚、肾阴虚、瘀阻络、脾气虚、脾不健、毒走注、下焦湿、胃不和、血瘀痰凝、痰瘀互结、肝气郁滞、湿阻中焦、火毒内蕴、瘀热互结、湿热下注、上热下寒、脾虚失运、风湿痹阻、阴不涵阳、心营不畅、气血亏虚、脾虚湿滞、痰热上扰、肝脾不调、肝胃不和、风痰瘀阻、肝气郁结、气阴两伤、内风暗动、气津两伤、湿瘀毒互结、肺气阴两伤、湿瘀毒久郁、肾阴阳两虚、痰热瘀互结、湿中阴胃不和。

2. 机素-机元辨证研究现状　医家朱文峰首先提出了“证素”的概念，他认为证素就是辨证的基本要素，并根据证素的基本特征和临床实际，总共筛选出 50 项共性证素，其中，19 项病位证素分别是心、神（脑）、肺、肝、脾、肾、胃、胆、小肠、大肠、膀胱、胞宫等；31 项病性证素分别是风、寒、暑、湿、燥、火（热）、痰、饮、水停等。“证素”辨证体系是先辨有限、固定的证素，再确定复杂、多样的证名。病机辨证是证素辨证上的发展，它不是针对证型提炼出证素来辨证，而是针对病机核心内容来提炼出机素辨证。病机是指疾病的病因、病性、病位及病程中变化的药理。张景岳曾言“机者，要也，变也，病变由所出”。病机辨证能够识别病变当前的“证”，还能把握病变未来的“势”，可以探明疾病的演变规律，预测疾病发展预后，为准确论治提供依据。李景祥等认为辨证最主要的目的在于求第一因和主要病机。严石林等认为诊病辨证应以辨识病机为核心，只有把握疾病病机变化，才能减少误诊。于宏波等提出要确立以病机为核心的中医辨证观。周学平等倡导以病机为核心、以病机证素为单元构建辨证论治新体系。周仲瑛教授在证素辨证的基础上提出了“病机证素”的概念，“病机证素”包括病理因素、病位、病性，其核心是病理因素和脏腑病位。随后李国春从周仲瑛教授记录的 6843 个医案提炼出了 63 个机素，表达了医案病机的 90%信息，建立了以中医病机为起点，以“机素—机元—单一病机—复合病机”为主线的病机辨证结构，构筑了基于具体机素和机元中医脏腑病机辨治规律。田婷等人在此基础上开展了对急性脑出血瘀热机元的生物标志物群的研究。近年来，大量研究者将目光转向病机辨证的研究，随着研究的深入，病机辨证体系逐步得到丰富、完善和发展。将病机辨证用于内科杂病能够由博返约，由繁至简，起到了提纲挈领的作用。

二、内科杂病医案辨证规律数据挖掘分析

（一）研究内容

1. 资料来源　本文主要是从 2008～2017 年陈大舜门诊亲自书写、学生传抄的完整的临床诊案以及先生《古方今用验案存真》《内科杂病验案选释》与其他公开发表文章涉及的符合纳入、排除标准的诊案 594 例。

2. 医案纳入标准

（1）一般信息：患者就诊的时间、年龄、性别、病史、就诊时的临床表现、家族史、既往史、合并疾病、疾病诱发因素、舌脉、证型、治法、用药记录完整的全部资料。

（2）《中医内科学》所载的所有内科疾病。

（3）先生治疗期间未采用其他治疗手段者。

（4）病情显效或好转者。

3. 疗效评价

（1）显效：主症消除或者主症明显减轻，次症与兼证明显减轻或消除。

（2）好转：主症明显减轻或者次症与兼证减轻或消除。

4. 医案常见病种　内科常见病种主要参照《中医内科学》。

内科病证：肺系（感冒、咳嗽、哮病、喘证、肺痨、肺胀、肺痈、肺痿）；心系（心悸、胸痹心痛、心衰、不寐、健忘、多寐）；脑系（头痛、眩晕、中风、痴呆、癫狂、痫病）；脾胃（胃痛、痞满、呕吐、噎膈、反胃、呃逆、腹痛、泄泻、痢疾、便秘）；肝胆系（胁痛、黄疸、积聚、臌胀、瘿病、疟疾）；肾系（水肿、淋证、癃闭、关格、阳痿、遗精）；气血津液病证（郁证、血证、痰饮、消渴、自汗盗汗、内伤发热、厥证、虚劳、肥胖、癌病）；肢体经络病证（痹证、痉证、痿证、颤证、腰痛）等。

5. 证型名称的规范　按照全国科学技术名词审定委员会颁布的《中医药学名词》对证型名称进行规范。《中医药学名词》中没有涉及的证型名称，再按《中医诊断学》、《中医证候鉴别诊断学》并结合中医理论知识进行规范。对于无法按照标准规范的证型按原始文献保留，如痰湿上逆肝胃不和。对于部分有病性或病位残缺、病案不完整的，证型统计中予以省略。

（二）数据管理和统计分析

根据诊案中证型及病机内容提取出机素、机元，对照 63 个机素表、107 个机元表做出标记，建立数据库，找出 594 个诊次医案中存在的机素和机元，使用 Excel 工具进行频数统计，查看这些机素及机元分布情况，明确内科杂病临床诊治中存在的最主要的机素、机元。再运用聚类分析探明这些机素、机元、证型之间的关系。

（三）结果与分析

1. 证型与机素提取（表 3－1）

表 3－1　诊案证名与机素提取对照表

证　型	病例数	分解机素对照表
气阴两虚	25	气，阴，两，虚
肝肾阴虚	24	肝，肾，阴，虚
肝肾亏虚	19	肝，肾，亏，虚
阴虚火旺	18	阴，虚，火，旺
阴虚内热	15	阴，虚，内，热
风痰上扰	15	风，痰，上，扰
气虚血瘀	14	气，虚，血，瘀
湿热内蕴	13	湿，热，内，蕴
……	……	……
气阴两虚痰浊阻滞	3	气，阴，两，虚，痰，阻，滞

以上 594 例诊案中共收入的证型及病机内容共 222 个。将证型及病机内容进行分解后，得到机素共 2529 个。

2. 证型分布特征（表 3－2）

表 3－2　594 例内科杂病患者证型分布统计表

证　型	频　次	频　率
气阴两虚	25	4.21%
肝肾阴虚	24	4.04%
肝肾亏虚	19	3.20%
阴虚火旺	18	3.03%
阴虚内热	15	2.53%
风痰上扰	14	2.36%
气虚血瘀	14	2.36%
湿热内蕴	13	2.19%
气阴两虚夹瘀	12	2.02%
痰热蕴肺	12	2.02%
痰浊中阻	11	1.85%

续表

证型	频次	频率
寒热错杂	10	1.68%
肺热喘咳	9	1.52%
气滞血瘀	9	1.52%
寒热互结	8	1.35%
胸阳不振	8	1.35%
肝胃不和	8	1.35%
肝火犯肺	7	1.18%
肾阴亏虚	7	1.18%
阴阳两虚	6	1.01%
痰浊上扰	6	1.01%
风寒袭表	6	1.01%

根据表可知出现频率大于1.68%的前12个证型分别为：气阴两虚（4.21%）、肝肾阴虚（4.04%）、肝肾亏虚（3.20%）、阴虚火旺（3.03%）、阴虚内热（2.53%）、风痰上扰（2.36%）、气虚血瘀（2.36%）、湿热内蕴（2.19%）、气阴两虚夹瘀（2.02%）、痰热蕴肺（2.02%）、痰浊中阻（1.85%）、寒热错杂（1.68%）等证型。其中最主要的证型是气阴两虚、肝肾阴虚、肝肾亏虚、阴虚火旺、阴虚内热型，这提示了大量的陈大舜临床诊案中内科杂病的辨病理因素以阴虚为主。

3. 机素分布情况　经过频数统计发现594次诊案63个机素中，最常见的机素有25个，这25个机素可以代表84.6%的证型及病机内容，这25个机素分别是虚、热、阴、气、痰、肝、瘀、肾、两、血、内、湿、阻、火、肺、亏、上、不、风、寒、蕴、扰、滞、阳、胃（表3-3～表3-5）。

表3-3　机素分布特点

机素	频次	频率
虚	263	10.39%
热	198	7.82%
阴	185	7.31%
气	152	6.01%
痰	114	4.51%
肝	112	4.43%
瘀	101	3.99%
肾	78	3.08%
两	74	2.93%
血	73	2.89%
内	72	2.85%
湿	67	2.64%

续表

机 素	频 次	频 率
阻	66	2.61%
火	61	2.41%
肺	57	2.25%
亏	53	2.09%
上	53	2.09%
不	51	2.01%
风	49	1.93%
寒	48	1.90%
蕴	45	1.78%
扰	45	1.78%
滞	43	1.70%
阳	41	1.62%
胃	39	1.54%

表 3-4 病位机素分布特点

病 位	频 次	频 率
肝	112	4.43%
肾	78	3.08%
肺	57	2.25%
胃	39	1.54%

表 3-5 病理机素分布特点

病 性	频 次	频 率
虚	263	10.39%
热	198	7.82%
痰	114	4.51%
瘀	101	3.99%
湿	67	2.64%
火	61	2.41%
风	49	1.93%
寒	48	1.90%

从表 3-4、表 3-5 可发现内伤杂病患者的 25 个机素中，属于病位的机素共有 4 个，分别是肝(4.43%)、肾（3.08%)、肺（2.25%)、胃（1.54%)，可见内科杂病病位主要责之肝、肾、肺、胃。常见的病理因素有虚（10.39%)、热（7.82%)、痰（4.51%)、瘀（3.99%)、湿（2.64%)、火(2.41%)、风（1.93%)、寒（1.90%)。

4. 机素聚类分析（图 3-1～图 3-5）

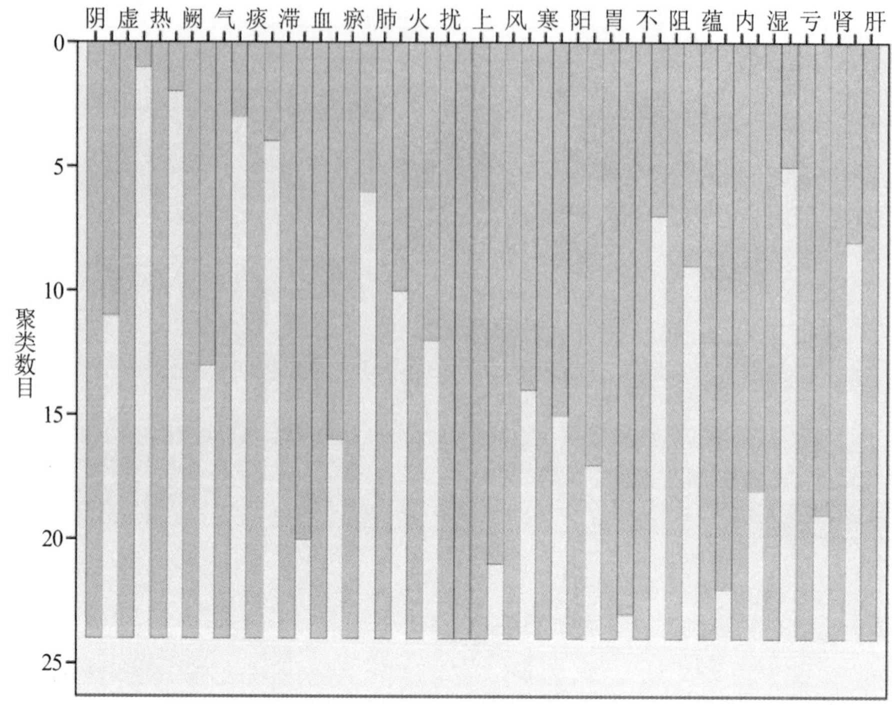

图 3-1　个案

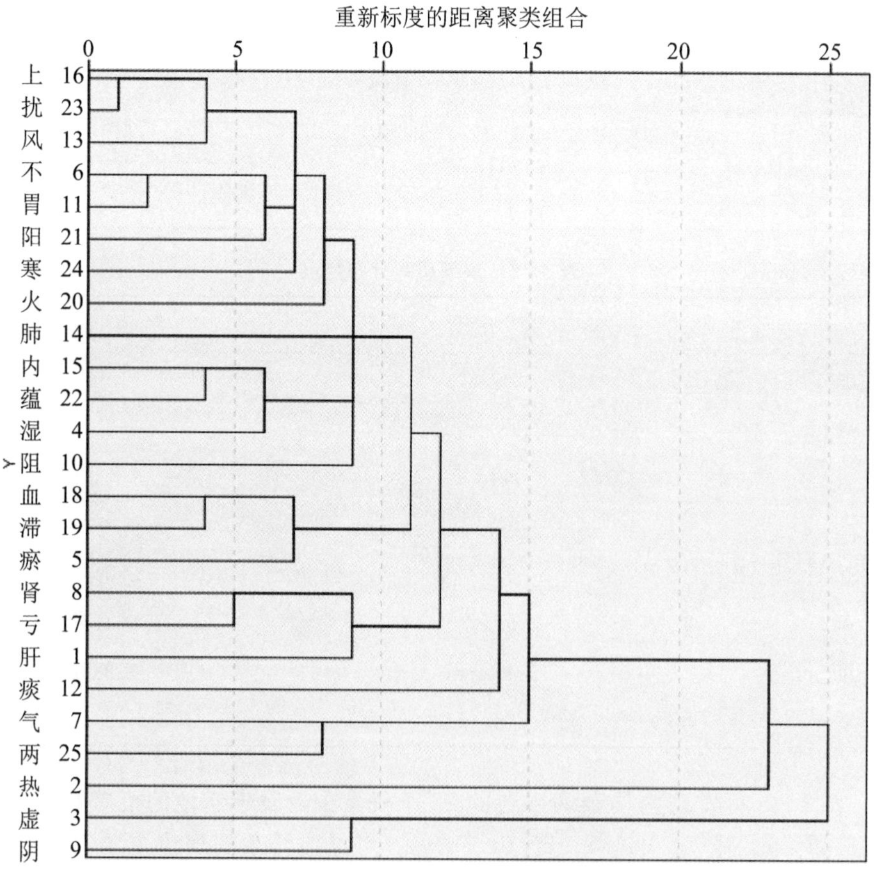

图 3-2　使用平均联接（组间）的谱系图

从以上聚类图可看出，分 2 类时，气、虚为一类，其他证素为一类；分 3 类时，气、虚为一类，肝、热为一类，其他证素为一类；分 4 类时，气、虚为一类，肝、热为一类，肾、气为一类，其他证素为一类；分 5 类时，气、虚为一类，肝、热为一类，肾、气为一类，痰、湿为一类，其他证素为一类。

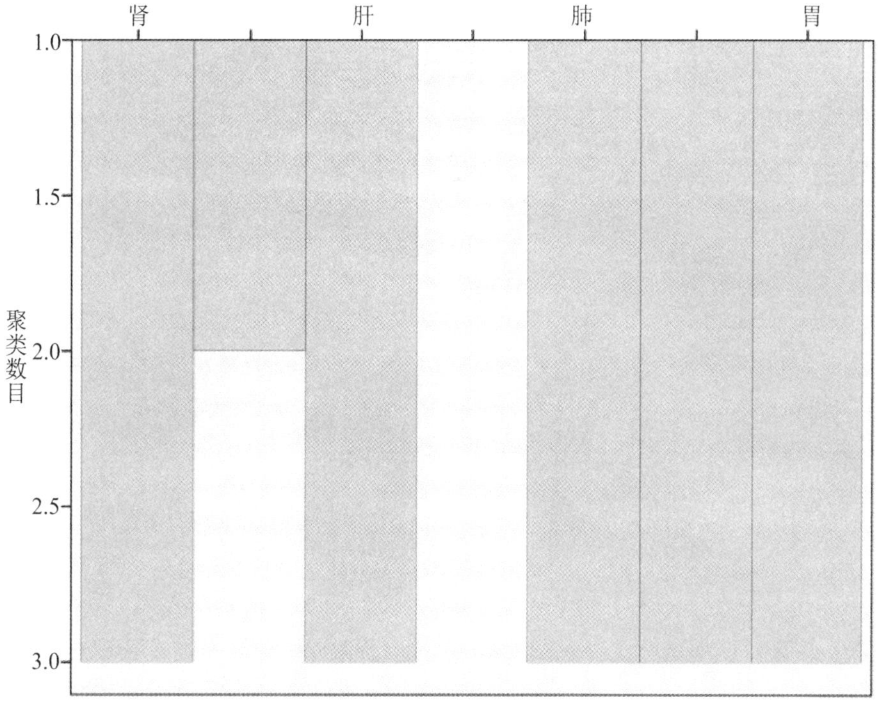

图 3-3　个案

对内科杂病最常见病位机素进行聚类分析，从上图可知聚 3 类时，肝为一类，肾为一类，肺胃为一类；聚 2 类时，肝肾为一类，肺胃为一类。

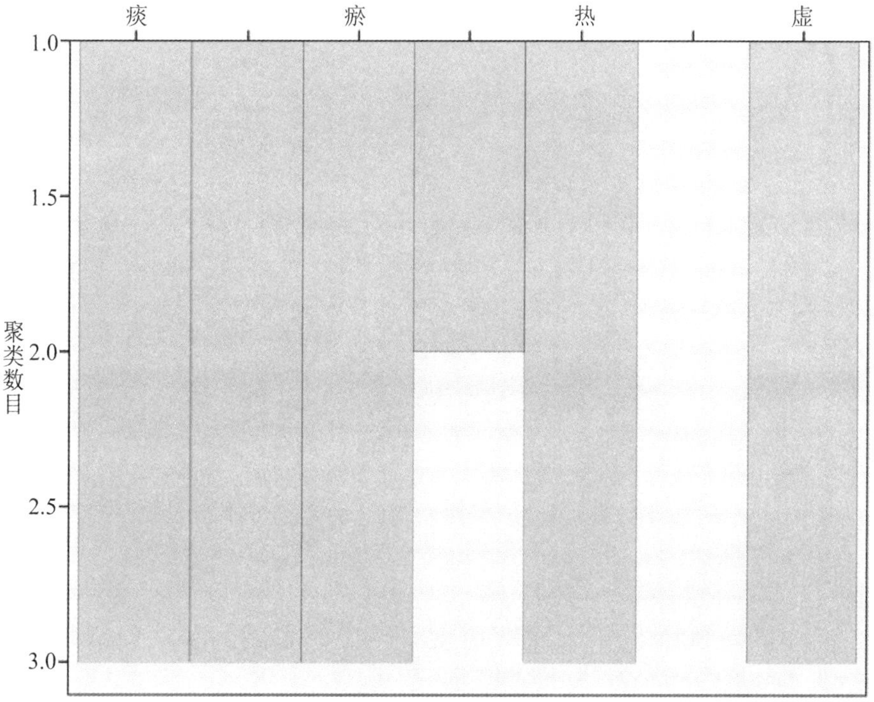

图 3-4　个案

对内科杂病最常见的痰、热、虚、瘀病理因素进行聚类分析，从上图可知聚3类时虚为一类，热为一类，痰、瘀为一类；聚2类时痰、热、瘀为一类，虚为一类。

5. 证型及机元提取（表3-6）

表3-6 诊案证名及机元提取对照表

证 型	病例数	分解机素对照表
气阴两虚	25	气虚，阴虚
肝肾阴虚	24	阴虚，肾虚，肾阴虚
肝肾亏虚	19	肾虚
阴虚火旺	18	阴虚
阴虚内热	15	阴虚
……	……	……
气阴两虚痰浊阻滞	3	气虚，阴虚，痰阻

以上594例诊案中共收入的证型及病机内容共222个。将证型及病机内容进行分解后，得到机元共1212个。

6. 机元分布情况 经过频数统计发现594次诊案107个机元中，最常见的机元有29个，这29个机元可以代表82.4%的证型及病机内容，这29个机元分别是阴虚、气虚、肾虚、湿热、瘀血、肾阴虚、痰热、气滞、痰阻、血虚、热毒、瘀热、瘀阻、湿内蕴、脾虚、瘀毒、热结、胃不和、络阻、瘀结、湿阻、肝郁、肝不和、肺虚、肝胃不和、胃热、气结、痰结，其分布如表3-7所示：

表3-7 机元分布特点

机 元	频 次	频 率
阴虚	174	14.36%
气虚	112	9.24%
肾虚	72	5.94%
湿热	56	4.62%
瘀血	52	4.51%
肾阴虚	42	3.46%
痰热	41	3.38%
气滞	39	3.21%
痰阻	38	3.13%
血虚	34	2.81%
热毒	33	2.72%
瘀热	27	2.22%
瘀阻	27	2.22%
湿内蕴	22	1.82%
脾虚	22	1.82%

续表

机元	频次	频率
瘀毒	22	1.82%
热结	21	1.73%
胃不和	19	1.57%
络阻	18	1.49%
瘀结	17	1.40%
湿阻	17	1.40%
肝郁	14	1.16%
肝不和	14	1.16%
肺虚	13	1.07%
肝胃不和	13	1.07%
胃热	13	1.07%
气结	12	0.99%
痰结	12	0.99%

从表3-7可发现内伤杂病患者的29个机元中，常见的病理因素有阴虚（14.36%）、气虚（9.24%）、肾虚（5.94%）、湿热（4.62%）、瘀血（4.51%）。

7. 机元聚类分析（图3-6、图3-7）

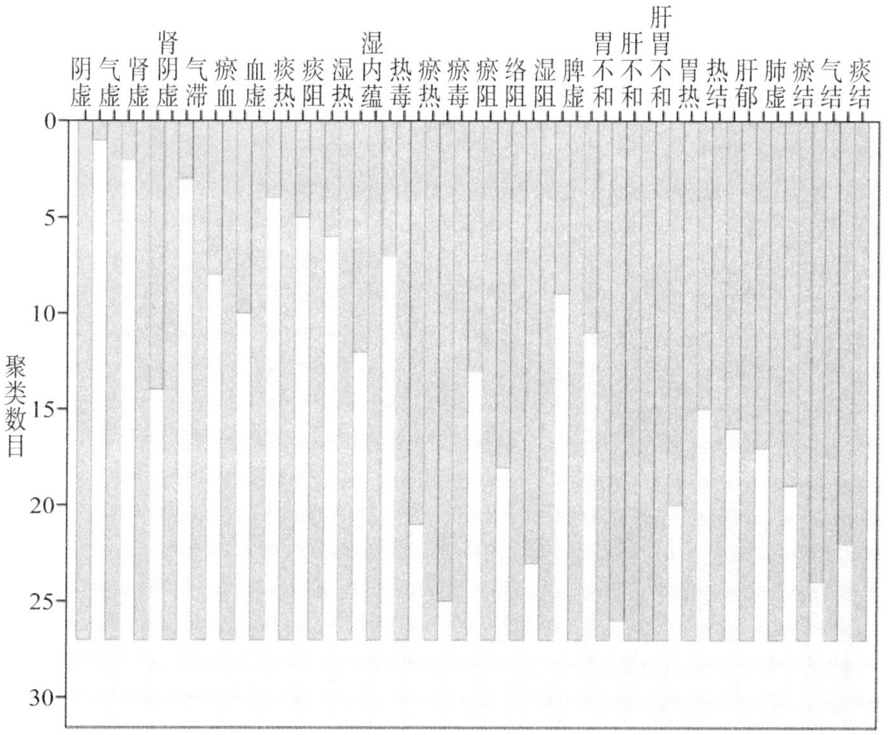

图3-5 个案

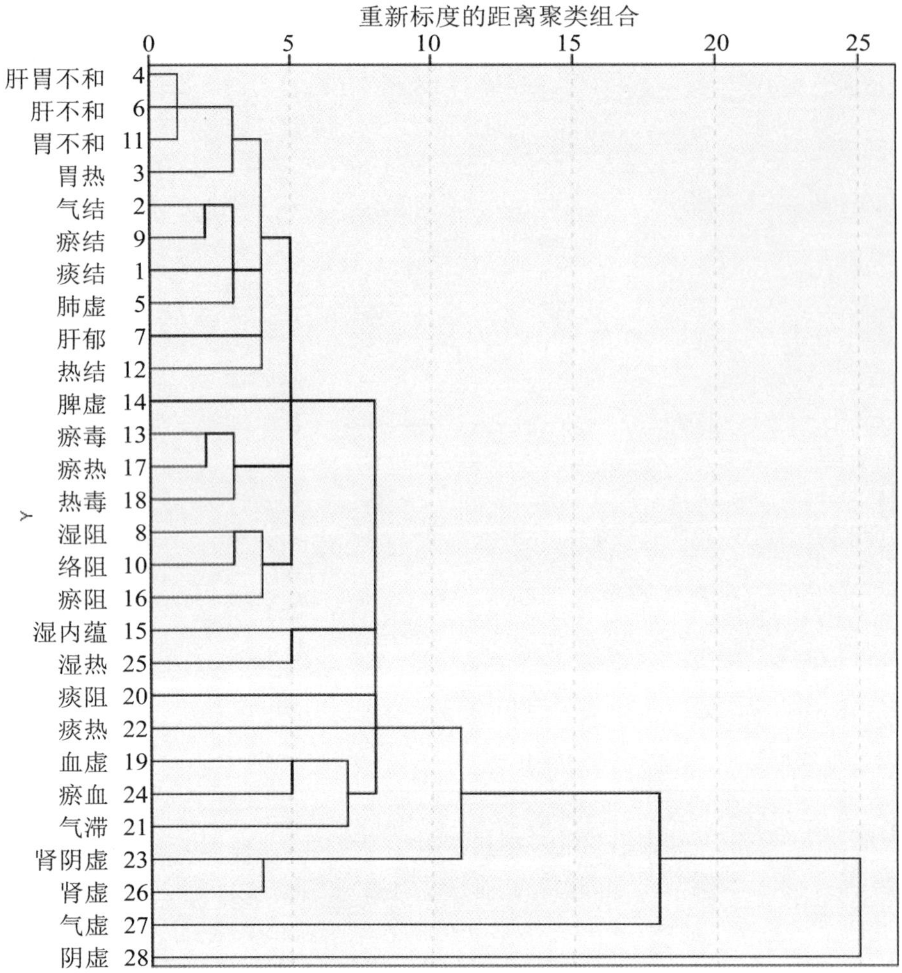

图 3-6 使用平均链接（组间）的谱系图

三、陈大舜治疗内科杂病的辨证规律

（一）内科杂病的机素特点

1. 机素分布不集中，广、散　594 例诊案中收入的证型及病机内容共 222 个，将证型及病机内容进行分解后，得到机素共 2529 个。代表 84.6％的证型及病机内容的机素有 25 个：分别是虚、热、阴、气、痰、肝、瘀、肾、两、内、湿、阻、火、肺、亏、上、不、风、寒、蕴、扰、滞、阳、胃。其中病位机素有肝、肾、肺、胃；病理因素有：虚、热、痰、瘀、湿、火、风、寒。由此可见机素分布具有分布不集中，广、散的特点。因为内科杂病多种疾病交杂，致病因素多，涉及病位广，故而代表病位、病邪的机素均有涉及。内科杂病致病因素多，六淫（风、寒、暑、湿、燥、火）、七情（怒、喜、思、悲、恐、惊、忧）均可在一定条件下致病。内科杂病病位较广泛，为多脏同病。例如消渴，是以“渴不止，小便多”为主要症状的一类疾病。其病位可在肺、脾、肾三脏，病程初期病损可能局限于其中的某一脏腑，但病情迁延缠绵，可能肺脾同病、肺肾同病、肝肾同病，甚者肺、脾、肾三脏同病。本虚标实，合而致病。

2. 机素交杂，兼夹为病　图 3-5 对常见病理因素痰、瘀、虚、瘀聚类分析，聚 2 类时痰、热、瘀在一类，虚为一类；聚 3 类时，虚为一类，热为一类，痰、瘀为一类。无论是聚 2 类还是聚 3 类，痰、瘀始终为一类，说明它们之间存在某种联系，痰、瘀机素之间交杂兼夹，合而为病。痰、瘀之间的兼夹不仅仅是单纯地累加，它们有机结合之后可产生协同作用，致病强度更甚、病程愈加缠绵，疾病越发难治。譬如痰瘀痹阻证，患者平时嗜食膏粱厚味，或者坐卧湿地，日久痰湿内生，阻滞气机，酿生瘀血，痰瘀交杂痹阻肢体筋脉，发为痹证。

（二）内科杂病的机元特点

1. 多因、多病位复合　图 3－5 常见病理因素聚类，聚 2 类时，痰、热、瘀聚为一类，即体现了内科杂病多因复合之特点。图 3－4 常见病位机素聚类，聚 2 类时肝肾为一类，肺胃为一类，体现了内科杂病多病位复合之特点。内科杂病的机元是由某些机素复合、非线性组合而成，存在多因、多病位的复合。多因复合是多种病因（六淫侵袭、情志内伤、体虚劳倦、饮食不节等）同时或先后侵犯机体，引起疾病。患者表现为两种或两种以上病理因素的相互兼夹复合。痰、热、瘀多病因复合，可酿生痰热郁肺、血瘀痰凝、痰热瘀互结等。多病位复合则是多脏同时为病。人体是一个有机系统，五脏相生相克，若某一个脏腑、经络功能的太过或不及必然影响到其他脏腑，五脏乘侮，多脏同病。《素问・玉机真藏论》曰："五脏相同，移皆有次，五脏有病，则各传其所胜。"如木火刑金，肝肾亏虚，肝气乘脾等。

2. 邪正交争，因果错杂　图 3－5 聚类分析，聚 2 类时痰、热、瘀在一类，虚为一类，说明痰、热、瘀之间存在联系，根据中医理论，不难推测它们之间的因果联系。此外，内科杂病具有痰、热、瘀之邪实，也有正虚，故可知晓其病情变化过程中存在着邪正交争。"阴平阳秘，精神乃治"，人体生理状态下是保持在阴阳的动态平衡中。而患病之后，病理表现则为"邪正交争"。邪正交争导致脏腑经络移变、病性虚实夹杂、病邪因果错杂。内科杂病致病的病理因素有阴虚、气虚、肾虚、湿热、瘀血。这些病理因素因果错杂、动态演变、相兼致病。例如，阴虚、血瘀这一对病理因素可互为因果，阴虚可致血瘀。津血同源，阴津亏耗，血脉不充，血行不利，涩滞不畅，可导致瘀血阻滞。《玉机微义》曰："血注之于脉，充则实，少则涩"。反之，血瘀也可致阴虚。瘀血停聚，阻滞气机，气液宣通不利，津液输布失常，阴津亏耗，形成阴虚之证。阴虚也可导致气虚，由于阴是气之构成元素之一，阴阳相合方有气，津液足方能化气，津虚则气少，气少则津行障碍，影响气机。反之气虚亦可致阴虚，气虚无力行津，阴津失于输布而致阴虚。阴虚也可致湿热，阴精是生命活动的物质基础，素体阴虚，则外邪可乘虚而入，进犯机体。湿为阴邪，故而更易感之。机体水液代谢依赖于脾的运化、肺之输布和肾的气化，脾、肺、肾阴精不足、功能衰弱，运化无权，水液停留，聚而生湿。肾虚亦可致阴虚。肾为主水之脏，肾虚开阖失司，体内水液输布不利，津液不足终致阴精不足而成阴虚。反之阴虚可致肾虚。阴液的匮乏涉及肾脏，肾中阴精不足故而会表现出腰膝酸软、头晕耳鸣等一派阴虚内热及阴虚阳亢之象。再者肾虚和气虚也可互相影响，肾为气之根，肾中精气充盛，人之诸身之气方有根。人体之气健旺，则肾中精气生化有源。

（三）内科杂病的病机特点

1. 虚实夹杂，以虚为主　从表 3－7 可发现内伤杂病患者的 29 个机元中，常见的病理因素有阴虚（14.36%）、气虚（9.24%）、肾虚（5.94%）、湿热（4.62%）、瘀血（4.51%）。提示了内科杂病的病性特点是虚实夹杂，但以虚为主。陈大舜认为疾病进展过程中，脏腑正气亏损和组织器官变性、内邪滋生并存，常出现正虚邪实的交错，正邪盛衰不断演化，或因虚致实，或因实致虚，虚实夹杂。内科杂病以虚为本，本虚标实。人身机体类似一个宇宙，阴阳、气血、津液、脏腑、四肢、百骸都各安其位，动态变化，生理状态下经络通利、气血调和、阴平阳秘。若气、血、阴、阳这四者其中的一个环节出现病损，则其他三者亦不能独善其身，均会被波及，引发一系列症状。内科杂病临床往往多虚同病。例如，气虚不能行津，津液失于输布而致阴虚；气能生血，气虚生血无力而致血虚；气虚脏腑功能衰弱，温煦作用减退而致阳虚。因此，气虚可以导致阴虚、阳虚、血虚甚至气阴两虚、气血亏虚、阴阳两虚等病证。

2. 多虚同病　从表 3－7 机元的分布特点可发现内伤杂病患者的 29 个机元中，常见的病理因素有阴虚（14.36%）、气虚（9.24%）、肾虚（5.94%），可见内科杂病多虚同病之特点。虚者，乃脏腑功能衰退、气血阴阳亏损，虚证涉及范围广泛，肝、心、脾、肺、肾五脏均可涉及。而五脏之变又不外乎气、血、阴、阳。内科杂病病程较长，一方面久病耗伤正气而致虚；另一方面患者治疗疗程长，治疗药物中所含的攻邪、祛邪药物亦能耗伐人体正气，正气不足而致虚。此外，还有常患内科杂病之人可能有先天禀赋不足，为虚性体质所致。阴津的耗损也可致阳气生化不足，导致阳虚、阴阳两虚。阴阳不和，气血不生，可致气虚、血虚。总之某一脏的虚损可病及其他脏腑，气血阴阳其中一者亏虚，继而也会导致其他三者的亏虚，此乃多虚同病之义。

3. 多实共生　从表 3－5 病理机素分布特点可见常见的病理因素除了虚之外，还有热（7.82%）、痰（4.51%）、瘀（3.99%）、湿（2.64%）、火（2.41%）、风（1.93%）、寒（1.90%），可见内科杂病多实共生之特点。热邪、痰饮之邪、湿邪、火邪、风邪、寒邪乘虚而入侵袭人体、血行不畅、变生瘀血酿生杂病。痰饮、热邪、湿邪、寒邪、痰热、寒痰、痰湿等多种实邪相互滋生。例如痰饮之邪停聚日久、气机不畅、郁久化热、酿生热邪；痰阻气机，气不行血，血行不畅而致瘀血；痰饮恋肺，肺虚治节无权，水湿津液失宣而生湿邪。总之某一邪气产生之后可滋生一些其他邪气，同气相求，同类相召，此乃多实共生之义。

（四）内科杂病的亚病机特点

1. 肝肾阴虚是内科杂病之关键基础病机　由表 3－4 可知内科杂病最常见病位在肝肾，从表 7 可知内科杂病最常见的病理因素为阴虚，故而可以推断出肝肾阴虚是内科杂病之关键基础病机。肝肾同居下焦，肾的经脉直接与肝相贯通。《灵枢·经脉》曰："肾足少阴之脉……其直者，从肾上贯肝膈。"肝主疏泄与肾司封藏二者对立统一、相反相成，维持机体生理功能。肝脏疏泄不利会导致肾的封藏失职，此乃肝病及肾；肾精不藏，精不化血，肝血不足，肝失所养，此乃肾病及肝。肝肾阴血不足可相互影响，进一步发展极易阴不制阳，虚风内动。陈大舜认为现代人生活节奏快、压力大，肝气郁结，失于疏泄，久而及肾。肝肾同病、阴精不足成为酿生内科的基础病机，容易导致多脏腑、多经络为病。

内科杂病以肝肾阴虚为基础病机。但在肝肾阴虚的基础上，还可进一步导致其他脏腑的病理损害。类似于以肝肾阴虚为圆心，向其他脏腑发散致病。例如肝肾阴虚，肾水不能上济于心，心火亢旺，心肾不交。肾阴不足，子病及母，可致肺肾阴虚。肺虚日久，子盗母气，可致肺脾气虚。肺脾同病，阴伤气耗，也可致气阴两虚。

2. 热痰瘀结是内科杂病之主要继发病机　由表 3－5 可知，热、痰、瘀是内科杂病最常见的病理因素，仅次于虚机素。热痰瘀结常继发于肝肾阴虚之后，三者相互滋长，兼夹错杂，成为内科杂病之继发病机。肝肾阴津不足，肝失疏泄，肾失开阖，水液代谢失常，痰饮等病理产物应时而生。痰饮停聚日久，气机不畅，津液郁滞，郁久化热。"血受热则煎熬成块"，热邪进一步煎熬血液，或者热迫血络而成瘀。或者是肝肾阴虚，水不制火，而生热邪；热灼津液，炼液为痰；痰邪阻滞脉道，脉道不利，血液壅塞不通，酿生瘀血。痰热瘀邪既成之后，阻滞脏腑气机，变生诸病，如痰热阻肺、痰瘀阻络、痰热瘀阻证等。亦或是嗜食膏粱厚味，脾胃受损，脾虚湿困，变化为痰饮，痰阻气血运行，产生瘀血，痰瘀互结郁而化热。痰、热、瘀三者无论其中哪一种先产生，在内科杂病的病变过程中往往会导致另外二者的产生，在形成过程中常互为因果，在致病时又相互为用，它们之间可存在空间上的交互性、时间上的交互性。陈大舜在临床诊治中发现，痰、瘀常继发于五脏虚损之后，是五脏虚损所派生的病理产物。中老年虚衰加上痰瘀互结，形成了虚实夹杂，本虚标实的病证，它们构成了各种中老年慢性疾病的共同病理基础。周德生在此基础上对血瘀证进行进一步研究，提出了"久病多瘀"、"怪病多瘀"、"疑难病多瘀"等观点，这与陈大舜"瘀致杂病"的观点不谋而合。

由表 3－5 可知内科杂病常见病理因素有：热、痰、瘀、湿、火、风、寒。痰热瘀结常继发于肝肾阴虚之后，是内科杂病之主要继发病机。痰、热、瘀已论述，现对湿、火、风、寒进行论述。自古说湖南乃卑湿之地。南方降雨多，湿度大，故湿邪容易滋生，此为外湿。痰湿皆为阴邪，痰液停聚，津液失布，酿生湿邪，此为内湿。火邪与热邪本质皆为阳盛，火为热之极，可由热邪进一步发展而来，也常继发于阴虚之后。风邪分外风、内风，外风多因外感所致，内风则多因精血亏虚、水不涵木、肝阳上亢、肝风内动所致。寒邪一由外感所致，二由阳虚失于温煦所致。

（五）内科杂病的证候特点

此次共纳入内科杂病诊案 594 例，共出现证型 222 种（表 3－2），频率大于 1.68%的证型有 12 个，它们分别为气阴两虚（4.21%）、肝肾阴虚（4.04%）、肝肾亏虚（3.20%）、阴虚火旺（3.03%）、阴虚内热（2.53%）、风痰上扰（2.36%）、气虚血瘀（2.36%）、湿热内蕴（2.19%）、气阴两虚夹瘀（2.02%）、痰热蕴肺（2.02%）、痰浊中阻（1.85%）、寒热错杂（1.68%）等证型。其中尤以气阴两虚型为主，其频次、频率明显高于其他证型。图3-2聚类图中显示在聚5类以下的分类中气、虚二变量始终为其相对独立的一类，说明了气、虚机素组合证型远远高于其他因素组合；当分3类时，气、虚为一类，肝、热为一类，其他证素为一类；分4类时，气、虚为一类，肝、热为一类，肾、气为一类，其他证素为一类；分5类时，气、虚为一类，肝、热为一类，肾、气为一类，痰、湿为一类，其他证素为一类；说明内科杂病病位多在肝、肾，病理因素多为虚、热、痰、湿。

1. 内科杂病证候动态演变性　由表3-2可知内科杂病常见证型依次有气阴两虚、肝肾阴虚、肝肾亏虚、阴虚火旺、阴虚内热、风痰上扰、气虚血瘀、湿热内蕴、气阴两虚夹瘀、痰热蕴肺、痰浊中阻、寒热错杂等证型。详究这些证型，可以发现某些证型之间存在联系，中医医理可以阐释这些内在关系。例如，阴虚内热、阴虚火旺可继发于肝肾阴虚之后。肝肾阴精不足，水不制火，阴不制阳，可致虚热内扰，虚火上炎。风痰上扰可继发于痰浊中阻之后。痰浊困阻中焦脾胃，受外感风邪相召，上扰清空，发为眩晕、头痛、痫病等脑系病证。气阴两虚夹瘀也可继发于气阴两虚、气虚血瘀之后。综上可以看出内科杂病之证候具有动态演变性。疾病不断发展，证候也随之发生变化。疾病在不同阶段表现出不同的证候，体现出一定的证候演变。即疾病发展的过程可以看成一个复杂恒动的生命现象。王永炎认为证候具有"往复循环，动态演变"的特点。褚福永等认为杂病的脏腑生克乘侮、阴阳转化和气血相关传变，等等，都是证候动态变化的形式。如肝肾精血同源，藏泻互用，肝脏生理功能的太过或不及，久而必损及肾，肝肾同病，耗伤阴液，酿生杂病。

2. 内科杂病证候高维性　从图3-5的聚类分析图可看出热、痰、瘀之间具有交互作用。这种交互可以是时间上的交互，譬如病程中的由此及彼，由热生痰，由痰生瘀；也可以是空间上的交互，痰阻中焦，瘀阻脑窍。证候是对疾病某一阶段的病因、病机、病位、病性、病势的综合反映，其内在的因素包含了这些功能性结构内部气血阴阳的关系失调、结构之间的乘侮、母子传变、相互调控作用失衡，以及体质、遗传因素的决定作用等复杂的病理关系，外在的因素又由于邪气性质、入侵途径、侵犯部位、邪正双方力量对比状况的不同而使证候呈现出复杂多变的信息。高维性是指构成系统的子系统数量和种类繁多，子系统之间存在多种形式、多种层次的交互作用。证候的高维性表现为构成证候系统的空间因素种类繁多，数目庞大，至少涉及病因、病机、病位、病性、病势、病理、症状、邪正关系、机体状态9类因素。如痰湿内停肺失宣降脾胃不和证，就存在病因、病位、病势、病理、症状多维。

3. 内科杂病证候复杂性　从表3-5可见内科杂病常见的病理因素有虚、热、痰、瘀、湿、火、风、寒，可见致病因素众多，病因复杂。从图3-5的聚类分析图可看出，聚2类时痰、热、瘀在一类，虚为一类，说明痰、热、瘀存在联系，常兼夹为患，故而导致了证候复杂性。内科杂病证候复杂在于它的致病原因复杂、发病机制复杂、病变部位复杂3个方面。内科杂病病因复杂是由于几种病因杂合致病，危害性常常大于单一因素作用之和，外感六淫、内伤七情、疫毒病邪、饮食劳欲等多种病因可同时或先后侵犯机体，致使气血失调，多脏受损。内科杂病病机甚为错综复杂，如寒热转化、虚实相因、阴阳互损等造成了内科杂病病机的复杂性、多变性。除此之外，内科杂病病位十分广泛，往往涉及多个脏、腑、经络。人体的心肝脾肺肾五脏虽然各司其职，但它们之间互相联系、相辅相成，构成了一个统一的有机整体。在一定条件下，某一部位的病变可以向其他部位传变。

（六）形成陈大舜内科杂病辨证特色的原因分析

内科杂病病理因素虽多，病机复杂，因果错杂，动态演变，但总的来说是以肝肾阴虚为本，痰热瘀结为标。其中痰湿、瘀血、热邪既是肝肾阴虚的病理产物，又是内科杂病不可忽视的重要环节。因此，陈大舜认为肝肾阴虚、痰热瘀结是内科杂病的基本病理。需要用联系的、发展的、复杂的、全面的眼光来辨证治疗内科杂病。

1. 全面兼顾与具体分析有机结合　陈大舜临床诊疗详实地询问患者病情，收集四诊信息，参考相关辅助检查，从整体的角度全面认识疾病。同时兼顾地域环境、患者体质、生活习惯、季节气候特点等因素，具体分析病邪、病位、病性、病势，并由此提炼出每个疾病最核心的病机内容，实现了辨证求机，以常达变。陈大舜将全面性、普遍性与特殊性有机结合，体现了中医的两大特色——整体观念和辨证论治，提升了辨证治疗的精准性。

2. 重视复杂病辨证思维的运用　某些内科杂病多病共存、多脏共病，症状繁多，证候复杂，病因难明，病程缠绵，给辨证诊疗带来一定难度。基于此，陈大舜提出要重视复杂病辨证思维的运用，应用整体、联系的观点认识疾病的病因、病位、发展趋势，分析和处理临床中的疑难复杂问题。多病共存的情况需分清主要矛盾和次要矛盾，分明哪一种疾病是目前急需处理的的问题，急则治其标，缓则治其本，同则标本兼治。多脏共病的情况需分清病变以哪一脏为主，治疗时是否需要兼顾其他脏腑，在其他脏腑尚未被影响的情况下是否需要“先安未受邪之地”，阻断传变。症状繁多的情况下，需辨别哪些症状为真实，哪些症状是假象。病邪较多的情况下，需辨明哪一邪气致病为主，是否有兼夹，若有兼夹，是内邪之间兼夹、还是内外邪相互兼夹。

3. 和法论治，和其不和　“气血冲和，百病不生；血气不和，百病乃变化而生。”各种疾病的发生、发展，都是阴阳失去相对动态平衡的结果。内科杂病病因复合、病机复合、病位复合，病程复杂、多病共存，以和法论治为落脚点当为最佳。陈大舜认为，和法是通过和解、调和，使表里、寒热、虚实的复杂证候，脏腑阴阳气血的偏胜偏衰归于平复，从而达到祛除病邪，恢复健康的目的。内科杂病，多以肝肾阴虚为本，痰热瘀结为标，且常兼夹各脏腑的损伤、各种病邪的侵袭，补虚泻实，兼顾各个病位，兼清各种病邪，使机体康复，以归于平和之态，正是和法论治精义之所在。

四、结论

通过对陈大舜594例临床诊案统计分析，陈大舜治疗内科杂病辨证规律如下：

1. 内科杂病的机素特点是本虚标实，合而致病；和合交冱，转化演变。

2. 内科杂病的机元特点是多因、多病位、多病势复合；邪正交争，因果错杂。

3. 内科杂病的病机特点是虚实夹杂，以虚为主；多虚同病，多实共生。内科杂病的亚病机特点是肝肾阴虚是内科杂病之关键基础病机，热痰瘀结是内科杂病之主要继发病机。

4. 内科杂病的证候特点是具有动态演变性、证候高维性、证候复杂性。

内科杂病处方用药规律研究

一、内科杂病医案用药规律数据挖掘分析

内科杂病泛指除伤寒、温病以外的各种内科疾病。中医临床之难，在于内科。内科所涉及的病症，多为杂病，甚至为疑难病，多症情复杂，宿疾而兼新病，内伤而兼外感，寒热错杂，虚实互见，多种病理因素凑合而成，病因病机十分复杂，难以把握。我国第一步论述内科杂病的著作是《金匮要略》，该书首创“以病为纲、病证结合、辨证论治的杂病诊疗体系”：①病症结合，明确病名诊断在杂病诊断中的作用，把脏腑经络辨证作为内科杂病辨证论治的核心，如提出“千般灾难，不越三条”的病因分类与“见肝之病，知肝传脾，当先实脾”的疾病传变理论；②在脉与病的关系方面，论述了根据脉象辨别病因、病机、指导治疗的理论；③在疾病的治疗方面，提出无病预防、既病防传、防治结合的预防医学的观点，论述了痉、湿、暍、中风历节、风寒积聚、吐血、下血、胸满等40多种内科杂病。

《金匮要略》问世后，历代医家多以继承仲景辨治内伤杂病的思想，并不断完善与发展。如李东垣把脾胃内伤作为一切内科杂病的根源，提出“内伤脾胃，百病由生”，无论疾病属外感或内伤导致，均应该考虑到“内伤”因素存在；张景岳提出“阴阳互济”观点，主张先后天并重，在《景岳全书·论脾胃病》提出“脾为土脏，灌溉四旁，是以五脏之中均有土气”，“脾为五脏之根本”，“肾为五脏之化源”，

主张从脾肾论治内科杂病，进一步继承并发展了内科杂病的病机理论。

对中医处方用药规律进行总结及研究，是传承中医药特色理论的重要组成部分，包括对名老中医用药经验研究、疾病用药规律研究及病症结合用药规律研究。而研究方法已从以往的手工统计进展到如今的计算机统计软件的应用，如 SAS、SPSS、EXCEL 等，常见的统计方法包括频数统计、关联规则、文本挖掘、因子分析、聚类分析等。其中名老中医组方用药规律研究是中医药总结和发展的核心内容之一，研究内容包括药物功能、四性、五味、配伍、归经等。本节旨在通过数据挖掘方法对陈大舜内科杂病方药应用规律进行探讨，深度挖掘陈大舜在临床中治疗内科杂病的思想指导及用药上的特点，以期传承学术文明，为发展中医药特色提供帮助。

（一）研究对象和方法

1. 资料来源　陈大舜 2016 年 12 月至 2017 年 12 月脑病一科门诊医案。根据纳入及排除标准，共收录符合标准的医案 176 个，纳入处方 514 首。

2. 纳入和排除标准

（1）纳入标准：①一般信息，患者就诊的时间、年龄、性别、病史、就诊时的临床表现以及诊疗过程的全部资料；②治疗期间未采用其他治疗手段者；③病情显效或好转者。

疗效评价：①显效。主要症状消除或明显减轻，且次要症状及兼证消除或明显减轻。②好转。主要症状明显减轻；或次症与兼证消除或明显减轻。

（2）排除标准：病案信息资料不完整，如姓名、性别、处方用药等内容中有缺失且无法完善者。

3. 病例资料收集与汇总　收集符合纳入标准的病例资料：记录患者的基本信息、四诊资料、辨病、辨证、治则及处方用药等信息。中医辨证论治由陈大舜核对后记录，每次门诊由专人负责对每位患者的病历资料进行记录、汇总和整理归档。

4. 数据标准化及录入

（1）中药规范化处理：制定统一标准，参照高等院校第七版统编教材《中药学》对医案处方中中药进行规范化处理，如将“玄胡”统一为“延胡索”，“炙甘草”统一为“甘草”，“炙百部”统一为“百部”，“生麻黄”与“炙麻黄”统一为“麻黄”，“龙牡”分解为“龙骨”、“牡蛎”，“焦三仙”分解为“炒麦芽”、“炒山楂”、“炒六神曲”，“醋柴胡”统一为“柴胡”等。

（2）建立数据库：对所有处方进行编号（1，2，3……n），将处方中的中药名输入 EXCEL 表格，第一行作为处方编号，每一行代表一个处方，录入时采用二值量化处理，根据药物的有、无分别赋值为 1、0。

（3）统计方法：用 SPSS23.0 对陈大舜临证医案的组成药物进行频数统计，制出频数统计表，筛选出频数较高的中药进行系统聚类分析，系统聚类的方法选用 R 型聚类，采用树形图及冰柱图显示数据结果，并显示所有聚类。通过聚类分析，把常用药物归为一类，把一些相互疏远的归为不同的类，从中寻找出陈大舜医案中主要关联药物、关联中药功效类别、主要固定结构等遣方用药规律，进而得出陈大舜治疗内科杂病的学术思想及临证经验。

（二）统计结果

1. 一般资料统计分析　本研究共收集陈大舜内科杂病医案 176 例，涉及处方 514 个，共统计 230 味中药，总用药频次达到 6305 次。所有医案中涉及的病种包括便秘、消渴、瘿病、不寐、头痛、咳嗽、胃痛、呕吐、月经不调、腰痛、腹痛、中风等；陈大舜学术精湛，临证经验丰富，求医者中男、女、老、少各个群体皆有，往往取得了满意的效果，很值得我们去学习和总结。

2. 频数统计

（1）药物频数统计：通过对陈大舜 514 个医案中药处方进行统计，共有 230 味中药，总用药频次达到 6305 次，其中频数≥20 次的药物共有 84 味（表 3－8、表 3－9），总的用药频次为 5211 次，占总用药频次的 82.4%，可见陈大舜临证用药相对集中。

表 3-8 中药频次统计表（频数≥20）

序号	中药	频次	序号	中药	频次
01	茯苓	183	43	墨旱莲	49
02	半夏	180	44	桔梗	48
03	黄芪	160	45	钩藤	47
04	薏苡仁	158	46	柏子仁	46
05	枳壳	150	47	泽泻	46
06	苦杏仁	150	48	淡竹茹	44
07	甘草	146	49	酸枣仁	44
08	黄芩	141	50	沙参	43
09	赤芍	130	51	黄柏	40
10	藿香梗	130	52	独活	37
11	黄连	125	53	麻黄	37
12	生地黄	115	54	百合	36
13	柴胡	111	55	金银花	36
14	桃仁	102	56	桑枝	34
15	紫苏梗	101	57	山药	33
16	葛根	95	58	连翘	33
17	丹参	92	59	天冬	32
18	牡丹皮	92	60	地龙	32
19	白芍	90	61	苍术	30
20	熟地黄	89	62	桑寄生	29
21	枸杞子	84	63	知母	29
22	当归	81	64	远志	29
23	桂枝	78	65	羌活	27
24	白术	78	66	生姜	27
25	太子参	74	67	蝉蜕	26
26	玄参	72	68	忍冬藤	25
27	牛膝	70	69	牡蛎	25
28	厚朴	69	70	大枣	25
29	麦冬	69	71	赭石	25
30	天麻	67	72	茵陈蒿	24
31	山茱萸	67	73	白茅根	23
32	陈皮	66	74	桑椹	23
33	地骨皮	65	75	肉苁蓉	22
34	郁金	65	76	天竺黄	22
35	女贞子	64	77	旋覆花	22
36	大黄	61	78	党参	22
37	瓜蒌皮	59	79	干姜	22
38	红花	57	80	葶苈子	21
39	桑白皮	57	81	杜仲	21
40	贝母	51	82	荆芥	21
41	川芎	50	83	水牛角	21
42	防风	49	84	车前子	20

根据中药频数统计表（表 3－8），使用最多的药物为茯苓（183 次）。使用频次最高的前 15 味中药为茯苓、半夏、黄芪、薏苡仁、枳壳、杏仁、甘草、黄芩、赤芍、藿香梗、黄连、生地黄、柴胡、桃仁、紫苏梗。

（2）高频药物分类频数统计：药物分类参照全国统编教材《中药学》内容，对 84 味高频中药按功效进行归类。统计结果显示，高频药物一共涉及常见的十四大类中药（表 3－9）。

表 3－9　中药药物分类统计表（频数≥20）

药物分类	具体药物及出现频次				累计频数及频率（%）
补虚药	黄芪 160	甘草 146	白芍 90	熟地黄 89	1221 次（19.3%）
	当归 81	枸杞子 84	女贞子 64	麦冬 69	
	太子参 74	墨旱莲 49	沙参 43	百合 36	
	山药 33	天冬 32	杜仲 21	党参 22	
	大枣 25	桑椹 23	白术 78		
清热药	黄芩 141	黄连 125	生地黄 115	玄参 72	924 次（14.7%）
	地骨皮 65	黄柏 40	金银花 36	知母 29	
	连翘 33	水牛角 21	牡丹皮 92	赤芍 130	
	忍冬藤 25				
解表药	柴胡 111	桂枝 78	葛根 95	麻黄 37	679 次（10.7%）
	蝉蜕 26	生姜 27	荆芥 21	防风 49	
	藿香梗 130	紫苏梗 101			
化痰止咳药	半夏 180	苦杏仁 150	桔梗 48	瓜蒌皮 59	654 次（10.4%）
	淡竹茹 44	桑白皮 57	贝母 51	天竺黄 22	
	旋覆花 22	葶苈子 21			
活血化瘀药	桃仁 102	丹参 92	牛膝 70	红花 57	436 次（6.9%）
	郁金 65	川芎 50			
利水渗湿药	茯苓 134	薏苡仁 158	羌活 27	泽泻 46	409 次（6.5%）
	茵陈蒿 24	车前子 20			
理气药	枳壳 150	陈皮 66			216 次（3.4%）
平肝熄风药	天麻 67	钩藤 47	地龙 32	赭石 21	189 次（3.0%）
	牡蛎 22				
安神药	酸枣仁 44	柏子仁 46	远志 29		119 次（1.9%）
祛风湿药	独活 37	桑枝 34	桑寄生 29		100 次（1.6%）
化湿药	苍术 30	厚朴 69			99 次（1.6%）
收涩药	山茱萸 67				67 次（1.0%）
泻下药	大黄 61				61 次（0.9%）
止血药	白茅根 23				23 次（0.4%）
温里药	干姜 22				22 次（0.4%）

根据中药药物分类统计表（表 3－9），可以得出使用最多的前 7 类的药物是补虚药（1221）、清热药（924）、解表药（679）、化痰止咳药（654）、活血化瘀药（436）、利水渗湿药（409）、理气药（216），此外还包括平肝熄风药、泻下药、祛风湿药、安神药、温里药、收涩药及化湿药。

（3）高频药物四气、五味及归经统计：参考《中药学》对84味高频药物进行性味、归经统计分析。所得的性味、归经分析如表3-10～表3-13所示。

表3-10　高频药物性味、归经统计表（频数≥20）

药　物	性　味	归　经
半夏	辛、温，有毒	脾、胃、肺
茯苓	甘、淡，平	心、脾、肾
黄芪	甘、微温	脾、肺
薏苡仁	甘、淡，凉	脾、胃、肺
枳壳	苦、辛、酸，温	脾、胃
甘草	甘，平	心、肺、脾、胃
杏仁	苦，温，有毒	肺、脾、大肠
黄芩	苦、寒	肺、心、肝、胆、大肠
赤芍	苦；微寒	肝、脾
黄连	苦，寒	心、脾、胃、肝、胆、大肠
柴胡	苦、辛，微寒	肝、胆
藿香梗	辛，微温	肺、脾、胃
生地黄	甘、苦；微寒	心、肝、肾
桃仁	苦、甘；平	心、肝、大肠、肺
紫苏梗	辛，温	肺、脾
丹参	苦；微寒	心、肝
葛根	甘、辛；凉	肺、胃
桂枝	辛、甘；温	膀胱、心、肺
白芍	苦、酸，微寒	肝、脾
熟地黄	甘，微温	肝、肾
玄参	甘、苦、咸，微寒	脾、胃、肾
陈皮	味苦、辛，温	肺、脾
枸杞子	平，甘	肝、肾
牡丹皮	苦、辛，微寒	心、肝、肾
当归	甘、辛，温	肝、心、脾
厚朴	苦、辛；温	脾、胃、大肠
牛膝	苦、甘、酸，平	肝、肾
白术	苦、甘、温	脾、胃
大黄	苦、寒	脾、胃、大肠、肝、心包
天麻	甘、平	肝
郁金	辛、苦，寒	肝、心、肺
麦冬	甘、微苦、微寒	肺、心、胃
女贞子	甘、苦，凉	肝、肾

续表

药　物	性　味	归　经
太子参	甘、微苦；平	脾、肺
地骨皮	甘，寒	肺、肝、肾
瓜蒌皮	甘、苦，寒	肺、胃
红花	辛，温	心、肝
山茱萸	酸、涩，微温	肝、肾
川芎	辛，温	肝、胆
桔梗	苦、辛，平	肺
防风	辛、甘，微温	膀胱、肺、脾、肝
桑白皮	味甘、辛，寒	肺、脾
淡竹茹	甘，微寒	肺、胃
贝母	苦、甘，微寒	肺、心
沙参	甘、微苦；微寒	肺、胃
钩藤	甘，微寒	肝、心包
墨旱莲	甘、酸，寒	肝、肾
独活	辛、苦，微温	肾、膀胱
柏子仁	甘，平	心、肾、大肠
酸枣仁	甘，平	心、脾、肝、胆
桑枝	微苦；平	肝
百合	甘、微苦；微寒	心、肺
黄柏	苦，寒	肾、膀胱
地龙	寒、咸	肝、胃、肺、膀胱
泽泻	甘、寒	肾、膀胱
金银花	甘、寒	肺、心、胃、大肠
桑寄生	苦、甘、平	肝、肾经
苍术	辛、苦，温	脾、胃、肝
羌活	辛、苦；温	膀胱、肾
麻黄	辛、微苦，温	肺、大肠
蝉蜕	甘、咸，凉	肺、肝经
山药	甘、平	脾、肺、肾
赭石	苦、甘，微寒	肝、胃、心
生姜	辛、微温	肺、脾
知母	苦，寒	肺、胃、肾
水牛角	苦，寒	心、肝
车前子	甘，寒	肾、膀胱、肝、肺
荆芥	辛，温	肺、肝

续表

药物	性味	归经
杜仲	甘、微辛；温	肝、肾
葶苈子	辛、苦，寒	肺、膀胱、大肠
干姜	辛，热	脾、胃、肾、心、肺
党参	平、甘	脾、肺
旋覆花	苦、辛、咸；微温	肺、脾、胃、大肠
天竺黄	甘，寒	心、肝
肉苁蓉	甘、咸；温	肾、大肠
桑椹	凉，甘、酸	心、肝、肾
白茅根	甘，寒	肺、胃、膀胱
茵陈蒿	苦、辛；微寒	脾、胃、肝、胆
大枣	甘，温	脾、胃
牡蛎	咸，微寒	肝、肾
忍冬藤	甘，寒	心、肺
远志	苦、辛，微温	心、肺、肾
天冬	甘、苦，大寒	肺、肾
连翘	苦，微寒	肺、心、胆

表 3-11 高频药物四性统计表（频数≥20）

四性	频数	频率（%）
寒	37	44.0%
热	1	1.2%
温	27	32.1%
凉	5	5.9%
平	14	16.7%

根据高频药物四性统计表（表 3-11），其中寒性药物占据比例最大，为 44%，其次是温性（32.1%）及平性（16.7%）药物，凉性及热性药使用最少。

表 3-12 高频药物五味统计表（频数≥20）

五味	频数	频率（%）
酸	7	5.3%
苦	42	31.8%
甘	47	35.6%
辛	29	22.0%
咸	5	3.8%
淡	2	1.7%

由表 3－12 分析高频药物的五味，其中甘味、苦味和辛味药物占据比例最大，分别为 35.6%、31.8%以及 22.0%，其次是酸味、咸味及淡味。

表 3－13 高频药物归经统计表（频数≥20）

归 经	频 数	频率（%）
心	26	11.8%
肝	40	18.0%
脾	30	13.6%
肺	42	19.0%
肾	28	12.6%
胃	24	10.8%
胆	7	3.1%
膀胱	10	4.5%
大肠	12	5.4%
心包	2	0.9%

由表 3－13 分析高频药物的归经，可知其归经除了三焦经、小肠经外，其余十经均有分布。其中归五脏经的比例明显高于六腑经，说明陈大舜和法运用重在治脏病。从归经分布单看，尤以肺经、肝经分布最多，分别占 19.0%、18.0%，其次脾经、肾经、心经及胃经，分别 13.6%、12.6%、11.8% 和 10.8%。

（三）聚类分析

把 EXCEL 数据库导入 SPSS23.0，对 84 味高频药物进行系统聚类，将药物作为变量，进行 R 型聚类。聚类方法分别选用组间连接法，度量方法选用平方欧氏距离。采用垂直冰柱图及树状图显示聚类结果，分别得到以下结果：

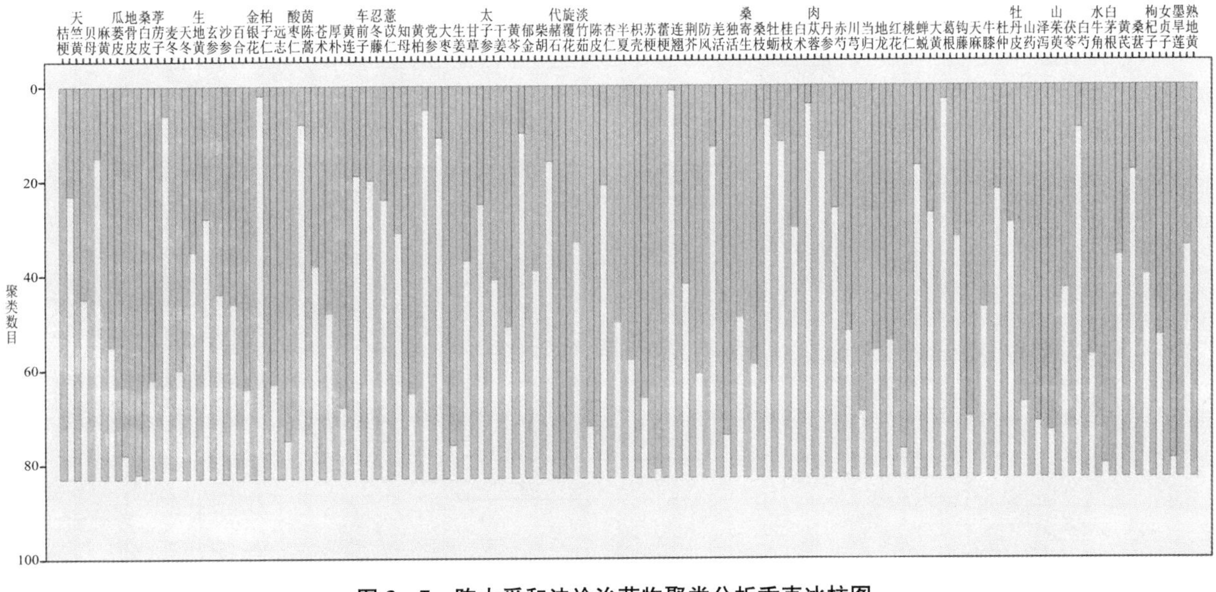

图 3－7 陈大舜和法论治药物聚类分析垂直冰柱图

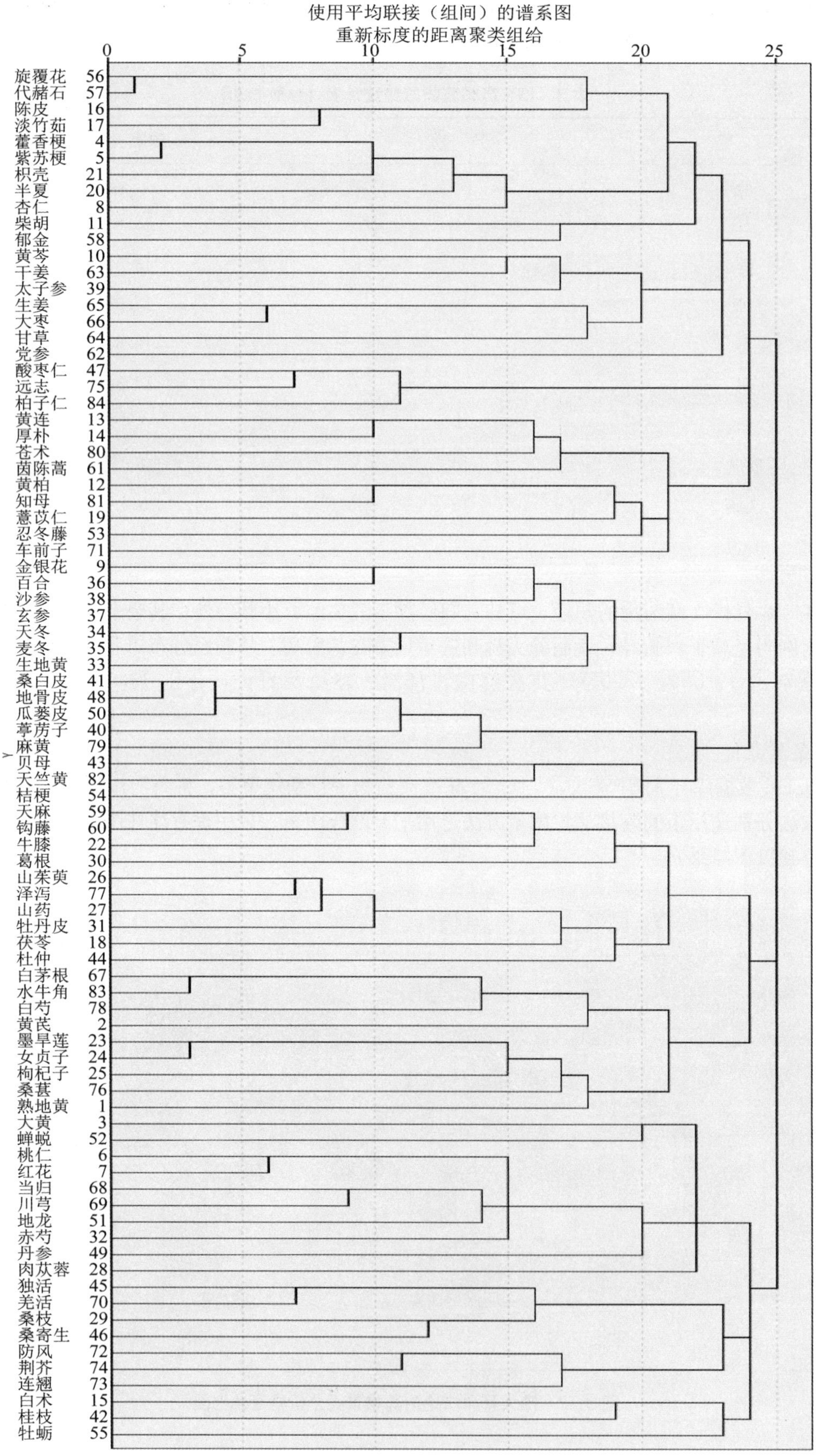

图 3－8 陈大舜和法论治药物聚类分析谱系图

根据图 3－7、图 3－8 的聚类分析结果，提取到以下聚类结果。

C1：旋覆花、赭石、陈皮、淡竹茹、紫苏梗、藿香梗、枳壳、半夏、苦杏仁、柴胡、郁金、黄芩、干姜、太子参、生姜、大枣、甘草、党参；

C2：酸枣仁、远志、柏子仁；

C3：黄连、厚朴、苍术、茵陈蒿、黄柏、知母、薏苡仁、忍冬藤、车前子；

C4：百合、金银花、玄参、沙参、天冬、麦冬、生地黄；

C5：桑白皮、地骨皮、瓜蒌皮、葶苈子、麻黄、贝母、天竺黄、桔梗；

C6：天麻、钩藤、牛膝、葛根、山药、泽泻、山茱萸、牡丹皮、茯苓、杜仲；

C7：白茅根、水牛角、白芍、黄芪、女贞子、墨旱莲、枸杞子、熟地黄、桑椹；

C8：大黄、蝉蜕、桃仁、红花、地龙、川芎、当归、赤芍、丹参、肉苁蓉；

C9：羌活、独活、桑枝、桑寄生、防风、荆芥、连翘；

C10：白术、桂枝、牡蛎。

（四）统计结果分析

1. 药物频数及功效分类统计分析　根据中药频数统计表，共统计 230 味中药，总用药频次达到 6305 次，其中频数≧ 20 次的药物共有 84 味（见表 3－8、表 3－9），用药频次为 5211 次，占总用药频次的 82.4%，其中使用频次最高的前 15 味中药为茯苓、半夏、黄芪、薏苡仁、枳壳、苦杏仁、甘草、黄芩、赤芍、藿香梗、黄连、生地黄、柴胡、桃仁、紫苏梗。根据中药药物分类统计表（表 3－9），陈大舜使用最多的药物是补益药，如黄芪、甘草、白芍、熟地黄、白术、太子参、枸杞子、当归等，通过对其功效进行归类，补益药物以补气健脾、滋阴补肾为主；其次为清热药，常用的药物包括黄芩、赤芍、生地黄、黄连、玄参等，其功用以清热燥湿、滋阴凉血为主；解表药包括紫苏梗、藿香梗、葛根、柴胡、桂枝等，具有解表散寒、温通经脉、行气散结、疏肝解郁之效；化痰平喘药包括半夏、苦杏仁、桔梗等，具有行气、化痰、止咳之效；活血化瘀药如郁金、丹参，具有活血化瘀、疏肝解郁之效；利水渗湿药如茯苓、薏苡仁，具有益气健脾、清热利湿之效；理气药如枳壳、厚朴，具有行气解郁、理气散结之功。此外还包括平肝熄风、泻下、祛风湿、安神、温里、收涩及化湿药。

2. 药物归经统计分析　由表 3－13 分析高频药物的归经，可知陈大舜用药除了三焦经、小肠经外，其余十经均有分布。从归经分布单看，尤以肺经、肝经分布最多，分别占 19.0%、18.0%，其次脾经、肾经、心经及胃经，分别为 13.6%、12.6%、11.8%和 10.8%。从药物归经可知陈大舜临证用药大多都体现在调节肝、肺、脾胃、心、肾之间的气机升降关系。

3. 药物性味统计分析　由表 3－11 分析高频药物的四性，其中寒性药物占据比例最大，为 44%，其次是温性（32.1%）及平性（16.7%）药物。陈大舜常用的寒性药多属清热药、利水渗湿药两类，包括薏苡仁、黄芩、赤芍、黄连、柴胡、生地黄、丹参、白芍、玄参、牡丹皮、大黄、郁金、麦冬、墨旱莲、百合等；温性药包括半夏、黄芪、枳壳、苦杏仁、藿香梗、紫苏梗、桂枝、熟地黄、陈皮、当归、厚朴、白术、山茱萸、防风等。综合统计结果，陈大舜临证用药以温性药、寒性药两种相对立的药性最多，热性药使用频数最少，仅有干姜 1 味。从温热药、寒凉药中药物类别的比例来看，温补脾肾、清热解毒、理气化痰及利水渗湿类药物分别使用的最多，但温性及寒性药物总体差别并不大，且平性药物占用一定的比例。

由表 3－12 分析高频药物的五味，其中甘味、苦味和辛味药物占据比例最大，分别为 35.6%、31.8%以及 20.0%，其次是酸味。陈大舜处方用药在五味中以甘味、苦味和辛味药物占据比例最大。苦味药“能泄、能坚、能燥”；辛味药“能散、能行”，陈大舜用药配伍特点在于辛甘化阳、苦甘化阴、辛开苦降三大方面，同时涉及酸甘化阴、酸甘辛苦合用等诸多特点。

4. 药物聚类统计分析　聚类统计结果显示如下。

C1 组药物为旋覆花、赭石、陈皮、淡竹茹、紫苏梗、藿香梗、枳壳、半夏、苦杏仁、柴胡、郁金、黄芩、干姜、太子参、生姜、大枣、甘草、党参。此为治疗中焦脾胃的常见病症，具体治法如下：①和解少阳：柴胡配黄芩，为和解少阳之主要配伍；柴胡配半夏和胃降逆，健运少阳开阖之枢机。党参配甘草，扶正达邪；生姜配大枣，和解营卫，四者相合达到内而助正达邪，外而调和营卫的功效。②和胃止呕：旋覆花下气消痰，降气行水。代赭石重镇降逆，《长沙药解·代赭石》曰“驱浊下冲，降摄肺胃之逆气”。两药合用，为重症降逆的常用组合，再配合生姜、大枣等乃取旋覆代赭汤之义，为益气化痰、降逆止呕的经典组合，《伤寒论·太阳病篇》曰：“伤寒发汗，若吐若下，解后心下痞硬，噫气不除者，旋覆代赭汤主之”。③调和脾胃：陈皮、淡竹茹、紫苏梗、藿香梗、枳壳可益气健脾、行气化痰，此组合中干姜之辛热可温中散寒，太子参、党参温中健脾，配合黄芩、柴胡、郁金等可平调寒热。故此组合为调和脾胃、辛开苦降的常用组合，如小柴胡汤、半夏泻心汤等和解方剂。④调和肝脾：肝气郁而不舒，用柴胡、郁金疏肝解郁，使肝气条达；柴胡升散，使邪从外出，枳壳苦降，使邪从内消。二者一升一降，调畅气机，配合紫苏梗、藿香梗加强行气之功；木郁不达致脾虚不运，以太子参、大枣、甘草、党参健脾益气，使运化有权，气血有源，亦可实土以御木侮；薄荷、黄芩合用，透达肝经郁热；生姜温胃和中。

C2 组药物为酸枣仁、远志、柏子仁。为养心安神的常见药物，用于失眠症的治疗。

C3 组药物为黄连、厚朴、苍术、茵陈蒿、车前子、黄柏、知母、薏苡仁、忍冬藤、车前子。此为清热利湿、运脾燥湿的常用药物，适用于痰湿内生、湿热蕴结证的治疗。厚朴、苍术、薏苡仁以辛温为主，功能燥湿消痰、下气除满、运脾化湿，黄连、茵陈、车前子、黄柏、知母以苦寒为主，功能清热利湿，诸药配伍，燥湿与行气并行、清热与祛湿并用，适用于湿滞脾胃者。

C4、C5 组药物为百合、金银花、玄参、沙参、天冬、麦冬、生地黄、桑白皮、地骨皮、瓜蒌皮、葶苈子、麻黄、贝母、天竺黄、桔梗，此为滋阴清热、清热化痰、宣肺平喘药，适用于肺、胃阴亏虚，肺热咳嗽、痰热内盛、燥热内生证。诸药合用，补泻兼施，既清肺化痰，又照顾到肺阴易亏的特点。

C6、C7 组为补益肝肾、平肝熄风的组合，适用于肝肾阴虚、虚热内生、肝阳上亢的病症。其中天麻、钩藤、葛根平肝熄风，牛膝引血下行，并能活血利水；白茅根、水牛角清热、凉血、止血，白芍养血柔肝，熟地黄、山药、泽泻、山茱萸、牡丹皮、茯苓、杜仲取六味地黄丸之义，补泻合用、标本兼治，以补肾阴为主，配合女贞子、墨旱莲、枸杞子、桑椹加强滋阴之功。诸药合用，适用于肝肾阴虚、虚热内生、肝阳上亢的患者，如天麻钩藤饮、六味地黄汤、二至丸等。

C8 组药物为大黄、蝉蜕、桃仁、红花、地龙、川芎、当归、赤芍、丹参、肉苁蓉。此组合取补阳还五汤之意，是益气、活血、化瘀的常用组合，适用于气虚血瘀证。其中当归活血养血，大黄、赤芍、川芎、桃仁、红花、丹参活血祛瘀；蝉蜕、地龙通行经络，引气血归于血脉。此组合配合大量黄芪则大补元气，气行则血行。

C9 组药物为羌活、独活、桑枝、桑寄生、防风、荆芥、连翘；C10 组为白术、桂枝、牡蛎。组合中羌活、独活、桑枝、桑寄生祛在表之风湿；防风、荆芥、连翘解表、疏散风热、解表散邪；白术健脾益气，桂枝温阳解表，相配有益气固表之功；煅牡蛎敛阴潜阳，固涩止汗，配合黄芪则加强益气固表、止汗之功；诸药配合生姜、大枣既可调营卫，又可健脾和中。诸药配伍为祛风湿、益气固表、止汗的组合，适用于肺卫虚弱、风湿在表、营卫不和之证。

二、治疗内科杂病的方药应用规律

（一）力主气机，着眼中焦，功专调和

1. 以调节脾胃气机为中心　性味、归经统计提示陈大舜用药以辛温、苦寒、甘温为常用。C1 聚类组为旋覆花、赭石、陈皮、淡竹茹、紫苏梗、藿香梗、枳壳、半夏、苦杏仁、柴胡、郁金、黄芩、干姜、太子参、生姜、大枣、甘草、党参，药物频数统计显示大多为调和中焦脾胃的常见高频药物。可见，陈大舜治疗内科杂病以调节中焦脾胃为主，包括和胃止呕、调和脾胃、调和胃肠、燥湿运脾等。其中辛温与苦寒相伍，辛者能行气血，理气助脾升清，辛者多温，温则温中散寒；苦能降能泄，泄胃火，降上逆之胃气，助胃气通降；苦者能燥，燥脾之水湿，辛苦合用，一者开散升浮，一者通降沉降，共奏

气机调和之功。

《医学求是·血证求原论》曰："脾为阴土，土位于中而火上水下，左木右金。左主乎升，右主乎降，五行之升降，以气不以质，而升降之权衡又在中气"。脾主升，胃主降，为五脏气机升降出入之枢，人体中五脏气机的升降出入皆靠中焦脾胃之气来枢转运行。脾属阴，喜燥恶湿，胃属阳，喜湿恶燥，一阴一阳决定了脾胃调节寒热的作用。脾胃虚弱，斡旋失司，中焦水火升降失常，发为寒热错杂之症候，正如《素问·阴阳应象大论》曰："此阴阳反作，病之逆从也"。陈大舜在辛温、苦寒配伍同时，多配伍甘温益气之品。

2. 调和相关脏腑气机　归经统计结果提示，陈大舜治疗内科杂病多以调节肝、肺、脾、胃、心、肾之间的气机升降关系，而其中以调节中焦脾胃为主。人体是一个不可拆分的整体，气血、阴阳是整体功能协调的物质基础。《素问·六微旨大论》曰："升降出入，无器不有……无不出入，无不升降……四者之有，而贵常守"。气化是人体生命活动的基本规律，内科疾病的复杂证候根本病机均在于脏腑气机升降、出入失调，如少阴、少阳枢机不利，脾胃气机失调、肝肺气机失调，表里、上下、前后气机失调，气滞、瘀血、痰浊内生导致。

中焦脾胃之气对于调节斡旋气机升降具有十分重要的作用，故曰"中气者，和济水火之机，升降金木之轴"（黄元御《四圣心源·劳伤解·中气》），"脾胃的功能包括水液气化和形能转化两个方面，其中形能转化是指精、气、神之间的转化，是人类生命活动的高级形式"。在调节中焦脾胃气机的同时，兼顾五脏之间的气机关系，才能达到气机平和，做到"调五脏以和脾胃，和脾胃以安五脏"。

（1）调节脾肺：聚类分析显示 C4、C5 组药物适用于肺胃阴亏虚、燥热内生、痰热蕴肺证；C9、C10 适用于肺卫虚弱、风湿在表、营卫不和之证；此 4 组为陈大舜治疗肺部疾病的常见配伍，陈大舜治疗内科杂病虽以补益脾肾为主，但常见的补益药物如黄芪、甘草、白术、太子参等均为补益肺气的常见药物。"脾胃一虚，肺气先绝"，"胃者卫之源，脾者营之本……脾胃健而营卫通"，《素问·经脉别论》曰："脾气散精，上归于肺；通调水道，下输膀胱"。脾为气之本，土能生金，脾气健旺，则肺气充足；肺主行水，通调水道，则水液正常输布代谢，脾主运化水湿，促进水液正常生成与输布，两脏协同，相互为用。故脾胃为病，常易导致肺气亏虚，痰饮内生，其本在脾，标在肺。可见咳嗽、乏力、短气、喘息、痰盛之症，李东垣把此病称为"肺之脾胃病"，治疗以"本经药中兼泻肺之体及补气之药"为主，予以标本兼治。陈大舜治疗本类病症，注重运用调节气机升降的药物，予黄芪、白术、甘草、茯苓等补益脾肺之气，半夏、陈皮、紫苏梗、藿香梗等行气化痰；肺气亏虚，则营卫不固、表虚易感，若肺虚外感则根据病邪之不同或予防风、荆芥、连翘疏散风邪，或羌活、独活、桑枝祛在表之湿，或白术、桂枝、牡蛎益气固表、止汗。痰热蕴肺或肺卫亏虚日久耗伤气阴，导致气阴两虚，予百合、金银花、玄参、沙参、天冬、麦冬、生地黄滋阴清热，桑白皮、地骨皮、瓜蒌皮、葶苈子、贝母、天竺黄、桔梗清热化痰。

（2）调节心、脾、肾：C2 组药物为酸枣仁、远志、柏子仁，为养心安神的常见药物，常用于心病的治疗。而心病的发生与脾、肾密切相关。王肯堂《证治准绳·杂病》曰："补肾不如补脾，以脾上交于心，下交于肾故也。""脾藏营，营舍意"，脾生血，血藏神，心脾气血相济，心阴、心气、心血的充盈取决于脾胃的运化，若脾虚气血生化无源，则心血亦虚，心脾受损，脏阴不足，心神失养，出现心脾两虚的症候。脾胃气机不调则会进一步影响心肾之间的气机协调。"脾胃对于心肾相交的功能主要体现在其居于人体气机的中枢地位及为后天气血生化之源。"脾胃具有斡旋气机之功能，脾胃功能协调，心肾相交，火升水降，能维持脏腑之间生理功能的协调平衡。朱丹溪在《格致余论·房中补益论》中提出就五脏而言，"心肺之阳降，肝肾之阴升"，"心为火居上，肾为水居下，水能升而火能降，一升一降，无有穷已"。另外，中焦脾胃亏虚，化源不足，气血减少，精髓亏损，也易导致心肾不交。

若心肾失交，水火不济，就会产生心烦、虚热、怔忡、汗出、失眠、盗汗等肾阴不足、心火炽盛的症候。"心肾失交，调补中气"，无论心脾两虚，还是肾阴亏损，均会导致心阴亏损、心肾不交，此类病症，以养血健脾为主，加用酸枣仁、柏子仁等养血安神，远志安神益智。

（3）调节肝脾：C1 组药物中柴胡、郁金、黄芩、半夏、生姜、大枣等配伍是调和肝脾、和解少阳的常用组合，适用于肝脾不调证。脾属运化，肝属疏泄，“木能疏土而脾滞以行”，脾胃的运化功能依靠肝的疏泄来完成；“肝为木气，全赖土以滋培，水以灌溉”，肝主疏泄功能需依靠脾胃运化所产生的阴血濡养才能正常发挥，所以肝木与脾土之间时刻保持着一种动态平衡。脾本虚弱，肝失所养，肝失疏泄，则肝气犯胃，中焦气机壅遏，易出现腹胀、口苦、恶心、呕吐、反胃等肝脾不和之症，肝主疏泄，又主藏血，故肝脏的生理功能与气血密切相关，故陈大舜认为对于肝脾不调的治疗，多予疏肝理脾之品，临证多予柴胡、郁金疏肝解郁，使肝气条达；柴胡升散，使邪从外出，枳壳苦降，使邪从内消。二者一升一降，调畅气机，配合紫苏梗、藿香梗加强行气之功；木郁不达致脾虚不运，以太子参、大枣、甘草、党参健脾益气，使运化有权，气血有源，亦可实土以御木侮；薄荷、黄芩合用，透达肝经郁热；佐以生姜温胃和中。

（4）调节肝肺：归经统计显示，陈大舜治疗内科杂病用药以肺经、肝经分布最多，可见陈大舜对肺肝两脏的重视。《素问·刺禁论》曰：“肝生于左，肺藏于右。”肝、肺二脏以左升右降的形式协调气机，促进脏腑、经络、形体、官窍的功能活动及气血、营卫的正常运行。脾胃升降失常，气机不畅，肝失疏泄，郁火内生，木火刑金，引起肺失宣降而出现咳嗽、咯血等症；相反，如肺失宣降，金不制木，木失疏泄则出现胸胁胀痛之症，且两者之间常相互影响。对于此类病症，陈大舜临证时予柴胡、郁金、白芍、陈皮等辛散之性疏解肝气，升发肝气；紫苏梗、藿香梗、紫菀、桔梗、麻黄、苦杏仁等恢复肺之宣降。

综上所述，陈大舜治疗内科杂病重在调节多脏腑之间的气机。五脏系统呈多层级功能结构，构成一个多维联系的立体网络。内科杂病病机复杂，往往涉及多个脏腑，多种病理因素共存，且相互影响，虚实夹杂。故应在调节脾胃为中心的基础上，根据患者的辨病、辨证，调节相应的脏腑气机，以达到总体气机的协调。

（二）标本兼治、补泻同施

1. 多种补益药物同用，以补益脾肾为主　根据药物功效统计结果显示，陈大舜最常用的药物属补益药，如黄芪、甘草、白芍、熟地黄、白术、太子参、枸杞子、当归、玄参、沙参、天冬、麦冬、生地黄、百合、墨旱莲、女贞子、山药等，补益药中以补益肺、脾、肝、肾为主，结合药物频数统计结果，补益药物中又以脾肾药物居多，故陈大舜辨治内科杂病以脾肾亏损为主。脾胃为后天之本，人体生命活动的生理基础依赖于脾运胃纳，《脾胃论·脾胃虚实传变论》曰：“元气之充足，皆由脾胃之气无所伤，而后能滋养元气。”《素问·玉机真脏论》曰：“胃者，水谷之海，六腑之大源也。”肾精化肾气，为元气之根，脾胃是人体元气的来源，又是气血生化之源，人体四肢百骸、形体官窍所需要的营养均来源于脾肾。内科杂病以脾肾亏虚为主，陈大舜在临证时运用了补气健脾、健脾利湿、健脾化痰、健脾养血等多种温补药物，以补气为主，如黄芪、党参、太子参、白术等，而脾属阴，易为湿邪所念，故多以紫苏梗、藿香梗、茯苓、薏苡仁等健脾祛湿之品。“肾乃真水，无泻有补”，多以亏损为主，故陈大舜补肾多以生地黄、枸杞子、女贞子、墨旱莲等纯补阴之品。

2. 风、火、痰、瘀、湿、热等病邪同治　药物功效归类统计提示陈大舜临证处方中高频药物除补虚药为主外，还有大量清热利湿、行气散结、理气化痰、活血化瘀、平肝熄风等药物。可见陈大舜临证中常见湿、热、瘀、毒等标实证。内科杂病虽以虚为主，但多病程较长，往往多虚共存，多实共生，虚实夹杂。陈大舜认为“虚痰瘀是各种慢性病的共同病理基础”，在补益脾胃同时，需兼顾泻实，才可达到治疗效果。正如龚居中所说“古人用补药，必兼泻邪，邪去则补药得力，一开一合，此乃玄妙，后世不知此理，专一于补，所以久服必致偏胜之害”。风、火、痰、瘀、湿、热为内科杂病中最重要的病理因素，且相互夹杂，共同为病，如风痰瘀阻、血瘀痰凝、湿瘀毒互结、痰热瘀互结等，一旦形成，则进一步影响到全身气机的运行。脾胃亏虚则湿热内生，湿热内生则使用黄芩、黄连、半夏、茯苓、淡竹茹、桔梗等清热利湿；脾肾亏虚则气血不足，或因湿邪阻碍气机，瘀血内生，或因气虚，血行不畅，瘀血内生；肝肾亏虚则阳气偏亢，引动肝风等。活血化瘀，调气为要，兼有瘀血则加用赤芍、川芎活血化瘀；气虚血瘀予黄芪、大黄、赤芍、川芎、桃仁、红花、丹参等益气、活血、祛瘀；肝风内动则予天麻、钩藤、牛膝、葛根等平肝熄风。

3. 宣化理气，补而不滞　对陈大舜用药分析可知，陈大舜处方中含有大量紫苏梗、藿香梗、桔梗、厚朴、陈皮、柴胡、郁金、连翘、荆芥等芳香之品。芳香药物的作用为“率领群药，开结行滞，直达其所，俾令攻决滋助，无不如志，一归于气血流通而病自已”，“香能通气，能主散，能醒脾阴，能透心气，能和合五脏，透达经络而无所不到”。芳香入脾，具有醒脾化湿、行气散结之功，陈大舜常用药为厚朴、枳壳、陈皮等；芳香入肺，具有具有辛散透达、宣肺理气之功，如紫苏梗、藿香梗、连翘、荆芥等；肝曲直、调达，具有疏泄之功，肝失疏泄则肝脾不调，芳香入肝则可调达肝脾，如柴胡、郁金等。故陈大舜临证予芳香类药物与脾胃、肝、肺关系密切，通过芳香药物以达到理气宣化、调畅气机之功。

陈大舜治疗内科杂病以补虚为主，尤以肺脾气虚、肾阴亏虚为甚，补虚同时兼顾祛除实邪，以达到补而不滞。①补益药配伍行气药：气以通为补，血以和为补，对于气虚血瘀者予大黄、蝉蜕、桃仁、红花、地龙、川芎、当归、赤芍、丹参等益气、活血、化瘀；②补益药配伍渗湿药：中焦湿热者，予黄芩、黄连、半夏、茯苓、淡竹茹、桔梗等清热利湿；③以泻助补：肾阴亏损者予山药、泽泻、山茱萸、牡丹皮、茯苓、杜仲、女贞子、墨旱莲、枸杞子、熟地黄、桑椹以达到补泻同用，而以补为主，补而不滞，正所谓“六味汤用熟地，即用泽泻以导之”。

（三）辛开苦降，寒温并用

分析高频药物的四性，其中寒性药物占据比例最大，为44%，其次是温性（32.1%）及平性（16.7%）药物，五味统计提示以苦味与辛味为多见，苦味药“能泄、能坚、能燥”；辛味药“能散、能行”。从统计结果可知陈大舜治疗内科杂病辛开苦降、寒温并用。寒温配伍、辛开苦降法的目的包括“调和寒热夹杂、顺应生理特点、去性存用、佐药配伍及重视正气”5个方面，即使用苦寒、辛温两种药性、作用趋向相反的药物配伍，以达到某种治疗目的，两种相反性味的药物在同时使用可以达到协同的作用，其功用包括“平调寒热、畅达气机、分消湿热、协调脏腑等”。

1. 平调寒热　内伤杂病，病机复杂，病因难测，失治误治，屡见不鲜，病程日久多寒热复杂，阳损阴伤，故单纯寒热之剂难以奏效，应当寒温并投。如肺热喘咳，予桑白皮、贝母、天竺黄、地骨皮、瓜蒌皮等清热化痰，葶苈子、麻黄、桔梗宣肺平喘，寒温并用，以达到宣肺平喘、兼清里热之功；中焦寒热错杂的病症，陈大舜予太子参、党参等温中健脾，配合黄芩、柴胡、郁金等可平调寒热。

2. 畅达气机　如上所述，陈大舜治疗内科杂病以调畅中焦气机为主，多用寒温并用、辛开苦降法，辛味药可开发腠理、宣发阳气、通达经络，而苦寒之药通降下行，两类药物合理配伍，可使全身气机升降得宜。本内容前面已论述，此处不再赘述。

3. 分消湿热　湿为阴邪，热为阳邪，相互结合，胶着难解，更加加重病情。此时使用单纯清热或者祛湿均不能达到治疗目的，若使用辛开苦降法，寒温并用，辛温可以化湿，苦寒可以泄热，共同使用则阴阳协调、湿热并除。

如陈大舜对于痰湿内生、湿热蕴结证的治疗，予厚朴、苍术、薏苡仁以辛温为主，功能燥湿消痰、下气除满、运脾化湿，黄连、茵陈、车前子、黄柏、知母以苦寒为主（功能清热利湿），诸药配伍，燥湿与行气并行、清热与祛湿并用。

4. 协调脏腑　如上所述，辛苦合用具有调畅气机之功。五脏之间，肝气主升，肺气主降，心肾水火相交，脾胃盘踞中央，为协调气机之本，脏腑之间相互协调，以此维持气机的平衡。陈大舜通过调节脾胃气机为中心，再调节相关脏腑气机，以达到调和脏腑的目的，前文已论述，此处不再赘述。

（四）甘缓补中，处方精要

陈大舜处方以补益药最多，如黄芪、甘草、白芍、熟地黄、当归、枸杞子、女贞子、麦冬、太子参等，均为甘味药，甘“能补、能和、能缓”，处方剂量适中，一般药物用量为10～15g，用药量少而精，少有大方之用，充分体现了甘缓补中、和法缓治、处方精要的用药特点。陈大舜认为内科杂病本虚为主，且病机复杂，故用药切忌因症多而杂乱凑合，药过病所，损伤正气，应该时刻以脾胃为本，切正病机，因势利导，中病即止。正如费伯雄在《医醇賸义·自序》曰："夫疾病虽多，不越内伤、外感，不足者补之，以复其正，有余者去之，以归于平，是即和法也，缓治也。毒药治病去其五，良药治病去其七，亦即和法也，缓治也"。

（五）因地制宜

由以上分析可知，陈大舜治疗内科杂病，多以益气健脾为主，通过对高频药物进行统计，其中包含茯苓、半夏、陈皮、紫苏梗、藿香梗等芳香、化湿之品。究其原因，在于陈大舜善于结合湖南地区气候及饮食习惯的特点处方用药，湖南地区夏天天气炎热、湿热为多，人们过食生冷食物，损伤脾胃，湿浊内生，而本地区冬天寒冷，人们嗜食辛辣，湿热内生。正如《素问·异法方宜论》曰："南方者，天地所长养，阳之所盛处也……雾露之所聚也。"《素问·奇病论》曰："肥者令人内热，甘者令人中满。"

三、结论

综上所述，陈大舜治疗内科杂病的处方用药规律为：力主气机，着眼中焦，功专调和；以调节脾胃气机为中心，兼顾调和相关脏腑气机；标本兼治、补泻同施：多种补益药物同用，以补益脾肾为主，风、火、痰、瘀、湿、热等病邪同治；宣化理气，补而不滞；辛开苦降，寒温并用；甘缓补中，处方精要；因地制宜。本研究运用频数统计、聚类分析等数据挖掘方法对陈大舜治疗内科杂病的514例门诊处方进行统计分析，展示了陈大舜治疗内科杂病的核心药物及频数、药物的功效归类、性味、归经及常见的聚类药物组合，从一定程度上挖掘出陈大舜治疗内科杂病的用药特点和学术思想，为临床用药提供了借鉴与参考，为进一步挖掘陈大舜临证学术思想，总结处方用药经验的可行性提供依据。

陈大舜临证经验丰富，本研究所收集的病案处方和使用的数据挖掘方法有限，仅对176例、514个门诊处方进行回顾性统计分析。因此统计结果存在一定的局限性，且本研究仅涉及遣方用药规律，从用药规律进一步探讨学术思想，对临证表现、证候及方、药之间的关系未进一步分析探讨，故难以对陈大舜治疗内科杂病的临证经验及学术思想概其全貌。需要在以后的研究中进一步扩张处方，增加统计范畴，更客观、系统地评价陈大舜治疗内科杂病处方用药规律和学术思想。

参考文献

[1] 喻嵘. 陈大舜教授诊治内科疾病的学术观点 [J]. 湖南中医学院学报，2003，23（05）：23-25.

[2] 唐现莉，徐莎婷，胡方林. 陈大舜学术思想及临证经验荟萃 [J]. 河南中医，2013，33（01）：31-34.

[3] 高玉萍，谢超明，周德生，等. 陈大舜教授治疗不寐医案七则 [J]. 湖南中医药大学学报，2017，37（05）：507-510.

[4] 蒋成婷，周德生，张秋雁，等. 陈大舜治疗紧张型头痛的用药特点 [J]. 中华中医药杂志，2017，32（07）：3012-3015.

[5] 岑震江，张桂珍. 杂病琐谈 [J]. 新中医，1994（S1）：78-79.

[6] 孔立.《金匮要略》内科杂病学术思想研究 [D]. 山东中医药大学，2005.

[7] 孙念蒙."杂病"的概念 [J]. 内蒙古中医药，1985（02）：46-47.

[8] 陈国权，刘茂林."杂病"内涵管窥 [J]. 河南中医药学刊，1994（02）：34-35.

[9] 张磊. 内科杂病治疗八法 [J]. 河南中医，2007，27（2）：32-34.

[10] 杨珊，郑翔. 郑翔从肝论治杂病验案举隅 [J]. 湖北中医杂志，2017，39（12）：14-16.

[11] 陈广坤，钱会南，张金超，等."肝脾同治"为《金匮要略》治疗杂病理论的核心 [J]. 中医学报，2015，30（02）：196-198.

[12] 芦文静，李变花，陈家礼. 陈家礼从脾胃论治杂病经验 [J]. 山西中医，2015，31（03）：5-7.

[13] 黄颖异，周宜. 治疗内伤杂病宜先调中气 [J]. 中医临床研究，2016，8（13）：57-58.

[14] 黄碧群，曲超，向岁，彭察安. 中医证素辨证研究概况 [J]. 湖南中医药大学学报，2013，33（01）：24-31.

[15] 李景祥，刘茂才. 辨证求第一因和主要病机 [J]. 中国中医基础医学杂志，2004，10（6）：2-3.

[16] 严石林，雍小嘉，陈为，等. 构建新的证素辨证设想 [J]. 中华中医药杂志，2011，26（12）：2782-2784.

[17] 于宏波，严石林，鲁法庭，等. 论以病机为核心的中医辨证观 [J]. 辽宁中医杂志，2009，36 (05)：720 -721.
[18] 周学平，叶放，郭立中，等. 中医病机辨证新体系的构建 [J]. 南京中医药大学学报，2016，32 (04)：301 -304.
[19] 李国春，俞天印，吴勉华. 基于机素-机元解析周仲瑛病机辨证规律研究 [J]. 辽宁中医杂志，2012，39 (05)：823 - 825.
[20] 田婷，李国春，过伟峰. 急性脑出血瘀热机元的生物标志物群的研究 [J]. 时珍国医国药，2016，27 (01)：183 -186.
[21] 张伯礼，薛博瑜. 中医内科学 [M]. 2 版. 北京：人民卫生出版社，2012.
[22] 全国科学技术名词审定委员会. 中医药学名词 [M]. 北京：科学出版社，2005：15 - 105.
[23] 朱文峰. 中医诊断学 [M]. 北京：中国中医药出版社，2007：177 - 208.
[24] 姚乃礼. 中医症状鉴别诊断学 [M]. 北京：人民卫生出版社，2000：109 - 110.
[25] 陈大舜，周德生. 临床医论及医案之一——消渴病 [J]. 湖南中医药大学学报，2017，37 (02)：160 - 162.
[26] 方樑，周学平，周仲瑛. 国医大师周仲瑛教授论复合与兼夹病机证素 [J]. 中华中医药杂志，2013，28 (04)：973 -976.
[27] 周唯. 阴虚血瘀证探析 [J]. 山东中医药大学学报，2007 (02)：95 - 97.
[28] 南京中医学院中医系. 黄帝内经灵枢译释 [M]. 第 1 版. 上海：上海科学技术出版社，1995：107.
[29] 石美玲，王敬卿. 痰热失眠辨治及痰热致病演变规律分析 [J]. 山东中医杂志，2017，36 (03)：207 - 209.
[30] 冯文韬，吴素玲. 从"湿热痰瘀"等方面论治痛风的临床经验 [J]. 环球中医药，2017，10 (02)：245 - 247.
[31] 王林现. 论痰浊与瘀血之关系 [J]. 江西中医药，2007 (10)：19 - 20.
[32] 陈大舜，周德生. 临床医论及医案之三——血瘀证 [J]. 湖南中医药大学学报，2017，37 (04)：382 - 383.
[33] 王永炎，盖国忠，陈仁波. 中医辨证论治思维的研究方法与发展方向 [J]. 环球中医药，2014，7 (01)：1 - 5.
[34] 褚福永，王阶，邢雁伟，等. 论证候动态演变规律的复杂性及研究思路 [J]. 中医杂志，2009，50 (10)：936 -938.
[35] 白云静，申洪波，孟庆刚，等. 中医证候复杂性特征及证候研究思路探析 [J]. 中国中医药信息杂志，2004. 11 (9)：754 - 756.
[36] 郭蕾，王学伟，王永炎，等. 论高维高阶与证候的复杂性 [J]. 中华中医药杂志，2006. 21 (2)：76 - 78.
[37] 陈凯佳，刘小斌，肖莹. 中医五脏相关学说的现代研究概况 [J]. 时珍国医国药，2008 (07)：1583 - 1585.
[38] 包领香. 中医三因制宜理论在疾病治疗中的实践体会 [J]. 世界最新医学信息文摘，2016，16 (49)：203+205.
[39] 王云芳，门艳芳，吴波. 从复杂性辨证论治思维分析大柴胡汤的临床应用 [J]. 湖北中医杂志，2018 (01)：30 -32.
[40] 卢红蓉，胡镜清. 病邪兼化理论探讨 [J]. 中国中医基础医学杂志，2016，22 (10)：1300 - 1301.
[41] 周平，周德生. 基于慢性病内生邪气的杂合现象探讨陈大舜教授和法论治学术思想 [J]. 湖南中医药大学学报，2017，37 (12)：1335 - 1340.
[42] 李健明，陈志勇，黄仰模.《金匮要略》对临床教学和内科杂病治疗的影响及贡献 [J]. 中国中医药现代远程教育，2009，7 (6)：14 - 15.
[43] 明・张景岳. 景岳全书 [M]. 太原：山西科学技术出版社，2006.
[44] 唐仕欢，杨洪军. 中医组方用药规律研究进展述评 [J]. 中国实验方剂学杂志，2013，19 (5)：359 - 361.
[45] 沈毅，傅萍，孔丽娅. 数据挖掘方法在名老中医用药规律研究中的应用 [J] 中医杂志，2016，57 (5)：890 - 892.
[46] 陈平伯温热病指南集用药规律及学术思想概要 [D]. 河南中医学院，2015.
[47] 高学敏. 中药学 [M]. 北京：中国中医药出版社，2007.
[48] 清・黄元御. 长沙药解 [M]. 北京：学苑出版社，2011.
[49] 王庆国. 伤寒论选读 [M]. 北京：中国中医药出版社，2012.
[50] 清・吴达. 医学求是 [M]. 南京：江苏科学技术出版社，1984.
[51] 李鑫辉，肖青，许福丽，等. 黄政德教授从寒热错杂辨治脾胃病的临床经验 [J]. 湖南中医药大学学报，2016，36 (12)：24 - 26.
[52] 吴润秋. 内经选读 [M]. 北京：北京大学医学出版社，2012.
[53] 卜献春，周慎，刘芳，等. 刘祖贻学术思想及临证经验集萃（二）——脾胃观探微 [J]. 湖南中医杂志，2013,07：23 - 26.

[54] 张冰冰，朱爱松，石岩. 对于“五脏相关”理论的科学内涵探讨 [J]. 中华中医药杂志，2017，22 (7)：3259 -3263.

[55] 元·罗天益. 卫生宝鉴 [M]. 北京：中国中医药出版社，2007.

[56] 徐海荣，段永强，梁玉杰，成映霞，杨晓轶，杜娟，巩子汉，朱立鸣，王燕. 李东垣从脾胃论治五脏病遣方用药规律及其临床意义 [J]. 中医杂志，2015，56 (12)：1011 - 1014.

[57] 明·王肯堂. 证治准绳 [M]. 北京：人民卫生出版社，2014.

[58] 周春霞，苏冠宇，樊小农. 论三焦及脾胃在“心肾不交”所致失眠中的重要性 [J]. 吉林中医药，2013，33 (6)：542 - 543.

[59] 元·朱震亨. 格致余论 [M]. 北京：人民卫生出版社，2005.

[60] 苏凤哲，张东华，路志正. 上下交损治其中——路志正教授学术思想探讨 [J]. 世界中西医结合杂志，2009，4 (10)：685 - 687.

[61] 清·何梦瑶. 医碥 [M]. 北京：中国中医药出版社，2009.

[62] 清·吴谦，等. 医宗金鉴 [M]. 北京：人民卫生出版社，2006.

[63] 王振涛，曾垂义，韩丽华. 论《伤寒论》保胃气思想及其在临床辨治中的应用 [J]. 中华中医药杂志，2013，28 (3)：731 - 733.

[64] 马巍，王彩霞. 初探李东垣脾胃学说理论 [J]. 辽宁中医药大学学报，2011，13 (4)：48 - 50.

[65] 金·李东垣. 脾胃论 [M]. 北京：中国中医药出版社，2007.

[66] 李双侠，陈亚强. 关于肾无实证的探讨 [J]. 临床医药文献杂志，2005，2 (12)：2454.

[67] 唐现莉，徐莎婷，胡方林. 陈大舜学术思想及临证经验荟萃 [J]. 河南中医，2013，33 (1)：31 - 34.

[68] 尹英杰. 六味地黄丸汤异病同治规律的理论与临床研究 [D]. 北京：北京中医药大学，2003.

[69] 清·吴师机. 理瀹骈文 [M]. 北京：中国中医药出版社，1995.

[70] 部环宇，王秀莲. 芳香性中药与脏腑关系探析 [J]. 中国中医基础医学杂志，2016，22 (11)：1530 - 1533.

[71] 清·程国彭. 医学心悟 [M]. 北京：人民卫生出版社，1982.

[72] 张霖.《伤寒论》寒热并用法及其配伍浅析 [J]. 云南中医学院学报，2010，4 (33)：57 - 58.

[73] 李宇铭.《伤寒论》方药的寒温并用配伍机理 [J]. 辽宁中医药大学学报，2008，10 (8)：19 - 20.

[74] 刘立亭，陈宪海，甄维帅，等.“辛开苦降法”肺系病应用浅析 [J]. 亚太传统医药，2014，10 (5)：68 - 69.

[75] 魏本君，陈恒文，郭丽丽，等. 辛开苦降法探析 [J]. 中医杂志，2016，57 (1)：81 - 83.

[76] 清·费伯雄. 医醇賸义 [M]. 上海：上海古籍出版社，1996.

第四章　陈大舜和法论治辨病辨证用药数据挖掘分析举例

头痛病的辨病辨证用药分析

原发性头痛是全世界最常见的神经系统疾病之一，也是致残的重要原因，其以紧张型头痛和偏头痛最常见。有研究表明，全球1年原发性头痛患病率为46%，终身患病率占64%，在中国60岁以上人群原发性头痛1年患病率为10.3%，紧张型头痛终身患病率在30%～78%之间，一项对欧洲九个国家的人口调查显示，16～65岁的成年人有15%～17%患有头痛，每天至少有0.7%人因此而丧失劳动力，其给患者带来的痛苦及导致的经济损失是相当大的。然而，目前西医治疗原发性头痛主要以止痛、肌肉松弛、抗抑郁等药物治疗，上述方法虽然能缓解头痛症状，但不能减少头痛的发作次数，且不良反应多，头痛易复发。而传统中医药，通过整体辨证论治治疗头痛，效果良好，且无明显不良反应。

将名老中医学术思想进行传承，从经验到知识再到证据的转变成为现在的关键问题，而现代信息技术在总结和传承名老中医药专家学术思想上已成为重要的一部分，数据挖掘技术成为名老中医经验传承的一项重要工具。本节采用数据挖掘技术对陈大舜治疗原发性头痛用药进行总结，以发现其中隐含的规律，有助于总结和传承其学术思想，同时，也为临床治疗原发性头痛提供了一种新思路。

一、头痛病医案数据挖掘分析

（一）研究对象

1. 病历资料　所有病案资料均来自陈大舜弟子在湖南中医药大学第一附属医院国医堂跟诊时所抄录医案（2006～2018年），选取其诊断为原发性头痛的医案。纳入有效病历共91例114诊次，包括患者一般情况、症状、舌脉和用药。

2. 诊断标准

（1）中医诊断标准：符合新世纪第二版《中医内科学》中头痛的诊断标准，疼痛以头痛为主症，部位在前额、额颞、巅顶、顶枕部甚至全头部，头痛性质为跳痛、刺痛、胀痛、昏痛、隐痛、空痛等。

（2）西医诊断标准：参照《国际头痛疾病分类（第2版）》ICHD-Ⅱ原发性头痛诊断标准，其包括：紧张性头痛、偏头痛、丛集性头痛等，以头痛为主要症状，且病程较长，排除脑出血、颅脑骨折、脑疝、脑梗死等其他明显器质性损害患者。

3. 纳入病例资料标准

（1）符合西医原发性头痛诊断标准者。

（2）无脑出血、颅脑骨折、脑疝、脑梗死等其他明显器质性损害患者。

（3）未服西药治疗者。

4. 排除病例资料标准

（1）不符合西医原发性头痛诊断标准者。

（2）有出血性脑血管病、颅脑骨折、脑疝等其他明显器质性损害患者。

（3）肝肾功能严重损害或合并有严重心血管、造血系统疾病者。

（4）服用止痛药等相关西药治疗者。

（二）研究方法

1. 病历资料的收集方法　全部数据均由陈大舜的学生跟师时所抄写并整理存档，将每一患者所对应的一般情况、症状、舌脉、药物等输入 Excel 表格。

2. 数据的预处理

（1）数据的前期处理：对录入的数据进行一一校对，对录入的病历资料中明显的错字、别字进行修正。

（2）数据的规范化：为了便于所有数据的统计与处理，将所有数据用词在保持原始内容不变的情况下严格按照统一标准规范化。①中药名称规范化：参照《中华人民共和国药典》等对中药术语进行规范化，同一味中药有多个不同的别名或简称则对其进行统一，如法夏、法半夏统一为半夏，藿梗统一为藿香梗，龙胆草统一为龙胆等；②症状、舌脉规范化：参照新世纪第二版《中医诊断学》对其进行规范化，如胃胀统一为腹胀，纳差统一为纳呆等。

3. 数据库的建立　将收集的病历 91 例 114 诊次，采用 Access 软件对用药及症状建立电子数据库并存档。

4. 数据挖掘方法　运用 SPSS22.0 软件及 Access 数据库查询统计功能，对原发性头痛出现的每一症状、舌脉、用药进行初步的频数统计，发现其主要临床表现、舌脉以及核心用药，建立目标数据库。然后在 Apriori 语言下对目标数据库进行关联规则挖掘（设定最小支持度为 0.1 和最小置信度为 0.9），得出每一症状、舌脉对应的用药关联规则表，进而总结出陈大舜治疗原发性头痛的用药规律。

（三）研究结果

1. 频数分析　运用频数统计分析原发性头痛患者临床出现的症状、舌脉，其中频数≥5 症状、舌脉列表如下。

（1）症状频数分析：见表 4-1。

表 4-1　症状频数分析表

症　状	频　数	频　率	症　状	频　数	频　率
头痛	114	1.00	心烦	10	0.09
纳可	98	0.86	大便干	9	0.08
睡眠安	80	0.70	颈部胀痛	9	0.08
二便调	49	0.43	神疲	8	0.07
小便黄	35	0.31	腹胀	8	0.07
月经色黯红	26	0.23	乏力	7	0.06
睡眠差	26	0.23	胸闷	6	0.05
口干	24	0.21	尿频	6	0.05
大便调	35	0.31	目胀	6	0.05
口苦	24	0.17	头晕	5	0.04
腰酸痛	12	0.12	气短	5	0.04
便秘	11	0.11	痛经	5	0.04
手足心热	10	0.09	耳鸣	5	0.04
小便调	10	0.09	大便溏	5	0.04
纳呆	10	0.09	月经量少	5	0.04

从表 4-1 可见，在纳入原发性头痛患者 91 例 114 诊次中，出现频率最高的为“头痛”，占 100%，余症频率大于 10%以上的依次为（从高到低）：纳可（86%），睡眠安（70%），二便调（43%），小便

黄（31%），月经色黯红（23%），睡眠差（23%），口干（21%），大便调（31%），口苦（17%），腰酸痛（12%），便秘（11%）。

（2）舌象频数分析：见表 4-2。

表 4-2　舌象频数分析

舌　苔	频　数	频　率	舌　质	频　数	频　率
舌苔薄白	53	0.46	质淡红	83	0.73
舌苔薄黄	38	0.33	质红	23	0.20
舌苔黄腻	16	0.14	质紫	5	0.04

从表 4-2 可见，原发性头痛患者出现的舌苔变化频率从高到低依次为：舌苔薄白（46%）、舌苔薄黄（33%）、舌苔黄腻（16%），而后两者均有黄苔，共占 49%，说明原发性头痛“舌苔黄”为主要特点；而舌质中质淡红频率最高为（73%），其次为质红（20%）、质紫（4%）。可知原发性头痛患者多以舌苔黄、质淡红为主要舌象，其次舌质为质红和质紫。

（3）脉象频数分析：见表 4-3。

表 4-3　脉象频数分析

脉　象	频　数	频　率	脉　象	频　数	频　率
脉弦细	43	0.38	脉弦细缓	8	0.07
脉弦	15	0.13	脉细	7	0.06
脉沉细弦	10	0.09	脉弦缓	5	0.04

从表 4-3 可见，脉弦细为原发性头痛主要脉象，占 38%，其次按频率从高到低分别为：脉弦（13%）、脉沉细弦（9%）、脉弦细缓（7%）、脉细（6%）、脉弦缓（4%）。而以上所有脉象中含有弦脉的占总诊次的 71%，含有细脉的占总诊次的 60%，故看出原发性头痛脉象以“脉弦细”为主。

（4）中药频数分析：见表 4-4。

中药取频数排名前 30 的中药依次列出如下。

表 4-4　中药频数分析

中　药	频　数	频　率	中　药	频　数	频　率
葛根	102	0.89	白芷	32	0. 28
天麻	91	0.80	龙胆	31	0.27
川芎	76	0.67	白术	31	0.27
赤芍	57	0.50	丹参	30	0.26
菊花	47	0.41	僵蚕	29	0.25
柴胡	47	0.41	当归	29	0.25
黄芩	41	0.36	地龙	26	0.23
半夏	39	0.34	桃仁	25	0.22
白芍	39	0.34	刺蒺藜	25	0.22
栀子	36	0.32	蔓荆子	25	0.22

续表

中　药	频　数	频　率	中　药	频　数	频　率
川牛膝	20	0.18	枸杞子	18	0.16
蝉蜕	20	0.18	酸枣仁	18	0.16
牡丹皮	20	0.18	甘草	18	0.16
女贞子	19	0.17	泽泻	16	0.14
红花	19	0.17	黄芪	15	0.13

在纳入的91例114诊次中，总共使用中药175味，总计1542味，平均每个处方用药13.52味。从表4-4可见，其频数排名前14味的药物从高到低排列依次为：葛根（89%）、天麻（80%）、川芎（67%）、赤芍（50%）、菊花（41%）、柴胡（41%）、黄芩（36%）、半夏（34%）、白芍（34%）、栀子（32%）、白芷（28%）、龙胆（27%）、白术（27%）、丹参（26%）。

（5）中药药物分类频数分析：见表4-5。

对频数排名在前30味的中药再次进行频数统计，并对其进行药物分类，结果如下。

表4-5　药物分类频数分析

类　别	味　次	频　率	常用药物
解表药	273	0.26	葛根（102）、菊花（47）、柴胡（47）、白芷（32）、蔓荆子（25）、蝉蜕（20）
清热药	185	0.18	赤芍（57）、黄芩（41）、栀子（36）、龙胆（31）、牡丹皮（20）
平肝熄风药	171	0.16	天麻（91）、僵蚕（29）、地龙（26）、刺蒺藜（25）
补虚药	170	0.16	白芍（39）、白术（31）、当归（29）、女贞子（19）、枸杞子（19）、甘草（18）、黄芪（15）
活血化瘀药	168	0.16	川芎（76）、丹参（30）、桃仁（23）、川牛膝（20）、红花（19）
化痰止咳平喘药	39	0.04	半夏（39）
安神药	18	0.02	酸枣仁（18）
利水渗湿药	16	0.02	泽泻（16）

从表4-5可见，统计出排名前30味药物共1041味次，其中出现频率最高的为解表药（26%），其次按照频数从高到低依次为清热药（18%）、平肝熄风药（16%）、补虚药（16%）、活血化瘀药（16%）、化痰止咳平喘药（4%）、安神药（2%）、利水渗湿药（2%）。排名前三位的药物中解表药和平肝熄风药均具有祛风的功效，可见陈大舜治疗原发性头痛主要以祛风为主，配合清热化痰、活血化瘀、补虚、安神、利水等药物治疗。

2. 关联规则　对数据库中的症状进行分类，原发性头痛的主要临床表现为：头痛，睡眠差，月经色黯红，口干，口苦，舌质红，苔薄黄，脉弦细。运用Apriori算法对患者的每一症状用药进行关联规则挖掘，设定最小支持度为0.1及最小置信度为0.9，从而得到每一个症状的关联规则表（关联规则形式为：中药⇒中药）如下。

（1）头痛药物关联：见表4-6。

表 4-6　头痛药物关联

中　药		中　药	支持度	置信度
川芎	⇒	葛根	0.68	1.00
天麻、川芎	⇒	葛根	0.58	1.00
天麻	⇒	葛根	0.75	0.93
川芎	⇒	天麻	0.59	0.91
葛根、川芎	⇒	天麻	0.63	0.91
川芎	⇒	葛根、天麻	0.58	0.91

从表 4-6 可见，置信度 1.00 表明，陈大舜在治疗头痛用川芎时 100%会用葛根，用天麻、川芎时 100%会用葛根，用天麻时 100%会用葛根，用川芎时 100%会用天麻，用葛根、川芎时 100%会用天麻，用川芎时 100%会用葛根、天麻。因此可见，陈大舜治疗头痛症状的核心药物为：葛根、天麻、川芎。天麻⇒葛根的支持度为最高 75%，说明陈大舜治疗原发性头痛最常用葛根配伍天麻。

（2）睡眠差药物关联：见表 4-7。

表 4-7　睡眠差药物关联

中　药		中　药	支持度	置信度
川芎	⇒	葛根	0.69	1.00
川芎	⇒	天麻	0.69	1.00
天麻、川芎	⇒	葛根	0.69	1.00
葛根、川芎	⇒	天麻	0.69	1.00
川芎	⇒	葛根、天麻	0.69	1.00
菊花	⇒	葛根	0.46	1.00
菊花	⇒	天麻	0.46	1.00
天麻、菊花	⇒	葛根	0.46	1.00
葛根、菊花	⇒	天麻	0.46	1.00
菊花	⇒	葛根、天麻	0.46	1.00

从表 4-7 可见，上述十组相关药物置信度均为 1.00，说明针对睡眠差这一症状用前者药物时 100%会用后者药物，如：用川芎时 100%会用葛根。天麻、川芎⇒葛根的支持度为 69%，天麻、菊花⇒葛根的支持度为 46%，说明陈大舜在针对睡眠差这一症状常用葛根、天麻、川芎、菊花配伍。

（3）月经色黯红药物关联：见表 4-8。

表 4-8　月经色黯红药物关联

中　药		中　药	支持度	置信度
菊花	⇒	葛根	0.62	1.00
川芎	⇒	葛根	0.77	1.00
菊花	⇒	天麻	0.62	1.00
白芷	⇒	川芎	0.19	1.00

续表

中　药		中　药	支持度	置信度
天麻、菊花	⇒	葛根	0.62	1.00
葛根、菊花	⇒	天麻	0.62	1.00
菊花	⇒	葛根、天麻	0.62	1.00
天麻、川芎	⇒	葛根	0.69	1.00
葛根、川芎	⇒	天麻	0.69	1.00
天麻	⇒	葛根	0.88	0.91

从表4-8可知，菊花⇒葛根，川芎⇒葛根，菊花⇒天麻，白芷⇒川芎，天麻、菊花⇒葛根，葛根、菊花⇒天麻，菊花⇒葛根、天麻，天麻、川芎⇒葛根，葛根、川芎⇒天麻，以上药组关联规则置信度均为1.00，说明在治疗月经色黯红这一症状用前者药物时100%会用后者药物。天麻⇒葛根置信度为0.91，说明在针对月经色黯红这一症状用天麻时91%会用葛根。天麻⇒葛根支持度为88%，川芎⇒葛根支持度为77%，菊花⇒天麻的支持度为62%，可知，在针对月经色黯红这一症状，陈大舜常用天麻和葛根配伍，川芎和葛根配伍，菊花与葛根、天麻、川芎配伍。

（4）口干药物关联：见表4-9。

表4-9　口干药物关联

中　药		中　药	支持度	置信度
川芎	⇒	葛根	0.71	1.00
天麻、川芎	⇒	葛根	0.63	1.00
葛根、川芎	⇒	天麻	0.63	1.00
菊花	⇒	葛根	0.42	1.00
蔓荆子	⇒	葛根	0.17	1.00
白芷	⇒	葛根	0.17	1.00
牛膝	⇒	葛根	0.25	1.00
赤芍	⇒	葛根	0.50	1.00
白芍	⇒	葛根	0.46	1.00
龙胆	⇒	葛根	0.25	1.00

从表4-9可知，以上10组药物之间关联规则置信度均为1.00，而川芎⇒葛根的支持度为71%，赤芍⇒葛根的支持度为50%，白芍⇒葛根的支持度为46%，说明陈大舜针对口干偏瘀热者常用赤芍配伍葛根，偏虚热者常用白芍配伍葛根。

（5）口苦药物关联：见表4-10。

表4-10　口苦药物关联

中　药		中　药	支持度	置信度
川芎	⇒	葛根	0.76	1.00
川芎	⇒	天麻	0.76	1.00

续表

中　药		中　药	支持度	置信度
天麻、川芎	⇒	葛根	0.65	1.00
葛根、川芎	⇒	天麻	0.65	1.00
川芎	⇒	葛根、天麻	0.65	1.00
牛膝	⇒	葛根	0.29	1.00
白芍	⇒	葛根	0.24	1.00
黄芩	⇒	葛根	0.18	1.00
半夏	⇒	天麻	0.35	1.00
白术	⇒	半夏	0.35	1.00

从表 4－10 可知，上述相关联的 10 组药物置信度均为 1.00，说明在针对口苦这一症状，用前者药物时 100％会用到后者药物，如：用川芎时一定会用葛根。川芎⇒葛根的支持度为 76％，说明口苦这一症状中，川芎和葛根同时出现占总诊次的 76％。天麻、川芎⇒葛根的支持度为 65％，半夏⇒天麻的支持度为 35％，白术⇒半夏支持度为 35％，牛膝⇒葛根支持度为 29％，白芍⇒葛根支持度为 24％，黄芩⇒葛根支持度为 18％，说明陈大舜针对口苦这一症状，临床常用川芎、葛根、天麻配伍，或用半夏白术天麻汤，配伍清除肝经实热及养阴柔肝之黄芩、牛膝、白芍。

（6）舌苔薄黄药物关联：见表 4－11。

表 4－11　舌苔薄黄药物关联

中　药		中　药	支持度	置信度
川芎	⇒	葛根	0.61	1.00
天麻、川芎	⇒	葛根	0.74	1.00
赤芍	⇒	天麻	0.50	1.00
葛根	⇒	天麻	0.82	1.00
蔓荆子	⇒	葛根	0.26	1.00
龙胆	⇒	栀子	0.24	1.00
葛根、赤芍	⇒	天麻	0.47	1.00
川芎、白芍	⇒	葛根	0.50	1.00
葛根、白芍	⇒	川芎	0.50	1.00
天麻	⇒	葛根	0.82	0.96

从表 4－11 可知，葛根⇒天麻的置信度为 100％，支持度为 82％。

（7）舌质红药物关联：见表 4－12。

表 4－12　舌质红药物关联

中　药		中　药	支持度	置信度
菊花	⇒	葛根	0.52	1.00
菊花	⇒	天麻	0.52	1.00

续表

中　药		中　药	支持度	置信度
天麻、菊花	⇒	葛根	0.52	1.00
葛根、菊花	⇒	天麻	0.52	1.00
菊花	⇒	葛根、天麻	0.52	1.00
川芎	⇒	葛根	0.61	1.00
川芎	⇒	天麻	0.48	1.00
川芎	⇒	菊花	0.61	1.00
天麻、川芎	⇒	葛根	0.48	1.00
葛根、川芎	⇒	天麻	0.48	1.00

表4-12中川芎⇒葛根的置信度均为100%，支持度均为61%。可见，陈大舜针对舌质红，苔薄黄常用葛根配伍川芎。

（8）脉弦细药物关联：见表4-13。

表4-13　脉弦细药物关联

中　药		中　药	支持度	置信度
川芎	⇒	葛根	0.70	1.00
天麻、川芎	⇒	葛根	0.56	1.00
菊花	⇒	葛根	0.44	1.00
菊花	⇒	天麻	0.44	1.00
天麻、菊花	⇒	葛根	0.40	1.00
葛根、菊花	⇒	天麻	0.40	1.00
菊花	⇒	葛根、天麻	0.40	1.00
赤芍	⇒	葛根	0.49	1.00
赤芍	⇒	天麻	0.35	1.00
天麻	⇒	葛根	0.70	1.00

从表4-13可见，以上10组药物置信度均为100%，川芎⇒葛根、天麻⇒葛根的支持度均为70%，天麻、川芎⇒葛根支持度为56%，说明针对脉弦细这一症状，陈大舜常用葛根、川芎、天麻配伍。

（四）讨论

数据挖掘技术作为一种工具在名老中医经验传承中应用广泛，为名老中医经验知识提供了证据支持，将中医学隐性知识显性化，从病机、证素、处方、用药等多方面总结名老中医学术思想，在中医药传承上有重大意义。本文选用在SPSS22.0统计软件下，采用频数统计和关联规则对陈大舜治疗原发性头痛用药进行分析，结果如下。

1. 频数统计分析结果讨论　频数统计（Frequency Analysis）即统计每个事件出现的频次，作为数据挖掘技术最简单直观的方法，为进一步复杂的数据挖掘做基础。本文通过对陈大舜治疗原发性头痛患者症状、舌脉、药物频数统计得出结果如下。

（1）症状频数：原发性头痛出现最高的为“头痛”症状，占100%；二便、睡眠及饮食取频数高的为准，排名前十的症状依次为：头痛，纳可，睡眠安，二便调，月经色黯红，口干，口苦，腰酸痛，手足心热，心烦。可见以上症状为原发性头痛核心症状。根据原发性头痛临床常见症状，结合辨证论治，可知陈大舜认为：①头痛病位在头，多与肝、肾相关，故临床表现为头痛，纳可，睡眠安，二便调，月经色黯红，口干，口苦，腰酸痛，手足心热，心烦。②病性多属本虚标实，本虚主要以阴虚为主，标实主要以瘀、火为主。原发性头痛患者病程多长久，久病病机多表现为虚、瘀。《景岳全书·杂证谟·头痛》曰："凡诊头痛者，当先审久暂，次辨表里，盖暂痛者必因邪气，久病者必兼元气。"亦说明病程长久易损伤元气而致虚。

（2）舌脉象频数：原发性头痛最常见的舌象是舌质淡红（73%），舌苔黄（49%），最常见的脉象是脉弦细（38%），所有脉象中含有弦脉的占总诊次的71%，含有细脉的占总诊次的60%。在舌象中，舌苔黄主热象，说明原发性头痛患者多有热象；叶天士认为弦脉多以怒、劳、痰饮为主，结合原发性头痛患者病程多久，久病耗气耗血，气虚无力推动血液运行易致瘀，且随着物质生活的丰富、生活节奏的加快、饮食习惯的改变，疾病多有向痰、热、瘀趋化之势，故可见此病以痰、热、瘀为主要病理产物；脉细多见于虚证，《素问·经脉别论》曰："故春夏秋冬，四时阴阳，生病起于过用，此为常也"，可知过度消耗的生活方式易导致疾病丛生，而现代人长期熬夜及喜食辛辣刺激的不良习惯而易耗伤阴液导致阴虚，津液亏虚不能生气而致气虚，故本虚多以气阴两虚为主。痰、热、瘀互结阻滞脑络，不通则痛，气虚不能推动血液运行，不荣则痛，故发头痛。

（3）中药频数分析：陈大舜治疗原发性头痛每张处方平均用药13.52味，频数排名前14味的药物分别为葛根、天麻、川芎、赤芍、菊花、柴胡、黄芩、半夏、白芍、栀子、白芷、龙胆、白术、丹参；从药物频数统计中可得出川牛膝和牛膝总频数为33次，二者为同一品种，可见陈大舜临床治疗原发性头痛亦常用牛膝。按照中药功效进行分类，其主要以解表药为主，其次为清热药、平肝熄风药、补虚药、活血化瘀药、化痰止咳平喘药、安神药、利水渗湿药。可见陈大舜治疗原发性头痛以祛风邪、平肝阳、清湿热、理气血为主。上述核心药方与陈大舜临床常用经验方葛麻二芍二膝汤（葛根、天麻、菊花、赤芍、白芍、川牛膝、牛膝、川芎、丹参、白芷、蝉蜕、僵蚕）类似。其核心方主要由葛根汤（取葛根、白芍）、天麻钩藤饮（取天麻、栀子、黄芩、牛膝）、小柴胡汤（柴胡、黄芩、半夏）组成。此方制方思路取自《伤寒论·辨太阳病脉证病治》中的葛根汤、《伤寒论·辨少阳病脉证病治》小柴胡汤和《中医内科杂病证治新义》中的天麻钩藤饮，葛根汤由葛根＋桂枝汤＋麻黄而成，本为"太阳病，项背强"而设，此处去其方中麻黄和桂枝等解表药物，仅取葛根、芍药、甘草3药，实际上就是葛根＋芍药甘草汤，起到治疗头部及项背部疼痛的作用，此处芍药既用了白芍，又用了赤芍，具有养肝柔肝、舒筋活血、缓解痉挛之效。原发性头痛患者多有紧张焦虑症状，说明其多与情志相关，病程日久易入里化热，而小柴胡汤可和解少阳，祛除半表半里之邪并助里邪外出。天麻钩藤饮为治疗肝阳偏亢、肝风上扰证之头痛经方，由11味药物组成，此处仅取其中4味药物天麻、栀子、黄芩、牛膝，临床上牛膝多怀牛膝与川牛膝同用，使补肝阴、引火下行的同时，又兼有舒筋活血通络的作用，用川芎、柴胡、丹参以代替钩藤、首乌藤活血通络，上述药物组成天麻钩藤饮类似方，起到平肝熄风、补益肝肾、清热活血的功效。《医宗必读·头痛》曰"头痛自有多因，而古方每用风药何也？高巅之上，惟风可到……"，是故还常配合川芎、菊花、白芷以祛风散邪、活血化瘀。

2. 关联规则分析结果讨论　关联规则（association rule）是用来挖掘大量数据中项集之间的相关联系，若二者相关常用A⇒B表示，而支持度（support）及置信度（confidence）是其成立的重要条件。支持度是指在C事物中A和B同时出现的次数占总次数的百分比，置信度是指在C事物中当A出现时B出现的概率。随着信息技术的发展，关联规则逐渐成为卫生医疗信息行业的一种重要手段，尤其在总结名老中医经验传承、使传统中医隐性化向显性化方面转变有重大意义。故本文采用关联规则方法，统计出陈大舜治疗原发性头痛每一症状患者的用药规律，以发现其中隐含的规律。

针对每一症状药物关联，用中药⇒中药表示：①针对头痛症状，陈大舜根据辨证论治，结合原发性头痛患者多发为慢性头痛，久病致瘀，应调气血，多用自拟方葛麻二芍二膝汤加减以平肝风、理气血；且其认为高巅之上，惟风可到，故善用轻清辛散药物以祛除头巅之邪并调理气血，其核心药物为葛根、天麻、川芎。②对于睡眠差这一症状，陈大舜常用葛根、天麻、川芎、菊花配伍。③针对月经色黯红这一症状，陈大舜注重调理气血，天麻和葛根配伍，川芎和葛根配伍，菊花与葛根、天麻、川芎配伍，辛散宣络以活血。④针对口干这一症状，常用川芎配伍葛根，偏瘀热者常用赤芍配伍葛根，偏虚热者常用白芍配伍葛根。⑤针对口苦这一症状，临床常用川芎、葛根、天麻配伍，或用半夏白术天麻汤，配伍清除肝经实热及养阴柔肝之黄芩、牛膝、白芍。⑥针对舌脉，主要以舌苔薄黄、舌质红，脉弦细为主，陈大舜主要以疏风清热、生津养阴为主，常用葛根、川芎、天麻配伍。

二、治疗头痛病的学术思想和经验

（一）用药特点

运用中医理论对上述统计结果进行分析，可以将陈大舜治疗原发性头痛的用药特点归纳为几点：一药多用；善用药对及小方组；和法缓治；善用辛味药宣络；剂量适中，少有大方之用。

1. 一药多用　陈大舜治疗原发性头痛擅长一药多用，达到一举多得的效果，即一种药物具有能同时治疗同一疾病中的多个症状和祛除疾病的多种病理产物的效果。例如，陈大舜治疗原发性头痛患者，症见头胀痛伴有颈肩背部疼痛、口干者，常用葛根。头为诸阳之会，背部为督脉通行之处，易受寒邪侵袭阻滞经络而致疼痛，寒郁化热，热灼津液而致口干，葛根具有疏风、清热、疏通经络、生津等多重功效，可以同时缓解头痛、颈肩背部疼痛症状，并且还具有生津止渴的作用，能够同时祛除头痛病中的风邪、热邪且能缓解经络挛急，同时，其还具有生津以滋补热邪亏耗的津液，并且因其为药食同源的药物而更安全，有研究表明葛根素有改善微循环、减轻炎症、保护神经元、促进神经元再生等作用，故常用之为君药，在上述30味药中，葛根出现的频率最高为89%，足以见陈大舜选药时善用葛根为君药。头痛日久伴有月经紊乱、色黯红夹血块、舌暗红、脉弦者，从上述30味药物中可得出陈大舜常选用活血化瘀药物中的活血调经药：丹参、红花、桃仁、川牛膝，取其活血化瘀、调经止痛双重功效，其中川牛膝还具有补肝肾、强筋骨的功效，而久病常易耗伤气血且妇女多气血虚弱，故其在活血的同时还可以滋补肝肾阴血，达到标本兼治的功效；头痛症见心烦、睡眠差、口干、目胀者，常用菊花缓解上述症状，取其疏风、清热、平肝潜阳、清肝明目之效；头痛急性发作期或复发时，常用川芎，上述药物中川芎出现的频率为67%，《丹溪心法·头痛》曰："头痛须用川芎，如不愈，各加引经药"，川芎为血中之气药，能通达气血、祛风止痛，其秉升散之性，又能上行头目，无论外感头痛或是内伤头痛，均可用之。

2. 善用药对及小方组　药对作为临床中药配伍中的最小单位，能更方便而有效地应用于方组中，其体现了中医遣方用药的基本特色，也是复方的组成基础。叶天士临床治病常小方应用，以求药效平稳，剂量轻清，便于运用。陈大舜认为疾病复杂多变，临床善用药对或小方组，其在选方组药时并非将整方全部套入重组方中，而是根据药物的辅、反、成、制之理，组成针对性较强的由少量几味药物组成的小方组，或选用药味较少的经典小方，其具有一定的易用性，且能根据主症、主病的治疗需要随时加入处方中，旨在协同而增加功效，制约以防其偏性，可以加快处方速度，提高临床疗效。法在乎活，方在乎纯，有的古方、验方用药过多，应当分析优选，简化升华，简化后并不影响疗效，对于节约药材具有重要的意义。陈大舜临床治病常根据四气、五味以及现代药理学研究配伍用药。

（1）根据四气配伍：四气是指药物的寒、热、温、凉4种特性，陈大舜临床治病常选用温热药和寒凉药配伍组成平性药对或寒热不显的药对，去性取用，以达到缓治疾病的功效。在上述关联规则中，陈大舜几乎针对原发性头痛出现的每一症状均用到了葛根和川芎配伍，且其置信度均为100%，支持度均超过60%。葛根性偏凉，川芎性温，二者配伍组成药性平和之药对，二者均属辛味药，取二者辛散之用以疏通全身气血经脉，且葛根具有生津功效，川芎具有活血作用，在二药辛发宣散之时还具有活血布津的作用；常用的类似药对配伍还有：菊花配伍川芎，蔓荆子配伍葛根，天麻、川芎配伍葛根，白芷配伍葛根等。临床还常善用平性药物与寒凉或温热药物配伍组成药对。平为平正、缓和，无毒烈之性，其寒凉性或温热性较缓和，以防伤正，且平性多补，与其组成药对者，寒热之性较缓，如陈大舜常用性平的天麻配伍微寒之赤芍组成性味偏寒的药对以疏风清热、活血祛瘀；临床常用配伍还有葛根配伍天麻，天麻配伍菊花，天麻配伍半夏，怀牛膝配伍葛根等。

（2）根据五味配伍：五味是指药物具有酸、苦、甘、辛、咸五种不同的味道，其中辛能散、能行，苦能泄、能降，酸能收、能涩，辛味药物与酸苦类药物合用，可以起到一散一收、一升一降的作用，从而调和气血阴阳。陈大舜临床常用五味配伍应用，从以上关联规则药物分析中可知，用到此类方法配伍的药组有：川芎配伍菊花，牛膝配伍葛根，赤芍配伍葛根，白芍配伍葛根，黄芩配伍葛根，半夏配伍白术，川芎、白芍配伍葛根。同时，陈大舜还善于根据五味配伍理论，结合经方，拆方而重组小方，以便应用，如伴有口苦、痰多症状时常加入半夏白术天麻汤合小柴胡汤配伍，而半夏白术天麻汤只取半夏、白术、天麻三味主药以组成小方，其中半夏辛散燥湿化痰，白术甘苦健脾祛湿降气，天麻性平祛风，虽只取三药却能起到化痰熄风之效；而小柴胡汤仅取黄芩、柴胡、半夏三味药，方中柴胡、黄芩苦降，半夏辛散，三者配伍能清化半表半里痰热之邪。

（3）特殊配伍：陈大舜主张中西结合、宏观与微观结合辨证论治，临床亦会参考现代西医药理学研究，结合中医药对配伍原则配伍。如在本研究中常用葛根配伍天麻，上述已阐述葛根在治疗头痛病效果良好，但现代研究表明在体内吸收效果较差，且作用时间不长，而天麻可以促进葛根在体内更好地吸收利用、降低消除速率、增加体内滞留时间，且天麻药效平和，为风中润剂，能帮助消灭巅顶之邪风，故临床常用葛根配伍天麻。临床还常用赤芍和白芍配伍，川牛膝和牛膝配伍。

3. 和法缓治　原发性头痛病程多长久，治则需缓而祛邪，不可操之过急以伤正气，主张和法缓治，其用药平淡，于平淡中显神奇。和法是指通过和解及调和作用使脏腑、气血、阴阳、表里等达到协调平衡的方法；缓治是指治疗用药不求急切，缓慢图治，以复根本。陈大舜和法缓治治疗原发性头痛的用药特点主要可以从以下几个方面来论述。

（1）药性平和：陈大舜临床用药平和，临床治病少有大泻、大补、大汗、大吐等峻猛之药，以上30味药物中，药性皆较平和，无一味大寒、大热、大燥之药，且仅有桃仁、半夏两味药物有小毒，而半夏临床上都是用的炮制过的半夏，毒性大大减弱，有毒性药物临床上用量较小，一般临床上桃仁和半夏的用量均控制在10g。内伤头痛日久入络，瘀血阻滞，需要使用虫类药物搜剔经络、祛除瘀血，陈大舜常选择没有毒性的僵蚕、地龙、蝉蜕，在上述药物中所占频率分别为25%、23%、18%，而不选择具有同样功效但却有毒的全蝎和蜈蚣，体现了陈大舜在选方用药上的谨慎、细致。同时，陈大舜还善于使用药食同源的药物，如葛根、酸枣仁。

（2）升降相宜、表里同治：人体的生命活动主要由脏腑功能实现，而脏腑的功能无非气机升降出入，故陈大舜治病重视通调气机、表里同治。陈大舜根据临床多年临证经验总结出临床病证多有寒热不清、虚实夹杂、气机升降失常。在气机升降理论上，阳气主升，阴气主降，叶天士言“辛甘发散为阳，酸苦涌泄为阴”，故气机升降协调主要以“辛、甘、苦”为主，辛开苦降以平调寒热、畅达气机以调和阴阳，临床上亦多有用寒温并用、辛开苦降的方法治疗慢性复杂病者，疗效良好。上述30味药物主要以辛甘温、苦寒药物为主，临床治疗原发性头痛多以辛温配苦寒，取其“辛以散之”、“苦以泄之”、“治寒以热”、“治热以寒”之意，达到辛开苦降的目的。上述药物中具有辛散作用的药物有12味，具有苦降作用的药物有14味，其中最常用的辛散药物为葛根、川芎、菊花、柴胡、白芷，疏散头部风热；最常用的苦降药物为赤芍、白芍、黄芩、柴胡、栀子、龙胆、川牛膝，清热利湿、引火下行，上述药物一升一降，使风、热、火得以消除，气机通畅。黄芩、栀子能够清利三焦湿热。葛根苦、辛，既能上行头目疏风清热，又能疏利肩颈、背、腰部等关节，其药性平和，且能够兼顾疾病双方，无论风寒表证或是风热表证均适用，故临床常以此药为君药，临床治疗原发性头痛常配伍柴胡、黄芩疏散半表半里之热，配伍龙胆、黄连、栀子清利肝胆湿热，配伍天麻、蒺藜平抑肝阳，配伍赤芍、牡丹皮清散里热、瘀血以止痛，配伍川牛膝、牛膝、桃仁、红花、丹参以活血调经；表证偏寒者配伍白芷，表证偏热者配伍菊花、蝉蜕。在表里同治方面，主要体现在祛除内外风、热。祛除外风主要用疏风解表药，如葛根、柴胡、菊花、白芷、蝉蜕，祛除内风主要用熄风止痉药，如天麻、地龙、僵蚕；同时，疏风散热药物亦能清除卫分热，而在上述药物中出现频率较高的赤芍（50%）、白芍（34%）和牡丹皮（18%）入血分，能清除血分热，且白芍还具有养血滋阴的功效，可以滋补因热耗伤的阴液。

（3）通、补并用：陈大舜治疗原发性头痛治标时，不忘固本，标本同治。原发性头痛瘀血日久，新血不生，易导致血虚，故临床常配伍补血药，通、补并用，常用补血药有2味，分别为白芍和当归，其在方剂中出现的频率分别为34%、25%。当归甘温质润，既有补血之效，又有活血之功，其长于补血，为补血之圣药，同时，其还具有治疗头痛以及调经的作用，《本草纲目·草部（一）·当归》曰当归："治头痛，心腹诸痛，润肠胃、筋骨、皮肤，治痈疽，排脓止痛，和血补血"。白芍具有养血敛阴作用，与当归配伍使补血之力更强，白芍在本病急性期除了具有补血的功效之外，还具有柔肝、缓急止痛的功效，对急性头痛或头痛复发有很好的缓解作用。陈大舜基于药有个性之专长，方有合群之妙用，临床上注重药物配伍，当归在临床上常与以下药物配伍组合，面色萎黄、乏力、心悸失眠者配伍白芍、川芎、茯苓，口干、五心烦热等阴液亏损者配伍菊花、玄参，腰酸者配伍川牛膝、牛膝等。

4. 善用辛味药宣络　原发性头痛具有病程长久、反复发作、缠绵难愈的特点。《临证指南医案·疟疾》曰："久发频发之恙必伤及络。"络乃聚血之所，久病必瘀闭，慢性病病机多络虚邪瘀，故头痛病久致络脉病变。叶天士言："络以辛为泄"，"酸苦甘腻不能入络"，故治疗络病者，以辛味药为主，辛主散，既能入阳络，又能入阴络。有研究表明部分辛味药物在精神疾病治疗上效果良好，而紧张型头痛患者多有情志抑郁，且情绪变化易引起头痛发作，且辛味药物还具有调节血管活性以及改善血液循环等功效，故陈大舜选方用药中常配辛味药以开郁宣络，在上述30味药物中辛味药物有12味，如葛根、川芎、菊花、柴胡、半夏、白芷等；久病致瘀，而许多辛味药本身就具有活血通络之效，如川芎是活血化瘀通络之要药，白芷破宿血等；同时，辛味药轻清上扬，还能载药上行，故其使用辛味药能达到一举三得之效。牛膝、川牛膝苦降，引火热下行，常与辛味药相伍，一升一降，使气机通畅调达。

5. 剂量适中，少有大方之用　陈大舜临床用药少有大方，一般方中药味不超过16味，大多控制在13味左右，在所收集的91例114诊次病历中，9～11味药组成的计39方，12～14味药组成的计64方，15味药组成的计8方，仅有3方为16味药组成，平均每方用药计13.52味。陈大舜主张轻药缓投，临床用药剂量较轻，临床药物剂量大部分控制在10g左右，在上述30味药物中，常用剂量为6g的药物计2味，常用剂量为10g的药物计20味，常用剂量为15g的药物计8味，仅有1味可以药食两用的中药葛根最大剂量用到过40g。

（二）遣方特点

陈大舜认为临床疾病变化多样，单用一方难以达到祛除病邪的目的，主张复方简药配伍应用。

1. 复方简药配伍应用　陈大舜临床治病常合方为用，组成复方，在一定程度上体现了中医传统的整体观。陈大舜临证每见病情严重复杂或兼证过多的疾病，往往围绕主证主方，把几个方子联合使用，组成功效协同或相反的作用较广的"大阵"，以荡逐病邪或大补气血。合方之要在于辨"病-证-症"，配伍选方或为反佐或为协同。陈大舜将辨病、辨证、辨症论治相结合，临床配伍选方亦以此为原则。在治疗原发性头痛疾病中，首先，根据辨病论治选定主方以治疗主证。陈大舜治疗原发性头痛常以自拟方葛麻二芍二膝汤加减。其次，根据次要症状选取相应小方配伍应用，若合并口苦，则用葛麻二芍二膝汤配伍小柴胡汤（取柴胡、黄芩、半夏）加减；若合并舌苔黄腻，常配伍连朴饮（取黄连、厚朴）加减等。最后，根据君、臣、佐、使制方原则选用相应的臣药、佐助药和使药以治疗疾病。虽为复方，却少有大方，从上述论述可知陈大舜在治疗头痛病时剂量适中、少有大方之用，每方平均用药为13.52味。

2. 辨证处方思路　陈大舜主张辨病-辨证-辨症论治。在中西医结合治病优势逐渐突出的环境下，陈大舜主张辨病应根据患者的临床症状辨病以及采用西医的先进手段明确诊断疾病。在辨病清楚的情况下再辨证-辨症论治，从微观到宏观，整体把握疾病的特性。在治疗原发性头痛时，陈大舜根据头痛为主的症状，结合临床相关检查排除头痛器质性病变，明确诊断为原发性头痛病，结合原发性头痛病理生理学特点，再根据中医辨证论治处方用药。

陈大舜认为治病之要诀，在于明白气血，注重从气血论治。头痛属于中医痛证范畴，《素问·举痛论》曰“脉泣则血虚，血虚则痛”，又曰“痛而闭不通矣”，故可知痛证主要病机为“不荣”和“不通”，气血亏虚、瘀血痰浊阻滞均可导致疼痛。有研究表明神经源性炎症在原发性头痛中发挥了重要作用，而炎症易损伤血管内皮细胞，导致血液流变学的异常，与中医的气血失调类似。陈大舜认为原发性头痛多病程长久，反复发作，易成慢性头痛，而慢性病易内生邪气，内邪相互转化，杂合为病，迁延不愈，可致虚、瘀、痰、热杂合，阻滞气血运行，不通则痛，或杂邪阻滞，新血难生，不荣则痛，而发头痛。慢性头痛病程长，顽固难愈，中老年人在长期慢性疾病的病理状态下，脏腑功能日渐虚损，日久易形成瘀血，陈大舜认为“虚、瘀”是慢性疾病的共同病理基础，长期反复慢性头痛易耗伤气血，气虚不能推动血液运行易致血瘀，瘀血阻滞，新血不生而又致血虚，气由血载，血虚之人，气不能依附于血而致气散失，血能养气，其为气的生成提供源源不断的营养，失去血的供养则气的生成亦减少，气的生成减少及其耗损增加而致气虚，气虚又易致血瘀，气虚、血瘀、血虚三者互相转化，恶性循环，故致疾病缠绵难愈，从气血论治，中断上述循环，则疾病无从传化而愈。

外邪侵袭或瘀血、痰浊阻滞脑络或气血虚弱不能上荣于脑均可导致头痛，即不通则痛、不荣则痛。外感病因主要为感受风、寒、湿、热，内伤病因主要为情志郁怒、饮食不节、脏腑气弱、瘀血痰浊等。脑为髓海，主要依赖肝肾精微、脾运化水谷精微及心肺输布气血以濡养，故脑与五脏皆相关，尤与肝、脾、肾密切相关，故治疗原发性头痛应从肝、脾、肾论治。

陈大舜根据临床多年经验，总结出原发性头痛多寒热、虚实夹杂，病理产物多样，以中老年患者居多，“虚、痰、瘀”是中老年慢性疾病的共同病理基础，临床诊治须辨明虚实、寒热，方可对症下药。陈大舜经常说任何疾病均起于阴阳失调、气机升降出入紊乱，多为寒热、虚实夹杂，治疗应兼顾疾病双方，以平调为主。外感者起病急，多因感受寒邪而致病，但由于现代生活饮食习惯偏辛辣、油腻，易滋生湿热，临床亦常见寒热难辨；内伤者起病缓慢，病理因素多样，病程长，久病入络，易致瘀，瘀血日久易化热，瘀热互结，难以祛除，耗伤气血，治疗应以活血祛瘀、补益气血兼清热为主，内伤与气机升降失调密切相关，故临床治疗应疏通上焦、调畅中焦、调理下焦以达到气血运行通畅、气机升降出入正常，则脑络通畅，头痛可止，需要使用两个或多个治疗方法一起达到治疗疾病的目的，主张“和法缓治”。

3. 验案举例　患者，男，46岁，2016年10月30日初诊。主诉：反复枕部、颈项部疼痛3年。患者自诉3年前出现头痛，每因玩电脑或心情抑郁时易引起，经多家医院治疗未见好转，2015年9月13日患者外院颈椎及颅脑MRI：未见明显异常；TCD发泡试验阴性，不支持心脏右向左分流；血常规、肝肾功能、电解质、心肌酶、血脂均未见明显异常。刻诊：头部刺痛，以枕部疼痛为主，牵掣颈项部疼痛，两目胀痛，热敷及运动时可缓解，性情急躁，纳可，嗜睡，尿黄，大便可，舌苔黄稍腻，脉沉细弦。血压：118/76mmHg。西医诊断：原发性头痛。中医诊断：头痛。辨证：肝经实火，痰瘀互结。治法：清肝泻火，化痰祛瘀。处方：葛根40g，天麻10g，赤芍15g，白芍15g，白术10g，半夏10g，龙胆6g，栀子10g，柴胡10g，黄芩10g，泽泻10g，川牛膝15g，蝉蜕6g，僵蚕10g，熟大黄6g。7剂，每日1剂，水煎服，早晚温服。2016年11月5日二诊：服药后枕部、颈项部疼痛减轻，但仍未能全部止痛，精力集中易发，热敷后可完全缓解，尿黄，大便可。舌红苔黄厚，脉弦细。处方：厚朴10g，黄连10g，薏苡仁30g，细辛3g，川芎10g，川牛膝15g，葛根40g，赤芍15g，白芍15g，三七5g，蝉蜕10g，僵蚕10g，桃仁10g，红花10g，地龙10g。7剂，每日1剂，水煎服，早晚温服。2016年11月12日三诊：服药后枕部、颈项部疼痛明显好转，二便可。舌红，苔薄黄。处方：上方去细辛、三七、地龙，加丹参10g、牛膝10g。7剂，每日1剂，水煎服，早晚温服。

按：对于本例患者，陈大舜先根据辨病-辨证-辨症论治，结合西医诊疗手段及患者临床症状，明确诊断原发性头痛，中医诊断为头痛。再明辨病机及证型，患者平素心情抑郁，易导致肝失调达，气机郁滞，气郁血瘀，瘀血阻滞，日久化热，耗伤阴液，且其常久坐玩电脑，也易导致气机阻滞不畅，气虚不畅不能推动水液运行而致痰湿生成，痰、热、瘀互结而发本病，辨证为肝经实热、气滞血瘀、兼有阴虚证。陈大舜认为大部分疾病起于气血失调，应注重调理气血，本病亦因气血失调为始，痰、热、瘀为其内生所致，应在调理气血基础上，清除肝经湿热、养血柔肝。针对复杂之病机，单用一方难以达到治疗疾病之佳效，选用复方配伍，本案选用陈大舜自拟方葛麻二芍二膝汤合龙胆泻肝汤加减以调理气血、清利肝经实热、养血柔肝。复方却非大方，上述一诊和二诊用药均计15味，三诊用药计14味。此案用药主张和法缓治，其体现在用药升降相宜、通补并用以及药性平和，方中辛散药物有葛根、川芎、柴胡、半夏、蝉蜕、僵蚕，用以疏散头部风热，且可以宣通络脉、调理气血，苦降药物有赤芍、白芍、黄芩、栀子、龙胆、川牛膝、熟大黄、泽泻，清热利湿、引火下行，上述药物一升一降，使风、热、火得以消除，气机通畅；方中用白芍、川牛膝补肝肾阴血，上述辛散药物宣通发散，通补并用，和调气血；上述三诊次中用药均较平和，仅一诊中因患者实热重加用了较寒凉之龙胆、黄芩、熟大黄，但龙胆用量较小，为6g，且大黄用的熟大黄，寒凉之性减以取其通便之功，使热从大便出，全方用量均较小，仅葛根和薏苡仁两味药食同源的药物用量较大。其用药还注重药对及小方组配伍，方中葛根配伍天麻为其临床常用治疗头部疾病的药物，黄连配伍厚朴治疗舌苔黄腻，半夏配伍白术健脾化痰，僵蚕配伍蝉蜕祛风通络，红花配伍桃仁活血化瘀。

三、结论

采用频数统计和关联规则，对陈大舜治疗原发性头痛的病历资料进行挖掘，以探求陈大舜治疗原发性头痛的用药规律。总结如下：原发性头痛的病位在头，主要与肝、肾相关，临床尤与肝关系密切。病性多本虚标实，以阴虚为本，瘀、热、痰为标。辨证思路主张辨病-辨证-辨症论治，善于抓主症，结合西医诊疗手段，中西结合论治，中医辨证善抓病机，依法处方论治。并根据本病尤与肝关系密切，注重调理气血论治头痛。遣方上主张复方配伍，合方化裁，常选用自拟方葛麻二芍二膝汤配伍小柴胡汤加减。用药上主张一药多用、和法缓治、善用药对及小方组、辛味药宣络、剂量适中并非大方用药。

但是，本过程还存在以下不足：①因收集的数据量过少，舍弃了聚类分析部分，使得部分数据挖掘的结果不够深入、全面；②由于收集的病案年限跨度较大，且由不同的跟诊学生所记载，故未能进行后期的跟踪随访，其远期的疗效有待进一步探究，从而使得论证的力度不够。根据以上问题，主要提出如下展望：①进一步改善研究方法，以求择取最优的数据挖掘方法以传承名老中医经验；②陈大舜从事临床已几十年，在治疗每一个系统疾病均有自己独到的学术思想，基于本团队所收集整理的陈大舜临床医案年限已超过10载，设想下一步，整理出陈大舜治疗每一个系统疾病常用临床经验及药物规律，进一步传承名老中医经验并为临床治疗系统疾病提供新思路。

眩晕病的辨病辨证用药分析

眩晕是因机体对空间定位障碍而产生的一种运动性或者位置性错觉，患者有明显的外物或自身旋转感，常伴有恶心、呕吐，突然发病并伴有明显恐惧感。眩晕涉及临床科室广泛，在神经科及耳鼻咽喉科门诊占有一定比例。引起眩晕的疾病较多，涉及前庭周围性病变、前庭中枢性病变、精神心理性头晕、全身疾病相关性头晕。眩晕发作时患者极为痛苦，且症状反复，影响正常的工作和生活。西医治疗方面，强调病因治疗，并辅以对症治疗，但只能暂时缓解眩晕的急性发作，对于反复发作患者效果不理想，往往需要长期服药，相应地，治疗费用高，常伴发药物毒副反应。

中医治疗眩晕病源远流长，临床疗效确切，效果优于西药治疗，且减少西药毒副作用，提高眩晕患者生活质量。陈大舜为全国名老中医，多年临床及科研实践形成了特有的学术思想及临床经验，深入研究陈大舜治疗眩晕病的经验具有一定的研究价值及实际意义。

根据纳入符合标准的医案，建立眩晕病数据库，通过频数分析、关联规则及聚类分析等数据挖掘方法，结合陈大舜临床实际情况，对医案进行分析，从而提炼出陈大舜治疗眩晕病的学术思想及临床经验，进一步指导中医临床。

一、眩晕病医案数据挖掘分析

（一）研究目的

本次研究的主要目的在于利用频数分析、关联规则及聚类分析等数据挖掘技术分析陈大舜治疗眩晕病的学术思想及临床经验，为临床治疗眩晕病提供一定的指导。同时，本次采用数据挖掘技术进行医案研究，在一定程度上为中医医案整理和分析提供了方法学指导。

（二）研究资料

1. 医案数据来源　所有医案数据均来源于陈大舜于2003年12月至2017年11月在湖南中医药大学第一附属医院国医堂坐诊期间，由其亲自书写、侍诊学员抄录的门诊医案，选取符合眩晕病中医诊断标准、记录完整的医案。其中医案内容至少包括患者一般信息（姓名、年龄、性别）、主诉、现病史、四诊信息、用药用量等。

2. 医案数据筛选

（1）中医诊断标准：①头晕目眩，视物旋转，轻者闭目即止，重者如坐车船，甚则扑倒；②可伴恶心呕吐，眼球震颤，耳鸣耳聋，汗出，面色苍白等；③慢性起病逐渐加重，或急性起病，或反复发作；④测血压，查血红蛋白，红细胞计数及心电图，电测听，脑干诱发电位，眼震电图及颈椎X线摄片，经颅多普勒等有助明确诊断。有条件做CT、磁共振检查；⑤注意除外肿瘤、严重血液病等。

（2）医案纳入标准：①符合眩晕病的中医诊断标准；②年龄≥18岁，且≤85岁；③医案信息相对完整，包括一般情况（姓名、年龄、性别）、主诉、现病史、四诊信息、用药用量等内容；④没有复杂或严重的合并症。

3. 医案排除标准：①不符合中医诊断标准及医案纳入标准者；②眼肌麻痹产生复视；③有严重精神心理障碍；④正在服用耳毒性药物；⑤晕动病。

（三）研究方法

1. 医案数据筛选及整理　本研究严格按照纳入及排除标准对医案进行筛选，由国家中医药管理局陈大舜全国名老中医药专家传承工作室（简称工作室）长期侍诊学员进一步审核医案信息，必要时请教陈大舜亲自进行指导。

2. 医案数据的预处理　对医案进行数据挖掘的前提是进行医案数据的预处理。因此在医案数据录入之前对医案数据进行规范化及标准化处理，以便于数据挖掘、分析。数据预处理内容包括临床症状、舌象、脉象、中药等。

（1）症状术语规范化处理：根据中医教材《中医诊断学》，并结合陈大舜描述症状的习惯，我们对医案中的症状表达进行规范化处理。具体操作方法如表4-14所示。

表4-14　症状术语规范表

序　列	症状术语规范化处理前	症状术语规范化处理后
1	心烦易怒、脾气急躁	烦躁
2	夜寐欠佳、睡眠差、入睡困难、早醒	失眠
3	便干、排便困难、大便3天一行	便秘
4	食欲不振、不思饮食、纳少	纳差
5	前额肿胀、偏侧头痛、后枕部头痛	头痛
	……	……

(2) 中药术语规范化处理：我们还需对中药药名进行规范，以便中药规律的数据挖掘。所有处方中的中药名称、功能分类、归经均参照全国高等中医药院校规划教材《中药学》所载标准进行规范化处理。规范化处方中出现的别名统一为常用名，饮片炮制后前后无差异的统一用生品，在药性上有差异的则生熟分开，部分药物以不同药用部位入药而在药性上有差别时也应分开录入。(表 4－15)

表 4－15 中药名称规范表

序 列	中药名称规范化处理前	中药名称规范化处理后
1	炒白术、麸炒白术	白术
2	枣皮、山萸	山茱萸
3	双钩、勾藤	钩藤
4	旱莲草	墨旱莲
5	川朴	厚朴
	……	……

3. 数据的录入、核对与量化 采用 Microsoft Office Excel 2007 建立陈大舜治疗眩晕病医案数据库，将医案数据真实、无误地逐项录入，内容包括：①一般信息：编号、姓名、年龄、性别、就诊日期、诊次；②主诉及现病史、四诊信息：刻下症、纳食、睡眠、二便、舌脉诊等；③既往病史和辅助检查结果；④诊断（病名、证型）、治法；⑤药物、剂量、煎煮方法。数据双人录入、审核，避免错误。将数据库中的中药字段采用二值量化处理，将每味药物作为统计变量，根据是否使用药物分别赋值“1”或“0”。

4. 数据统计及数据挖掘技术简介

(1) 频数分析：频数分析即分析统计量中某个事件出现的次数，是数据挖掘最基本的步骤和方法。我们通过频数分析结果可以得到描述性结果以及数据分布情况。本研究采用 Microsoft Office Excel 2007 对医案一般情况（性别、年龄）进行描述性分析，对中药进行频数分析，且对每味中药按药性、味、归经、功效及剂量进行进一步频数统计。频数分析结果可以通过统计图表直观地表现出来，本次研究所涉及的统计图有条形图、直方图、饼图、点折线图等类型。

(2) 关联规则：两个或者多个变量的取值之间存在某种规律，如“同时发生”或者“从一个对象可以推出另一个对象”就是关联，这种规律性即为关联规则。支持度和置信度是关联规则的重要指标。对某条关联规则如 A→B，支持度是指同时出现 A 和 B 的概率，置信度是指出现 A 的情况下出现 B 的概率。本次研究中，我们运用 Weka 3.9 怀卡托智能分析环境（Waikato Environment for Knowledge Analysis）的 Apriori 算法对中药配伍关系进行关联规则分析。为了使研究结果更具普遍性及去除不必要的结果冗杂，选择频率＞20％的中药进行归纳，采用支持度与置信度来衡量中药之间关系的重要性，以寻找药物配伍及组合规律。在参数设置上，我们设置支持度＞60％、置信度＞80％，以便得到更符合实际的中药配伍规律。在 Weka3.9 关联规则 Apriori 算法运行后，我们可以得到提升度（lift）这一衡量参数。提升度代表了这条关联规则前项对后项的提升作用的大小。提升度越大，说明后项受前项的影响越大。当提升度大于 1 时，那么得到的规则能更好预测结果，而不是基于数据中的频繁程度猜测结果项是否会出现，即提升度＞1 的规则才有实际意义。

(3) 聚类分析：聚类分析，根据“物以类聚”的道理，是一种将物理或抽象对象的集合组成为由类似的对象组成的多个类的分析过程。聚类分析要求组间差距大，组内差距小，把相似的事物聚集在一起。本次研究中，我们采用 SPSS 22.0 的系统聚类方法进行聚类分析，选择“组之间的链接”，区间选择“Pearson 相关性”，将使用频率＞10％的中药作为变量，绘制冰状图及树状图，然后按照聚类分析结果研究陈大舜治疗眩晕病的用药配伍规律。

5. 质量控制　本研究参照相关标准对医案数据进行规范化处理。数据采集由笔者独立完成，避免不同人员造成的采集信息主观差异性。以上数据录入均由笔者及工作室协助者共同完成，并由工作室其他协助者审核。

（四）研究结果

1. 入选医案的一般情况　根据纳入及排除标准进行严格筛选，最终符合标准的医案共 158 份，总计 158 诊次。其中包括男性患者 59 例，诊次 67 次；女性患者 79 例，诊次 91 次；年龄最大为 85 岁，最小为 18 岁，平均年龄（51.73±14.50）岁。性别、年龄分布情况如表 4－16、表 4－17 所示。

（1）性别频次频率分布：见表 4－16。

表 4－16　性别分布

性　别	例数频次	例数频率（%）	诊次频次	诊次频率（%）
男	59	42.75	67	42.41
女	79	57.25	91	57.59

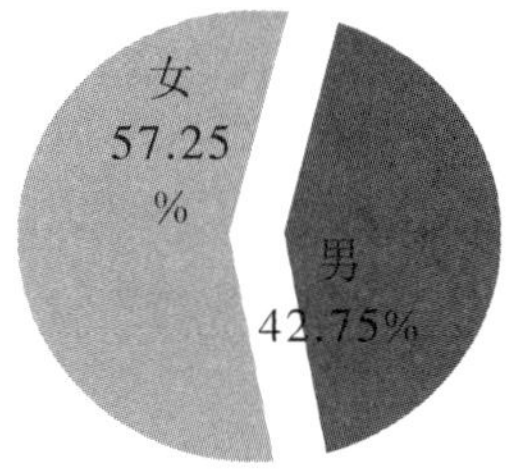

图 4－1　性别分布

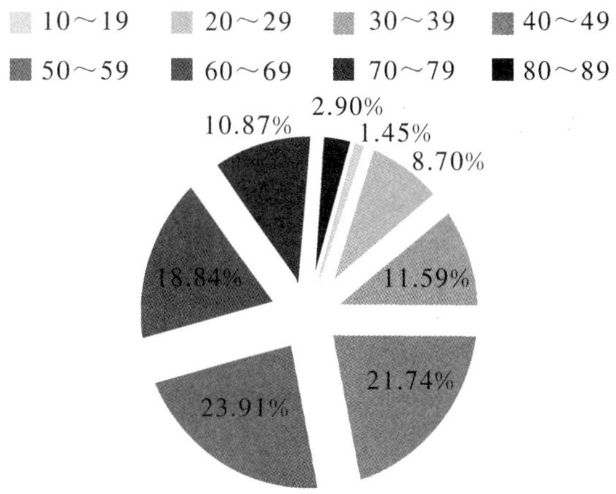

图 4－2　年龄分布

（2）年龄段频次频率分布：见表 4－17。

表 4－17　年龄分布

年龄（岁）	10～19	20～29	30～39	40～49	50～59	60～69	70～79	80～89
人数（位）	2	12	15	30	33	26	16	4
百分比（%）	1.45	8.70	10.87	21.74	23.91	18.84	11.59	2.90

由表 4－17 可看出：所有年龄段中，50～59 岁年龄段出现频次最高，为 33 次（占 23.91%），其次为 40～49 岁年龄段，频次为 30 次（占 21.74%）。另外，除 10 岁以下及 89 岁以上外，其余年龄段均有分布。

2. 临床症状频数分析结果　研究的医案中，症状共计 43 项，现将出现频率>5%的症状分布情况列出。如表 4－18 所示，头晕为必然出现症状，目眩、口干、烦躁、失眠也较为常见。

表 4－18　临床症状分布表

序　列	临床症状	频　次	频率（%）	序　列	临床症状	频　次	频率（%）
1	头晕	158	100.00	12	干呕	14	8.86
2	目眩	69	43.67	13	尿黄	14	8.86
3	口干	41	25.95	14	尿频	13	8.23
4	烦躁	31	19.62	15	耳鸣	12	7.59
5	失眠	28	17.72	16	心悸	12	7.59
6	乏力	25	15.82	17	呕吐	9	5.70
7	口苦	24	15.19	18	肢麻	9	5.70
8	便秘	19	12.03	19	站立不稳	8	5.06
9	畏寒	19	12.03	20	胸闷	8	5.06
10	头痛	17	10.76	21	便溏	8	5.06
11	纳差	15	9.49	22	腰痛	8	5.06

注：此分布标列参数频率>5%。

由上表 4－18 可看出：所有诊次中出现频率>5%的临床症状包括：头晕、目眩、口干、烦躁、失眠、乏力、口苦、便秘、畏寒、头痛、纳差、干呕、尿黄、尿频、耳鸣、心悸、呕吐、肢麻、站立不稳、胸闷、便溏、腰痛，频率分别为 100%、43.67%、25.95%、19.62%、17.72%、15.82%、15.19%、12.03%、12.03%、10.76%、9.49%、8.86%、8.86%、8.23%、7.59%、7.59%、5.70%、5.70%、5.06%、5.06%、5.06%、5.06%。除了头晕这一必备症状，目眩、口干、烦躁、失眠、自主神经功能障碍为常见。

3. 药物频数分析结果

（1）高频药物频数分析：本次研究 158 诊次医案中，共得 158 张处方，共涉及中药 152 种，累计用药频次 2106 次，单处方药均数为 13 味。具体见表 4－19。

表 4－19　陈大舜治疗眩晕病处方中核心药物的用药频数及频率

药　物	频　数	频率 1（%）	频率 2（%）	药　物	频　数	频率 1（%）	频率 2（%）
天麻	130	6.17	82.28	酸枣仁	28	1.33	17.72
葛根	108	5.13	68.35	煅磁石	27	1.28	17.09
法半夏	100	4.75	63.29	女贞子	26	1.23	16.46
白术	82	3.89	51.90	厚朴	24	1.14	15.19
赭石	62	2.94	39.24	陈皮	24	1.14	15.19
旋覆花	61	2.90	38.61	枸杞子	24	1.14	15.19
川芎	59	2.80	37.34	墨旱莲	23	1.09	14.56
炙甘草	55	2.61	34.81	生姜	23	1.09	14.56
党参	55	2.61	34.81	黄芩	22	1.04	13.92
丹参	52	2.47	32.91	麦冬	22	1.04	13.92
赤芍	50	2.37	31.65	杏仁	21	1.00	13.29

续表

药　物	频　数	频率 1（%）	频率 2（%）	药　物	频　数	频率 1（%）	频率 2（%）
茯苓	43	2.04	27.22	桃仁	20	0.95	12.66
钩藤	41	1.95	25.95	白芷	19	0.90	12.03
杭菊花	39	1.85	24.68	熟地黄	19	0.90	12.03
川牛膝	35	1.66	22.15	山茱萸	18	0.85	11.39
黄芪	35	1.66	22.15	当归	18	0.85	11.39
玄参	32	1.52	20.25	僵蚕	18	0.85	11.39
枳壳	31	1.47	19.62	蔓荆子	18	0.85	11.39
牡丹皮	31	1.47	19.62	山药	17	0.81	10.76
大枣	31	1.47	19.62	薏苡仁	16	0.76	10.13
黄连	30	1.42	18.99	柴胡	16	0.76	10.13
白芍	29	1.38	18.99	姜竹茹	16	0.76	10.13

注：频率 1 为单味药频次/总用药频次，频率 2 为单味药/处方总数。

由上表可看出：中药使用频率>10%的药物共 44 种，高频中药使用频率共计 78.35%。最常用前 10 味药物依次为天麻、葛根、法半夏、白术、赭石、旋覆花、川芎、党参、丹参、赤芍。（炙甘草多作为佐药故除外）

（2）药效类别分布情况：为了进一步研究陈大舜治疗眩晕病用药经验，我们参照《中药学》将上述药物进行分类，详见表 4－20。

表 4－20　陈大舜治疗眩晕病的高频中药（频率>10%）功效统计表

类　别	分　类	高频中药
补虚药（399）	补气药（220）	白术（82）、党参（55）、黄芪（35）、大枣（31）、山药（17）
	补血药（66）	白芍（29）、当归（18）、熟地黄（19）
	补阴药（113）	女贞子（26）、枸杞子（24）、墨旱莲（23）、麦冬（22）、山茱萸（18）
平肝熄风药（251）	平抑肝阳药（62）	赭石（62）
	熄风止痉药（189）	天麻（130）、钩藤（41）、僵蚕（18）
解表药（223）		葛根（108）、杭菊花（39）、生姜（23）、白芷（19）、蔓荆子（18）、柴胡（16）
活血化瘀药（216）		川芎（59）、丹参（52）、赤芍（50）、川牛膝（35）、桃仁（20）
止咳化痰平喘药（198）		法半夏（100）、旋覆花（61）、杏仁（21）、姜竹茹（16）
清热药（115）	清热燥湿药（52）	黄连（30）、黄芩（22）
	清热凉血药（63）	玄参（32）、牡丹皮（31）
利水渗湿药（59）		茯苓（43）、薏苡仁（16）
理气药（55）		枳壳（31）、陈皮（24）
安神药（55）		酸枣仁（28）、磁石（27）
化湿药（24）		厚朴（24）

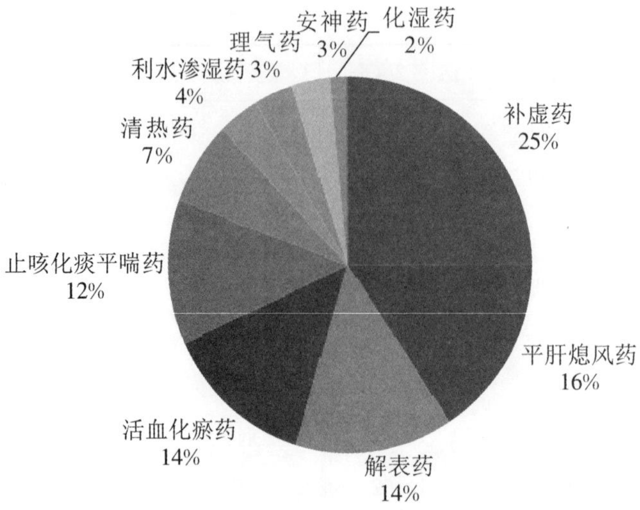

图 4-3 药物类别构成比

由表 4-20 及图 4-3 可看出：中药类别频次排在前 10 位的分别为补虚药、平肝熄风药、解表药、活血化瘀药、止咳化痰平喘药、清热药、利水渗湿药、理气药、安神药、化湿药。

（3）高频中药药性分析：我们对高频中药（频率>10%）的药性进行频数分析，得到表 4-21 及图 4-4。通过图表中的数据我们发现，温性、平性中药使用得最多，其次为微寒、凉、微温性中药。从频数及药性来看，总体药物药性平和，少用寒性药物，而热、大寒、大热类药物则避免使用。

表 4-21 陈大舜治疗眩晕病的高频中药（频率>10%）药性频数表

药 性	频 数	频率（%）	累积频次	累积频率（%）
温	411	25.77	411	25.77
平	370	23.20	781	48.97
微寒	273	17.12	1054	66.08
凉	191	11.97	1245	78.06
微温	186	11.66	1431	89.72
寒	164	10.28	1595	100.00
热	0	0.00	1595	100.00
大热	0	0.00	1595	100.00
大寒	0	0.00	1595	100.00

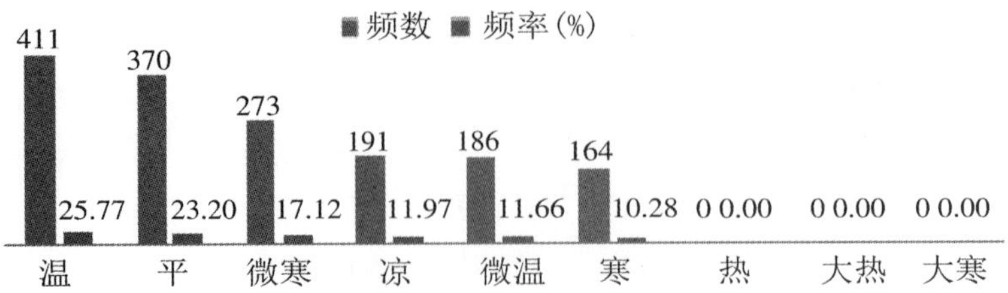

图 4-4 陈大舜治疗眩晕病的高频中药（频率>10%）药性分布频数图

（4）高频中药药味分析：我们对高频中药（频率>10%）的药味进行频数分析。因为一味中药有多种药味，遂将多重药味进行拆分，每一味中药所涉及的药味均计入。由此得到表4-22及图4-5。

表4-22　陈大舜治疗眩晕病的高频中药（频率>10%）药味频数表

药　味	频　数	频率（%）	累积频次	累积频率（%）
甘	860	33.65	860	33.65
苦	706	27.62	1566	61.27
辛	589	23.04	2155	84.31
酸	164	6.42	2319	90.73
咸	138	5.40	2457	96.13
淡	59	2.31	2516	98.44
微苦	22	0.86	2538	99.30
涩	18	0.76	2556	100.00

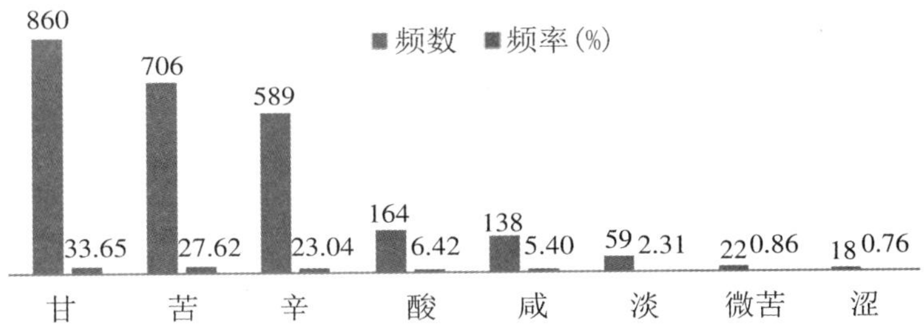

图4-5　陈大舜治疗眩晕病的高频中药（频率>10%）药味分布频数图

我们从表4-22及图4-5中的数据发现，甘味药物使用得最多，其次为苦、辛，累积频率高达61.27%、84.31%，出现频率明显高于其他。

（5）高频中药归经分析：我们对高频中药（频率>10%）的归经进行频数分析。同五味一样，一种中药可有多种归经，我们遂将多重归经进行拆分，每一味中药所涉及的经络均计入。由此得到表4-23及图4-6。

表4-23　陈大舜治疗眩晕病高频药物归经频数频率表

归　经	频　数	频率（%）	累积频数	累积频率（%）
肝	784	20.41	784	20.41
脾	688	17.91	1472	38.31
胃	653	17.00	2125	55.31
肺	544	14.16	2669	69.47
心	364	9.47	3033	78.94
肾	295	7.68	3328	86.82

续表

归 经	频 数	频率（%）	累积频数	累积频率（%）
大肠	167	4.35	3495	90.97
胆	155	4.03	3650	95.00
心包	152	3.96	3802	98.96
小肠	22	0.57	3824	99.53
膀胱	18	0.47	3842	100.00
三焦	0	0.00	3842	100.00

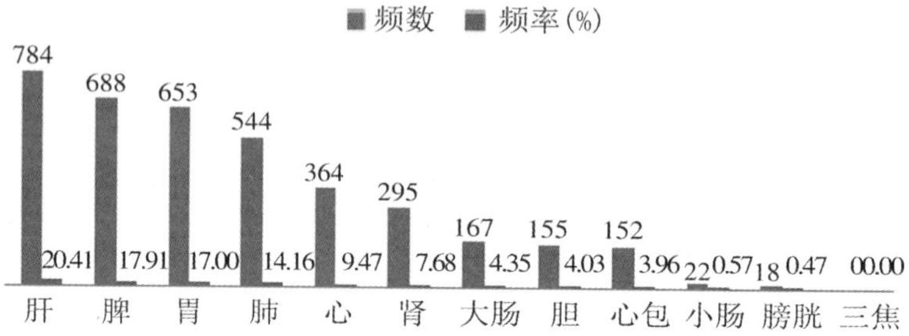

图 4-6 陈大舜治疗眩晕病高频药物归经频数图

通过图表中的数据我们发现，归于肝经的药物使用得最多，其次归于脾经、胃经、肺经、心经、肾经、大肠经、胆经、心包经、小肠经及膀胱经。具体为，归肝经的药 22 味，脾经 17 味，胃经 17 味，肺经 17 味，心经 11 味，肾经 11 味，出现频次（频率）依次为 784（20.41%）、688（17.91%）、653（17.0%）、544（14.16%）、364（9.47%）、295（7.68%）。

（6）高频中药应用剂量频数分析：我们将使用频率>20%的中药应用剂量的使用频次进行频数统计，以具体应用剂量（g）为横坐标，以出现频次为纵坐标。具体结果如图 4-7～图 4-22 所示。

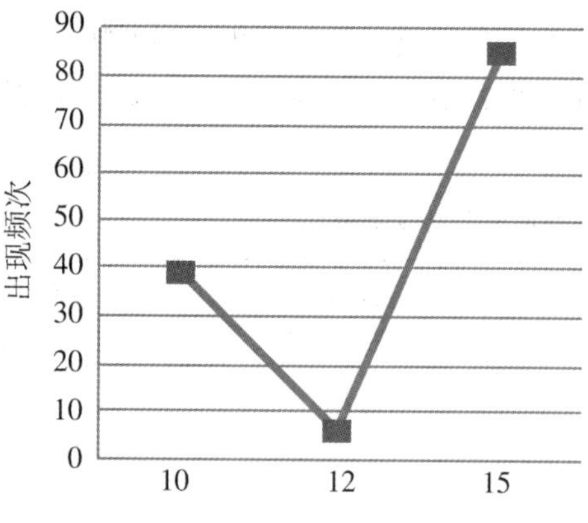

图 4-7 天麻用量点折线图

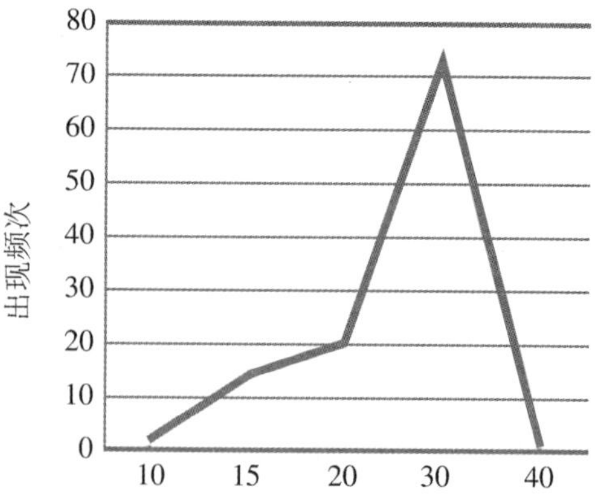

图 4-8 葛根用量点折线图

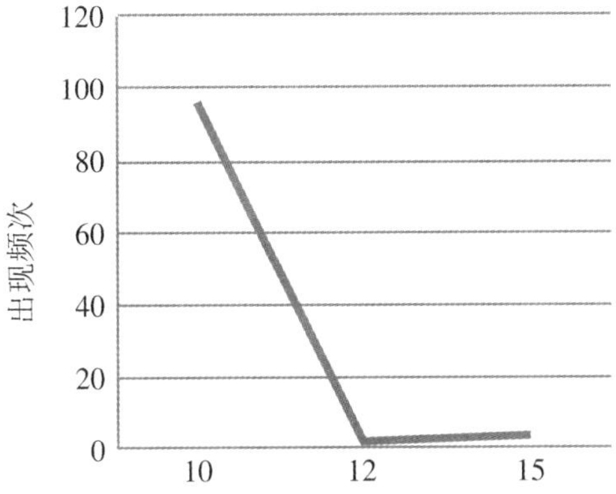

图 4-9　法半夏用量点折线图

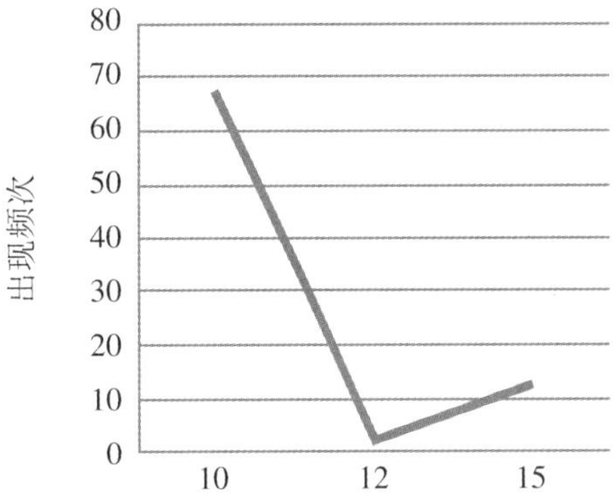

图 4-10　白术用量点折线图

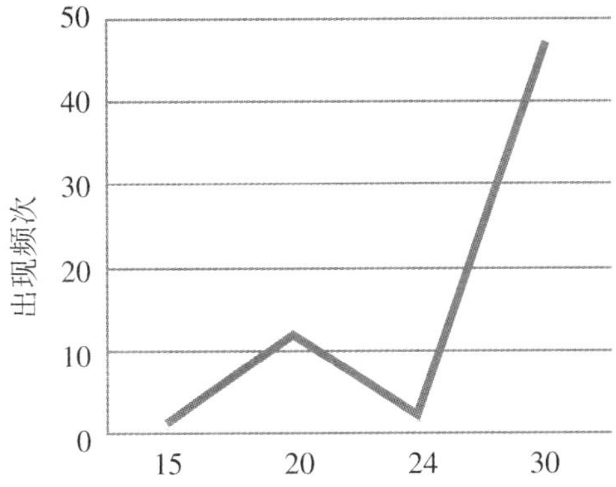

图 4-11　赭石用量点折线图

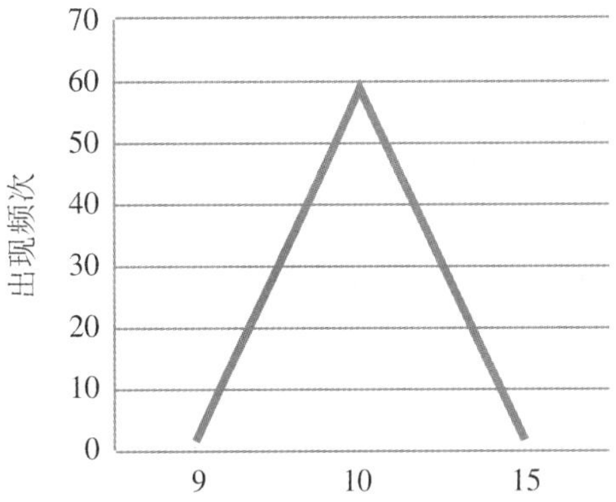

图 4-12　旋覆花用量点折线图

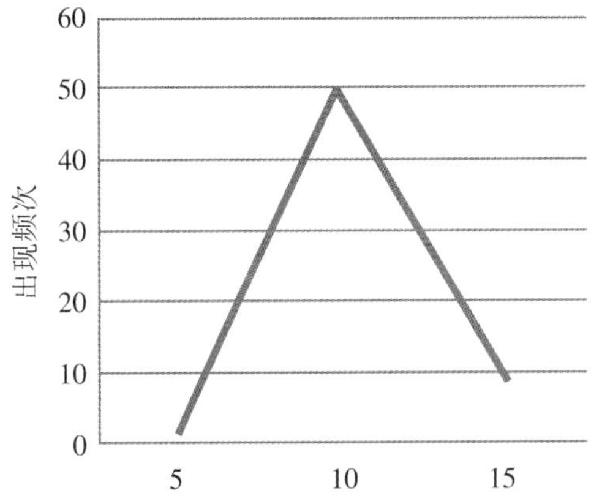

图 4-13　川芎用量点折线图

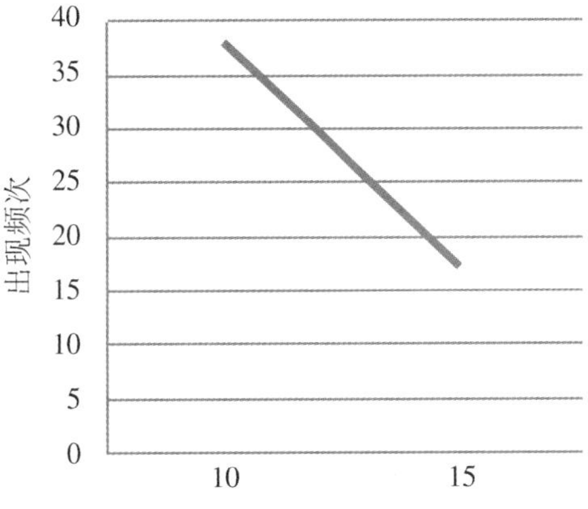

图 4-14　党参用量点折线图

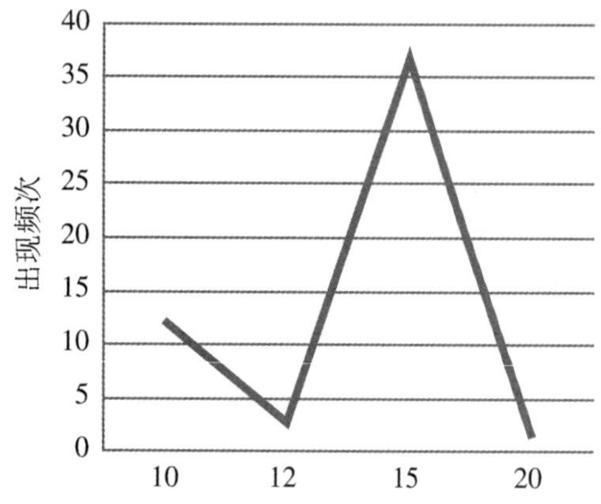

图 4-15　丹参用量点折线图

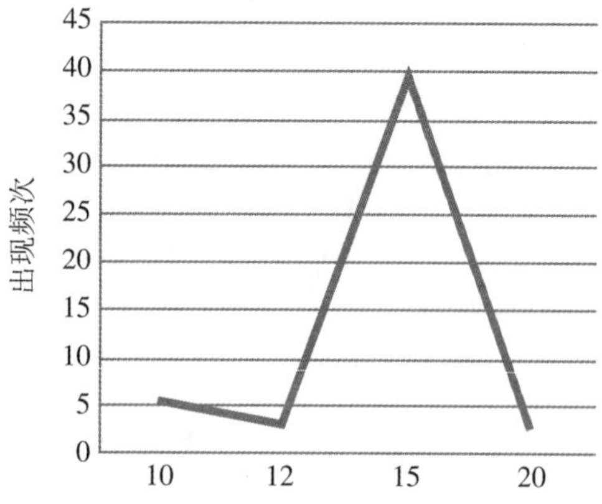

图 4-16　赤芍用量点折线图

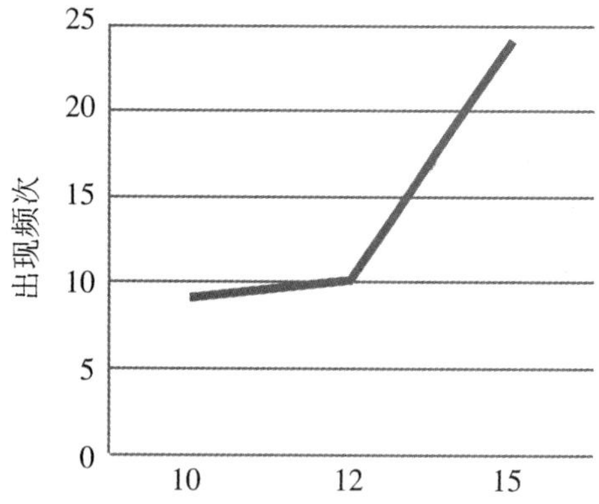

图 4-17　茯苓用量点折线图

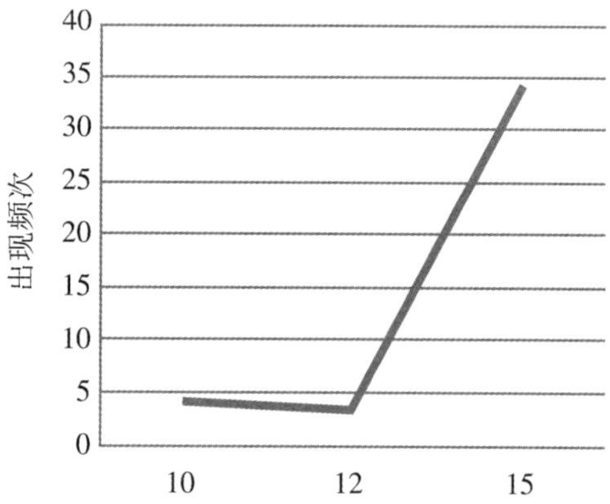

图 4-18　钩藤用量点折线图

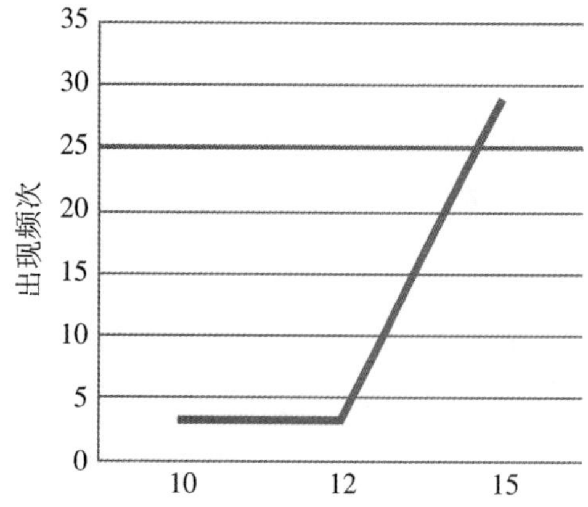

图 4-19　川牛膝用量点折线图

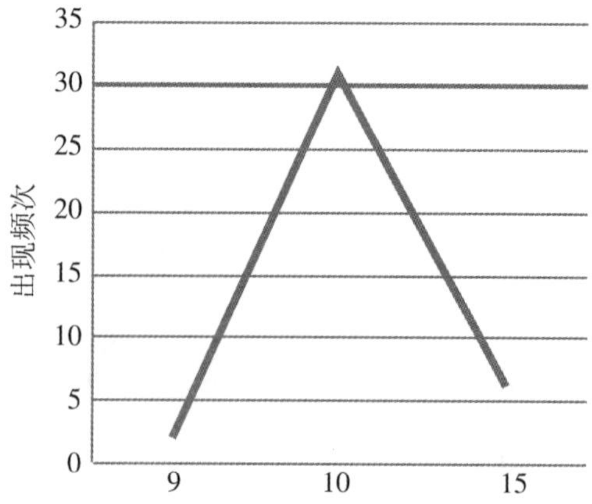

图 4-20　杭菊花用量点折线图

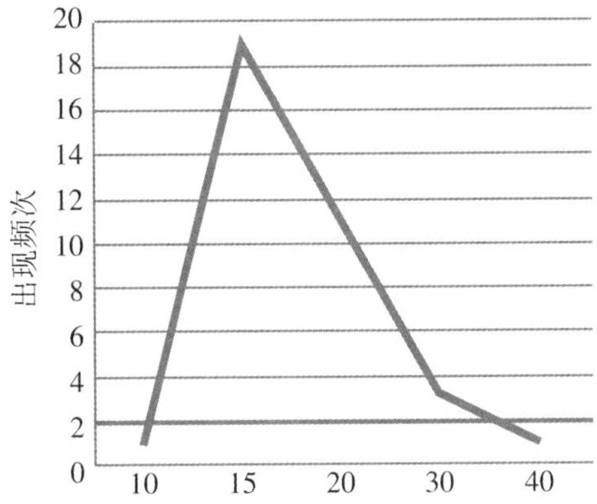

图 4－21　黄芪用量点折线图

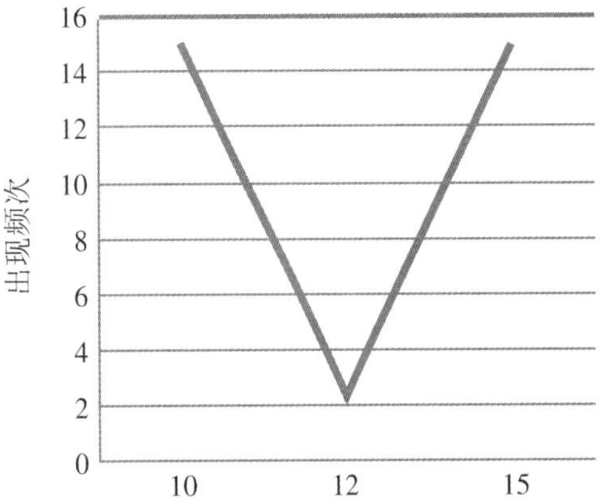

图 4－22　玄参用量点折线图

4. 高频药物聚类分析结果　使用频率＞10％的中药共计 44 味，总频数为 1650，占总用药频数的 75.74％。应用 SPSS 22.0 中的系统聚类方法，将高频中药（频率＞10％）作为变量，进行聚类分析，可得到冰柱图和树状图，如图 4－23、图 4－24，结合冰柱图及树状图我们可以得到药物聚类分析结果，如表 4－24 所示。

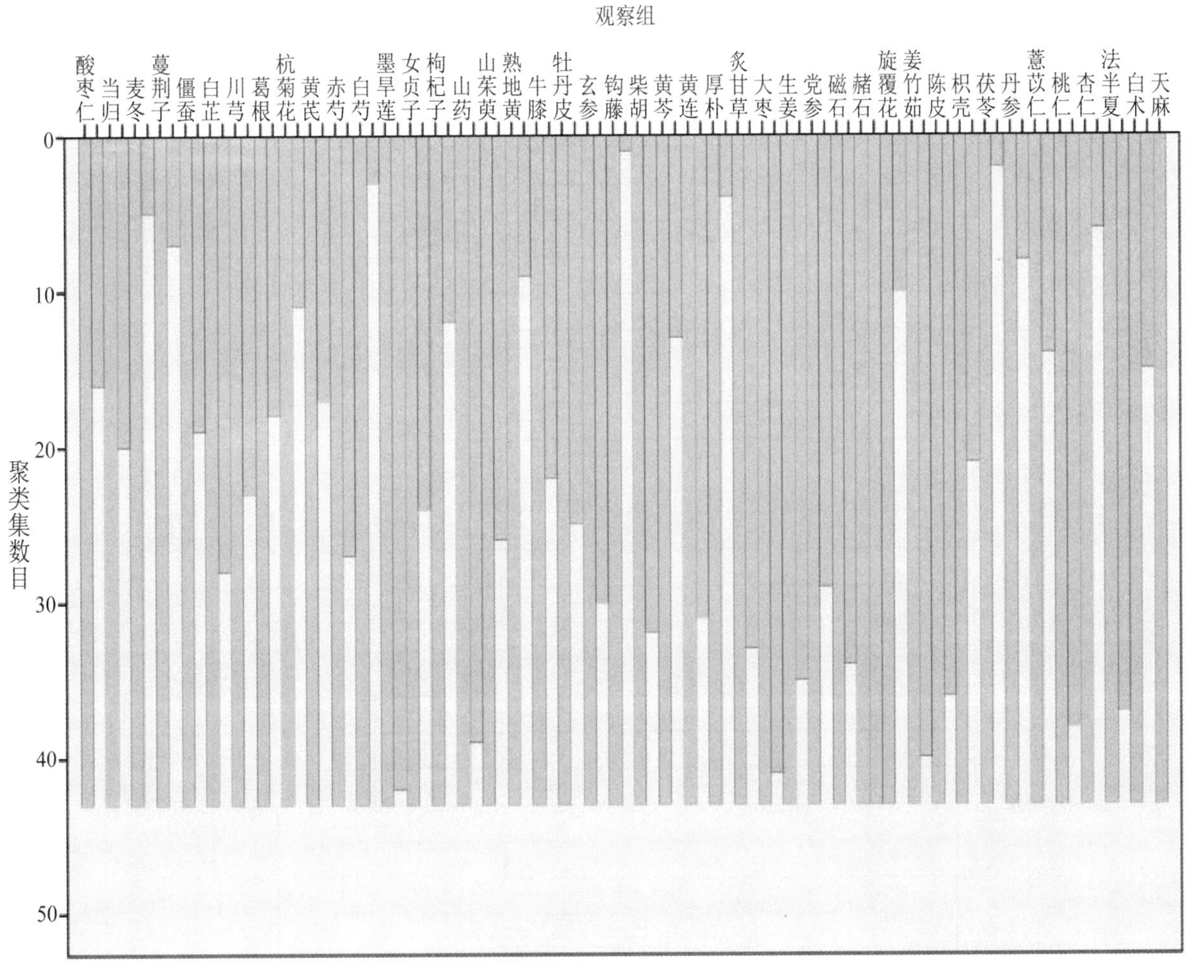

图 4－23　冰柱图

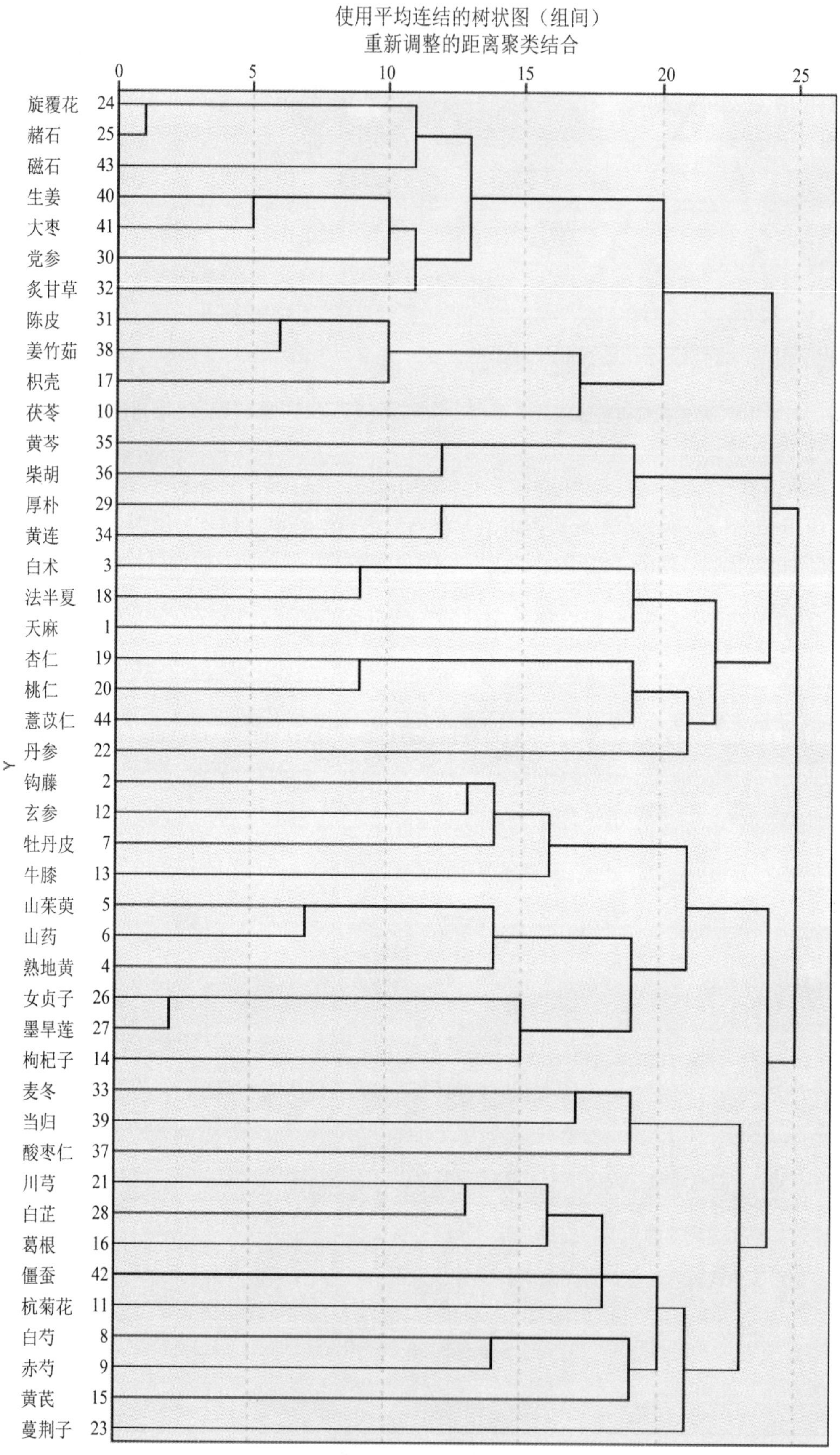
使用平均连结的树状图（组间）
重新调整的距离聚类结合
0 5 10 15 20 25
Y
旋覆花 24
赭石 25
磁石 43
生姜 40
大枣 41
党参 30
炙甘草 32
陈皮 31
姜竹茹 38
枳壳 17
茯苓 10
黄芩 35
柴胡 36
厚朴 29
黄连 34
白术 3
法半夏 18
天麻 1
杏仁 19
桃仁 20
薏苡仁 44
丹参 22
钩藤 2
玄参 12
牡丹皮 7
牛膝 13
山茱萸 5
山药 6
熟地黄 4
女贞子 26
墨旱莲 27
枸杞子 14
麦冬 33
当归 39
酸枣仁 37
川芎 21
白芷 28
葛根 16
僵蚕 42
杭菊花 11
白芍 8
赤芍 9
黄芪 15
蔓荆子 23

图 4-24 树状图

表 4－24　陈大舜治疗眩晕病高频中药（频率＞10%）的聚类分析结果

编　号	组成药物
第 1 类	法半夏、白术、天麻
第 2 类	陈皮、姜竹茹、枳壳、茯苓
第 3 类	旋覆花、赭石、磁石、生姜、大枣、党参、炙甘草
第 4 类	川芎、白芷、葛根、僵蚕、杭菊花、蔓荆子
第 5 类	钩藤、玄参、牡丹皮、川牛膝
第 6 类	白芍、赤芍、黄芪
第 7 类	山茱萸、山药、熟地黄、女贞子、墨旱莲、枸杞子
第 8 类	当归、麦冬、酸枣仁
第 9 类	柴胡、黄芩、厚朴、黄连
第 10 类	杏仁、桃仁、薏苡仁、丹参

5. 高频药物关联分析结果　我们运用 Weka 3.9 关联分析的 Apriori 算法对高频中药（频率＞20%）配伍关系进行分析，具体分析计划为 Apriori-N 20-T 0-C 0.8-D 0.05-U 1.0-M 0.6-S 1.0-c-1，共得到 16 条结果，具体如表 4－25 所示。

表 4－25　陈大舜治疗眩晕病高频药物（频率＞20%）关联分析结果

序　列	规则项集	
1	赭石→旋覆花	conf:(1)>lift:(1.63)lev:(0.23)[37]conv:(37.06)
2	旋覆花→赭石	conf:(0.99)>lift:(1.63)lev:(0.23)[37]conv:(19.03)
3	钩藤→玄参	conf:(0.91)>lift:(1.14)lev:(0.08)[12]conv:(1.97)
4	茯苓→天麻	conf:(0.88)>lift:(1.07)lev:(0.04)[6]conv:(1.36)
5	钩藤→川牛膝	conf:(0.87)>lift:(1.12)lev:(0.07)[37]conv:(1.62)
6	川牛膝→玄参	conf:(0.86)>lift:(1.08)lev:(0.05)[7]conv:(1.38)
7	黄芪→天麻	conf:(0.85)>lift:(1.03)lev:(0.02)[2]conv:(1.09)
8	玄参→钩藤	conf:(0.84)>lift:(1.14)lev:(0.08)[12]conv:(1.56)
9	玄参→川牛膝	conf:(0.84)>lift:(1.08)lev:(0.05)[7]conv:(1.33)
10	杭菊花→川牛膝	conf:(0.84)>lift:(1.08)lev:(0.05)[7]conv:(1.32)
11	川牛膝→钩藤	conf:(0.83)>lift:(1.12)lev:(0.07)[10]conv:(1.45)
12	杭菊花→玄参	conf:(0.82)>lift:(1.02)lev:(0.01)[2]conv:(1.05)
13	川牛膝→杭菊花	conf:(0.81)>lift:(1.08)lev:(0.05)[7]conv:(1.27)
14	川牛膝→天麻	conf:(0.80)>lift:(0.98)lev:(−0.01)[−2]conv:(0.87)
15	玄参→天麻	conf:(0.80)>lift:(0.97)lev:(−0.02)[−2]conv:(0.86)
16	天麻→黄芪	conf:(0.80)>lift:(1.03)lev:(0.02)[2]conv:(1.07)

（五）人机结合，完善经验

我们将上述医案数据挖掘结果反馈给陈大舜，陈大舜认为基本符合其诊治眩晕病的思路。因为本次研究采集医案有限，不能更全面、更细致地表达所有陈大舜治疗眩晕病的临床学术观点，所以，笔者平时侍诊时，同时根据数据挖掘结果，再进一步向陈大舜请教其诊治眩晕病经验，然后与数据挖掘结果进行归纳整理。

二、治疗眩晕病的学术思想和经验

（一）陈大舜治疗眩晕病的中药配伍规律

1. 关联规则——药对配伍

（1）旋覆花、赭石：旋覆花，性微温，归肺、胃经，降气化痰，降逆止呕；赭石，性苦寒，归肝、心经，重镇降逆。陈士铎在《本草新编》中对两者关系作了详细阐述，他认为，二药必相须为用，“旋覆花以转其逆，……代赭石以定之”，如此，上逆之气得降。二药相互配伍用，降逆镇气力效。旋覆花、赭石相互配伍源于经方旋覆代赭汤，虽非为眩晕所设，然陈大舜不拘泥于经典，用旋覆花、赭石作为药对常用于眩晕之症。陈大舜认为，眩晕多见肝风上扰，夹痰同行，此乃脾胃气机失衡，风阳难以平息。旋覆花、赭石不独治肝风而在于治胃，胃气降则眩晕宁。

（2）钩藤、川牛膝：钩藤，性凉味甘，清热平肝，熄风镇痉；川牛膝，苦降，活血通经，引血下行。陈大舜认为，气血在人体内分布不均衡，所以会出现头脑气血充盈，下部供血不良的上盛下虚之候。钩藤清热平肝，熄风镇痉，配合川牛膝引血下行，清上引下，气血得以重新分布。

（3）杭菊花、川牛膝：杭菊花，味辛苦，性微寒，入肝经，可疏散肝经风热，清泻肝经火热。陈大舜认为，杭菊花性微寒，降火以平肝，木平则风熄，头目眩晕则止。杭菊花得川牛膝，引火（血）下行，可增强杭菊花平肝之功。

（4）钩藤、玄参：钩藤，甘凉，归肝、心包经，可清热平肝，熄风止痉。玄参，甘苦咸，微寒，归肺、胃、肾经，有滋补肾阴，退阴虚浮火之效。陈大舜认为，眩晕病或有肝肾阴虚、肝阳上亢之证，治当滋水涵木，平抑亢阳。而两药相伍，正可滋阴降火，肝风得平，如《类证治裁·眩晕论治》曰“缓肝之急以熄风，滋肾之液以驱热，肝风既平，眩晕斯止”之法也。

2. 聚类分析

（1）药组分析：对高频中药（频率＞10％）进行系统聚类分析，我们得到十个聚类组，如表 4－24 所示，逐类分析。

第 1 类：法半夏、白术、天麻。三药合用为经典药组，有健脾、燥湿、熄风之功。此组中药适用于风痰上扰之证，为半夏白术天麻汤加减的基本组成。

第 2 类：陈皮、姜竹茹、枳壳、茯苓；与第 1 类相合而成半夏白术天麻汤加减方。陈皮理气燥湿，茯苓健脾利水渗湿，姜竹茹化痰，枳壳行气宽中，以上中药是行气化痰配伍体现，调气并治痰，痰去气和。

第 3 类：旋覆花、赭石、磁石、生姜、大枣、党参、炙甘草。旋覆花、赭石、磁石和胃化痰，降逆止眩，党参代人参益气健脾运湿，生姜、大枣、炙甘草顾护胃气。此组药物适用于痰浊气逆、肝胃不和之证，用之可和胃降逆。其与第 2 类中药合而组成陈大舜经验方——眩复温胆汤。

第 4 类：川芎、白芷、葛根、僵蚕、杭菊花、蔓荆子。蔓荆子、白芷、杭菊花、川芎、僵蚕均可祛风，葛根疏利经气，行气活血，白芷、葛根和川芎引经入阳明、太阳，祛外风；僵蚕熄风，祛内风，兼能化痰，上药合用有平肝祛风散邪之效。

第 5 类：钩藤、玄参、牡丹皮、川牛膝。钩藤清热平肝熄风，玄参、牡丹皮、川牛膝行血化瘀，有平肝熄风，清热活血之效。

第 6 类：白芍、赤芍、黄芪。二芍为陈大舜常用药对，赤芍偏清泻，白芍重润补，赤芍泻肝火，白芍养肝阴，两者相辅相成，有养血和血，祛瘀通脉之功。黄芪补气健脾，三药合用调和气血。第 4、5、

6类中药合而组成陈大舜另一常用经验方——葛麻二芍二膝汤。

第7类：山茱萸、山药、熟地黄、女贞子、墨旱莲、枸杞子。此类中药均为滋阴之品，针对肾阴亏虚于下的病机。女贞子、墨旱莲、枸杞子平补肝肾之阴，山茱萸、山药、熟地黄为六味地黄丸中“三补”成分，三阴并补；上述中药合用平补肾阴，有滋水涵木之意。

第8类：当归、麦冬、酸枣仁；当归，补血调经。麦冬，润肺益胃，清心除烦；酸枣仁，养心益肝安神。上述中药主要为针对失眠、焦虑等对症用药。

第9类：柴胡、黄芩、厚朴、黄连。柴胡、黄芩配伍具有疏肝解郁、疏泄肝胆功效，不限于少阳证，两药合用可升清降浊，疏透和解，清散降泻，调畅肝胆枢机，清肝泄胆。厚朴、黄连配伍可清利湿热，陈大舜取连朴饮君药，有其清热燥湿、理气和中之意。陈大舜见舌苔黄腻，脉滑数者均可投之。

第10类：苦杏仁、桃仁、薏苡仁、丹参。苦杏仁可调气分，桃仁开血分，苦杏仁走上焦，桃仁行下焦，两药合用理气活血，气血并调，是陈大舜调理气血常用药对。薏苡仁健脾利水除湿，丹参活血化瘀，针对兼有痰湿、瘀血之证。

（2）核心方剂：进行聚类分析后，我们得到十组药组分析。结合陈大舜临床经验，我们可得到三张核心处方，可归纳为陈大舜治疗眩晕病的经验方。

1）眩复温胆汤：旋覆花、赭石、磁石、姜竹茹、茯苓、法半夏、陈皮、枳壳、党参、生姜、大枣、炙甘草等。

《素问·至真要大论》曰“诸风掉眩，皆属于肝”，指出眩晕与肝密切相关；朱丹溪立法“无痰不作眩”，指出痰为眩晕发病的重要病理因素；眩晕发病急、症状重、呕吐甚者多属实证、痰甚。眩复温胆汤由旋覆代赭汤合温胆汤加减而成，以治疗眩晕病证属痰浊气逆、肝胃不和者。方中旋覆花功擅下气，能化胶结之痰，为治痰阻气逆之要药；法半夏燥湿化痰，和胃降逆，使气降则痰降，二者合为君药；“脾为生痰之源”，用茯苓健脾利湿，使湿去痰消；而脾胃的升降运化，又受肝胆疏泄升发的影响，肝旺可承脾土，而致脾胃运化水湿失常，故此处将温胆汤中枳实改为枳壳，并配合陈皮以加强疏肝理气和胃之效，配合代赭石和磁石以平肝潜阳、镇摄肝胃之逆气，助君药降逆下气，止呕化痰；姜竹茹清热化痰；炙甘草益气和中，合茯苓健脾助运以绝生痰之源，兼调和诸药。综合全方，疏肝与和胃并行，理气与化痰并重，既治痰湿之标，又治生痰之本，标本兼顾。

2）半夏白术天麻汤加减：法半夏、白术、天麻、茯苓、陈皮、姜竹茹、枳壳等。方中以法半夏燥湿化痰，天麻平肝熄风止眩为君；白术、党参、黄芪补脾、运脾、燥湿，茯苓健脾渗湿为臣；陈皮理气化痰为佐，炙甘草调和诸药为使。诸药相伍，共奏燥湿化痰，平肝熄风之功。

3）葛麻二芍二膝汤：葛根、天麻、杭菊花、白芍、赤芍、川芎、川牛膝、白芷、僵蚕、蔓荆子等。

此方制方思路取自《伤寒论》中的葛根汤和《中医内科杂病证治新义》中的天麻钩藤饮，葛根汤由葛根、桂枝、麻黄而成，本为“太阳病，项背强”而设，此处去其方中麻黄和桂枝等解表药物，仅取葛根、芍药、甘草三味药，实际上就是葛根与芍药甘草汤，起到舒筋通络的作用，此处二芍同用。葛根走阳经，而头部及肩背部属阳，是为葛根可及之处，且葛根具有疏风、清热、疏通经络、生津等多重功效，是故重用葛根为君药；天麻钩藤饮为治疗肝阳偏亢、肝风上扰证之经典方，此处仅取其中2味药物天麻和川牛膝。川牛膝，补肝阴，引火下行，活血通络；用入肝经且清热作用缓和的杭菊花替代天麻钩藤饮方中清热泻火之药石决明、栀子、黄芩，根据天麻钩藤饮组方思路所得类似方药，天麻、菊花、川牛膝三味药物起到平肝熄风、补益肝肾、清热活血的功效。“高巅之上，惟风可到”，配合风药川芎、白芷、僵蚕，祛风散邪、活血化瘀，且白芷、葛根入阳明，川芎入太阳，直达病所。综观全方，药效缓和，标本兼顾，平肝阳、理气血、舒经脉。

陈大舜特别强调“葛麻芎＋X”组合在临床中的应用，葛根、天麻、川芎为固定药组。川芎辛温走窜，上行巅顶，下达血海，外彻皮毛，旁通四肢，有活血祛风行气之效。天麻性升属阳，专入肝经气分，功能熄风止痉平肝。葛根疏利经气，配合川芎、天麻活血上行。经研究，葛根有改善血液循环、降血压、保护脑神经等作用。X则根据患者病性灵活加减：若病性偏热，则选钩藤、杭菊花、桑叶清热祛风，平肝疏肝；若病性偏寒，则用白芷辛温祛风通窍；若病性无寒热偏颇，则用蔓荆子、刺蒺藜。也可使用引经药，如羌活、柴胡、黄芩、藁本、细辛等，引药上行头部，直达病所。

（二）陈大舜对眩晕病的认识

1. 眩晕病变脏腑以肝为主，涉及五脏　在高频中药归经分析结果中，如表 4-23 及图 4-6 所示，归经属于五脏的均在前位，其中肝经以频率 20.41% 位居第一，其次为脾经、胃经、肺经、心经及肾经。在高频中药用药频数统计结果（表 4-19）中，天麻位居第一，而天麻专入肝，为肝家气分之药。从用药归经、频数统计中不难反映出，眩晕病变脏腑五脏均有涉及，然主要与肝相关。

肝属木，与春气相应，为风木之脏，主疏泄，体阴而用阳，主藏血，涵养肝气，内寄相火。《素问·至真要大论篇》曰："诸风掉眩，皆属于肝。"内经将眩晕的病位定位于肝。《临证指南医案》记载了叶天士对眩晕发病的认识："所患眩晕者，非外来之邪，乃肝胆之风阳上冒耳"、"阳夹内风上巅，目昏耳鸣不寐，肝经主病"，突出了肝在眩晕病的重要性。陈大舜宗上述理论源流，认为眩晕以肝为主，治疗当从肝论治。

除肝以外，其余脏腑与眩晕亦有关系。脾为气血生化之源，若脾胃虚弱，气血乏源，清窍失养；或脾失健运，痰浊内生，上扰清空，眩晕乃作。肾阴亏虚，阴不制阳或肾精不足，髓海失充，亦发眩晕。

2. 肝风、痰浊为关键病理因素　我们对高频中药功效进行分析，除了补虚药因有补益气血阴阳之分频数最高外，平肝熄风药、解表药、活血化瘀药、化痰药分别占据第二、三、四、五位，与类似研究结果大致相同，由此可见陈大舜重视肝风、痰浊等病理因素的清除。

首先谈肝风。若情志抑郁，或郁怒伤肝，忧思气结，气机壅滞，肝失调达，气逆不畅，妄动乱行，肝风形成。正如周学海《读医随笔·平肝者舒肝也非伐肝也》所言："殊不知肝气愈郁愈逆，疏泄之性横逆于中，其实者暴而上冲，其虚者折而下陷，皆有横悍逼迫之势而不可御也。"若肝郁日久，木郁化火，火郁生风。正如李冠仙《知医必辨·论肝气》曰："若其人并无所制，而善于动怒，性不平和，愈怒愈甚，以致肝气肆横，胀痛交作，不时上火，头疼头晕，脉来弦数而无沉意，此乃肝火化风。"暴怒伤肝，气郁阳亢，阳亢动风。《临证指南医案·肝风》曰："木火体质，复加郁勃，肝阴愈耗，厥阳升腾，头晕目眩心悸。"除了上述肝风产生原因，陈大舜还认为阳虚阴浊上犯、湿热内蕴、外感引动也可形成肝风。下焦阳虚阴盛，阴浊水气，冲逆上犯；湿热内蕴，"痰热相感而动风"；外风为病，内风被召。临床当辨证明确肝风病因。

其次为痰浊。现代生活节奏快速，饮食失节，易伤脾胃；嗜食肥腻，辛辣炙煿，影响脾胃运化，形成痰浊。脾胃素虚，水液代谢障碍，痰浊内生。痰浊中阻，清阳不升，浊阴不降，蒙闭清窍，发为眩晕。痰浊也易与其他次要病理因素相合而共同致病：土虚木横，肝风挟痰，风痰相搏形成风痰；肝郁化火，痰与火结；痰阻气机，血行失畅，痰瘀互结。

3. 肝风挟痰上扰清窍为基本病机　基于眩晕病变脏腑以肝为主，肝风、痰浊为关键病理因素，陈大舜认为肝风挟痰上扰清窍为眩晕病基本病机。"脑为清阳之府"，"五脏六腑之精气，皆上注于头"。脑主司感觉运动，司眼、耳、口、鼻、舌等五脏外窍。脑腑机能正常，则外窍可视听言动。若邪犯脑腑，脑窍受累，不论虚实，则都会出现脑腑、脑窍机能受损，表现为头晕、视物旋转、耳鸣、运动不能等症状。

肝风形成，横逆直上，痰浊随肝风升降，无处不到，无所不至。而"高巅之上，惟风可到"，肝风挟痰上扰清窍，冲犯清阳，其主感觉、运动机能失常，发为眩晕病。陈大舜认为，气血亏虚，清阳不升；瘀血滞于脑络；肾经亏虚，髓海不足等都是导致眩晕的病理机制，但其临床表现主要为肝风内动，挟痰上扰清窍，临床应该掌握主要病机，抓主要矛盾。

（三）陈大舜治疗眩晕病经验总结

1. 平肝熄风，化痰祛湿，滋阴潜阳　眩晕发作表现属肝风内动之证。对此针对肝风内动的病机，应以平肝熄风法为法，即熄风缓晕。陈大舜临床选用具有平肝熄风作用的药物以直折肝风，熄风缓晕，如赭石、天麻、钩藤、僵蚕、磁石等。天麻甘平，专入肝，为肝经气分之药，功能熄风止痉，平抑肝阳。无论眩晕夹痰、夹虚、夹瘀，均可对症使用。陈大舜喜用赭石，认为赭石是治疗眩晕的主药，不能替代，主要因其质重性降，可重镇降逆、重镇潜阳、重镇安神。重镇降逆，合用旋覆花降逆止呕，善降胃气；重镇潜阳，助天麻平肝潜阳，清肝降火，祛风通络；重镇安神，归于心经，安定心神，有利于缓解眩晕病心悸症状。赭石多有胃肠道反应，陈大舜多配合用姜枣草，毋伤脾胃。磁石加强重镇降逆之效。

针对痰浊核心病理产物，须调理中焦，健中治痰，治疗大法应根据痰浊性质，祛痰、化湿、行气，或清热，或温燥，或补益。陈大舜喜用轻盈灵动之品行气，如紫苏梗、枳壳、厚朴，使脾升胃降，气机有序。对于痰湿，常用法半夏“燥胃湿，化痰，益脾胃气”，旋覆花下气消痰；对于热痰，使用姜竹茹“清热化痰，下气止呃之药也”。陈大舜擅用白术、党参、黄芪、山药、大枣等滋养生化之源，健中化痰。

陈大舜认为，肝风夹痰治以熄风缓晕，除了直折肝风，运用平肝熄风之法，还应考虑患者阴虚于下的基础。所谓“阴亏液耗，风动阳升”，故应育阴潜阳，滋阴熄风。陈大舜滋肾阴少用质厚滋腻填精之品，多活用女贞子、墨旱莲、枸杞子、山茱萸等平补肝肾之阴。

2. 调畅气机，动静结合，升清降浊　气的运动为气机，气机的运动形式为升降出入。《素问·六微旨大论篇》曰：“出入废则神机化灭；升降息则气立孤危。故非出入，则无以生长壮老已；非升降，则无以生长化收藏。是以升降出入，无器不有。”此论表明人体机能活动与升降出入运动密切相关：在生理上，气机正常运动保证脏腑发挥正常生理功能；在病理上，一旦发生升降异常，出入不畅，则导致阴阳失衡、气血不畅、脏腑失和等升降关系失序。综上述学术理论，陈大舜根据眩晕病发作的临床表现，他认为在眩晕病中，气机升降失常是重要的病理过程，贯穿疾病始终。

气机理论可阐述眩晕病的病理变化，同样也能指导临床组方、用药。尤在泾的《医学读书记》立论“制方用药必本升降浮沉之理”。中药具有升降浮沉的性能，宣散敛收，可调整五脏六腑气机紊乱。陈大舜认为，临床处方用药特别是针对眩晕病，要动静结合，调畅气机，升清降浊，有利于调和脏腑、阴阳及气血，切不可一味滋补，更不能过度耗气、动血。我们可从表 4－19 中高频中药的使用看出陈大舜的具体运用，天麻、葛根、旋覆花、赭石、川芎均有灵动之性。天麻“制风木之上药，气降味升”“用之有自内达外之理”；川芎，性喜上升，血中气药；葛根，轻扬升发，升阳明清气，“解经气之壅遏”，“葛根之用，妙在非徒如栝蒌但浥阴津，亦非徒如升麻但升阳气，而能兼擅二者之长”，用之可通气机，利三焦；旋覆花，“升而能降”，“涤瘀浊而下气逆”；赭石，“重坠之性，驱浊下冲，降摄肺胃之逆气”。且其他中药诸如丹参、赤芍、茯苓、煅磁石等均为动药。然动药久用、多用走泄真气，应注意配合节制，党参、白术、酸枣仁、女贞子、枸杞子等静守纯养，防止耗气耗血。陈大舜处方时，从全方中药动静关系、升降浮沉落脚，动静结合、阴平阳秘。

陈大舜用药注意药味升降、动静之性，处方整体也具有升清降浊之效。《素问·阴阳应象大论》曰：“清阳出上窍，浊阴出下窍；清阳发腠理，浊阴走五脏，清阳实四肢，浊阴归六腑。”所谓升降，乃升其清阳，降其浊阴。升清降浊是陈大舜治疗眩晕病的法则之一，且其涵盖范围更为广泛，涉及气血、阴阳、津液。若气血乏源，可导致气血亏虚，清窍失养；若气血冲逆上升，神明被扰，气血分布失常，气机升降紊乱则引发眩晕发作。若肝阳上亢，可上扰清窍；若阴虚于下，阳无牵制，亢逆扰乱。阴阳升降失序，均导致眩晕的发生。若脏腑功能失调，津液化生、输布失常则产生痰浊等病理产物。痰浊生成则进一步影响气机升降，成为眩晕病发作的病理因素。陈大舜认为，在眩晕的病因病机中，我们应当重视气机升降失常这一重要病理过程，体内气血、阴阳、津液的不适当分布均可引起眩晕发作。因此，在治疗中，应当调整体内气血阴阳分布状态，保持上下平衡，重视调理气机升降有序，体现在第一部分的药物功效统计中（表 4－20），补阴药、活血化瘀药、化痰药、利水渗湿药使用频率均较高。若津液化生、输布异常，痰浊为患，则宜健脾化痰，燥湿化痰，用法半夏、白术、陈皮、茯苓等；若阴阳升降失序，则滋阴潜降，如煅磁石、玄参；若气血分布异常，或补益气血，如党参、黄芪、熟地黄，或平冲降逆、引血下行，如川牛膝、钩藤等。

3. 重视兼症，曲径通幽

（1）焦虑状态：门诊中，许多眩晕患者常常伴有情绪问题，如焦虑、抑郁。而临床研究表明，认知-行为机制、自主神经核团-前庭神经核、自主神经系统-躯体症状等机制可能介入了眩晕的产生和发展，表明焦虑的情绪可能与眩晕的发生、发展及预后存在关联。而通过改善焦虑症状对治疗眩晕有积极作用，因此在眩晕患者中应重视焦虑症状，合理抗焦虑治疗。

焦虑状态中医学属于“郁证”范畴，肝失条达，气机不畅，以致肝气郁结，久而成郁。眩晕是肝病主要表现，可由情志因素导致肝郁气机不畅引发。两者病机有相通之处。《临证指南医案·郁》曰：“郁勃日久，五志气火上升，胃气逆则脘闷不饥，肝阳上僭，风火凌窍，必旋晕咽痹。”叶氏指出，情志不遂可导致包括眩晕在内的诸多症状。因此，陈大舜认为，改善患者焦虑等情志问题可减轻患者眩晕症状，提高生活质量，及舒畅心情。临证时，疏肝解郁、清肝泻火、化痰利气等方法灵活运用，方中多加入柴胡、菊花、酸枣仁、枳壳等。临床结果证明通过改善患者情志的治疗确实减轻了患者眩晕痛苦。

除中药对症治疗以外，医师给予的精神治疗更为重要。陈大舜深切关心患者疾苦，耐心做心理工作，助其解除思想顾虑，树立对生活的信念。

（2）失眠：本次研究纳入的医案中，失眠出现的频率为17.72%，位列临床症状第5位。说明本研究中受其困扰的眩晕患者不在少数。失眠，中医学属“不寐”范畴。中医学认为其病机是阳盛阴衰，阴阳不交，与肝密切相关。眩晕及不寐与肝均密切相关，肝主疏泄，藏魂，与气血调畅相关。陈大舜认为，当眩晕合并不寐时，以调理肝气、肝血为重中之重，从调理肝脏入手，运用疏肝解郁、柔肝养血、养肝安神，佐以养心安神、清热除烦等法，伍用酸枣仁、茯苓、薏苡仁等，使不寐得除，缓解眩晕症状。

（3）自主神经症状：本次研究，恶心、呕吐等自主神经症状的出现频率也较高，可见眩晕病发作时常伴发自主神经功能障碍。周围性眩晕通常是由于前庭系统功能失调引起的，可引起头晕和不平衡感，伴有继发性自主神经症状，如冷出汗、恶心和呕吐。西医治疗上，多应用前庭抑制剂，如苯海拉明等，但在应用过程中，药物虽一定程度上能缓解症状，但其本身即可引发眩晕症状。所以，在抗眩晕药物研究中，仍需改进临床药理学的实践。

陈大舜认为，恶心、呕吐等自主神经症状伴发于眩晕病程中，应及时缓解症状以便解除患者痛苦。肝胃气逆证显著，须用降逆止呕、调和肝胃之剂，旋覆花、赭石重镇降逆，若痰浊证显，可合予温胆汤，合用即为眩复温胆汤；若因脾虚痰湿内停引发，则应健脾化痰、平熄肝风，可以半夏白术天麻汤为基础方治疗。

（4）头痛：本次研究的医案中，头痛出现的频率为10.76%，头痛、眩晕常作为共病同时存在。头痛单独存在时，陈大舜有从血论治头痛经验，但是这两种疾病共同存在往往有相同或相似的病机，治法不能绝对。头痛、眩晕共病多责肝阳上亢或肝风上扰、气虚血瘀、肾精不足等，通常治以平肝、滋阴、通窍等方法。陈大舜认为，若两病共存则首要在于调畅气机，务使气机升降出入有序，再投平肝熄风之剂，配合引经药，以使脑窍清空之所不受外邪干扰，头痛、眩晕得以一并除之。葛根常作通经气、利三焦之用，川芎行气祛风，旋覆花、赭石降逆，逆气得降。再用天麻、杭菊花、蔓荆子、钩藤、僵蚕平肝、平熄内外风，白芷、川芎、柴胡引药上头面，气机条达，升降出入复常，头痛、眩晕一并解决。

（5）耳鸣：在表4-14中，耳鸣也占有一定比例，为7.59%，虽然在本次研究出现频率并不高，但是眩晕伴耳鸣的现象在实际门诊中很常见，而且，耳鸣诱发恐惧等负面情绪，所以有必要针对性阐述陈大舜对耳鸣兼症的处理。

陈大舜认为，大多数耳鸣是患者的主观性感觉，中医学上多认为由风热、肝火、痰浊、肝肾不足等侵袭耳窍引起。眩晕与耳鸣同时存在，同样要寻找共同病机，所以落脚地在于肝火、痰浊等病理因素，还需清利头目、清通耳窍。肝火、痰浊不再赘述，陈大舜喜用白芷通窍，白芷兼止头痛，僵蚕、蝉蜕等虫药升发清阳，兼通清窍。耳鸣症状程度较重，则可用磁石等重镇之品。

（四）陈大舜治疗眩晕病的孟河医派学术源流

孟河医派源远流长，是著名医派之一，可追溯至东汉三国时期。自此，历代名医辈出。而到明清时期名医云集，学术思想逐渐形成。孟河医派以费、马、巢、丁四大家最具代表性。陈大舜，学术思想直接传承于丁甘仁、丁谏吾、恽铁樵、陆渊雷、丁光迪等孟河医家，医派传承正统。陈大舜在长期临床、科研及教学过程中，继承并发扬了孟河医派之精髓。在本次眩晕病医案的研究中，其学术思想渊源可体现如下。

1. 眩晕风痰立论　如前阐述，陈大舜认为肝风、痰浊为主要病理因素，然以肝风、痰浊立论在孟河医派并非标新立异。《丁甘仁临证医集·眩晕》以案例分析患者病机，一案有“湿痰内阻，胃失和降”之言，方用天麻钩藤饮合温胆汤，加用白蒺藜、菊花平肝。再一案认为肝阳上扰，挟痰浊交阻，胃失和降为病机，当肝胃同治，和胃化痰，予辛凉清泄和胃化湿之品。

陈大舜在此理论基础上提出肝风挟痰上扰清窍的病机，从而形成一种动态的病理改变，将眩晕病发作时的肝风内动、痰浊内阻更加形象化，更能解释头晕、目眩、呕吐、恶心、耳鸣等症状的产生，治疗更具有针对性。

2. 补虚调和阴阳气血平衡　孟河医派认为眩晕病以阴虚或者血虚为病本，所以治疗上要滋阴补血治本。在本次研究高频中药功效分析结果中，补虚药占据首位。曾请教陈大舜补虚药在眩晕病的作用，他并不认为补虚单纯滋补肝肾，投合水不涵木致眩的病机，而重在调节体内阴阳气血分布，配合气机升降，而使得眩晕得止，多用平补之品，不滋腻阻碍气机。

（五）陈大舜治疗眩晕病所体现的“和法论治”学术思想

陈大舜乃孟河医派传人，继承且发扬孟河医派醇正和缓的医学传统，他的学术思想——辨病辨证、和法论治是中医各家学说的融合与再创造，是对孟河医派学术思想的进一步升华。“和法论治”已经成为其学术思想和临床经验的高度概括。本次研究虽然仅对陈大舜治疗眩晕病的医案进行分析研究，但从中亦能体现其“和法论治”的学术思想。

1. 治病求和，和法论治　孟河医派代表人物费伯雄在其作《医学賸义》自序中提到“夫疾病虽多，不越内伤、外感。不足者补之，以复其正；有余者去之，以归于平。是即和法也，缓治也”。和法，就是选用平和的方剂、中药，和缓为治，从而能够达到脏腑阴平阳秘、机体复常的目标。

陈大舜认为眩晕病机为肝风挟痰上扰清窍，可有本虚标实之象。脏腑虚损以脾肾为主，标实有痰浊、肝风、瘀血。眩晕病纯虚或纯实之证较少，但本虚、标实有轻重之别，所以祛邪、补虚之药灵活投用。陈大舜秉承孟河医派学术思想，用平补缓泻之和法论治眩晕病，整体调理，多脏腑制衡，补则滋阴潜阳，泻则平肝祛风、化痰祛湿，用药轻平，和缓醇正，徐徐图治，调整气血、阴阳，达到眩晕得止的临床效果。

2. 复方简药，灵活多变　陈大舜多年临床经验，基于经方、时方，善于总结升华，形成自己的经验方，每遇病机相合者，或复方复治，合方为一；或复方简药，多种功效药物并行，或精选多能小方或方组结构配伍，或一药多重配伍关系，随证加减化裁，投之奏效。

根据聚类分析结果，我们挖掘出三首陈大舜治疗眩晕的常用方剂。根据陈大舜复方简药的用方特色，三首方均经化裁而得：半夏白术天麻汤加减为时方化裁；眩复温胆汤、葛麻二芍二膝汤为经方、时方合而为一。经过成方化裁、合方组方，形成了陈大舜独到的经验方。

在眩晕病的临证上，陈大舜将三首经验方灵活加减、配合使用。若急性发作的眩晕，视物旋转，不敢睁眼，伴剧烈呕吐者，可用眩复温胆汤，降气化痰，急治其标；若眩晕发作，兼有脾胃虚象，则用半夏白术天麻汤加减，健脾兼化痰止眩；若眩晕发作，证属肝肾不足、肝阳偏亢者，则用葛麻二芍二膝汤。患者临床表现多样，病机复杂，不单单拘泥于某一证型，陈大舜临床随证选方，根据虚实偏颇，兼夹之邪的性质，或合方为一，或专方专用，灵活化裁，随证加减用药，疗效显著。

3. 用药轻平，醇正和缓

（1）以平为期，寒温并用：在药性方面，如表 4－21 及图 4－4 所示，以温性、平性为主，其次为微寒、凉性，反映出陈大舜遣药寒温并用、以平为期，以至整体处方药性大致平和，无明显寒热偏颇，这是他和法论治在用药方面的一贯特色。

陈大舜认为眩晕病多有痰浊、肝风之邪，不可盲目一味追求平淡，当攻补兼施，寒温并用。用苦温之类如陈皮、旋覆花、厚朴等行气化痰；寒凉之属如钩藤、磁石、赭石等平肝凉肝熄风。陈大舜寒温并用，兼收并蓄，以图气血脏腑阴阳平和，和法论治。补虚喜女贞子、墨旱莲、枸杞子等平补肝肾，忌温补太过，滋腻碍脾；活血喜养血和血基础上活血化瘀，擅投丹参、当归、赤芍之属，不伤血脉；祛痰建立补脾气、畅气机之上，白术、山药、枳壳等药祛痰不耗气。

（2）味甘为主，补益脾肾：在药味方面，如表4－22及图4－5所示，以甘味为主，其次为苦、辛等，可见陈大舜少用重浊厚味之品。

甘味中药一味兼有多种效能，据《药品化义》所谓“能缓急、能上行、能发生、能润肠、能补气、能补阳”。可见甘味药可升可降，能和能缓，亦补亦泻，有守有攻，作用广泛。仔细分析本研究中甘味药的组成，具有甘味性能的中药在药效类别上绝大多数为补虚药。甘温、甘平益气，如白术、党参、黄芪等，“甘入脾”，可补益脾胃；甘凉、甘寒养阴，如女贞子、墨旱莲、玄参等类，滋水涵木。表明陈大舜在治疗眩晕病时重视本虚状态及脾肾两脏的调理。这与孟河医派“补益培本重脾肾”的宗旨内涵相符合。其次为安神药，如酸枣仁、茯苓也具有甘味性质，酸枣仁酸甘化阴，养心益肝；茯苓甘平补虚，健脾宁心。安神药也具有补益作用。

（3）药量考究，安全为重：陈大舜对中药剂量十分考究，主要包括方剂中单味药的剂量。本次研究对高频中药（频率＞20％）进行了药物剂量频数统计分析，结果如图4－8～图4－23所示，反映了在处方中单味药的剂量情况。我们将这16味药物最常使用剂量与《中药学》中的计量范围进行了对比，结果显示，除了葛根，其余15种高频中药的剂量均在规定用量范围之内，安全有效。葛根常用剂量为30g，偶用40g，与规定使用范围9～15g相比，符合率为12.96％，不符合率为87.04％。说明陈大舜喜大剂量应用葛根，与相似研究结果类似。

葛根是陈大舜治疗眩晕病的常用药。葛根，味甘、辛，性凉，归脾，胃经。可解肌退热，透疹，生津止渴，升阳止泻。虽葛根归属于解表药，但陈大舜运用葛根的作用远远超过解表药功效范畴。陈大舜对葛根有独到的见解。①功效上：葛根有解表的作用，但对其认识不能局限于辛凉解表的作用，此外更多具有活血、升津、柔筋作用。葛根辛则能散，促进经脉运行，且性凉，促血行，散瘀热。葛根入脾胃之经能升发清阳，鼓舞胃气，升腾胃中津液，使水津布散上承。葛根可滋阴升津，制约阳亢。葛根输布津液，行经通络，柔润经筋。②用量上：陈大舜认为葛根药食两用，安全性高，在统制全方的基础上可加量，安全性高，疗效可靠。陈大舜葛根常用量为20～30g，可酌情加量。除了葛根，在非高频中药中，也有轻药重投之处，缓缓而治，毋伤正气。有痰饮水湿，加用玉米须30g、薏苡仁15～30g、冬瓜皮15～30g；若有自汗、盗汗，多用糯稻根30g，浮小麦20g。

本研究还对处方的中药数量进行粗略统计，每首处方的中药数量均值为13，统观所有处方，少见16味以上的大处方。陈大舜处方时，还根据患者的年龄、中医体质、病情轻重及季节调整药物用量。老年人、体质虚弱、病轻势缓用药量小，反之稍重。

（六）本研究的不足之处

本次研究利用频数分析、关联规则、聚类分析等数据挖掘方法，初步取得了一定的研究结果，在一定程度上反映了陈大舜治疗眩晕病的处方用药规律及临床经验。但是，在实践操作的过程中，我们也发现存在下述不足之处。

1. 收集纳入的医案样本量偏少　虽然本次研究选择时间段长，但是能够纳入的医案数仍然偏少。对于数据挖掘相关的研究，医案样本量少可能影响数据挖掘结果的精确度和可靠性，造成结果失真。

2. 参考阈值设定问题　数据挖掘过程中有些需要设定数值阈值但存在某些不确定性。如：高频中药等相关数据的频率，如果选择频率＞20％，则中药种类少，难以增加数据挖掘深度；又如：关联规则置信度和支持度的设定，如果设置过高，则得到关联规则的结果很少甚至没有，如果设置过低，则得到大量冗杂、无意义的配对结果，无形中增加了巨大的工作量；再如，聚类分析的类别数，设置不同类别数，则结果可能变化，有时难以决断，对数据结果产生影响。在解决上述问题时，笔者只能通过查阅相关文献，了解各项数值阈值意义，然后不断用本次研究数据进行实际操作、演练，并结合陈大舜临床经验，直到贴近陈大舜本意，但求得到最贴近实际的结果。

3. 重点分析处方用药信息，但数据资料欠全面。中医医案涵盖理、法、方、药等多种信息，而本次研究，重点在于中药的频数分析、关联规则及聚类分析，对于患者信息、症状描述、辨证分型等方面因问诊不全面、数据挖掘技术不完善等因素，略有欠缺。

4. 复诊医案所占比例少，缺乏动态观察。中医的生命力在于临床，通过临床反复实践才能验证经验是否经得起事实的检验。在本次研究中，复诊医案所占比例少，不能将初诊及复诊情况进一步数据挖掘，一定程度上影响了研究结果的可靠性。

本次研究纳入的医案包括初诊医案及少量复诊医案，所以不能将初诊及复诊医案进行治疗前后对照及借助指标进行疗效评价，此为本研究的缺憾。然通过相似研究的文献复习，发现确实有些研究将初诊、复诊医案进行疗效评价。但并没有对医案及初诊、复诊比例进行明确阐述及硬性规定，部分研究与本研究方法类似。针对上述文献查阅情况，本研究将初诊、复诊病案均纳入。

5. 数据挖掘方法仍显单薄，不能将专家经验完整体现。由于数据挖掘技术在中医药方面的发展问题，目前能够采用的挖掘方法及软件相对于复杂的中医临床实际仍显单薄、不足。受软件及技术等限制，本次研究只采用了3种基本的数据挖掘方法，获取信息有效，难以完全挖掘、总结陈大舜治疗的眩晕病的临床经验。

三、结论

本次研究通过频数分析、关联规则、聚类分析等数据挖掘方法，对陈大舜门诊138例眩晕病患者(共计158诊次)的医案进行研究，分析医案中一般信息、用药规律，从中得到陈大舜治疗眩晕病的学术思想及临床经验。结合陈大舜临床经验及数据挖掘结果，我们可以得到以下结论：

1. 病机方面　陈大舜认为眩晕病病变脏腑以肝为主，涉及五脏，肝风、痰浊为关键病理因素，肝风挟痰上扰清窍为基本病机。

2. 治法方面　多种方法合用，以平肝熄风，化痰祛湿，滋阴潜阳，调畅气机，动静结合，升清降浊为主，重视兼症。

3. 遣方用药方面　陈大舜常用药对有旋覆花-赭石、杭菊花-川牛膝、钩藤-川牛膝、钩藤-玄参4对；经验方有眩复温胆汤、半夏白术天麻汤加减、葛麻二芎二膝汤。

4. 陈大舜治疗眩晕病在一定程度上体现了其“和法论治”的学术思想——治病求和，和法论治；复方简药，灵活多变；用药轻平，醇正和缓。

失眠病的辨病辨证用药分析

随着社会经济的迅猛发展，公众生活节奏不断加快，工作压力逐渐增加，以及饮食结构的不合理，不能很好地劳逸结合，失眠障碍的发病率在不断升高，已成为发病率极高的疾病。根据2015年中国睡眠研究会进行的抽样调查显示，我国的成年人失眠发生率已达到38.2%。失眠障碍的存在影响患者情绪，并增加患焦虑症和抑郁症的概率，严重的失眠症状还会导致人体糖耐量异常，导致机体免疫力低下，抗病及康复的能力下降，并使原有的疾病加重或诱发出其他的疾病，如冠心病、高血压、糖尿病、肥胖等疾病的发作，增加脑卒中的发病风险。

陈大舜失眠患者较多，疗效显著。陈大舜师从孟河学派，主张立法和缓醇正，在用药上讲究平淡轻灵。“和”者，无猛峻之剂，“缓”者，无急切之功。在处方用药上，大都以轻灵见长，在临床诊断中务必要做到从三个方面进行考虑，一要考虑患者体质的强弱；二要酌量病势的轻重缓急；三是要考虑患者的居处习惯、饮食嗜好等各有不同。在治疗上融通伤寒温病，既宗伤寒论的六经辨证，又师法温病的营卫气血辨证，能够打破常规，将二者融合在一起，而不拘泥于伤寒温病之说。

一、失眠病医案数据挖掘分析

本文从陈大舜2010～2017年门诊病历中选取118例具有显著疗效的失眠病例，对失眠症用药进行统计分析，运用数据挖掘方法总结探讨陈大舜治疗失眠方药应用规律，并与专家本人反复交流研究结果。探讨陈大舜治疗失眠方药应用规律及学术思想。

（一）对象和方法

1. 资料的来源　湖南中医药大学第一附属医院国医堂陈大舜就诊病例（2010年6月～2017年6月）的所有门诊病历。根据纳入及排除标准，共收录符合标准处方118首。

2. 资料的选取

（1）诊断标准：根据《失眠定义、诊断及药物治疗共识专家组·失眠定义、诊断及药物治疗专家共识（草案）》对于失眠的诊断包括：①睡眠生理功能的障碍包含入睡难、难以进入深睡眠、梦多发、容易醒、醒后再入睡困难。②日间活动可见头昏沉、周身乏力、嗜睡、精神萎靡等症，均为睡眠障碍所致。③睡眠短但无日间不适者，而只见睡眠减少的症状不视为失眠。

（2）失眠的客观诊断标准可根据多导睡眠图的结果来进行判断。具体如下：①入睡时间延长：时间超过30分钟。②睡眠维持障碍：睡眠频繁中断且持续时间增多（每夜30分钟以上）。③总睡眠时间缩短：普遍少于6小时。

（3）纳入标准：①符合《失眠定义、诊断及药物治疗共识专家组·失眠定义、诊断及药物治疗专家共识（草案）》（1）中的①或/和②者，或符合客观诊断标准者。②患者姓名、性别、年龄、主诉、病史、舌、脉等基本信息完整。③经陈大舜诊治并予中药汤药治疗的患者。

（4）排除标准：①睡眠短但无日间不适者，而只见睡眠减少的症状者。②合并有心血管、肺、肝、肾和造血系统等严重躯体疾病者。

3. 资料的预处理

（1）病例的整理：收集符合纳入标准的病例资料：记录患者的基本信息、四诊资料、辨病、辨证、治则及处方用药等信息。中医辨证论治由陈大舜核对后记录，每次门诊由专人负责对每位患者的病历资料进行收集、汇总和整理归档。

（2）中药术语预处理：制定统一标准，规范所用术语，参照高等院校七版统编教材《中药学》对医案处方中中药进行规范化处理，将中药处方中中药名称统一。

4. 数据的录入

（1）建立数据库：对所有处方进行编号（1，2，3……n），将处方中的中药名输入Excel表格，第一行作为处方编号，每一行代表一个处方，录入时采用二值量化处理，根据药物的有、无分别赋值为1、0。

（2）统计方法：用SPSS23.0对陈大舜临证医案的组成药物进行频数统计，制出频数统计表，筛选出频数较高的中药进行系统聚类分析，系统聚类的方法选用R型聚类，采用树形图及冰柱图显示数据结果，并显示所有聚类。通过聚类分析，把常用药物归为一类，把一些相互疏远的归为不同的类，从中寻找出陈大舜教授医案中主要关联药物、关联中药功效类别、主要固定结构等遣方用药规律，进而得出陈大舜教授和法论治学术思想及临证经验。

（二）统计结果

1. 一般资料统计分析　本研究共收集陈大舜论治失眠处方118个，共统计153味中药，总用药频次达到1580次。陈大舜学术精湛，临证经验丰富，求医者中男、女、老、少各个群体皆有，往往取得了满意的效果，很值得我们去学习和总结。

2. 频数统计

（1）药物频数统计：本文通过对陈大舜 118 个中药处方进行统计，共有 153 味中药，总用药频次达到 1580 次，其中频数≥15 次的药物共有 35 味（表 4－26），总的用药频次为 1171 次，占总用药频次的 74.1%，可见陈大舜临证用药相对集中。

表 4－26　中药频次统计表（频数≥15）

序　号	药物名称	频　数	序　号	药物名称	频　数
1	酸枣仁	107	19	黄芩	26
2	柏子仁	68	20	黄芪	25
3	首乌藤	65	21	紫苏梗	25
4	黄连	60	22	甘草	25
5	远志	52	23	葛根	22
6	川芎	51	24	柴胡	22
7	知母	49	25	玄参	20
8	茯神	48	26	白术	20
9	合欢皮	44	27	天麻	19
10	茯苓	41	28	栀子	19
11	枳壳	40	29	麦冬	18
12	法半夏	40	30	肉桂	17
13	丹参	37	31	厚朴	16
14	赤芍	29	32	阿胶	15
15	桃仁	27	33	白芍	15
16	当归	27	34	太子参	15
17	广藿香	26	35	枸杞子	15
18	苦杏仁	26			

根据中药频数统计表（4－26），使用最多的药物为酸枣仁（107 次）。使用频次最高的的前 10 味中药为酸枣仁、柏子仁、首乌藤、黄连、远志、川芎、知母、茯神、合欢皮、茯苓。

（2）高频药物分类频数统计：药物分类参照全国统编教材《中药学》内容，对 35 味高频中药按功效进行归类。统计结果显示，高频药物共涉及常见的十大类中药（表 4－27）。

表 4－27　中药药物分类统计表（频数≥15）

药物分类	具体药物及出现频次			累计频数及频率（%）
安神药	酸枣仁 107	首乌藤 65	茯神 48	384 次（32.8%）
	柏子仁 68	远志 52	合欢皮 44	
清热药	赤芍 29	知母 49	黄连 60	203 次（17.3%）
	玄参 20	栀子 19	黄芩 26	
补虚药	黄芪 25	太子参 15	白芍 15	175 次（14.9%）
	甘草 25	当归 27	麦冬 18	
	白术 20	阿胶 15	枸杞子 15	

续表

药物分类	具体药物及出现频次			累计频数及频率（%）
活血化瘀药	川芎 51	丹参 37	桃仁 27	115 次（9.8%）
化痰止咳平喘药	法半夏 40	苦杏仁 26		66 次（5.6%）
理气药	枳壳 40	紫苏梗 25		65 次（5.6%）
解表药	葛根 22	柴胡 22		44 次（3.8%）
化湿药	藿香 26	厚朴 16		42 次（3.6%）
利水渗湿药	茯苓 41			41 次（3.5%）
平肝熄风药	天麻 19			19 次（1.6%）
温里药	肉桂 17			17 次（1.5%）

根据表 4-27，可以得出使用最多的前 5 类的药物是安神药（384）、清热药（203）、补虚药（175）、活血化瘀药（115）、化痰平喘药（66），此外还包括解表药、化湿药、利水渗湿药、平肝熄风药及温里药。

（三）聚类分析

把 Excel 数据库导入 SPSS 23.0，对 35 味高频药物进行系统聚类，将药物作为变量，进行 R 型聚类。聚类方法分别选用组间连接法，度量方法选用平方欧氏距离。采用树状图显示聚类结果，分别得到以下结果（图 4-25、图 4-26）：

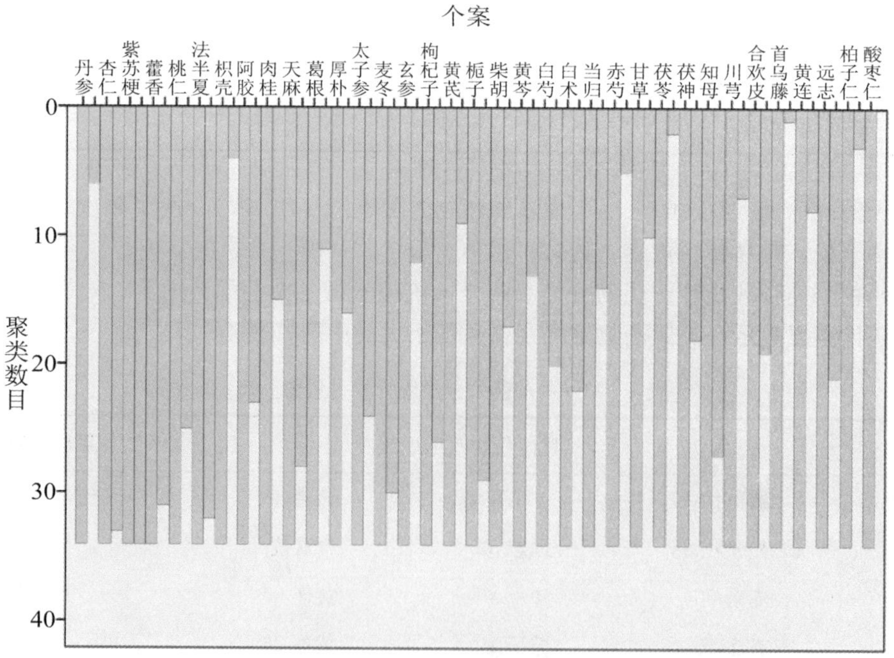

图 4-25 陈大舜论治失眠药物聚类分析垂直冰柱图

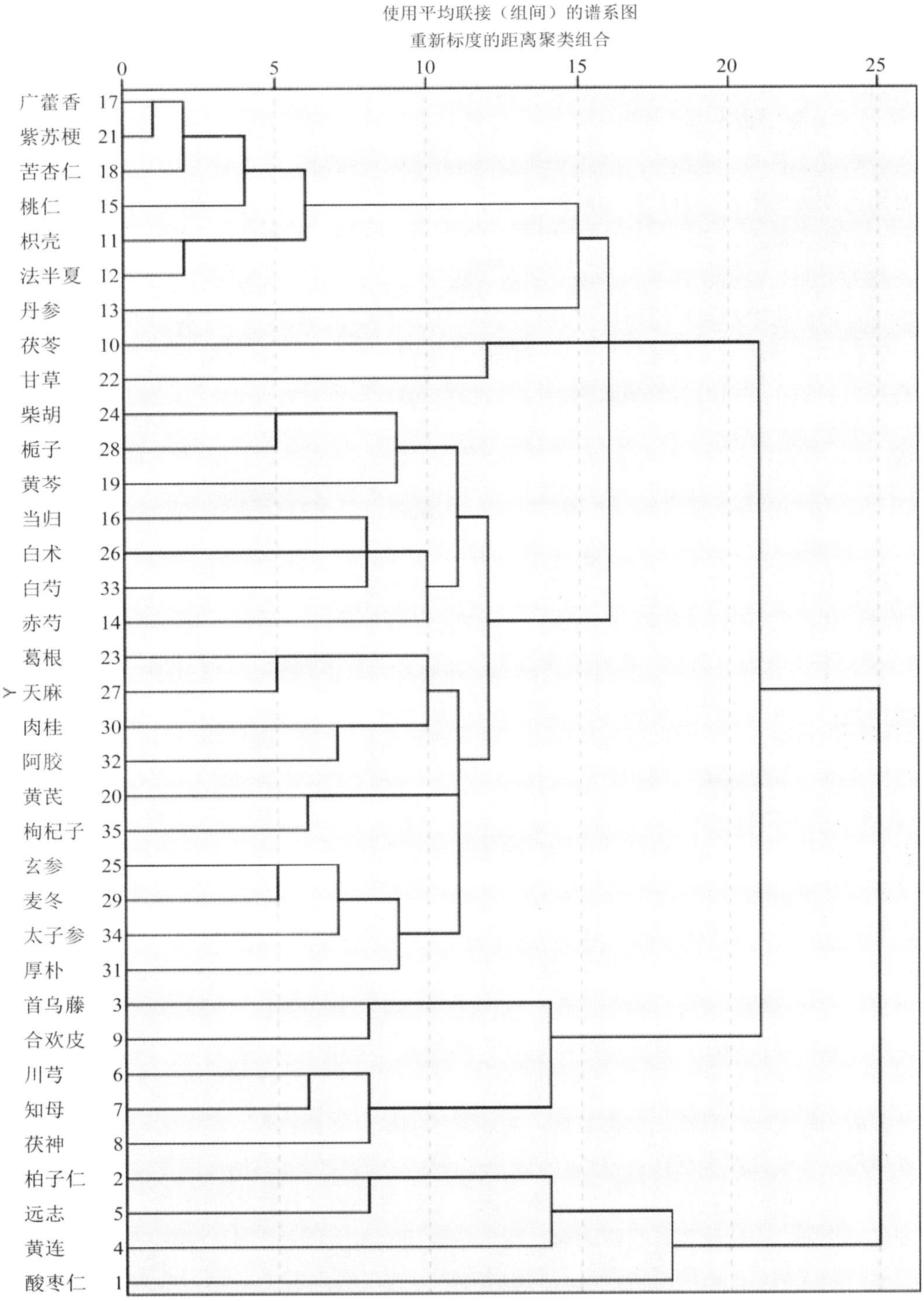

图 4-26　陈大舜论治失眠药物聚类分析谱系图

根据以上二图的聚类分析结果，提取到以下聚类结果。

C1：广藿香，紫苏梗，苦杏仁，桃仁，枳壳，法半夏，丹参；

C2：茯苓，甘草；

C3：柴胡，栀子，黄芩，当归，白术，白芍，赤芍，葛根，天麻，肉桂，阿胶，黄芪，枸杞子，玄参，麦冬，太子参，厚朴；

C4：首乌藤，合欢皮，川芎，知母，茯神；

C5：柏子仁，远志，黄连，酸枣仁。

（四）统计结果分析

1. 药物频数及功效分类统计分析　根据中药频数统计表，共统计 153 味中药，总用药频次达到 1580 次，其中频数≥15 次的药物共有 35 味（表 4-26、表 4-27），用药频次为 1171 次，占总用药频次的 74.1%，其中使用频次最高的前 10 味中药为酸枣仁、柏子仁、首乌藤、黄连、远志、川芎、知母、茯神、合欢皮、茯苓。根据中药药物分类统计表（表 4-27），陈大舜治疗失眠使用最多的药物是安神药，常用药物为酸枣仁、首乌藤、茯神、柏子仁、远志、合欢皮，其功用以养心安神为主；其次为清热药，常用药物为黄连、知母、赤芍、黄芩、玄参、栀子，其功用以清热燥湿、滋阴凉血为主；补虚药，常用药物为当归、黄芪、甘草、白术、麦冬、太子参、白芍、阿胶、枸杞子，其功用为补气健脾、滋阴养血为主；活血化瘀药包括川芎、丹参、桃仁，其功用以活血化瘀、除烦安神为主；化痰平喘药包括法半夏、苦杏仁，其功用为行气化痰；理气药包括枳壳、紫苏梗，其功用为行气解郁、理气散结；解表药包括葛根、柴胡，其功用为解表散寒、行气散结、疏肝解郁；此外还包括化湿药、利水渗湿药、平肝熄风药及温里药。

2. 药物统计聚类分析

（1）C1 组药物为藿香、紫苏梗、苦杏仁、桃仁、枳壳、法半夏、丹参。此为陈大舜临床常用方剂二梗二仁汤加丹参组成，方中藿香梗、紫苏梗、枳壳理气宽胸、化湿止呕；桃仁味甘苦，入心肝血分，善泄血滞，祛瘀力强，兼以降气通便，苦杏仁味苦降泄，兼能通便；法半夏辛温，燥湿化痰，降逆止呕，兼以散结；桃仁、丹参还可活血散瘀调经。诸药合用，共奏理气活血，调神解郁之效。

（2）C2 组药物为茯苓、甘草。根据聚类结果显示此药物组合在治疗失眠中为常用药对。茯苓味甘、淡，具有渗湿利尿、宁心健脾的效果。现代研究表明茯苓具有渗湿利尿、宁心安神、和胃健脾、抑菌、增强机体抗病能力及降低血糖等药理作用。甘草味甘，性平，归心、肺、脾、胃经。具有补脾益气、清热解毒、祛痰止咳、缓急止痛、调和诸药之效。

（3）C3 组药物为柴胡、栀子、黄芩、当归、白术、白芍、赤芍、葛根、天麻、肉桂、阿胶、黄芪、枸杞子、玄参、麦冬、太子参、厚朴。柴胡、黄芩为和解少阳常用药对，柴胡既能作为引经之药，引药入肝经，又能疏肝解郁，和解少阳，配合黄芩之清热燥湿，可清肝经之热，又防黄芩苦寒伤胃之功。当归配白芍柔肝养阴，养血活血，而当归又有归头归尾之别，配伍归头则养血之力较强，配合归尾则活血之力较强，同时当归配白芍还能补益营阴。黄芪和白术都能益气健脾，白术还有燥湿之功，配伍厚朴则燥湿之力更强，而且厚朴还有降气除满，化痰除湿之功，往往脾虚为病之时，正气虚弱，湿邪易乘虚而入，恶困脾阳，故脾虚用药时，健脾与燥湿同用，适当配伍葛根，葛根作为一种引经药，还可升阳举陷，助脾气升清；黄芪还能补益肺气，固卫肌表，与白芍和当归同用还能调和营卫，平调气血，使阴平阳秘。栀子善清三焦之火，具清热解毒之功，而炒栀子的凉血之功较强，栀子炭还能凉血止血，生栀子清热解毒之功强。玄参能凉血解毒，清热滋阴，凉血清心，治疗阴虚内热，与栀子、赤芍相配凉血清心之力更强。麦冬有养阴清肺益胃津之功，大剂量的麦冬还有补药之体作泻剂之用，麦冬与玄参配伍，养阴清心安神之力更强。肉桂纳气，当归调血，可用于治疗气虚血瘀之疾患。肉桂还能引火归元，温阳补肾，温通经脉，在大剂量的滋阴药中还能起到阳中求阴，水中生火之意。阿胶能补血止血，养血安神润肠，治疗血虚之病症。基于精血同源，枸杞子能滋补肝肾，与白芍、当归共奏补益肝肾之功，与阿胶配伍，精血生化有源。天麻熄风止痉，能清内外之风，平肝潜阳，治疗阴虚之风动，用药中配伍适量的天麻熄风之药，能预防疾病的传变。

（4）C4 组药物为首乌藤、合欢皮、川芎、知母、茯神。此组药物中合欢皮、茯神均有安神定志之功用，合欢皮善于解郁安神，茯神善于渗湿。首乌和川芎都有活血之功用，血行则气行，气行则血通，气血调和，则脏腑协调，气血平调，血证自除。首乌藤还有补肝肾、乌发之功效，川芎为血肉有情之品，血中之气药。知母，性味苦寒，能清热燥湿，善清下焦虚热，起到釜底抽薪之用，肾火归元，心肾相交，夜寐安。

（5）C5 组药物为柏子仁、远志、黄连、酸枣仁。此组合取酸枣仁汤之意，酸枣仁其性味甘平，宁心安神、补肝养血。远志味甘润，为养心安神之药，具有滋养心神之功效。黄连大苦大寒，善清热泻火解毒，清心火，心火除，则夜卧得寐。柏子仁，质重沉降，润肠通便，荡涤肠道之火，引火下行，内火自除也。

二、治疗失眠病的学术思想和经验

（一）失眠以安神为主

心神不安是失眠的首要病因，无论是气郁、情志、瘀血、痰结，还是五脏本身的气血阴阳失衡均可导致心神失养。心者，主神明也，心神得安则夜寐宁，心神不安则夜不能寐，不寐即为失眠。长期失眠的症状，容易耗气伤血，血少则不能养心，心失所养，则心神不守，进而可加重失眠症状，从而形成恶性循环。根据频数统计的结果显示，安神药物的使用频数最高，可见在治疗失眠中，安神法的重要性，药物多属养心安神之类，对于心神不安证的患者，具有安神定志的功效。使用频率最高的药物有：酸枣仁、柏子仁、首乌藤、远志、茯神、合欢皮。使用频数共为384次，占总用药频数的32.8％。《沈氏尊生书·不寐》曰“心胆俱怯，触事易惊，梦多不详，虚烦不眠”;《金匮要略·血痹虚劳病脉证并治》曰“虚劳虚烦不得眠，酸枣仁汤主之”。安神类药物性味多甘，甘可入心、肝经，养心阴，益肝血，从而安神。

1. 补虚安神　现代社会的生活节奏越来越快，人们的压力也越来越大。所谓“邪之所凑，其气必虚”，若正气不足，抵抗无力，必易感受邪气；或正气不足，致使脏腑功能紊乱，气血津液运化失常，内生诸邪，而正气已亏无以制邪，邪盛正衰，则发为失眠。《素问·病能论》曰：“人有卧而有所不安者，何也？……脏有所伤及，精有所寄，则安，故人不能悬其病也。”就是指因脏腑的虚损，精气无所寄存或不足，导致心神不安而不寐。如果人体内气血虚弱，阴阳亏虚，必然不能奉养心神，心失所养，以致神不守舍，心神不安而不寐。汉代张仲景在《伤寒论》及《金匮要略》中根据中医学的阴阳学说将失眠分成了阳虚失眠和阴虚失眠两大类，其治疗阳虚失眠的代表方就是附子干姜汤，而其治疗阴虚失眠的代表方剂就是至今临床仍有应用价值的黄连阿胶汤及酸枣仁汤。陈大舜在临床中治疗失眠多顾其虚损，认为失眠主要的病机多为虚证，故在失眠的治疗中补虚药的使用往往在众方中占有重要的位置，如黄芪、白术、太子参等补气药，当归、阿胶、熟地黄等补血药，麦冬、炙甘草、沙参等补阴药和益智、杜仲、续断等补阳药的使用频率是最高的，也充分证实了失眠的病机是以气血阴阳和脏腑亏虚为主。频数统计显示，补虚药的使用频数为175次，占总用药频数的14.9％。

2. 清热安神　失眠的病因病机，无非属阳盛阴衰，阴阳失衡。一则为阴虚不能纳阳，阴虚于内，阳浮于外，虚阳外浮，扰动心神，则神不能安；一则为阳盛不得入阴，阳盛为热，热邪上扰心神；两者均可导致心神不安，则夜不能寐。根据频数统计数据可见，陈大舜在治疗失眠时，常用赤芍、知母、黄连、玄参、栀子、黄芩等清热泻火、滋阴清热、清热燥湿的药物，清热药物的使用可发挥釜底抽薪之功效，对于失眠的治疗大有裨益。频数统计显示，清热药的使用频数为203次，占总用药频数的17.3％。

3. 其他治法佐之　心是失眠的主要病位。心神受扰，则不安，不安者，不寐矣。不寐者，谓之失眠。正气不足，邪气外扰，心失所养，化火上炎，火热炽盛则可扰心或脾虚胆怯，易受惊吓引起心神不安都是失眠的常见原因。心为五脏六腑之大主，他脏之为病皆能反作用于心，无论是心神失养，还是邪扰心神，或是神不司职，大多由他脏传变，脏腑失和，传变为气血不调，再传变为营卫失衡，最终人夜不得卧。故而在治疗失眠时，除了补虚、安神、清热外，兼证的治疗同样重要。通过统计，此五类药物的使用频率较高，活血化瘀药：川芎、丹参、桃仁；化痰止咳平喘药：法半夏、苦杏仁；理气药：枳壳、紫苏梗；解表药：葛根、柴胡；化湿药：广藿香、厚朴；利水渗湿药：茯苓；平肝熄风药：天麻；温里药：肉桂。使用的频数、频率分别为：活血化瘀药使用115次，频率9.8％；化痰止咳平喘药使用66次，频率5.6％；理气药使用65次，频率5.6％；解表药使用44次，频率3.8％；化湿药使用42次，频率3.6％；利水渗湿药使用41次，频率3.5％；平肝熄风药使用19次，频率1.6％；温里药使用17次，频率1.5％。

（二）安神重在调和

陈大舜指出，“和”在中国传统文化中是个重要而崇高的理论，早在《素问·生气通天论》中就有“阴平阳秘，精神乃治，阴阳离决，精气乃绝”。强调“和”的重要性。《黄帝内经》中还提出“寒者热之，热者寒之”，“形不足者，温之以气，精不足者，补之以味”。“阴盛而阳虚，先解其阳，后泻其阴而和之”等论述，为后世和法的形成提供了理论依据。《伤寒论》中的小柴胡汤、半夏泻心汤等和法应用的方剂，亦是在《黄帝内经》的基础上形成和发展而来，为后世的和法理论形成及发展打下了坚实的实践基础。首次提出“和法”概念的为金元医家成无己，《伤寒明理论》曰：“伤寒邪气在表者，必渍形以为汗，邪气在里者，必荡涤以为利，其于不外不内，半表半里，既非发汗之所宜，又非吐下之所对，是当和解则可矣，小柴胡为和解表里之剂也。”提出和解少阳一法。明朝时的张景岳为进一步阐述和法的概念，提出“和方之制，和其不和者也。凡病兼虚者，补而和之，兼滞者，行而和之；兼寒者，温而和之，兼热者，凉而和之。和之义广矣，亦犹土兼四气，其于补泻温凉之无所不及，务在调平元气，不失中和之为贵也”。其综合运用补、泻、温、凉等诸种治法，实现调平机体元气，使之恢复中和之目标的思路，为后世和法的发展指引了方向。现代对于和法的解释最为全面的可谓南京中医学院主编的《方剂学》中认为：和法“是通过和解、调和，使表里、寒热、虚实的复杂证候，脏腑阴阳气血的偏胜偏衰归于平复，从而达到祛除病邪，恢复健康的目的……常用的有和解少阳、开达膜原、分消上下、调和寒热、两和肝脾、疏肝和胃等。”

1. 调和营卫阴阳　阴阳失衡，阴不制阳，阳不固阴；阳浮于外而不固阴，致使真阴耗损，阴不足以制阳，虚阳浮越，温煦无力，致使阳不足以化阴；形成一种阴阳互损的格局，最终形成阴阳隔离的局面。调营卫，平阴阳，损其有余，补其不足，促使机体达到一种阴平阳秘、营卫调和的状态是其基本的治疗法则。人之本，气血者也。气血的盛衰贯穿整个人体生理发展的始终。气能生血，血能载气，气血相互为用，是脏腑生理活动的必要条件。气具有固摄、推动作用，故而为血之帅；血作为气的载体，濡养精气，故而为气之母。气与血的关系相当于阴与阳的关系，故气血阴阳循环效应被打破，机体会出现一系列脏腑功能不协调症状。《灵枢·邪客》曰：“卫气者……昼日行于阳，夜行于阴，……行于阳，不得入于阴，阴虚，故目不瞑。”营调卫和是正常人安然入眠的先决条件，营卫不和，则夜不得寐。在治疗中多调和气血营卫，使气血充盛、营卫调和，则心神得安，目得瞑矣。

阴阳不和、营卫失调是不寐之为病的一个常见发病病机。《灵枢·寒热》曰：“阳气盛则目瞋，阴气盛则瞑目。”隋代巢元方认为：“营卫未和，阴气虚，卫气独行于阳，不入于阴，故不得眠。”心主血脉，在志为神，血为其载，营阴入血，卫气走于脉外，固摄营阴，当出现营卫失调，气血不和之时，气血离经，背道而驰，致使其神无所依，其志不得思。营阴与卫气相互交应，营卫调和是良好睡眠的基础，故治疗失眠不寐要注重调和营卫，平调阴阳，而桂枝汤是调和营卫的基础方和常用方。在治疗不寐和失眠疾病中，多用桂枝汤调阴和阳，调营和卫。桂枝汤中桂枝和白芍相配伍，桂枝治阳病，补卫气，白芍治阴病，补益营阴，两者相伍则营卫和，阴阳调。而不寐与失眠的病证也有阴阳偏胜和强弱之分，故临床上对桂、芍的应用配伍比也应该随证加减。卫阳入阴，循行于脉道，营阴内敛，走于经脉，营卫循行调和，目得眠矣。桂枝加龙骨牡蛎汤是典型的代表方剂，调和营卫的同时配伍摄纳潜阳的龙骨、牡蛎，则阳能入阴，阴阳各司其职，相守相互，阴阳和，营卫调，失眠与不寐自除。陈大舜基于对失眠不寐的病因病机的认识，认为调和阴阳是其治疗的根本大法，平调人体气血阴阳，遵循正常的阴阳循环规律，以达到阴平阳秘、气血调和、脏腑协调、昼安夜寐的状态，最终达到精气神、天人合一的舒适状态。陈大舜在治疗失眠不寐时，好用半夏，因半夏味苦、辛、燥，性平，体滑，故药之为用，辛可散结，平冲降逆，滑可敛阴，燥可除湿助阳；夏枯草味苦、寒，性辛，寒能清热；半夏得阴而生，夏枯草得阳而生，两者同用阴阳相生，互根互用，阴阳自调之妙皆在于此。

2. 调和气血升降　现代生活节奏加快，人往往思虑过度，伤神耗气，血液耗损，神无所依，魂不得藏，故不得眠。气血作为人之本，是各脏腑功能生命活动的物质基础。基于这一理论，对于气血亏虚的失眠症，陈大舜在治疗失眠时常加入黄芪、当归、生地黄、白芍、川芎等药物补益气血。黄芪，性微温，味甘，归肺、脾经；甘能滋补，温能行气，助阳化气，常用来滋补托举脾肺之气，当前药理研究表明黄芪多糖可以扩大白鼠血细胞比容，改善血液质量，并能够提高造血干细胞的增殖及分化能力，这与中医的气为血之帅，气能生血之效相吻合。当归，性辛、温，气浓，味甘薄，可升，可降，阳中微阴，伴有阴虚而阳无所依者，故用血药以滋阴，血和，故气降，症自除矣；当归还有引血归源的功效，大凡血病，必用之。血壅不通，则痛；甘温可以和血，辛温可以驱除内寒，苦温可以助心行血，引气血归源。然当归之为用，有药位之别，治上者，用当归头；治中者，用当归之身；治下者，用当归尾；通治，则用全当归。故临床应用还应该随症加减辨证应用。补气活血药物合用，活血、补血，和血，气畅血和，气血归源，则心神得养，神安而寐佳。

3. 调和脏腑　韩愈《张中丞传后序》中提到："人之将死，其脏腑必有先受其病者。"脏腑是人体各内在器官的总称，五脏藏精气，宜藏不宜泄；六腑受盛化物，受清泌浊；脏腑之功能并非各自为政，而是相互影响、相互制约，各司其职，这样协调合作构成一个完整的生理、病理及其相互关系的生命体。不但脏腑在内相互影响制约，而且与环境四时变化、情绪波动、精神活动等都关系密切。脏腑功能的失调，并不是单指某个脏器疾病，而是指代表着某一个系统的生理病理反应。而与失眠相关的常见脏腑失调有很多，但主要有以下几种：脾胃不和、心肾不交、肝胆失疏。

心者，君主之官，五脏六腑之大主，主血脉，藏神，在志为喜。心神不在，何以寐也？神其主，神安则能眠；凡是可以干扰心神的致病因素皆可导致失眠不寐。但对于心之为病有虚实之分，凡是如伤寒、外感、伤风以及疟疾之失眠者，大都因外邪扰神也；大凡如痰、火、寒、水、瘀、食以及七情内伤之失眠者，大都因内邪扰神也。有邪而失眠者，邪驱则神安之。无邪而失眠者，营血必虚之。

心主血，血虚则神无所附，神不守舍，神魂无主，或为惊恐神，忧思伤神，怒火伤魂，魂不守舍，意为微痰微火，只需调和气血，血气复，则症自除。对于无邪而失眠者，皆宜养营养气为根本之法。

《素问・逆调论》曰："胃不和则卧不安。"脾胃不和是由于脾胃受纳、运化失司，则脾气不升而下陷，胃气不降而逆上。李东垣《脾胃论・脾胃盛衰论》曰："百病皆由脾胃衰而生也。"脾胃乃后天之本，气血生化之源，脾胃不调，气血生化不足，营阴不足以濡养心神，阳不入阴，故而心神失养而"不得卧"。

睡眠在阴阳中属阴，胃气以降为顺；《杂病源流犀烛》曰："……胃之气本下行，今胃气上逐，则壅肺而不得从其阴降之道，故亦不寐。"故胃气上逆，气机逆乱，肺不肃降，心火上炎，肾水无所及，全身气机紊乱，循环失衡，升降失职，扰乱卫气营血的正常代谢，心神受扰，阴阳失调，夜卧不安者也。

陈大舜指出现代人劳倦过度，心血耗伤，神不守舍，且劳倦日久亦可损伤肝肾之精，致肾水不能上济心火，心火独亢于上，致心肾不交而失眠，其中心火多旺，而肾不足则有阴阳之分。心火旺、肾阴虚者可以天王补心丹、黄连阿胶汤加减。心火旺、肾阳虚者则以交泰丸加减。关于交泰丸中黄连和肉桂的配伍比例记载不一，有黄连与肉桂按 10∶1 的比例配伍，也有 1∶1 的配伍比例。陈大舜多以 8～10g 黄连配伍 3g 左右的肉桂，虽黄连苦寒败胃，多用不宜，但陈大舜根据临床经验发现，黄连用量不足则疗效不佳；而肉桂太少则难以鼓舞肾气，达不到使肾水上承，水火既济的目的。

肝胆功能失和也可引起失眠。戴思恭《证治要诀》曰："有痰在胆经，神不归舍，亦令不寐。"《景岳全书》曰："胆禀刚果之气，故为中正之官，而决断所出。"肝与胆相为表里，肝胆相济，勇敢乃成。《血证论》曰："……肝藏魂，人寤则魂栖于目，寐则魂返于肝。弱阳浮于外，魂不入肝，则不寐。"《本草纲目》曰："人卧则血归于肝。今血不静，卧不归肝，故惊悸不得卧也。"从肝藏血，血主神，肝藏魂的生理角度解释了肝之为病，神魂不守，致失眠不寐的发病机制。

临床中陈大舜常用酸枣仁汤加味治疗失眠，并重用酸枣仁，其认为酸枣仁，养肝血，安神定志滋阴补血，阴能涵阳，故为君药。茯苓化湿健脾，通调水道三焦，助酸枣仁定志。知母滋阴清热，凉血除烦，配酸枣仁以助全方安神定志清心除烦之效。川芎为血中气药，与君药相伍，酸收与辛散相伍，相反相成，血调神安。甘草调和，全方共奏养血安神，清热除烦之功。《临证指南医案》曰："少阳郁火不寐"，肝为刚脏，体阴而用阳，肝主升，胆主降，肝胆疏泄失司，胆气上扰，肝气上逆，血不归经，魂不归源，故失眠不寐。

4. 调和经络　督脉为阳脉之海，总督一身之阳气，统领诸经，对各经脏腑病变及神志病均有调节作用。任脉行于腹胸之正中，总任一身之阴，为阴脉之海，有益阴养血之功。阴阳跷脉是涉及人体阴阳二气的重要奇经，又通于脑及目，与睡眠关系密切，阴阳跷脉气之盛衰与寐寤有直接关系。冲脉以气为本，以血为用，冲脉功能失常，则气逆里急，可出现神志症状的改变。调和奇经，则脏腑通，气血行，寐能安也。《奇经八脉考》曰："任脉、督脉交会于承浆穴，二经一背一腹，阴阳相济，配伍应用可使阴阳平衡。跷脉的功用是沟通阴阳，运行卫气，司人体睡眠与觉醒。人体通过跷脉的作用，可以将一身左右之阴阳趋于协调。"《灵枢·寒热病》曰："阴跷，阳跷，阴阳相交，阳入阴，阴出阳，交于目锐眦，阳气盛则目，阴气盛则瞑目。"冲脉亦是重要的奇经八脉之一，无论从冲脉的起源还是其生理病理看，与气血都有着密切的关系，而"气本血用"是对冲脉与气血关系的最好概括。平抑冲脉则气血平和，夜寐安矣。

（1）补益任督脉：任督二脉均与脏腑相联系，调控脏腑经脉的平衡。二脉不通，则阴阳失衡，脏腑不调，营卫不和，则目不得瞑也。在临床上，陈大舜常用生地黄、肉桂、茯苓、川芎、白芍等药物，调理经脉，使经脉得通，元气始生，精气始用，神气始充，阴平阳秘，则脏腑协调，营卫和谐，目始瞑得寐。

（2）通调阴阳跷脉：《灵枢·寒热病》曰"足太阳有通项入于脑者……在项中两筋间，入脑乃别阴跷、阳跷，阴阳相交，阳入阴出，阴阳交于目锐眦，阳气盛则瞋目，阴气盛则瞑目"。因此当阳跷、阴跷脉功能失调，可以直接影响睡眠-觉醒节律。陈大舜在临床中常用半夏、秫米合用，补其不足，泻其有余，调其虚实，以通其道，而去其邪，则阴阳已通，其卧立至。还常加味百合、龙眼肉、党参、麦冬、茯神等，此类药物清心、养血、益气安神，在失眠的运用上也取得了较好的疗效。

平抑冲脉："冲为血海"，赖于先、后天之本的濡养与资助而发挥作用；若冲脉之气失调，与足阳明之气相并而上逆，则可出现"逆气而里急"，气乱则夜寐不得安。治疗时陈大舜多选用如川楝子、香附、郁金、乌药、延胡索等药。并根据"冲脉隶属阳明"，又有通补阳明以治冲脉病证方法，加用半夏、厚朴、姜汁、茯苓等品。

三、结论

陈大舜从营卫、气血、阴阳、表里、脏腑、经络等方面进行分析，认为失眠的病因多种多样，大凡失眠都是因神不守舍而起，故临床治疗失眠以安神为主，依据病因病机不同，临床治疗时灵活变通，整体审查、辨证论治，分清疾病病位、病性，因人而异，因病而异，使神归其源，夜寐得卧。

参考文献

[1] Stovner L，Hagen K，Jensen R，et al. The global burden of headache：a documentation of headache prevalence and disability worldwide [J]. Cephalalgia，2007，27（3）：193－210.

[2] Vos T，Flaxman AD，Naghavi M，et al. Years lived with disability（YLDs）for 1160 sequelae of 289 diseases and injuries 1990－2010：a systematic analysis for the Global Burden of Disease Study 2010 [J]. Lancet，2012，380（9859）：2163－2196.

[3] Yajing Zhang，Zhihong Shi，Duncan Hock，et al. Prevalence of primary headache disorders in a population aged 60 years and older in a rural area of Northern China [J]. J Headache Pain，2016，17（1）：83.

[4] Kaniecki R G. Headache and Migraine Biology and Management [M]. Elsevier Inc，2015.

[5] Andrée C，Steiner T J，Barré J，et al. Headache yesterday in Europe [J]. J Headache Pain，2014，28（15）：33.

[6] 庞博，花宝金，刘刚. 名老中医学术传承方法学研究述评 [J]. 世界中医药，2016，11（05）：919－928.

[7] 张伯礼，薛博瑜. 中医内科学 [M]. 北京：人民卫生出版社，2002.

[8] 贾建平，陈生弟. 神经病学 [M]. 北京：人民卫生出版社，2014：157－158.

[9] 范铁兵，宁秋萍，杨志旭，等. 基于数据挖掘技术的中医学隐性知识显性化分析 [J]. 中国实验方剂学杂志，2017，23 (10)：221-226.
[10] 徐洋，高玉萍，蒋成婷，等. 数据挖掘技术在国家级名老中医学术经验继承中的应用 [J]. 成都中医药大学学报，2016，39 (04)：115-130.
[11] 曹硕彦. 中医病因病机理论形成及影响因素研究 [D]. 安徽中医药大学，2015.
[12] 朱昊如，杨毅恒，贾子尧，等.《临证指南医案》数脉及弦脉医案诊治规律研究 [J]. 中国医药导报，2017，14 (07)：95-98.
[13] 胡方林. 陈大舜医案精华 [M]. 北京：人民卫生出版社，2016.
[14] 陈倩，蓝晓芳，李陈渝. 103 例原发性头痛病人睡眠障碍及焦虑抑郁相关性分析 [J]. 中国疼痛医学杂志，2017，23 (12)：935-938.
[15] Albers L，Ziebarth S，von Kries R. Modifiable risk factors for primary headache. A Systematic Review [J]. Bundesgesundheitsblatt Gesundheitsforschung Gesundheitsschutz，2014，57 (8)：952-960.
[16] Hand DJ，Mannila H，Smyth P. Principles of data mining [M]. Cambridge：MIT Press，2001：182.
[17] 崔妍，包志强. 关联规则挖掘综述 [J]. 计算机应用研究，2016，33 (02)：330-334.
[18] Wasif Altaf，Muhammad Shahbaz，Aziz Guergachi. Applications of association rule miningin health informatics：a survey [J]. Artificial Intelligence Review，2017，47 (3).
[19] 薛立英，周玉枝，高丽，等. 药食同源中药抗衰老研究进展 [J]. 中国药理学与毒理学杂志，2016，30 (10)：1082.
[20] 黄雄峰，王建民. 葛根素的神经保护作用机制研究进展 [J]. 中国实验方剂学杂志，2015，21 (4)：224-230.
[21] 王嘉俊，李双蕾，李梦瑶. 中药药对的现代认识与研究 [J]. 中医杂志，2016，57 (08)：701-704.
[22] 傅梦杰，朱凌云. 叶天士运用小方的特点 [J]. 长春中医药大学学报，2016，32 (05)：947-950.
[23] 邓家刚，郭宏伟，郝二伟. 平性药理论渊源探析 [J]. 中华中医药学刊，2013，31 (05)：967-969.
[24] 姜丽，余兰彬，徐国良，等. 天麻素合葛根素在大鼠体内联合应用的药动学研究 [J]. 中国中药杂志，2015，40 (6)：1179-1184.
[25] 张晓雷，沙茵茵，马家驹，等. "广义和法" 的概念以及中医辨析 [J]. 环球中医药，2015，8 (12)：1481-1482.
[26] 李明. 兼收并举，和而不同—孟河医学特色探析 [J]. 中华中医药学刊，2012，30 (4)：820-821.
[27] 袁海建，贾晓斌，印文静，等. 炮制对半夏毒性成分影响及解毒机制研究报道分析 [J]. 中国中药杂志，2016，41 (23)：4462-4468.
[28] 王义安，董旭，刘晓艳. 脏腑气机升降说研究 [J]. 吉林中医药，2016，36 (08)：765-767.
[29] 魏本君，陈恒文，郭丽丽，等. 辛开苦降法探析 [J]. 中医杂志，2016，57 (01)：81-83.
[30] 赵进喜，贾海忠，刘宁，等. 寒温同用，应对复杂疾病；辛开苦降，提高临床疗效 [J]. 环球中医药，2017，10 (09)：981-984.
[31] 滕飞，杨宇峰，石岩. 明清医家头痛证治思想探析 [J]. 中华中医药杂志，2016，30 (7)：2419-2421.
[32] 吕晓东，庞立健，刘创，等. 慢性复杂性疾病 "络虚邪瘀" 病机发微 [J]. 中华中医药学刊，2018 (03)：525-527.
[33] 丁德正. 部分辛味药在精神疾病治疗上的特殊功效 [J]. 中华中医药杂志，2016，31 (10)：4094-4096.
[34] 朱玉飞，王璐，董钊，等. 310 例紧张型头痛患者临床特点分析 [J]. 中国疼痛医学杂志，2014，20 (08)：565-568.
[35] 张淼，霍海如，王朋倩，等. 辛味药性理论溯源与现代研究评述 [J]. 中草药，2018，49 (03)：505-511.
[36] 麦蓝尹，李怡萱，陈勇，等. 基于数理统计方法学的中药复方配伍研究进展 [J]. 中国中药杂志，2014，39 (10)：1749-1756.
[37] 唐现莉. 陈大舜名老中医临证处方经验的研究 [D]. 长沙：湖南中医药大学，2013.
[38] 白瑞娜，易文慧，白洋，等. 中西医结合在双心医学中的优势探讨 [J]. 中西医结合心脑血管病杂志，2017，15 (10)：1255-1258.
[39] 陈大舜，周德生. 临床医论及医案之三——血瘀证 [J]. 湖南中医药大学学报，2017，37 (04)：382-383.
[40] Buture Alina，Gooriah Rubesh，Nimeri Randa，et al. Current Understandingon Pain Mechanism in Migraine and Cluster Headache [J]. Anesthesiology and pain medicine，2016，6 (3).

[41] 郜鹏举，桑希生. 内生邪气理论的重构 [J]. 中医药学报，2015，43 (06)：1-2.
[42] 周平，周德生. 基于慢性病内生邪气的杂合现象探讨陈大舜教授和法论治学术思想 [J]. 湖南中医药大学学报，2017，37 (12)：1335-1340.
[43] 赵永烈，王谦，王良叶，等.《黄帝内经》中头痛理论探讨 [J]. 辽宁中医药大学学报，2014，16 (7)：76-78.
[44] 中国医药教育协会眩晕专业委员会. 眩晕急诊诊断与治疗专家共识 [J]. 中华急诊医学杂志，2018，27 (13)：248.
[45] 中华医学会神经病学分会. 眩晕诊治多学科专家共识 [J]. 中华神经科杂志，2017，50 (11)：805-808.
[46] 国家中医药管理局. 中医药行业标准中医病证诊断疗效标准 [S]. 南京：南京大学出版社，1994：23-24.
[47] 朱文峰. 中医诊断学 [M]. 北京：中国中医药出版社，2011：14-33.
[48] 高学敏. 中药学 [M]. 北京：中国中医药出版社，2011.
[49] 徐洋，高玉萍，蒋成婷，等. 数据挖掘技术在国家级名老中医学术经验继承中的应用 [J]. 成都中医药大学学报，2016，39 (4)：115-118.
[50] 李兰涛. 基于聚类分析和关联规则的痹证医案处方用药规律研究 [D]. 北京：中国中医科学院，2011.
[51] 王彦增，曹正. 基于 WEKA 数据挖掘中关联规则的分析及应用举例 [J]. 经济论坛，2013 (1)：165-167.
[52] 梁竹，谢长勇，罗刚，等. 基于 WEKA 的高校学生综合测评数据挖掘 [J]. 电脑知识与技术，2011，07 (16)：3763-3765.
[53] 田晓迎. 基于数据挖掘从经验方和医案探析岭南名医治疗妇科疾病的诊疗和用药规律 [D]. 广州中医药大学，2015.
[54] 宋亚南. 基于数据挖掘的新安医家妇科常见病辨治特色与用药规律研究 [D]. 北京中医药大学，2017.
[55] 张俊. 基于聚类-关联方法的徐景藩脾胃病医案分析挖掘研究 [D]. 南京中医药大学，2010.
[56] 清・陈士铎. 本草新编 [M]. 北京：中国医药科技出版社，2011：164.
[57] 清・林佩琴. 类证治裁 [M]. 北京：人民卫生出版社，2006：314.
[58] 田代华整理. 黄帝内经・素问 [M]. 北京：人民卫生出版社，2005：188.
[59] 胡方林，唐现莉，刘仙菊. 陈大舜医案精华 [M]. 北京：人民卫生出版社，2016：28-29.
[60] 张秀胜，吴明华. 良药葛根的临床应用 [J]. 中医临床研究，2011，03 (6)：5-7.
[61] 徐兆景. 葛根素药理作用机制探讨及临床应用 [J]. 中国现代药物应用，2016，10 (8)：256-257.
[62] 清・叶天士撰，苏礼，焦振廉，张琳叶，等整理. 临证指南医案 [M]. 北京：人民卫生出版社，2013：22.
[63] 清・叶天士撰，苏礼，焦振廉，张琳叶，等整理. 临证指南医案 [M]. 北京：人民卫生出版社，2013：12.
[64] 季庭竹. 孟河四家治肝系常见病证方药规律研究 [D]. 南京中医药大学，2017.
[65] 周学海. 读医随笔 [M]. 北京：中国医药科技出版社，2011：188.
[66] 李冠仙. 知医必辨 [M]. 南京：江苏科学技术出版社，1984：35.
[67] 清・叶天士撰，苏礼，焦振廉，张琳叶，等整理. 临证指南医案 [M]. 北京：人民卫生出版社，2013：18.
[68] 李景荣. 备急千金要方校释 [M]. 北京：人民卫生出版社，1997：307.
[69] 田代华整理. 黄帝内经素问 [M] 北京：人民卫生出版社，2005：138.
[70] 邹澍. 本经疏证 [M]. 上海：上海科学技术出版社，1991：139-140.
[71] 田代华整理. 黄帝内经・素问 [M] 北京：人民卫生出版社，2005：9.
[72] 周芸，刘博. 眩晕与情绪的研究现状 [J]. 临床耳鼻咽喉头颈外科杂志，2011，25 (16)：762-764.
[73] 江炜炜，樊华. 眩晕患者抗焦虑治疗疗效分析 [J]. 实用老年医学，2015，29 (12)：1028-1030.
[74] 清・叶天士撰，苏礼，焦振廉，张琳叶，等整理. 临证指南医案 [M]. 北京：人民卫生出版社，2013：261.
[75] Yardley L，Masson E，Verschuur C，et al. Symptoms，anxiety and handicap in dizzy patients：development of the vertigo symptom scale [J]. Journal of psychosomatic research，1992，36 (8)：731-741.
[76] 陈望忠. 抗眩晕药物与药物引起的眩晕 [J]. 国外医学：药学分册，1996，23 (5)：294-297.
[77] 蒋成婷，周德生. 陈大舜从血论治慢性紧张型头痛学术思想与临床经验 [C]. 名老中医陈大舜教授和法论治临床经验研修班（第二期）资料汇编，2017：83-88.
[78] Buchanan T W. Retrieval of emotional memories. [J]. Psychological Bulletin，2007，133 (5)：761.
[79] 沈仲理. 丁甘仁临证医集 [M]. 上海：上海中医药大学出版社，2000：91-94.
[80] 李锐朋，金华锋. 浅析孟河医派治疗眩晕经验 [J]. 河北中医，2013，34 (11)：1711-1712.
[81] 周德生. "和法论治" 摘要 [C]. 名老中医陈大舜教授和法论治临床经验研修班（第二期）资料汇编，2017：69.

[82] 清・费伯雄. 医学賸义 [M]. 南京：江苏科学技术出版社，1981：3
[83] 陶亦鸣. 费伯雄“和法缓治”的学术简介 [J]. 浙江中医药大学学报，2001，25 (4)：12.
[84] 蒋成婷，周德生，陈大舜，等. 复方配伍与药物精简应用 [J]. 中医杂志，2017，58 (9)：796－799.
[85] 周平，周德生. 基于慢性病内生邪气的杂合现象探讨陈大舜教授和法论治学术思想 [J]. 湖南中医药大学学报，2017，37 (12)：1335－1340.
[86] 刘逴慜，曹凡华，陶慧娟. 孟河医派学术思想探析 [J]. 浙江中医药大学学报，2005，29 (2)：9－10.
[87] 胡方林，唐现莉，刘仙菊. 陈大舜医案精华 [M]. 北京：人民卫生出版社，2016：9.
[88] 汪琼. 基于数据挖掘的国医大师应用解表类药物的剂量及相关研究 [D]. 湖北中医药大学，2017.
[89] 侯志强，吴启富. 抽样调查样本量的确定 [J]. 全国商情・经济理论研究，2007 (3)：108－109.
[90] 花拥军. 极值理论及其在沪深股市风险度量中的应用研究 [M]. 北京：科学出版社，2011：61.
[91] 孙苗苗. 郭立中教授从脾胃论治失眠的临床经验研究 [D]. 南京中医药大学，2017.
[92] 夏娟. 基于数据挖掘的周仲瑛教授辨治高尿酸血症及痛风的证治研究 [D]. 南京中医药大学，2017.
[93] 冯甜. 基于中医传承辅助平台分析李云英治疗慢性喉炎用药经验 [D]. 广州中医药大学，2017.
[94] 赵银梅. 基于数据挖掘技术研究王旭教授治疗糖尿病的经验及复法组方结构 [D]. 南京中医药大学，2017.
[95] 沈黎艳. 基于数据挖掘的朱佳教授运用虫类药治疗慢性咳嗽的医案研究 [D]. 南京中医药大学，2017.
[96] 李梅. 中医治疗失眠的研究进展 [J]. 辽宁中医药大学学报，2008，10 (50)：51.
[97] 杨文明，李静. 中医药治疗失眠述评 [J]. 中医药临床杂志，2012，24 (3)：242－245.
[98] 李夏亭，丁一谔. 孟河医派的主要学术思想和特色探析 [J]. 中国中医药现代远程教育，2007，5 (9)：5－7.
[99] 史晓，杜修东. 孟河医派的研究意义与特点 [J]. 中医药文化，2009，1：31－33.
[100] 失眠定义、诊断及药物治疗共识专家组. 失眠定义、诊断及药物治疗专家共识（草案） [J]. 中华神经科杂志，2006，39 (2)：41－143.
[101] 高学敏. 中药学 [M]. 北京：中国中医药出版社，2007.
[102] 胡朝暾，肖毅，周鹏飞，等. 茯苓多糖的提取及其抑菌研究 [J]. 怀化学院学报，2012，31 (8)：15－18.
[103] 郭鹏，孔伟. 和法的概念及其实质浅论 [J]. 山东中医药大学学报，2006，30 (6)：436－438.
[104] 南京中医学院. 中医方剂学 [M]. 上海：上海科技出版社，1964：4.
[105] 徐宜兵. 诸法并重“和”为总则 [J]. 吉林中医药，1996，3：2－3.
[106] 陈大舜，古方今用验案存真（四）[J]. 湖南中医药大学学报，2010，30 (9)：130－131.
[107] 胡方林，唐现莉，刘仙菊. 陈大舜医案精华 [M]. 北京：人民卫生出版社，2016：32－33.

第五章 陈大舜常用经验方集锦

宣肃止咳方

【药物组成】桑白皮、地骨皮各15g，瓜蒌皮、苦杏仁、紫菀、款冬花、桔梗、炙甘草各10g，薏苡仁20g，麻黄8g。

【功能主治】宣肃肺气，化痰止咳，解表散邪。治咳嗽病，咳嗽，咳痰，痰少黏白，口干，咳引胸闷。

【使用方法】常规煎服。咳嗽重者前2日可每日服用一剂半药量，分3次服用。

【加减应用】若兼风寒，可加防风、荆芥；若兼风热，可加板蓝根、金银花、连翘等；若热象明显，兼有寒热往来者，可改薏苡仁为生石膏，加柴胡、黄芩、鱼腥草等；若寒热不清者，可加止嗽散。

【按语】《素问·宣明五气》曰："五气所病……肺为咳"，指出咳嗽病位在肺。肺气宣降失职而致咳嗽，故治疗咳嗽病当复肺之宣发肃降职能，而选用宣散药和肃降药配伍组方，一宣一降，可使肺之宣降功能恢复，咳嗽自止。宣肃止咳方由泻白散合麻杏苡甘汤加减组合而成，方中泻白散出自《小儿药证直诀》，全方有桑白皮、地骨皮、粳米、甘草4味药，能肃降肺气兼清肺化痰，此处取其中桑白皮、地骨皮两味药物以清泻肺热，另加瓜蒌皮以宽胸、化痰止咳，三味药物常配伍使用组成肃降方以清肃肺气，炙甘草调和药性。麻杏苡甘汤出自《金匮要略》，全方有麻黄、苦杏仁、薏苡仁、炙甘草4味药，此处取全方以宣发肺气，解表祛湿，化痰止咳，其与泻白散合用一起起到宣发、肃降肺气的作用，促使肺之职能正常运行。加用紫菀、款冬花，两药味苦，归肺经，可止咳化痰，对于新久咳嗽都能使用。桔梗味辛苦性平，善于开宣肺气，杏仁味苦降泄，肃降兼宣发肺气而能止咳平喘，为治疗咳喘的要药，两者协同，一宣一降，以复肺之宣降。诸药合用，调整并督促肺的生理功能正常运行，肺气顺而不上逆为咳。临床上常用此方治支气管炎、慢性阻塞性肺疾病及感冒属寒湿在表、痰气内阻、肺气上逆者，亦可治甲流、禽流感等时行感冒。

【医案举例】张××，女，30岁，2016年1月30日一诊。自诉反复咳嗽10日，加重1日就诊。患者既往有慢性支气管炎病史，每因受寒出现咳嗽，1日前咳嗽加重，伴发热，遂到当地社区医院打点滴，予以头孢拉定等药物治疗后咳嗽未见好转。刻诊：咳嗽，咳白痰，量中等，咽痛，咽干，低热，纳可，夜寐安，舌红苔薄黄，脉细数。诊断为咳嗽，属风热犯肺，痰湿内停，肺失宣降证。治以祛风清热，燥湿化痰，宣肃肺气法，方用宣肃止咳方合银翘散加减：桑白皮、地骨皮、生石膏、金银花、连翘各15g，瓜蒌皮、人中黄、苦杏仁、防风、羌活、独活、柴胡、前胡、桔梗各10g，麻黄8g。7剂，水煎服每日1剂，早、晚温服。2016年2月6日二诊：咳嗽较前减轻，但仍未全止，仍咳白色稀痰，咽痒明显，上午自感稍有发热，舌淡红苔薄黄，脉弦细。治以清肺养阴，化痰止咳，和解少阳法，方用宣肃止咳方合小柴胡汤加减：桑白皮、地骨皮各15g，瓜蒌皮、苦杏仁、百部、紫菀、款冬花、柴胡、银柴胡、黄芩、法半夏、浙贝母、川贝母各10g，炙麻黄8g，甘草6g。7剂，水煎服每日1剂，早、晚温服。2016年2月20日三诊：患者咳嗽及咽痒症状基本消失，守原方续服3剂。保持心情舒畅，避免进食生冷、刺激性食物如冷饮、茶、辣椒、油炸食物等。

眩复温胆汤

【药物组成】旋覆花、炒枳壳、姜竹茹、法半夏、郁金、陈皮、紫苏梗、炙甘草各10g，赭石、磁石各30g，茯苓15g。

【功能主治】疏肝理气，和胃化痰，降逆止眩。治痰浊气逆、肝胃不和者，症见头晕，头重昏蒙，眼花，视物旋转，胸闷恶心，呕吐痰涎，虚烦不眠。

【使用方法】常规煎服。

【加减应用】便秘者加大黄、决明子；热象明显者加黄连；湿象偏重者，加广藿香梗、厚朴；胸闷重者加瓜蒌皮、丹参；痰浊壅盛，肝风上旋者，天麻、僵蚕、全蝎、石菖蒲。

【按语】《素问・至真要大论》曰"诸风掉眩，皆属于肝"，指出眩晕与肝密切相关；而《丹溪心法・头眩》曰"无痰不作眩"，指出痰为眩晕发病的重要病理因素；眩晕发病急、症状重、呕吐甚者多属实证、痰甚。眩复温胆汤由旋覆花汤合温胆汤加减而成，以治疗眩晕证属痰浊气逆、肝胃不和者。方中旋覆花功擅下气，能化胶结之痰，为治痰阻气逆之要药；法半夏燥湿化痰，和胃降逆，使气降则痰降，二者合为君药；"脾为生痰之源"，用茯苓健脾利湿，使湿去痰消；而脾胃的升降运化，又受肝胆的疏泄升发的影响，肝旺可乘脾土，而致脾胃运化水湿失常，故此处将温胆汤中枳实改为枳壳，并配合郁金、陈皮、紫苏梗，以加强疏肝理气和胃之效，配合赭石和磁石以平肝潜阳、镇摄肝胃之逆气，助君药降逆下气，止呕化痰；姜竹茹清热化痰；甘草益气和中，合茯苓健脾助运以绝生痰之源，兼调和诸药。综合全方，疏肝与和胃并行，理气与化痰并重，既治痰湿之标，又治生痰之本，标本兼顾。临床常用此方治疗梅尼埃病、良性位置性眩晕、前庭神经元炎、椎基底动脉供血不足。亦可用于治疗原发性高血压所致眩晕，但仍须同时服用西药降压。

【医案举例】吴××，女，42岁，2016年03月12日一诊，因反复眩晕1年余就诊。患者既往有高血压病史，一直规律服用苯磺酸左旋氨氯地平片2.5mg Qd，服药后血压控制在正常范围内。自诉1年前无明显诱因出现头晕，视物旋转，恶心，呕吐胃内容物，当时测血压140/90mmHg，自行到药店购买止晕药物服用后症状缓解，后可因情绪低落而诱发上述症状。曾在外院做头颅及颈椎MRI、CT均未发现异常；血脂：甘油三酯和胆固醇偏高；肝胆脾胰彩超提示有脂肪肝。平素饮食无规律，运动少，易情绪低落。刻诊：头晕，无视物旋转，恶心欲呕，呃逆，胸闷，稍有头部不适，月经后期，量多夹块，有时自觉站立不稳，饮食二便可，舌苔薄，质淡红有齿印，脉弦细带滑。测血压：138/84mmHg。诊断为眩晕，证属痰浊气逆、肝胃不和证。治以疏肝理气，和胃化痰，降逆止眩法，方用眩复温胆汤合四君子汤加减：旋覆花、党参、枳壳、竹茹、陈皮、法半夏、天麻、白术、川芎各10g，赭石、煅磁石、葛根各30g，黄芪、茯苓各15g，甘草6g。14剂，水煎服，每日1剂，早、晚温服。2016年3月27日二诊，药后未再发眩晕，月经正常，但仍呃逆频频，走路不稳，脉沉细弦，舌苔薄白质淡齿印。治以和胃化痰，补虚降逆，平肝潜阳法，方用旋覆代赭汤合丁香柿蒂汤合天麻钩藤饮加减：红参8g，丁香、柿蒂、旋覆花、白芷各10g，赭石30g，葛根、六神曲各20g，天麻、钩藤、川芎、山楂、丹参各15g。10剂，水煎服，每日1剂，早、晚温服。2016年4月9日三诊，患者诉药后无眩晕及呃逆，走路平稳，守原方续服7剂。嘱患者避风寒，舒畅情志，低盐低脂饮食，避免进食生冷、刺激性食物如冷饮、辣椒、油炸食品等。

葛麻二芍二膝汤

【药物组成】葛根30g，天麻、菊花、白芍、川牛膝、牛膝、川芎、白芷各10g，赤芍、丹参各15g，蝉蜕、僵蚕各6g。

【功能主治】补肝肾，平肝阳，理气血，舒经脉。治头痛或颈项肩背部疼痛属肝肾不足，肝阳偏亢，兼有气血瘀滞，经脉痹阻，虚实夹杂者。

【使用方法】常规煎服。

【加减应用】若风邪重者，加防风、羌活等以辛散风邪；湿邪较重，肢体酸楚者，加苍术、细辛、防己、薏苡仁等以助祛湿通络；寒邪较重者，加附子、干姜、桂枝等温阳散寒；病久不愈者，酌加蜈蚣、地龙、桃仁、红花搜风化瘀通络。

【按语】此方制方思路取自《伤寒论》中的葛根汤和《内科杂病证治新义》中的天麻钩藤饮，葛根汤由葛根＋桂枝汤＋麻黄而成，本为“太阳病，项背强”而设，此处去其方中麻黄和桂枝等解表药物，仅取葛根、芍药、甘草3药，实际上就是葛根＋芍药甘草汤，起到治疗头部及项背部疼痛的作用，此处芍药既用了白芍，又用了赤芍，具有养肝柔肝、舒筋活血、缓解痉挛之效，《本草正》曰“葛根……虽善达诸阳经，而阳明为最”，说明葛根走阳经，而头部及肩背部属阳，是为葛根可及之处，且葛根具有疏风、清热、疏通经络、生津等多重功效，是故重用葛根为君药；天麻钩藤饮为治疗肝阳偏亢、肝风上扰证之头痛经方，由11味药物组成，此处仅取其中2味药物天麻和牛膝，此处牛膝既取了牛膝，又取了川牛膝，使补肝阴、引火下行的同时，又兼有舒筋活血通络的作用，用清热作用较为缓和且入肝经的菊花替代天麻钩藤饮方中清热泻火之药石决明、栀子、黄芩，根据天麻钩藤饮组方思路所得类似方药天麻、菊花、牛膝、川牛膝4味药物起到平肝熄风、补益肝肾、清热活血的功效。《医宗必读·头痛》曰“头痛自有多因，而古方每用风药何也？高巅之上，惟风可到……”，是故配合川芎、白芷、蝉蜕、僵蚕以祛风散邪、活血化瘀，且白芷和葛根入阳明，善治阳明头痛，川芎入太阳，善治太阳头痛，临床可根据头痛部位不同加入适量的引经药物并调整药物剂量；并配合丹参加强通行血脉、祛瘀止痛的功效。综观全方，药效缓和，标本兼顾，平肝潜阳、理气活血以治标，平补肝肾以治本。临床上常用来治疗高血压性头痛、偏头痛、紧张型头痛、丛集性头痛、颈椎病等。

【医案举例】吴××，男，46岁，2016年10月30日一诊，因反复枕部、颈项部疼痛3年就诊。患者自诉3年前出现头痛，每因玩电脑或心情抑郁时易引起，经多家医院治疗未见好转，2015年9月13日患者外院颈椎及颅脑MRI：未见明显异常；TCD发泡试验阴性，不支持心脏右向左分流；血常规、肝肾功能、电解质、心肌酶、血脂均未见明显异常。平素急躁易怒。刻诊：头部刺痛，以枕部疼痛为主，牵掣颈项部疼痛，两目胀痛，热敷及运动时可缓解，性情急躁，纳可，嗜睡，尿黄，大便可，舌苔黄稍腻，脉沉细弦。血压：118/76mmHg。西医诊断：原发性头痛。中医诊断：头痛。属肝经实火，痰瘀互结证。治以清肝泻火，化痰祛瘀，理气活血法。方用葛麻二芍二膝汤合龙胆泻肝汤加减：葛根40g，天麻、白术、半夏、栀子、柴胡、黄芩、泽泻、僵蚕各10g，赤芍、白芍、川牛膝各15g，龙胆、蝉蜕、熟大黄各6g。7剂每日1剂，水煎服，早、晚温服。2016年11月5日二诊：服药后枕部、颈项部疼痛减轻，但仍未能全部止痛，精力集中易发，热敷后可完全缓解，尿黄，大便可，舌红苔黄厚，脉弦细。治以熄风通络，清热化湿，活血养阴法，方用连朴饮合葛麻二芍二膝汤加减：厚朴、黄连、川芎、蝉蜕、僵蚕、桃仁、红花、地龙各10g，薏苡仁30g，川牛膝、赤芍、白芍各15g，葛根40g，三七5g，细辛3g。7剂，每日1剂，水煎服，早、晚温服。2016年11月12日三诊：服药后枕部、颈项部疼痛明显好转，二便可，舌红，苔薄黄，脉弦细。继续守原方加减，上方去细辛、三七、地龙，加丹参、牛膝各10g。7剂，每日1剂，水煎服，早、晚温服。嘱患者避风寒，舒畅情志，避免进食辛辣刺激食物如辣椒、油炸食品等。

二梗二仁汤

【药物组成】广藿香梗、紫苏梗、桃仁、苦杏仁、枳壳、红花、法半夏、牡丹皮各10g，赤芍、丹参各15g。

【功能主治】理气活血，调神解郁。治妇女月经不调、黄褐斑、围绝经期综合征、抑郁症属肝郁气滞血瘀者。

【使用方法】常规煎服。

【加减应用】寒凝气滞者，加乌药、吴茱萸、桂枝、炮姜等以温经散寒；气虚者，加白术、黄芪以益气健脾；瘀滞较甚，腹痛较剧者，加蒲黄、五灵脂、延胡索、益母草等祛瘀止痛。

【按语】气血失调是妇科疾病的一种常见的发病机制。《灵枢·五音五味》曰：“妇人之生，有余于气，不足于血，以其数脱血也”，说明妇女常气有余而血不足，二梗二仁汤中所用藿香梗、紫苏梗、枳壳均有行气活血的功效，且能化湿和中。《医宗金鉴·妇科心法要诀》曰：“妇人从人，凡事不得专主，忧思、忿怒、郁气所伤，故经病因于七情者居多，盖以血之行止顺逆，皆由一气率之而行也。”这里不仅说明了情志变化主要引起气分病变，同时也说明了七情之中怒、思、恐对妇科病证的影响较大，而怒则气逆，易致血分病变，思则气结，气结血滞，故妇女病易多血瘀，方中用桃仁、红花、赤芍、丹参、牡丹皮均可活血化瘀。本方主要由理气化湿和活血化瘀药物组成，其制方思路取自《太平惠民和剂局方》中的藿香正气散和《玉机微义》中的桃红四物汤，藿香正气散中 11 味药，此处取广藿香和紫苏 2 味以解表化湿、理气和中，并改为广藿香梗和紫苏梗以加强祛湿之效，因妇女病无论是月经紊乱或是围绝经期综合征等均是病程长久、反复难愈，类似于湿邪致病特点，湿性黏滞，缠绵难祛，故患者即使临床表现湿象不明显，亦加用药效较缓和的芳香化湿药物，而叶易枯萎，梗较叶生存时间更长，取类比象，梗在体内作用时间会比叶更长，祛湿持续效果亦会更长久，故用梗来代替叶；桃红四物汤中 6 味药物，此处取桃仁、红花、芍药 3 味药，改白芍为赤芍，并加用丹参、牡丹皮加强活血散瘀调经之效。法半夏辛温，燥湿化痰，降逆止呕，兼以散结；苦杏仁润肠通便，祛除体内浊毒。方中广藿香梗、紫苏梗、苦杏仁偏温，赤芍、牡丹皮偏凉，可制约温性药物耗伤阴液，综观全方，性味平和，既能疏理气分之气郁，又能消除血分之血瘀。临床常用此方治疗月经病效果良好。

【医案举例】向×，女，28 岁，2016 年 1 月 16 日一诊，自诉月经后期 2 个月余就诊。有亚临床甲减，一直规律服用左甲状腺素改为 25μg Qd；有双侧乳腺小叶增生病史。平素易怒，喜食辛辣刺激之品。刻诊：月经后期，量少，色黯红，夹瘀块，怕冷，有时头痛，睡眠差，纳可，二便调，舌苔薄白，质带紫，脉沉细弦。诊断为月经后期，属肝郁气滞，瘀血阻络，气阴两虚证。治以疏肝解郁，理气活血，补气养阴法。方用二梗二仁汤合二至丸加减：藿香梗、紫苏梗、枳壳、苦杏仁、桃仁、红花、淫羊藿、肉苁蓉、法半夏各 10g，赤芍、丹参、女贞子、墨旱莲、枸杞子、黄芪各 15g。14 剂，水煎服，每日 1 剂，早、晚温服。2016 年 1 月 30 日二诊，月经已来，量少，色黯红，无血块，夜寐可，纳可，二便可，舌苔薄微黄，质红，脉弦细缓。2016 年 2 月 18 日在外院查甲状腺激素：FT_3、FT_4、TSH 均已正常。治以活血化瘀，理气通络，补血养阴法，方用二梗二仁汤合桃红四物汤加减：广藿香梗、紫苏梗、枳壳、法半夏、桃仁、红花、当归、川芎、茺蔚子各 10g，丹参、熟地黄、白芍、赤芍、女贞子各 15g，莲子 20g。14 剂，水煎服，每日 1 剂，早、晚温服。嘱患者舒畅情志，避免进食辛辣刺激食品及发物，如辣椒、油炸食物、海鲜、狗肉等。

百合二仁二核汤

【药物组成】百合 15g，苦杏仁、桃仁、红花、橘核、荔枝核、当归尾、枳壳各 10g，赤芍、丹参、浙贝母、土贝母各 15g，薏苡仁 20g。

【功能主治】清热养阴，化痰散结，理气活血。治痰、热、瘀壅滞所致各种结节病（如：瘰疬、乳癖、乳疬、乳核、石瘿、肉瘿等）。

【使用方法】常规煎服。

【加减应用】若结节日久难消者，加生牡蛎、山慈菇、鸡内金等散结消肿；肝郁气滞者，加柴胡、川芎、茯苓、白术等疏肝行气健脾；痰湿重者，加法半夏、厚朴化痰祛湿；热象明显者，加金银花、白花蛇舌草、野菊花清热解毒；气虚者，加党参、黄芪等补气；阴虚重者，加西洋参、麦冬、玄参等补气养阴。

【按语】结节病多因痰、瘀、毒互结所致，治疗当化痰散结、活血化瘀。百合二仁二核汤根据结节病的致病因素机制，以《济生方》中的橘核丸和《玉机微义》中的桃红四物汤化裁而成。《济生方》曰橘核丸“治四种颓病，卵核肿胀，偏有大小；或坚硬如石；或引脐腹绞痛，甚则肤囊肿胀；或成疮毒，轻则时出黄水，甚则成痈溃烂”，说明橘核丸具有化痰散结，活血止痛的功效，方由12味药物组成，分别为化痰散结、活血化瘀、行气止痛的药物，此处每种功效各取一种，分别为橘核、桃仁、枳实，并改枳实为枳壳以增强理气功效，三药合用不失全方功效，并加用荔枝核，与橘核配伍增强行气散结止痛功效，加用苦杏仁与桃仁配伍以润肠通便，保持大便通畅，使浊毒排出通畅；桃红四物汤由6味药组成，此处去养阴药物熟地黄，改为药食两用的百合养阴化痰，取桃仁、红花、赤芍、当归尾4味药，改原方中白芍为赤芍、当归为当归尾，并加用丹参以增强活血化瘀功效。配伍浙贝母、土贝母增强养阴化痰散结之效，“脾为生痰之源”，加用药食两用之薏苡仁健脾祛湿，使脾健则痰无从生。综观全方，既有养阴健脾以固本，又有化痰散结、活血化瘀以治其标。临床常用其治疗甲状腺结节、淋巴结肿大、乳腺小叶增生、乳房纤维腺瘤、子宫肌瘤等。

【医案举例】石××，女，42岁，2016年11月26日一诊，自诉双侧乳房胀痛1周就诊。既往有双侧乳腺小叶增生、甲状腺结节、脂肪肝、胆囊多发息肉样病变病史。2016年9月29日在我院体检：双乳小叶增生并右乳多发囊性增生，左乳实质结节（3.5mm×5mm）BI-RASA3类，甲状腺右侧叶实质性结节。平素易抑郁。刻诊：双侧乳房胀痛，情绪低落，月经提前，量可，色暗红色，夹瘀块，饮食、睡眠可，二便调，舌苔薄黄质紫，脉沉细缓。诊断为乳癖，属肝郁气滞，痰瘀互结，气阴两虚证。治以清热养阴，化痰散结，理气活血法，方用百合二仁二核汤：百合、黄芪、茯苓、赤芍、丹参、橘核、荔枝核各15g，苦杏仁、桃仁、柴胡、郁金、白术、当归各10g，薏苡仁20g，乳香、没药各5g。14剂，每日1剂，早、晚温服。2016年12月10日二诊，患者诉服药后无乳房胀痛，心情舒畅，舌苔薄白质稍紫，脉沉细缓。守原方续服14剂。嘱患者舒畅情志，避免辛辣刺激食物及发物，如辣椒、油炸食物、海鲜、狗肉等。

芪合二贝二芍汤

【药物组成】黄芪、百合、浙贝母、土贝母、赤芍、白芍、丹参、山慈菇、鸡内金、金银花各15g，郁金、夏枯草、黄连各10g。

【功能主治】益气养阴，化痰散结，活血柔肝，清心泻火。适用于甲状腺疾患属气阴两虚，心肝火旺，气滞痰瘀，虚实夹杂者。

【使用方法】常规煎服。

【加减应用】口干口苦，舌红少津者，加沙参、玄参、麦冬、天花粉等养阴生津；心烦失眠者，加酸枣仁、首乌藤、远志、合欢皮等养心安神；汗多者加浮小麦、麻黄根、煅牡蛎、糯稻根等养阴止汗；眼突、手抖者，加白蒺藜、钩藤平肝熄风，或合大定风珠化裁治疗；瘿肿久治不散者，加橘核、荔枝核、三棱、莪术等化瘀散结。

【按语】《外科正宗·瘿瘤论》曰“夫人生瘿瘤之症，非阴阳正气结肿，乃五脏瘀血、浊气、痰滞而成”，说明痰、瘀、浊毒易致瘿病；瘿病常发展缓慢，病程较长，久病耗伤气阴，且临床常用西药长期治疗，也易耗伤气阴。芪合二贝二芍汤既能益气养阴，又能化痰散结、活血化瘀，临床常用来治疗甲状腺疾病。方中黄芪甘温，入脾胃经，为补中益气的要药，兼以固表止汗；百合甘寒，既能清肺热，补肺阴，又能养阴清心，宁心安神；金银花、夏枯草、黄连清心泻火解毒；浙贝母、土贝母、山慈菇、鸡内金、郁金清热解毒，理气化痰，散结消肿；赤芍、白芍、丹参滋阴养血，柔肝和血。诸药合用，共奏益气养阴，化痰散结，活血柔肝，清心泻火之效。本方取方思路来自《严氏济生方》卷七方之百合散，百合散本为润肺化痰止咳之方，此处取方中百合、贝母、芍药三药益气养阴、化痰散结、清热活血祛瘀之意，而贝母既用了浙贝母，又用了土贝母，是为加强化痰散结之效，芍药亦白芍和赤芍均取，是为起到活血化瘀中兼具养血柔肝之效，加用黄芪与百合配合益气养阴以固本。综观全方，治标兼以固本，标本兼顾，为治疗甲状腺疾患属气阴两虚，心肝火旺，气滞痰瘀之良方。

【医案举例】李×，女，21岁，2016年10月15日一诊。因发现甲亢及桥本甲状腺炎1个月余就诊。患者诉2016年9月9日在外院检查发现 FT_3 16.84pmol/L，FT_4 40.30pmol/L，TSH 0.006mIU/L，A-TG 422.3IU/mL，TPO-Ab>1300IU/mL；甲状腺彩超检查提示：甲状腺实质弥漫性病变，甲状腺左侧叶囊肿声像。诊断为甲亢合并桥本甲状腺炎，现服用甲巯咪唑（赛治）10mg Qd。刻诊：心悸，脱发明显，咽痛，月经延期，色黯红，消瘦，有时便秘，小便黄，睡眠差，饮食正常，舌苔薄黄微腻，舌质红，脉细弦滑数。诊断为瘿病，属气阴两虚、心肝火旺、气滞痰瘀证。治以益气养阴，化痰散结，活血柔肝，清心泻火法，方用芪合二贝二芍汤加减：黄芪20g，百合、枸杞子、金银花、浙贝母、土贝母、赤芍各15g，白芍、酸枣仁、制何首乌、苦杏仁、桃仁、丹参各10g，红花6g。14剂，水煎服，每日1剂，早晚温服。2016年10月29日二诊，服药后上述症状均好转，无心悸，脱发较前减少，无咽痛，睡眠、饮食正常，二便调，舌苔薄黄，质淡红，脉细弦滑数。守原方续服14剂。嘱患者保持情绪舒畅，避免进食辛辣刺激食物及发物，如辣椒、油炸食物、海鲜、狗肉、龙眼、榴莲等。

甲亢方

【药物组成】黄芪15g，生地黄、白芍、浙贝母、丹参各15g，夏枯草、知母、酸枣仁、玄参、柴胡、龙胆各10g，煅牡蛎30g。

【功能主治】益气滋阴、理气化瘀、化痰散结。颈前肿大，倦怠乏力，多食消瘦，口渴多饮，口咽干燥，恶热多汗，头晕目眩，腰膝酸软，手足心热，心悸不宁，烦躁易怒，少寐多梦，手指震颤，目胀多泪，舌质红，舌苔薄黄少津，脉细数。

【使用方法】常规煎服。

【加减应用】若口干口苦，舌红少津者，加沙参、玄参、麦冬、天花粉等养阴生津；心烦失眠者加酸枣仁、首乌藤、远志、合欢皮等养心安神；汗多者加浮小麦、麻黄根、煅牡蛎、糯稻根等养阴止汗；眼突、手抖者加白蒺藜、钩藤平肝熄风，或合大定风珠化裁治疗；若瘿肿久治不散者，加橘核、荔枝核、三棱、莪术等化瘀散结。

【按语】甲亢方中黄芪味甘性温，归脾肺经，补中益气、固表止汗，兼能升阳止泻，《珍珠囊》曰“治虚劳自汗，补肺气……实皮毛，益胃气”，《本草纲目》曰“为补气之长”；生地黄，味甘苦性寒，归心肝肾经，滋补肾阴，凉血清心，伍黄芪以气阴双补，在方中合而为君。知母苦寒质润，功能清热泻火，滋阴润燥，《用药法象》曰“泻无根之火，疗有汗之骨蒸，止虚劳之热，滋化源之阴”；玄参味甘苦咸性寒，善于滋阴降火、软坚散结，两药相合以滋阴清热，共为臣药，合黄芪以益气滋阴，合生地黄以养阴清热。气滞血瘀痰结为本病病机之标，方以柴胡辛苦微寒，归肝胆经，疏畅肝胆，理气解郁，伍以酸苦微寒之白芍，补血敛阴，柔肝抑阳，合柴胡补肝体而柔肝用；牡蛎咸涩微寒，归肝肾经，既镇惊安神、益阴潜阳，用于烦躁、惊悸失眠以及眩晕，又能软坚散结，《本草纲目》曰“牡蛎化痰软坚……消疝瘕积块，瘿疾结核”，《本草备要》曰“咸以软坚化痰，消瘰疬结核”；夏枯草苦辛性寒，归肝胆经，既清火散结，又清肝明目，《本经》曰“主瘰疬，消瘿结气”；浙贝母苦寒，归肝心经，功能清热化痰散结，《本草正》曰“善开郁结，疗瘰疬”，合牡蛎、夏枯草以消瘿瘤颈肿目胀；因肝易郁而化火，以龙胆清泻肝火，以上俱为佐药。再以炒酸枣仁甘酸而平，归肝胆心脾经，养心安神，益阴敛汗，伍牡蛎以增其安神定悸之力，合黄芪、白芍等以助敛阴止汗之功；丹参苦辛性凉，归肝心两经，善于活血祛瘀，清心凉血，合柴胡以行气活血，伍酸枣仁、牡蛎以增安神之功，同时亦可使诸益气滋阴之品补而不滞，共为佐使。诸药合用，共奏益气滋阴、理气化瘀、化痰散结之功。

【医案举例】王×，女，28岁。2013年10月3日初诊，因确诊甲状腺功能亢进症（简称甲亢）3年余就诊。平素性情急躁易怒。3年前因颈前肿大，身热多汗，心烦易怒就诊于当地医院。时查出甲亢，$FT_3$16.5 pmol/L，$FT_4$66.5pmol/L（RIA法），TSH0.1mIU/L。后服用他巴唑5mg/d，甲状腺片40mg，每日2次。3年中病情时好时坏，颈前肿大日渐增大，症状无明显改善。刻诊：颈前肿大，全身乏力，低热自汗，心悸易惊，目胀目突，干涩作痒，眠少多梦，心情抑郁，饮食尚可，二便正常，舌嫩红少苔，脉细数。今日查甲状腺功能：FT_3 20.2pmol/L，FT_4 78.5pmol/L（RIA法），TSH0.1mIU/L。诊断为瘿病，证属痰瘀互结、气阴两虚。治宜益气滋阴、理气化瘀、化痰散结法。方用甲亢方加减：黄芪15g，太子参、麦冬、茯苓、生地黄、白芍、浙贝母、丹参各15g，夏枯草、酸枣仁、玄参、柴胡各10g，煅牡蛎30g，龙胆、三棱、莪术各6g。14剂，水煎服，每日1剂，早、晚温服。嘱西药继续服用。2013年12月3日二诊，患者诉服药后上述症状减轻，自行到药店购中药30剂服用，现自觉体力渐增，无心悸、自汗，目胀较前减轻，睡眠较前为佳。今日查甲状腺功能：FT_3 9.1pmol/L，$FT_4$26.3pmol/L（RIA法），TSH0.6mIU/L，已接近于正常值。继予益气养阴，祛瘀化痰散结方善后，渐减西药。守原方继服14剂。嘱定期复查甲状腺功能，调畅情志，注意休息，清淡饮食，忌酒、辛辣之物。

甲亢平膏方

【药物组成】蒲公英、雷公藤、夏枯草、玄参、浙贝母、黄药子、莪术各20g，并添加高分子材料和吸收促进剂，辅料有氧化锌、生胶、松香、羊毛脂、汽油及酒精，配制成橡胶膏。

【功能主治】滋阴清热，消瘿散结，化痰祛瘀。消除甲状腺肿大，适用于甲状腺肿大者。颈前肿大，肿块对称、光滑、柔软，伴烦躁易怒，手指震颤，目胀多泪，舌质红，舌苔薄黄，脉弦数。

【使用方法】外敷于颈前甲状腺部位。

【按语】外敷甲亢平膏具有清热活血、消瘿散结之功。黄药子性苦寒，具有散结消瘿、清热解毒、凉血止血作用。雷公藤味辛苦，性寒，归肝、脾、肾经，功能祛风燥湿，消肿止痛，通经活络，清热解毒。夏枯草苦辛性寒，归肝胆经，既清火散结，又清肝明目。浙贝母苦寒，归肝心经，功能清热化痰散结。蒲公英为“解热凉血之要药”，“至贱而有大功”，味苦、甘，性寒，归肝、胃经，有清热解毒，消肿散结之功。玄参味甘苦咸性寒，善于滋阴降火，软坚散结，能消瘰瘤。莪术性辛、苦、温，具有行气破血、消积止痛的功效，性虽辛温，与诸寒凉药相伍，既无助热之弊，又增消瘿散结、活血祛瘀之力。全方共奏清热活血、化痰散结之功。但因方中黄药子和雷公藤均有毒性，久服易对人体肝肾功能造成损害，故改成外用，并加高分子材料和吸收促进剂，通过透皮吸收直接作用于甲状腺并通过甲状腺丰富的血液循环作用于全身。中医学认为瘿病的基本病理是肝气郁滞、痰瘀凝结，而“气、痰、瘀”又是贯穿整个疾病全过程的基本病理因素。根据中医经络学说的理论，颈前有任脉，手足阳明经，有人迎、水突、扶突等穴位，甲亢平膏颈部外敷可以刺激相应的穴位，通过经络系统之间的相互作用，使气血运行流畅，从而消除了导致本病的基本病理因素，达到治疗的目的。

【医案举例】熊×，女，29岁。2016年3月13日就诊。4个月前发现甲亢，FT_3 16.84pmol/L，FT_4 40.30pmol/L，TSH 0.006mIU/L，TPO-Ab＞1300IU/L，经服丙硫氧嘧啶片后复查甲状腺功能 FT_3 3.01pmol/mL，余可。现服25mg/d。刻诊：眼突，睁不开，目糊，流泪，有时刺痛感，唇干红起皮，面部痤疮，上月人流术后，目前月事未至，神疲乏力，哈欠，大便溏，尿频。舌苔薄，脉细弦。诊断：瘿病，属气阴两虚，治以益气滋阴，化痰消瘿。方用芪合二贝二芍汤：莲子20g，黄芪、百合、枸杞子、白芍、沙参、赤芍、麦冬、酸枣仁各15g，杭菊花、金银花、鸡内金、生地黄、青葙子、密蒙花各10g。14剂，水煎服，每日1剂。在外配合甲亢平膏方，蒲公英、雷公藤、夏枯草、玄参、浙贝母、黄药子、莪术等量（各20g），配制成橡胶膏，辅助治疗。

面瘫方

【药物组成】荆芥、防风、蝉蜕、僵蚕、柴胡、黄芩、冬葵子各10g，野菊花、蒲公英、紫花地丁、金银花各 15g，全蝎 6g，制胆南星 9g。

【功能主治】疏风清热解毒，化痰舒筋通络。用于证属风热邪毒夹痰上扰之面瘫。

【使用方法】常规煎服。

【加减应用】若胃脘不适，不耐寒凉，可合用二陈汤健脾燥湿，理气和胃；若湿热重，可加黄芩、黄连清热燥湿，地龙清热通络，葛根辛凉散邪解肌。

【按语】面瘫是以口角㖞斜，眼睑闭合不全为主的一种病证，即面神经麻痹。西医分为周围性面瘫和中枢性面瘫。前者多是由于感染、疲劳及面部、耳后受凉、受风所致；后者多是由于脑血管病变、脑肿瘤和脑炎等所致。中医学认为，面瘫多因劳作过度，机体正气不足，脉络空虚，卫外不固，风邪乘袭入中头面阳明、少阳经络，导致经气阻滞，筋脉失养所致。治疗上当疏风清热解毒，化痰舒筋通络。本方以《医宗金鉴》消风散之荆芥、防风、蝉蜕与《伤寒论》小柴胡汤中之柴胡、黄芩合用以疏散风热；又以《医宗金鉴》五味消毒饮以清热解毒，消肿止痛；再以《杨氏家藏方》牵正散中之僵蚕、全蝎祛风止痉，化痰通络；其中白附子辛温燥烈，可用性凉味苦之胆南星增强清热化痰，祛风解痉之力。诸药合用，力专而效著，使得风邪得散，痰浊得化，经络通畅，则诸症可渐消。本方运用应进行辨证，根据病情变化对症治疗方可取得全效。

【医案举例】李××，女，26 岁，2016 年 10 月 23 日一诊，发现嘴角向左歪斜 4 日就诊。既往无特殊病史。发病前劳累、吹空调，后出现嘴角左侧歪斜，右侧不能闭目、鼓腮，流口水。昨日就诊检查血常规及头部 CT 平扫，均未见明显异常，予抗病毒、营养神经等治疗。刻诊：右侧面部僵硬，不能示齿，鼓腮、闭目，嘴角左歪，尿黄，便秘，末次月经 2016 年 10 月 11 日，月经对期，量少，黯红，无血块，脉细滑数，舌淡红，苔薄白。诊断为面瘫，属风热邪毒夹痰上扰证，治以疏风清热解毒，化痰舒筋通络。方用面瘫方加减：制白附子、全蝎、熟大黄各 6g，制胆南星 9g，白芥子、法半夏、荆芥、防风、天麻、蝉蜕、僵蚕、蒺藜、蔓荆子各 10g，钩藤 15g，葛根 20g。8 剂，水煎服，每日 1 剂。2016 年 10 月 30 日二诊，服药后症状基本好转，尿便正常，舌脉同前，仍守原方，再进 7 剂。嘱清淡饮食，忌辛辣、温燥、油炸、腥发食品。

牛角地黄汤

【药物组成】水牛角 30～60g，牡丹皮、茯苓、阿胶、茜草各 10g，赤芍、生地黄、仙鹤草各 15g，黄芪 20～30g。

【功能主治】凉血散瘀，清热解毒，养阴益气。适用于特发性血小板减少性紫癜属气阴两虚兼血热者。

【使用方法】水牛角先煎，余药常规煎服。

【加减应用】实火偏盛者，加黄连、黄芩；虚火偏旺者，加知母、黄柏。

【按语】犀角地黄汤出自唐代《千金要方》，后世被清朝温病大家叶天士用于热入血分的代表方而闻名。由于已把犀角列入国际违禁物品，迫使中医改用替代品水牛角，且加大用量 10～20 倍。方中水牛角性寒，味咸苦，可清热解毒，凉血止血，使火平热降，毒解血宁，为君药。臣以甘苦寒之生地黄，凉血滋阴生津，一助水牛角清热凉血，又能止血；一以复已失之阴血。苦寒之赤芍、牡丹皮清热凉血，活血散瘀，可收化斑之功。原方中芍药未指明白芍或者赤芍，白芍偏重于养阴，赤芍偏重于活血，可根据病情选用，也可两者均用。黄芪、茯苓健脾摄血以止血，兼以益气养血；仙鹤草味涩收敛，可收敛止血；阿胶甘平质润，为血肉有情之品，既可滋补阴血，又可止血；茜草苦寒，善走血分，既能凉血止血，又能活血行血，共为佐药。全方诸药合用共奏凉血散瘀，清热解毒，养阴益气之效。

【医案举例】张××，女，50 岁，2015 年 12 月 06 日初诊。2015 年 11 月 14 日因“反复皮肤瘀斑瘀点 6 年余”收入血液科，住院 7 日，诊断为：①免疫相关性血小板减少症；②干燥综合征；③子宫肌瘤；④胆囊多发结石（充满型）。其间查血常规示 PLT 2×10^9/L，经疗后复查为 16×10^9/L，出院后仍给予甲泼尼龙治疗。刻诊：下肢仍有大块瘀斑，神疲乏力，口干，唾液少，目干流泪，纳差，口唇紫，大便稀溏，尿黄，面部发红，月经已断。2015 年 11 月 24 日骨髓活检报告：骨髓增生活跃，粒红比例减小，粒系以中幼以下阶段为主，红系以中晚红为主，巨核细胞则少见，分叶核为主，P 分区域纤维组织已增生。舌苔薄质红，脉沉细带数。诊断为血证，属血热阴伤，瘀毒内阻证，治以清热凉血养阴，活血散血止血。方用犀角地黄汤加减：水牛角（先煎 1 小时）、白茅根各 30g，石斛、黄芪、藕节炭、墨旱莲各 20g，生地黄、白芍、枸杞子、女贞子、小蓟、仙鹤草、麦冬、天冬各 15g，牡丹皮 10g，西洋参 6g。7 剂，水煎服，每日 1 剂。

左归降糖方

【药物组成】黄芪 20g，太子参、熟地黄、牛膝、枸杞子、丹参、赤芍各 15g，山茱萸、菟丝子、生蒲黄、黄连各 10g。

【功能主治】滋阴益气，活血降糖。适用于 2 型糖尿病属气阴两虚或气阴两虚兼血虚者。

【使用方法】常规煎服。

【加减应用】阴虚火旺明显者，加知母、黄柏清热泻火；脾虚气弱明显者，合参苓白术散化裁治疗；自汗明显者，加麻黄根、糯稻根、浮小麦、煅牡蛎等固表止汗；瘀血明显者，加路路通、穿山甲、地龙等活血通脉。

【按语】张景岳重视“阴阳互济”理论，谓“善补阳者必于阴中求阳，则阳得阴助而生化无穷；善补阴者必于阳中求阴，则阴得阳升而源泉不竭”。张氏“阴中求阳”，补精以化气，“阳中求阴”，益气以生精的治法，为后世治疗消渴病确立了“阴阳互济”的法则。左归降糖方化裁于张氏左归丸，以滋肾补精降糖为组方原则。熟地黄甘温质润，入肾经，善滋阴补肾，益精填髓，为补肾阴之要药，此处为君药。山茱萸补益肝肾，并能涩精，取“肝肾同源”之义；枸杞子味甘，性平，为平补肾经肝血之品，兼可明目，两药为臣，加强君药的滋肾作用。牛膝味甘苦酸，性平，可补益肝肾，活血通经，引火下行；菟丝子味辛苦，性平，可补肾阳，寓“阳中求阴”之义；黄芪、太子参益气；生蒲黄、丹参、赤芍皆可活血化瘀，丹参、赤芍兼以清热活血；黄连苦寒，可清热燥湿，泻火解毒，善治肾阴不足，心胃火旺之消渴，共为佐药。诸药合用，可谓精气两虚之证，补阴补阳之理，共奏益气养阴，活血降糖之效。

【医案举例】张××，男，27 岁，2015 年 10 月 31 日初诊。2015 年 5 月 9 日因糖尿病酮症酸中毒在长沙市某医院住院 10 日，住院期间使用胰岛素控制血糖，血糖调至正常后出院。刻诊：手足凉，脱发明显，耳鸣如蝉，二便可，脉细带数，苔薄白。诊断为消渴病，属气阴两虚，兼有阳虚之证，方用左归降糖方加减：黄芪 30g，枸杞子、女贞子、墨旱莲、制何首乌、赤芍各 15g，西洋参、菟丝子、当归、熟地黄、淫羊藿、丹参各 10g，干姜、甘草各 5g。10 剂，水煎服，每日 1 剂。2015 年 11 月 14 日二诊，药后自觉脱发、肢冷、耳鸣好转，头痛、昏沉，血糖值尚可，余可，苔薄微黄，脉细弦。守前方加减：黄芪、葛根各 30g，制何首乌、天麻、枸杞子、菟丝子、太子参、黑芝麻、火麻仁、茯苓各 15g，桂枝、白术、甘草各 10g。21 剂，水煎服，每日 1 剂。

左归双降方

【药物组成】熟地黄、枸杞子、丹参、钩藤、牛膝各 15g，黄芪 20g，山茱萸、菟丝子、杜仲、黄连、牡丹皮、夏枯草各 10g。

【功能主治】滋阴，益气，活血，兼平肝潜阳。适用于 2 型糖尿病合并高血压属气阴两虚或气阴两虚兼血虚者。

【使用方法】常规煎服。

【加减应用】阴虚火旺明显者，加知母、黄柏清热泻火；脾虚气弱明显者，合参苓白术散化裁治疗；

自汗明显者，加麻黄根、糯稻根、浮小麦、煅牡蛎等固表止汗；瘀血明显者，加路路通、穿山甲、地龙等活血通脉；肾功能降低者，加僵蚕、蝉蜕、地龙等疏通肾络。

【按语】左归双降方是以明代医家张景岳阴阳互济法的代表方左归丸、左归饮加减化裁而成。本方具有滋阴益气活血兼平肝潜阳，以达阴阳平衡之功。全方以熟地黄、黄芪为君，以滋阴益气；山茱萸、枸杞子、菟丝子为臣，以滋补肝肾，滋阴益气；夏枯草为佐药，起平肝潜阳之效，牡丹皮亦为佐药，以活血化瘀，黄连佐以清泻痰火、胃火，牛膝补肝肾引药下行。其中山茱萸酸敛甘补而温润，能“固阴补精”，亦为“阴中之阳药”，补阴又能助阳。由于2型糖尿病合并高血压的发病机制主要为气虚化津不力，阴虚津不上承，热结化燥耗液、血瘀等，重则肝阳上亢，内扰清窍。因此，左归双降方治疗2型糖尿病合并高血压不仅能益气滋阴，以治疗气阴两虚之主证，又能滋补肝肾、平肝潜阳，以治疗肝阳上亢之兼证，诸药合用，阳中求阴，阴阳平衡，最终达到降糖、降压之“双降”功效。

【医案举例】李×，女，68岁。2013年4月12日初诊，发现血压升高30余年，近期血压控制欠佳，既往有糖尿病病史。近期天气转凉后患者血压波动明显，难以控制，症见头晕目眩，神疲乏力，失眠多梦，口干不欲饮，舌红，舌苔少，脉虚细。测血压170mmHg/95mmHg，空腹血糖10.5mmol/L。诊断为眩晕，辨证为肾水不足，气阴两虚，治以滋阴益气、降火安神，方用左归双降方加减，熟地黄、枸杞子、丹参、钩藤、牛膝、太子参、玄参、天花粉、玉竹、麦冬、黄精、地骨皮、枸杞子、女贞子、墨旱莲、桑椹各15g，黄芪20g，山茱萸、菟丝子、杜仲、牡丹皮、夏枯草、生地黄各10g，北沙参30g，百合、盐知母各12g。14剂，每日1剂，煎服2次。2013年4月27日复诊时，头晕、神疲乏力均减轻，仍失眠多梦，舌红，舌苔少，脉虚细，血压140mmHg/90mmHg，加生黄芪30g，首乌藤30g，续服10剂。2013年5月7日三诊时，患者诸症均明显减轻，舌苔薄白，脉和缓，血压120mmHg/85mmHg。守原方继服7剂。嘱舒畅情志，避免进食辛辣刺激食物。

降糖舒心方

【药物组成】黄芪、熟地黄、枸杞子、丹参各15g，山茱萸、菟丝子、黄连、广藿香梗、胆南星、川芎、生蒲黄各10g。

【功能主治】滋阴益气，活血降糖，疏通心络。适用于2型糖尿病并发冠心病属气阴两虚兼血瘀者。

【使用方法】药量随证变化。每日1剂，煎服2次。30日为1个疗程。

【加减应用】阴虚火旺明显者，加知母、黄柏清热泻火，脾虚气弱明显者，可合参苓白术散化裁治疗；自汗、盗汗明显者，加麻黄根、糯稻根、浮小麦、煅牡蛎等固表止汗；瘀血明显者，加路路通、穿山甲、地龙等活血通脉。

【按语】本方以熟地黄、黄芪为君补益肾之气阴，以冀肾气复则司温煦心火之能，肾阴充则上滋心阴而司濡养心营之功，二者相伍，阴阳互济，使心之气营平秘，心络得以煦濡则自无心痛之虑。臣以菟丝子、山茱萸、枸杞子补益肝肾；菟丝子补阳益阴，山茱萸温涩，与枸杞子甘平养阴相伍，并可助熟地黄以阴中求阳、阳中求阴，共济肾脏水火之功；且能兼以治肝，使“肝气通则心气和”（《明医杂著·医论》）。丹参、川芎、生蒲黄行气活血、化瘀通络，使心络通畅，“通则不痛”，从而蠲除心痛。胆南星、黄连为佐药，苦寒清热化痰，以祛久蕴心络之痰热脂浊，使络脉通而心痛止。广藿香梗为使药，以芳香行散、化湿浊而祛心痛。全方阴阳互济，寒温并调，补通兼施，补而不碍邪，攻而不伤正，共奏益气养阴、活血祛瘀、化痰通脉之功，适用于消渴并胸痹之气阴两虚、瘀痰阻络证，以奏阴阳平、瘀血祛、痰湿除、心脉通而疼痛止之功效。

【医案举例】袁××，女，72岁，2015年11月15日初诊，因口渴多饮5年，伴反复胸闷心慌6个月。有2型糖尿病，现每天注射胰岛素16IU，冠心病，今日复查尿常规：大便隐血试验（－），葡萄糖（＋＋），余项皆为阴性。刻诊：口渴多饮，胸闷心慌，神疲乏力，头晕，腰部酸痛，四肢麻木，肢冷，视力下降，纳可，夜寐尚可，尿频，大便可，舌苔薄黄质红，脉弦细。诊断为消渴，辨证为气阴两虚兼血瘀证。治以滋阴益气，活血降糖，疏通心络，方用降糖舒心方加减：黄芪、葛根、玉米须、白茅根各20g，熟地黄、山茱萸、菟丝子、枸杞子、太子参、山楂、丹参、天麻、钩藤、麦冬各15g，甘松6g。14剂，每日1剂，煎服2次。2015年11月29日二诊，患者诉症情好转，仍有口渴，无明显胸闷心慌，舌脉同前。守原方继服14服。嘱患者舒畅情志，低盐低脂糖尿病饮食。

降糖通脉方

【药物组成】黄芪30g，熟地黄、枸杞子、丹参各15g，山茱萸、川芎、地龙、黄连、石菖蒲各10g。

【功能主治】益气养阴，活血通脉。适用于2型糖尿病并发脑梗死属气阴两虚，瘀血阻滞脑络者。

【使用方法】药量随证变化。每日1剂，煎服2次。30日为1个疗程。

【加减应用】阴虚火旺明显者，加知母、黄柏清热泻火；脾虚气弱明显者，合参苓白术散化裁治疗；自汗、盗汗明显者，加麻黄根、糯稻根、浮小麦、煅牡蛎等固表止汗。

【按语】糖尿病中医学属于“消渴”范畴，脑梗死属于中医学“中风”范畴。中医学对消渴及中风的治疗均有较强的优势。对消渴合并中风病机认识中，认为其基本病机是以气阴两虚为主，兼瘀血阻滞脑络。降糖通脉方以熟地黄甘温质润，入肾经，善滋阴补肾，益精填髓，为补肾阴之要药，此处为君药。山茱萸补益肝肾，并能涩精，取“肝肾同源”之义；枸杞子味甘，性平，为平补肾精肝血之品，兼可明目，两药为臣，加强君药的滋肾作用。黄芪益气升阳；丹参、川芎皆可活血化瘀，川芎兼以理气止痛；地龙可清热熄风、通络；石菖蒲味辛，性温，可开窍醒神，化湿和胃；黄连苦寒，可清热燥湿，泻火解毒，善治肾阴不足，心胃火旺之消渴，共为佐药。诸药合用，共奏益气养阴，活血通脉之效。

【医案举例】徐××，男，64岁，2014年3月14日初诊，患者右侧肢体活动不利2个月，既往有糖尿病病史，服用二甲双胍控制，血糖控制尚可。刻诊：右侧肢体活动不利，口渴多饮，精神倦怠，乏力，纳食尚可，夜寐安，舌质紫红，苔少，脉弦涩。诊断为中风病，辨证为气阴两虚，瘀血阻滞脑络。治以益气养阴，活血通脉，方用降糖通脉方加减，黄芪30g，熟地黄、枸杞子、丹参各15g，山茱萸、川芎、地龙、桃仁、红花各10g。14剂，每日1剂，煎服2次。2014年3月28日二诊，患者上述症状好转，仍有右侧肢体活动不利，舌脉同前，继服原方14剂。嘱患者加强功能恢复锻炼，舒畅情志，清淡饮食。

降糖益肾方

【药物组成】黄芪、六月雪各20g，芡实、熟地黄、枸杞子、丹参、牛膝、玉米须各15g，山茱萸、菟丝子、黄连、生蒲黄、制大黄各10g。

【功能主治】滋阴益气，活血降糖，泄浊通络。适用于2型糖尿病并发肾病属气阴两虚、瘀浊阻滞肾络者。

【使用方法】药量随证变化，每日1剂，煎服2次。30日为1个疗程。

【加减应用】阴虚火旺明显者，加知母、黄柏清热泻火，脾虚气弱明显者，合参苓白术散化裁治疗；自汗、盗汗明显者，加麻黄根、糯稻根、浮小麦、煅牡蛎等固表止汗；瘀血明显者，加路路通、穿山甲、地龙等活血通脉。

【按语】糖尿病肾病临床主要有西医和中医治疗，西医强调早期治疗，以原发病的治疗为主，从而取得临床治疗效果，但是由于各种因素的限制，导致该病不易及时发现，而且西医治疗还要结合血糖控制、降压、抗凝、降脂等支持治疗，而近来临床研究发现，中医治疗以益气补肾化瘀为原则，弥补了其不足之处。降糖益肾方中熟地黄甘温质润，入肾经，善滋阴补肾，益精填髓，为补肾阴之要药，此处为君药。山茱萸补益肝肾，并能涩精，取“肝肾同源”之义；枸杞子味甘，性平，为平补肾精肝血之品，兼可明目，两药为臣，加强君药的滋肾作用。牛膝味甘苦酸，性平，可补益肝肾，活血通经，引火下行；菟丝子味辛甘，性平，可补肾阳，寓“阳中求阴”之义；黄芪、芡实健脾益气补肾；生蒲黄、丹参、制大黄可活血化瘀通脉，丹参、制大黄兼以清热凉血，大黄还可通脏腑，降湿浊；六月雪味辛淡，性凉，可清热解毒，健脾利湿，疏肝活血；黄连苦寒，可清热燥湿，泻火解毒，善治肾阴不足，心胃火旺之消渴；玉米须甘淡渗泄，功专利水渗湿消肿，共为佐使。诸药合用，同奏滋阴益气，活血降糖，泄浊通络之效。

【医案举例】袁××，女，72 岁。2016 年 3 月 19 日就诊。既往有 2 型糖尿病、糖尿病肾病病史。今日查尿常规 RBC 0～2/HP，尿蛋白（+），近日血压偏高，有时气短，脉弦细带滑，苔薄黄质红。诊断：消渴病，证属气阴两虚，治以滋阴益气，活血降糖，泄浊通络，方用降糖益肾方加减：枸杞子、女贞子、芡实、熟地黄各 15g，墨旱莲、黄芪各 20g，葛根 30g，玉米须、丹参、酸枣仁、首乌藤、山茱萸、菟丝子各 15g，天麻、桑叶、杭菊花、决明子、黄芩各 10g。7 剂，每日 1 剂，水煎服。2016 年 4 月 24 日复诊。患者连续服用，病情稳定，复查尿常规未见明显异常，脉弦滑，舌苔薄黄质紫，尿频。便可，原方加减：黄芪、葛根各 30g，参须、枸杞子、百合、丹参、灵芝、绞股蓝、决明子、酸枣仁、黄芩、山药、天麻、玉米须各 10g，黄连 6g。5 剂，水煎服，每日 1 剂。

降糖舒络方

【药物组成】黄芪 20g，熟地黄、枸杞子、葛根各 15g，山茱萸、丹参、生蒲黄、蒺藜各 12g，蝉蜕、僵蚕、黄连各 8g。

【功能主治】滋阴益气，活血降糖，祛风通络。适用于 2 型糖尿病并发周围神经病变属气阴两虚，夹瘀夹风，脉络阻滞者。

【使用方法】药量随证变化。每日 1 剂，煎服 2 次。30 日为 1 个疗程。

【加减应用】阴虚火旺明显者，加知母、黄柏清热泻火；脾虚气弱明显者，合参苓白术散化裁治疗；自汗、盗汗明显者，加麻黄根、糯稻根、浮小麦、煅牡蛎等固表止汗；瘀血明显者，加路路通、穿山甲、地龙等活血通脉。

【按语】糖尿病周围神经病变属中医学“痹证”范畴，并包含部分的“痿证”及“血痹”，乃属消渴日久而引起之“痹证”、“痿证”、“血痹。”降糖舒络方中熟地黄甘温质润，入肾经，善滋阴补肾，益精填髓，为补肾阴之要药，此处为君药。山茱萸补益肝肾，并能涩精，取“肝肾同源”之义；枸杞子味甘，性平，为平补肾精肝血之品，兼可明目，两药为臣，加强君药的滋肾作用。黄芪益气升阳；生蒲黄、丹参可活血化瘀，丹参兼以凉血；葛根味辛甘，性凉，可生津润筋，舒筋止痛；蒺藜苦泄辛散，清扬疏散，功能祛风散邪，疏肝解郁，尚入血分而活血通脉；蝉蜕、僵蚕祛风散邪、化痰通络，僵蚕兼以止痛，止痒；黄连苦寒，可清热燥湿，泻火解毒，善治肾阴不足，心胃火旺之消渴，共为佐药。诸药合用，共奏滋阴益气，活血降糖，祛风舒络之效。

【医案举例】胡××，男，82 岁。既往有 2 型糖尿病，糖尿病周围病变，血管病变，视网膜病变史等。因双足麻木、疼痛半个月，于 2015 年 11 月 14 日就诊。刻诊：双足麻木、疼痛，伴失眠、眩晕、乏力，有时想呕，精神不佳，便秘。苔薄黏，脉弦细略数。诊断消渴病，证属气阴两虚，脉络阻滞，治以滋阴益气，活血降糖，祛风通络，方用降糖舒络方加减：黄芪、葛根各 30g，忍冬藤、丹参各 20g，玄参、连翘、赤芍、当归各 15g，地龙、熟地黄、熟大黄、法半夏、甘草各 10g，胆南星 9g。14 剂，水煎服，每日 1 剂。2015 年 11 月 29 日复诊，药后症状改善，精神状态大有好转，双足麻木、疼痛缓解，守原方将熟大黄改为 15g，黄芪改为 40g，加红花、麦冬各 10g，再进 14 剂。

降糖宁足汤

【药物组成】黄芪 20～45g，玄参、天花粉、丹参、蒲黄、川牛膝、紫花地丁、蒲公英各 15g，白花蛇舌草 10g，黄连、甘草各 6g。

【功能主治】益气养阴，活血通络。因糖尿病所致患侧足部暗红肿胀，疼痛剧烈，溃破腐烂，疮流血水，肌腱坏死则脓水恶臭；可伴随高热烦躁，口渴汗出，心悸气短，大便秘结，舌红苔剥，脉弦细无力而数。

【使用方法】常规煎服。

【加减应用】足部皮肤暗红、患肢皮肤发凉者，加桂枝 6g，细辛 3g；疼痛剧烈者，加乳香、没药各 12g；瘀重者，加全蝎 6g，水蛭 10g。

【按语】降糖宁足汤又称益气养阴活血汤，是在陈大舜治疗 2 型糖尿病经验方左归降糖灵的基础上，针对糖尿病足，气阴两虚为本，瘀血阻络、热毒壅盛为标的病机特点组方而成。陈大舜认为 2 型糖尿病并发糖尿病足气阴与阴虚互为因果，瘀血、热毒为气阴两虚病理产物，又是消渴导致脱疽的中心环节，气阴两虚则经脉失养，脏腑受损，阴损及阳，阴阳俱虚，虚则无力抗邪，湿热之邪乘虚入足；阴虚则内热，热盛则肉腐，肉腐则为脓；气虚无力推动血液运行而血运不畅，血脉瘀滞，瘀血阻络。瘀血日久化热，湿热搏结，化腐成脓；消渴日久，久则脾肾俱虚，脾气虚弱，水湿运化失常，湿邪浸淫，湿壅日久，化热成毒；脾肾虚弱则无力抗邪，湿热之邪乘虚而入，内外相合，湿热蕴结，腐蚀筋肉，足部坏疽终成。方中黄芪为疡科要药，重用以扶正补益气血，使气旺而促血行，祛瘀而不伤正；玄参、天花粉滋阴清热而润燥；丹参、蒲黄活血化瘀；黄连“祛湿热而理疮疡”；紫花地丁、蒲公英清热解毒；白花蛇舌草以搜剔脉络；川牛膝性善下行，长于活血通络，又可祛瘀止痛，且引药下达足部患处；甘草既可解毒，又能调和诸药。全方益气养阴以治其本，活血通络以治其标，使气阴得复，气血流通，筋脉得以濡养，故诸症自除。

【医案举例】张××，男，68 岁，2015 年 8 月 15 日初诊，足部皮肤溃烂 2 个月。有 2 型糖尿病病史，现每日注射胰岛素 10IU。刻诊：右足背部可见一 1cm×2cm 左右皮肤溃口，有少许黄色渗出物，周围皮肤暗红肿胀，疼痛剧烈，口渴多饮，神疲，头晕，四肢麻木，肢冷，纳可，夜寐尚可，尿频，大便可，舌苔薄黄质红，脉弦细。诊断为消渴，辨证为气阴两虚，湿热内蕴。治以益气养阴，活血通络，清热解毒，方用降糖宁足汤加减，黄芪 20g，玄参、天花粉、丹参、川牛膝、紫花地丁、蒲公英、木瓜、络石藤各 15g，白花蛇舌草 10g，甘草 6g。14 剂，每日 1 剂，煎服 2 次。2015 年 8 月 29 日二诊，患者服药后上述症状均减轻，右足背部皮肤破溃口无明显分泌物，疼痛减轻，舌脉同前。原方黄芪用量改为 30g，加枸杞子 15g，继服 14 剂。2015 年 9 月 12 日三诊，患者服药后上述症状明显好转，右足背部皮肤破溃口逐渐收敛，疼痛不甚，口渴好转，舌脉同前。继服原方 14 剂。嘱患者保持局部皮肤干燥清洁，舒畅情志，低盐低脂糖尿病饮食。

降糖明目方

【药物组成】生地黄、生黄芪各 20g，枸杞子、葛根各 15g，山茱萸、丹参、车前子、白蒺藜、决明子各 12g，黄连、黄芩、川芎各 10g。

【功能主治】滋阴益气，清肝活血祛瘀。适用于 2 型糖尿病视网膜病变。

【使用方法】常规煎服。

【加减应用】糖尿病视网膜病变出血早期出现可加牡丹皮 15g，蒲黄炭 10g，白茅根 20g；患者情绪抑郁或者易激动可加郁金、柴胡各 10g；中晚期出血并渗出可加白芥子 10g，益母草 15g。

【按语】糖尿病视网膜病变多发生于糖尿病时间较久之人，是在消渴气阴两亏、燥热内盛的基础上发展而来的。病变部位在目，其本为虚，脾气亏虚、肝肾阴虚，其标为热灼血络或（和）痰瘀阻络。其主要的病因病机为阴虚内热—气阴两虚—阴阳两虚，而郁热、血瘀、痰湿是眼底病变发展过程中的重要兼证。糖尿病视网膜病变的病机实质是本虚标实，虚实夹杂，以气阴两虚为本，郁热、瘀血阻滞为标。即以脾气亏虚、肝肾阴虚为本；郁热、瘀血阻滞目之脉络为标，同时痰湿常伴随着疾病的发展。故采用益气养阴、清肝活血祛瘀法治疗。全方以生黄芪益气健脾，脾健则痰无化生之源，气旺则瘀血自渐；生地黄清热凉血、滋阴，生津润燥为君；以山茱萸、枸杞子补益肝肾为臣，助君药滋阴润燥之力；以黄芩、白蒺藜、决明子、车前子清解郁热，清肝明目；葛根、丹参、川芎、车前子活血利水、化瘀通络为佐使药，共奏益气养阴、活血通络、清肝明目之功。

【医案举例】孙××，男，64 岁。2016 年 4 月 16 日初诊。发现糖尿病 15 年，刻诊：视物模糊，口渴咽干，时有耳鸣，腰膝酸软，大便秘结。(1～3 日 1 次）舌红苔少欠津，脉弦细。诊断为 2 型糖尿病视网膜病变，辨证为肝肾亏虚，治以滋阴益气，清肝活血祛瘀，方用降糖明目方加减，生地黄、生黄芪各 20g，枸杞子、葛根、牡丹皮各 15g，山茱萸、丹参、车前子、白蒺藜、决明子各 12g，黄连、黄芩、川芎各 10g，熟大黄 8g。14 剂，每日 1 剂，煎服 2 次。2016 年 4 月 30 日二诊，上述症状好转，仍有视物模糊，口稍渴，大便可，舌脉同前，原方去熟大黄，继服 14 剂。嘱患者饮食清淡，易消化，多食富含维生素的蔬菜、水果，忌服辛辣刺激食物。

痛风定方

【药物组成】土茯苓 20g，秦艽、黄柏、赤芍、牛膝各 15g，延胡索、泽泻、车前子各 10g。

【功能主治】祛风利湿，清热解毒，通络止痛。适用于证属湿热痹阻经络，留着关节之痛风性关节炎。

【使用方法】常规煎服。

【加减应用】便秘或湿热重者，加熟大黄 5～8g；湿重者，加薏苡仁 20g，冬瓜皮 30g。

【按语】痛风病中西医皆有此病名，但二者含义并不相同。西医所指痛风病，是慢性嘌呤代谢障碍（或尿酸生成增多，或尿酸排泄减少，或二者兼有）所致，临床特点以高尿酸血症及反复发作的痛风性急性关节炎、痛风石等为主的症状；中医所指痛风病大多被包含在痹证范围内，进行辨证论治，也有在痹证病名之外而独立命名痛风者。朱丹溪《格致余论》就专门设有“痛风论”专篇论述痛风病，并创立上中下通用痛风方。痛风定方为经验方，具有清热祛风利湿，活血通络止痛的作用，可有效降低尿酸水平，对治疗痛风病有较好疗效。方中土茯苓为君药，其性淡，《本草正义》曰“利湿去热，能入络，搜剔湿热之蕴毒”，又可通利关节，起解热除湿，活络关节作用。方用黄柏、车前子、泽泻为臣药，三者皆为清热利湿之良品，黄柏善清下焦湿热，车前子、泽泻性寒又可清利湿热，三者助君清热解毒利湿。方用秦艽、赤芍、延胡索为佐药。秦艽辛酸苦泄，善于治疗风湿痹痛又可活血荣筋，赤芍、延胡索活血化瘀止痛，牛膝引药下行，既可活血化瘀通络，又可祛瘀止痛，三者辅佐君、臣清热逐湿，活血化瘀止痛。最后诸药结合共奏清热解毒，利湿泄浊，化瘀通络之功。此外，痛风病与饮食关系密切，处方时定要和患者交代清楚，凡是高嘌呤食物均尽量不吃或者少吃，以免影响药效。

【医案举例】俞××，男，49 岁，2016 年 6 月 12 日初诊。2014 年 2 次检查尿酸升高（545mmol/L、473mmol/L）。饮食不忌口，吃少量虾、蟹再发。刻诊：左足大踇趾红肿疼痛，足跟胀痛，尿黄泡沫多，便可，脉弦滑带数，舌苔薄黄质稍红。诊断为痛风病，属湿热、痰浊痹阻经络关节证，治以祛风利湿，清热解毒、通络止痛。方用痛风定方：薏苡仁、土茯苓各 20g，秦艽、黄柏、延胡索、赤芍、川牛膝、车前子各 15g，泽泻、威灵仙各 10g。8 剂，水煎服，每日 1 剂。外用如意金黄散，冷水调敷，每次适量敷于患处。2016 年 6 月 19 日复诊，效果显著，其病如释，关节疼痛、红肿消退，舌脉大致同前，复查血尿酸已恢复正常。仍守原方 7 剂。并嘱清淡饮食，忌食海鲜、动物内脏，少饮酒、少食豆类食品及发酵食品。

滋阴降火汤

【药物组成】知母、女贞子、枸杞子、沙参、石斛、玉竹、黄精各15g，黄柏、牡丹皮、栀子各10g。

【功能主治】滋阴降火，生津润燥。适用于证属肝肾阴虚、虚火上炎者，症见口干舌燥、咽干、目花、眼干、便秘，舌红少苔，脉细等。

【使用方法】常规煎服。

【加减应用】若气虚，可加党参、白芍益气养阴；若阴虚湿热，可加川木通、大黄清热泻火，利湿通便。

【按语】喻昌《寓意草·辨鼎翁公祖颐养天和宜用之药》曰："五十始衰。谓阴气至是始衰也，阴气衰，故不能自主而从阳上行，其屑越者，皆身中之至宝。"《医宗金鉴·删补名医方论》曰："阴常不足，阳常有余，宜常养其阴，阴与阳齐，则水能制火。"故当滋阴降火，生津润燥。滋阴降火汤处方的特点是用药对组合成方，又称"滋阴降火药对方"。第一对知母、黄柏，两药皆为苦寒之品，苦寒降火，保存阴液，平抑亢阳。第二对牡丹皮、栀子，有清热泻火凉血之效，常用于肝经血热者，也是相须为用的常用组合。第三对女贞子、枸杞子，第四对沙参、石斛，第五对玉竹、黄精，皆为滋补肝肾之阴的常用药对。针对阴虚为本的病机，诸药合用，培本清源。本方适用范围广，凡证属阴虚火旺均可加减使用。

【医案举例】左××，女，65岁。2012年9月16日初诊。口干舌燥2月余，咽干，夜晚明显，口腔溃疡，目花，纳可，便干便秘，小便淋沥，舌质红，少苔，脉弦细，略滑。诊断为口干舌燥，辨证为肝肾阴虚、虚火上炎，治以滋阴降火，生津润燥，方用滋阴降火药对方：知母、沙参、石斛、黄精、玉竹、女贞子、枸杞子、党参、白芍各15g，黄柏、牡丹皮、栀子、川木通各10g，大黄8g，14剂，每日1剂，煎服2次。嘱患者饮食清淡，易消化，多食富含维生素的蔬菜、水果，忌服辛辣刺激食物。2012年10月14日二诊，患者非常高兴地说病情好了60%以上，口腔溃疡虽仍存在，但疼痛明显减轻，舌脉同前。仍守原方继进，处方：原方又开14剂。

补肾通络汤

【药物组成】制何首乌、芡实各15g，黄芪、山药各20g，党参、茯苓、山茱萸、仙茅、车前子、马鞭草、丹参、当归各10g，川芎6g。

【功能主治】肾病综合征气阴两虚兼有湿郁者。症见面浮肢肿，面色萎黄或黧黑，少气乏力，纳呆食少，腰膝酸软，舌淡或有瘀斑，或淡胖有齿痕，脉沉细或沉细而数。

【使用方法】常规煎服。且每日水煎，冬虫夏草1g，于早、晚空腹服。

【加减应用】水肿较甚者，加白花蛇舌草15g；湿热内停，阴津内伤者，加黄柏、知母各6g；血尿明显者，加蒲黄炭6g。如遇外感或其他严重并发症时，暂停用治疗药物，集中治疗并发症，待并发症基本消失后再转用补肾通络方，并补足2个月的疗程。

【按语】成人肾病综合征是一种病理类型各异、临床病程不同、复发率较高、预后差别很大的综合征。中医学属于"水肿"、"虚劳"、"腰痛"等范畴，以肺、脾、肾、肝的虚损为主，兼有湿热瘀。由于外感或内伤失于治疗，导致病及于肾，肾不固精；久病入络，血瘀水停；本虚标实，病症趋重，且易于反复。该方运用何首乌、仙茅、山茱萸、冬虫夏草补肾填精；黄芪、山药、茯苓健脾益肾祛湿。《素问·调经论》曰"瘀血不去，其水乃成"，"孙络水溢，则经有留血"。本方运用丹参、当归、川芎诸药合用，活血养血，祛瘀通络而不伤正，令血行水亦行，同茯苓并用活血行水而不恋邪，并佐马鞭草等活血利尿，兼解湿郁所化之热。诸药配伍，具有补泻同用，收散兼顾的特点，以补为主，补虚不恋邪，祛邪不伤正，补中有动，动中有补，温而不燥，滋而不腻，收中有散，散中有收，共奏补肾化瘀利水清热之功能。

【医案举例】陈××，女，30 岁，2015 年 11 月 7 日一诊。自诉反复蛋白尿 7 个月余就诊。患者无明显诱因出现全身水肿，于 2015 年 4 月 1 日在外院就诊，完善相关检查后诊断为肾病综合征，予以服用激素治疗，现服用泼尼松 10mg Qd。平素易感冒，迁延难愈，长期熬夜。刻诊：颜面轻度水肿，面色萎黄，神疲乏力，口黏，无口干口苦，纳差，腰部酸胀，睡眠可，小便可见泡沫，大便干硬，舌淡胖稍腻，质红，脉沉细。今日查尿常规：尿蛋白（＋＋＋）。诊断为水肿，属气阴两虚、湿邪内阻证。治以补肾健脾，益气养阴，祛湿通络为法，方用补肾通络汤合四君子汤加减：制何首乌、芡实、党参、山药、茯苓、冬瓜皮各 15g，黄芪、薏苡仁各 20g，山茱萸、猪苓、车前子、丹参、白术、火麻仁各 10g，甘草 6g。14 剂，水煎服，每日 1 剂，早、晚温服。2015 年 11 月 21 日二诊，服药后上述症状好转，无面部水肿，查尿蛋白（－）。守原方续服 7 剂。嘱患者避风寒，避免剧烈运动，清淡饮食。

止汗方

【药物组成】黄芪 15g，防风、白术、沙参、麦冬、五味子各 10g，浮小麦、糯稻根、煅牡蛎各20～30g，麻黄根 10g。

【功能主治】益气养阴，固表止汗。适用于气阴两虚之自汗、盗汗证患者。

【使用方法】常规煎服。

【加减应用】阴虚甚者，加用女贞子、墨旱莲；肝郁气滞脾虚者，加柴胡、当归、赤芍、茯苓；湿热偏重者，加黄连、厚朴；口苦者，加柴胡、法半夏；失眠者，加酸枣仁、百合、川芎、知母；瘀象较重者，加用红花、桃仁。

【按语】自汗、盗汗为气阴两虚之证，自汗多见于气虚证和阳虚证，因卫阳气虚不能固护肌表，玄府不密，故津液外泄而发自汗，动则耗伤阳气，故活动后汗出尤甚；而盗汗多见于阴虚证，阴虚阳亢而生内热，入睡则卫阳由表入里，肌表不固，内热加重，蒸津液外出而汗出。止汗方为玉屏风散合生脉散加减而成以治气阴两虚之自汗、盗汗证患者。玉屏风散来自《世医得效方》，此处选用全方以取其益气固表止汗之效；生脉散来自《内外伤辨惑论》，选用全方 3 味药以养阴、收敛止汗，用沙参代替人参以加强养阴之效，而玉屏风散可起到益气之功；加用浮小麦、糯稻根、煅牡蛎、麻黄根加强止汗功效，且其均无毒性作用，其中浮小麦、糯稻根、煅牡蛎均为药食两用的药物，故剂量可稍大。综观全方，药性平和，益气固表与养阴敛汗并重，使阴阳平衡而汗止。

【医案举例】李×，女，40 岁，2016 年 5 月 7 日一诊。自诉自汗、盗汗 3 年就诊。既往体健，平素易感冒，每次感冒迁延难愈。刻诊：自汗盗汗，神疲乏力，手足心热，白带色黄，咳嗽，吐白色泡沫痰，稍口干，无口苦，睡眠可，纳差，大便 1 次/d，不成形，尿黄尿频，舌苔薄白微腻，质淡红，脉沉细缓。诊断为汗证，属气阴两虚、痰热蕴肺证。治以益气养阴、清肺化痰法，方用止汗方合宣肃止咳方加减：黄芪、薏苡仁各 20g，防风、桑白皮、地骨皮、浙贝母各 15g，白术、瓜蒌皮、麻黄根、苦杏仁各 10g，糯稻根、浮小麦、煅牡蛎各 30g，炙甘草 6g。7 剂，水煎服，每日 1 剂，早、晚温服。2016 年 5 月 14 日二诊，服药后上述症状均减轻，患者自汗、盗汗症状较前减轻，出汗量减少，无咳嗽咳痰，纳寐可，二便调，舌苔薄白，质淡红，脉沉细缓。治以益气养阴为主，方用止汗方加减：黄芪、薏苡仁各 20g，防风、沙参、五味子、麦冬、白术、炒枳壳各 10g，糯稻根、浮小麦、煅牡蛎各 30g，炙甘草 6g。14 剂，水煎服，每日 1 剂，早、晚温服。2016 年 5 月 28 日三诊，服药后患者症状明显好转，夜间无明显盗汗，活动后稍汗出。守原方续服 7 剂。嘱患者避风寒，保持情绪舒畅，避免进食辛辣刺激食物如辣椒、油炸食物等。

三黄二至丸

【药物组成】枸杞子、女贞子、墨旱莲、生地黄各 15g，黄连、黄芩、黄柏、栀子、川木通各 10g，熟大黄 8g，生甘草 10g。

【功能主治】滋阴降火，清热解毒。适用于复发性口疮证属阴虚火旺、心脾积热、虚火实火夹杂者，症见口腔溃疡反复发作，食辛辣刺激食物加剧，牙龈肿痛，口干咽燥，手足发热，大便干，小便黄。

【使用方法】常规煎服。

【加减应用】虚热明显者，加玄参、麦冬、银柴胡、地骨皮、胡黄连；肝郁气滞火旺者，加牡丹皮、栀子、柴胡、川芎、赤芍；有湿象者，加厚朴、广藿香梗；口苦者，加柴胡、法半夏；瘀象较重者，加红花、桃仁。

【按语】口疮，又称口疡、口疳、口破；西医称口腔溃疡。常见的病因病机有心脾积热、外感邪热、阴虚火旺、虚阳上浮等。慢性复发性口腔溃疡患者多为阴虚火旺体质，每食辛辣刺激食物易引起口疮发作，发作期又以心脾积热常见。三黄二至丸由二至丸与黄连解毒汤合方加减而成，《证治准绳》中二至丸由女贞子和墨旱莲 2 味药物组成，此处取全方，并加用枸杞子、生地黄以养阴清热、凉血止痛；取《肘后备急方》中黄连解毒汤全方黄连、黄芩、黄柏、栀子 4 味药，起到清热泻火解毒的功效；方中生地黄、川木通 2 味药组成取导赤散之引热同归小便中之意，将所泻之热毒通过小便排出体外；加入熟大黄通便亦可使热毒从大便中排出；生甘草益气且调和诸药。全方合用，共奏滋阴降火、清热解毒之功。临床常用此方治疗慢性复发性口腔溃疡。

【医案举例】高××，女，41 岁，2016 年 3 月 6 日一诊，自诉反复口腔溃疡 6 年就诊。患者自诉 3 年内有 2 次怀孕约 3 个月后胎死腹中，平素性情急躁易怒。刻诊：右侧下唇及颊黏膜有多个黄豆大小溃疡，呈灰白色，创周红肿不明显，疼痛不剧烈，口干，口苦，饮食可，便秘，小便调，舌苔薄黄微腻，舌尖红，细带滑。诊断为口疮，属阴虚火旺、心脾积热证。治以滋阴降火、清热解毒为主，方用三黄二至丸加减：黄连 6g，黄芩、黄柏、栀子、当归、川芎、生地黄、白芍、苦杏仁、桃仁、柏子仁各 10g，墨旱莲、女贞子、火麻仁各 15g，甘草 5g。10 剂，水煎服，每日 1 剂，早、晚温服。2016 年 4 月 10 日二诊，诉服药后口腔溃疡减轻，但偶尔仍有发作，月经尚可，色黯红，大便干结，苔薄，脉细带滑。治以益气养阴，清热解毒为主，方用生脉散合三黄二至丸汤加减：太子参、麦冬、黄芩、黄柏、栀子、白芍、杏仁、桃仁、川芎各 10g，五味子、黄连各 6g，赤芍、丹参、生地黄、熟地黄各 15g，熟大黄 3g。14 剂，水煎服，每日 1 剂，早、晚温服。2016 年 4 月 24 日三诊，服药后上述症状均好转，口腔溃疡痊愈。守原方续服 7 剂。嘱患者避风寒，保持情绪舒畅，避免进食辛辣刺激食物如辣椒、油炸食物等。

青黛贝骨散

【药物组成】青黛 6g，浙贝母、海螵蛸、白术、柴胡、川楝子、延胡索各 10g，茯苓、丹参各 15g，檀香、砂仁、甘草各 5g。

【功能主治】疏肝行气，和胃制酸，活血止痛。适用于胃和十二指肠溃疡证属肝气郁结、横逆犯胃、肝胃气滞血瘀证，症见胃脘部疼痛，恶心，呕吐，反酸，纳差。

【使用方法】常规煎服。

【加减应用】寒邪内阻者，加高良姜、香附；热象重者，加黄芩、栀子；痰湿重者，加法半夏、苍术；肝郁气滞明显者，加枳壳、木香、川芎；伴少量出血者，加小蓟、茜草；阴虚明显者，加熟地黄、女贞子、墨旱莲；气虚者，加黄芪、党参。

【按语】胃痛的病变在胃，与肝、脾密切相关，不荣和不通均可导致胃痛。现今生活节奏迅速，生活压力日益增大易出现肝气郁滞，进食辛辣刺激食品和不规律就餐易导致湿热内蕴郁结于脾胃，二者均可导致胃失和降、不通则痛。青黛贝骨散为陈大舜临床经验方，用来治疗胃和十二指肠溃疡，此方制方思路取自现已上市的专用来治疗胃和十二指肠溃疡的中成药乌贝散，合并丹参饮、金铃子散加减而成。乌贝散由海螵蛸、浙贝母2味药组成，用以制酸止痛、收敛止血，青黛贝骨散中加用青黛助浙贝母、海螵蛸加强制酸的功效；取《时方歌括》丹参饮全方丹参、檀香、砂仁共奏行气活血，散瘀止痛之效；取《素问病机气宜保命集》金铃子散之川楝子、延胡索，配合柴胡以疏肝解郁、理气活血之效；加茯苓、白术和砂仁健脾养胃；甘草补气并调和药性。诸药合用，共奏疏肝行气，和胃制酸，活血止痛之效。

【医案举例】张××，女，45岁，2016年10月23日一诊。自诉胃脘部胀痛1个月。在外院做胃镜检查提示：胃溃疡；HP（一）。平素易怒，饮食无规律，喜食辛辣刺激食物。刻诊：胃脘部胀痛，时轻时重，痛处固定，偶有恶心，口干口苦，纳差，睡眠一般，二便调，舌红，苔黄腻，脉弦。诊断为腹痛，证属肝气郁结、横逆犯胃、肝胃气滞血瘀证。治以疏肝行气、和胃制酸、活血止痛法，方用青黛贝骨散合连朴饮加减：青黛6g，浙贝母、海螵蛸、白术、柴胡、川楝子、延胡索、厚朴各10g，茯苓、丹参各15g，黄连6g，檀香、砂仁、甘草各5g。14剂，水煎服，每日1剂，早、晚温服。2016年11月6日二诊，患者诉服药后症状明显减轻，胃脘部偶有隐痛，无恶心，纳可。守原方续服14剂。嘱患者避风寒，保持情绪舒畅，规律作息，避免进食生冷以及辛辣刺激食物如冷饮、辣椒、油炸食物等。

独活寄生汤加减方

【药物组成】独活、秦艽、熟地黄、白芍、当归、茯苓、赤芍各15g，桑寄生、绞股蓝各20g，防风、川芎、甘草、大黄、杜仲、牛膝各10g，细辛3g。

【功能主治】祛风湿，止痹痛，补肝肾，益气血。适用于类风湿关节炎证属肝肾两虚、气血不足者。

【使用方法】药量随证变化。每日1剂，煎服2次。2周为1个疗程。

【加减应用】患者腰痛症状不明显者，减杜仲、牛膝；伴有大便秘结者，再加大黄用量。

【按语】《素问·痹论》曰："痹在于骨则重，在于脉则不仁。"肾主骨，肝主筋，邪客筋骨，日久损伤肝肾，耗伤气血。独活寄生汤出自孙思邈《千金要方》，共有15药，此处用独活、桑寄生、防风、秦艽、细辛、熟地黄、白芍、川芎、当归、茯苓、杜仲、牛膝、甘草13药，共奏祛风湿，止痹痛，补肝肾，益气血之效，甘草兼以调药和中，加甘苦性寒之绞股蓝既能益气健脾，补益后天之本，也可防温补及行散药温燥之性；加赤芍活血止痛，兼以入肝经，除肝虚有热之口苦；加大黄通便。

【医案举例】肖××，女，32岁，2012年7月29日初诊。患者于去年12月生产后受凉，做家务事未忌下冷水，致四肢肘膝关节以下胀痛、乏力，因考虑婴儿哺乳而未进行任何药物治疗，自己默默忍受痛苦。近1周来，四肢疼痛加重，有时麻木不仁，并有畏寒，头晕，两眼发花，有时胸闷，饮食二便尚可，舌质红，苔薄黄，脉弦细。患者月经已至，量少，颜色黯红夹块。近两年体检未检查出明显异常。中医诊断当属产后痹证。辨证为产后气血亏虚，营卫失调，风寒湿邪趁机侵袭人体，痹阻经脉，气血瘀滞，虚实夹杂。治法：益气养血，调和营卫，祛风散寒除湿，通络止痛。方药：芪芍桂酒汤、桃红四物汤、当归拈痛汤合方加减。葛根30g，黄芪、赤芍、白芍各20g，当归、牛膝各15g，桂枝、防风、荆芥、蝉蜕、僵蚕、桃仁、红花各10g，全蝎6g，甘草8g，7剂，每日1剂，煎服2次。2012年8月5日二诊：药后四肢疼痛及麻木不仁明显好转，仍有头晕目花，胸闷，舌脉同前，改用独活寄生汤合半夏天麻白术汤加减治疗。处方：葛根30g，独活、桑寄生、赤芍、白芍各15g，防风、法半夏、天麻、白术、广藿香梗、厚朴各10g，细辛3g，黄连6g，又开7剂。2012年8月12日三诊：药后四肢疼痛麻木继续减轻，此次月经来潮较前正常，经量增多，颜色转红，血块减少。但双膝及手指关节仍不适，左侧较右侧明显，左眼蒙，大便转稀溏，1～2次/d，舌脉同前。守前方加减治疗，去广藿香梗、黄连、厚朴、细辛，加羌活、姜黄、蝉蜕、僵蚕，又开14剂。2012年8月27日四诊：患者总体病情向愈，双膝不适感减轻，大便正常。

芪芍桂酒汤加减方

【药物组成】黄芪、赤芍、山药、葛根、芡实各 20g，熟地黄、山茱萸、茯苓、当归、桑螵蛸各 15g，牡丹皮、泽泻、桃仁、红花、大黄各 10g，桂枝 5g。

【功能主治】益气养阴，活血化瘀，调畅营卫。适用于创伤后或术后小便不利、神经损伤后遗症等病。

【使用方法】药量随证变化，每日 1 剂，煎服 2 次。2 周为 1 个疗程。

【加减应用】肢体麻木甚者，加地龙、僵蚕、全蝎、蜈蚣；大便正常者，减大黄。

【按语】芪芍桂酒汤出自《金匮要略》，由黄芪、芍药、桂枝、苦酒（即醋）组成。原方是治疗黄汗病的，有调和营卫，祛散水湿的作用。本方中重用黄芪、芍药，轻用桂枝，以达益气行阳、养阴活血、调畅营卫之功效。本方不需用醋，故去之。用赤芍配合桃红四物汤增加了活血化瘀的作用，而养阴之力肯定不足，故而合用六味地黄丸入方，养阴补肾，又能利湿消肿，加桑螵蛸、芡实缩尿。加入大剂量的葛根，以增强活血功效，又能生津止痛。此方虽药味偏多，但多而不乱、不杂，以应对复杂病情。

【医案举例】徐××，男，58 岁，2010 年 5 月 24 日初诊。患者于 2008 年 6 月 10 日因意外事故不慎从楼上坠落地面。经当地医院急诊 X 线拍片、CT 扫描，诊断为马尾神经损伤。当时的主要症状为腰痛及排尿困难，不能自主排尿，需要插导尿管排尿。经住院治疗 10 余日，症情缓解，拔除导尿管后，虽然可勉强排尿，但仍较困难，每次小便需 2～3 分钟，断断续续，用力才能排出，疼痛而且淋漓不尽，苦不堪言。白天小便可以控制，夜晚则不能控制，每小时必须排尿 1 次。大便干（3～4 日 1 次），用力时腰部受伤处疼痛。双下肢发麻，外侧失去知觉，不知痛痒，双足轻度肿胀。平地持杖可行两公里路，不能上下坡、上下台阶。饮食尚佳，口干喜饮，舌苔淡黄薄腻，舌质淡有齿印，舌体向右偏斜，脉象弦数。3 年前曾患过面瘫。诊断为马尾神经损伤，属外伤引起血脉瘀滞，内虚引起气阴两伤。治以益气养阴、活血化瘀、调畅营卫，方用芪芍桂酒汤加减：黄芪、赤芍、山药、葛根、芡实各 20g，熟地黄、山茱萸、茯苓、当归、桑螵蛸各 15g，牡丹皮、泽泻、桃仁、红花、大黄各 10g，桂枝 5g。14 剂，水煎服，每日 1 剂，早、晚温服。2010 年 6 月 7 日二诊，症情大为好转，生活质量大为提高，小便已能成线形，但仍不能一次解完，比原来断断续续要好很多，基本不痛。下肢发麻，足部肿胀稍有好转，大便 2 日 1 次，仍干，舌脉同前。仍守原方治疗，处方：原方加大黄芪、葛根用量至 30g，茯苓用量至 20g；另加地龙、僵蚕各 10g，再开 14 剂，每日 1 剂，煎服 2 次，以观后效。2010 年 6 月 28 日三诊：自述 10 日前不慎感冒，在当地治疗感冒期间停服中药，导致病情有所反复，待感冒痊愈后再继续服完上方，症情才好转，小便基本可以 1 次解完，偶尔微痛，近期大便已每天解 1 次且成形，惟肢麻足肿没有全好，遂守前方将生大黄改为制大黄，又开 21 剂，巩固疗效，追踪观察，并嘱其适寒温，防感冒，劳逸结合，注意调养。

五仁丸加减方

【药物组成】黄芪、玄参、麦冬、火麻仁、郁李仁、柏子仁各 15g，肉苁蓉 20g，苦杏仁、桃仁、陈皮、枳实各 10g，大黄 5～10g。

【功能主治】益气滋阴，润肠通便。适用于证属气阴两虚，津亏肠燥之便秘者，症见便秘、口干舌燥、咽干、目花、眼干，舌红少苔，脉细数等。

【使用方法】常规煎服。

【加减应用】若气虚证候重，则加重黄芪用量，可加党参、太子参；若阴虚证候重，则加重麦冬、玄参用量，另加天冬、黄精。

【按语】大肠者，传导之官，变化出焉。素体阴虚，或年老阴气自半，津液日亏，或产后出血，血虚津少，均可导致津枯肠燥，大肠传导失司，大便艰难。此时不宜用峻药攻逐，只须润肠通便。五仁丸出自元·危亦林《世医得效方》，组成有桃仁、苦杏仁、松子仁、郁李仁、柏子仁、陈皮6味药物组成，具有润肠通便之功效，用于津枯肠燥证。苦杏仁质润多脂，以滋肠燥，且降肺气，而利大肠传导之职。桃仁取其润燥滑肠，助杏仁之力。柏子仁性多润滑，润肺治燥，用治虚秘。郁李仁质润性降，润滑肠道，专治肠胃燥热，大便秘结。陈皮理气行滞，使气行则大肠得以运化。五仁合用，润肠通便功甚。陈大舜取五仁丸之意，另选《伤寒论》麻子仁丸之火麻仁、大黄、枳实增强润肠泄热，行气通便之效。另加黄芪、肉苁蓉补气阳益精血，润肠燥；加麦冬、玄参滋阴清热，润燥通便。故全方针对气阴两虚，津亏肠燥之病机，益气、滋阴、行气、清热、润燥，全方润肠通便而不伤津液，祛邪不伤正气，润燥不留邪实，用于气阴两虚、津枯肠燥之便秘，奏功甚捷。

【医案举例】邹×，女，36岁，2015年12月13日初诊，便秘7年就诊，本次从怀孕起又便秘2个月，有轻度脱肛，偶尔内痔出血，尿黄，纳可，舌苔淡黄，质红，口气偏重，怕冷，脉弦滑。诊断为便秘，证属气阴两虚，津亏肠燥，治以益气滋阴，润肠通便，方用五仁丸加减：郁李仁、柏子仁各20g，黄芪、黄芩、白术、肉苁蓉、锁阳、火麻仁、杜仲、枸杞子各15g，当归、苦杏仁、陈皮各10g，熟大黄6g。7剂，水煎服，每日1剂。嘱患者忌食辛辣温燥之品，可多吃含纤维素的蔬果类，适量喝水或蜂蜜水，保持乐观心态，养成每日排便的习惯。

四金化石汤

【药物组成】金钱草30g，瞿麦、萹蓄、石韦、冬葵果各20g，海金沙、郁金、鸡内金、车前草、赤芍各15g，川木通、琥珀末各10g。

【功能主治】清热利湿，通淋排石。适用于尿路结石属湿热下注，内蕴砂石者。

【使用方法】药量随证变化。每日1剂，煎服2次。2周为1个疗程。

【加减应用】若尿中带血，加小蓟、生地黄、藕节等凉血止血；有发热者，加蒲公英、黄柏、大黄以清热泻火；若为胆道结石，减去萹蓄、石韦、瞿麦、琥珀末等，加茵陈、柴胡、枳壳、大黄等疏肝理气，清热利湿；疼痛甚者，加延胡索、白芍；痛引少腹、会阴部者，加王不留行、路路通。

【按语】胆石症属于中医学“胁痛”、“胆胀”、“肝胀”、“黄疸”、“腹痛”、“郁证”等范畴。其病理特点是肝胆湿热蕴结，气滞横阻，肝胆疏泄功能失常。近几年胆石症发病率明显提高，与人们生活水平提高，过食肥甘有关。如肝气郁滞，外邪内侵，过食肥甘，蛔虫上扰，均可阻碍气机，影响肝胆疏泄功能，导致胆汁淤积，湿热内蕴，煎熬日久，沉积而成砂石。四金化石汤中金钱草味甘咸，性寒，利尿通淋，善消结石，海金沙味甘咸，性寒，其性下降，善清小肠、膀胱湿热，尤善止尿道疼痛，为治诸淋涩痛之要药，共为君药。瞿麦、萹蓄、石韦、川木通、车前草、琥珀末、冬葵果均可利尿通淋，川木通、瞿麦、琥珀末兼以散瘀通脉，石韦还可凉血止血。鸡内金甘平，入膀胱经，有化坚消石之功，均为臣药。郁金味辛苦，性寒，既能行气活血，又能凉血止血；赤芍苦寒，可清热凉血，散瘀止痛，为佐药。诸药合用，共奏清热利湿，通淋排石之效。

【医案举例】侯×，女，36岁，因发现左肾结石于2016年4月24日就诊，既往有甲状腺结节病史。刻诊：感腰部隐隐胀痛，多梦。泌尿系彩超提示：左肾泥沙样结石。右膝关节有时胀痛，脉沉细，苔薄质红有齿印。月经量少，色黯夹块，尿黄。诊断石淋，证属湿热内蕴，气化不利，治以清热利湿，化石排石，方用四金化石汤加减：黄芪、金银花、海金沙、金钱草、滑石、丹参、赤芍、川芎、益母草各15g，郁金、鸡内金、桃仁、红花、甘草各10g。20剂，水煎服，每日1剂，早、晚温服。嘱患者多饮水，清淡饮食，多蹦跳。患者于第6日清晨解小便排出几粒米粒样大小砂石，20剂药服完复诊时再做彩超已经未见结石，腰痛消除。

天麻首乌汤

【药物组成】制何首乌、天麻、桑叶、亚麻子、桃仁、红花、川芎各10g，黑芝麻、桑椹、枸杞子、丹参、山楂各15g。

【功能主治】滋阴补肾，养血熄风。适用于肝肾阴虚所致的脱发、早白，可伴有头晕，头皮油腻，口干咽干。

【使用方法】常规煎服。

【加减应用】阴虚明显者，加生地黄、熟地黄、女贞子、墨旱莲；气虚者，加黄芪、党参；肝经实热者，加龙胆、栀子、柴胡、生地黄、车前草；肝阳上亢者，加钩藤、石决明、栀子、黄芩、牛膝；脾胃湿热重者，加黄连、厚朴、广藿香梗、紫苏梗。

【按语】肾其华在发，发的生长，赖血以养，故称“发为血之余”，但发的生机根源于肾。肾藏精，精化血，精血旺盛，则毛发粗壮而润泽。由于发为肾之外候，所以发的生长与脱落，润泽与枯槁常能反映肾精的盛衰。故临床所见未老先衰，年少而头发枯槁，早脱早白等，则与肾精不足有关。而肝主疏泄，主藏血，与情志密切相关，肝的功能失常，则全身气机和血液运行不畅，影响血的生成，头发无以滋养，而出现脱发、白发等问题。天麻首乌汤制方思路取自现在已上市的中成药天麻首乌片，天麻首乌片中共14味药（天麻、白芷、制何首乌、熟地黄、丹参、川芎、当归、蒺藜、桑叶、墨旱莲、女贞子、白芍、黄精、甘草），本方中取其中天麻、制何首乌、丹参、川芎、桑叶5味药物，起到滋阴补肾、养血熄风的功效。加用黑芝麻、桑椹、枸杞子，助何首乌补益肾精以扶正。加用山楂消食去脂，桃仁、红花活血化瘀，黑芝麻润燥滑肠，配合丹参、川芎、桑叶以治标助浊毒外排。诸药合用，共奏滋阴补肾，养血熄风之效。

【医案举例】刘××，女，36岁，2016年11月26日一诊。自诉脱发1个月就诊。既往体健，最近工作压力大，易烦躁，喜食辛辣刺激食物。刻诊：脱发，失眠，畏冷，面部多发痤疮，平素月经量少，色淡红，偶尔夹血块，口干，晨起有时干呕，大便干（2～3日1次），成形，睡眠一般，尿可，舌苔薄黄有齿印，脉沉细缓。诊断为脱发，证属肝肾阴虚，湿热内蕴证。治以滋阴补肾，养血熄风，清热祛湿，润肠通便为主，方用天麻首乌汤合五仁丸加减：制何首乌、天麻、火麻仁、郁李仁、桃仁、柏子仁、丹参、赤芍各15g，桑叶、白术、法半夏、荷叶、陈皮、熟大黄各10g，黑芝麻20g。14剂，水煎服，每日1剂，早、晚温服。2016年12月11日二诊，药后上述症状好转，脱发减轻，月经量稍增多，大便通畅，舌苔薄黄，脉沉细缓。治以天麻首乌汤合二梗二仁汤加减：制何首乌、女贞子、党参、广藿香梗、紫苏梗、枳壳、法半夏、苦杏仁、桃仁、丹参各10g，墨旱莲、桑椹、枸杞子各15g，黄芪20g。14剂，水煎服，每日1剂，早、晚温服。2016年12月25日三诊，患者诉上述症状明显好转，无明显脱发。守原方续服7剂。嘱患者避风寒，保持情绪舒畅，规律作息，避免进食辛辣刺激食物如辣椒、油炸食物等。

丹参消痤饮

【药物组成】枇杷叶、太子参、桑白皮各12g，石膏（先煎）、薏苡仁、丹参各30g，金银花、连翘各15g，赤芍、牡丹皮、黄芩各10g，生地黄20g，淡竹叶、甘草各3g。

【功能主治】清肺热、凉血活血，健脾利湿。适用于寻常痤疮的治疗。

【使用方法】药量随证变化，每日1剂，煎服2次。10日为1个疗程。

【加减应用】皮损以脓疱为主，伴口渴、便秘、溲赤者，加紫花地丁、黄连、白花蛇舌草、皂角刺、栀子；皮损色紫暗，囊肿者，加三棱、莪术、海藻、牡蛎。

【按语】《医宗金鉴·肺风粉刺》曰：“此证由肺经血热而成。”据此理论笔者采用能清泄肺热的枇杷清肺饮和能清热凉血解毒的清营汤化裁组成丹参消痤饮。方中枇杷叶、石膏、黄芩、桑白皮、连翘具有清肺解毒之功，丹参、赤芍、牡丹皮、生地黄凉血活血，薏苡仁健脾利湿、清热解毒，太子参益气养阴，淡竹叶清心泻火利小便，使火热之邪从小便而出，全方共奏清肺热、凉血活血，健脾利湿之功。全方切中病机，收效卓明。

【医案举例】宋××，女，24 岁，2017 年 7 月 8 日初诊。主诉：颜面部红斑、丘疹反复发作 1 年余。患者颜面部反复出现红斑、丘疹，诊断为“痤疮”，外地医院予抗生素软膏外涂及异维 A 酸口服均未见明显效果。刻诊：颜面部红斑、丘疹，色红，平素患者喜食辛辣之物，性情较为急躁，饮食不节、情绪波动后红斑、丘疹加重，饮食、二便可，月经周期正常，偶夹血块，白带较多，多为黄色。脉弦细带滑，舌苔薄尖红。辨证为肝经湿热，治法：清热解毒，清利湿热。方用丹参消痤饮：薏苡仁 30g，白花蛇舌草、丹参各 20g，川牛膝 15g，黄芩、夏枯草、连翘、枇杷叶、制苍术、黄柏、车前子、赤芍各 10g。14 剂，每日 1 剂，早、晚分服。第三道中药药液可用来洗脸、敷脸 30 分钟。同时忌辛辣刺激食物，调整作息，放松心情。二诊：患者服药后颜面部红斑变淡，仍有少量丘疹，白带色黄减轻，余大致同前。处方：白花蛇舌草 20g，川牛膝、丹参各 15g，黄芩、夏枯草、连翘、枇杷叶、制苍术、赤芍、黄柏、广藿香梗、紫苏梗、苦杏仁、桃仁、法半夏、枳壳各 10g。14 剂每日 1 剂。医嘱同前。

皮炎通用方

【药物组成】蒺藜、荆芥、防风、蝉蜕、僵蚕、白鲜皮、苦参、白花蛇舌草、地肤子、白芍、赤芍、甘草、薏苡仁各 6g。

【功能主治】清热败毒，和营利湿，祛风止痒。适用于疱疹、过敏性皮炎、荨麻疹、玫瑰糠疹、神经性皮炎、激素依赖性皮炎等属风毒侵袭，湿热内蕴，营阴失和者。

【使用方法】药量随证变化，每日 1 剂，煎服 2 次。亦可煎汤外洗用。2 周为 1 个疗程。

【加减应用】热毒明显者，加黄连、大黄、紫花地丁、重楼等；湿热偏盛，舌苔黄腻者，加车前子、黄柏、苍术、土茯苓等；病情顽固者，加白花蛇、乌梢蛇。

【按语】荆芥、防风为君药，荆芥味辛性温，善去血中之风。防风，能发表祛风，胜湿，长于祛一切风，二药相伍，疏风以止痒。苦参、薏苡仁为臣，苦参性寒，善能清热燥湿，止痒，薏苡仁利湿、辟秽、健脾，两者相配，燥性尤强，既燥湿止痒，又清热除湿。佐以蒺藜、僵蚕、蝉蜕散风，此三味不仅可增荆芥、防风祛风之力，更能疏散风热透疹。白花蛇舌草清血热、消风散气、解毒退肿；白芍、赤芍滋阴养血润燥，且赤芍善清血中之热，兼可活血，有治风先治血，血行风自灭之理。甘草清热解毒，又可调和诸药，用为佐使。诸药合用，于祛风之中伍以除湿、清热、和营之品，使风邪去，湿热除，血脉和，则瘙痒自止。

【医案举例】张××，女，33 岁。2016 年 3 月 13 日就诊。全身皮肤痒，起红斑疹 2 年余。刻诊：全身皮肤痒，伴外阴痒，肛门痒，除面部、手足部不痒外，其他部位均痒，有红疹，伴咽痒，口干，尿黄、便可。经期不定，色黯红，苔薄尖嫩红，脉细弦。诊断为过敏性皮炎，证属风毒侵袭，湿热内蕴，营阴失和，治以清热败毒，和营利湿，祛风止痒，方用皮炎通用方加减：薏苡仁 20g，蒺藜、地肤子、蛇床子、白花蛇舌草、苦参、当归、丹参、沙参、白芍、百合各 15g，防风、荆芥、蝉蜕、僵蚕各 10g。14 剂，水煎服，每日 1 剂。嘱少食辛辣、腥发之品。2016 年 3 月 27 日患者复诊，全身皮肤痒不明显，红疹减退，仍守原方加减，5 剂服完即愈，再诊又服 5 剂，巩固疗效。

第六章 陈大舜和法论治临床经验选粹

基于“杂合以治”理论探讨陈大舜和法论治经验

陈大舜认为内科杂病是多种致病因素综合作用的结果，疾病的病理状态为“不和”，纠正疾病的病理状态就是“和其不和”，单靠内治法，有时难以获得良效。故博采众家之长，治疗内科杂病，将局部辨证与整体辨证、宏观辨证与微观辨证有机地结合起来，充分利用内治、外治、针灸等各种治疗方法，重视内外兼治，一方面运用内服药进行机体的综合调养，另一方面在此基础上配合中药外治法、非药物治疗等辨证施治，采用多途径、多手段治疗，做到杂合以治，和其不和。陈大舜在临证处方用药之时贯穿和法，不仅杂合多种方法综合治疗，并且用药轻灵、和缓醇正，以小剂量轻灵之药愈疾，注意顾护正气，主张中病即止，避免药石损伤，祛邪而不伤正。

一、“杂合以治”理论的内涵

《素问·异法方宜论》曰：“故圣人杂合以治，各得其所宜，故治所以异而病皆愈者，得病之情，知治之大体也。”“杂合以治”最初是指贬石、毒药、灸焫、九针、导引、按跻 5 种治法相杂合来治疗疾病。各种致病因素杂合致病，疾病的临床症状纷繁复杂。针对这种现状，陈大舜临床诊疗时，杂合以治各类疾病，屡屡起沉疴，获良效。

（一）形神一体，杂合以调

《素问·汤液醪醴论》曰：“精神不进，志意不治，故病不可愈。”中医学注重整体观念，认为心身一体，形神一体，神与脏交互影响，五神在内，为脏所藏，五志在外，为脏所现。陈大舜认为治病不仅应治其形，还应治其神，形神同治。情绪也为致病因素之一，有时候心理疗法与药物疗法同样重要，是治愈疾病必要的一环。以瘿病为例，患者右侧甲状腺肿大，有饥饿感，性情急躁易怒，二便可，舌紫，苔薄腻，脉细弦。辨证为肝气郁结证，治以疏肝理气、消瘿散结，药用橘核、荔枝核各 15g；郁金、柴胡各 10g 理气宽中；昆布、海藻、山慈菇各 10g 消瘿散结；浙贝母 10g，土茯苓 20g 化痰逐饮。除了应用药物治疗，陈大舜还会结合语言沟通、心理疏导，改变其不良心态，调整气机紊乱，调和脏腑，畅达气血。对于瘿病肝气郁结证不仅治病，同时不忘调神，消瘿散结之时不忘疏肝解郁，可谓治标不忘本，标本兼顾，杂合以调，形神同治。

（二）诸法兼施，杂合以用

药物通过人体组织吸收，通过气血输布来调整阴阳平衡和改善脏腑气血生理功能；针灸是通过刺激体表穴位，激发经气感应来调整阴阳、改善脏腑。两者所起的治疗作用是一致的。陈大舜认为，医者必集针、灸、药诸法于一身，掌握“毒药攻其内，针石治其外”。针刺、外治、汤药诸法兼施，杂合以治，互相补其不足，才能相得益彰，取得满意的疗效。以痤疮为例，患者面部痤疮 4 个月，大便 2 次/d，小便可，月经色暗夹血块，舌暗苔薄尖红，脉弦细，辨证为血瘀夹热毒证，治以清热解毒，活血散瘀，药用白花蛇舌草 20g，黄芩、苦参各 10g，夏枯草、连翘各 15g 清热解毒；紫苏梗、广藿香梗、炒枳壳各 10g 理气行气；丹参 15g，红花 6g，桃仁、当归各 10g 活血化瘀。治疗痤疮除了内服中药外，陈大舜还主张结合针灸施治，如针刺人迎穴能调节后天之本，能疏通面部经络气血，起到上清下通，标本兼治之效。除此之外，陈大舜还主张应用大青叶、虎杖各 10g，金银花、野菊花各 15g 等药煎水外洗，直接局部用药，清热解毒、凉血散瘀，疗效极佳。

（三）各得其宜，杂合以治

《灵枢·寒热病》曰："春取络脉，夏取分腠，秋取气口，冬取经输，凡此四时，各以时为齐。"《素问·三部九候论》曰："必先度其形之肥瘦，以调其气之虚实，实则泻之，虚则补之。"《素问·五常政大论》曰："能毒者以厚药，不胜毒者以薄药。"陈大舜临床诊疗遵守因人、因病、因时、因地制宜原则。春夏之时，处方用药应慎用辛温发散之药，避免耗气伤阴。秋冬季节，处方用药应慎用寒凉之药，以免损伤阳气。自古说湖南卑湿之地。南方降雨多，湿度大，且气温较高，往往湿邪与热邪合而致病，故临床上常用清热祛湿之法，药如薏苡仁、忍冬藤、佩兰、车前草等；湿邪与风寒相合，故临床上常用燥湿散寒之法，药如羌活、苍术、广藿香、紫苏等。"肥人多痰，瘦人多火"，体形肥胖之人用药陈皮、白术、葛根等兼顾健脾化湿，体型瘦削之人用生地黄、黄精、麦冬等兼顾滋阴降火。陈大舜每每在临床诊疗过程中看到经济状况较差而又需经年累月服药治疗的患者，还会从患者角度出发，因人制宜，在遣方用药时兼顾药费的支出合理，保证患者能承受，才可能保证临床治疗不会中断，完成疗程需要。

（四）饮食调理，杂合以养

《素问·脏气法时论》曰："毒药攻邪，五谷为养，五果助之，五菜为充，气味合而服之，以补精益气。"陈大舜认为饮食调和，气血生化有源，则精气可充；若饮食失调，脾胃损伤，则诸病由生，故他强调饮食有节，倡导饮食调养和药物治疗相结合，使之相得益彰。若方药已收效，本"勿过药伤其正"之旨，往往嘱患者加强饮食调理，不再服药。饮食调养必须针对患者不同的体质、年龄、生活习性、四时气候、地理环境加以综合考虑。食物取之适宜，可加强正气，促进疾病向愈；否则不仅不能提高疗效，反生他疾或致变证，故临证须十分重视饮食宜忌。以慢性结肠炎为例，患者腹胀痛 2 年，屡有便意，排出不畅，干稀不调，行肠镜检查示：慢性结肠炎并糜烂，小便黄，舌淡苔黄腻，脉细弦沉。辨证为湿热郁蒸，气机阻滞，药用葛根 20g，黄芩、白头翁各 10g，黄连 6g 清热利湿；苍术 10g 健脾利湿；槟榔、青皮各 10g，木香 6g，吴茱萸 5g，沉香 3g 化湿利水，行气止痛。服药 14 剂之后，大便较前通畅，腹胀痛较前减轻。详询患者饮食偏嗜，患者平素嗜食辛辣厚味，故多次诱发肠炎，嘱患者平常应注意饮食调护，改变饮食习惯，多食莲子、山药、白扁豆以健脾益气，忌食生冷、油腻、辛辣、坚硬及变质的食物，避免病情反复。

二、"杂合以治"理论的临床应用经验

陈大舜应用"杂合以治"理论指导其临床，体现在和法论治的治疗特色中。

（一）杂合为和法均治

临床上亦有患者诸症俱见，在无一症占据主要地位时，陈大舜提倡"杂合为均治"，"均"为平均之意，即平均用药去治疗各个兼症。杂合为均治讲求的是治法平均、药味平均、药量平均。以虚劳为例，患者为子宫肌瘤、卵巢切除术后，全身不适，盗汗、自汗，胸闷不舒，口干，时有五心烦热，纳寐差，大便结，小便可，舌淡红，苔薄黄微腻，脉细。辨证为气阴两虚，治以益气养阴，药用生地黄、石斛各 15g 养阴生津；黄芪、参须各 15g 补脾益气；枸杞子、熟地黄各 15g 补肾益精；柴胡 5g、百合 15g 疏肝解郁；郁李仁、苦杏仁各 10g 润肠通便；酸枣仁、远志各 10g 养心安神。全方 12 味药，在益气养阴、培补脾肾之时，兼顾疏肝、润肠、安神，可谓治法平均，用药平均。在兼顾诸症辨证施治之中，每两味药基本共 20g，可谓用药剂量平均。杂合均治能够做到齐头并进，多脏并调，做到了以一方而疗数证，针对多方病位、多病性、多病邪等全面治疗。

（二）杂合为和法复治

《素问·至真要大论》在论述组方原则时提出"……奇之不去则偶之，是谓重方"。其意为用小方治病不显效时，就应当用大方。针对疾病发生发展过程中多种病理因素并存的复杂病机，正虚与邪实夹杂，邪深毒盛，正气虚败，以常法处方，难免顾此失彼，难以逆转病势。陈大舜经过多年的临床反复实践、探索，认为治疗疾病要找准主要病理或基本病理来确定证型，对于症状非常复杂者，要用多种药物

组成大方来治疗。以乳腺癌为例，65岁女性患者，为乳腺癌左乳改良根治术后，失眠，背部畏寒，口干口苦，纳可，大便不畅，小便可，苔薄，脉细弱。辨证为气阴两虚证，治以益气养阴兼以温阳、补肾。药用仙茅、淫羊藿、熟地黄各15g温肾阳，益肾精；紫苏梗、广藿香梗、白术各10g健脾行气宽中；黄芪20g，天冬、麦冬各10g，生地黄、西洋参、女贞子、墨旱莲、枸杞子各15g益气养阴，益肾填精以扶正；橘核、荔枝核各15g，柴胡6g疏肝行气。肾为先天之本、脾胃为后天之本，健脾益肾，益气养阴，扶正以祛邪。癌毒易伤正气，累及五脏，终损气血阴阳，应以祛邪扶正为基本治则，选择方药尽可能做到一方多药，一药多用。

（三）杂合为和法轻治

《温病条辨·治病法论》归纳出“治上焦如羽，非轻不举”治疗原则。陈大舜临床应用经验，秉承孟河医派传统，用药轻灵平正，不偏不杂，选药药性平淡、药力和缓，且组方药味少，方剂中药味数大多为13～15味。以咳嗽为例，患者咳嗽10日，伴耳鸣、头晕、自汗、神疲乏力，行胸片提示右下肺感染，舌红，苔根部黄腻，脉滑数。辨证为痰热郁肺证，方用泻白散合麻杏苡甘汤加减。苦杏仁、桑白皮、瓜蒌皮药性平淡、药力和缓等药；且组方药味少，方剂中药味数为12味；药量轻，除健脾化痰止咳之薏苡仁、清肺降火之地骨皮及泻肺平喘之葶苈子用至15g，宣肺止咳平喘之苦杏仁、瓜蒌皮、紫苏子、白芥子、桔梗均为10g，辛温之炙麻黄仅用6g，寒凉之厚朴、黄连也仅6g。陈大舜治疗头痛亦是，中药药味大多控制在13味左右，有资料统计治疗头痛92首方中，12方由10～11味药组成，73方由12～14味药组成，余6方由15味药组成，仅有1方为16味药组成。陈大舜治疗头痛临床用药剂量较轻，临床药物剂量大部分控制在10g左右，在常用的葛根、天麻、柴胡、黄芩等30味药物中，常用剂量为6g的药物计1味，常用剂量为10g的药物计19味，常用剂量为15g的药物计9味。

（四）杂合为和法预治

《素问·玉机真脏论》曰：“五脏相通，移皆有次，五脏有病，则各传其所胜。”《金匮要略·脏腑经络先后病脉并治》曰：“见肝之病，知肝传脾，当先实脾。”陈大舜认为临床上应掌握疾病演变的预见性和治疗的主动性。他主张在临床诊治过程中可根据五脏传变规律，实施预见性治疗，已病防传。如慢性肝炎、肝硬化等肝脏疾病，每因病程迁延累及脾脏，肝气乘脾，故陈大舜在疏肝之时常加用党参、茯苓、白术等健脾益气之药，扶正祛邪。再如治疗中风恢复期，患者4个月前有脑梗死病史，现左侧手足活动不利，语言欠清，时有流涎、头晕，小便频，舌暗红苔薄白稍腻，脉沉弦。辨证为气虚血瘀证，药用黄芪20g补气益气；丹参、赤芍各15g，地龙、桃仁各10g，红花5g，活血通络；天麻、钩藤各15g祛风止痉；枸杞子、女贞子、熟地黄各15g填精益髓；柴胡、玫瑰花、郁金各10g疏肝解郁。对于中风恢复期的治疗，常人大多治以养阴益气，活血通络，陈大舜在此基础上不忘加用柴胡、郁金、玫瑰花等疏肝之药，调达肝气，安未受邪之地，避免患者中风后抑郁，行气亦有助于化瘀，可谓是一举两得。除此之外，陈大舜治疗慢性虚损性疾患还提倡顺时而为，预见性治疗，冬病夏治增强疗效。陈大舜主张在夏季治疗寒哮，投以射干麻黄汤加减泻肺平喘，温肺化饮。冬病夏治可增强患者体质，提高免疫能力，减少秋冬季节疾病发作频率或减轻症状。

（五）杂合为和法综治

中医学提倡整体观念，疾病为多病理因素综合作用的产物，所以陈大舜提倡针对多种病理因素综合治疗。以眩晕为例，患者头晕耳鸣1年余，前额胀痛，咽干，眼睛干涩，易疲劳，腰部不适，心慌，易出汗，纳可，大便不畅，舌红苔薄白脉弦。辨证为肝风上扰证，药用钩藤、桑寄生各15g，天麻10g平肝熄风、祛风止眩；牛膝15g，女贞子10g补肾益精，缓解腰部不适；玄参、麦冬各15g滋阴通便；葛根20g生津止渴，缓解咽干；枸杞子15g，草决明10g明目，缓解眼干不适，同时枸杞子亦能兼顾补肾益精，草决明亦能兼顾平肝熄风。全方数药兼顾各症，综合治疗，各种临床表现均有改善。

三、小结

陈大舜作为孟河医派传人，学识渊博、思路敏锐、见解独到。他提倡辨病辨证和法论治，“杂合以治”不仅体现在各种治疗方法的综合应用，而且体现在针对多种疾病、慢性病程、复杂病机的全面治疗，在临床实践过程中收效颇佳，值得进一步总结升华与推广应用。

陈大舜和法论治临床应用经验举隅

“和法”是中医临床广泛运用的治法之一，清代程钟龄的《医学心悟·医门八法》将其作为独立的治法列入中医治疗大法的框架。“和法”的思想却源远流长。中国传统文化的“和合”与“中和”观，及《黄帝内经》奠定了“和法”的思想基础，张仲景的《伤寒论》则将其理论进一步进行实践。在其后近2000年，无数医家对“和法”概念进行多角度、多层面的阐发，进一步拓展了中医“和法”的内容范畴及临床应用。证治方面，费伯雄以和法缓治为宗旨，提出了“天下无神奇之法，只有平淡之法，平淡之极为神奇”。马培之认为病无常病，药无常方，不可拘泥成方，漫无变通；强调不能“舍成法而师心自用”，“若第挟偏见，妄施方药，则所用不合，每致相反，其贻误非浅鲜也”。

陈大舜深谙各家学说，采诸家之所长，对和法论治理论进一步发挥，加之多年临证经验，形成自己辨病辨证和法论治理论体系，对临床诊治起到巨大指导作用。

一、和法论治临床应用的病种广泛

丁甘仁则强调临证用药应根据患者体质的强弱，病势的轻重缓急，考虑患者饮食习惯，具体分析后针对性用药。侯树平将和法用于治疗少阳病（和解少阳、调和肝胆）、湿温病（开达膜原、分消走泄）、哮喘病（调和脏腑，尤重肝肺）、慢惊风（调和脏腑，肝脾尤甚）、泄泻或腹痛（调和肝脾）、厌食等脾胃病（调肝理脾）、多发性抽搐、儿童多动症、局部抽搐症（抑肝理脾）等病。仝小林等运用和法调和营卫、固表祛邪治疗过敏性疾病，并详细论述了和法在荨麻疹、变应性鼻炎、支气管哮喘、过敏性肠炎等过敏性疾病的应用。杨素清等认为和法还包括调和脏腑的黄连阿胶汤、交泰丸，调和气血的血府逐瘀汤、补阳还五汤，调和寒热的黄连汤、乌梅丸。迄今为止，和法的临床应用十分广泛，各类疾病均可运用和法论治。

二、和法论治临床应用经验举隅

（一）和法治疗感冒邪犯少阳证

2007年9月12日，易×，女，39岁，感冒发热8天，略感畏风，口干咽痒。血常规：白细胞20.2×10^8/L，中性粒细胞17.32×10^9/L。胸部X线片：右下肺感染。大便可，小便黄，舌淡红苔薄白，脉弦细。辨证为感冒邪犯少阳证，予以小柴胡汤合泻白散加减。药用柴胡、黄芩、法半夏各10g清少阳之热；荆芥10g祛风散寒；桑白皮、地骨皮各15g，瓜蒌皮、桔梗各10g，黄连6g清热化痰；玄参、麦冬各10g滋阴生津，泻火解毒。服用5剂后复诊，患者无发热恶寒，无口干口苦，查体温正常，血常规：白细胞6.9×10^8/L，中性粒细胞5.50×10^9/L。

按：少阳居太阳表与阳明里之间，为表里之枢，主司表里之气的运行；少阳又为阳气之枢，主司全身阳气的运行。成无己《注解伤寒论》曰：“与小柴胡汤以除半表半里之邪。”小柴胡汤乃和方之祖，其组方寒热并用，寒而不凝，温而不燥，攻补兼施，补而不滞。临床应用以往来寒热，胸胁苦满，默默不欲饮食，心烦喜呕，口苦，咽干，苔白，脉弦为辨证要点。《伤寒论》曰：“伤寒中风，有柴胡证，但见一证便是，不必悉具。”临床上只要有一二主证，便可用之。感冒乃肺系疾病，治上焦如羽，非轻不举，除清肺降火、润肺滋阴之桑白皮、地骨皮用至15g，余所用之药剂量均为10g，苦寒之川黄连仅用6g。体现了和法论治用药轻灵之特点。

（二）和法治疗胸痹胸阳不振、气虚血瘀证

2007年3月13日，文×，男，51岁，左胸上部憋闷6年，时有疼痛彻背，每次发作可自行缓解，缓解时心电图未发现异常。手脚麻木，畏寒，下肢尤甚，神疲乏力，大便干结，小便可，舌淡暗苔薄白

腻，脉细弦。辨证为胸痹胸阳不振，气虚血瘀证，予以补阳还五汤加减。药用瓜蒌 15g，薤白、桂枝各 10g 振奋心阳；黄芪 30g 益气健脾；川芎 5g，赤芍、丹参、桃仁各 15g，红花 10g 活血化瘀。7 剂。二诊诉仍有手脚麻木，畏寒、神疲乏力较前好转，大便仍干，舌淡红苔薄白腻，脉细弦。原方加鸡血藤 15g 活血通络；郁李仁、火麻仁各 10g 润肠通便。

按：张介宾曰“病兼虚者，补而和之。兼滞者，行而和之”。和法可兼他法，气虚者益其气，血瘀者化其瘀，针对气虚血瘀的病机，运用益气活血方药进行治疗。气为血之帅，气虚则血瘀，气旺则血行。通过补气以推动血运，达到活血化瘀、气血和调之目的。和法不仅仅为一种治法，诸法杂合以治，亦为和法论治。振奋胸阳、活血化瘀、益气健脾诸法杂合，综合治疗，和其不和，亦为和法的一大特点。

（三）和法治疗痞病脾胃虚弱、寒热错杂证

2009 年 5 月 10 日，李×，女，57 岁，胃脘部痞闷不舒 1 年余，行胃镜检查示慢性浅表性胃炎。现口干口苦、服用多种胃药无效，时有呕吐酸水，纳差，大小便可。舌红，苔黄腻，脉细弱。辨证为痞病脾胃虚弱、寒热错杂证，予以半夏泻心汤加减。药用黄芩 10g，川黄连 6g 泻热除满；太子参 10g，炙甘草、大枣各 5g 健脾益气；法半夏 10g，干姜 3g 散寒开结；青黛 6g，蛤蚧 10g，海螵蛸 15g 清肝利肺，制酸降逆。14 剂。

按：“寒热并用之谓和，补泻合剂之谓和，表里双解之谓和，平其亢厉之谓和”（《广瘟疫论》）。痞者，升降失常，上下不交是为痞。寒热错杂于中，脾胃升降失常，中可见痞，或上为呕吐，治宜辛开苦降、寒温并用。寒热错杂、邪正交争之复杂病证，单用热药治其寒则不利于热，单用寒药治其热则不利于寒。运用半夏泻心汤，通过平调寒热、消痞散结使中焦气机健运，升降出入相宜。和者，调和也，自和也。半夏泻心汤寒热并用，使整个方药之药性不凉不燥，乃药性自和。服之中焦气运得健，上下畅通，乃人体自和。体现了和法论治使其自和的特点。

（四）和法治疗消渴肝肾亏虚证

2009 年 6 月 12 日，袁×，女，63 岁，有糖尿病病史 12 年，全身乏力，寐差，视物模糊，口干，饮食及大便正常，小便量多，以夜间为甚，色清，舌红苔薄黄，脉细。辨证为消渴肝肾亏虚证。药用枸杞子、桑椹子、熟地黄、墨旱莲各 15g 补益肝肾，益精填髓；酸枣仁 15g，柏子仁 10g 滋阴养血安神；黄芪 30g，参须 6g 健脾益气；密蒙花、青葙子各 10g 明目退翳；地龙 10g，全蝎 6g，丹参 15g 活血化瘀，舒筋通络；天花粉、葛根各 15g 生津止渴。14 剂。病情好转，后陆续复诊，原方加减服用共 42 剂，精神佳，全身乏力好转，夜寐可，视物稍清，无口干，自测血糖控制可。

按：消渴病。是指“渴不止，小便多”为主要症状的一类疾病。消渴病位主要在肺、胃、肾，三脏之中，尤以肾最为重要。本案患者年老，肝肾渐亏，脏腑精气亏虚，而致消渴之病。故治疗上应补其不足，补益肝肾，肝肾精气充足，则目窍得养，口渴及小便多自和。张景岳曰：“病兼虚者，补而和之。”费伯雄《医醇賸义·自序》曰：“夫疾病虽多，不越内伤、外感，不足者补之以复其正；有余者去之以归于平。”病为虚者，补法亦即和法。和法不仅指调和之法、和解之法，此案补法亦即和法，体现了和法执中致和，以平为期的特点。

（五）和法治疗肺癌气阴两虚证

2008 年 8 月 21 日，何×，男，67 岁，反复咳嗽、咳痰 20 余年，在外院诊断为中央型肺癌，现头痛，声嘶、口角易发炎，口干咽燥，自汗盗汗，小便频，大便溏结不调。舌质淡紫少苔，脉弦数，辨证为肺癌气阴两虚证，予以泻白散合生脉散加减。药用黄芪、薏苡仁各 30g 健脾益气；半枝莲、虎杖 30g 清热解毒，化瘀止痛；瓜蒌皮 10g，鱼腥草 15g 清热化痰；麦冬、玄参、桑白皮、地骨皮各 15g 滋阴降火；五味子 3g，桔梗 6g，苦杏仁 10g 调护肺卫以止咳。7 剂。二诊诉咳嗽、咳痰较前减少，余同前，仍守原方 14 剂续服。三诊诉咳嗽、咳痰减少，惟胸闷、咽干、大便干。原方去黄芪、五味子、桑白皮、地骨皮；加生地黄 15g，石斛 10g 养阴生津；百部、百合各 10g 润肺止咳；制大黄 5g 泻热通肠。药后咽干、大便干缓解，咳嗽、咳痰好转。

按：正虚者宜补，邪实者宜泻，癌症患者正虚为本，邪实为标，急则治其标，缓则治其本，但治疗肿瘤治标需不忘顾本，攻邪祛毒需不忘扶正补虚。巢元方《诸病源候论》曰：“癥者，由寒温失节致脏腑之气虚弱，而饮食不消，聚结在内。”癌症的发生与脾胃脏腑的虚弱密不可分，故在滋阴降火、清热解毒之时不忘健脾益气。脾胃后天之本健旺，气血生化有源，正气充足则有力御邪，使疾病自消。体现了和法论治重在和调中焦脾胃之特点。

（六）和法治疗癫病痰蒙心窍证

2009年4月17日，熊×，男，54岁，患有精神分裂症10余年，经氯氮平治疗症状好转，并维持治疗，但其副作用大，望求中药治疗。刻诉：神疲乏力，心情抑郁，症状春季加重，喉中有痰，难以咯出，纳食较差，寐差，二便调。舌淡紫苔薄微腻，脉滑稍数，辨证为癫病痰蒙心窍证。药用茯苓、姜竹茹各15g，法半夏、胆南星各10g，陈皮5g化痰祛浊；浙贝母15g，天竺黄10g，黄连6g清热化痰，凉心定惊；酸枣仁15g镇静助眠；炒枳壳10g行气宽中；甘草5g调和诸药。服药14剂。二诊患者诉情绪平稳良好，近期已停用氯氮平，睡眠欠佳，脉弦细，原方加合欢皮15g。守方加减再进30剂，药后患者诸症好转。

按：程钟龄曰“有清而和者，有温而和者，有消而和者，有补而和者，有燥而和者，有润而和者，有兼表而和者，有兼攻而和者。和之义则一，而和之法变化无穷焉”。和法兼诸法，消痰化饮，消其病邪，邪去而正安。本案运用化痰逐饮之药剂量均未超过15g，用量较轻。《医醇賸义·序》曰：“毒药治病去其五，良药治病去其七”，乃“和法缓治”的精义所在。用药治病以“和缓”为贵，选用性能平和的方药，剂量颇轻，于轻灵之中著效。

（七）和法治疗血痹肝肾亏虚证

2010年3月1日，魏×，女，51岁，自觉胸口发冷2年，伴见足冷，手脚麻木、乏力，偶有牙龈、鼻腔少量出血，时有皮下紫斑，多次行血常规示：血小板计数25～26×10^9/L。血压100/80mmHg，口干，纳可，二便正常，舌红苔薄白腻，脉细缓，辨证为血痹肝肾亏虚证。药用当归、白芍各10g，大枣6g养血补血；黄芪30g，白术、红参须各10g补气生血；墨旱莲20g、桑椹15g滋补肝肾；桂枝10g温经通脉；生地黄15g养阴生津；炙甘草6g调和诸药。服药20剂。二诊患者诉服上方后症状明显好转，原方桂枝改为6g，续服30剂。三诊复查血常规示：血小板计数29×10^9/L，精神好转，舌脉同前，仍守原方20剂。四诊患者诉时有腰痛，余症同前。原方加丹参15g活血行气，补而不滞；牛膝15g滋补肝肾，强筋健骨，续服14剂。五诊诉服药后腰痛好转，偶感手脚麻木、乏力，舌脉同前，血压112/84mmHg，前方大枣改为10g，加熟地黄10g以加强滋补肝肾之力，续服30剂。2010年12月27日，六诊复查血常规示血小板计数48×10^9/L，诸症均较前改善。血压128/78mmHg，续服40剂。2011年3月21日复查血常规示血小板计数78×10^9/L，诸症均好转。

按：对于慢性疾病，不可急功近利，峻药恐伤其正或易致反复，必须“缓治”。治疗血痹，本案选用性能平和专事温补之药，治疗疗程近1年，不求峻效，缓缓治之，步步为营，以达到肝肾自足、气血自生，脏腑阴阳气血调和、机体康复之目的。体现了“缓治”之精义所在。

（八）和法治疗眩晕阴虚阳亢证

2006年10月16日，患者头晕耳鸣半年，前额胀痛，眼睛干涩，易疲劳，口干，腰酸不适，时有心烦，易出汗，纳可，大便不畅，舌红，苔薄黄，脉弦细，辨证为眩晕阴虚阳亢证，药用钩藤、桑寄生各15g，天麻10g平肝潜阳，熄风止眩；玄参、麦冬、牛膝、枸杞子各15g补阴补肾；熟地黄、桑椹、女贞子各10g补阴补肾，润肠通便；葛根20g，石斛10g生津止渴，缓解咽干；杭菊花、草决明各10g清肝明目，缓解眼干不适；炙甘草6g调和诸药。14剂。

按：和法，具有调平、调和之意。调平寒热、补虚泻实、调和阴阳。本案方用性寒之玄参，石斛，葛根，性平之桑寄生、天麻、牛膝，性温之熟地黄，可谓寒热并用，熟地黄乃反佐之意，以防大队苦寒之药损伤胃气。钩藤、桑寄生、天麻平肝潜阳，玄参、麦冬、桑椹补阴补肾，几药共用补虚邪实、滋阴潜阳。和方之制，全面顾及了寒热温凉、阴阳虚实，综合了各种针对病邪的治法，杂合以施治，调和其虚实。

三、小结

和法是孟河医家临床普遍运用的重要治法，对临床具有很大的指导意义。陈大舜精于和法论治，临床应用收效颇佳。本文列举了陈大舜部分临床案例，为和法论治理论提供了实践经验，有利于陈大舜临床经验的传承以及和法论治理论的进一步发展。

陈大舜辨治甲状腺功能亢进症的学术思想和临床经验

甲状腺功能亢进症简称甲亢，是由于甲状腺腺体本身功能亢进、合成和分泌甲状腺素增加所导致的以神经、循环、消化等系统兴奋性增高和代谢亢进为主要表现的临床综合征。其发病机制尚未完全阐明，与遗传、自身免疫及精神因素密切相关。西医目前多用抗甲状腺药、放射治疗及手术治疗，副作用大，有成为甲状腺功能减退症（简称甲减）可能。陈大舜擅长内科杂病诊治，尤其是内分泌系统疾病的治疗，对甲亢的中医辨治有其独到的学术见解和丰富的临床经验。

一、临床资料

2014 年 1 月至 2017 年 6 月陈大舜诊治甲亢患者门诊病例 50 例 69 诊次。

二、甲亢用药统计结果

本文对 50 例甲亢治疗有效的患者 69 诊次的处方用药进行数据统计，共得处方 69 首，药物 121 味，计 941 药次。对药物进行描述性分析，包括药物的药味、药性、归经及主治功效，并进行频数分析，计算频率，选取其中药物频率≥15％的核心药物 22 味作为高频中药。

根据药物统计分析，药味以甘、苦、辛味为主，药性以平、寒、微寒为主，归经以归肝经（53.72％）、肺经（34.71％）、肾经（33.88％）、脾经（33.06％）、胃经（31.40％）、心经（30.58％）为主，功效以补虚药、清热药、化痰散结药、活血化瘀药为主，详情参见表 6－1。

表 6－1 各类中药比例及常用药物

类别（比例）		常用代表药物
补虚药（27.52％）	补气药（32.82％）	太子参、黄芪
	补血药（18.53％）	白芍、熟地黄
	补阳药（0.77％）	补骨脂、益智
	补阴药（47.88％）	沙参、百合、麦冬、天冬、枸杞子
清热药（25.29％）	清热泻火药（7.56％）	栀子、夏枯草
	清热燥湿药（8.82％）	黄芩、黄连
	清热解毒药（45.80％）	金银花、山慈菇、土茯苓、忍冬藤
	清热凉血药（37.39％）	赤芍、玄参、生地黄
	清虚热药（0.43％）	地骨皮
化痰散结药（14.88％）		浙贝母、土贝母、法半夏、白芥子
活血化瘀药（8.29％）		郁金、丹参、桃仁
安神药（5.42％）		酸枣仁、茯神、远志
解表药（4.25％）		柴胡、紫苏梗
理气药（3.19％）		橘核、荔枝核、枳壳
消食药（3.19％）		鸡内金

高频药物按照频次、频率降序排列结果如下：百合（61，88.41%），黄芪（59，85.51%），浙贝母（54，78.26%），金银花（45，65.22%），赤芍（45，65.22%），白芍（41，59.42%），土贝母（40，57.97%），山慈菇（38，55.07%），酸枣仁（30，43.48%），鸡内金（30，43.48%），郁金（27，39.13%），柴胡（23，33.33%），玄参（22，31.88%），沙参（19，27.54%），生地黄（15，21.74%），桃仁（15，21.74%），麦冬（14，20.29%），土茯苓（13，18.84%），太子参（13，18.84%），丹参（13，18.84%），忍冬藤（12，17.39%），橘核（11，15.94%）。

三、甲亢的病因病机特点

甲亢属于中医学“瘿病”、“瘿气”、“瘿瘤”、“肝郁”等范畴。其病因不离内外，多与情志、饮食及体质相关。现代社会，生活节奏快，竞争压力大，情绪易焦虑抑郁紧张，女性更多见，久则脏腑气机失调，肝失调达，气机郁滞，津液不得输布，凝而成痰，痰凝气滞，壅滞颈前，发而为瘿。《诸病源候论·瘿候》曰：“瘿者，由忧恚气结所生。”饮食失调，脾失健运，水湿运化失常，停留体内，壅结颈前，发而为瘿。个人体质也是重要病因，素体阴虚之人，痰气凝结之后更易从热化火，愈加伤阴，病情缠绵难愈。

陈大舜认为，在个人体质的因素下，本病多由情志失调，肝郁化火诱发。七情不遂，肝郁不达，郁久则热，从热化火，肝火旺盛，火灼阴伤，肝阴亏虚。肝火横逆，则灼伤他脏阴津。若木旺犯土，烧灼脾阴，胃火亢盛，则脾胃阴伤；肝火上炎，木火刑金，肺阴被灼；肝病及心，心阴不足，心火亦亢；久病及肾，肝肾同病，乙癸阴虚。郁火伤气，兼有气虚。内伤致气机阻滞，血行受阻，津液失于布散，凝聚成痰，气、火、痰、瘀交结，壅塞颈前，形成病理产物。陈大舜认为，本病病机复杂，基本病机以阴虚火旺、气阴两虚为本，气、火、痰、瘀为标，虚实夹杂。本病临床症状多样，以脏腑辨证为主，八纲辨证为辅，立足脏腑，理清脏腑症状，调和阴阳，分清虚实。

四、甲亢的用药特点

陈大舜强调，西医位于治疗甲亢的主导地位，必须在规范使用西药的基础上中西医结合，阶段性地使用中医中药辨证论治。中医药治疗在整体调节内分泌紊乱及巩固疗效方面有优势。在使用中药治疗时，可逐渐、适当减少西药的常规用量，以减轻或治疗西药的毒副反应引起的症状，还可减少停药后甲状腺功能亢进症的复发。

（一）滋阴益气为治疗总则

基于上述病因病机分析，陈大舜认为，甲亢治疗之本在于补气阴之虚，以滋阴益气为基础。分析处方可以看出，陈大舜多用滋阴药、益气药，如百合、沙参、黄芪、太子参之属。陈大舜喜用百合。肝气抑郁，化热化火，灼伤他脏阴津。《本草正义·百合》曰：“虽云甘平，然古今主治，皆以清热泄降为义，其性可见。”《日华子本草·百合》曰：“安心，定胆，益志，养五脏。”可见百合上能清肺抑肝，清金制木，中能滋润脾土，运化得复，下能补肾虚损，安养五脏，为滋阴降火之佳选。而黄芪甘温，入脾、胃经，为补中益气要药，为补气常用药物。

根据脏腑辨证，用药归于脏腑。我们分析病案发现：心阴不足，心火亢盛，症见心悸、失眠、多梦、心烦者，多用百合、麦冬，辅以酸枣仁、首乌藤、柏子仁养心安神；肺胃阴虚，症见气短、盗汗、咳嗽、多食易饥、消瘦者，多投沙参、石斛、玉竹滋养肺胃之品；头晕目眩、烦躁易怒、口苦、手抖，为肝阴不足，阴不制阳之证，常用枸杞子、女贞子、墨旱莲，配伍夏枯草、钩藤、磁石滋阴平肝潜阳；肾阴不足，症见腰酸、盗汗、耳鸣等，选用天冬、石斛、黄精、熟地黄、生地黄填精益肾。统计发现药物归于肝经、肺经、肾经、脾经、胃经、心经者较多，也可从侧面证实，陈大舜立足脏腑辨证。

（二）兼用清热解毒、理气化痰散结、活血化瘀治法

气、火、痰、瘀是脏腑功能失调导致的主要病理产物，为兼顾之标。反之，气、火、痰、瘀也可以

成为病因，进一步导致脏腑功能失调。因此，针对病理产物的治疗也尤为重要。处方中相关药物有清热解毒药、化痰散结药、活血化瘀药、理气药及消食药。

清热解毒药是陈大舜必投之药，金银花、山慈菇、土茯苓、忍冬藤等。陈大舜认为气痰瘀日久化热为毒，清热解毒可助他药行气、活血、化痰散结。陈大舜喜用金银花，甘寒清轻，功善清热解毒，既能泄热清气，又能清解血毒，且芳香投散而助消肿散结，气血并调，治疗痈疮肿毒之要药。陈大舜认为山慈菇是治疗甲状腺疾病的专药，尤其是治疗甲亢。山慈菇可解毒散结消肿，尚有很好的化痰作用。但其可能有胃肠道不适反应，若正虚体弱不能耐受，伴胃肠疾病等不宜使用。理气、化痰散结常用药有夏枯草、橘核、荔枝核、浙贝母、土贝母等。夏枯草本属清热泻火药，然散结消肿功效尤佳。夏枯草直达肝胆，辛能散结，苦寒泄热，既能清泻肝火，又能散结消肿，一药多效，符合甲状腺功能亢进症阴虚火旺为本，痰结为标的病机。浙贝母、土贝母与夏枯草功效相近，也有清热化痰散结功效。橘核、荔枝核能行气助化痰，且性温，与清热药寒温并用，制约寒凉之性。活血化瘀药常用郁金、丹参，两者均有很好的活血化瘀功效。郁金性寒，无燥性，既入血分，也入气分，长于治疗肝经气滞血瘀证；丹参还有补血作用，“补而不滞，行而不伤”，祛瘀而不伤营血。消食药重用鸡内金，消一切积滞，“补而不滞，消而不伤”。

（三）根据临床表现重视对症用药

甲亢是多系统疾病，临床症状多样，患者有汗多心悸，口干口苦，易饥消瘦，手抖，突眼，烦躁易怒，颈部肿大，月经不调等表现，这些表现在一定程度上影响患者生活，陈大舜力求通过缓解症状达到改善患者生活质量的目的。汗多者，加浮小麦、糯稻根、煅牡蛎、麻黄根等养阴止汗；心悸失眠者，加酸枣仁、首乌藤、合欢皮、远志等养心安神；抑郁焦虑者，加橘核、荔枝核疏肝理气，酸枣仁、百合、栀子仁、莲子心清热养心安神；眼突、手抖者，加钩藤、天麻、蒺藜平肝熄风，或与大定风珠合方化裁；视物模糊者加青葙子、密蒙花养肝明目；口苦口干，舌红少津者，加麦冬、沙参、玄参、天花粉等养阴生津；颈部肿大日久或伴甲状腺结节者，加橘核、荔枝核、三棱、莪术化痰祛瘀散结；有尿黄、大便不畅，舌苔黄腻胃肠湿热表现者，加厚朴、黄连清热燥湿；伴有月经不调者，加藿香梗、紫苏梗、赤芍、红花、丹参等调理月经；低血钾者，加山楂、山药、陈皮、金樱子健脾敛精，口服氯化钾片直接补钾。

特别是，陈大舜认为甲状腺疾病与月经病有很大相关性，在临床中，甲亢合并月经病占有相当比例，月经病主要表现为月经过少及月经周期紊乱。现代医学认为，下丘脑-垂体-甲状腺轴与下丘脑-垂体-卵巢轴二者之间在各个水平相互联系、相互制约，性激素与甲状腺激素之间存在拮抗机制。甲状腺功能紊乱会对女性月经产生一定的影响，在治疗甲亢的同时，无论从症状的改善上，还是从内分泌调节的病因治疗上，选择使用桃仁、红花、丹参、赤芍活血化瘀，苦杏仁、枳壳、藿香梗、紫苏梗调理气机等。

五、相关经验方

陈大舜根据多年临床实践，探索甲状腺功能亢进症的病理机制，确立以益气养阴为主，标本兼顾的治法理论，总结得出经验方。

1. 芪合二贝二芍汤，黄芪、百合、浙贝母、土贝母、赤芍、白芍、丹参、山慈菇、鸡内金、郁金、金银花、夏枯草、黄连等。功效益气养阴，化痰散结，活血柔肝，清热泻火。黄芪为君，补中益气，兼顾表虚；百合清热滋阴，宁心安神；金银花、夏枯草、黄连清心泻火解毒；浙贝母、土贝母、山慈菇、鸡内金、郁金理气化痰、散结消肿；赤芍、白芍、丹参滋阴养血，柔肝和血，诸药合用，共奏益气养阴，化痰散结，活血柔肝，清热解毒之效。

2. 针对甲亢合并月经病，陈大舜常用二梗二仁汤调经，此方亦是陈大舜临床常用经验方，针对肝郁气滞血瘀证，方用藿香梗、紫苏梗、法半夏、桃仁、杏仁、红花、丹参、枳壳、赤芍理气活血调经解郁。

3. 针对甲亢伴有焦虑障碍，陈大舜常用百合二仁二核汤，养阴清心安神，理气疏肝解郁，方用百合、酸枣仁、栀子、橘核、荔枝核、生地黄、太子参、莲子心、珍珠母、黄连、茯神、甘草。

六、验案举例

患者胡××，女，27岁，因“心悸，心慌，眼胀5个月余”于2016年10月9日就诊。患者2015年5月确诊为甲亢，使用抗甲状腺药治疗。目前服用甲巯咪唑30mg/d。10月7日查甲状腺功能：TSH 0.07mIU/L（0.47～4.64mIU/L），FT_3 6.46pg/mL（0.47～4.64pg/mL），FT_4 2.71ng/dL（0.7～1.48ng/dL）。刻诊：眼胀，自觉“不镇定”，有时心悸，慌张，有时口干，二便尚可，舌红，苔少，脉细，心律正常。处方：黄芪30g、忍冬藤15g、玄参15g、沙参15g、百合15g、生地黄15g、浙贝母15g、橘核15g、太子参10g、山慈菇10g、桔梗10g、柴胡10g、黄药子10g，7剂。2016年10月16日二诊：患者“不镇定”感、心悸症状明显好转，仍有眼胀，大便次数少，干结，小便可，舌脉同前。此次加强通便明目。在原方去沙参、忍冬藤、生地黄、黄药子，加金银花10g、丹参10g、荔枝核10g、决明子各10g、熟大黄5g，14剂。2016年11月13日三诊：服上方后，大便通畅，眼睛仍胀，余同前，甲巯咪唑20mg/d，今日查TSH 0.45mIU/L，FT_3 2.61pg/mL，FT_4 1.14ng/dL。重用疏肝明目之药，组成：黄芪30g、忍冬藤15g、百合15g、玄参15g、沙参10g、丹参10g、桔梗10g、柴胡10g、橘核10g、荔枝核10g、黄药子10g、密蒙花10g、青葙子10g、藿香梗10g、石决明20g、14剂。2016年11月27日四诊：自我感觉尚可，大便成形，稍有“不镇定感”，余同前，滋阴益气，并加重镇安神之品，组成：金银花15g、牛膝15g、百合15g、玄参15g、生地黄15g、生龙骨15g、白芥子10g、生牡蛎20g、磁石20g、黄芪20g、赭石20g，14剂。2016年12月11日五诊：有时情绪不稳定，月经提前，色暗红，大小便可，舌红苔薄，脉细弦数，今日查TSH 3.94mIU/L，FT_3 2.88 pg/mL，FT_4 0.87ng/dL。甲巯咪唑减量为15mg/d。在滋阴益气降火基础上，佐以宽胸理气，活血化瘀。组成：广藿香梗10g、紫苏梗10g、枳壳10g、法半夏10g、苦杏仁10g、红花10g、郁金10g、桃仁15g、金银花15g、生地黄15g、玄参15g、百合15g、黄芪20g、柴胡5g，14剂。2017年2月5日六诊：自感服用中药后眼胀、月经症状均改善，舌淡红，苔薄，脉细弦，近日查TSH 3.82mIU/L，FT_3 3.37pg/mL，FT_4 1.21ng/dL。甲巯咪唑减量至10mg/d维持。继续以滋阴益气，清肝降火，组成：黄芪20g、石决明20g、百合15g、金银花15g、薏苡仁15g、桑寄生15g、玄参10g、丹参10g、沙参10g、苦杏仁10g、菊花10g、钩藤10g，14剂。后患者继续门诊中药治疗，目前为止未再复发。

按：此案为陈大舜应用经验方治疗甲亢的有效案例，中医学结合优势互补。患者以心悸、心慌、眼胀为主，结合舌脉，考虑气阴两虚，心肝阴虚为主，兼有气火痰等病理因素，所以陈大舜选用经验方芪合二贝二芍汤滋阴益气降火，疏肝消瘿散结，稍投7剂以验疗效。同时规范服用甲巯咪唑抑制甲状腺内过氧化物酶，阻碍甲状腺素（T_4）和三碘甲腺原氨酸（T_3）的合成。二诊至五诊在主方的基础上根据症状加减，用熟大黄、决明子泄热通便，清肝明目；青葙子、密蒙花清肝泻火明目；生龙骨、生牡蛎、磁石、赭石重镇安神；二梗二仁汤调理月经。根据证情变化，逐渐减少甲巯咪唑用量，继续服用中药巩固疗效。六诊时患者西药已减维持量，继原方加减，加用桑寄生滋补肝肾。整个治疗过程中，以补益五脏气阴为主线，结合病情改变，或重镇养心安神，或清肝明目通便，或滋补肾阴，方证对应，疗效显著。

七、小结

陈大舜认为甲亢以阴虚火旺、气阴两虚为本，气、火、痰、瘀为标，虚实夹杂；治疗上滋阴益气为治法总则，清热解毒、理气化痰散结、活血化瘀为辅；以芪合二贝二芍汤为甲亢专方；根据甲状腺肿大或结节、全身代谢亢进综合征、精神心理症状，继发眼部、心血管、神经肌肉、生殖系统症状等对症灵活加减，重视改善焦虑情绪，调理月经节律；强调中西医结合治疗，充分发挥中医学优势。

陈大舜辨治甲状腺素毒性脑病的学术思想和临床经验

陈大舜在辨病辨证论治相结合的学术思想指导下，对甲状腺素毒性脑病的诊治见解独到并积累了丰富经验。甲状腺素毒性脑病又称为桥本脑病（Hashimoto’ s encephalopathy，HE），是一类自身免疫反应累及中枢神经系统而出现相应临床表现的脑病，临床相对少见且病情较为严重，需及早识别、抢救以减少死亡率及后遗症状。中医学有关本病的理论及治疗经验探讨尚缺乏系统整理，兹介绍陈大舜治疗甲状腺素毒性脑病的学术思想与临床经验。

一、甲状腺素毒性脑病的病因病机发挥

甲状腺素毒性脑病多见于青壮年，临床上常见桥本甲状腺炎患者不规律服药或停药后急性起病，陈大舜将其临床表现概括为 3 个方面：①甲状腺毒症，以神经、循环、消化系统兴奋性增高和高代谢症候群为特点；②中枢神经损害症状，可分为局灶性神经功能受损和弥漫性皮质功能异常两大类，前者表现为卒中样发作、癫痫发作等，后者则以精神行为异常、神志障碍为主，两者均可伴有震颤、肌阵挛、共济失调等运动障碍；③实验室及影像学检查异常，如抗甲状腺抗体阳性和/或血清甲状腺激素水平异常，颅脑 MRI 提示广泛脑皮质及皮质下异常病灶，脑电图非特异性改变等。

陈大舜认为，甲状腺素毒性脑病属于内生邪气致病，其基本病机为浊毒蕴积，气血凝滞，气郁痰结，瘀热内生，终致痰热瘀结，浊毒郁闭，各种邪气相互胶结，致脑窍壅滞，神机无由出入，发为脑病。本病涉及神经系统和内分泌系统疾病，临床症状复杂，不能以一病一证概而论之，应当在辨证与辨病相结合的前提下，根据以上临床表现分类对其发病机制进行逐步探讨。

（一）心肝火旺，气郁痰结为基本病机

甲状腺素毒性脑病无论甲状腺功能是否亢进，均可以出现甲状腺毒症表现，症见烦热多汗，心悸心慌，急躁易怒，紧张焦虑，注意力不集中等，甲状腺疾病属“瘿病”范畴，“瘿者，由忧恚气结所生”（《诸病源候论·瘿候》），说明与情志因素关系密切。陈大舜认为心肝火旺，气郁痰结为该病最基本病机。心静则神藏，肝主疏泄，其志在怒，七情不遂，郁而化火，首伤心、肝。心火亢盛，则神烦而躁扰，阳盛不入阴则夜不寐，火迫津出，耗伤心之阴液，故而心悸、多汗；肝气疏泄不及，气郁化火，循经上炎，则焦躁不安，两颧潮红，目突似怒；火热灼津为痰，气机怫郁而血行不畅，致痰、气、瘀、火相互搏结为瘿。五行胜复，阴阳制约，病程日久，火热之邪必伤气阴，由肝旺犯土、心肾不交、水不涵木等，而呈虚实夹杂之候，然甲状腺素毒性脑病多急性或进展性起病，急性期仍以标实为主。“离绝菀结，忧恐喜怒，五脏空虚，血气离守”（《素问·疏五过论》），情绪郁结不发，影响脏腑气机，气血失和，阴阳失调，而内生邪气，反之，邪气壅滞，亦不利于情志疏泄。可见，甲状腺激素作用于神经、循环等系统产生的兴奋症状与心肝所主情志病理改变及临床表现高度契合。

（二）痰热内扰，风火相煽，阳亢为标

肝主筋，为风木之脏。《素问·至真要大论》曰“诸风掉眩，皆属于肝”。甲状腺素毒性脑病中枢神经损害若以痫性发作、卒中或锥体外系症状为首发，表现为癫痫抽搐、偏瘫、共济失调、四肢震颤、肌阵挛等似风行症状，则其病机为痰热内扰，风火相煽，燔灼肝经，阳亢化风。该病患者起病本有阴精不足，心肝火旺，气郁痰凝，因病邪久羁，怫郁致极，或因贸然减药停药，内生邪气骤增，引发阳气变动，如疾风飞扬，“风行太虚，云物摇动”（《素问·五常政大论》），肝气应之。经筋主肌肉、关节活动，以柔为用，需阴精气血的濡养。本组症状以“动”为特点，责之肝风，夹痰夹火，煎灼阴液，阻滞经脉，枢机不利，气血不畅，肢体失用或拘急，加之肝风引动而动摇不定。

（三）热毒痰浊，夹风上犯，脑窍壅闭，神机障碍

甲状腺素毒性脑病中枢神经损害另一种形式是以精神、意识障碍为主，表现为昏迷、谵妄、痴呆、精神行为异常等。其发病机制可能为自身抗神经细胞抗体或抗 α-烯醇化酶（NAE）抗体与甲状腺组织

和中枢神经系统共有的抗原发生了自身免疫反应，并累及血脑屏障。陈大舜认为自生免疫性抗体的产生即是浊毒之邪内生的过程，由此引起的甲状腺激素水平、血液系统以及转氨酶、血糖等血液生化指标的异常，均是因浊毒之邪阻碍气血运行，破坏阴阳平衡，进而兼合湿、热、瘀等病理产物，影响相应脏腑功能所致。脑为奇恒之腑，脑窍通过经络、奇经与五脏六腑相通，气液宣通为常，以化神机。病理状态下，内生邪气由肝风引动，上犯巅顶，阻滞经遂，蒙蔽清窍，致邪气壅盛，窍道不利，清阳不展，神机失用。

（四）药毒叠加，加重脑窍壅闭

目前认为，使用糖皮质激素对甲状腺素毒性脑病的治疗是必要且有效的。根据患者具体病情，可能还需要配合抗甲状腺功能、抗心脏毒性、抗感染、降温、镇静、补液等对症支持治疗。鉴于大剂量激素冲击对循环、代谢等多个系统的不良反应及抗甲状腺药的肝毒性、粒细胞毒性等，药毒亦当作为重要致病因素考虑。陈大舜通过总结临床经验发现，糖皮质激素药性偏于温燥，火热邪实者更易耗气伤血枯津，昏迷患者促醒后，往往气阴两虚、阴虚火旺征象明显，疾病逐渐由实转虚，治疗上当有所兼顾。使用抗甲状腺药后出现白细胞、中性粒细胞减少，亦应考虑药毒攻伐之性，适当加用益气扶正之品。另外，这些药物及措施的应用可能会在短时间内改变患者的症候，如退热药及物理降温改变热型，镇静药抑制患者躁动、谵妄状态，抗心脏毒性药物减慢心率，从而影响脉象诊查，等等。

二、辨治甲状腺素毒性脑病的用药特点

基于以上认识，在辨病与辨证相结合的思想指导下，陈大舜治疗甲状腺素毒性脑病以热毒痰浊闭窍证、肝阳化风夹痰证、气郁痰结火旺证三大主要证型为基础，以主证定主方，热毒痰浊闭窍证治以菖蒲郁金汤加减（石菖蒲、炒栀子、鲜淡竹叶、牡丹皮、郁金、连翘、灯心草、小通草、天竺黄、远志、莲子心、水牛角丝），肝阳化风夹痰证治以镇肝熄风汤加减（牛膝、生龙骨、生牡蛎、胆南星、天竺黄、生杭芍、玄参、天冬、川楝子、浙贝母、黄药子、茵陈），气郁痰结火旺证治以清痰汤加减（栀子、柴胡、黄芩、法半夏、化橘红、茯苓、瓜蒌、枳壳、浙贝母、青礞石、龙胆、青黛）。立法处方体现和法论治思想，调和阴阳，扶正祛邪，多法并用，结合辨证辨症经验用药，并注重毒性药物、含碘药物的应用，临床屡获良效。

（一）辨证用药

辨证论治是中医学特色之一，依据症候确立治法方药可有效改善临床症状。甲状腺素毒性脑病以神志、意识障碍为主要表现者，辨证为热毒痰浊闭窍证，急以清热化痰开窍促醒，可予成药安宫牛黄丸口服或鼻饲，醒脑静注射液静脉滴注等；以手足搐搦、肢体颤动、躁动不安或偏瘫为主者，属肝阳化风夹痰证，肝阳亢动则镇之以静，风痰入络走窜，陈大舜多选用血肉有情之品，如鳖甲、生牡蛎、蜈蚣、地龙、全蝎等，或重镇蛰潜，或入络搜邪；若以发热、多汗、心悸、失眠、焦躁为突出表现者，则辨证为气郁痰结火旺证，陈大舜常用金银花、白菊花、远志、酸枣仁、龙胆等，发散郁火，清热解毒。

（二）辨症用药

辨症用药体现了不同病种之间的特异性，针对性更强，可以弥补证型不足及主要证型不能涵盖的证候，甚至在后期临床症状消失之后，无“证”可辨的情况下，亦可以有针对性治疗。

1. 合并颈前肿块、结节者，痰瘀互结较甚者，加三棱、莪术、赤芍、白芥子、瓦楞子；肿块质地较坚硬，加山慈菇、丹参、紫背天葵、半枝莲等清热解毒散结；瘿肿疼痛者，则可用山慈菇、红芽大戟、蛤蚧，以攻毒镇痛。

2. 见眼球突出者，多为风毒上攻，加石决明、莱菔子、蒲公英熄风清热解毒；眼睛胀痛不适，加石菖蒲、白芷辛香化浊通窍；白睛瘀滞红赤，为风火扰目，则用菊花、泽漆、白蒺藜清肝经风热。

3. 服用抗甲状腺药后出现白细胞减少者，为药毒伤正，气阴亏虚兼瘀，用黄芪、生地黄、丹参、五味子等益气养阴，活血养血。其中五味子五味入五脏，《神农本草经·上经》中记载五味子“主益气，咳逆上气，劳伤羸度，补不足，强阴，益男子精”。

4. 甲状腺抗体滴度持续难降者，可加昆明山海棠、穿山龙、土茯苓、龙胆等，加强化浊解毒之功。“邪之所凑，其气必虚”，邪气稽留不散，必正气不能与之抗衡，另需配合益气扶正之品，扶正以祛邪。

（三）特殊用药

1. 含碘中药的运用　现代医学认为，甲状腺素毒性脑病患者若甲状腺功能亢进则需严格控制碘盐摄入，以免加重病情。而中医学应用含碘中药如昆布、海藻等治疗“瘿病”在晋代《肘后备急方》中就有记载，海藻玉壶汤、四海舒郁丸等方也多为后世所沿用。目前关于甲亢患者是否推荐使用含碘中药，尤其是富碘中药，尚无定论。陈大舜认为，诸如黄药子、浙贝母、海藻、昆布、牡蛎、海浮石、夏枯草等含碘中药，多具有滋阴清热，化痰软坚，散结消瘿的功效，既能内服，又能外敷，临床用之确能降低血甲状腺素水平，改善甲亢临床症状及甲状腺肿大之形态，减少抗甲状腺素药物的使用。其弟子胡方林等人总结了陈大舜治疗甲亢的经验，以甲亢方（黄芪、生地黄、白芍、夏枯草、知母、炒酸枣仁、牡蛎、玄参、柴胡、浙贝母、丹参、龙胆等）内服，配合甲亢平膏（由蒲公英、雷公藤、夏枯草、玄参、浙贝母、黄药子、莪术等组成）外敷，对治疗气阴两虚、阴虚火旺、痰瘀互结型甲亢进行实验研究及临床疗效观察，结果表明，上述治疗能明显改善甲状腺功能及高代谢症状。此外，尚有药理学证明不含碘且能降低血清甲状腺素的药物，如山慈菇、玄参、赤芍等，临床亦可拾而用之。

2. 毒性中药的运用　一般认为，代谢性毒性脑病避免使用毒性药物。陈大舜认为甲状腺素毒性脑病属急重症，主张有是证用是药，只要严格掌握其适应证、药量、用法，中病即止，不必拘于其毒性，陈大舜用于本病的毒性中药主要有白矾和朱砂等。

（1）明矾：味酸性寒，列为中国古代五毒之一。李时珍《本草纲目·石部》中总结其功效：“矾石之用有四：吐利风热之痰涎，取其酸苦涌泄也；治诸血痛，脱肛，阴挺，疮疡，取其酸涩而收也；治痰饮，泄痢，崩带，风眼，取其收而燥湿也；治喉痹痈疽，中蛊，蛇虫伤螫，取其解毒也。”陈大舜取其酸收苦泄之性，祛风痰，化湿浊，清热解毒之功，用于甲状腺素毒性脑病昏迷痰涎壅盛者，枯矾每次3g，温水溶化，配方中冲服即可。

（2）朱砂：主要成分为硫化汞，《中华人民共和国药典》中认为朱砂具有清心镇惊，安神，明目，解毒的功效。现代药理研究亦表明朱砂能降低大脑中枢神经的兴奋性，镇静安眠，同时具有抗心律失常，对抗脑损伤的作用。甲状腺素毒性脑病患者可逆性脑损伤客观存在，且常有兴奋、狂躁、心悸等临床表现，陈大舜认为其病机为心肝火旺，内扰神明，故朱砂用之切合病机。临床使用时注意朱砂煎煮加热后游离汞及可溶性汞含量增加而容易中毒，故入丸剂为宜。中成药安宫牛黄丸中即含朱砂，甲状腺素毒性脑病神志障碍，躁动不安者可选用。或者于临床配方中，每次0.3g，冲服。

三、医案举例

周××，男，29岁，主因意识障碍、狂躁伴发热14小时，于2017年1月27日入院。患者于1月26日18：00左右无明显诱因出现头痛，无呕吐，进而表现为精神狂躁不安，随即出现意识障碍，神志模糊，呼之不应，家属急送当地市中心医院急诊科求治，行颅脑及胸部CT未发现异常，甲型、乙型流感病毒抗原结果阴性，人感染H7亚型禽流感病毒抗原阴性，血常规示白细胞 $9.39\times^{9}$/L，中性粒细胞0.587，淋巴细胞比值0.338，红细胞 4.53×10^{12}/L，血红蛋白128g/L，血小板 217×10^{9}/L。该院急诊科组织全院相关科室会诊，诊断考虑发热意识障碍查因：甲亢危象？颅内感染？狂犬病？为进一步诊治，家属连夜将患者送往我院急诊科，入院时患者持续昏迷，躁动不安，呼吸气粗，头面汗出，无寒战、抽搐，未见大小便失禁，考虑患者病情危重，收入ICU病房住院。经进一步询问病史，家属代诉患者有甲亢病史2年半，1年前复查甲状腺功能三项提示正常，遂自行停用治疗药物（具体药物不详），8个月前再次复查时病情复发，但患者未继续服药治疗。且起病前1天上午，患者左手示指被自家狗咬伤，但家属否认狂犬病流行病史。体格检查：体温38.6℃，脉搏152次/min，呼吸25次/min，血压142/76mmHg，血氧饱和度100%；神志昏迷，痛苦面容，面色潮红，狂躁不安，查体不合作；皮肤温暖、潮湿，无花斑，面部对称，无明显突眼征，双侧瞳孔等大等圆，直径约2mm，对光反射迟钝。颈软无抵抗，甲状腺Ⅲ度肿大，无震颤及血管杂音；双肺呼吸音清，无啰音，心率 152 次/min，律齐，心音有力；四肢肌力查体不配合，肌张力不高，对疼痛刺激有回避动作，生理反射存在，病理反射未引出；伸舌不配合，脉疾滑。立即开通静脉通道，监测生命体征，予以物理降温，醒脑静注射液（主要成分：人工麝香、栀子、郁金、冰片）静滴清热凉血，开窍醒神，美罗培南粉针 0.5mg Q6h 静滴抗感染，依达拉奉注射液 30mg Bid 静滴清除氧自由基，泮托拉唑钠粉针剂 40mg Bid 静滴护胃，咪达唑仑 30mg 联合地佐辛 30mg 持续泵入镇静镇痛，患者躁动控制，仍神志昏迷，发热，心率快，急查心电图提示窦性心动过速。甲状腺功能：FT_3 20.31pmol/L，FT_4 118.56pmol/L，TSH 0.007μIU/mL，Anti-TG>500U/mL，Anti-TPO>1300U/mL，明确诊断：甲状腺危象，甲状腺毒性脑病。禁碘，加用丙硫氧嘧啶首剂 600mg，200mg Q6h 鼻饲注药拮抗甲亢，地塞米松注射液 5mg Q8h 静滴抑制炎性反应，艾司洛尔粉针剂 0.5g 静脉泵入联合盐酸普萘洛尔片 10mg Q8h 鼻饲控制心率，降低心脏毒性，配合肝水解肽粉针剂 100mg Qd 静滴护肝。进一步完善相关检查。血常规：白细胞 11.21×10^9/L，中性粒细胞比值 0.652，淋巴细胞比值 0.232，红细胞 4.68×10^{12}/L，血红蛋白 131g/L，血小板 260×10^9/L，C 反应蛋白 25.4mg/L，降钙素原 0.24ng/mL，乳酸 2.56mmol/L，肌酸激酶 1368U/L，肌酸激酶同工酶 27.63U/L，N-末端脑钠肽 929pg/mL，肝和肾功能、电解质、血糖、肌钙蛋白 I 定量、血气分析未见明显异常，皮质醇激素、促肾上腺激素测定、巨细胞病毒抗体、风疹病毒抗体、输血前四项均阴性。脑脊液常规、生化、脑脊液培养（需氧菌及厌氧菌）结果阴性。头部 MRI+DWI：左侧海马沟回、小脑蚓部稍饱满并信号异常。

1 月 31 日，患者神志转清，可简单对答，时有躁动，低热，头痛，反应稍迟钝，心率、血压正常，脑膜刺激征阴性，四肢肌力、肌张力正常，生理反射存在，病理征未引出，舌暗红，苔黄腐腻，脉弦数，转入神经内科继续治疗。综合以上检查，颅内感染及急性脑血管疾病依据不足，倾向考虑甲状腺毒性脑病，遂降级停用抗生素。复查甲状腺功能：T_3 3.31nmol/L，T_4 158.30nmol/L，FT_3 19.83pmol/L，FT_4 27.15ng/dL，TSH 0.007μIU/mL。甲状腺相关抗体（—）。继续予以地塞米松注射液 5mg Q8h 静滴，丙硫氧嘧啶 200mg Q6h，盐酸普萘洛尔片 10mg Q8h 口服控制甲亢，及其他对症支持治疗。中医辨证为痰热瘀结，浊毒郁闭证，治以清热涤痰开窍，理气活血，泻浊解毒，自拟方：水牛角丝（先煎）30g、土茯苓 30g、山慈菇 12g、黄药子 12g、天竺黄 12g、熟大黄 12g、柴胡 9g、郁金 9g、石菖蒲 9g、桃仁 9g、龙胆 6g、红花 6g、甘草 6g、人工牛黄（冲兑）3g，7 剂，水煎服，每日 1 剂，早、晚分服。

1 周后患者神志清楚，反应灵敏，语言流利，头晕，乏力，无头痛，两颧微微潮红，无发热，无心慌、汗出，夜寐欠安，饮食如常，大小便调。舌红，苔薄黄，脉弦细。2 月 6 日，复查脑脊液常规及生化未见异常，甲状腺功能：T_3 1.73ng/mL，T_4 10.58ng/dL，FT_3 4.67pg/mL，FT_4 2.04mg/mL，TSH 0.0015μIU/mL。甲状腺相关抗体（—）。肝肾功能未见明显异常。病情明显好转，改口服甲巯咪唑片 10mg Qd，盐酸普萘洛尔片 10mg Tid，肌苷片 0.2g Tid，鲨肝醇片 20mg Tid，醋酸泼尼松片 3mg Qd，连用 2 周后，每周减 5mg 至停药。中医辨证为风阳上亢，痰热结聚证，治以镇肝熄风，清热化痰，软坚散结。方用镇肝熄风汤加减：玄参 20g、生牡蛎 15g、煅龙骨 15g、生地黄 15g、醋龟甲 15g、牛膝 15g、黄药子 15g、天冬 10g、知母 10g、夏枯草 10g、白芍 10g、炒川楝子 10g、茵陈 10g、浙贝母 10g、甘草 6g。7 剂，服法同前。出院后定期门诊复查血常规、肝肾功能、甲状腺功能，调整用药。

按：本案诊断为甲状腺毒性脑病主要依据如下。有甲状腺功能亢进症病史，不规律服药；突发意识障碍并狂躁，无局灶性神经功能缺失症状和体征；甲状腺相关抗体成倍增高；头部影像学检查无特征性改变；糖皮质激素治疗有效；排除颅内感染、急性脑血管病、其他代谢性脑病、中毒性脑病诊断。

该患者的治疗体现了陈大舜和法论治的学术思想，围绕痰热瘀结，浊毒郁闭的基本病机，中西药并用，诸法并行，复方图治，调理脏腑功能偏颇，以匡复脑府神机常态。早期以痰热清注射液，开窍促醒为主，后治以清热涤痰，解毒开窍，理气活血，泻浊通腑，方中水牛角、人工牛黄、龙胆清热解毒，天竺黄、石菖蒲涤痰开窍，山慈菇、黄药子解毒散结消肿，柴胡、郁金理气解郁，桃仁、红花活血化瘀，土茯苓、熟大黄通腑泻浊，甘草调和诸药。患者经激素抗炎、抗甲状腺素毒性治疗后，病情明显好转，但仍有肝经风火之象，气阴亏虚渐显，予以镇肝熄风，清热化痰，软坚散结，标本兼顾。患者就诊及时，诊疗恰当，未遗留后遗症状出院，不失为一例成功案例。

陈大舜对高渗高血糖综合征的辨证治疗经验

高渗高血糖综合征（hyperosmolar hyperglycemic syndrome，HHS）在T1DM和T2DM中均可发生，国外报道的发病率不足<1%。是糖尿病急性代谢紊乱的另一临床类型，以严重高血糖、高血浆渗透压、脱水为特点，无明显酮症，患者可有不同程度的意识障碍或昏迷（<10%）。部分患者可伴有酮症，是糖尿病严重的急性并发症之一。虽然高渗高血糖综合征发病率较糖尿病酮症低，但死亡率高达40%～70%。本病中医学无相应病名，可归入“消渴病急症”范畴，根据其临床表现可诊断为“消渴病—呕吐”、“消渴病—腹痛”、“消渴病—厥脱”等，与《金匮要略》中的“厥阴消渴”也很类似。

一、高渗高血糖综合征的病因病机

高渗高血糖综合征是糖尿病基础上，多由于饮食失节、失治误治、劳欲过度、外邪侵袭等因素诱发加重。

（一）病因

先天禀赋不足，是引起消渴病的重要内在因素。《灵枢·五变》有“五脏皆柔弱者，善病消瘅”的描述，其中以阴虚体质最易罹患本病。

1. 饮食失节　《素问·奇病论》曰：“此肥美之所发也，此人比数食甘美而多肥也，肥者令人内热，甘者令人中满，故其气上溢，转为消渴”，“味过于甘，心气喘满，色黑，肾气不衡。”饮食失节，脾胃损伤，运化失职，积热内蕴，化燥伤津耗液。饮水不足，多见于口渴中枢敏感性下降的老年人，生活不能自理或昏迷的患者。失水过多，如发热、严重呕吐、腹泻等高糖摄入；饮大量高糖饮料或静脉输入高糖等。

2. 劳欲过度　《外台秘要·消渴消中》曰：“房室过度，致令肾气虚耗故也，下焦生热，热则肾燥，肾燥则渴。”肾主藏精，主水，肾阴为一身阴气之本，消渴日久，久病及肾，加之房劳，导致肾阴耗竭。

3. 外邪侵袭　在脾肺肾衰败、瘀血内结等基础上，感受风、寒、湿、热等外邪，进一步加重阴虚内热，阴津耗伤。如急性感染等应激状态引起血糖增高和脱水等因素。

4. 失治误治　医生诊察有失，辨证失准，以致用药失误，或手法操作不当等致病。如在病情长期控制不佳的基础上，使用糖皮质激素、利尿剂、甘露醇等药物，透析治疗，静脉高营养疗法等。如某些患者病程早期因误诊而输入大量葡萄糖液或因口渴而摄入大量含糖饮料可诱发本病或使病情恶化。

（二）病机

高渗高血糖综合征是在消渴内热伤阴、阴虚燥热等基础上，液竭津枯、气脱阳亡，或阴虚液竭血瘀，气阴两虚血瘀所致。

肾气虚衰，真阴不足，阴虚则燥热内生，变生他症。病位主要责之肺脾肾。《证治要诀·三消》曰：“三消得之，气之实，血之虚也，久久不治，气尽虚，则无能为力矣。”“气之实”即指燥热为患，“久久不治，气尽虚”则是燥热伤津耗气的结果，积热内生，耗损津液，脾不升清，津不上承于口，见口干喜饮，神差嗜睡，眼眶凹陷，皮肤干燥，弹性差，手指干瘪，舌红苔焦燥干裂，脉细，为气阴两虚，津液耗竭的表现；水谷精微流失，不能充养经脉四肢肌肉，可见乏力；肾阴不足，肾失封藏，膀胱不约，可见多尿；经西医降糖治疗后虽糖毒祛除，但正气更亏，气阴亏甚，故口干、乏力、多饮症状加重；心主神明，心失所养，故见心悸、胸闷、精神差；肝开窍于目，肝肾同源，目失所养，故见视物模糊。阴虚燥热，血脉瘀滞，脑脉痹阻或血溢脉外，表现为神昏、中风偏瘫等。

二、高渗高血糖综合征的临床特征

患者本身缺乏胰岛素，诱因的存在使之加重，结果使血糖升高，高血糖导致渗透性利尿，机体丢失水分和电解质如钾、钠，且失水大于失钠失钾；与此同时，机体相应的代偿功能下降（口渴中枢敏感性减退，抗利尿激素 ADH 释放减少），血液浓缩，导致肾血流量减少，血糖及钠排出减少，促进血糖、血钠进一步升高，引起恶性循环，结果出现严重脱水，并出现不同程度的意识障碍。

（一）临床症状

高渗高血糖综合征的临床症状：①患者多为 60 岁以上的老年人，2/3 有糖尿病病史。②起病多缓慢，最初 3～5 日内有前驱症状，如口渴、多饮、多尿加重，或出现消化道症状如恶心、呕吐等。③患者有明显的失水体征，如消瘦、眼球内陷、皮肤干燥、脉快而细等。④中枢神经系统损害症状，如偏瘫、偏盲、局限性抽搐、癫痫、失语等。⑤诱因症状，如肺部感染、尿路感染等。

（二）中医辨证分型

高渗高血糖综合征辨证如下。①毒热内蕴证：高热，烦躁，神昏，恶心呕吐，舌质红绛，脉数。②热扰心神证：神昏谵语，躁扰不宁，口渴，面赤，心悸失眠，舌红苔黄，脉数。③气随精脱证：面色苍白，口唇青紫，汗出肢冷，呼吸微弱，舌淡脉细数等。④阳脱证：冷汗淋漓，身凉肢厥，神倦息微，面色苍白，脉微欲绝，舌淡苔润。

（三）并发症

本病若诊治不及时，病情加重，后果严重，可出现一系列并发症：如血管栓塞，循环障碍，心力衰竭，肾衰竭，呼吸衰竭，呼吸窘迫综合征，应激性溃疡所致消化道出血，弥漫性血管内凝血（DIC），脑水肿，脑血管意外，严重心律失常，传导阻滞等。这些是多脏器功能衰竭的表现，多发生于昏迷的患者。

三、高渗高血糖综合征的中西医结合治疗

高渗高血糖综合征的治疗以中西医结合治疗为主，高血糖高渗状态得到有效的改善是抢救成功的关键。中医治法益气养阴，清热润燥，活血化瘀通脉。

（一）西医治疗

西医主要予以积极小心补液，包括口服及静脉两个途径改善高渗状态，24 小时补液量可达 6000～10000mL。休克患者应另予血浆或全血。配合持续小剂量普通胰岛素静脉泵入，一般来说本症患者对胰岛素较为敏感，因而胰岛素用量较少。补钾要及时。

（二）中医治疗

中医治则为益气养阴，清热润燥，活血化瘀通脉。

1. 选择益气养阴生脉注射液或参麦注射液等中成药。现代药理研究证明生脉散具有强心，增加冠状动脉血流量、改善心肌缺血、调整心肌代谢增强其耐缺氧能力、抗心律失常及改善微循环、抗休克、抗氧自由基、增加钙内流等作用。活血化瘀中成药如血栓通、丹红注射液、疏血通注射液等，其中血栓通能降脂、抗凝和抑制过氧化反应，减轻血管内皮损伤，可发挥溶栓、抗栓作用，还可增加外周血流量，降低毛细血管通透性，改善心脑缺血缺氧症状等。如出现神志改变者可选用醒脑静注射液等醒脑开窍、清热凉血。

2. 辨证选择左归降糖方、消渴方、生脉饮、七味白术散、六味地黄丸、玉女煎加减为主方。用药以生地黄、太子参、玄参、北沙参、五味子、枸杞子、女贞子、桑椹、天花粉、知母等益气养阴，生石膏、菝葜、大青叶、西瓜汁、生葛根等清热解毒，丹参、川牛膝、虎杖、牡丹皮、鸡血藤、生大黄等活血化瘀通脉。

3. 阳中求阴，补而能动，和法论治提高疗效。陈大舜强调，人体津液气化有度，阳气散发则为湿为热，阴虚阳气聚合则燥生，燥湿同源同体，临床用药在一派养阴润燥时，注意加用土茯苓、茯苓、泽

泻、猪苓等；特别是大量补液后，注意加用桂枝、附片等通阳化气，使补阴有流动之性，阳中求阴春风化雨以和润脏腑。

中药辨证论治时也要注意：①补阴配方时选择使用大剂量药汁、鲜药，如：藕汁、生葛根汁、生地黄汁、麦冬汁、桑椹汁、天花粉汁、天冬汁、梨汁、冬瓜汁，甚至人乳汁等。②酌加活血化瘀药物，如丹参、川芎、郁金、鬼箭羽、山楂、当归等。③煎药时可不必拘于煎至 200mL，乃至 1 日可以服药 1000～3000mL。④服药亦可不止于 2 次，一般可采取多次频饮的服药方法，不拘时频频饮之。如神志改变，不能吞咽者，可鼻饲中药汤剂。总之，通过治疗达元气充沛、阴津布达、气血冲和之功。

四、医案举例

患者刘××，男，47 岁，因“全身乏力、恶心 10 日，加重伴头晕半日”于 2017 年 8 月 14 日入院。入院时症见：头晕，全身乏力，时有耳鸣、胸闷心悸，精神较差，不欲饮食，夜寐欠安，近 10 余日体重减轻约 10kg。舌质红，苔厚而干，脉滑细数。既往有冠心病、高脂血症病史，2016 年曾行垂体瘤切除术，术后持续服用甲泼尼龙片剂 8mg Qd；甲状腺激素减低，长期服用左甲状腺素钠片剂 50μg Qd。否认食物、药物过敏史。入院时体格检查：体温 36.7 ℃，脉搏 108 次/min，呼吸 20 次/min，血压 130/95mmHg，满月面容，神志清楚，精神状态较差，言语流利，查体合作，对答切题，全身肤温稍高，全身皮肤弹性尚可，口唇无发绀，双侧瞳孔等大等圆，直径约 3mm，对光反射灵敏，伸舌无偏斜、震颤、居中，颈软；双肺呼吸音清，未闻及明显干、湿啰音，心律齐，心律 108 次/min，各瓣膜区未闻及病理性杂音；腹部膨隆，向心性肥胖，腹软，无压痛及反跳痛，肝、脾肋下未扪及，肠鸣音尚可，双下肢不肿；左上肢肌力 5 级，左下肢肌力 4 级，右上肢肌力 5 级，右下肢肌力 4 级，深、浅感觉正常，位置觉、振动觉正常，生理反射正常，病理反射未引出；走“一”字步正常，指鼻试验（+），跟膝胫试验（+），闭目难立征（+）。入院后完善相关检查。快速血糖：升高；血常规：白细胞 17.6×10^9/L，中性粒细胞数 13.54×10^9/L，血红蛋白 164g/L，血细胞比容 53.50%，血小板 322×10^9/L，C 反应蛋白 16.45mg/L；尿常规：隐血实验（++），尿蛋白（+/−），葡萄糖（++++），红细胞22/μL，白细胞 25.5/μL，管型 3.68/U；血酮 3.56mmol/L，血糖 55.30mmol/L，糖化血清蛋白 760μmol/L；肾功能：肌酐 307μmol/L，尿素 17.10μmol/L，尿酸 908μmol/L；血浆渗透压：334mOsm/L；血清碳酸氢根 17.02mmol/L，动脉血 pH 7.40；肝功能：总蛋白 58g/L，清蛋白 29.8g/L，清球比 1.06，谷草转氨酶 47U/L；心肌酶：肌酸激酶 314U/L；电解质：钠 155.10mmol/L，氯 110.50mmol/L，镁 1.31mmol/L，钙 2.92mmol/L；激素水平：皮质醇 954.9nmol/L，促肾上腺皮质激素 6.14pg/mL，生长激素 0.03ng/mL，T_3 0.35ng/mL，FT_3 1.39pg/mL，TSH0.0274mIμ/mL。颅脑 CT 平扫：①“垂体瘤术后”改变；②双额叶软化灶；③脑白质脱髓鞘变性，轻度脑萎缩。中医诊断：消渴病（气阴两虚，湿浊内阻证）。西医诊断：①高血糖高渗综合征，糖尿病酮症；②腺垂体瘤术后，腺垂体功能减退；③肾前性氮质血症；④冠心病；⑤高脂血症。治疗上予以积极补液改善高渗状态，持续注射小剂量普通胰岛素降糖，头孢哌酮钠-他唑巴坦钠抗感染，纠酸，改善脑循环及营养支持等对症治疗。中医治疗上根据患者症状及舌脉象，证属气阴两虚、湿浊内阻证。治以益气养阴、健脾祛湿法。予以生脉注射液益气养阴生津，天麻素祛风定眩。中药汤剂生脉散加减：天冬、山药、天花粉、鬼箭羽、猪苓各 15g，白参、桂枝、盐泽泻、蒲黄、山茱萸各 10g，土茯苓 30g，五味子 3g。3 剂，每日 1 剂，水煎至 2000mL，分多次温服。3 日后患者头晕、全身乏力、精神状态较前好转，血酮转阴，血清肌酐水平下降，改为胰岛素皮下注射，并根据血糖情况进行剂量调整，舌质淡红，苔少而润，脉细数。效不更方，拟原方继服 5 剂。8 月 23 日好转出院后，定期门诊仍以益气养阴中药加减内服，西药服用甲泼尼龙片、左甲状腺素钠片、二甲双胍缓释片，病情控制良好。

按：本案确诊 HHS 的根据主要如下。①血糖＞33.3mmol/L；②血浆渗透压≥320mOsm/L；③血清碳酸氢根≥15mmol/L，动脉血 pH≥7.30；④血酮体升高。

本案患者平素嗜食肥甘，脾失健运，致痰浊湿盛；且患者长期血糖控制不佳致肾气不足、肾不主水则气化摄纳失司，水液不能正常运行而聚湿成痰；同时患者长期久坐少动、劳逸失调，而致气血运行不畅。痰湿内生，阻滞脑络，痰瘀互结。痰湿上泛侵扰于脑部，蕴结成瘤，手术耗气伤阴留瘀。肺燥胃热肾虚，津液化源乏绝，发为消渴；燥热郁闭于内，则津液不得宣化而成湿，《素问·六元正纪大论》曰“燥极而泽”。《证治要诀·消渴》曰：“三消得之气之实，血之虚，久久不治，气尽虚，则无能为力矣。”消渴日久不治，最终导致患者出现全身乏力，机体消瘦，神差，舌质红，苔厚而干，脉滑细数等气阴两虚，湿浊内阻的表现。故本案在方中选用白参滋养肺阴，五味子以益肺金之气，在上则滋源，在下则补肾，天花粉以滋肺胃之阴，山药补脾胃之阴，天冬滋阴润燥，山茱萸酸涩敛固；配合盐泽泻、猪苓以利水渗湿，兼以土茯苓健脾除湿，鬼箭羽、蒲黄活血通经，桂枝有通阳化气之功，共奏补脾助运之功，可使滋阴而无滞结之患。全方配伍，以益气养阴为主，兼以健脾祛湿，以达津收、气健、血活、湿祛之效。

五、小结

由于高渗高血糖综合征的发病率不高，中医药治疗的经验较少。陈大舜长期从事糖尿病的临床研究，这些临床经验弥足珍贵。

陈大舜辨治糖尿病腹泻的学术思想和临证经验

陈大舜认为糖尿病腹泻属于中医学“泄泻”范畴，即现代中医学“消渴肠病”，对糖尿病腹泻具有独到见解，在临证时基于“魄门亦为五脏使”论治糖尿病腹泻，临床疗效显著，现将陈大舜治疗糖尿病腹泻的学术思想和临证经验总结于下。

一、糖尿病腹泻的病因病机

糖尿病腹泻多发生于糖尿病病程较长，血糖控制较差的糖尿病患者，多同时伴有周围神经病变及自主神经功能紊乱的表现。陈大舜认为糖尿病腹泻的根本病机在于五脏气机升降失调，魄门启闭功能障碍；内生邪气交冱壅滞，五脏与魄门使道阻塞。

（一）五脏气机升降失调，魄门启闭功能障碍

《素问·五脏别论》曰：“魄门亦为五脏使，水谷不得久藏。”魄门系指肛门、直肠及乙状结肠之下截。古之肛门病包括肛门直肠病及部分乙状结肠病。有人认为“魄门亦为五脏使，水谷不得久藏”体现了“和五脏、促变易”的原则，可指导糖耐量减低的辨证治疗。有人认为体现了“脑肠互动”，可指导肠易激综合征的病机解读。魄门的生理功能即排泄大便，大便干结或泄泻不止与五脏功能相关。

《灵枢·五变》曰：“五脏柔弱者，善病消瘅”，说明五脏真元亏损是消渴发病的重要原因。张介宾曰：“虽诸脏糟粕固由其泻，而脏气升降亦赖以调，故亦为五脏使。”糖尿病腹泻的发生与五脏及魄门关系密切，多由脏腑功能失调所致。《素问·阴阳应象大论》曰：“清气在下，则生飧泄”，糖尿病日久，五脏正气受损，气化功能失调，水谷精微之气不能输化，升清降浊功能失常，清阳之气不升反下陷，分利无权而水湿并入魄门遂致泄泻。

1. 肺与大肠相表里　张景岳《类经·奇恒藏腑藏泻不同》曰“大肠与肺为表里，肺藏魄而主气，肛门失守则气陷而神去，故曰魄门”。肺朝百脉而主治节，包括对肠腑的调节以及对饮食物的消化、吸收和排泄过程的调节。《类经·十二经病》曰：“大肠与肺为表里，肺主气，而津液由于气化，故凡大肠之或泻或秘，皆津液所生之病，而主在大肠也。”消渴病属上焦者，多为阴津亏虚，燥热内盛，肺受燥热所伤，则不能敷布津液而直趋下行，肺移热于大肠，大肠主津功能失常，大肠中水液不得吸收，水与糟粕俱下而成泄泻。

2. 肝借道大肠以降泄浊气　肝为风木之脏，生火之源，疏布少阳生发之气，化生少火，如温煦之阳蒸发精微物质濡养全身，从而保证全身正常的生理功能。《灵枢·本脏》曰：“肝脆则善病消瘦易伤。”

黄昆载提出："消渴者，足厥阴之病也。"王钢柱首次提出了"肝失调畅、气机紊乱是糖尿病发生发展的病机关键"。叶天士言："人身气机合乎天地自然，肝从左而升，肺从右而降，升降得宜，则气机舒展，人身精气输布而流行"。陈英杰指出："肝寄腑于大肠，大肠具金体而兼土性，肝借道大肠以降泄浊气。肝类木，喜条达而恶抑郁，大肠的降浊和魄门传导糟粕功能正常，方能使肝之疏通、条达、升发、畅泄有节，而肝的疏泄和藏血濡养功能正常，能使全身气机条达生发。"糖尿病日久，情志不畅，肝失疏泄则津液输布失常，影响肺、脾胃、大肠、小肠等气化功能，饮食物的消化、吸收和排泄过程失调则泄泻。

3. 脾胃升清降浊　糖尿病腹泻与脾胃密切相关，《圣济总录·消渴》曰："消渴饮水过度，内浸脾土，不能制水，故胃胀则为腹胀之疾也。"《灵枢·本脏》曰："脾脆，则善病消瘅，易伤。"《灵枢·口问》曰："中气不足，溲便为之变。""清气在下，则生飧泄"，消渴日久，脾胃受损，脾失健运，水谷精微之气不能输化，水湿困脾，使脾之升清降浊功能失常，清阳之气不升反下陷，分利无权而水湿并入大肠，遂致泄泻。《证治汇补·消渴》曰："五脏之精华，运化于脾，脾盛则心肾交，脾健则津液自化。"此时，消渴本病表现已不明显，而主要表现为大便溏薄，甚至水样、乏力、腹胀、畏寒、精神倦怠、面色无华、纳差等全身虚弱征象。

4. 心主使肛门启闭治节　《素问·灵兰秘典论》曰："心者，君主之官也，神明出焉……故主明则下安……主不明则十二官危。"《医学源流论》曰："心为一身之主，脏腑百骸皆听命于心。"魄门乃"肛门为大肠之候"，为七冲门之一，它的启闭治节必然听命于心。《证治要诀》曰："消心之病，用心过度致心火上炎，渴而消。"消渴病主要表现为三焦燥热，燥热不断耗气伤阴，进而累及于心，日久则心阴、心阳耗伤。心居上，属阳，在五行属火，心阳下济肾阳，可促进肾阳温煦大肠之阳气，影响魄门的开阖，心阳亏损，肾失温煦，不能腐熟水谷，可成命门火衰之泄泻。

5. 肾司二便　《素问·六节脏象论》曰："肾者，主蛰，封藏之本，精之处也。"肾藏精主水、主封藏，为胃之关，开窍于前后二阴，司二便，肾寓真阴真阳，为"先天之本"，是人体生命活动的源泉，大肠的传导功能依赖于肾阳的温煦和气化，肾居下，属阴，在五行属水。糖尿病日久耗伤肾精，肾阳亏虚，脾失温煦，不能腐熟水谷，可成命门火衰之泄泻。《景岳全书·泄泻》曰："今肾中阳气不足，则命门火衰……阴气盛极之时，即令人洞泻不止也。"

（二）内生邪气交冱壅滞，五脏与魄门使道阻塞

《素问·灵兰秘典论》曰："大肠者，传导之官，变化出焉。"《素问·五藏别论》曰："六府者，传化物而不藏，故实而不能满。"指出大肠的主要功能是运输传送水谷消化后的产物，是传导糟粕之官，以通为顺。陈大舜认为本病大多乃正虚邪恋之病，由脏腑功能失调，气血不和，燥热、血瘀、痰凝、湿热等一系列浊邪瘀堵，积聚，五脏与魄门使道阻塞而成。

1. 燥热、痰湿　《医原·百病提纲论》曰："内湿起于肺、脾、肾，脾为重，肾为尤重；盖肺为通调水津之源，脾为散输水津之本，肾又为通调散输之枢纽。"张仲景曰："邪热不杀谷，然热得于湿则飧泄也。"糖尿病以燥热为本，燥热由心肺而生，燥热最伤肺胃，肺胃阴伤；泄泻日久则脾阳亏虚，中州升降失常，阳虚内生寒湿，若外受湿热疫毒之气侵及肠胃，郁遏于中焦，湿热郁蒸，肠腑传化失常故有时会表现为上焦燥热、下焦寒湿之寒热错杂证；同时，肾水寒生内湿，湿邪无从退去而生内热；湿热迫于肠，则生泄泻，故而消渴伴腹泻相映而生。

2. 瘀血、浊毒　李东垣曰："消者，烧也……熏蒸日久，气血凝滞。"消渴中后期多挟瘀血，如阴虚燥热灼血成瘀，久病入络成瘀，阳虚寒凝致瘀，气虚气滞致瘀等，与心、肝、肺密切相关。《灵枢·脉度》曰："气之不得无行也，如水之流，如日月之行不休，故阴脉荣其脏，阳脉荣其腑，如环之无端，莫知其纪，终而复始，其流溢之气，内灌脏腑，外濡腠理。"血液循行于脉络之中，在气的推动下，循环无端地滋润五脏六腑、皮肉筋骨。血液的运行与心、肝、肺脏器的功能密切相关。心主血脉，推动着脉管内血液的流动；肝主疏泄，调达全身气机，气行则血行；肺主气，司呼吸，主治节，调控人体全身的气机；故心、肝、肺三脏气机失调均可导致淤血形成。

综上所述，糖尿病腹泻的产生与五脏气机失调，内生邪气交冱壅滞密切相关。人体是一个整体，五脏六腑功能是协调统一的，所以糖尿病腹泻在发病中往往涉及多个脏腑，包括肝肺不和、肺失宣肃，肝脾不调、脾胃虚弱，脾肾阳虚，心肾不交、肾失摄纳，以及燥热、痰湿、湿热、瘀血等阻滞肠道等。

二、糖尿病腹泻的临证经验

（一）调节五脏气机

糖尿病腹泻乃五脏气机失调而成，人体通过肝升肺降，脾升胃降，心肾水火既济来完成营养的吸收布散，糟粕的排出，故魄门的病变，常从五脏辨证治疗；临床上最常见的证型包括肺脾气虚、脾胃虚弱、肝郁乘脾、脾肾阳虚、心肾不交等。

1. 肺脾气虚　糖尿病久病者脾必虚，脾虚则湿胜，湿胜则生飧泄，日久损伤肺气，令肺金不足，致运化失司。其泄泻之根本是病在脾胃，故应注重补益脾肺、清肃肺金，唐宗海《中西汇通医经精义·脏腑之官》曰：“大肠所以能传导者，以其为肺之腑。肺气下达，故能传导，是以理大便必须调肺气也。”陈大舜予参苓白术散健脾助运，合补肺汤补肺益气、止咳平喘。

2. 脾胃虚弱　《灵枢·本脏》曰：“脾脆，则善病消瘅，易伤。”指出糖尿病腹泻的发生首先责之于先天脾脏功能异常，或久病思虑过重，脾失健运，水谷精微失布，水湿内生，水湿下注故见泄泻。《素问·阴阳应象大论》曰：“清气在下，则生飧泻。”脾气虚者予健脾益气，用以参苓白术散、补中益气汤加味，药物常用炒白术、山药、党参、茯苓、白扁豆、炙黄芪、薏苡仁等。

3. 肝郁乘脾　肝失疏泄，横逆犯胃，表现为腹泻、肠鸣矢气、腹痛而欲泻，泻后常痛减等肠胃症状，治以补脾泻肝，使情志条达，方用柴胡疏肝散、逍遥散、痛泻要方等，补脾土而泻肝木，调气机以止痛泻。

4. 脾肾阳虚　消渴以虚证为本，本源空虚，继之仓廪空虚，脾胃功能衰退，运化失司，水湿无排泄通道，留守体内而生湿浊，同时，肾水寒，伤脾阳，脾肾失温，寒凝阴停，水谷不化，发注于下，共和为泻。治疗上采取健脾、补肾、温阳类中药为主，方用附子理中丸、四神丸等，药物常用淫羊藿、九香虫、刺猬皮、鹿角胶、巴戟天、灵芝、红景天等。

5. 心肾不交　心阳须下降于肾，使肾水不寒；肾阴须上济于心，使心火不亢。大肠的传导功能依赖于肾阳的温煦和气化，心阳下济肾阳，可促进肾阳温煦大肠之阳气，心阳亏损，肾失温煦，不能腐熟水谷，可成命门火衰之泄泻。治以益气养心，温肾助阳，常用方剂苓桂术甘汤、真武汤等，药物常用茯苓、附子、干姜、桂枝、炮姜、肉桂等。

（二）清热燥湿，解毒化瘀，养阴生津

糖尿病腹泻以腹泻为突出症状，病理因素与痰浊、瘀血、气滞、湿热、燥热等内生邪气相关，根据其病理因素不同，陈大舜常选用不同的药物辨病辨证治疗。

1. 清热燥湿　痰浊、湿热乃由脾虚而成，故以健脾益气、清热利湿为法，常用苍术、炒白术、木香、黄连等。若湿热较重者予萆薢、滑石、苍术、泽泻清热利湿，黄柏、土茯苓、秦皮利湿解毒。

2. 解毒化瘀　消渴中后期多挟瘀血，“经年累月，外邪留着，气血皆伤，其化为败瘀凝痰，混处经络”。叶天士《临证指南医案》曰：“初为气结在经，久则血伤入络”，即所谓“久病入络”。药物常用柴胡、枳壳、香附、香橼、佛手、乌药、陈皮宣畅气机；川芎、丹参、红花、赤芍、牡丹皮、五灵脂、蒲黄活血化瘀；黄连、龙胆、栀子、青黛清热解毒。

3. 养阴生津　糖尿病腹泻乃燥热津亏之证，湿热内生日久亦耗伤阴液，故陈大舜在糖尿病腹泻治疗中属燥热、湿热者常加用养阴生津之品，常用药物有沙参、麦冬、玉竹、黄精、西洋参等。

（三）应用特殊的降糖中药

中药降糖绝对没有西药快。但是，有目的使用降糖中药是辨病论治的中医特色之一，有助于糖尿病整体调控、降低胰岛素抵抗、改善症状、抵消西药降糖的不良反应。陈大舜经常使用的糖尿病特殊药物有鬼箭羽、金刚刺、黄连、生石膏、苦瓜根、玉米须、生麦芽、茯苓、葛根、菟丝子、乌梅、苍术、白

术、仙鹤草、地骨皮、苍耳子、泽泻、山药、玉竹、天花粉、玄参、黄精、桑叶、桑白皮、桑椹、五倍子、桔梗、灵芝、淫羊藿，等等。

三、病案举例

患者李××，男，66岁，因“血糖升高11年，腹泻3个月”于2012年8月23日由门诊以“2型糖尿病、腹泻查因”收住入院。患者11年前无明显诱因出现口干，多饮，多食，多尿，体重减轻症状，查血糖升高，最高达56mmol/L，在外院诊断为“2型糖尿病”，当时予以70/30混合人胰岛素（诺和灵30R）治疗，具体治疗方案不详，血糖控制欠佳，2007～2011年多次发生糖尿病酮症酸中毒。2012年1月患者左足跟因烤火烫伤后溃烂，在另一医院治疗，予以局部换药后痊愈，降糖方案改为赖脯胰岛素注射液早10IU、中8IU、晚10IU，睡前重组甘精胰岛素注射液25IU，患者血糖控制欠佳。3个月前无明显诱因出现腹泻（伴腹痛）：每日10余次，呈黄色糊状或稀水样，自服“蒙脱石散”等药物治疗后无明显改善，遂住院治疗。行结肠镜检查提示：①升结肠黏膜隆起性病变：息肉？其他？②乙状结肠、直肠炎。病理学检查：（升结肠）腺瘤性息肉。予以行“升结肠息肉高频电切除术，横结肠息肉射频消融术”，术后予抗感染等对症支持治疗后患者症状无明显改善，患者自行将胰岛素方案改为赖脯胰岛素注射液早8IU、中6IU、晚9IU；睡前重组甘精胰岛素注射液20IU，求进一步系统治疗于2012年8月23日来我院就诊，门诊以“2型糖尿病、腹泻查因”收住我科。入院症见：腹泻，腹痛，约进食4小时后开始，黄色糊状或稀水样便，无血便，每日腹泻10余次，四肢肢端麻木，视力较前下降，纳食尚可，寐欠安，小便调。既往史：1年前行骨髓穿刺确诊为“慢性淋巴细胞白血病”，曾使用“留可然”及“干扰素”治疗；否认肝炎、结核等传染病病史；否认高血压、冠心病等慢性疾病病史；否认手术、外伤史，否认输血史，预防接种史不详。否认食物、药物过敏史。既往有“甲醇”、“二甲苯”等化学药品接触史。舌淡暗，苔少，脉弦细。入院体格检查：体温36.5℃，脉搏82次/min，呼吸20次/min，血压115/75mmHg；慢性病容，神志清楚，精神状态良好；眼球运动未见异常，巩膜无黄染，瞳孔等大等圆，直径约3mm，对光反射灵敏；呼吸运动未见异常，肋间隙未见异常，语颤未见异常，叩诊清音，呼吸规整，双肺呼吸音清晰，双侧肺未闻及干、湿啰音，无胸膜摩擦音；心前区无隆起，心尖搏动未见异常，心浊音界未见异常，心率82次/min，律齐；腹平坦，无腹壁静脉曲张，腹部柔软，无压痛、反跳痛，腹内未触及包块；肝、脾肋下未触及，Murphy征阴性，肝区无叩击痛，肾区无叩击痛，无移动性浊音；肠鸣音亢进，10次/min。足背动脉搏动减弱；四肢肌力、肌张力正常，生理反射正常，病理反射未引出；左足背皮肤可见色素沉着，双足胫前皮肤可见散在皮肤色素沉着。入院诊断：中医诊断：泄泻脾气亏虚证。西医诊断：①腹泻查因，糖尿病自主神经病变？急性肠炎？慢性淋巴细胞白血病相关性腹泻？②2型糖尿病，糖尿病肾病，糖尿病周围神经病变，糖尿病足；③慢性淋巴细胞白血病。入院进一步检查。血常规：白细胞 26.73×10^9/L，中性粒细胞0.1164，单核细胞0.0064，淋巴细胞 23.34×10^9/L，淋巴细胞比率87.34%，红细胞 3.44×10^{12}/L，血红蛋白110g/L，血小板 89×10^9/L，考虑为慢性淋巴细胞白血病血液系统改变；大便常规：白细胞1～3/HP，考虑患者肠道炎症反应；肝功能：球蛋白15.1g/L，清球比2.8，其余均正常，无特异性临床意义；电解质：钠148mmol/L，钾3.0mmol/L，提示低钾血症；空腹葡萄糖8.45mmol/L，餐后2小时血糖19.1mmol/L，空腹C肽0.186ng/mL、糖化血红蛋白6.33%，提示胰岛功能极差；外周血涂片：淋巴细胞比例高，异型淋巴细胞4%。泌尿系彩超右肾囊肿，前列腺肥大，双下肢静脉彩超未见明显异常。入院后邀请血液科会诊，接会诊意见诊断为慢性淋巴细胞白血病，建议：①可继续口服“留可然”治疗，控制白细胞 $<10\times10^9$/L；②行腹部CT排除有无淋巴结肿大。上腹部CT：①右肾上极囊性低密度灶，考虑右肾小囊肿，建议B超。②肝胆胰脾腺及左肾CT平扫未见异常。③主动脉及双侧髂动脉粥样硬化。结合患者病史、症状、体格检查、辅助检查等结果，明确诊断为：糖尿病自主神经功能病变（糖尿病腹泻）。治疗上予盐酸小檗碱片剂0.3g口服及双歧杆菌三联活菌肠溶胶囊420mg口服Tid调节肠道菌群、止泻；甲钴胺注射剂500μg肌注Qd及前列地尔注射液10μg+0.9%氯化钠注射液100mL静滴Qd改善微循环；早餐

及晚餐前赖脯胰岛素注射液 7IU，中餐前 6IU 及睡前重组甘精胰岛素注射液 17IU 强化降糖；氯化钾缓释片 1g Tid 补充钾等对症支持治疗。中医遵循急则治其标原则，患者目前以腹泻为主症，中医考虑为泄泻，辨证为脾气亏虚，治以健脾补肾。方以痛泻要方合四神丸加减：陈皮、党参、白芍、木香、甘草、五味子、白术、肉豆蔻霜、吴茱萸各 5g，防风、茯苓各 10g，广藿香 6g，葛根 30g，乌梅 15g。水煎服，每日 1 剂，早、晚分服。经上述治疗后患者腹泻症状明显好转，每日 2 次，质稀，量少，伴腹胀，余未诉明显异常，于 2012 年 9 月 8 日出院。

按：本患者因消渴日久，脾肾受损，脾失健运，水谷精微之气不能输化，寒湿内生，水湿困脾，使脾之升清降浊功能失常，清阳之气不升反下陷，分利无权而水湿并入大肠，遂致泄泻。泄泻日久，脾病及肾，肾阳亏虚，脾失温煦，不能腐熟水谷，可成命门火衰之五更泄泻。本患者乃脾肾阳虚，湿邪内蕴导致，正合病机，治以痛泻要方合四神丸加减。痛泻要方出自《丹溪心法》，具有调和肝脾，补脾柔肝，祛湿止泻之功效。方中白术苦温，补脾燥湿，为君药；白芍酸寒，柔肝缓急止痛，与白术配伍，为臣药；陈皮辛苦而温，理气燥湿，醒脾和胃，为佐药；防风燥湿以助止泻，为脾经引经药，故为佐使药。《医方集解·和解之剂》曰："此足太阴、厥阴药也。白术苦燥湿，甘补脾，温和中；芍药寒泻肝火，酸敛逆气，缓中止痛；防风辛能散肝，香能舒脾，风能胜湿，为理脾引经要药。陈皮辛能利气，炒香尤能燥湿醒脾，使气行则痛止。数者皆以泻木而益土也。"四神丸出自《证治准绳》，用于肾阳不足所致的泄泻；方中补骨脂辛苦大温，能补相火以通君火，火旺乃能生土，《本草纲目》曰"治肾泄"，故以为君；臣以肉豆蔻温中涩肠，与补骨脂相伍，既可增温肾暖脾之力，又能涩肠止泻；吴茱萸温脾暖胃以散阴寒；五味子酸温，固肾涩肠，合吴茱萸以助君、臣药温涩止泻之力，为佐药。诸药合用，脾火旺土强，肾泄自愈。《绛雪园古方选注》曰："四种之药，治肾泄有神功也。"两方合用，再加用葛根升阳止泻，乌梅涩肠止泻，全方共奏温肾健脾，涩肠止泻之功。

四、小结

目前对于糖尿病腹泻的西医病理机制尚未完全明了，治疗尚无特效的办法，西医仅以对症治疗为主。陈大舜基于"魄门亦为五脏使"理论论述糖尿病腹泻的发病机制，符合本病的中医病因病机，采用调节五脏气机及清热利湿、活血化瘀、养阴生津，应用特殊的降糖中药等方法治疗，故临床疗效显著。

陈大舜治疗 2 型糖尿病常用药对拾撷

陈大舜擅治内科疾病，尤其是糖尿病及其并发症的诊治，继承并发扬张景岳"阴阳互济"之法，结合自己的学术研究与临床经验，总结出以左归降糖方为主的一系列治疗糖尿病及其并发症的效方，临床验证安全有效。

一、黄芪配枸杞子

根据陈大舜 2 型糖尿病中医证治研究经验，气阴两虚证是最常见的证型，此药对便着眼于 2 型糖尿病气阴两虚证型。在病机上属于阴虚内热，灼伤津液，阴损及阳，阳气不足，气虚血行不畅。黄芪甘温，善入脾胃，是补气健脾要药；对消渴病脾虚不能布散津液之机，有补气生津、促进津液生成与输布之效。枸杞子甘平，归肝、肾经，肝肾同源，能补益精气，滋肝肾之阴。消渴气阴两伤，两药伍用一阴一阳，阴阳相合，气阴双补，相互促进，共收补脾气，益肾阴之功。临证时，黄芪 15～20g，枸杞子 15g。因药对针对于基本病机、证型，陈大舜在临床中几乎方方必用。根据现代药理学研究，黄芪可改善组织对胰岛素的敏感性、抑制小肠内 α-葡萄糖苷酶的活性、对抗肾上腺素等多种途径降糖；枸杞子有修复受损胰岛 β 细胞并促进其再生而发挥降糖作用，并有提高胰岛素的趋势。

二、熟地黄配山茱萸

熟地黄、山茱萸为陈大舜经验方左归降糖方君臣之药，临证中常相须为用，尤其针对于糖尿病肝肾阴虚证型。同时，熟地黄配山茱萸是陈大舜继承、发扬张景岳“阴阳互济”理论的体现。熟地黄甘温质润，归经肝肾，补血养阴，生精填髓，“大补五脏真阴”；山茱萸补益肝肾，既能益精，又可助阳，寓意“阳中求阴”；酸涩性温，固涩滑脱，收敛元气。熟地黄以补为主，山茱萸以敛为要，二药配伍，强阴益精，大补元气，治疗糖尿病甚妙。常用剂量熟地黄 15g，山茱萸 10g。可临证加减，若阴虚有热，可加黄连 6g、地骨皮 12g 以清热泻火；若夹瘀者，可加生蒲黄、丹参各 12g。

三、丹参配生山楂

临床中，糖尿病患者往往合并肥胖、高脂血症、脂肪肝等脂代谢异常情况。糖尿病阴虚内热，灼津炼液；阳气不足，气血失畅，瘀血内生。患者平素恣食肥甘，少劳多逸，脾虚失运，清浊不分，痰浊内生。痰浊、瘀血交缠互结，成为糖尿病合并脂代谢异常的基本病理机制。丹参配山楂这一组合体现了陈大舜遵从痰瘀论治的思想。丹参味苦，性微寒，养血活血，祛瘀生新，功同四物；生山楂酸甘，微温不热，功善消食降脂，尤善消油腻肉积，更入肝经血分，通行气血，活血祛瘀。陈大舜每遇糖尿病合并脂代谢异常，总将二药相伍，使其行气活血，祛瘀降脂之力益彰。常用剂量丹参、生山楂各 15g。丹参、生山楂也是陈大舜经验方降糖舒心汤的基础成分，在糖尿病并发冠心病的病例研究中，显著改善了治疗组血脂水平，有力证明了此药对的有效性。

四、僵蚕配蝉蜕

糖尿病周围神经病变（DPN）是糖尿病常见的慢性并发症之一，在糖尿病基本病变的基础上，久病入络，气血郁滞，壅塞经络，营阴失却滋润之职，卫气失于温养之权，出现麻木、疼痛之症。僵蚕、蝉蜕是陈大舜针对 DPN 经验方降糖舒络方通络要药。僵蚕味辛，“络以辛为泄”，功善熄风通络、化痰散结；蝉蜕，虫性走窜，搜风通络，善走皮腠，两药合为“药引”，引药入络。临证时，陈大舜除了应用于瘀血滞络证，还可用于风袭络脉、络虚不荣等证型。在腰椎间盘突出症、颤证也可辨证加减。常用剂量僵蚕、蝉蜕各 10g。此外，临床实验研究证明，僵蚕对糖尿病、高脂血症有治疗作用，影响胆固醇的合成、排泄途径。蝉蜕可作用于周围神经轴突，活化 Na^+ 通道，引起神经膜逐渐去极化，从而影响神经膜通透性，改善神经病变。

五、钩藤配牛膝

2 型糖尿病合并原发性高血压在陈大舜门诊患者中并不少见，在诊治中除了要降血糖，降血压也是很重要的方面。左归双降方是陈大舜治疗 2 型糖尿病合并原发性高血压的效方，经临床实验证实双降效果显著。钩藤、牛膝即为其中降血压的主要药物。糖尿病基本病机为阴虚，不能敛阳，肝肾阴虚在下，阳升风动在上，水不涵木，阳亢于上，发为眩晕诸症。钩藤凉寒，主入肝经，清肝热，平肝风，熄风镇痉；牛膝味苦善泄降，补益肝肾，引血下行，以降上炎之火。钩藤平上亢之肝阳，牛膝补益肝肾之阴，引血下行，降血压甚效。陈大舜认为，原发性高血压是上盛下虚、气血分布不均之证，钩藤扩张血管降低血压，牛膝不独补益，尤善引血下行，二药和合，相互为用，临床降压效果显著。常用剂量牛膝、钩藤各 15g。此药对适用范围较广，肝阳上亢证引起的高血压病、脑血管病均可随证用之。

六、黄芪配玉米须

2 型糖尿病可产生多种血管并发症，糖尿病肾病是常见的小血管并发症。陈大舜的经验方——降糖益肾方在糖尿病肾病经证实有较好疗效。2 型糖尿病并发肾病的气阴两虚主要责之于肾，瘀血浊毒阻于肾络为标，本虚标实，虚实夹杂。治宜益气养阴，活血泄浊。黄芪与玉米须同用是益气化浊治法的体现。黄芪益气之效如前文所述，不再赘述。玉米须甘平，主归膀胱经，甘淡渗泄，可利水消肿。黄芪补益脾肺之元气，玉米须渗利消肿，二药合用，甘温补气而不助湿，渗利泄浊而不伤正，共奏升清阳而降浊阴之功。陈大舜认为，玉米须可抑制蛋白质的排泄，利尿降压，有护肾的功效，所以治疗肾病相关症状，如尿中潜血、尿蛋白均随证加减使用。常用剂量黄芪 20～30g，玉米须 20～30g。黄芪、玉米须药性平和，适宜长期服用。

本节有目的地选取了针对糖尿病及其主要并发症的 6 个药对，相伍相合，有法有度，着重于降糖、降脂、降压、护肾及改善周围神经，涵盖了临床中亟待解决的问题。这 6 个临床常用的药对，体现了陈大舜对糖尿病及其并发症的认识，反映了其糖尿病及并发症的治疗思路，是陈大舜结合临床研究及现代药理探索总结出行之有效的药物组合。

陈大舜辨治痤疮临床经验撷菁

痤疮是一种毛囊皮脂腺的慢性炎症性皮肤病，发病率高，尤好发于青少年，对其心理和社交影响甚大，但目前西医治疗方法差异大，缺乏有效的临床规范。本节基于门诊医案统计分析，总结陈大舜治疗痤疮的学术思想和临床经验。

一、痤疮的病因病机

中医学对痤疮有较早的记载，《素问・生气通天论》曰："汗出见湿，乃生痤痱……劳汗当风，寒薄为皶，郁乃痤。"痤疮相当于中医学的"肺风粉刺、粉刺"等称谓，其病因多端。过食辛辣刺激、肥甘厚腻，胃肠积热；七情内伤，愤懑郁怒不解，生热化火；素体阳热亢盛，青少年生机蓬勃，气血旺盛，郁滞发热。热为阳性，燔灼趋上，热随血行，上行胸面，蕴阻肌肤，发为痤疮。

陈大舜根据痤疮的病因特点，对其病机进一步阐明。陈大舜认为，邪热为本病基础病因及致病因素，邪热内蕴脏腑为主要发病机制，五脏邪热均可导致痤疮发病。肺主气，主宣发肃降，在体合皮，其华在毛，若素体热盛，邪热上行，肺气失宣，不能宣散卫气于皮毛，邪热郁于肌肤，发为痤疮。水谷积滞，尤其是现代人嗜食油炸、辛辣之物，脾胃不能运化，化热上蒸头面，发为痤疮。情志内伤，社会压力大，情绪不能舒缓，心火旺盛，肝气郁结，久则化热，热结面部肌肤，发为痤疮。陈大舜尤其重视肝、肺两脏在痤疮发病中的作用。肝藏血，主疏泄，调畅气机与情志，且肝经与多经相通，与肺经、胃经关系密切。《外科启玄・肺风疮鼻疮》曰："肺气不清，受风而生，或冷水洗面，热血凝结而成。"《医宗金鉴・外科心法要诀・肺风粉刺》曰："此证由肺经血热而成。每发于面鼻，起碎疙瘩，形如黍屑，色赤肿痛，破出白粉汁，日久皆成白屑，形如黍米白屑"，肺主皮毛，肺经风热为病机之一。因此，辨治痤疮当立足脏腑、经络，重视肝、肺。此外，血热气盛，壅聚成毒；邪热郁阻，气血行而不畅，兼夹气滞、瘀血。邪热易致多种病理状态，如热毒、气滞、血瘀，应厘清兼夹病理因素。

二、痤疮的辨治经验

陈大舜根据临床经验，将脏腑辨证与经络辨证相互借鉴，结合痤疮发病部位，三者互参，以求针对脏腑、经络直接的调治，达到良好的临床效果。

（一）以脏腑辨证为纲

若肺经风热，症见或口鼻干燥、鼻息灼热，或咳嗽，或咽喉疼痛、咽干痒，或大便干结，或易动辄汗出，或发热口渴，舌质红，苔薄黄，脉浮滑数。治宜疏风宣肺，清泄肺热。若心火上炎，症见或心烦、心悸，或失眠，或口干、口苦，或伴口腔溃疡、溃烂疼痛，或小便灼热、短赤，舌尖红，苔黄，脉弦数。治宜清心泻火。若肝胆火旺，症见或心烦易怒，或胸胁灼痛，或太息低落，或乳房胀痛，伴有乳腺小叶增生，或痤疮严重程度随情绪、月经周期而变化，舌质红苔黄，脉弦数。治宜清肝泻火，疏肝解郁。若脾胃湿热，症见或脘闷纳呆，或口黏、口腻，或便溏不爽，或肢体困重，舌质红，苔黄或黄腻，脉滑数。治宜清热燥湿泻火。

（二）以经络辨证为目

陈大舜重视阳明经及肝经两条经络与痤疮的关系，因此临证时亦考虑经络辨证。阳明经行于面，而经脉所过，主治所及，阳明之脉荣于面，故痤疮发病病位多在阳明之经。且阳明经乃多气多血之经，易生火热之邪，气血紊乱，邪热随经上行，颜面受邪，发为痤疮。陈大舜选归阳明经之药针对阳明之邪，如石膏、黄芩来清解阳明邪热。若痤疮发于胸、背部明显，则经络辨证考虑肝经受邪。因《灵枢·经脉》篇记载肝经循行路线，“肝足厥阴之脉……上贯膈，布胁肋……其支者，复从肝，别贯膈，上注肺”，正合痤疮好发部位。因此，陈大舜常用疏肝理气、清肝泻火、凉肝调气等法。在女性患者中，陈大舜更重视月经周期的调理，疏肝解郁，理气活血，则痤疮速愈。

（三）结合痤疮发病部位辨证

《素问·刺热》曰：“肝热病者，左颊先赤；心热病者，颜先赤；脾热病者，鼻先赤；肺热病者，右颊先赤；肾热病，颐先赤。”讲述了面部分候脏腑，为痤疮辨病位提供了理论依据。陈大舜临床认为，痤疮多位于唇周，则属脾胃湿热；若多位于额头，则属心火上炎；若面颊较多，则属肺热、肝火；若下颏较多，则为肾阴虚内热。但陈大舜认为，更重要的是结合辨病，与患者症状互参，才能更贴近痤疮病因病机，不可生搬硬套。

三、痤疮的选方用药

痤疮的选方用药，多用清热解毒、疏肝理气、活血化瘀等，内外并治，同时注意选择使用平泻、轻宣、轻升、缓下之品，顾护脾胃正气。

（一）灵活运用经验方

1. 丹参消痤饮　陈大舜认为，痤疮的基础病机为邪热内蕴脏腑，故临床多用清热解毒、活血化瘀等治法，并在长期临床中形成丹参消痤饮经验方。组成：白花蛇舌草 20～30g，夏枯草 15g，丹参 15g，黄芩 10g，连翘 10g，枇杷叶 10g。白花蛇舌草清热除湿；夏枯草清热泻火；连翘清热解毒，乃疮家圣药；黄芩清热燥湿，泻火解毒，从清热药的四种分类共同出发，清热力强。丹参凉血活血祛瘀，直达血分，且引清热解毒之品入血，消散血热郁滞。枇杷叶“保柔金而肃治节”清降肺热，全方共奏清热解毒、活血祛瘀之效。现代研究证明，丹参有抗脂质作用，抑制皮脂腺细胞增殖及脂质合成；夏枯草提取物、黄芩提取物、连翘中药水提液能抑制痤疮致病菌的生长，并有较好的抗炎作用。而白花蛇舌草有更广泛的药理作用，可从抗菌、抗炎、免疫调节、抗雄激素及抑制皮脂分泌多方面机制治疗痤疮。陈大舜临证治疗各型痤疮，疗效显著。

陈大舜在经验方丹参消痤饮的基础上，结合脏腑辨证，根据患者症状随证加减。若证属为肺经风热，着重清肺热，重用黄芩、连翘等，更用紫苏梗宣发肺气；若为脾胃湿热，则用苍术、厚朴、黄连、半夏等燥湿化痰之品。若为心火上炎，则用黄连、栀子等清心之品。若为肝郁化火，则可加用赤芍、郁金、龙胆等清肝疏肝理气，行气活血之品。

2. 二梗二仁汤　陈大舜认为，痤疮的产生与肝失疏泄、气血不畅有大关系。肝主疏泄，调畅气机，维持气血在体内正常运行。若情志不遂，肝失疏泄，气机不畅，或者气郁化火，火热循经上炎面部便可形成痤疮。此方立足气血，行气调血，调神解郁，尤为适宜用肝郁气滞血瘀证型。组成：广藿香梗 10g，紫苏梗 10g，法半夏 10g，枳壳 10g，红花 10g，桃仁 10g，苦杏仁 10g，赤芍 15g，丹参 15g，牡丹皮 10g。方中广藿香梗、紫苏梗、枳壳理气宽胸，且广藿香梗、紫苏梗兼具解表祛风化湿功能，桃仁味甘苦，入心肝血分，善泄血滞，祛瘀力强，兼顾降气通便；苦杏仁味苦降泄，兼能通便，肺与大肠同治；法半夏燥湿化痰散结；红花、赤芍与桃仁可活血化瘀，加之丹参除烦安神，诸药合用便可理气活血，调神解郁。

若情志不舒，加柴胡、合欢皮疏肝解郁；若睡眠欠佳，加酸枣仁、知母、首乌藤安神助眠；若瘀滞较重，则加延胡索、益母草祛瘀止痛；若气滞较重，加青皮、大腹皮行气通滞；若兼有热象，加栀子、黄芩清热泻火。在临床实践中，二梗二仁汤不止用于痤疮，在甲状腺结节、月经病、抑郁症属肝郁气滞血行不畅者均有较好疗效。

（二）用药特点

根据病机分析，痤疮用药往往苦寒直折火热，多需清热解毒、凉血祛瘀，单用寒药，患者体质、脾胃原因不能耐受，常致举步维艰之窘态，所以要采取“执两用中”之法，以平为期，用药需和缓醇正。陈大舜临证时常顾及到患者虚实寒热的真实状态，务求“阴平阳秘”，体现在痤疮的用药上，常用平泻、轻宣、轻降、缓下之品，顾护脾胃，以期取得“致中和”的效果。泄热清轻灵动，用枇杷叶、黄芩、栀子、连翘，清热不凉遏；气机宣发，用枳壳、苦杏仁、紫苏梗，行气不动气；熟大黄、郁李仁、桃仁等缓下不伤正；丹参、赤芍、川芎，活血补血不伤血，行而兼养。若患者脾胃虚弱，不耐寒凉，则健脾运脾，则平补平运，常用白术、茯苓等轻清之品补脾气，木香、砂仁等理气之品健脾运。陈大舜秉承和缓醇正的用药特色创制的两首痤疮经验方均有此特点，轻可祛实，祛邪不伤正，以平为期，以稳为冀，安全有效。

（三）重视外治和生活调理

陈大舜认为外治法具有直接、直达病所的特点，更易为患者接受。陈大舜叮嘱患者可将中药饮片的第三道煎煮药液外熏或者洗脸，再温水洗净。外治方法与中药同时进行治疗，可提高治疗效果。

陈大舜认为痤疮与生活方式有密切关系，为患者处方后叮嘱其少食辛辣刺激、油腻之物；戒烟限酒；保持大便通畅规律。梳理情绪，放松心态，释放压力；养成良好的作息规律，不熬夜，适当体育锻炼。陈大舜详细的医嘱对痤疮的治疗效果有辅助治疗作用。

四、验案举隅

宋××，女，24 岁，2017 年 7 月 8 日初诊。主诉：颜面部红斑、丘疹反复发作 1 年余。患者颜面部反复出现红斑、丘疹，诊断为“痤疮”，外地医院予抗生素软膏外涂及异维 A 酸口服均未见明显效果。刻诊：颜面部红斑、丘疹，色红，平素患者喜食辛辣之物，性情较为急躁，饮食不节、情绪波动后红斑、丘疹加重，饮食、二便可，月经周期正常，偶夹血块，白带较多，多为黄色。脉弦细带滑，舌苔薄尖红。辨证为肝经湿热，治法：清热解毒，清利湿热。处方：白花蛇舌草、丹参各 20g，黄芩、夏枯草、连翘、枇杷叶、制苍术、黄柏、赤芍、车前子各 10g，薏苡仁 30g，川牛膝 15g。每日 1 剂，早、晚分服，连服 14 日。第三道中药药液可用来洗脸、敷脸 30 分钟。同时忌辛辣刺激食物，调整规律作息，放松心情。二诊：患者服药后颜面部红斑变淡，仍有少量丘疹，白带色黄减轻，余大致同前。处方：白花蛇舌草、丹参、黄芩、夏枯草、连翘、枇杷叶、制苍术、黄柏、广藿香梗、紫苏梗、苦杏仁、桃仁、法半夏、枳壳、川牛膝各 15g，赤芍 10g。每日 1 剂，早晚分服，连服 14 日。医嘱同前。

按：患者平素嗜食辛辣，中焦运化失健，湿热内生，循阳明经上行颜面，发为痤疮；邪热夹湿内蕴，加之性情急躁，肝失疏泄，情绪波动后加重，脉弦细滑，舌苔薄尖红，为湿热之象。病位在肝、脾胃，经络重在阳明，白花蛇舌草、丹参、黄芩、连翘、枇杷叶、夏枯草清热解毒，白花蛇舌草、黄芩归阳明经，夏枯草归肝经，连翘、丹参泻心经火热，枇杷叶泻肺热，四妙散与车前子疏利肝经湿热，赤芍清血分热毒，各药各有归属，与病机丝丝入扣。二诊时患者肝经湿热已除，重点在于调肝解郁，梳理气机，遂投丹参消痤饮与二梗二仁汤合方调理，效果显著。

五、小结

陈大舜对辨治痤疮自成体系。陈大舜重视邪热内蕴这一基本病因病机，临床辨证时结合脏腑、经络辨证，考虑痤疮发病部位，使用专病专方，用药和缓醇正，毋伤脾胃，重视外治及生活调理，治疗效果显著。

陈大舜对腰椎间盘突出症的辨证用药思路和临床经验

腰椎间盘突出症俗称腰腿痛，中医学属“痹证”、“骨痹”、“骨枯”、“腰痛”等范畴，属于慢性筋骨病。其主要临床表现为腰痛，向下肢放射，腰部活动受限，被动体位，转侧不利，甚至不能起床，严重影响了患者的生活质量。陈大舜对腰痛病治疗有着自己独到的见解，本节对腰痛病用药特点做一浅析，以期为本病的治疗提供一定的理论依据和治疗思路。

一、腰椎间盘突出症的病因病机

《诸病源候论·腰痛候》曰："凡腰痛病有五：一曰少阴，少阴肾也。十月万物阳气所伤，是以腰痛；二曰风痹，风寒著腰，是以痛；三曰肾虚，役用伤肾，是以痛；四曰暨腰，坠堕伤腰，是以痛；五曰寝卧湿地，是以痛。"可见腰痛的病因病机多种多样，陈大舜对腰痛的病因病机总结了以下四个方面。

（一）湿邪与寒、热、瘀、毒合邪

外感腰痛是在正气不足的前提下，外邪乘虚而入引发的。六淫是指由自然界中的风、寒、暑、湿、燥、火六种气候变化失常转成的侵害人体的致病因素，包括风邪、寒邪、暑邪、湿邪、燥邪、火邪。这六淫外邪，都可在一定条件下侵害人体，使机体发生病理性改变，从而产生疼痛。腰痛多与寒热湿邪最为紧要。风为百病之长，其性善行而数变，多与湿邪、寒邪、热邪伴随，很少单一致病。《素问·六元正纪大论》曰："感于寒，则病人关节禁锢，腰腿痛，寒湿持于气交而为疾也。"外感寒邪多发于冬季初春，冬季阴寒凛凛，阳气蛰藏，不主宣通，经脉闭阻，发为腰背强痛，是腰痛的主要外因。南方多雨水潮湿，湿邪留着或涉水冒雨，以水为事，劳汗当风，衣着湿冷而感受，湿邪黏滞不化，着渍腰背，致经脉受阻，气血运行不畅，经气闭阻不利，发为腰痛不便。如《景岳全书·腰痛》曰："湿滞在经而腰痛"即言此类。湿性黏滞，胶着难解，反复发作，阳气渐损，湿邪入侵本已影响脾之运化，脾之运化功能又需借助于肾阳的推动，肾虚不能温煦脾土，脾虚又无以补养先天之肾。如若肾虚之体，感受湿邪，加重了脾的运化功能，脾气失运，导致水湿停留不化。湿邪缠绵不愈，腰痛更加严重。暑邪是夏令候中的一种致病因素，有阴暑阳暑之分，无论阴暑还是阳暑，都可有疼痛见证。暑为阳邪，长夏湿热行令，感于当令之邪，流注肾之经脉，湿与热相搏结，阻滞气机，不通则痛，可使腰痛发作。外伤虫咬、创伤、跌打损伤、持重努伤和烧伤及虫兽咬伤几乎都以疼痛为主要表现，它们直接作用于人体的肌肤或筋骨，造成损伤引起疼痛。

（二）筋肉与脊骨同病

大凡腰背脊柱之病变，责之于肾。肾主骨，生髓，藏精液以贯督脉。凡骨骼之强柔，腰脊之曲直，关节之润涩，腿膝有力否，以及身体之盛衰，精神之表现，皆与肾有关。陈大舜认为腰痛病不仅与肾息息相关，还与脾胃关系密切。从现代医学分析，脊柱的稳定是由其前部及后部结构的完整性及其周围肌群的正常肌力所维持。当肌肉功能异常或者动力不足时，容易造成运动链失衡，这说明"筋骨正常发挥作用，离不开肌肉的约固，如果肌肉松弛无力，筋骨失于约束，也会造成相关疾病的发生"。《素问·太阴阳明论》曰："脾者，土也，治中央。"王冰注曰："以脊应土，言居中尔。"张介宾注曰："脊居体中，故应土也。"两者都认为，脊柱居于身体的中央，而脾属土，居中央，所以脊柱的疾病与脾相应。脾胃乃后天之本，气血生化之源，五脏六腑因其而得秉，肝之血，肾之精都需要水谷精微化生之滋养，脾胃强健，方可发挥"散精于肝，淫气于筋"的作用，肝肾之气才得充足。脾治中央，主肌肉，脾病则四肢不用，肌肉痿软，无力束骨，易发生骨骼疾病。

（三）正经与奇经共害

经络是运行气血，沟通上下内外的通道，并有感应传导信息的作用。《灵枢·本脏》曰："经脉者，可以行气血而营阴阳，濡筋骨利关节者也。"经筋是十二正经脉连属的筋肉体系，经筋理论也是近段时间比较热议的观点。皮部是十二经脉功能活动反映于体表皮肤的分区。经络在内络属于固定的脏腑，在外结聚于十二经筋，散于十二皮部。经络所过，主治所及。

督脉循行于背部正中，"贯脊属肾"，为阳脉之海，并具有运行气血、转输精髓之功能，肾与督脉在形态结构和功能上具有密切联系。一方面肾生之"骨髓"和"五谷之津液，和合而为膏者"（《灵枢·五癃津液别》），可通过督脉脉气将其输布全身骨骼以充养"骨空"；另一方面，肾为水火之脏，肾中真阳之气，有赖督脉输布全身以濡养脏腑和筋肉骨节。脊为肾之道路，督脉行腰脊。《医部全录》曰："腰脊者，身之大关节也，故机关不利而腰不可以转也。"

《素问·刺腰痛论》曰："足太阳脉令人腰痛，引项脊尻背如重状。""少阳令人腰痛，如以针刺其皮中，循循然不可以俯仰，不可以顾"，"腰痛引少腹控"；"厥阴之脉，令人腰痛，腰中如张弓弩弦。"《灵枢·经脉》曰："膀胱足太阳之脉……是动则病……脊痛，腰似折，髀不可以曲，腘如结，踹如裂，是为踝厥。""胆足少阳之脉……是主骨所生病者……胸胁肋髀膝外至胫绝骨外髁前及诸节皆痛，小指次指不用。""肝足厥阴之脉……是动则病，腰痛不可以俯仰。"详细描述了足太阳经、足少阳经、足厥阴经病变所致疼痛的部位、剧烈程度和导致的肢体功能障碍与足太阳膀胱经的循行相吻合。

综上所言，腰椎间盘突出症所致腰痛、下肢疼痛与督脉、足太阳膀胱经、足少阳胆经和足厥阴肝经的经气运行失常密切相关。而足太阳膀胱经、足少阳胆经在循行上与督脉多处交会；足厥阴肝经属肝络胆，循行于下肢内侧，上则与督脉交会于巅顶，与督脉亦构成了直接联系。据此可以认为，督脉闭阻、气运不畅通是腰椎间盘突出症发病的经络学基础。

（四）不荣与不通并存

陈大舜认为对痛证的病机要善于把握，既要领会不通则痛和不荣则痛，又要注意两者互为其因。《素问·宣明五气》曰："五劳所伤，久视伤血，久卧伤气，久坐伤肉，久立伤骨，久行伤筋。"明确指出了过度劳累及长期的慢性劳损是造成经筋损伤的重要原因。劳倦致病因素：主要指体劳、心劳、房劳的过度；过劳则气血精微消耗，容易导致虚性疼痛的发生（如房劳过度，精亏髓空，引起慢性腰痛）；陈大舜认为腰部所发生的疼痛原因很多，一般认为由于患者素体肝肾亏虚，脾胃后天失养，筋脉不能濡养，不荣则痛所致；或因患者外感风寒湿热之邪，跌扑损伤致气滞血瘀，脉络瘀阻，不通则痛；但其病变大都是在气血方面体现。气为血之帅，血为气之母，气行则血行，血通则气运，两者相互影响，互为因果。气血阴阳是人体生命活动的物质基础，机体虚弱及后天调养失宜，久病损及正气，引起气血阴阳不足或偏衰，常常导致脏腑经脉失去营养、濡润、温煦，从而引发疼痛的产生，而只有补其偏虚，使之平衡，促其通畅，使五脏六腑气旺、血营、阴濡、阳温，疼痛而止。所以从陈大舜治疗腰痛病针对虚实的不同病机，一补一泻，相辅相成，互补不足，各有侧重，灵活运用。

二、腰椎间盘突出症的中医治法

（一）和法证治

费伯雄在《医醇賸义·自序》曰："夫疾病虽多，不越内伤外感，不足者补之，以复其正；有余者去之，以归于平。"所以陈大舜对腰痛多分而治之，热者寒之，寒者热之，实则泻之，虚则补之，宛陈则除之。要以扶正不留邪，祛邪不伤正为原则，认真细致地观察邪正消长的盛衰情况，根据正邪双方在疾病过程中所处的不同地位，分清主次、先后，灵活地运用。

陈大舜认为实证的腰痛病分为3个证型，即寒湿腰痛、湿热腰痛、瘀血腰痛。对于寒湿腰痛陈大舜多采用祛风除湿，散寒止痛的治法，以独活寄生汤为基础方加减，风湿偏重的行痹证型，多配合蠲痹汤加减，寒邪偏重多配合乌头汤加减，常用的药物有麻黄、芍药、黄芪、炙川乌、独活、桑寄生、杜仲、牛膝、细辛、秦艽、茯苓、肉桂、防风、川芎、人参、甘草、当归、芍药、干地黄。对于湿热腰痛以清热利湿，通络止痛为治法，常用四妙丸加减，苍术、黄柏、牛膝、薏苡仁、防己、萆薢、木瓜、续断、当归。湿重者加牛膝、土茯苓；热重者加绵茵陈、泽泻；麻痹明显者加蜈蚣、全蝎。对于瘀血腰痛以活血化瘀、通络止痛为主要治法，常用身痛逐瘀汤加减，方药有秦艽、川芎、桃仁、红花、羌活、没药、当归、五灵脂、香附、地龙、甘草；疼痛剧烈者加延胡索、蒲黄；痰凝郁滞加半夏、白芥子、皂荚等药物。

陈大舜认为腰为肾之府，肝主经，脾在体合肉，腰痛与肝脾肾关系密切，单一为病较少，往往是多种合并。认为虚证的腰痛与肝脾肾最为密切。对于肾阳虚以温肾助阳，补益肝肾为治法，方用右归丸加减，常用熟地黄、山药、山茱萸、枸杞子，以培补肾精，为阴中求阳之用。杜仲可强腰益精，附子、肉桂引火归元、温肾助阳，菟丝子可补益肝肾，当归可补血行血，党参、黄芪可补气养血，将上述诸药合用可共奏温肾壮腰之功；肾阴虚者以益精填髓，滋补肝肾为治法，用左归丸加减治疗。方中地黄、枸杞子、山茱萸、龟甲可填补肾阴，配菟丝子、鹿角胶、牛膝、黑附子以温肾壮腰，再加续断、淫羊藿、骨碎补、肉苁蓉等补肾以治腰痛。伴有肝虚者加白芍、龟甲、山茱萸、当归等药物，伴有脾虚者加四君子汤加减。

（二）形神同治

痛觉是由于机体组织受损等原因引起的一类感觉。

1. 心主神明：疼痛的发生与心功能之间有密切的关系。

2. 长期疼痛：必然引起痛者强烈的情绪变化，使其出现失眠、多梦、对病情疑虑、恐惧或情绪不佳。

陈大舜认为欲治痛必先治心，常采用解郁、安神法治疗本症患者。常在方药中逐加合欢皮、茯苓、五味子、丹参、远志、酸枣仁等药物。方中合欢皮、远志可安神解郁。心脉虚者用丹参养血宁心安神。

（三）内外兼治

元代齐德之著《外科精义·辨疮疽疖肿证候法》曰："大抵敷贴之法，欲消散肿毒，血脉疏通，寒热逆从断其去就焉。"首次将八纲辨证应用于中医外治法中。《正体类要》曰："肢体损于外，则气血伤于内，营卫有所不贯，脏腑由之不和，岂可纯任手法，而不求之脉理，审其虚实，以施补泻哉！"清代吴师机曰："外治之理，即内治之理，外治之药，亦即内治之药，所异者法耳。"说明外治疗法同样需要在辨证论治理论指导下进行才能取得良效。中医外治法有很多，如推拿按摩，针灸、离子导入，刮痧、拔罐、艾灸、功能锻炼等特色治疗。陈大舜常建议患者在内服中药阶段配合适当的功能锻炼，从某种程度上说：陈大舜认为腰椎间盘突出症是由于脊椎的内外平衡系统遭到破坏，内源性稳定（骨、关节、椎间盘）和外源性稳定（肌肉）失衡导致的，所以建议患者进行适当的腰背肌功能锻炼，从而打破着失稳—稳定—再失稳这样一个病理循环，重新建立腰椎的内外平衡。

三、病案举例

李×，男，62岁，于2015年2月14日就诊。该患者自述10年前淋雨受凉后出现两侧腰部疼痛的症状，现每逢受凉后或阴雨天疼痛加剧，曾多处就医，服用散寒祛湿中药及外用膏药敷贴无数（具体不详），但均未见明显效果，腰痛仍反复发作。3日前受风寒后病情加重。刻诊见腰痛难忍，疼痛放射至双下肢，劳累后为甚，腰部发凉，困倦乏力，口不渴，睡眠欠佳，二便正常。陈大舜根据病情，认为其病机主要是寒邪侵袭腰部，使腰部经络受阻，进而致其气血运行不畅。辨证为寒湿阻络证。治法：散寒祛湿，温补肾阳，理气止痛。方用独活寄生汤加味配合适当腰背肌功能锻炼。处方：独活、桑寄生、香附、乌药、延胡索、威灵仙、牛膝、杜仲、当归、茯苓各15g，防风、陈皮、苍术、干姜、合欢皮、桂枝各10g，甘草6g。5剂，水煎服，每日1剂。

2015年2月20日二诊，患者自述服上述方剂5剂后腰部冷痛、困倦等症状明显减轻，但仍时有疼痛。查体可见其舌苔白微腻，脉濡缓，寒湿之邪稍除，正气渐复。陈大舜处方中的干姜去除（以防温散太过）加白芍20g，续用7剂，继续配合腰背肌功能锻炼，避风寒。

2015年2月28日三诊，续服上述方剂7剂后，患者自述平素腰痛已无大碍，惟劳累后仍有隐痛。查体可见其舌质淡，苔白，脉沉。此乃患者平日经常劳累所致旧疾，有肾虚之象，故在原方基础上加枸杞子、补骨脂各15g，黑附子6g，嘱其再服药5剂，平素适当腰背肌功能锻炼，不要劳累，主要保暖。

按：本病为典型的寒湿腰痛证，故采用《千金要方》独活寄生汤，其功能主治为肝肾两亏，气血不足，风寒湿邪外侵，腰膝冷痛，酸重无力，屈伸不利，或麻木偏枯，冷痹日久不愈。独活寄生汤加味标本兼顾、扶正祛邪，配合腰背肌功能锻炼对其进行治疗。久病肾虚，故配伍枸杞子、补骨脂补肝肾强筋骨；加黑附片者，陈无择《三因极一病证方论·腰痛治法》曰："《肘后》有附子一枚。"独活寄生汤来源于《肘后备急方》、《千金要方》加方名，无附子。陈大舜在补阴药中配伍小剂量黑附子，入命门通行督脉及十二经脉，人身阳和之气如冬日暖阳，补虚高招也。

陈大舜辨治类风湿关节炎的学术思想和临证经验

类风湿关节炎病程长，病情顽缠，是临床难治疾病之一。《金匮要略》称为“顽痹”、“尪痹”，以区别于其他的痹证。陈大舜对类风湿关节炎的病因病机、辨证分型、治疗用药等，坚持整体观念，辨证论治，杂合以治。

一、类风湿关节炎的病因病机

陈大舜认为类风湿关节炎具有痹病所共有的病因病机，即正气不足、感受外邪、合而为痹，其涵义如下：①痹病不仅是风寒湿三气杂至相合侵入而为痹，而且还要与人体的筋脉肉皮骨脏腑形气相“合”，才能为痹。根据患者的年龄、性别、体质、生活习惯等个体差异，其临床痹病的辨证类型不一。②风寒湿三气杂至不但可与形体合而为痹，同时与四季气候各脏所主的不同时气相合而为不同的痹。《素问·痹论》曰：“所谓痹者，各以其时重感于风寒湿之气也。”这里的“其时”就是指四季各脏所主之时气。如冬季寒盛，感受三邪，肾先应之，寒邪伤肾入骨，致骨重不举，疼痛彻骨。肾水无以涵木，则筋骨失养，久则关节变形，而成尪痹之疾。根据四季气候的特点将痹病分为骨痹、筋痹、脉痹、肌痹、皮痹等五体痹。③风寒湿三气杂合不同的地域环境，如南多暑湿，北多温燥，在不同的周围环境中形成的杂合之邪所致痹病各不相同。对于“风寒湿三气杂至，合而为痹”中“合”字的全面理解，对于分析痹病的病因病机和进行辨证分析有重要的指导意义。

风为百病之长，风邪常兼夹六淫之其他邪气；寒性凝滞、收引，寒邪致病阻滞气血津液运行，导致机体经络阻滞不通、筋脉收缩挛急；湿性黏滞，湿邪致病黏滞不爽，病程长，反复发作，缠绵难愈。尪痹病多邪致病，邪气有主次、先后，抑或相互转化或兼夹，交织蕴结，病情复杂。风寒湿三邪侵袭人体，由表入里，由经络入脏腑，或邪气直中脏腑机体，影响脏腑气机升降，气血津液运行受阻，水停血滞，形成痰饮瘀血。临床上，尪痹病患者非均为外感邪气，常合并痰饮或瘀血，严重者痰饮瘀血二者兼并。

二、类风湿关节炎的辨证分型

治疗尪痹，陈大舜非常重视因人、因时、因地的不同而进行辨证论治。尪痹即日久不愈的痹病，“五脏之伤，穷必及肾”，陈大舜认为尪痹以肾虚为主，兼顾外邪及内生邪气，根据尪痹的病因病机和临床上的常见症状，将尪痹的基本证型分为如下几种。

（一）肾虚寒湿证

陈大舜认为先天不足或后天劳逸过度导致肾虚失养。肾藏精，主骨生髓，为作强之官，一身阴阳之本。肾精不足则髓不能充，真元虚衰，风寒湿之三邪乘虚深侵入肾。肾为寒水之经，寒湿之邪为阴邪，阴邪易伤阳气，寒水之经与寒湿之气同气相求，易痹阻经络，血气不通，使经脉失其濡养。又因精血同源，肾精不足以化髓，则化血无源，血不足以濡养筋脉则见筋脉拘急，关节屈伸不利。

（二）肾虚湿热证

尪痹其致病之邪虽为风寒湿三邪，但临床表现为热性之象并不少见。陈大舜认为湿热之域，阳性体质之人，因热贪凉，或寒湿之邪郁久化热，风寒湿深侵入肾，从阳化热，湿热蕴蒸，耗伤阴精，肝肾受损，筋骨失养，渐成尪痹。

（三）肝肾亏虚证

痹证迁延不愈，反复感受三气之邪，则邪气可逐渐深入，内舍脏腑，加重病情。《素问·痹论》曰：“五脏皆有合，病久而不去者，内舍于其合也。故骨痹不已，复感于邪，内舍于肾；筋痹不已，复感于邪，内舍于肝……”陈大舜认为，冬春季节，寒风气胜，内舍肝肾，肝主筋，肾主骨，筋骨同病，渐致筋挛骨松，关节变形，脊柱佝偻，难以行走。根据中医学的五行相生理论，水生木，即肾生肝，肾精化血养肝，肾阴、肾水助肝之阴阳平衡，肝阴不足或肝藏血不足，筋脉肝络失养；再则肝肾同源，肾虚不能润养肝木，筋骨失养致骨松筋挛，关节变形不得屈伸，甚或尻以代踵，脊以代头，几成废人。

（四）气血亏虚证

《诸病源候论·风湿痹候》曰："由血气虚，则受风湿，而成此病。"陈大舜在临床上观察到痹病属气血亏虚，寒湿痹阻证者多见。痹证日久，耗伤人体气血，伤及脾胃，脾气虚，运化水谷精微不能，则气血生化无源，营卫不和。尪痹病以肾虚为主，肾为先天之本，脾为后天之本，脾肾主人体一身之阴阳及气血生化。气血亏虚，推动机体运行不能，脏腑失于温养，再者外感风寒湿邪，侵袭肌表，内舍脏腑，气血凝滞，筋脉阻滞。

（五）痰瘀互结证

陈大舜认为尪痹多迁延不愈，后期正虚邪恋，累及多脏腑器官，以肺脾肾多见，肾虚则水饮气化无权，泛溢肌肤，日久变成痰饮；脾气虚运化无力，水饮聚集，则生痰浊水湿；肺气虚，肺失宣肃，津液不布，悬饮内停。痰浊水饮内停、气血亏虚，则气机不畅，亦可影响血液运行而成瘀血。瘀血日久，气机不行，可致津液输布代谢障碍，加重痰饮水湿。"久病必瘀"，"怪病多痰"，故临床类风湿关节炎患者后期多见痰饮、瘀血互为因果，互相兼夹之证。

综上所述，尪痹的发病机制较一般的痹病更为复杂、深重，初起风寒湿三气合而入侵人体，后期寒湿之邪深侵入肾累及肝脾肺，骨损筋挛，气血亏虚，痰浊瘀血，经脉闭阻，气血不行。久痹亦可化热，则更为复杂。尪痹病患者后期关节症状明显，同时累及各脏腑，临床症状复杂繁多，是其区别于其他痹证的不同之处。

三、类风湿关节炎的治疗经验

临床上，陈大舜治疗类风湿关节炎基于和法论治的学术思想，以肾虚为本，以风、寒、湿、热、痰、瘀为标，临证处方坚持整体观念，辨证论治，杂合以治。

（一）补肾强筋骨，缓以治其本

尪痹病以肾虚为主，临床治疗应补其不足，去其有余，以补肾为主，重视祛邪。《灵枢·经脉》曰："人始生，先成精，精成而后脑髓生，骨为干，脉为营，筋为刚，肉为墙，皮肤坚而毛发长。"肾主骨生髓，肾精充满而骨节壮实有力；肝主筋，肝血充足则筋得其养而活动有力。肝肾同源，精血互根互用，肾精充沛则筋骨有力，化血有源。若肾虚水不足以涵养肝木，致精血不足，而筋骨关节失养，再感外邪，可致骨节不利，关节烦疼不已。故筋骨之生理、病理状态与肝、肾二脏密切相关，尤以肾为重。陈大舜每临类风湿关节炎患者时，重在补益肝肾，方以独活寄生汤加减，且通常补肾强筋骨多配伍淫羊藿、杜仲、续断、补骨脂、桑寄生、雪莲花、熟地黄、牛膝、何首乌等，但临床并非一味尽补，据其标本虚实，以分期而论，早期攻邪为主，必辅以益肾壮骨之药；中晚期强肌固本，重在补肾，却不忘祛邪。至于用量之多少，陈大舜认为和则无峻猛之剂，缓则无急切之功，强调用药轻灵、醇正和缓，方证对应，用药轻灵和缓，达到缓中补虚的效果，否则将本末倒置。

（二）祛除风寒湿热之邪，较多应用通行十二经的药物配伍

祛邪就是运用宣散攻逐邪气的药物及其他治疗方法使邪去正安，多用于邪盛而正气未衰，正邪相搏的阶段。陈大舜对于尪痹病的治疗则针对病因及临床表现进行祛风胜湿、温经散寒、清利湿热等诸法。在重视祛除风、寒、湿、热诸邪的同时，强调治疗风寒湿热三邪应有主次之分、主次兼顾的观点，坚持先后施治、分消施治。临床上，偏于风寒湿盛的患者治以祛风散寒除湿，方多选羌活胜湿汤、当归四逆汤、麻黄细辛附子汤等，并常配伍辛苦性温之品，如独活、木瓜、乌梢蛇、伸筋草、海风藤、川乌、片姜黄等。若邪有化热之势，则减少燥热之品，加用苦坚清润之品；若已化热，则应先治其标，治以祛风除湿，清热消肿，方选桂枝芍药知母汤、四妙散、宣痹汤、当归拈痛汤等，并常配伍辛苦性寒之品，如秦艽、防己、桑枝、忍冬藤、老鹳草、丝瓜络、络石藤等。较多应用通行十二经的药物配伍，如附片、

威灵仙、川防己、川木通、香附子、艾叶、干姜、人工麝香等。

（三）化痰逐瘀，配伍应用树脂类中药以血导血

尪痹日久，风寒湿化生痰浊、瘀血，久痹不去者，痹阻脉络，影响气血运行。陈大舜治疗内伤杂病，广泛应用和法论治，行气活血为其一种基本治法。对痰瘀为患的病因，运用活血化瘀及祛痰利湿的药物，使血瘀得化，痰浊得清，临证多拟王清任的身痛逐瘀汤加减，配伍虎杖、矮地茶、白芥子、鸡血藤、蜈蚣、全蝎、地龙等化痰逐瘀。特别是基于象思维，适当配伍应用树脂类中药如乳香、没药、松香、芦荟、天竺黄、桃胶、竹沥、荆沥、葛根汁等以血导血。

（四）杂合以治，强调多重用药

治疗类风湿关节炎，陈大舜针对疾病的致病邪气的多样性及疾病发展的多因素、多属性的特点，综合使用不同治疗方法进行综合治疗。坚持“三因制宜”的原则，根据病性之寒热、阴阳、虚实等偏胜偏衰及病位之表里、上下等，灵活辨证，处方用药。治疗上以治其偏胜者一方为主，初起三邪在表，急则祛邪，风寒湿三邪内舍脏腑，则以扶正为先，在用药上崇尚温补，总结临床处方用药，大多配伍有当归、川芎、肉桂、人参、黄芪、防风等温补之品。尪痹致病之邪多样，以风、寒、湿、热、毒、瘀为主，杂合为病，病机复杂，陈大舜秉承诸邪同治的中医治疗原则，强调多重用药。且大量文献表明，慢性内科杂病患者大多需要长期依靠药物治疗。因此，临证陈大舜处方多二方或多方联合使用，严格按照君臣佐使处方用药，组成针对性强的经典合方，而并非将所有的选方整方套用其中。另一方面，精简地配伍数味多种功效的中药也可以达到重复用药的效果，如鸡血藤在治疗尪痹时，起到了祛风通络、活血止痛，养血荣筋等多种作用；姜黄既入血分、又入气分，活血散瘀、行气止痛、温通经脉，能祛除关节经络之风寒湿邪。

四、病案举例

凤××，女，59岁，因“全身多关节疼痛16年，再发加重3个月余”于2018年1月22日门诊以“类风湿关节炎”收住入院。患者于16年前无明显诱因出现左腕关节疼痛不适，疼痛呈持续性，天气变凉时疼痛加重，伴有晨僵，数分钟后可自行缓解，当时未予以重视，后逐渐出现全身多关节疼痛，以双肩关节、双肘关节、双腕关节、双手掌指关节、近端指间关节、双膝关节、双踝关节、双侧足趾关节为主，当时于某著名三甲医院就诊，完善相关检查后确诊为“类风湿关节炎”，予以口服“正清风痛宁缓释片、甲氨蝶呤片剂、来氟米特片剂”（用量不详）等药物治疗，间断予以“云克”静脉治疗，自诉症状改善不明显，且服用“来氟米特片剂”一年期间出现全身多处皮疹，伴有皮肤溃烂，后停用“来氟米特”，继续服用“正清风痛宁缓释片，甲氨蝶呤片剂”。2015年11月因全身关节疼痛再发加重于我院门诊治疗，予以“甲氨蝶呤片剂”抗风湿、“甲泼尼龙片剂”抗炎止痛、“碳酸钙D_3片剂”补钙预防骨质疏松、“叶酸片剂”拮抗甲氨蝶呤副作用及中药等特色治疗，其间定期门诊复查，症状改善且实验室指标控制可，病情控制稳定。2016年9月患者因全身关节疼痛再发加重于我科住院治疗，完善骨密度检测提示骨质疏松症，予以“艾拉莫德片、甲氨蝶呤片剂、硫酸羟氯喹片”抗风湿，“甲泼尼龙片剂”抗炎止痛，“利塞膦酸钠”改善骨代谢及中药汤剂等中医治疗，症状控制出院。出院后患者自诉服“艾拉莫德片、硫酸羟氯喹片”后出现头晕不适，建议患者停用“艾拉莫德片、硫酸羟氯喹片”。之后多次于我科门诊治疗，复发次数减少，病情控制尚稳定。3个月前患者全身多关节疼痛再发加重，门诊予以“甲氨蝶呤片剂、甲泼尼龙片剂、叶酸片剂、正清风痛宁缓释片”及中药汤剂等治疗，症状好转，但反复发作，求进一步系统治疗于2018年1月22日再次来我院门诊就诊，门诊以“类风湿关节炎”收住我科。入院症见：全身多关节疼痛，以双腕关节、双手掌指关节、双膝关节、双踝关节为主，颞颌关节疼痛，张口受限，颈部疼痛，呈阵发性胀痛。双足底部疼痛，双腕关节活动受限，双手晨僵，晨僵时间超过1小时，关节活动不利，精神可，稍感胸闷，无心慌心悸，无恶寒发热，纳可，夜寐安，二便调。既往无特殊病史，否认肝炎、结核等传染病病史；否认高血压、冠心病等慢性疾病病史；否认手术、外伤、输血史；预防接种史不详。否认食物、药物过敏史。舌淡红，苔薄白，脉缓。入院体格检查：体温

37.0℃，脉搏 80 次/min，呼吸 20 次/min，血压 120/85mmHg，慢性病容，神志清楚，精神状态良好，全身皮肤黏膜无黄染。叩诊清音，呼吸规整，双肺呼吸音清晰，双侧肺未闻及干、湿啰音。心前区无隆起，心尖搏动未见异常，心浊音界未见异常，心率 80 次/min，律齐。腹平坦，无腹壁静脉曲张，腹部柔软，无压痛、反跳痛，腹部无包块。专科检查：全身多关节压痛，左手第 2、第 3 掌指关节肿大，双手近端指间关节肿大变形，双腕关节、颈部活动受限。入院：中医诊断：痹病，气血两虚、寒湿痹阻证。西医诊断：①类风湿关节炎；②全身性骨关节炎；③骨质疏松症。入院进一步检查。肝功能：总蛋白 65.50g/L，清球比 1.24，余正常；风湿全套：类风湿因子 93.40IU/mL，血沉30mm/h；血常规：中性粒细胞 6.47×10^9/L，中性粒细胞 0.8830，单核细胞总数 0.09×10^9/L，单核细胞 0.012，淋巴细胞总数 0.66×10^9/L，淋巴细胞 0.09，红细胞 3.36×10^{12}/L，血红蛋白 112.00g/L，血细胞比容 34.30%，平均红细胞体积 102.10fL；血糖抗环瓜氨酸肽抗体 243.8RU/mL；尿常规＋尿沉渣：黏液丝阳性，余基本正常；肾功能、血脂、血糖、电解质常规、心肌酶谱常规、抗核抗体、抗双链 DNA、自身免疫抗体全套、大便常规＋隐血试验基本正常。心电图：窦性心律，心电轴左偏。胸部＋颈椎 CT：颈椎轻度反弓，颈椎退行性变；C4/5～C6/7 椎间盘后突；左肺下叶陈旧性钙化结节。结合患者病史、症状、体征及辅助检查等结果，明确诊断为类风湿关节炎，并补充诊断：①颈椎退行性变；②C4/C5～C6/C7 椎间盘后突。治疗上予以疏血通注射液 6mL Qd 活血化瘀、通络止痛；奥美拉唑粉针剂 40mg Qd 护胃；甲泼尼龙片剂 2mg Qd 抗炎；正清风痛宁缓释片 60mg Bid 祛风除湿、活血通络；甲氨蝶呤粉针剂 10mg Q7d 抗风湿；锝-亚甲基二磷酸盐注射液改善骨代谢；叶酸片剂 10mg Q7d 拮抗甲氨喋呤副作用；利塞膦酸钠 5mg Qd、鲑降钙素注射液 1mL Qd 改善骨质疏松；复骨健步片 1.5g Tid 强筋健骨；多糖铁复合物胶囊 0.15g Qd 改善贫血；扶正口服液益气养血。中医治法益气养血、散寒祛湿，方拟当归四逆汤加减；配合中药熏洗、针灸等外治法。处方：当归 30g，忍冬藤、薏苡仁各 20g，桂枝、小通草、乳香、没药、盐知母、淫羊藿、独活、乌梢蛇、附子（先煎半小时）各 10g，白芍、麸炒苍术各 15g，雪莲花 5g，甘草 3g。7 剂，每日 1 剂，水煎服。经上述治疗后患者疼痛症状改善，于 2 月 1 日抽血复查。风湿全套：血沉 43mm/h，类风湿因子 97.50IU/mL；肝功能：清球比 1.20，余正常；肾功能：肾小球滤过率 105.71mL/min，余正常；血常规：中性粒细胞总数 6.57×10^9/L，嗜中性粒细胞 0.8860，单核细胞 0.0180，淋巴细胞总数 0.63×10^9/L，淋巴细胞 0.0850，红细胞 3.51×10^{12}/L，血红蛋白 114.00g/L。考虑患者风湿炎症指标未见下降，于 2 月 1 日加用硫酸羟氯喹片剂 0.1g Bid、艾拉莫德片剂 25mg Qd 抗风湿治疗。中药守方治疗。经上述治疗后，患者全身关节疼痛明显好转，余未诉明显异常，于 2018 年 2 月 6 日出院。出院后嘱患者继续规律口服药物治疗，续予中药汤剂：当归 30g，忍冬藤 20g，桂枝、小通草、盐知母、淫羊藿、乳香、没药、独活、续断、盐杜仲、附片（先煎半小时）各 10g，生地黄、白芍、麸炒苍术各 15g，雪莲花 5g，甘草 3g，14 剂，水煎服，每日 1 剂，早、晚温服。

按：本案病属虚，补法亦为和法。患者因风寒湿邪久流经络，五脏精血亏损，经脉肌肉失养，辨病属尪痹范畴，辨证为气血两虚寒湿痹阻证，虚中夹实，投以温运气血、祛风胜湿之剂，方拟当归四逆汤加减，符合病机。《济生方·痹》曰："皆因体虚，腠理空疏，受风寒湿气而成痹也。"方中当归、桂枝为君，当归甘温，养血活血以补虚；且桂枝辛温，温经散寒以通脉；白芍为臣，养血和营，助当归补益营血；证属虚，腠理疏松，营卫不和，方中桂、芍相合，一治卫强，一扶营弱，合则调和营卫；附片大辛大热，温通十二经络，散寒止痛，佐少量助阳之品，使阳气旺盛，则寒散络通；小通草通利经脉以畅血行；乳香、没药以血导血；薏苡仁、麸炒苍术燥湿运脾，使脾旺能胜湿；盐知母配合淫羊藿清利湿热、舒筋壮骨，且防附片、桂枝等辛温制品燥热伤阴；独活、忍冬藤、雪莲花祛风湿、强筋骨、补肾阳；乌梢蛇祛风通络，均为佐药；甘草兼调药而为使药之用。全方温经散寒、养血通脉、祛风胜湿。出院后患者疼痛症状改善，扶正祛邪，着重补肾强筋骨，兼顾祛邪，去淡渗甘凉之薏苡仁，乌梢蛇之血肉有情之品；加用续断、盐杜仲、生地黄以补肝肾、强筋壮骨，体现了陈大舜和法论治的学术思想。

五、小结

陈大舜基于和法论治的学术思想，采用补肾、祛邪、杂合以治等治疗方法，可以缓解临床症状，控制或减少病情活动，阻止病情的发展，保持和恢复关节功能，使患者保持一定的劳动能力和生活能力，改善和提高生活质量，临证疗效颇佳。

陈大舜辨治汗证的学术思想和临床经验

陈大舜擅长内科复杂疾病的辨治，综百家之所长，兼收并蓄，临床治疗诸病以“和”为中心思想，汗证亦循此道。

一、辨治汗证的学术思想

陈大舜认为人体作为一个有机整体，气血、阴阳、脏腑、经络均处于一种运动的变化中，若阴阳失衡，营卫不和，脏腑失调，正虚邪盛，则可见汗证诸症。故而调节整体保持一种动态平衡的状态，在生理上互相促进、协调，才可达到《素问·生气通天论》中所曰“阴平阳秘，精神乃治”。

（一）辨阴阳虚实

陈大舜认为万物有阴阳，汗证亦分阴阳，阳汗者热汗也，阴汗者冷汗也。然多数人只知热能致汗，而不知寒亦可致汗。所谓寒可致汗，非曰外寒，而是内寒、中寒。此乃阳气内虚，则寒生于中而阴中无阳，阴中无阳则阴无所主，因而汗随气泄。故凡大惊大恐大惧，皆能令人汗出，是皆阳气顿消、真元失守之兆。至其甚者，则如病后产后或大吐大泻失血之后，必多有汗出者，是岂非气去而然乎。是皆阴汗之谓也。虚证所致汗出无出于阴虚、阳虚二者。古往今来，多数医家认为“盗汗必属阴虚，自汗必属阳虚”。《冷庐医话·汗》曰：“自汗不第属阳虚，盗汗不第属阴虚矣。”说明阴虚、阳虚均可导致自汗或盗汗。陈大舜认为临床诊疗必须四诊合参[1]，才能辨证准确。阴虚致盗汗，阳虚也可致盗汗。阳虚盗汗乃由心肺两脏虚损，气血不足，阴阳失其偏颇为病。人之气血，犹阴阳之水火，平则宁，偏则病。汗为心液，心主血属营，若劳心失血，心血过耗，心血不足，血不足则气虚，气虚则阳衰，于是神气浮越，心液不藏而汗出；肺主气属卫，亦主皮毛，若肺气不足，表阳亦虚，腠理不固，则津液发泄而为汗。实证汗出多为热郁、痰饮、瘀血、水湿所致，辨证治疗之时当解除病邪，治病求本。

（二）辨汗出部位

汗出部位常有重要提示意义。汗证有全身汗出者，亦有局部汗出者，如头汗、鼻汗、肩背汗、手足汗、阴汗、半身汗等。头汗，指仅头面部或者头颈部出汗较多，而身体无汗的病证，多因上焦邪热，或中焦湿热郁蒸所致，多见于阳明热证和湿热证。另外，内有瘀血也可致头部汗出，如《医学纲目·汗》记载王海藏曰：“头汗出，齐颈而还，血证也。”又额部汗出如油多为虚脱厥证之信号。鼻汗多意味着水气停留，鼻汗与头汗同时并见，还常为关格、蓄血证、结胸之前兆，又鼻准内候于脾，故鼻汗还常为脾胃湿热之外兆。肩背汗出为肺病之征，因肩背为肺之外围。《素问·脏气法时论》曰：“肺病者……肩背痛、汗出。”而仅前胸两乳间汗出并气短心悸，又为心阳不足之征象。此外，手足心、前胸出汗，即所谓五心汗出、常提示阴虚盗汗，大腿根部及阴部出汗又常为湿热下注的征兆，阴部常出冷汗，为肾阳虚衰的先兆。半身出汗常为中风先兆，因痰瘀脉阻、气血失运不能煦达周身，故致半身无汗。《素问·生气通天论》曰：“汗出偏沮，使人偏枯。”偏沮，即半身汗出，指半身有汗，或左或右，而另侧无汗之证，为风邪所中，是由于“汗出受风”或“体虚中风”而罹患，即人体正气不足，风邪乘虚而入，侵入人体半身深部，导致经络营卫气血不畅，肢体失于濡养，发为偏枯。其他，半边头汗又常为肾虚行房感寒的标志。偏身汗除以左右而分外，尚有上半身或下半身汗出的情况，《金匮要略·水气病脉证并治》有“从腰以上必汗出，下无汗”的论述。

（三）辨汗液性质

汗有不同的颜色、性状、质地。《杂病源流犀烛·诸汗源流》曰：“一云油汗，即粘汗也。”汗液质地稠厚，如油一般，此种汗出是一个危险之症，类似于脱症。此外，色为脏腑之外荣，五脏皆应于五色，正常情况下含而不露。如五色外露，无论见于面部或见于汗、尿、带等皆为脏腑功能失常，精气不能摄纳致精气外溢之兆。黑汗多为肾虚之征兆，如黑而清稀则为心肾失调，当调补心肾以敛精气，如黑而黏稠则又为肾阴虚湿热之象。黄汗者，湿热之征。色黄属脾，黄汗为脾色外露之兆，多为脾被湿热阻囿或脾虚失敛所致，如色清稀而黄为脾虚黄汗，而色黏稠而黄则为湿热黄汗。白汗多为心肺阳虚，宗气不足所致。见白汗出为不祥之兆。《素问·经脉别论》曰“真虚痛心，厥气留薄，发为白汗”，即指白汗可见于真心痛，说明白汗与心肺虚衰的关系。白汗有时也偶见于剧痛，如“寒疝绕脐痛，若发则白汗出，手足厥冷，其脉沉紧者，大乌头煎主之”。红汗，指肌衄，红属心，心主血脉，心属火脏，心火重时可出肌衄自愈。红汗为汗出淡红色，《诸病源候论·血病诸候》曰“血汗”，多为气虚之候，亦为心肝火旺之兆。绿汗，为清绿色之汗液，清绿为肝胆之色，汗色青绿，提示肝胆精气外泄，临床上可见于“胆倒”一症，乃大凶之兆。此外，消渴病严重期出现青绿色汗为酮中毒的信号。

二、辨治汗证的临床经验

（一）广泛应用和法止汗

陈大舜广泛应用和法止汗，综合运用补、泄、温、凉等诸法，从而实现调平机体元气，使之恢复中和之目标。

1. 平衡阴阳　汗证是阴阳不调，营卫不和的结果。高世栻《素问直解·藏气法时论》曰：“生阳之气，不周于身，寝则阳气归阴，阴虚失于固摄，故寝汗出。夺血者无汗，夺汗者无血，血汗同源，营血亏虚，营阴失敛，亦见汗出。”阳者，卫外而为固也。诸身之阳气主表行于外，若阳气亏虚则腠理疏松，腠理不固，津液外泄而汗出。阳热蒸于阴分而汗出，阴虚生内热，阳乘于阴，则热迫津泄作汗。阴阳失调则津液耗伤，真阴不足则不能制阳，阳浮于外则不能暖阴，形成阴阳离隔的局面。调整阴阳，补偏就弊，恢复阴阳相对平衡，促进阴阳的平和状态，是其治疗的法则。在治疗汗证时，陈大舜常加入黄芪。黄芪，性微温，温能助阳，归脾、肺二经，补脾则筋肉健，益肺则腠理固，既能治疗表虚自汗，也能治疗阴虚盗汗，为临床上常见的益气固表，调和阴阳常用药。桂枝和生姜两种辛温药常同用，以发挥通阳之功。麦冬、五味子常用于养阴敛汗。阴阳和，则周身协调，腠理安固。而对于肝肾阴虚型汗证，采用滋阴健脾法，选用女贞子、墨旱莲皆为甘味，寒凉之品，可补益肝肾兼能清解虚热，有标本兼治之功，加以太子参、山药健脾生津，旨在健脾胃后天之本，使生化有源，以期阴平阳秘、阴阳调和。对于肝肾阴虚之证，采用补益肝肾之法以养肺，选用左归丸加减。对于脾肾阳虚之证，采用温补脾肾之法以补肺，选用右归丸加减。

2. 调和营卫　汗者，发于阴而出于阳，其根本由阴中之营气，其启闭由阳中之卫气。营行经隧之中，卫充实于皮毛分肉之间，营卫和谐，营行有度。营阴内守，卫阳外固，玄府致密，不令汗出。营卫不和，则肌腠开阖失司而汗泄。《灵枢·营卫生会》曰：“人有热饮食下胃，或出于身半，其不循卫气之道而出何也？岐伯曰：此外伤于风，内开腠理，毛蒸理泄，卫气走之，固不得循其道。”由此可见，营卫不和，气血周流不畅，则可见自汗及偏沮等证。汗出异常虽为营阴外泄，但营卫互根互用，相互制约，只有营卫调和才能各司其职，津不外泄。治疗中，营卫不和证常用桂枝汤调和营卫，兼顾阴阳。桂枝温经解肌，白芍和营敛阴，相合而一治营弱，一治卫强，一散一收，卫之固以达营，得营卫并调之功。配合甘草、生姜、大枣一众辛甘发散之品，以壮卫气，而甘草与芍药同用酸甘化阴，奠安营血。营中和卫调顺，则汗自止。

3. 寒热并用　陈大舜指出汗证寒热错杂的辨治，不仅要辨别上下表里的部位，关键在于分清寒热的多少。寒多热少者，以治寒为主，兼顾热证，反之亦然。平素体弱或年老体虚，肾气不足，肾阳渐衰，用仙茅、巴戟天、淫羊藿温补肾阳。现代人生活压力大、饮食作息欠规律，不免出现肝胃疾患，气机不畅，郁而化热，可见汗出于面、颈、头部，故可少许配合生石膏、知母、熟大黄清泄阳明。配伍银柴胡、青蒿、川楝子清肝解郁。理法方药配伍讲究一冷一热，一阴一阳，寒因热用，热因寒用，阴阳相济，则可只取药物之功而无偏胜之害。

4. 虚实同治　本虚多由阳气虚弱，卫阳、肾阳虚弱皆可导致不能固摄；标实则多与热邪或热邪与其他实邪结聚，热邪上蒸、发散有关。治疗时不可一味妄投收敛止汗之品，应四诊合参，虚实同治，细辨邪正盛衰。治疗实证时，因时人嗜食肥甘厚腻及酒肉，加之生活压力大，性情急躁，酿生湿热，对于邪热郁蒸之证，予龙胆专泻肝胆湿热实火，黄芩、栀子清少阳之火，泻三焦湿热，车前子、川木通渗湿泻热，通利小便，引肝经湿热从小便而出，薏苡仁淡渗利湿，杜绝生湿之源，生地黄养阴柔肝。阴虚火旺之证选用当归、山茱萸、生地黄、熟地黄，补益肝肾精血，育阴培本，配合黄芩、黄连、黄柏苦寒之品泻火除烦，清热坚阴。虚证中脾肺气虚，可见于素体虚衰易感之人，可采用肺脾同补，旨在培土生金，肌表兼顾，气血同调之法，药用生黄芪、白术、当归、防风、麻黄根。心血亏虚之证选用炙黄芪、党参补益中气，白术燥脾湿，实肌腠，当归、川芎补血养心行滞，五味子酸温，配合黄芪共收益气固表止汗之功，酸枣仁滋阴生津敛汗，浮小麦益心气而收敛止汗，陈皮理气和中助运。临床中陈大舜常根据患者病情，多方灵活配伍，多虚多实兼顾，处处体现和法精神。

（二）结合原发病用药治本

“治病必求于本”，临床中发现原发病并发汗证极为常见，追本溯源，治疗、控制原发病是根本治则。在治疗中，借助辅助检查先诊断原发疾病，如血沉、抗链球菌溶血素 O、T_3、T_4、FT_3、FT_4、TSH、性激素检查等，痰涂片找抗酸杆菌以排除风湿热、甲亢、肺结核等。结核病伴出汗，多因阴虚火旺，多以肺阴虚为主，日久损伤脾肾，常用南沙参、北沙参、麦冬、玉竹、百合养阴润肺止咳，配合乌梅、瘪桃干、浮小麦、煅龙骨、煅牡蛎收敛止汗，配伍猫爪草、夏枯草、白头翁等专病药物。但应注意其虚中夹实的特殊性，同时忌苦寒太过伤阴败胃。糖尿病患者，因性情急躁易怒，或久病心情抑郁，肝失疏泄类汗出，陈大舜则重用龙骨、牡蛎收敛止汗，潜阳安神，配以桂枝、白芍平肝柔肝，调和阴阳。配伍金刚刺、鬼箭羽、天花粉等专病药物。甲亢症火郁伤阴，阴虚火旺而见多汗可用天冬、麦冬养阴清热，浙贝母、生牡蛎软坚散结化痰。配伍黄药子、龙胆、海藻等专病药物。焦虑症及围绝经期综合征多因情志所伤，肝气郁结，导致肝失疏泄、脾失健运、心失所养，以补益心脾养阴疏肝为法，用柴胡、香附、枳壳、陈皮疏肝解郁，理气畅中，白术、茯苓健脾和中，小麦补益心气，大枣益脾养血，配以郁金、合欢花解郁安神。配伍紫石英、紫河车、鹿茸等专病药物。重度贫血亦可见汗出，津血同源，以补血益气，重用黄芪、大枣，配合当归、生地黄、党参、甘草、龙眼肉、芍药、川芎等，寓气为血帅之意。配伍阿胶等专病药物。大病后邪去正虚，宜选用人参、黄芪、党参、山药等补益之品，适当配合益气止汗浮之小麦、五味子等。

（三）巧用透敛开合药物治标

《素问·水热穴论》曰：“肾汗出逢于风，内不得入于藏府，外不得越于皮肤，客于玄府……所谓玄府者，汗空也。”故汗者，人体玄府排出之水也。若肺气不足，表虚失固，营卫不和，则可见玄府开泄汗液外溢，当选用宣通开窍与收敛止汗药物同用，而重在收敛止汗使玄府收合。常用桂枝加黄芪汤，方中桂枝温经解肌配白芍合营敛阴，生姜辛温发散配甘草益气和中，黄芪益气固表，少佐防风达表，皆一散一收，诸药合用调和营卫，共收固表止汗之功。另常加入五味子等酸甘之品，生津敛汗，兼能滋肾敛肺；五倍子酸涩收敛，归肺肾经，敛汗固肾敛肺降火。

三、病案举隅

张××，女，64 岁，2015 年 11 月 20 日一诊，自诉反复多汗 10 余年就诊。既往有哮喘病史，有甲状腺部分切除手术史，左甲状腺素钠片剂 50μg Qd，此次复查甲状腺功能正常。平素性格急躁，易感冒，每次感冒均迁延难愈，饮食重口味。刻诉：无明显诱因汗出，白天及夜间均有多汗，动辄汗出，汗液质清较稀，无异味，每日汗出次数不定，每次汗出可致全身衣服湿透，白天换衣 3～4 次，夜间换衣

1～2次。倦怠乏力，潮热，烦躁不安，易发脾气，失眠，口干不欲多饮，食欲不振，舌淡红，苔薄黄，脉沉细。诊断为汗证，属气阴两虚证。治以益气养阴、固表止汗法，方用玉屏风散合固表止汗汤加减：黄芪、浮小麦、参须各20g，白术、白芍、防风各10g，桑椹、干百合、麦冬、玄参、葛根、天花粉、熟地黄各15g。14剂，水煎服，每日1剂，早、晚温服。2016年12月5日二诊，全身乏力及口干较前缓解，汗出次数较前减少，但仍时有潮热汗出，且每次汗出量未明显减少，每日仍需换衣1～2次。近日受凉后出现咳嗽、咳痰，痰色黄质稠，全身酸痛，舌红，苔黄稍滑，脉滑数。治以清肺止咳，固表止汗法，予以泻白散合固表止汗汤加减：桑白皮、地骨皮、五味子各15g，桔梗、瓜蒌皮、炙百部、紫菀、款冬花、麻黄根各10g，黄芪、浮小麦各30g。10剂，水煎服，每日1剂。2017年12月21日三诊，患者诉咳嗽及多汗症状均有好转，复查甲状腺功能正常，守原方续服14剂。保持情绪放松，避免刺激性食物如茶、辣椒、油炸食品等。

按：本病患者白日多汗、平素易感冒，既往有哮喘病史，可知患者气虚不摄汗液，患者病程已10余年，久汗耗伤阴液，阴液亏虚，故见口干、心中烦躁、夜间汗出。一诊之时已成气阴两虚之证，急则治其标，故予玉屏风散合固表止汗汤加减益气养阴，患者服后阴虚之症稍缓。二诊之时，患者乃由肺气亏虚之痼疾所致肺气虚衰，肺卫不固，腠理开阖不利，汗液外泄失常而致多汗。同则标本兼治，故治宜补肺益气，固表止汗。此案当属肺气亏虚、气阴两虚所致汗出，治疗上在益气滋阴、固表止汗之时，不忘清肺润肺，可谓标本兼治，收效颇佳。

四、小结

目前西医对于汗证的治疗除手术外尚无特殊治疗，中医辨证治疗汗证彰显出巨大的优势。陈大舜擅长于汗证的辨治，在其长期的临床实践中取得了良好的疗效。本文介绍了陈大舜对于汗证的学术思想及临床经验，有助于对诊床诊疗提供参考和指导，但目前的研究尚处于初级阶段，需进一步挖掘。

探讨陈大舜治疗眩晕病的用药经验

陈大舜擅长内科杂病诊治，对于眩晕病的诊治，认为肝风挟痰上扰清窍为基本病机，气机升降失常是重要的病理过程，临床多取良效。

一、陈大舜对眩晕病的治法

（一）平肝潜阳熄风

在高频用药中，天麻、赭石、钩藤使用频数最多，可见平肝潜阳为陈大舜治疗眩晕的常用治法。陈大舜多用天麻。天麻甘平，归肝经，为肝经气分之药，功能熄风止痉，平抑肝阳。无论眩晕夹痰、夹虚、夹瘀，均可对症使用。《本草汇言》曰："主头风，头痛，头晕虚旋，癫痫强痉，四肢挛急，语言不顺，一切中风、风痰。"陈大舜喜用赭石。赭石苦寒，归肝、心经，可平肝潜阳，重镇降逆。陈大舜认为赭石是治疗眩晕的主药，不能替代，主要因其质重性降，可重镇降逆、重镇潜阳、重镇安神。重镇降逆，配合旋覆花降逆止呕，善降胃气；重镇潜阳，助天麻平肝潜阳，清肝降火，祛风通络；重镇安神，归于心经，安定心神，有利于缓解眩晕症状。赭石多有胃肠道反应，陈大舜多配合用姜枣草，毋伤脾胃。陈大舜认为，肝风挟痰治以熄风缓晕，除了直折肝风，运用平肝熄风之法，还应考虑患者肾虚基础，肾藏阴，肝为风木之脏，体阴用阳，肾阴亏虚，水不涵木，阴虚风动，所谓"阴亏液耗，风动阳升"，故应育阴潜阳，滋阴熄风。陈大舜滋肾阴少用熟地黄、生地黄填精之品，多活用女贞子、墨旱莲、枸杞子等平补肝肾之阴。

（二）化痰祛湿

针对痰浊核心病理产物，须调理中焦，健中治痰，治疗大法应根据痰浊性质，祛痰、化湿、行气，或清热，或温燥，或补益。陈大舜喜用轻盈灵动之品行气，如紫苏梗、枳壳、厚朴，俾使脾升胃降，气机有序。对于痰湿，常用法半夏“燥胃湿，化痰，益脾胃气”，旋覆花下气消痰；对于热痰，使用姜竹茹“清热化痰，下气止呃之药也”。陈大舜擅用白术、党参、黄芪、山药、大枣等滋养生化之源，健中化痰。

（三）升清降浊

升清降浊是陈大舜治疗眩晕的又一法则。《素问·阴阳应象大论》曰：“清阳出上窍，浊阴出下窍；清阳发腠理，浊阴走五脏，清阳实四肢，浊阴归六腑。”所谓升降，乃升其清阳，降其浊阴。脾虚致清阳不升，应予升阳益气补脾健中之品。临证更多则需降肝风、痰浊，治以降浊为主。旋覆花、赭石重镇降逆，法半夏、姜竹茹降逆止呕、祛痰。陈大舜也采用升降散升清降浊，蝉蜕、僵蚕升清通络通窍，大黄、姜黄降浊，升降相配，共奏气顺痰化窍通之功。

二、陈大舜治疗眩晕病的处方和用药特点

（一）灵活运用经验方，古方新裁

根据聚类分析结果，可以挖掘出半夏白术天麻汤、眩复温胆汤、葛麻二芍二膝汤等陈大舜治疗眩晕的常用方剂，临床上根据肝风挟痰上扰这一常见病机灵活加减、配合使用。除此之外，补肾阳、降浊阴，可选金匮肾气丸、真武汤；若脾虚生痰，可用香砂六君子汤、四君子汤等；若湿热内蕴，则合用连朴饮。陈大舜临床随证选方，根据虚实偏颇，兼夹之邪的性质，或合方为一，或专方专用，灵活化裁，随证加减用药，疗效显著。

陈大舜特别强调“葛麻芎＋X”组合在临床中的应用。葛根、天麻、川芎作为固定药组。川芎辛温走窜，上行巅顶，下达血海，外彻皮毛，旁通四肢，有活血祛风行气之效。天麻性升属阳，为肝经气分之药，功能熄风止痉平肝。葛根疏利经气，配合川芎、天麻活血上行，有扩张血管、改善内耳血液循环之作用。X则根据患者病性灵活加减：若病性偏热，则选钩藤、杭菊花、桑叶清热祛风，平肝疏肝；若病性偏寒，则用白芷、辛温祛风通窍，若病性无寒热偏颇，则用蔓荆子、刺蒺藜。也可使用引经药，如羌活、柴胡、黄芩、藁本、细辛等，引药上行头部，直达病所。

（二）秉承孟河医派用药，和缓轻灵

陈大舜秉承孟河医派“和法缓治”的特色，在临证遣方用药时多选用药性平和、轻盈灵动之品，轻药重投。在眩晕论治中，陈大舜平补缓泻，兼顾标本，以图气血脏腑阴阳平和，和法论治。补虚用女贞子、墨旱莲、枸杞子等平补肝肾，忌温补太过，滋腻碍脾；活血常在养血和血基础上活血化瘀，擅投丹参、当归、赤芍之属，不伤血脉；祛痰建立补脾气、畅气机之上，白术、山药、枳壳等药祛痰不耗气。在药物用量方面，喜重用轻药，秉承“轻药重投”，但更注重患者服药安全，力求药力平稳，避免副作用产生。临证辨治中，若兼气郁，配合广藿香梗、紫苏梗各10g；若有痰饮水湿，加用玉米须30g，薏苡仁、冬瓜皮各15～30g；若有自汗、盗汗，多用糯稻根30g，浮小麦20g。

（三）葛根用药心得

葛根是陈大舜的常用药，陈大舜对葛根有独到的见解：

1. 功效上　陈大舜认为，葛根有解表的作用，但对其认识不能局限于辛凉解表的作用，此外更多具有活血、升津、柔筋作用。葛根辛则能散，促进经脉运行，且性凉，促血行，散瘀热。葛根入脾胃之经能升发清阳，鼓舞胃气，升腾胃中津液，使水津布散上承。葛根可滋阴升津，制约阳亢。葛根输布津液，行经通络，柔润经筋。此外，经研究，葛根还具有改善脑供血，增加脑血流量，改善脑血循环的作用。

2. 用量上　陈大舜认为葛根药食两用，安全性高，在统制全方的基础上可加量，安全性高，疗效可靠。陈大舜葛根常用量为20～30g，可酌情加量。

三、眩晕病医案举例

黄××，女，63岁。2011年10月7日来诊。主诉：眩晕1天。刻诊：眩晕发作，自觉房子旋转，

头重如裹，胸闷，欲呕，纳差，大便2～3次/d，尿黄，左手脉弦劲，右脉细，舌苔薄白，质稍红。高血压病史10余年，服用苯磺酸左旋氨氯地平（施慧达）控制血压，血压120/70mmHg。已行相关检查排除脑卒中、梅尼埃病等疾患。诊断：眩晕病（脾虚痰湿壅遏，肝风夹痰上扰证）。治以化痰熄风，健脾祛湿。拟用半夏白术天麻汤合眩复温胆汤加减。处方：旋覆花、枳壳、法半夏、姜竹茹、陈皮、茯苓、甘草各10g，赭石、磁石各20g。7剂，每日1剂，煎服2次。2011年10月23日二诊：药后症情改善，但仍昏昏沉沉，耳朵胀，目胀，口干口苦，饮食、二便可，脉弦细，舌苔薄。处方：党参、旋覆花、黄芩、栀子、法半夏、天麻、地龙各10g，赭石、夏枯草各30g，制何首乌、赤芍、丹参、川牛膝各15g。再进7剂。2011年10月31日三诊：服药后眩晕已止，头部胀感明显减轻，余症同前。仍守原方治疗，又开14剂。

按：本案主要症状为眩晕，发作时天旋地转，胸闷欲呕，纳差等，痰浊为病理产物，肝风挟痰上扰为发病病机，遂予半夏白术天麻汤合眩复温胆汤健脾祛湿，化痰熄风，和胃降逆。二诊时患者耳朵胀，目胀，口干口苦，结合舌脉，可知兼有肝肾阴虚，肝阳上亢之征，延续前法，再加制何首乌、川牛膝滋补肝肾之阴，黄芩、夏枯草、栀子清肝泻火，天麻、地龙平肝熄风，赤芍、丹参、活血通络。通过熄肝风、化痰湿、补肝肾，患者眩晕得止。

陈大舜从血论治慢性紧张型头痛的学术思想和临床经验

紧张型头痛是一种最常见的原发性头痛，临床常表现为颈枕部、额颞部或全头部发作性或持续性的疼痛，其发病与社会心理压力、焦虑、抑郁、精神因素、肌肉紧张、滥用止痛药等因素有关，其终身患病率为30%～78%，慢性紧张型头痛是紧张型头痛慢性反复发作的结果，一项对欧洲九个国家的人口调查显示，16～65岁的成年人有15%～17%患有头痛，每日至少有0.7%人因此而丧失劳动力，其给患者带来的痛苦及导致的经济损失是相当大的，然而，目前主要是以急性期治疗为主，对于慢性头痛患者尚缺乏有效的治疗方法。而传统中医药，通过整体辨证论治，有从肝、脾、肾论治者，有从风、痰、湿、瘀论治者，均能有效减轻患者症状、发作频率并根治疾病。

一、从血论治的理论基础

陈大舜主张中西医结合，宏观与微观辨证结合，辨病与辨证论治结合，通过采用现代先进的西医学技术快速准确地诊断疾病，再通过中医辨证论治治疗，其中西医思维结合，能够更加准确地把握疾病的特性，此处，在中医理论及西医理论的基础上从血论治慢性紧张型头痛，现将其理论基础阐述如下。

（一）从血论治的中医理论基础

《临证指南医案·疟》曰："久发频发之恙必伤及络。"陈大舜认为慢性紧张型头痛病程长久，反复发作，必伤及络，而络乃聚血之所，故应从血治。慢性紧张型头痛属中医内伤头痛范畴，其发生多与风、火、痰、瘀、虚等因素有关。头痛又属于中医痛证范畴，《素问·举痛论》曰"脉泣则血虚，血虚则痛"，又曰"痛而闭不通矣"，故可知痛证主要病机为"不荣"和"不通"，气血亏虚、瘀血痰浊阻滞均可导致疼痛。陈大舜认为慢性紧张型头痛病程长，顽固难愈，中老年人在长期慢性疾病的病理状态下，脏腑功能日渐虚损，日久易形成瘀血，认为"虚、瘀"是慢性疾病的共同病理基础，长期反复慢性头痛易耗伤气血，气虚不能推动血液运行易致血瘀，瘀血阻滞，新血不生而又致血虚，气由血载，血虚之人，气不能依附于血而致气散失，血能养气，其为气的生成提供源源不断的营养，失去血的供养则气的生成亦减少，气的生成减少及其耗损增加而致气虚，气虚又易致血瘀，气虚、血瘀、血虚三者互相转化，恶性循环，故致疾病缠绵难愈，从血论治，中断上述循环，则疾病无从传化而愈。

（二）从血论治的西医理论基础

现代研究多认为肌筋膜触发点及中枢致敏是慢性紧张型头痛的发病机制。肌筋膜触发点主要是肌肉的慢性损伤、遗传因素或免疫等导致静息状态下乙酰胆碱浓度升高，导致肌细胞后连接持续去极化，形成运动终板处收缩性结节，导致慢性持续性肌节缩短、局部能量消耗增加、局部血流减少，而致局部组织缺血缺氧，刺激释放神经血管反应物质，刺激中枢，经过传入神经，引起触发点疼痛，继而疼痛又诱发局部组织释放神经血管反应物质，刺激乙酰胆碱释放增加，如此反复循环，而致头痛经久不愈，转成慢性。而其中间环节局部组织缺血缺氧类似于中医的气血不足，气血不足则致“不荣则痛”，若使气血充足则可改善组织缺血缺氧症状，上述循环链中断而头痛治愈。

二、从血论治用药经验

陈大舜认为慢性紧张型头痛虽病机复杂，却终将离不开气血二者，从血论治慢性紧张型头痛犹如抽丝剥茧，需从血之来源、储存、转化及其功能逐步剖析，既要活血、和血以复血之生气，又要生血、安血以补血之空虚，其顾及虽多，但用药并非复杂，常善用小方组治复杂病，而药对作为最小的方组更是常被应用，现将其用药经验阐述如下。

（一）辛散以活血，葛根配伍天麻

慢性紧张型头痛是紧张型头痛迁延日久不愈的结果。紧张型头痛又称肌紧张性头痛，多认为其与颈部肌肉紧张痉挛有关，临床常用肌肉松弛剂缓解局部肌肉痉挛而缓解头痛症状。中医辨证认为肌肉由脾所主，《素问·痿论》曰“脾主身之肌肉”，全身的肌肉，均要依赖脾胃运化水谷精微及津液的滋润，才能收缩自如，发挥正常的功能，故陈大舜认为肌肉功能异常与脾有关。而脾为气血生化之源，脾病必血病，是故治血必理脾，而理脾又包括健脾和平肝，肝旺犯脾则脾不安。从上述从血论治的中医理论基础中可以得出慢性紧张型头痛必伤及血络，而络又为聚血之所，叶天士言“络以辛为泄”，酸苦甘腻不能入络，故惟有辛散药方可到达络脉；辛散药物大部分均有活血功效，其中少部分虽然在药典中并未明确记载其有活血的作用，但陈大舜认为辛散药质轻，善于走散通行，且气药无孔不入，入于血脉之中催动血液运行便能起到活血通瘀的作用，故认为辛散药均有活血之效。《素问·至真要大论》曰“以辛润之”，即是说辛味药还有行阴润养的功效，而脾喜燥恶湿，脾病多湿邪留聚，湿聚又易致血瘀，陈大舜认为湿聚一处必有另一处津液缺乏，而辛味药可行之各处，走于湿邪聚集处可带动多余水湿走行至高处而布散水津，从而起到缓祛湿邪且滋阴的功效。因此，陈大舜根据上述慢性紧张型头痛的发病特征，常选用辛散药如葛根、广藿香梗、紫苏梗、蝉蜕、僵蚕、白芷、菊花、藁本、荆芥、防风、蔓荆子、柴胡等具有健脾和中或平肝者，常用药对配伍：葛根 30g 配伍天麻 10g，广藿香梗 10g 配伍紫苏梗 10g，蝉蜕 6g 配伍僵蚕 10g，白芷 10g 配伍菊花 10g 等。而在上述药物中，最常用者为葛根配伍天麻，陈大舜临床上但见头痛，用葛根者十有八九，且常配伍天麻。

葛根，甘、辛、凉，具有解肌、生津、升阳的功效，临床可用于治疗表证发热，项背僵痛等证。葛根可升阳，气为阳，阳足则气足，阳气足，外可抵御邪气，内可驱散瘀浊，带动血液运行；葛根还有生津的功效，津血同源，故陈大舜认为其还有生血之功，其可生气、生血，归脾、胃经，与脾为气血生化之源功效类似，故认为其为中焦之药，可治疗肌肉功能异常疾病，缓解颈项部肌肉痉挛引起的头痛症状，《名医别录》曰“疗伤寒中风头痛，……止痛，胁风痛”，也说明其可治疗头痛。有研究表明，葛根素有改善微循环、减轻炎症、保护神经元、促进神经元再生等作用。葛根虽能治头痛，但在体内吸收效果较差，且作用时间不长，而天麻可以促进葛根在体内更好地吸收利用、降低消除速率、增加体内滞留时间，且天麻药效平和，为风中润剂，能帮助消灭巅顶之邪风，基于此，陈大舜常用葛根 30g 配伍天麻 10g，葛根为药食两用之药，且临床治疗头痛效果明显，故此处用量虽大却尤为放心，此亦体现了陈大舜和法缓治的特色。

（二）逐瘀以和血，川芎配伍丹参

陈大舜认为慢性紧张型头痛病程长久，久病必瘀，瘀久新血不生必虚，若想新血生，必先祛其瘀，瘀血未除而补之，是助贼为殃，瘀血除则血自和，和则能各司其职，是故应逐瘀以和血。而根据瘀血程度由轻到重，祛瘀又可分为和血行瘀、活血化瘀、破血逐瘀三法，临床应根据疾病的特征、结合中医辨证论治分辨瘀血之轻重，切不可不分轻重，动则破瘀攻逐，虽能取一时之快，但瘀去而正伤。有研究对

310 例紧张型头痛患者进行回顾性分析，总结出其临床特点，得出疼痛性质为胀痛的患者有 145 例（46.77%），诱发因素统计中为紧张或情绪变化者有 66 例（21.29%），中医学中胀痛多因气滞所致，情绪紧张及情志不畅易致肝气郁滞，肝郁则气滞，造成血液运行不畅停留于体内而形成瘀血，故慢性紧张型头痛多以气滞血瘀型为主，治疗须加行气活血祛瘀药物，不可任用破血逐瘀药物，否则瘀去则正伤。基于此，陈大舜常选用和血行气药如川芎、香附、木香、沉香、川楝子、延胡索、郁金、姜黄、乳香、没药等，或活血化瘀药如丹参、红花、桃仁、三七、鸡血藤、益母草等，常用药对配伍川芎 10g 配伍丹参 10g，乳香 10g 配伍没药 10g，桃仁 10g 配伍红花 10g 等。现以川芎配伍丹参为例，简述陈大舜选用活血药物思路。

川芎，辛、温，具有活血行气、祛风止痛的作用，为血中之气药，可上行头目，祛风止痛，为治疗头痛之要药，其入血分，能去一切风，调一切气；药理研究表明，川芎嗪有扩张脑血管，降低血管阻力，增加脑及肢体血流量，保护血管内皮、抗血小板、抗缺血再灌注损伤、抗氧化应激等多种心脑血管药理作用。丹参，苦、微寒，具有活血调经、祛瘀止痛的作用，可用于治疗多种瘀血疼痛，《本草便读》曰“丹参，功同四物，能去瘀生新，善疗风而散结，性平和而走血……为调理血分之首药”，且其微寒，可抑制川芎辛、温过燥以伤精血津液，现代药理学研究表明丹参和川芎联合应用对心血管系统有协同作用，有改善微循环、促进血液流动、抗血小板聚集作用，并对中枢神经有镇静和镇痛的作用。

（三）治火以生血，赤芍配伍白芍

陈大舜认为火与血本是一家，治火即是治血，《血证论·阴阳水火气血论》曰“火即化血，血色，火赤之色也”，火为阳，而生血之阴，赖阴血以养火，故火不上炎，而血液下注，内藏于肝，寄居血海，由冲任带三脉，行达周身，以温养肢体；慢性紧张型头痛患者多瘀、多虚，瘀血日久化热，热涸其液，则干枯于经络之间，愈干愈热，愈热愈干，则新血皆枯，而血由火生，若单补血而不清火，则火终亢而不能生血，是故，若想新血生，必须祛其火，故滋血必用清火诸药，此处生血之法，抑之即以培之，清火即是补血。陈大舜认为清火之法，若非大热必须使用大寒药物外，皆不可过于寒凉，以恐伐五脏生气，且抑火太过，又恐火化不及而不能生血，且慢性紧张型头痛瘀热既是长期积累所致，便非一二日可除，不可大用清火诸药，得缓药渐去其火热，方能恰到好处，使余火除而新血生，临床常选用赤芍、生地黄、黄连、黄芩、柴胡、玄参、牡丹皮、决明子、天花粉、夏枯草、金银花等，常用药对配伍：赤芍 15g 配伍白芍 10g，生地黄 10g 配伍熟地黄 10g，厚朴 10g 配伍黄连 10g，黄芩 10g 配伍柴胡 10g 等。现以赤芍配伍白芍为例，简述陈大舜选用治火以生血选药思路。

赤芍，苦、微寒，具有清热凉血、散瘀止痛的功效；白芍，苦、酸，微寒，具有养血敛阴、柔肝止痛、平抑肝阳的功效，在《神农本草经》中二者不分区别，统称为芍药，均有止痛作用，而在《本草求真》中将二者区分，言“赤芍药与白芍药主治略同，但白则有敛阴益营之力，赤则有散邪行血之意；白则能于土中泻木，赤则能于血中活滞”。此处用二者配伍，赤芍之量大于白芍，因其仅一力支撑以清热，且当需清除余火，白芍补之新血才不会被干涸。张仲景亦常用芍药止痛，但凡痛有一分虚，仲景便有一分用芍药的机会。现代药理研究表明，赤芍和白芍中含有的芍药苷和芍药内酯苷均具有明确的补血作用，同时芍药苷还有镇静、抗炎、解痉止痛的作用。

（四）平补以安血，牛膝配伍川牛膝

陈大舜认为上述三法邪将去之时，因头痛日久导致机体虚损、气血亏虚，若不能及时得到纠正，邪气仍很容易乘虚而入，故在缓除瘀血及余火的同时，可适当加用补益的药物以补其不足，但此时邪气未除，不可大补，否则碍邪，应当平补，使瘀去一分，血生一分，方可使血安而不妄动以助邪之势；而平补之事，当选中和之药，既是中和，便善补中脏，而脾胃及肝居于中焦，分别为血之生成与储藏之所，为血之源头，治源以治血病，惟有源头之血源源不断涌出，四方之血才能得到补给，祛邪所耗伤的气血也会得到补给，犹如行军打仗，兵马未出，粮草先行，粮草是行军的保障，气血也是祛邪的保障，是故所用之药多以归脾、胃经及肝经为主，如党参、牛膝、川牛膝、黄芪、山药、熟地黄、白芍、百合、茯苓、白术、枸杞子等，临床上常用牛膝 10g 配伍川牛膝 10g，黄芪 15g 配伍百合 10g，茯苓 15g 配伍白术 10g 等。现以牛膝配伍川牛膝为例，简述陈大舜选用平补以安血选药思路。

川牛膝和牛膝为同一品种，性苦、甘、酸、平，归肝、肾经，二者均有活血通经、补肝肾精血、引火下行的作用，但川牛膝长于活血通经，牛膝长于补肝肾，此处将二者合用，即是取川牛膝之活血通经以去血之一分，牛膝之补肝肾精血以生血之一分之效，同时其还可以引头部余火下行从小便而出；《神农本草经读》曰“和平之药，凡身体五脏百病，皆可用而无顾忌也”，川牛膝和牛膝药性皆平和，有补益精血的作用，且无害身体，这也是陈大舜之所以常用二者的原因。药理研究表明，牛膝具有抗炎、镇痛、提高免疫力、保护神经的作用，常配伍其他药物治疗头痛。

三、病例分析

患者，男，46 岁，2016 年 10 月 30 日初诊。主诉：反复枕部、颈项部疼痛 3 年。患者自诉 3 年前出现头痛，每因玩电脑或心情抑郁时易引起，经多家医院治疗未见好转，2015 年 9 月 13 日患者外院颈椎及颅脑 MRI：颈椎退行性病变，颅脑未见明显异常；TCD 发泡试验阴性——不支持心脏右向左分流。刻诊：头部刺痛，以枕部疼痛为主，牵掣颈项部疼痛，两目胀痛，热敷及运动时可缓解，性情急躁，纳可，嗜睡，尿黄，大便可，舌苔黄稍腻，脉沉细弦。血压 118/76mmHg。诊断：慢性紧张型头痛。辨证：肝经实火，痰瘀互结。治法：清肝泻火，化痰祛瘀。处方：熟大黄，龙胆、蝉蜕、全蝎各 6g，葛根 40g，赤芍、白芍、黄芩、泽泻、川牛膝各 15g，白术、法半夏、栀子、柴胡、僵蚕各 10g。7 剂，每日 1 剂，水煎服，早、晚温服。

2016 年 11 月 5 日二诊：服药后枕部、颈项部疼痛减轻，但仍未能全部止痛，精力集中易发，热敷后可完全缓解，尿黄，大便可。舌红苔黄厚，脉弦细。处方：厚朴、川牛膝各 15g，黄连、薏苡仁各 30g，细辛 6g，川芎、葛根各 40g，赤芍、白芍各 15g，三七 5g，蝉蜕、僵蚕、桃仁、红花、地龙各 10g。7 剂，每日 1 剂，水煎服，早、晚温服。

2016 年 11 月 12 日三诊：服药后枕部、颈项部疼痛明显好转，二便可。舌红，苔薄黄。处方：上方去细辛、三七、地龙，加丹参、牛膝各 10g。7 剂，每日 1 剂，水煎服，早、晚温服。

按：陈大舜在用上述方法从血论治慢性紧张型头痛时，辨证论治为主，根据患者症状特征选用治火以生血为主要方法，再配合活血、和血、安血三法论治。本例患者以反复枕、颈项部疼痛为主，属中医学内伤头痛范畴，首诊肝经实热较重，陈大舜以治火以生血为主法，患者症见两目胀痛、性情急躁、尿黄、舌苔黄腻，脉带弦，属大实大热之象，非清热之缓剂可治疗，故此处选用大苦、大寒之龙胆、栀子配伍清泻肝胆实热，配伍清热之缓剂柴胡和黄芩、赤芍和白芍以助其清除火热，只有余火除，火尚可行归正常而生新血，新生之血亦不会再被余火煎涸，此处白芍用量较大为 15g，考虑火热之势太旺，用较大量白芍以增强敛阴益营之力以防阴血耗损过多，同时其滋养肝脾阴血以助血之生化；配合辛散之葛根、蝉蜕、僵蚕活血，全蝎活血化瘀，白术、川牛膝平补肝脾肾；二诊患者热象明显减退，故不可再用大苦、大寒之品以防伤正，改用厚朴、黄连缓清湿热，此时患者以瘀象为主，是故此诊以逐瘀以和血为主法，选用川芎、桃仁、红花、三七、地龙活血祛瘀；三诊患者热瘀之象明显好转，是故去三七、地龙、细辛，加用丹参与川芎配伍缓祛余瘀，加用牛膝与川牛膝配伍增强补益肝肾阴血之功。

陈大舜运用调和涤痰法辨治非霍奇金淋巴瘤的学术思想和临证经验

非霍奇金淋巴瘤（NHL）是最常见的淋巴造血系统恶性肿瘤，为淋巴瘤的最主要类型，近年来发病率逐年升高。按病理免疫分型，非霍奇金淋巴瘤多数为进展型 NHL（美国 NCI 分型），大致包括非霍奇金淋巴瘤国际工作分型中的弥漫性混合细胞型、弥漫性大细胞型和免疫母细胞型等类型。其病变主要发生在淋巴结、脾脏、胸腺等淋巴器官，亦可发生于淋巴结外的淋巴组织和器官的淋巴造血系统，必须依靠病理确诊。淋巴结肿大是本病最常见的临床表现，特点为无痛性、渐进性增大。目前主要的治疗手段包括全身化学治疗、局部放射治疗、生物免疫疗法、手术切除病灶、造血干细胞移植术等，临床疗效欠佳。

一、陈大舜辨治非霍奇金淋巴瘤的学术思想

陈大舜认为非霍奇金淋巴瘤属于中医学“失荣”、“瘰疬”、“石疬”、“痰核”、“恶核”等范畴，其根本病机在于正气亏虚、脏腑功能失和，而痰是本病的关键病理因素，兼气滞、血瘀、热蓄、毒结。痰可随气升降，阻滞经络、气机，而致血瘀，又可与外感邪毒、内蓄积毒、瘀血等结而为病。痰可致瘀，而瘀血阻滞，经络不通，气机升降失常，又可致津液不化而生痰浊。故非霍奇金淋巴瘤从痰论治。

（一）正气亏虚，脏腑功能失和

《素问·刺法论》曰：“真气不正，故有邪干，正气存内，邪不可干；邪之所凑，其气必虚。”意思是人体脏腑功能正常，正气旺盛，气血充盈，卫外密固，外邪则难以入侵，内邪难以产生，就不会产生疾病。说明正气不足在疾病产生过程中处于主导地位，外邪的侵袭必须以正气不足为前提，一旦发病，正气与邪气双方的力量对比决定了疾病的发展趋势，正气盛，邪气弱，邪气不能深入；反之，邪气步步紧逼，由浅入深。恶性淋巴瘤患者机体抵抗力下降，难以祛毒，致正气亏虚、气机失调，脏腑功能失常，邪毒凝聚为痰核。

陈大舜认为和即指人体之营卫气血、阴阳、表里、虚实、寒热等人体机能处于动态平衡的正常状态。这与中医基础理论中所述的“五脏元真通畅，人即安和”，《黄帝内经》所记载的“阴平阳秘，精神乃治”，有异曲同工之妙。五脏元真通畅：人身体中禀赋先天的部分精微物质和维持脏腑功能的人体五脏精气，通过津气血液之通道——三焦，循行并布达到全身，内入人体脏腑，外达于肌腠皮毛，既可以滋养人体的五脏六腑四肢经络，又可通过气化推动，来调节五脏的生理病理状态，以保证人体的正常生理功能。因此，《黄帝内经》中的和是从人体阴阳气血、五脏六腑功能及时令等方面，阐述了维持人体正常的生理功能的基本条件是和，即脏腑功能达到稳态。陈大舜将《黄帝内经》与和相关的思想概括为变易求和思维，并指出《黄帝内经》在研究人体生理、病理和疾病诊治过程中，大量运用了变易求和思维的原则，使主观认识符合生命运动的客观变易过程。从变易求和思维本身的性质来看，它与现代系统科学的某些原则较为接近，都强调从组成事物整体的各个要素间的相互联系、相互作用上理解事物的本质及其发展规律，都强调事物的变化是一个反复的转化过程，都注重事物运动变化的平衡、和谐状态。

（二）邪气内结，痰浊阻滞三焦

痰、饮、水一源而三歧，都是体内水谷精微化失其正的病理产物，形态上有黏稠和清稀之分，病症和发病部位各有偏重，水肿多发于四肢和肌肤，饮邪偏留恋于胸腔、腹腔和胃肠之中。陈大舜认为痰停部位甚广，脏腑、经络、官窍、肢体关节、肌腠、血分、隧道、膈膜等，留于体内，或动于肾，随气升降，无处不到，变生诸证，致病多端，痰的产生与五脏功能失调有密切关系。

1. 心与痰的关系　陈大舜分析心生痰主要从病因病机着手。他认为心生痰源于心气虚弱，他脏痰浊因虚乘心；或由本身阳气不振，导致血行迟缓而自身生痰。血液中也有津成分，故《灵枢·痈疽》曰：“津液和调，变化而赤为血。”若心阳不振，或痹阻、虚衰、津液亦可凝聚为痰，故有“瘀血既久，亦能化为痰水”之说。陈大舜将化痰通阳治疗真心痛的卓越疗效比喻为“离照当空，阴霾自散”，简练形象地概括了心阳虚衰，痹阻生痰的病理机制和治痰法则。

2. 肺与痰的关系　陈大舜认为“肺为贮痰之器”的生理本质为肺主一身正气，通调水道。正常情况下清肃下降，将脾胃消化吸收后的水谷精微，通过肺脏本身的输布和三焦的气化作用，使津液遍布全身，濡养机体，并将其中一部分无用之水液（如泪、涕、小便等）排出体外。产生病理之痰的原因有3个：一当肺失肃降，治节无权，津液可聚而为痰。二则是肺阴不足，阴虚火旺，虚火灼津成痰，或外感六淫化火，煎熬津液成痰。三因肾气虚弱，也可上渍于肺。故陈大舜认为肺为贮痰之器，既指肺脏本身之痰，又指肺不能输布津液和阴虚火旺灼液为痰，还涉及脾肾之痰上壅于肺。这与西医单纯认为痰是肺部渗出物和呼吸道的分泌物则不尽一致，有同有异。从病理机制和临床诊治痰病、痰证的疗效看，中医

学这种认识更有利于启发人们重新认识和防治痰病和痰证。

3. 肾与痰的关系　肾寄元阳元阴，主调节水液而司开阖；脾阳、肺阳源于肾阳，脾阴、肺阴源于肾阴。因此肾阳不足或肾的开阖失调，都可引起脾、肺二脏的功能失调而产生痰病或痰证，或加重痰病的症情；特别是痰病经久不愈，与肾阳虚衰及肾的阴阳失调尤为密切，故认为肾为痰之本。陈大舜认为“肾为痰之本”，在具体的病理变化上则表现为：肾的开阖不利，水湿停聚，聚而为痰；如命门火衰，不能温运脾阳，即所谓火不生土，致使水谷精微化失其正，聚而为痰。陈大舜认为痰与水本质相同，在肾者，以水不归源，水泛为痰也。在脾者，以饮食不化，土不制水也。还说凡实痰无足虑，而最可畏者惟虚痰。这是因为实痰其来也骤，其去也速。病本不深；而虚痰其来也渐，其去也迟，故病难治。所谓虚痰就是指肾阳气虚衰，水湿津液难于气化，聚而为痰。因此，陈大舜认为治疗虚痰切忌攻伐，原因是痰为水谷津液所化，可以随去随生，用攻伐能伤害元气，如用滚痰丸一类药物治虚痰，当为下策。

4. 肝与痰的关系　陈大舜认为肝的生理功能和病理变化最复杂，体阴用阳，藏泄并主，具刚柔曲直之性，可引起精神情志、水谷精微运化代谢以及激素分泌等多方面的疾病。《素问·五运行大论》曰：“肝，在气为柔，其性为暄，其德为和，其用为动。”林珮琴《类证治裁·肝气门》中列举了嗳、胀、呕、痞、厥、胁痛等25证之外，并指出“诸病多自肝来”。陈大舜参考古文，引经据典，更加肯定“肝为万病之贼”的论点。可见肝病多端，它所代表的生理、病理远非西医解剖学之肝脏可及。肝生痰就是其病变之一。陈大舜也崇尚朱丹溪的“善治痰者，不治痰而先治气”的观点，他认为治痰先治气，主要是肝气，肝气的舒畅条达与否，也是津液凝滞为痰的重要原因。

5. 脾与痰的关系　脾气散精，主运化，如脾气虚衰，或脾胃升降功能失常，运化功能减弱，水谷精微不能正常运化，则聚而为痰。《医宗必读》中引述了《素问·经脉别论》曰：“水精四布，五经并行……何痰之有?”《诸病源候论·虚劳痰饮候》曰：“痰者，涎液结聚。”而涎液结聚成痰，则由于“劳伤之人，脾胃虚弱，不能克消水浆，故为痰饮也”，提出了脾胃虚弱生痰说之后，便成为后世创“脾为生痰之源”的主要理论依据。陈大舜认为脾气为人身体健运之阳气，阴凝脾脏者，就像日失其所，理脾则如烈日当空，痰浊阴凝自散。这对中医辨治疾病采用温脾阳化阴痰的治疗方法提供一定的启示。

二、陈大舜辨治非霍奇金淋巴瘤的临证经验

（一）调和五脏功能，扶正祛邪

陈大舜认为非霍奇金淋巴瘤是全身性疾病，临床表现有淋巴结症状、结外症状、全身消耗性症状、放化疗并发症状，以及免疫功能受损而继发的共病症状。特别是难治性和复发性非霍奇金淋巴瘤，属于中医恶症，在规范应用放化疗的同时，抓住该病虚实夹杂、多虚多实、本虚标实、虚实变化的临床特点，对于非霍奇金淋巴瘤常伴有肢软乏力、纳谷不香、腰酸腿软、小便量少，或浮肿、舌质淡白而胖，舌苔薄、脉沉细，多采用祛邪扶正法。用药有如党参、白术、黄精、茯苓、黄芪、当归、丹参、桑寄生、杜仲、续断、生地黄、女贞子、墨旱莲等。同时处理临床症状，如发热者酌加白花蛇舌草、葛根、青蒿、柴胡、连翘；盗汗者酌加白薇、桑叶、地骨皮、银柴胡、牡蛎；皮肤瘙痒者酌加徐长卿、千里光、龙胆、浮萍、络石藤等。

在临床应用补养扶正时，特别注重和法应用，动态应用个性化治疗方案。采用气血双补，阴阳并补，多脏同调，形神并治；采用痰、瘀、毒、气、热多邪同祛，内外合治；注重根据病变部位分布用药，归属脏腑经络论治；注重脾胃运化功能，开胃口，保胃气，通腑气；注重守法守方，斟酌进退，缓以图之。

（二）放射治疗、化学治疗、中药辅助治疗

在放射治疗、化学治疗期间以及放射治疗、化学治疗后，长期使用中药益气养血、祛瘀解毒，常用药如炒党参、炙黄芪、黄精、当归、山茱萸、制何首乌、补骨脂、白术、茯苓、鸡血藤、木香、山慈菇、半枝莲、白花蛇舌草等，这些中药能提高机体免疫功能，尽快修复放射线对重要脏器的损伤，以减少肿瘤的复发和转移，提高远期生存率。

1. 头颈部放射治疗、化学治疗时，可致放射治疗、化学治疗性口腔炎，常见口干、咽痛、鼻咽分泌物增多、进食困难等症状，舌质暗红，光剥无苔，为热伤肺胃之阴，应予大剂养阴益气之剂，常用药如北沙参、麦冬、制黄精、玄参、石斛、玉竹、天花粉、制何首乌、鸡血藤、女贞子、枸杞子、金银花、桔梗等，必要时加用西洋参。

2. 胸部放射治疗、化学治疗时，可见放射性肺炎，主要症状为发热、气短、咳嗽，严重者可有呼吸困难及缺氧。中医学认为放射线这种热毒之邪灼伤肺阴，治疗当以养阴清肺法，药用沙参、麦冬、天花粉、玄参、苦杏仁、陈皮、前胡、牡丹皮、菊花、女贞子、蒸百部、金荞麦等。肺部足量放射治疗后数月可产生放射性纤维化，而出现气短、干咳，加中药养阴润肺及活血化瘀药如北沙参、丹参、郁金、三棱、莪术等可减轻肺纤维化。对于化学治疗常以蒽环类药物为主要方案，在药物累积量增加后，易出现心肌损害，如见胸闷心悸，脉结代，心电图检查异常，多采用益气养心活血祛痰法，用药有人参、麦冬、五味子、酸枣仁、柏子仁、丹参、郁金、石菖蒲、川芎等。

3. 纵隔放射治疗、化学治疗时，可致食管炎，症见进食时胸骨后疼痛、口干纳差，舌红少苔，当滋阴清热，解毒止痛。药用生地黄、麦冬、玄参、天花粉、黄精、石斛、金银花、野菊花、淡竹叶、白芨、仙鹤草、生甘草等。症见泛恶呕吐，嗳逆者，药用赭石、旋覆花、生姜、法半夏等和胃降逆。

4. 盆腔放射治疗、化学治疗时，可致放射治疗、化学治疗性肠炎，症见大便次数明显增多，甚至大便出血，湿热为主当清热解毒，化湿安络。药用葛根、黄芩、黄连、秦皮、苦参、槐花、地榆、薏苡仁、木香。气虚为主当健脾补中，涩肠止泻。药用党参、白术、茯苓、陈皮、砂仁、白扁豆、山药、煨木香、肉豆蔻、补骨脂、升麻、诃子、芡实、石榴皮等。

5. 盆腔放射治疗、化学治疗时，可致放射治疗、化学治疗性膀胱炎，症见小便次数明显增多，甚至小便出血，当清热利湿，祛瘀解毒。用药如木通、大蓟、小蓟、牡丹皮、薏苡仁、蒲公英等。

（三）辨证使用痰病三大治则

陈大舜认为应根据临床具体情况，采用不同的化痰涤痰方法：

1. 对心脾之火夹痰上升，舌岩坚肿，破碎，饮咽不能，症非轻浅者，以清火化痰法治疗，常用药物有瓜蒌、桑白皮、地骨皮、枇杷、无花果、冬瓜子等。

2. 对肝气夹痰凝滞，颈左右瘰疬丛生，中脘不畅者，以养阴清肝化痰法治疗。常用药物有百合、郁金、麦冬、石斛、白芍、天花粉等。

3. 对肝气夹痰凝滞，蔽骨发为痰疽，已溃，一头肿硬不消，又将破溃，脉来两尺弦数，荣血已亏，阳明痰气不清者，以化痰软坚法治疗。常用药物有鹿角胶、龟甲胶、夏枯草、生牡蛎、白花蛇舌草、半枝莲等。

4. 对血虚肝火，夹痰凝结，颈右发为马刀结核，坚肿，硬如石，发热，脉细，症势急重者，以和荣化痰法治疗。常用药物有熟地黄、当归、赤芍、当归、紫菀、贝母、桔梗等。

5. 对脾气呆钝，湿痰浊气上升，滞于膜里，眼胞痰瘤数年，日渐肿大下垂者，以健脾化痰祛湿法治疗。常用药物有茯苓、白术、党参、陈皮、半夏、薏苡仁、重楼、甘草等。

陈大舜还指出痰病三大治则：澄本清源、直捣病所、疏通痰道。临床上，根据辨证情况综合应用三大原则，相辅相成，相互为用。

1. 澄本清源即消除生痰之因，阻断生痰之源，是治疗痰病的首要原则。具体治法有宣肺、健脾、温肾、理肝等。常用药物如下。①宣肺药：麻黄、苦杏仁、桔梗、紫菀、紫苏子等；②健脾药：人参、黄芪、茯苓、白术、砂仁、莲子、白扁豆等；③温肾药：肉苁蓉、杜仲、紫河车、菟丝子、山药、锁阳、熟附子等；④理肝药：柴胡、白芍、枳壳、香附、郁金、菊花、乌药、延胡索、玫瑰花等。顾卫正气、调和五脏功能乃澄本清源之重点。

2. 直捣病所即捣除痰浊以愈疾患，属痰病治标之法。①化痰药：半夏、贝母、桔梗、瓜蒌、白芥子、禹白附、陈皮等；②豁痰药：天竺黄、竹沥、石菖蒲、甘遂、皂荚、黄药子、瓜蒂等。③配伍活血化瘀药乳香、没药、桃仁、制干漆、三七、川芎、益母草、马鞭草、虎杖、半枝莲、穿山龙、川木通、积雪草等，以及清热散结药连翘、千里光、鸦胆子、八月札、蒲公英、紫花地丁、野菊花、重楼、土茯苓、败酱草、半边莲、人工熊胆、人工牛黄等。④适当配伍虫类药物守宫、蜈蚣、白花蛇、鲜蕲蛇、水蛭、斑蝥、土鳖虫等。

3. 疏通痰道即使痰行之道通顺，导痰外出或使其消散。常用疏导法有理气、通络、散结、利水等。①理气药：陈皮、荔枝核、木香、枳壳、佛手、化橘红、川楝子等；②通络药：延胡索、乳香、没药、丹参、川芎、赤芍、姜黄、怀牛膝等；③散结药：海藻、昆布、浙贝母、牡蛎、三棱、莪术、鳖甲等；④利水药：茯苓、猪苓、泽泻、薏苡仁、玉米须、冬瓜皮、木通、车前子等。

三、病案举例

患者刘××，女，53岁，因“确诊非霍奇金淋巴瘤3年余，乏力7日”，于2012年10月9日由门诊以“非霍奇金淋巴瘤”收住入院。患者于2009年6月25日因“腹痛、腹泻1周”入住长沙市某医院，经电子肠镜直肠黏膜病检后确诊为“非霍奇金淋巴瘤（弥漫大B细胞型）”，予2个疗程CHOP方案化学治疗（环磷酰胺1.0g/dL，长春新碱2mg/dL，吡柔比星80mg/dL，地塞米松15mg/dL）后腹泻腹痛基本缓解，此后3年余皆在长沙市某医院定期化学治疗，病情稳定未见复发。2012年10月2日出现全身乏力，为求中西医结合诊治于10月9日第一次入住我院。入院症见：患者精神状态不佳，感全身疲倦乏力，以活动后明显，时有咽部疼痛，腰背部间歇性冷胀，无恶寒发热、胸闷气促等不适，食欲欠佳，夜寐不谧，大便色黄质稀，小便正常，近期体重无明显增减。既往史：既往有“慢性乙型病毒性肝炎”病史，长期服用拉米夫定片抗病毒；配合中成药疏肝理脾片保护肝脏，定期复查肝功能皆无异常。否认结核等传染病病史，否认原发性高血压、冠心病、糖尿病等慢性疾病病史，否认手术、外伤史，否认输血史，否认食物、药物过敏史，预防接种史不详。舌淡暗，苔白腻，脉弦滑细。入院体格检查：体温36.5℃，脉搏75次/min，呼吸18次/min，血压130/80mmHg；慢性病容，神志清楚，精神状态较差，眼球运动正常，巩膜轻度黄染，瞳孔等大等圆，对光反射灵敏；呼吸运气未见异常，双肺呼吸音清，双肺未闻及明显干、湿啰音，无胸膜摩擦音；心前区无隆起，心尖搏动未见异常，心浊音界未见异常，心率75次/min，律齐；腹平坦，无腹壁静脉曲张，腹部柔软，无压痛、反跳痛，腹部无包块，肝、脾肋下未触及；肝肾区无叩击痛，无移动性浊音，肠鸣音正常。四肢肌力、肌张力正常，生理反射正常，病理反射未引出。专科检查：双侧颌下可触及多个约1cm×1cm大小淋巴结，活动度欠佳，无明显压痛。入院：中医诊断：石疖，正气亏虚、痰毒内蕴证。西医诊断：①非霍奇金淋巴瘤；②慢性乙型病毒性肝炎。入院完善相关检查：血常规、尿常规、粪便常规＋粪便隐血、肝肾功能、电解质、血脂、血糖、心肌酶皆未见异常。乙肝全套：乙肝表面抗原7586ng/mL，乙肝e抗体0.011PEIU/mL，乙肝核心抗体0.008PEIU/mL，提示乙肝小三阳。胸部CT示：纵隔内多发淋巴结肿，非霍奇金淋巴瘤多发？肺下叶少许纤维化病灶。结合患者病史、症状、体格检查、辅助检查结果，皆符合上述诊断。西医治疗予以CHOP化疗方案，配合香菇多糖提高免疫力、拉米夫定抗肝炎病毒、磷酸肌酸钠护心、泮托拉唑护胃、碳酸钙D_3片剂补钙等对症支持治疗。中医治以补益正气、化痰解毒法，方用贝母瓜蒌散合四君子汤加减：党参30g，浙贝母、天花粉、煅牡蛎、白花蛇舌草各20g，桔梗、化橘红、柴胡、赤芍、法半夏各10g，忍冬藤、夏枯草、茯苓、白术、半枝莲各15g，甘草6g。14剂，每日1剂，水煎服，早、晚温服。经上治疗后患者乏力明显好转，病情改善，于2012年10月25日原方加减，带药西黄丸（牛黄、麝香、乳香、没药）及金龙胶囊（鲜守宫、鲜金钱白花蛇、鲜蕲蛇等）出院。

按：陈大舜以调和涤痰法治疗非霍奇金淋巴瘤，遣方以浙贝母、瓜蒌、桔梗、化橘红为主药，专峻化痰；另用柴胡疏肝利胆、理气解郁；赤芍清热凉血、散瘀止痛；忍冬藤清热解毒、疏风通络；上述诸药配伍共奏化痰解毒之功；方中夏枯草清泄肝火、散结消肿；浙贝母清热化痰、开郁散结；牡蛎味咸，软坚散结；三药均为治疗瘰疬、瘿瘤、疮痈肿毒、癥瘕积聚的要药。半枝莲功能清热解毒、散瘀消肿；白花蛇舌草清热解毒、消痈散结、利水消肿；这两种药物经现代药理研究均具有抗肿瘤作用。半夏辛散温燥，主入脾胃兼入肺，能行水湿，降逆气，善祛脾胃湿痰，故为燥湿化痰、消痞散结之良药。除用化痰理气，清热解毒之法，陈大舜亦不忘顾护正气、调和脏腑功能，取四君子汤健脾调和益气补虚。方中党参性平，味甘，补中益气，为补气健脾之要药，所含菊糖、皂苷、微量生物碱、淀粉等对人体多脏器均有不同程度的强壮作用，能提高人体的适应性。配伍白术健脾益气，茯苓渗湿健脾，陈皮理气健脾，共奏健脾益气、调和化痰之功。出院后，长期使用西黄丸清热解毒、和营消肿；金龙胶囊破淤散结、解郁通络，缓以图之。

四、小结

陈大舜基于调和涤痰之法辨治非霍奇金淋巴瘤的临证经验为更多临床工作者从和法论治非霍奇金淋巴瘤提供宝贵的经验。陈大舜治疗非霍奇金淋巴瘤运用大量化痰药化痰散结，重视调和五脏，补益正气，标本兼顾，取得良效。关于非霍奇金淋巴瘤的中医治则治法陈大舜从两个角度进行了归纳，一为治痰求本，二为审因察源，治痰须调五脏，重视正气，调气化痰引经达所，有的放矢，标本同治，涤痰调和。

陈大舜治疗不寐医案7则

不寐是以经常不能获得正常睡眠为特征的一类病症，主要表现为睡眠时间、深度的不足。轻者入睡困难，或寐而不酣，时寐时醒，或醒后不能再寐；重则彻夜不寐。《素问·宣明五气》曰：“心藏神，肺藏魄，肝藏魂，脾藏意，肾藏志。”不寐多由心、肝、脾、肺、肾的阴阳失调，气血失和，五脏病变以致心神失养或心神动扰，神不守舍而引起。不寐的病机关键在于阴阳不交，阴阳失调。《类证治裁·不寐》曰：“阳气自动而之静，则寐，阴气自静而之动，则寤。不寐者，病在阳不交阴也。”阴虚不纳阳，阳胜不得入阴皆可发不寐之症。

一、验案举隅

（一）导赤散合交泰丸治疗不寐案

吴×，女，57岁。2014年11月29日来诊。主诉：入睡困难、易醒加重1年。自诉近1年来，操劳家务，抚养幼儿，疲惫劳心。刻诊：入睡困难，易醒。口气臭秽，无口干口苦。纳可。小便可，但大便稀溏、费力、不顺畅。舌边尖质红，舌苔薄白，脉弦细略数。中医诊断：不寐。心火胃热，内扰心神，心肾不交证。治用：清热泻火，养心安神，交通心肾。方用导赤散合交泰丸加减：木通、淡竹叶、黄连各10g，甘草6g，肉桂2g，酸枣仁、首乌藤各20g，茯神、柏子仁、生地黄、远志各15g。7剂，每日1剂，水煎服，早、晚分服。药后患者睡眠质量明显改善，守方加减再进14剂而寐安。

按：患者长期疲倦劳心，情志抑郁化火，心火炽盛，内扰心神，神不守舍，则发失眠。舌边尖红当属心火有热。母病及子，心火导致胃热，胃热上冲则口气臭秽，明代李时珍《本草纲目·口舌》曰“口臭是胃火、食郁”。本案当属心火胃热作祟，《医宗金鉴·删补名医方论》曰“赤色属心，导赤者，导心经之热从小便而出……故名导赤散”。心与小肠相表里，方用导赤散，使心火下移于小肠，从小便导出，是其正治，且患者大便稀溏用导赤散也有利小便以实大便之意。因患者本以心火为主，兼有胃热，故只用一味黄连清胃热兼泻心火。黄连、肉桂组成交泰丸，交通心肾，交济水火，黄连苦寒，入少阴心经，降心火，不使其炎上；肉桂辛热，入少阴肾经，暖水脏，不使其润下；寒热并用，如此可得水火既济。辅以酸枣仁、柏子仁、茯神养心安神，全方清热与养心安神并举，共奏疗效。

（二）酸枣仁汤合天麻钩藤饮治疗不寐案

金×，男，61岁。2014年11月23日就诊。主诉：入睡困难，多梦2年余。去年曾有多发性腔隙性脑梗死病史，右侧肢体麻木不利，经治疗恢复。刻诊：入睡困难，梦多，口干，鼻出血。饮食、二便可。舌苔薄白，脉弦带滑。陈述病情时声音语调亢奋。血压：140/95mmHg。中医诊断：不寐。肝阴亏虚，阳亢于上，虚热内扰证。治法：柔肝凉血，清热除烦。方用酸枣仁汤合天麻钩藤饮加减：酸枣仁

20g，知母、茯苓、柏子仁、合欢皮、首乌藤、钩藤、川牛膝、玄参各15g，天麻、川芎、黄连、牡丹皮各10g，肉桂2g。7剂，每日1剂，水煎服，早、晚分服。7剂药后症状基本控制，继续守原方21剂而告愈。

按：患者肝阴不足，阳亢于上，阳热之邪上扰头窍，遂鼻出血，口干，语声亢奋。肝阴不足，肝失所养，则魂不守舍，且阴虚生内热，虚热内扰，故虚烦失眠。肝藏魂，肝体阴用阳，若阴血不足，肝体虚，肝阳外浮，则魂不入肝而不寐。本案以酸枣仁汤加味养肝阴安神，清热除烦，治疗以阴虚为主的失眠，陈大舜习惯用酸枣仁汤加减。《金匮要略·血痹虚劳病脉证并治》曰："虚劳虚烦不得眠，酸枣仁汤主之。"如上方所示：以酸枣仁汤加柏子仁、合欢皮、首乌藤，养心安神；用天麻、钩藤，取天麻钩藤饮之意，平肝熄风，清热活血，天麻钩藤饮出自胡光慈的《内科杂病证治新义》"治高血压头痛、眩晕、失眠"；黄连、肉桂组成交泰丸用以交通心肾，水火既济；本案除失眠外还有一突出症状为鼻出血，机制为肝火侮肺金，遂加强应用泻肝凉血之品，玄参滋肾水补肝阴，又凉血止鼻出血；牡丹皮清肝经热，亦止鼻血；川牛膝引血下行。全方平肝潜阳，止血安神，以治失眠。

（三）黄连温胆汤合酸枣仁汤治疗不寐案

易×，男，53岁。2014年9月20日就诊。主诉：入睡困难、易醒难于再次入睡半年余。半年前因摔伤而加重失眠症状。刻诊：入睡困难、易醒，常惶恐不安，偶有口干口苦，纳食尚可，二便调。舌苔薄微黄，脉弦带滑。中医诊断：不寐。胆胃不和，痰热上扰证。治法：清胆和胃，养血安神，清热化痰除烦。方用黄连温胆汤合酸枣仁汤加减：黄连、枳壳、竹茹、法半夏、川芎、陈皮、柴胡、黄芩各10g，茯神20g，甘草5g，知母、石菖蒲、酸枣仁、合欢皮各15g。7剂，每日1剂，水煎服，早、晚温服。病情改善，续服枣仁安神胶囊1个月。

按：胆为清静之府，喜疏泄升发而恶抑郁。胆不和则易气郁生热，炼液成痰，痰随气升，痰热内伏，阳不入阴，则虚烦不得眠；痰热上扰，心神不宁，则惊悸不安，睡眠中易醒。其苔薄微黄，脉弦带滑均为痰热之征象。宜用温胆汤一方，姚僧垣《集验方》中最早提到此方，"治大病后，虚烦不得眠，此胆寒故也，宜服此汤法"，方中法半夏为君药，燥湿化痰，和胃降逆，使气降则痰降；竹茹为臣药，清热化痰；君臣相伍，倍增化痰除烦之功效；配伍陈皮、枳壳、茯神理气化痰、宁心安神，全方温凉兼顾。方中融入酸枣仁汤，以治虚烦不眠之症，重在养血安神、清热除烦，虚热清则夜寐安宁。理气药物的配伍，使得痰热清，胆胃和，则虚烦自除。

（四）沙参麦冬汤合二至丸治疗不寐案

黄×，女，54岁。2014年12月20日就诊。主诉：入睡困难1个月余。患者近期失眠，昏沉欲寐但难以入睡。曾做过乳腺癌切除术，术后一直感觉体质虚弱，皮肤有干枯感。刻诊：入睡困难，神疲乏力，口干、咽喉干，胸闷，时时欲舒展胸廓。二便可，舌苔薄黄，脉细弦。中医诊断：不寐。肺阴虚兼痰瘀互结证。治法：养阴安神，化痰散瘀。方用沙参麦冬汤合半夏白术天麻汤合二至丸加减：南沙参、法半夏、石斛、女贞子、墨旱莲各15g，木香6g，麦冬、白术、天麻、丹参、佛手、柴胡、黄芩各10g，砂仁5g。7剂，每日1剂，水煎服，早、晚分服。告愈。

按：肺阴不足，不能养魄，魄失所养，不能安舍于肺而失眠。患者皮肤干枯、口干、咽喉干，为肺阴虚之征，《素问·五脏别论》曰："肺者，气之本，魄之处也，其华在毛，其充在皮。"乳腺癌术后恐有留痰瘀之弊，瘀久化热，痰浊上扰，血热扰心，又热邪灼阴而心神不宁，出现失眠。足厥阴肝经布胸胁绕乳头而行，痰瘀阻滞于乳房，肝经气机运行不畅，肝郁气滞则胸闷，时时欲舒展胸廓，脉细弦。故治以养阴清热，化痰散瘀，疏肝理气。取沙参麦冬汤之意加石斛、二至丸来养肺阴清热，取半夏白术天麻汤之意加丹参，化痰瘀，辅以柴胡、黄芩、木香、砂仁、佛手，疏肝解郁理气。本案的特色在于从肺论治失眠，大多医家治疗失眠多从心肝肾入手，本案却从肺脏入手。不仅心主神的功能失调能导致失眠，其他四脏同样也可以，《素问·宣明五气》曰："心藏神、肺藏魄、肝藏魂、脾藏意、肾藏志。"五脏的生理活动与精神情志密切相关，五脏功能失调导致精神情志失常，继而导致不寐的发生。肺脏的病变也可以引起其他脏器的病变，最终可导致阴阳失调，阴阳不交。本案充分体现了五脏相关理论和中医整体观念。

（五）丹栀逍遥散治疗不寐案

唐×，女，43岁。2014年11月16日。主诉：入睡困难，多梦3个月余。3个月前，因家中纠纷而情志不舒遂发此疾。刻诊：入睡困难，多梦，易烦躁，神疲乏力，嗳气，健忘，口干目干，大便溏。月经量少，色黯，夹有瘀块。舌苔薄，舌边有齿印，脉弦细。中医诊断：不寐。肝郁化火，脾失健运，气滞血瘀证。治法：疏肝解郁，清热化瘀。方用丹栀逍遥散加减：牡丹皮、栀子、当归、柴胡、茯苓、白术、广藿香梗，紫苏梗、枳壳各10g，薄荷6g，赤芍、白芍、陈皮、丹参各15g，7剂，每日1剂，水煎服，早、晚分服。11月29日二诊：服药后睡眠改善，黄褐斑减少，仍有口干目干，有时盗汗。原方去陈皮、枳壳，加麦冬10g，石斛15g。14剂，告愈。

按：神疲乏力乃脾虚的表现，嗳气是肝郁的表现，肝喜调达而恶抑郁，患者由于情志不舒，肝郁气滞，气行不利，郁久化火，故时而烦躁时而郁闷、嗳气；久之，肝火内灼，累及脾胃，肝木横克脾土，致脾气虚弱，进而伤及心血，心神失养，发为失眠、健忘。舌边有齿印为脾虚表现，脾气壅滞，失于健运，则神疲乏力，大便溏泻，不能化生气血来补给心肝。如此反复，每因情志不舒而诱发，病情逐日加重，肝郁气滞，气机郁滞不能推动血行而致血瘀；气血瘀滞，化源不足，则月经量少，色黯，夹瘀块。舌脉为气滞脾虚之佐。故一诊治疗时以丹栀逍遥散加减。丹栀逍遥散具有疏肝健脾，清热养血功效。上方用丹栀逍遥散加用赤芍、丹参，活血化瘀兼清热；加陈皮、广藿香梗、紫苏梗、枳壳，加强疏肝理气之效，广藿香梗、紫苏梗取自陈大舜自拟二梗二仁汤之意，具有舒畅气机，调神解郁之功效。白芍、赤芍同时应用也是陈大舜的用药习惯，赤芍散邪行血，白芍敛营益阴，赤芍、白芍配合应用经常起到较好的临床疗效。本案药中病机，确有效果。二诊时，气滞缓解遂减两味理气药，阴虚盗汗，加麦冬、石斛以养阴除烦，继续巩固疗效。

（六）益胃汤合酸枣仁汤治疗不寐案

李×，男，70岁。2016年11月1日就诊，主诉：睡中易醒1年余。刻诊：夜间易醒，醒后自感口干，喜饮冷水，神疲乏力，纳食欠佳，大便1次，呈团状，小便微难，舌苔薄微黄，脉弦滑。中医诊断：不寐。气阴亏虚，虚火上扰证。治法养阴益胃，清热除烦，安神定志。方用益胃汤加减：南沙参、北沙参、黄精、玉竹、石斛、知母、茯神、合欢皮、柏子仁、首乌藤各15g，酸枣仁20g，川芎、远志、厚朴各10g。14剂，每日1剂，水煎服，早、晚温服。11月15日复诊，效不更方，守原方续进，又14剂而安。

按：患者年老，先天之本亏虚不足，不能滋养脾胃。脾胃失其濡养，升降失常，痰湿内生，则胃失和降，"胃不和则卧不安"故而失眠。脾胃失和，则气血成匮乏，出现神疲乏力，纳食欠佳。阴虚则生内热，热灼津液，则口干，喜饮冷水。舌苔薄微黄，脉弦滑，亦为气阴亏虚之象。陈大舜化裁益胃汤方，方中重用沙参、玉竹，养阴生津，加入黄精，增强补气养阴、健脾之效。方中合用酸枣仁汤，除虚烦之热。石斛入胃经，乃甘寒之品，加强益胃生津、滋阴清热之效。陈大舜认为，年老患者，气阴两虚，需滋胃阴，养肝阴，考虑燥湿伤阴，阴伤日久，故以补阴为主再化内湿。

（七）交泰丸合黄连阿胶汤治疗不寐案

马×，女，60岁。2014年11月15日来诊。主诉：入睡困难10余年。自诉入睡困难，自服地西泮两片半，症状未见改善。有类风湿病史，冬季手脚冰冷。刻诊：神疲倦怠，纳呆，常感口干舌燥；吃热食物即感牙痛，小便可，大便干燥。舌质红，边生白斑点，舌苔薄黄，脉细数。中医诊断：不寐。脾肾两虚，心肾不交，虚火扰心证。治法：益气养阴，交通心肾，通腑泄热，养心安神。方用交泰丸合黄连阿胶汤加减：黄连、阿胶、川芎各10g，肉桂粉2g，黄芪、知母、茯神、黄精、合欢皮各15g，首乌藤、酸枣仁、柏子仁各20g，炙甘草、熟大黄各5g，7剂，日1剂，水煎服，早晚分服。二诊时，症状稍好转，守原方继续服用28剂基本控制。

按：《灵枢·经脉》曰"肾足少阴之脉……其直者……循喉咙，挟舌本"，肾阴虚则肾精不能循经上滋口舌，致虚火上炎，灼伤津液，故见口干舌燥，牙龈不受热食，大便和舌脉之不良。肾水不足，心火失济，心神失养，失治误治，贻误病情，遂多年失眠不愈。脾气虚则神疲倦怠，手脚冰凉，纳呆。方中黄连和肉桂组成交泰丸。交泰丸适用于心肾不交、夜寐不宁等症。心为阳，属火，居上焦；肾为阴，属水，居下焦，两脏之间有着密切的关系，必须相互交通。《千金要方·房中补益论》曰："人之有生，心为火居上，肾为水居下，水能升而火有降，一升一降，无有穷已，故生意存焉。"由于心阳（即心火）下降而交于肾阴，肾阴（即肾水）上升而济于心阳，从而使心肾两脏的阴阳、水火、升降关系处于平衡、相济、协调状态，以维持人体正常的生命活动。升降失常，水火不济，心肾不交则成失眠；黄连、阿胶是取黄连阿胶汤之意，黄连味苦入心，性凉解热，重用之以解心中发烦，阿胶其性善滋阴，又善潜伏，能直入肾中以生肾水。《伤寒论》曰："少阴病，得之二三日以上，心中烦，不得卧，黄连阿胶汤主之。"黄连阿胶汤主治少阴病之阴虚火旺不寐，少阴属心肾，心属火，肾属水，肾水亏虚，不能上济于心，心火辅以黄精补气养阴，益肾水；交通心肾，使水火既济；黄芪善入脾胃，为补中益气之要药。本案妙在熟大黄的应用，熟大黄泻下力缓但效果持久，通腑泻浊，导热下行。全方交通心肾，益气养阴，泻热通腑并施，以达养心安神之效。

二、小结

陈大舜基于五脏的生理活动与精神情志密切相关，五脏功能失调导致精神情志失常，继而导致不寐。陈大舜指出任何局部的病变，均可视为整体病变，故而辨证论治从整体出发，抓住主诉，辨别主病主症，抓住关键症候，不可面面俱到，从脏腑病机论治不寐。临床选方用药，用名方经方加减；所用药味不多，剂量较轻；避免使用性味峻猛之药；主张中病即止，不可盲目服药伤及正气。提倡生活调理和情绪疏导，故能取得良好疗效。

陈大舜复方配伍与药物精简应用

临床疾病多虚实夹杂、寒热不清，病情较复杂，陈大舜认为单用一方难以达到祛除病邪的功效，擅长使用复方治疗疾病，经过临床反复验证，疗效颇佳。

一、复方适应复杂病证

复方属于七方之一，源自《伤寒明理论》"药方论序"中："制方之用，大、小、缓、急、奇、偶、复七方是也。"复方是指二方或数方相互重叠组成的方剂，又称重方；此外，原方加味，或方中各药用量相等者也称复方。其多用来治疗慢性病、疑难病、危重病以及并发症等病情较为复杂的疾病，具体适应病证主要从以下两个方面阐述。

（一）合病、并病

合病是指两经或三经的证候同时出现，均属阳经系统；并病是指一经的病证未罢，又出现另一经的证候，既可以出现于三阳经系统，也可以出现于阴阳不同系统。无论是合病还是并病均属于两经或两经以上的经络病变，临证治疗时需兼顾。如陈大舜在治疗尿路结石案中就用到两经同治之法，尿路结石本属中医学"石淋"范畴，病位在膀胱，属足太阳膀胱经，而本病患者舌苔中根部黄腻，说明中焦湿热内盛，可见患者亦有中焦病变，而脾胃属中焦，本病主要病在胃，属足阳明胃经，经络辨病为太阳、阳明经合病，治疗应两经同治，若仅治疗太阳经病，患者病情虽能缓解，但阳明经病不能祛除，日久又易传至太阳经络而致疾病反复，故在治疗时应太阳、阳明同治，完全祛除病邪，以防经络传变而致疾病反复，此病陈大舜选取连朴饮清化湿热、调和肠胃以清利中焦阳明湿热，金砂散和导赤散以祛除下焦太阳膀胱湿热、导中焦湿热从小便而出，两经病理产物皆除，疾病无从传变则痊愈。

（二）复杂病机

复方常用来治疗病机复杂之疾病。疾病的产生受多重因素的影响，如外感六淫、七情内伤、饮食失宜、劳逸失度、药邪、环境等。随着物质生活文化的丰富，生活节奏的加快，饮食习惯的改变，疾病多夹有痰、热、瘀，长期熬夜的不良习惯又易导致阴虚。陈大舜认为疾病病情复杂，病理产物多样，单用一方一法难以达到祛除病邪的目的，需多方多法联合应用，如陈大舜治疗自汗盗汗案，兼顾多重病机，标本兼治，方能奏效；中医学自汗归咎于气虚卫表不固，盗汗责之阴虚，故自汗盗汗基本病机为气阴两虚，临床当见气阴两虚的表现，但本病患者还具有痰多、尿黄、口干口苦、苔黄腻症状，说明患者还兼有痰湿内蕴化热之证，治疗时既当治标，亦需固本，单用一方难以达到补气、养阴、化痰、祛湿、清热五种功效兼具的效果，故临床需选用多方配伍或单方加味以组成新的重组方来达到上述功效兼具，陈大舜治疗本病选用玉屏风散以补气固表和生脉散益气滋阴生津，二方合用以固本；选用小柴胡汤祛除肝胆湿热、连朴饮清除胃肠湿热并调和肠胃，二方合用以治标；标本兼治，湿热得清则无以熏蒸津液外泄，卫表得固则汗出有度。

二、复方的配伍方法

陈大舜临床辨病辨证论治及其选方用药经验体现了其复方的配伍方法，阐述如下。

（一）合方为一

陈大舜临证每见病情严重复杂或兼证过多的疾病，围绕主症主方，往往把几个方子联合在一起使用，组成功效协同或相反，作用较广的“大阵”，以荡逐病邪或大补气血。合方之要在于辨“病-证-症”，配伍选方或为反佐或为协同。陈大舜提倡辨病-辨证-辨症论治相结合，临床配伍选方亦以此为原则，本文在此以陈大舜治疗慢性支气管炎为例进行说明。

首先，根据辨病论治选定主方以治疗主证。慢性支气管炎以咳嗽、咳痰为主症，病位在肺。肺主宣降，陈大舜认为咳嗽归咎于肺气宣降失职，临床应选用宣散药和肃降药配伍组方，一宣一降，使肺之宣降功能恢复，方能使咳嗽止。陈大舜认为当今生活压力大，大多人思虑过多、长期熬夜易耗伤阴液，导致阴虚火旺，病位在肺则多阴虚肺热，且慢性支气管炎的常见病因为吸烟，吸烟又易耗损肺阴，故常选用泻白散为主方，取其中桑白皮、地骨皮两味药物以清泻肺热，另加瓜蒌皮以宽胸、化痰止咳，三味药物常配伍使用组成肃降方以清肃肺气。方中地骨皮甘、寒，善于清泻肺热，除肺中伏火，使肺清肃自行，且其还具有生津止渴功效，可以缓解肺热伤津所致口干症状，《汤液本草》曰“泻肾火，降肺中伏火，去胞中火，退热，补正气”；桑白皮甘、寒，归肺经，具有泻肺平喘、利水消肿的功效，《本草纲目》曰“桑白皮，长于利水，及实则泻其子也。故肺中有水气及肺火有余者宜之”，其具有泻肺火以及泻肺中水气而平喘之功，与地骨皮同用，二者相伍，使肺之肃降通畅；痰热阻滞肺络、肺气失司易导致胸闷、胸胀等不适症状，而瓜蒌皮具有清热化痰、利气宽胸的功效，故加用瓜蒌皮以化痰宽胸，其与地骨皮配伍可增强君药化痰止咳之效；桑白皮、地骨皮为开路之师，瓜蒌皮为清除道路障碍之将，三药合用，使肺之肃降畅通无阻。宣散药常选麻黄、桔梗二药，以开宣肺气、解表散邪，二者均有辛散宣肺之效，其与肃降方配伍合用，一宣一降，二者协同，以复肺之宣降。

其次，根据辨证论治选取与主方功效协同或相反的方药。陈大舜认为五脏六腑各司其职，其失守则会导致相应疾病出现。肺之职能为宣发肃降，其失职时易出现咳嗽，治疗时应顺应肺的生理功能配伍用药，恢复肺之宣发肃降之职。常以泻白散为肃降方，根据疾病寒热配伍与主方功效相反的宣散方，热象偏重者用肃降方合麻杏石甘汤加减；寒湿偏重者，用肃降方合麻杏苡甘汤加减；寒热不清者，用肃降方合止嗽散加减。以上三首重组方中有两方中用到苦杏仁，以其为臣药，苦杏仁苦、温，味苦降泄，以辅助君药增强肃降之功，且其兼有宣发肺气止咳平喘之效，为治疗咳喘之要药，《珍珠囊补遗药性赋》曰“除肺热，治上焦风燥，利胸膈气逆，润大肠气秘”，肺与大肠相表里，肺部疾病易累及大肠，肺热传至大肠，易损耗肠道津液，肠道失于濡养而出现便秘，而苦杏仁归肺、大肠经，质润多脂，味苦而下气，能润肠通便，故常被选用，其与麻黄配伍，又能解表散邪，且能宣降肺气，增强了主药宣泄之功。紫菀、款冬花均为化痰止咳平喘药，二者常配伍使用，其性皆温，但温而不燥，既可以助君药化痰，又可以润肺，咳嗽无论寒热虚实，病程长短皆可用之。热象重者常配伍生石膏，《名医别录》曰“除时气头痛身热，三焦大热，皮肤热，肠胃中膈热，解肌发汗；止消渴烦逆，腹胀暴逆喘息，咽热”，其入肺经，善清肺经实热，且具有除烦止渴之效，常与麻黄、苦杏仁配伍治疗肺热喘咳，与桑白皮、地骨皮配伍治疗阴虚肺热烦渴症。薏苡仁归肺、脾、胃经，具有健脾祛湿、清热排脓之效，《本草纲目》曰："薏苡仁，阳明药也，能健脾益胃。虚则补其母，故肺痿、肺痈用之"，薏苡仁之性缓，常配伍茯苓、白术健脾祛湿，配伍豆蔻、滑石治疗湿温初起或暑湿邪在气分证。

最后，根据辨症论治选方用药以治疗次要症状，如咳嗽伴恶心、呕吐者配伍旋覆代赭汤，咳嗽伴汗出者配伍糯稻根、浮小麦等收涩止汗药，咳嗽伴头痛者配伍葛根、天麻、川芎等。

（二）多种功效药物并行

陈大舜认为疾病往往复杂多变，单用一种功效药物难以治愈，需要多种功效的药物并行，或为协同、或为反佐组方，于一方中数证并治，或中西医结合治疗。如陈大舜治疗甲亢时，常选用中西医结合治疗，选用自拟方芪合二贝二芍汤（黄芪、百合、浙贝母、土贝母、赤芍、白芍、丹参、山慈菇、鸡内金、郁金、金银花、夏枯草、黄连）加减和丙基硫氧嘧啶结合治疗，临床反复验证治疗效果良好。陈大舜认为西药及手术治疗甲状腺疾病临床疗效肯定，但停药后易复发，手术易损伤人体气血津液，且术后易导致甲状腺功能减退，若在接受西医治疗的同时，服用中药既可以帮助治疗疾病，又可以顾护人体正气以减少西药的副作用，临床在治疗甲亢时常采用中西结合治疗。甲状腺疾病属于中医学"瘿瘤"范畴，病机多为气阴两虚，痰热瘀互结，治疗应标本兼顾，需用多种功效的药物并行，以达到数证并治之效，陈大舜治疗甲状腺疾病用自拟方芪合二贝二芍汤加减，其中补气养阴固本用黄芪、百合；清热化痰、散结消肿治标用浙贝母、土贝母、山慈菇、鸡内金、金银花，伴有甲状腺结节者，还常加功效相同之土茯苓、橘核、荔枝核与之并用以增强散结消肿的功效；方中具有散结消肿的多种相同功效药物并行，组成作用较强的阵势以祛顽疾，"重复用药，药乃有力"是《千金要方》处理特殊病种、联合重复用药制方的独特规律，与盲目"重叠堆药式"处方有所不同。

三、药物精简

陈大舜虽善用复方但并非大方，选方用药精细而简练，药简却不失成效，方精而力专。

（一）精选小方或方组结构配伍

陈大舜在选方组药时并非将整方全部套入重组方中，而是根据药物的辅、反、成、制之理，组成针对性较强的由少量几味药物组成的小方组，或选用药味较少的经典小方，其具有一定的易用性，且能令人顺势就熟地根据主症、主病的治疗需要，随时加入处方中，旨在协同而增加功效，制约以防其偏胜，可以加速处方速度，提高临床疗效。《医门补要》曰："法在乎活，方在乎纯。"有的古方、验方用药过多者，应当分析优选，简化升华，简化后并不影响疗效，有的还能提高疗效，古今中外不乏其例，对于节约药材（经济）具有重要的意义。如陈大舜治疗体虚感冒案，辨证属气虚卫表不密，风邪外束，兼有痰湿内停，肺失宣降者，疾病寒温不清，治疗当清温并用，方用玉屏风散、荆防败毒散、银翘散、小柴胡汤、麻杏苡甘汤加减，其中玉屏风散和麻杏苡甘汤均为小方，药物数量分别为 3 味、4 味，药少而力专，选用全方；《摄生众妙》中荆防败毒散由 12 味药物组成，此处仅选用荆芥、防风二药以祛风散寒，其中荆芥为发散风寒药中最为平和之品，防风为风中润剂，既能祛风又能胜湿止痛，二药相伍，兼具了原方中祛风、解表、祛湿之效，且较原方祛风之力更专一，与益卫固表之玉屏风散同用，相反相成，祛邪而不伤正，固表而不留邪；银翘散原方由 10 味药物组成，而此处选用其中 2 味药，即金银花和连翘，二者均有清热解毒、透热达表的功效，可治疗风热表证，二者相伍成小方组应用于重组方中，使药物精简却又不失银翘散原方之效；其中小柴胡汤选用柴胡、黄芩二药，因柴胡苦辛微寒，其性轻清而升散，能透达少阳半表半里之邪从外而散，又能舒畅经气之郁滞，为君药，而黄芩苦寒，长于解肌热，能清泻少阳半表半里之热，为臣药，二者配伍成小方组，清散少阳半表半里之邪热，虽药简却不失原方之主要功效。临床还常根据患者症状选用小方或重组小方组，如阴虚者加二至丸，气机不通而致疼痛者加金铃子散；痰多者，加入二陈汤，常选半夏、陈皮二药，因半夏辛苦温燥，既可燥湿化痰，又可降逆和胃止呕，使胃气和降则生痰无源，而陈皮理气健脾和胃，燥湿化痰，使气顺则痰消，二药相伍，虽药少但燥湿化痰、理气和中之效强；伴有恶心、呕吐者加旋覆代赭汤，选旋覆花、赭石二药，因旋覆花功擅下气，能化胶结之痰，为治痰阻气逆之要药，为君药，而赭石重坠降逆，长于镇摄肝胃之逆气，助君药降逆下气，为臣药，二者相伍，降逆化痰、益气和胃，长治恶心、呕吐、呃逆、反胃，临床反复验证，效果颇佳；伴有阴虚失眠者加天王补心丹，常选生地黄、玄参、丹参、党参四药，其中生地为君药，既能上养心血、下滋肾水，又能清泄虚火，使心神不为虚火所扰而宁静，使精关不为虚火所动而固秘，而玄参滋阴清热、生津养液，能够壮水制火，使虚火无以扰神，为臣药，配合丹参补血活血、养心除烦，改人参为党参，因其作用更为缓和，取其益气补血生津之效，四药合而为小方组，每遇阴亏内热、心神不宁之证皆可选用。

（二）一药多重配伍关系

陈大舜善一药多用，一药多重配伍以达不同功效，从而减少重复功效的药物的应用。如陈大舜治疗急性黄疸型肝炎案选用茵陈蒿汤、栀子柏皮汤、茵陈五苓散三方合用，其中茵陈和栀子分别为其中两方所共有，为君药，君药与不同药物配伍组成不同方剂以达到不同功效，其中栀子与茵陈、大黄配伍组合成茵陈蒿汤以清利湿热，栀子与黄柏、甘草配伍组合成栀子柏皮汤以加强清热之功效，两方虽药简却力专；因患者湿热之象重，尚需加强清利湿热之功，且湿聚为气血津液运行不畅之故，故湿聚一处，必会有另一处阴液匮乏，因此，在清利湿热的同时尚需温阳化气、补水养阴，故加用茵陈五苓散，方中茯苓既能健脾利水，其与桂枝配伍又能温阳化气，使气化而成阴液以滋全身；其中茵陈又与前方重复，三方合用总共10味药物组成，清热利湿并重，复方效宏力专。黄疸病位在肝胆，加用小柴胡汤之柴胡、黄芩，二者既能引药入肝胆，又能辅助君药清利半表半里之湿热。

（三）药味数量较少

陈大舜善用复方却无大方，本文统计2014～2015年陈大舜应用复方治病案例130例，共323首方，其中12味药以下组成的复方共计34首，13～14味药组成的复方共计245首，15味药组成的复方计35首，16味药组成的复方计9首（仅占2.8%）。在上述130例案例中，根据患者复诊症状是否改善来判断疗效，症状痊愈或主要症状较前好转者为有效，主要症状较前无明显变化者为无效，经统计，有效案例为118例（占90.8%），无效案例为12例（占9.2%），说明应用复方治病临床疗效显著，值得推广。

四、典型病例

患者，女，30岁，2016年1月30日初诊。主诉：反复咳嗽10日，加重1日。病史：患者既往有慢性支气管炎病史，每因受寒出现咳嗽，1日前咳嗽加重，伴发热，遂到当地社区医院打点滴，予以头孢拉定等药物治疗后咳嗽未见好转。刻诊：咳嗽，咳白痰，咽痛，咽干，低热，纳可，舌红苔薄黄，脉细数。处方：桑白皮、地骨皮、瓜蒌皮、麻黄、杏仁、生石膏、甘中黄、防风、羌活、独活、柴胡、前胡、桔梗各10g，金银花、连翘各15g。7剂，水煎服，每日1剂，早、晚温服。2月6日二诊：咳嗽较前减轻，但仍未全止，咽痒明显，上午自感稍有发热，舌淡红苔薄黄，脉弦细。处方：桑白皮、地骨皮、瓜蒌皮、炙麻黄、苦杏仁、百部、紫菀、款冬花、柴胡、银柴胡、黄芩、法半夏、浙贝母、川贝母各10g，甘草6g。5剂，水煎服，每日1剂，早、晚温服。2月20日三诊：患者咳嗽基本消失，继服原方3剂。

按语：慢性支气管炎属于中医学“咳嗽”范畴，患者感受外邪，侵犯肺卫，肺失宣肃，而发咳嗽，疾病初期病位在表、在肺，选用泻白散中桑白皮、地骨皮清泻肺热，加瓜蒌皮宽胸化痰，复肺之清泻功能；患者低热、咽痛、咽干、脉偏数，可见偏热象，选用麻杏石甘汤去甘草改为甘中黄，以增强泻热之效并复肺之宣发功能；选银翘散中金银花、连翘以疏散风热；另加羌活、独活等解表祛湿。二诊时患者咳嗽减轻，仍有发热，咽痒甚，脉转弦细，说明表证仍在，但病程已久，疾病入半表半里且伤肺阴，上方基础上加减，加用小柴胡汤和解半表半里之邪，浙贝母、川贝母润肺化痰。三诊患者咳嗽已止，继服原方巩固疗效。

五、小结

针对合病、并病以及病机复杂的疾病，陈大舜善用复方，而其最常选用的复方形式为多方配伍组成复方。陈大舜常选用经典小方，或通过药物的辅、反、成、制之理将药味较多的经方简化升华成小方组，以期更加方便快速地加入到重组方中，复方常由多个小方组成，且其药味多控制在12～15味药，因此，复方虽由多方组成，但却并非大方。陈大舜应用复方治病经临床反复验证，疗效显著，此选方用药方法及学术见解值得学习并推广。

参考文献

[1] 唐现莉，徐莎婷，胡方林．陈大舜学术思想及临证经验荟萃［J］．河南中医，2013，33（01）：31－34．
[2] 高玉萍，谢超明，周德生，等．陈大舜治疗不寐医案七则［J］．湖南中医药大学学报，2017，37（05）：507－510．
[3] 苏庆民．论“杂合以治”的治则理论［J］．中医药研究，1990，（01）：4－6．
[4] 周德生．试论情志病的特点［J］．河南中医，2011，31（03）：214－217．
[5] 张成铭，周仲瑛．论复法大方在治疗恶性肿瘤中的临床运用［J］．湖南中医药导报，2004，（05）：1－4＋6．
[6] 喻嵘．陈大舜诊治内科疾病的学术观点［J］．湖南中医学院学报，2003，（05）：23－25．
[7] 蒋成婷，周德生，张秋雁，等．陈大舜治疗紧张型头痛的用药特点［J］．中华中医药杂志，2017，32（07）：3012－3015．
[8] 施琴．孟河医派脾胃病养护特色［J］．江苏中医药，2004，25（7）：48－49．
[9] 侯树平．中医治法学［M］．北京：中国中医药出版社，2015：45－55．
[10] 仝小林，刘文科，李修洋．和法在过敏性疾病临床治疗中的应用［J］．中国中医药信息杂志，2010，17（8）：85－86．
[11] 杨素清，孙卉，王健，等．“和法”在皮肤病治疗中的应用探讨［J］．黑龙江医学，2015，39（01）：86－87．
[12] 王莉，姚军汉．寒温并用法之源流探析［J］．西部中医药，2012，25（06）：1－3．
[13] 陈大舜，周德生．临床医论及医案之一——消渴病［J］．湖南中医药大学学报，2017，37（02）：160－162．
[14] 田永衍，王庆其，凌鹏．张仲景之后医家对“和”法的发展［J］．中医杂志，2013，54（19）：1630－1632．
[15] 中华医学会内分泌学分会《中国甲状腺疾病诊治指南》编写组．中国甲状腺疾病诊治指南——甲状腺功能亢进症［J］．中华内科杂志，2007，46（10）：876－882．
[16] Mintziori G，Anagnostis P，Toulis K A，et al. Thyroid diseases and female reproduction［J］. Minerva Medica，2012，103（1）：47－62．
[17] 张鸿民．甲状腺功能亢进患者促性腺激素与性腺激素含量［J］．国际内科学杂志，1984（5）：249．
[18] 胡方林，唐现莉，刘先菊．陈大舜医案精华［M］．北京：人民卫生出版社，2016：128．
[19] 胡方林，唐现莉，刘先菊．陈大舜医案精华［M］．北京：人民卫生出版社，2016：125．
[20] 胡方林．中医药内外合治甲亢的思路［J］．光明中医，2007，（08）：9－10．
[21] 赵伟秦，李继梅，王佳伟，等．桥本脑病的临床、影像学及病理学特点（附1例报告）［J］．临床神经病学杂志，2010，23（02）：107－109．
[22] 卢节平，王国平．12例桥本氏脑病患者的临床及影像学表现分析［J］．安徽医学，2016，37（04）：420－423．
[23] 张俊湖，滕伟禹．桥本氏脑病［J］．国际神经病学神经外科学杂志，2007，（02）：154－157．
[24] 周德生．“脑为奇恒之府”理论的临床应用［J］．中国中医药现代远程教育，2011，9（15）：8－9．
[25] 周德生，吴兵兵，胡华，等．脑窍理论及其临床应用［J］．中国中医药信息杂志，2015，22（12）：96－98．
[26] 胡方林，刘鹏，罗长青，等．中药内外结合治疗甲亢疗效观察［J］．世界中西医结合杂志，2008，（03）：148－150＋153．
[27] 胡方林，刘仙菊，易法银，等．内外合治对甲亢模型大鼠甲状腺激素及甲状腺病理改变的影响［J］．中华中医药学刊，2009，27（03）：543－545．
[28] 李琦．朱砂的药理及毒理研究进展［A］．中国毒理学会中药与天然药物毒理专业委员会．中国毒理学会中药与天然药物毒理专业委员会第一次（2016年）学术交流大会论文集［C］．中国毒理学会中药与天然药物毒理专业委员会，2016：4．

[29] 陈灏珠. 实用内科学 [M]. 北京：人民卫生出版社，2003.
[30] 黄泽清，胡铁宏. 参麦注射液的药理和临床研究进展 [J]. 临床医药文献杂志，2017，4 (14)：2762 - 2763.
[31] 王建梅，王邦才. 中西医结合治疗高血糖高渗状态合并糖尿病酮症酸中毒 1 例 [J]. 浙江中医杂志，2016，51 (5)：383.
[32] 刘玲娜，张新霞. 糖尿病性腹泻的中西医研究进展 [J]. 湖南中医杂志，2015，31 (4)：180 - 182.
[33] 王吉侯."魄门亦为五脏使"理论的临床运用 [J]. 云南中医杂志，1992，(03)：13 - 14.
[34] 柴可夫，谷英敏. 从"魄门亦为五脏使"论治糖耐量减低 [J]. 中医杂志，2015，56 (17)：1517 - 1518+1521.
[35] 冯文林，伍海涛. 从"魄门亦为五脏使"探讨肠易激综合征的发病 [J]. 中国中医基础医学杂志，2016，22 (10)：1314 - 1316.
[36] 宋修道. 消渴病机与五脏的关系 [J]. 河北中医，2007，29 (12)：1113.
[37] 张兆和. 浅谈糖尿病与肝的密切关系 [J]. 中华中医药杂志，2006，21 (2)：110.
[38] 王钢柱. 中医疏肝调气法治疗糖尿病 [M]. 北京：人民卫生出版社，2001：4.
[39] 陈英杰."肝与大肠相通"探析 [J]. 中医研究，2007，20 (11)：3 - 8.
[40] 梅刚，漆冬梅. 乌梅丸治疗糖尿病性腹泻 50 例临床观察 [J]. 云南中医中药杂志，2010，31 (1)：43 - 44.
[41] 陈大舜，董克礼，陈泽奇，等. 2 型糖尿病中医（中西医结合）证治研究 [J]. 中医药学刊，2005，23 (4)：581 - 585.
[42] 段贤春，方朝晖，姚先梅，等. 中药黄芪治疗糖尿病及糖尿病肾病研究进展 [J]. 安徽医药，2013，17 (9)：1592 -1594.
[43] 陈大舜，易发银. 左归降糖灵相关药物对小鼠实验性高血糖的影响 [J]. 湖南中医药大学学报，1997 (2)：47 - 49.
[44] 田丽梅，王旻. 单味中药枸杞降血糖作用及对胰腺组织形态学影响的研究 [J]. 中医药通报，2005，4 (1)：48 - 51.
[45] 陈大舜. 2 型糖尿病病证结合中医辨治经验 [J]. 中华中医药学刊，2009 (4)：694 - 696.
[46] 陈大舜，徐梓辉. 2 型糖尿病并发冠心病的中医辨病论治研究 [J]. 湖南中医药大学学报，2003，23 (1)：2 - 3.
[47] 季聚良，陈大舜. 滋阴益气活血熄风通络法治疗糖尿病周围神经病变的临床观察 [J]. 辽宁中医杂志，2009 (11)：1929 - 1931.
[48] 黄海英，彭新君，彭延古. 僵蚕的现代研究进展 [J]. 湖南中医药大学学报，2003，23 (4)：62 - 64.
[49] 曹卫华，周力，刘志辉. 糖尿病周围神经病变患者神经传导速度与通心络的干预效应 [J]. 中国临床康复，2005，9 (25)：155 - 156.
[50] 易蔚，陈大舜，袁力，等. 左归双降方治疗 2 型糖尿病合并高血压临床研究 [J]. 湖南中医药大学学报，2004，24 (4)：36 - 38.
[51] 陈大舜，曲晓璐. 2 型糖尿病并发肾病的辨病论治研究 [J]. 中医药学刊，2003，21 (2)：165 - 168.
[52] 中国痤疮治疗指南专家组. 中国痤疮治疗指南（2014 修订版）[J]. 临床皮肤科杂志，2015，44 (1)：52 - 57.
[53] 鞠强，尹兴平，石继海，等. 丹参酮对人皮脂腺细胞增殖、脂质合成及雄性激素受体 mRNA 表达的影响 [J]. 中华皮肤科杂志，2005，38 (2)：98 - 101.
[54] 胡冬裴，顾云之，赵俊茹，等. 夏枯草提取物对痤疮相关致病菌抑菌活性及机制研究 [J]. 中国药物警戒，2015，12 (7)：394 - 397.
[55] 范淑红，罗夏. 黄芩不同萃取物对痤疮致病菌抑菌及抗炎作用的影响 [J]. 世界中西医结合杂志，2016，11 (10)：1361 - 1364.
[56] 朱亚芳，赵浩如. 中药体外抑制痤疮丙酸杆菌的活性测定 [J]. 药学与临床研究，2009，17 (3)：224 - 226.
[57] 李秀玉. 中药白花蛇舌草在痤疮治疗中的应用 [J]. 解放军医学杂志，2011，36 (12)：1376 - 1377.
[58] 胡方林，唐现莉，刘先菊. 陈大舜医案精华 [M]. 北京：人民卫生出版社，2016：125.
[59] 侯春福，韦嵩. 经筋理论与临床应用研究进展 [J]. 现代中西医结合杂志，2013，22 (16)：1819 - 1824.
[60] 魏萍. 中医定向透药治疗寒湿腰痛 36 例临床疗效观察 [J]. 中国民族民间医药，2014 (7)：78.
[61] 周平，周德生. 基于慢性病内生邪气的杂合现象探讨陈大舜教授和法论治学术思想 [J]. 湖南中医药大学学报，2017，37 (12)：1335 - 1340.
[62] 田翰林."取象思维"在解释与认识中药效用中的常见模式 [J]. 江西中医药，2015，46 (09)：13 - 14.
[63] 唐现莉，徐莎婷，胡方林. 陈大舜学术思想及临证经验荟萃 [J]. 河南中医，2013，1：31 - 34.

[64] 张文涛. 汗证探源 [J]. 光明中医. 2008. 23 (8)：1 061 - 1 063.
[65] 姜德友，张志刚，彭抖. 汗证源流考 [J]. 长春中医药大学学报，2009，25 (5)：662. 664.
[66] 徐宜兵. 诸法并重“和”为总则 [J]. 吉林中医药，1996，3：2 - 3.
[67] Kaniecki R G. Chapter 12-Tension-Type Headache [M]. Headache and Migraine Biology and Management. Elsevier Inc，2015.
[68] Andrée C，Steiner T J，Barré J，et al. Headache yesterday in Europe [J]. The Journal of Headache and Pain，2014，15 (1)：33 - 33.
[69] 沈姗姗，胡志强. 紧张型头痛病因病机分析 [J]. 山东中医药大学学报，2012 (1)：5 - 6.
[70] 胡方林. 陈大舜医案精华 [M]. 北京：人民卫生出版社，2016.
[71] Tzeng N S，Chung C H，Lin F H，et al. Headaches and Risk of Dementia. [J]. American Journal of the Medical Sciences，2017，353 (3)：197.
[72] 蒋成婷，周德生，陈大舜，等. 复方配伍与药物精简临床应用 [J]. 中医杂志，2017，58 (9)：796 - 799.
[73] 黄雄峰，王建民. 葛根素的神经保护作用机制研究进展 [J]. 中国实验方剂学杂志，2015，21 (4)：224 - 230.
[74] 姜丽，余兰彬，徐国良，等. 天麻素合葛根素在大鼠体内联合应用的药动学研究 [J]. 中国中药杂志，2015，40 (6)：1179 - 1184.
[75] 蒋成婷，周德生，张秋雁，等. 陈大舜治疗紧张型头痛用药特点 [J]. 中华中医药杂志，2017，32 (7)：3012 - 3015.
[76] 朱玉飞，王璐，董钊，等. 310 例紧张型头痛患者临床特点分析 [J]. 中国疼痛医学杂志，2014，20 (8)：565 - 568.
[77] 蒋跃绒，陈可冀. 川芎嗪的心脑血管药理作用及临床应用研究进展 [J]. 中国中西医结合杂志，2013，33 (5)：707 - 711.
[78] 黄文东，杨永飞，陈建文，等. 丹参素与川芎嗪对心血管系统的协同作用 [J]. 中国药理学通报，2013，29 (3)：432 - 436.
[79] 刘敏，闫军堂，王庆国. 从《神农本草经》看仲景方中芍药用药规律 [J]. 北京中医药大学学报，2012，35 (11)：725 - 731.
[80] 张建军，黄银峰，王丽丽，等. 白芍、赤芍及芍药苷、芍药内酯苷对综合放血法致血虚小鼠补血作用的比较研究 [J]. 中国中药杂志，2013，38 (19)：3358 - 3362.
[81] 田硕，苗明三. 牛膝的化学、药理及应用特点探讨 [J]. 中医学报，2014，29 (8)：1186 - 1188.
[82] 沈志祥，朱雄增. 恶性淋巴瘤 [M]. 2 版. 北京：人民卫生出版社，2011 (1)：347.
[83] 于世英. 肿瘤诊疗指南 [M]. 2 版. 北京：科学出版社，2005：167，412 - 413.
[84] Devita VT Jr. Samuel H. Steven A. et al. Cancer Principles&practice of oncology [M]. 5th Edit. New York. Lippincott Raven. 1997：2165 - 2220.
[85] 许荣忠，李雁. 试论“五脏元真通畅，人即安和”之证治思想 [J]. 吉林中医药，2017，37 (04)：325 - 328.
[86] 谭涛，孙士全，李华南，等. “阴平阳秘”思想指导下的津沽推拿临床病案举隅 [J]. 时珍国医国药，2017，28 (03)：659 - 661.
[87] 时乐. 浅论和法的内涵与外延 [J]. 新疆中医药，2003，21 (1)：1 - 2.
[88] 王东坡，王琦. “痰”道源流论 [J]. 中华中医药杂志，2007 (04)：195 - 197.
[89] 王儒平，陈雪梅. “脾为生痰之源，肺为贮痰之器”的机理 [J]. 河南中医，2013，33 (09)：1396 - 1397.
[90] 蒋兆定. 肺为贮痰之器刍议 [J]. 辽宁中医杂志，2003 (10)：806.
[91] 贺小英，李先涛. 痰证的中医药研究进展 [J]. 中药新药与临床药理，2016，27 (02)：303 - 307.
[92] 焦海燕，严志祎，周岩，等.《类证治裁》木郁论治浅析 [J]. 中华中医药杂志，2017，32 (06)：2402 - 2404.
[93] 张伯礼，薛博瑜. 中医内科学 [M]. 2 版. 北京：人民卫生出版社，2012：94.
[94] 赵以兰，彭晓虹，胡幼平. 针灸治疗失眠处方选穴规律探讨 [J]. 中医外治杂志，2014，23 (04)：57 - 58.
[95] 刘杏，程丑夫，金朝晖. 程丑夫教授运用黄连温胆汤经验举隅 [J]. 湖南中医药大学学报，2014，34 (10)：24 - 26.
[96] 曾庆成. 交泰丸治疗心肾不交病症浅识 [J]. 湖北中医杂志，1999，21 (07)：38.
[97] 李涵，杜金行，任兴联. 浅谈广义“心肾不交”的分型论治 [J]. 中华中医药杂志 (原中国医药学报)，2011，26 (12)：2797 - 2799.

[98] 朱月玲，朱文佳. 夏永良治疗失眠临证医案举隅 [J]. 江西中医学院学报，2013，25 (02)：18-20.
[99] 胡方林，唐现莉，刘仙菊. 湖湘当代名医医案精华第三辑·陈大舜医案精华 [M]. 北京：人民卫生出版社，2016：3.
[100] 谢铭. 方剂与复方的名实辨析 [J]. 中国实验方剂学杂志，2015，21 (22)：140-144.
[101] 赵鸿飞，高阳，赵德喜等. 《伤寒论》六经病内涵与复杂方剂再认识 [J]. 中华中医药杂志，2016，31 (5)：1559-1562.
[102] 陈大舜. 古方今用验案存真（八）[J]. 湖南中医药大学学报，2011，31 (5)：46-47.
[103] 胡方林等. 陈大舜医案精华 [M]. 北京：人民卫生出版社，2016：19-22.
[104] 唐现莉. 陈大舜名老中医临证处方经验的研究 [D]. 湖南中医药大学，2013：1-72.
[105] 陈大舜. 古方今用验案存真（九）[J]. 湖南中医药大学学报，2011，31 (7)：38-39.

第七章　陈大舜和法论治疑难病医案实录

慢性阻塞性肺疾病急性加重

一、病例介绍

邓××，男，76岁，因“反复咳嗽、咳痰7年，活动后气促4年，加重1个月，躁动1日”于2014年9月27日入住我院呼吸科，患者诉7年前受凉后出现咳嗽、咳痰，在外院诊断为“支气管炎”，予以抗感染，化痰等对症支持治疗后症状缓解。此后遇到受凉、季节变化，上述症状反复发作。4年前出现气促，外住院治疗，诊断为“慢性阻塞性肺疾病急性加重”，予以抗感染等治疗后症状均可缓解。自2008—2013年多次在我院住院，予以抗感染、化痰、扩张支气管、解痉平喘结合中药及酌情辅以针灸、拔罐、埋线等中医特色治疗后症状缓解。1个月前患者因受凉，出现咳嗽咳痰加重，伴气促，随即出现躁动不安，由急诊以“慢性阻塞性肺疾病急性加重”收住我院。入院症见：咳嗽、咳白黏痰，能咳出，气促明显，动则加重，端坐呼吸，躁动不安，颈部胀痛，胸闷心悸，纳寐一般，大小便正常，双下肢不肿，无胸痛，无恶寒发热，无头晕头痛，体重无明显变化。既往有“高血压”、“肺源性心脏病”、“慢性肾功能不全”病史，长期口服苯磺酸左旋氨氯地平片2.5mg Qd，单硝酸异山梨酯40mg Bid，金水宝及吸入噻托溴铵。体格检查：体温37.4℃，脉搏120次/min，呼吸20次/min，血压90/60mmHg；唇稍发绀，颈稍僵硬，气管居中，甲状腺未扪及肿大；桶状胸，肋间隙增宽，呼吸稍急促，双肺呼吸音低，闻及满肺散在明显干啰音，未闻及明显湿啰音；心前区无隆起，心尖搏动位于左侧第5肋间中线内0.5cm处，无震颤，心浊音界未见异常，心率120次/min，律不齐，心音未见异常，各瓣膜听诊区未闻及病理性杂音；双下肢无水肿；舌红，苔黄腻，脉弦。胸部CT：慢性支气管炎并肺气肿，多发肺大疱，双肺间质性病变（间质肺炎、间质性肺纤维化）、双肺上叶、陈旧性病变伴胸膜增厚；心包积液。心影增大，左室明显；主动脉及冠状动脉硬化，脊柱侧弯后伴胸廓畸形；肝右叶钙化灶，肝左叶多发囊性灶，囊肿可能性大，右肾囊肿。入院时抽血查血气分析：pH 7.389，PCO_2 40.6mmHg，PO_2 46.5mmHg，SO_2 79.6%，BE －0.4mmol/L，HCO_3^- 24.4mmol/L。肺功能：FEV1 73%，FEV1/FVC% 64%。中医诊断：肺胀痰热郁肺证；肺胀痰蒙神窍证。西医诊断：①慢性阻塞性肺疾病急性发作，肺心病；②肺性脑病；③间质性肺炎；④冠心病，缺血性心肌病变，心功能3级C；⑤原发性高血压病3级，极高危；⑥慢性肾功能不全；⑦右肾后方占位性病变。患者慢性阻塞性肺疾病诊断明确，且此次发作尚有肺性脑病的表现，血气分析提示Ⅰ型呼吸衰竭，入院后完善相关检查。血常规：白细胞9.77×10^9/L，中性粒细胞8.3×10^9/L，中性粒细胞0.8490，单核细胞0.0290；二氧化碳结合力20.7mmol/L。肾功能：尿素氮9.9mmol/L，肌酐170μmol/L，尿酸461μmol/L。结核抗体：（－），肺炎支原体抗体：（－）。一般细菌涂片检查：革兰阳性链球菌。真菌涂片检查：真菌涂片（－）。痰培养：正常咽喉杂菌。24小时动态心电图：窦性心律；多源性多发性室性早搏，室性早搏成对，室性早搏二三联，阵发性室性心动过速；多发房性早搏，房性早搏成对，非阵发性房性心动过速，房性早搏伴室内差异性传导，全程可见ST-T改变。血气分析：pH 7.321，PCO_2 48.5mmHg，PO_2 36.7mmHg，SO_2 65.4%，BE －1.0mmol/L，HCO_3^- 25.1mmol/L。仍提示呼吸衰竭。治疗上予以哌拉西林他唑巴坦抗感染，氨溴索化痰，静滴多索茶碱针、口服茶碱缓释片、单硝酸异山梨酯分散片扩冠护心，金水宝胶囊护肾，苯磺酸左旋氨氯地平片降压，磷酸肌酸钠冻干粉针护心，阿司匹林肠溶片抗血小板聚集，地高辛强心，无创辅助通气等对症支持治疗。中药予以生脉陷胸汤加减，益气养阴，清热化痰，开窍醒神：麦冬、白参、法半夏、瓜蒌皮、苦杏仁、枳实、浙贝母、桔梗、丹参、葶苈子各10g，茯苓15g，黄连5g，甘草3g。10剂，每日1剂，水煎服。经过对症治疗后于2014年9月30日复查血气分析：pH 7.372，PCO_2 41.4mmHg，PO_2 69.8mmHg，SO_2 94.6%，BE－1.2mmol/L，HCO_3^- 24.1mmol/L。痰培养：正常咽喉菌群。患者复查结果提示呼吸衰竭较前好转，继续维持当前治疗，于2014年10月6日病情好转后带药出院。出院后患者继续按照既往服药方案，予以降压、护心、护肾及噻托溴铵维持治疗，辅以中药生脉陷胸汤加减益气养阴，化痰平喘，患者咳嗽、咳痰症状好转，尚未出现明显的胸闷气促。

后因季节变化或受凉等原因，反复咳嗽、咳痰、活动后气促症状多次发作，分别于2014年12月22日、2015年9月21日、2015年11月12日多次入住院，病情表现及治疗用药大致同前，症状可以缓解。2015年12月24日患者因受凉后出现胸闷、气促加重，活动后明显，为求系统诊治，再次入住我院，入院症见：咳嗽、咳痰，咳时伴胸痛，背心痛，后脑勺痛，痰黄绿偏稀，易咯，无痰中带血，伴胸闷、气促，活动后甚，稍流白黏鼻涕，无喉中痰鸣，口干无口苦，双下肢无浮肿，纳差，夜寐欠安，大便可，小便少黄，体重无明显变化。体格检查：唇发绀，颈软，气管居中，甲状腺未扪及肿大，桶状胸，肋间隙增宽，呼吸急促，双肺呼吸音低，闻及满肺散在明显干、湿啰音，心前区无隆起，心尖搏动位于左侧第5肋间中线内0.5cm处，无震颤，心浊音界未见异常，心率120次/min，律不齐，心音未见异常，各瓣膜听诊区未闻及病理性杂音；腹软，全腹无压痛，无肌紧张及反跳痛，腹部无包块，肝、脾肋下未触及，肾区无叩击痛，移动性浊音阴性，肠鸣音未见异常；双下肢无水肿；生理反射存在，病理反射未引出；舌红，苔黄腻，脉滑。胸部CT：慢支肺气肿并肺大疱，呈双肺间质性改变，双上肺胸膜增厚大致同前；胸椎后凸畸形大致同前；心包积液较前减少，主动脉及冠状动脉硬化；纵隔肿大淋巴结，部分钙化；肝内钙化灶及囊状低密度影，右肾囊肿大致同前。肺功能：FEV1 71%，FEV1/FVC% 62%。中医诊断：肺胀痰热郁肺证。西医诊断：①慢性阻塞性肺疾病急性加重，肺源性心脏病（失代偿期）；②冠心病，缺血性心肌病变，心律失常，心功能3级C；③间质性肺炎；④原发性高血压3级，极高危；⑤慢性肾功能不全；⑥右肾后方占位性病变；⑦右肾囊肿。入院后查电解质：氯95mmol/L，钙2.00mmol/L；肾功能：尿素氮9.80mmol/L，肌酐129μmol/L；N末端脑钠肽4447pg/mL；C反应蛋白155.2mg/L；一般细菌培养及鉴定：正常咽喉杂菌；一般细菌＋真菌涂片检查：革兰阳性球菌，革兰阳性链球菌，革兰阴性杆菌；真菌涂片、心肌酶、粪便常规及隐血未见异常。西医予以哌拉西林钠舒巴坦钠冻干粉针抗感染，氨溴索化痰，多索茶碱针解痉平喘，口服单硝酸异山梨酯分散片、输磷酸肌酸钠冻干粉针护心，口服苯磺酸左旋氨氯地平片降压，呋塞米片剂利尿，金荞麦片清热止咳等对症支持治疗。中药予以柴芩温胆汤加减，清热化痰，止咳定喘：醋柴胡、黄芩、竹茹、法半夏、枳壳、苦杏仁、前胡、牛蒡子、瓜蒌皮各10g，茯苓、浙贝母、矮地茶各15g，陈皮、薄荷、桔梗各6g，蝉蜕、甘草各5g。4剂，每日1剂，早、晚温服。服药后患者咳嗽咳痰较前好转，静息状态下无明显气促，咳时无胸痛、头痛，痰白质偏稀，易咯，无痰中带血，稍有胸闷。患者症状较前好转，遂继续维持此方案治疗。

2015年12月28日查房，患者诉7:10左右洗脚活动后出现咯血，血呈鲜红色，量约30mL，气促，无胸闷胸痛、头晕头痛不适，测血氧饱和度67%，心率113次/min，呼吸25次/min，血压135/72mmHg。肺功能：FEV1 48%，FEV1/FVC% 57%。患者神志清楚，口唇发绀，双肺可闻及湿啰音，右侧较明显，立即予以血凝酶冻干粉针2 IU静注，5%葡萄糖注射液250mL＋酚磺乙胺注射液1.5g静滴止血，调大氧流量至5.5L/min，后患者诉气促稍缓解，未再咳血，19:30复测血氧饱和度98%，心率96次/min，呼吸23次/min，下调氧流量至4L/min，患者病情突然加重，肺功能差，可能出现病情加剧大咯血窒息危及生命，下病重，嘱患者绝对卧床休息。复查胸部CT：慢支肺气肿，肺大疱，双肺炎症；左下肺病灶明显；双肺继发性肺结核并支气管扩张，多考虑陈旧病灶；左侧胸膜增厚；心影稍大，主动脉及冠状动脉硬化；右肾囊肿；肝脏囊肿；追踪检查：胸部CT提示左肺炎性病灶较前进展，停用哌拉西林钠舒巴坦钠，改用美罗培南冻干粉针加强抗感染。血气分析：无创辅助通气 pH 7.331，PCO_2 67.8mmHg，PO_2 120mmHg，SO_2 98.8，BE 7.5mmol/L，HCO_3^- 31.2mmol/L 提示Ⅱ型呼吸衰竭，加用乙酰半胱氨酸化痰，续予以无创辅助通气，后经过对症处理，症状较前好转，停美罗培南，改用硫酸头孢噻利冻干粉针抗感染，患者仍有咳嗽咳痰，夹杂暗红色血块，故停硫酸头孢噻利冻干粉针，改用头孢他啶联合左氧氟沙星抗感染，并加用酚磺乙胺止血，裸花紫珠片加强止血。2016 年 1 月 17 日凌晨 5:00 左右患者再次出现咳血，伴胸闷，胸痛，呼吸急促，大汗出，心率 180 次/min，律不齐，血氧饱和度 60%。肺功能 FEV1 46%，FEV1/FVC% 54%。上心电监测、血氧饱和度监测，急予以盐酸胺碘酮注射剂 150mg 静滴稳定心率，磷酸肌酸钠冻干粉针护心，6:10 续予以盐酸胺碘酮注射剂泵入，改用头孢西丁粉针剂加莫西沙星抗感染，考虑左下肺真菌感染，伏立康唑抗真菌。9:00病情稳定，停心电监测、血氧饱和度监测，停盐酸胺碘酮，予以硝酸甘油注射液泵入，尿少予以螺内酯＋呋塞米利尿，记 24 小时尿量，后病情尚稳定，2016 年 1 月 21 日患者胸闷、气促明显，咳痰无力。肺功能：FEV1 43%，FEV1/FVC% 52%。再次考虑感染加重，抗生素改为亚胺培南西司他丁钠冻干粉针 1g Q8h＋莫西沙星注射液 0.2g Qd 抗感染，嘱患者家属勤拍背助排痰，经过对症治疗，患者病情好转，生命体征稳定，于 2016 年 2 月 2 日出院。患者此次住院较前相比病情明显加重，出现咳血，呼吸衰竭加重，尚有心力衰竭表现，心肺功能较差，感染难控制，提示患者病情日益进展，治疗尚能控制病情，远期预后较差。

后因慢性阻塞性肺疾病急性发作于 2016 年 5 月 8 日、2016 年 6 月 17 日、2016 年 11 月 20 日、2016 年 12 月 8 日、2017 年 3 月 6 日多次入住我院，病情变化不明显，未出现咳血等症状，症状多表现为咳嗽、咳痰，痰为白黏痰，质稀可咳出，胸闷，活动后气促，无鼻塞流涕，纳寐欠佳，二便尚调。体格检查：双肺呼吸音粗，双下肺可闻及干、湿啰音，心前区无隆起，心尖搏动位于左侧第 5 肋间中线内 0.5cm 处，无震颤，心浊音界未见异常，各瓣膜听诊区未闻及病理性杂音；腹软，全腹无压痛，无肌紧张及反跳痛，腹部无包块，肝、脾肋下未触及，肾区无叩击痛，移动性浊音阴性，肠鸣音未见异常。双下肢稍有水肿；生理反射存在，病理反射未引出；舌红，苔黄腻，脉滑。入院完善辅助检查。胸部 CT：慢性支气管炎、肺气肿并肺大疱形成，双肺散在慢性炎症，符合慢性阻塞性肺疾病改变；双肺上叶考虑陈旧性肺结核可能；主动脉及冠状动脉硬化；双侧胸膜增厚；右肾囊肿；脊柱 S 形侧弯畸形。结果提示，与去年相比左下肺病灶有所吸收好转，可见经过积极治疗，病情尚稳定。余检查未见明显特殊。

2017 年 7 月 1 日患者因“反复咳嗽、咳痰 10 年，气促 8 年，再发加重 2 日”再次入院。入院症见：胸闷气促，背痛，咳嗽，以夜间及清晨为主，咳痰，痰为白黏痰，质稀可咳出，量中等，四肢发凉，无发热，无鼻塞流涕，纳寐欠佳，二便尚调，双下肢轻度浮肿。查体大致同前。舌质偏红，苔黄腻，脉弦。肺功能：FEV1 57%，FEV1/FVC% 62%。中医诊断：肺胀痰热郁肺证。西医诊断：①慢性阻塞性肺疾病急性发作，肺源性心脏病（失代偿期），呼吸衰竭；②冠心病缺血性心肌病变，心律失常，心功能 3 级 C；③间质性肺炎；④原发性高血压 3 级，极高危；⑤慢性肾功能不全；⑥右肾囊肿。入院后完善辅助检查。心肌酶：肌红蛋白 91.00 μg/L，余项正常；肾功能：肾小球滤过率 70.30mL/min，余正常；N 末端脑钠肽 10746.00pg/mL，提示心力衰竭；血气分析：pH7.304，PCO_2 66.9mmHg，PO_2 64.1mmHg，SO_2 89.7%，HCO_3 33.2mmol/L，提示Ⅱ型呼吸衰竭；电解质：氯 95.4mmol/L，钙 2.10mmol/L，余正常；肝功能：总蛋白 62.2g/L，清蛋白 33.4g/L，清球比 1.16，余项正常；血脂：高密度脂蛋白胆固醇 0.96mmol/L；血葡萄糖 2.99mmol/L。床旁胸部正位片：两肺纤维化并感染，心影增大，双侧胸膜增厚，可能合并少量胸腔积液，脊柱侧弯。心脏彩超：全心增大，左室壁运动异常；主动脉弹性减退，主动脉瓣退行性病变并中-重度狭窄、重度反流；二尖瓣、三尖瓣、肺动脉瓣轻度反流，二尖瓣后瓣钙化；考虑左心功能减退、肺动脉高压、心包积液。患者心力衰竭，目前仅能予以药物抗心力衰竭治疗，西医予以比阿培南粉针剂抗感染，氨溴索化痰，多索茶碱解痉平喘，硝普钠冻干粉针扩血管。中药予以清金畅肺汤加减，清热化痰，止咳平喘，黄芩、瓜蒌皮、苦杏仁、川芎、竹茹、法半夏、葶苈子、红景天各10g，浙贝母、茯苓、虎杖、黄芪各15g，蓝布正20g，桔梗、陈皮各6g，甘草5g。14剂，每日1剂，早、晚温服。经过治疗后，患者症状较前好转。复查N末端脑钠肽3336.00pg/mL，血气分析：pH 7.400，PCO_2 44.6mmHg，PO_2 81.5mmHg，SO_2 96.6%，HCO_3^- 27.7mmol/L。患者胸闷气促较前减轻，咳嗽较前频率减少，双下肢浮肿明显减轻，2017年7月15日出院。嘱患者出院后规律服用降压、护心、护肾及化痰平喘的药物，避免感冒，坚持长期氧疗，必要时间断无创辅助通气，不适随诊。

二、讨论

慢性阻塞性肺疾病（COPD）是一种以持续气流受限为特征的可以预防和治疗的疾病，其气流受限多呈进行性发展，与呼吸道和肺组织对烟草烟雾等有害气体或有害颗粒的慢性炎性反应增强有关。COPD主要累及肺脏，但也可引起全身（或称肺外）的不良反应。引起的危险因素分为可干预因素和不可干预因素。不可干预因素分为：①遗传因素。目前国内外对COPD遗传因素的探讨主要集中在家族史和基因两方面。多项研究已发现该病具有家族聚集性，家族成员中存在呼吸系统疾病史是其危险因素之一。②年龄和性别。流行病学调查最初发现随年龄增加，COPD患病率和死亡率都不断上升。可干预因素分为：①社会经济地位。衡量既往研究发现社会经济地位较低与COPD或肺功能低下存在关联，但具体机制尚不清楚。②吸烟。吸烟导致COPD已成为共识。③空气污染。就室内空气污染而言，来源主要为生物燃料烟雾。④职业性暴露。⑤生命早期暴露。⑥体质指数：少量横断面研究提示体质指数较低是COPD的危险因素。⑦其他。除上述危险因素外，还有一些研究较少或尚未证实的危险因素，如哮喘、呼吸道高反应、感染等。慢性阻塞性肺疾病的诊断依据：根据临床表现、危险因素接触史、体征及实验室检查资料综合分析确定，COPD的主要症状为慢性咳嗽、咳痰和（或）呼吸困难。危险因素接触史、存在不完全可逆性气流受限是诊断COPD的必备条件。肺功能指标是诊断COPD的金标准。用支气管舒张剂后第一秒用力呼气容积（FEV1）/肺活量（FVC）＜70%可确定为不完全可逆性气流受限。COPD早期轻度气流受限时可有或无临床症状。胸部X线检查有助于确定肺过度充气的程度。排除支气管哮喘、支气管扩张症、充血性心力衰竭、肺结核等其他肺部疾病。COPD的并发症包括自发性气胸、肺动脉高压、慢性肺源性心脏病、静脉血栓栓塞症、呼吸功能不全或衰竭。COPD所致呼吸功能不全和衰竭主要表现为通气性呼吸障碍的特点，出现呼吸肌疲劳、低氧血症和/或高碳酸血症，病程表现为慢性呼吸不全或衰竭，间有急性加重。

在稳定期，重视教育和督导吸烟的COPD患者戒烟，并避免暴露于二手烟，同时应尽量避免或防止粉尘、烟雾及有害气体吸入，学会自我控制疾病的要点和方法；使患者知晓何时应前往医院就诊。药物治疗包括：①支气管舒张剂，包括β_2受体激动药和抗胆碱药。首选吸入治疗。②糖皮质激素，长期规律吸入糖皮质激素适用于重度动脉血气极重度且反复急性加重的患者，可减少急性加重次数，增加运动耐量、改善生活质量，但不能阻止FEV1的下降趋势。③其他药物，包括祛痰药、抗氧化剂、疫苗及中医治疗。④机械通气，重症患者可根据病情需要，选择无创或有创机械通气，同时应监测动脉血气情况。感染是COPD病急性加重的常见原因，约为80%。感染时可见大量中性粒细胞，痰培养可检出病原菌。因此，抗菌药物是治疗COPD急性加重期的主要方法。通常COPD轻度或中度患者急性加重时，主要致病菌为肺炎链球菌、流感嗜血杆菌及卡他莫拉菌等。COPD重度或极重度患者急性加重时，除上述常见致病菌外，常有肠杆菌科细菌、铜绿假单胞菌及耐甲氧西林金黄色葡萄球菌等感染。长期应用广谱抗生素及糖皮质激素易继发深部真菌感染，应密切观察真菌感染的临床征象并制定相关措施。COPD急性加重期合并有左心功能不全时可适当应用强心药，应用时需慎重，因为患者长期处于缺氧状态，对洋地黄的耐受力低，洋地黄治疗量与中毒量接近，易发生毒性反应，引起心律失常。

患者自2008年即出现反复咳嗽咳痰，活动后伴气促，随后每年因受凉、季节变化等因素，上述症状反复发作，每次发作均有咳嗽，咳痰，气促明显，活动后尤甚，符合COPD急性发作的临床表现，住院期间予以抗生素抗感染，氨溴索化痰，静滴多索茶碱针、口服茶碱缓释片扩张支气管，单硝酸异山梨酯分散片扩冠护心，金水宝胶囊护肾，苯磺酸左旋氨氯地平片剂降压，磷酸肌酸钠冻干粉针护心等常规 COPD 诊疗方案，随着患者发作次数的频繁，患者心肺功能出现了不可逆转的损害，遂后来住院期间出现呼吸衰竭、咯血，甚至心力衰竭等表现，因此在常规治疗的同时，加用阿司匹林肠溶片抗血小板聚集，地高辛强心，氧疗及无创辅助通气，病情进展后感染愈加难以控制，抗生素由哌拉西林钠舒巴坦钠升级为美罗培兰甚至 2 种抗生素联合应用加强抗感染尚能稳定病情，以上可见治疗 COPD 是一场“持久战”，由于 COPD 是不可治愈的，并且易复发，目前医学界治疗 COPD 的观念正在改变：其一是注重 COPD 的规范化治疗；其二是重视 COPD 的稳定期治疗；其三是重视 COPD 患者的生活质量，在稳定期也坚持治疗，防止和减少本病复发，体现了“治未病”的思想；其四是医学模式已由生物医学模式向生物-心理-社会医学模式改变，这与肺康复的目的不谋而合，也体现了中医学整体观思想。

COPD 主要表现为咳嗽、咳痰、呼吸困难，属于中医学“咳嗽”、“喘病”、“肺胀”等范畴。肺脏感邪，迁延失治，痰瘀稽留，损伤正气，肺脾肾虚损，正虚卫外不固，外邪易反复侵袭，诱使本病发作，其病理变化为本虚标实。急性加重期以实为主，稳定期以虚为主。COPD 急性加重期病机为痰（痰热、痰浊）阻或痰瘀互阻，常兼气虚或气阴两虚，虚实相互影响，以痰瘀互阻为关键。痰热日久损伤气阴，气虚则气化津液无力，津液不得气化反酿成痰浊而使阴津生化不足。痰壅肺系气机，损及肺朝百脉，可致血瘀，气虚帅血无力也可致瘀；瘀血内阻而使津液运行不畅，促使痰饮内生，终成痰瘀互阻。痰壅肺系重者，可蒙扰神明，表现为痰热、痰浊之分，多为急性加重的重证。发作缓解，病情稳定，痰瘀危害减轻，但稽留难除，正虚暴露而多表现为气（阳）、阴虚损，集中于肺脾肾，为气（阳）、阴虚损中气（阳）为主，肺脾肾虚损则以肾为主。治疗应遵循“急则治其标”、“缓则治其本”原则，2014 年 9 月 27 日急性加重期以益气养阴、祛痰平喘为主，兼祛瘀活血，用以生脉陷胸汤加减。方用麦冬、白参益气养阴；法半夏、瓜蒌皮、苦杏仁、枳实、浙贝母、桔梗、茯苓、黄连、葶苈子清热化痰，丹参活血祛瘀；甘草调和诸药。患者 2015 年 12 月 24 日入院时予以柴芩温胆汤加减，清热化痰，止咳定喘，此方主要用于痰火郁结诸症，“百病多由痰作祟”、“痰火可以生异病”、“怪病多从痰治”，根据异病同治的思想，肺胀急性发作时，多痰热内蕴，方中柴胡、黄芩共用以疏肺清热；半夏燥湿化痰，降逆和胃；浙贝母、前胡、瓜蒌皮、苦杏仁清热化痰，润肺止咳；葶苈子、桑白皮、薏苡仁泻肺平喘，利水消肿，桔梗引药上行保肺；矮地茶清热利湿，化痰止咳；竹茹清胆和胃，止呕除烦；枳实、陈皮理气化痰，湿气顺痰自消；茯苓以健脾渗湿，使湿祛痰不生；甘草以益气和中，调和诸药，共奏清热化痰，止咳定喘之功效。患者服药后咳嗽咳痰好转，病情改善。患者 2017 年 7 月 1 日入院时痰热表现明显，咳痰多为黄痰，尚考虑患者年老体衰，在清热化痰的同时加用黄芪补气健脾，故中药予以清金畅肺汤加减，清热化痰，止咳平喘，方中黄芩清热，浙贝母、瓜蒌皮养阴清肺，化痰止咳；桔梗宣肺止咳，清热化痰；苦杏仁降气止咳，川芎活血，竹茹清热化痰；红景天润肺止咳，虎杖止咳化痰，法半夏燥湿化痰，降逆和胃；茯苓健脾渗湿，湿祛痰不生；蓝布正祛风除湿，葶苈子降气利水，陈皮健脾理气化痰，黄芪益气，甘草调和诸药，共奏清热化痰，止咳平喘之功效。可见，在 COPD 的中药治疗上，清热化痰平喘固然重要，还应考虑气虚血瘀的影响，尤其是对于反复发作的老年人而言，正气尚虚，复感外邪，病情重且变化多，我们在辨证论治的同时兼顾补益正气是十分重要且必需的。

间质性肺炎并感染

一、病例介绍

患者张××，男，67 岁，因“气促伴右侧胸背部刺痛 3 日”于 2017 年 2 月 24 日第一次入住呼吸内科。患者诉 3 日前无明显诱因感气促，活动后加重，伴胸背部刺痛，休息后可缓解，偶有咳嗽咳痰，就诊于我院急诊科，完善胸片示：双肺少许炎症。血常规：白细胞 $14.85\times10^9/L$，中性粒细胞 0.8520；C 反应蛋白 256.36mg/L；心肌酶谱：CK-MB 46.70 IU/L，LDH 567 IU/L，MB 130μg/L；D-二聚体

2.87mg/L；电解质：正常。既往有冠心病史5年，2015年在我院行心脏支架植入术；并有原发性高血压3级极高危、陈旧性脑梗死、左肾积水切除术后、肾功能不全及脂肪肝病史，否认食物、药物过敏史。入院症见：右胸背部刺痛，气促，活动后加重，偶有咳嗽咳痰，患者精神状态较差，无恶寒发热，饮食欠佳，夜寐欠安，体重无明显变化，大便正常，小便正常。体格检查：体温36.6℃，脉搏65次/min，呼吸20次/min，血压140/80mmHg。唇轻度发绀，颈软，气管居中，甲状腺未扪及肿大，双侧呼吸动度未见异常，语颤未见异常，无震颤，心浊音界未见异常，心率65次/min，律齐，二尖瓣听诊区可闻及杂音性质，2/6级，收缩期，无心包摩擦音。腹平坦，全腹无压痛，无肌紧张及反跳痛，腹部无包块，肝、脾肋下未触及，左腰背外侧有大约20cm横向手术疤痕，肝肾脏无叩击痛，移动性浊音阴性，肠鸣音未见异常。双下肢无水肿。舌红，苔黄腻，脉弦数。入院后完善相关检查。C反应蛋白315.21mg/L；降钙素原3.25ng/mL；肝功能：总蛋白61.4g/L，清蛋白32.5g/L，清球比1.12，直接胆红素12.7μmol/L；肾功能：肌酐140μmol/L，尿酸494μmol/L；肾小球滤过率44.48mL/min；心肌酶：乳酸脱氢酶242IU/L，肌红蛋白151μg/L；二氧化碳结合力：20.1mmol/L；N末端脑钠肽：685pg/mL；凝血常规：凝血酶原时间17.5秒，国际标准化比值1.42，纤维蛋白原5.01g/L；肌钙蛋白Ⅰ定量、空腹血糖、血脂未见明显异常；肺炎支原体抗体：阴性；结核抗体：阴性；血气分析：pH 7.49，PCO_2 27.6mmHg，PO_2 97mmHg，SO_2 98.3%，K^+ 3.36mmol/L，HCO_3^-：20.9mmol/L。胸部CT：左下肺舌段、右中下肺弥漫性间质性病变，右侧胸腔积液伴胸膜增厚；冠状动脉硬化；并见肝内囊性肿块物。心脏彩超：左房大，室壁运动减弱欠协调；二、三尖瓣轻度反流；主动脉弹性减退，主动脉瓣老年退行性变；左心功能测值减退。入院诊断：（1）中医诊断：肺痿痰热互结证。西医诊断：①间质性肺炎；②冠心病不稳定型心绞痛，PCI术后，心功能3级；③原发性高血压3级，极高危，高血压心脏病；④左肾积水切除术后，慢性肾功能不全，CKD2期；⑤陈旧性脑梗死；⑥脂肪肝；⑦前列腺肥大；⑧肾囊肿。治疗上考虑到患者高血压肾病，肾功能不全，在选择抗生素上予以头孢哌酮舒巴坦冻干粉针2g Q8h抗感染，多索茶碱解痉平喘，盐酸川芎嗪改善微循环、活血化瘀，硫酸氢氯吡格雷片联合阿司匹林肠溶片抗血小板聚集，呋塞米注射剂利尿消肿及补液等对症支持治疗。中医予以清肺解毒，化痰止咳平喘为法，方取《医宗金鉴》清气化毒饮加减：桔梗、瓜蒌皮、桑白皮、麦冬、连翘各20g，前胡、玄参各15g，黄芩、黄连、苦杏仁、甘草各10g。4剂，每日1剂，水煎服。患者基础疾病多，心肺肾功能较差，住院期间易出现呼吸衰竭、心搏骤停等情况，下病重，已反复向患者家属交代病情。2017年2月26日查房，患者诉仍有咳嗽咳痰，痰中带血，混有少量脓液，余症状未见明显好转，暂先停用头孢哌酮舒巴坦冻干粉针抗感染、盐酸川芎嗪及硫酸氢氯吡格雷片，予以酚磺乙胺注射液、裸花紫珠片止血，余维持原方案治疗，于2017年2月27日复查。血常规：白细胞$11.88\times10^9/L$，中性粒细胞数$11.24\times10^9/L$，中性粒细胞0.9450；大便常规+隐血：阴性；凝血常规：凝血酶原时间19.0秒，国际标准化比值1.55，纤维蛋白原5.01g/L；血浆D-2聚体2.32mg/L；肾功能：肌酐164μmol/L，肾小球滤过率36.74mL/min；电解质：氯97mmol/L，钙2.11mmol/L；C反应蛋白：278.58mg/L；24小时尿量：1800mL，24小时尿蛋白定量：667.80mg/24h，尿蛋白定量：371mg；痰培养：革兰阳性球菌（+），革兰阴性球菌（+）；真菌涂片：阴性。肝、胆、胰、脾及泌尿系彩超：轻度脂肪肝声像，餐后胆囊声像，左肾切除术后声像，右肾小囊肿并部分囊壁钙化，前列腺稍大并钙化灶形成。检查提示患者仍有感染，予以莫西沙星0.4g Qd+头孢西丁2g Q12h加强抗感染，氨溴索化痰。2017年2月28日查房，患者仍有咯血，色暗红，右胁肋部疼痛，气促，活动后加重，乏力，精神状态较差，查体基本同前。根据患者症状体征及既往史，现邀请心内科会诊协助诊疗患者咯血原因，同时患者右胁肋部疼痛，右肩关节活动受限，完善右侧肩部正侧位片示：右肩峰下高密度影，钙化？大结节处密度增高，钙化？右锁骨外1/3下方可见异常骨突。遂邀请骨伤科会诊，予右上肢前臂吊带固定，局部封闭治疗，外用膏药以抗炎止痛对症治疗。心内科会诊诊断：冠心病PCI术后。处理：先停用氯吡格雷片；定期复查凝血功能、血常规。由于患者有心脏旁路移植术史暂不予以右肩及颈椎MRI，可先予以CT查看患者情况，患者家属拒绝行CT，暂现予以右肩关节中药硬膏热贴敷治疗。2017年3月4日复查。血常规：白细胞$6.55\times10^9/L$，红细胞3.68×

10^{12}/L，淋巴细胞 1.39×10^{9}/L，血红蛋白 111.00g/L，血小板 181×10^{9}/L；肾功能：肌酐 108μmol/L，肾小球滤过率 60.86mL/min；C 反应蛋白：38.01mg/L；提示感染较前好转。2017 年 3 月 5 日患者咯血，血色暗红混有脓液，偶有咳嗽咳痰，气促较前缓解，乏力较前改善，右肩关节外展、外旋活动仍受限，无明显肿痛。颅脑 CT：左侧基底核区低密度灶，考虑软化灶可能；大脑镰与小脑幕移行处脂肪密度影，脂肪瘤？脂肪沉积？以上建议 MRI；胸部 CT：右肺中下叶肺部炎症及左肺上叶炎症较前稍减少，右侧胸腔积液较前明显；肩关节 CT：右肩关节退行性病变，建议必要时 MRI 排除肩袖损伤。神内科会诊诊断：脑梗死急性期。患者胸部 CT 示感染未得到明显控制，头孢西丁已达疗程，今升阶梯予以美罗培南 1g Bid 加强抗感染，阿司匹林抗血小板聚集，辛伐他汀调脂稳斑，马来酸桂哌齐特护脑，曲安奈德封闭治疗，双氯芬酸钠、双醋瑞因消炎止痛，因患者咯血，中药在原发基础上加用白茅根、茜草、侧柏叶各 10g，凉血止血，继续处方 4 剂，每日 1 剂，煎服，同时予以穴位敷贴右肩关节活血化瘀，余维持原方案治疗。经过治疗后患者后未见咯血，胸闷气促明显减轻，偶有咳嗽咳痰，右肩关节活动受限较前缓解，复查血常规及 C 反应蛋白提示无感染，遂于 2017 年 3 月 13 日停美罗培南，患者及其家属要求出院，于 2017 年 3 月 14 日出院，出院后继续口服头孢克肟分散片抗感染，及护心、护肾、降血压等对症治疗，配合中药口服，医院自制药伤速康贴膏外用肩关节止痛。嘱其 1 周后复查胸部 CT，定期复查肾功能，肝胆胰脾及泌尿系彩超，建议骨伤科、神经内科、心内科随诊。

二、讨论

间质性肺疾病是一组累及肺间质及肺泡从而导致肺功能下降的疾病，其基本特征是肺泡腔内炎症细胞渗出和巨噬细胞的聚集、肺泡壁的炎症、增厚和进行性网状纤维增生和纤维化的形成。临床上主要依据病史、肺功能、胸部高分辨率 CT 及肺组织活检作出诊断。间质性肺炎的病理改变为肺间质纤维化，它是以运动性呼吸困难，动则气喘、干咳、喘息为主要特征的一种病变。包括特发性肺间质纤维化及继发于某些自身免疫系统疾病的肺间质纤维化等，其致病原因复杂。间质性肺炎按病因已明和未明分为 2 类。病因已明者占全部的 35%，其中以职业性接触为致病原因者最为常见，又以无机类粉尘为病因者最多；病因未明者占 65%，其中以持续性纤维化、结节病和结缔组织病的肺部表现最为常见，其他病因未明的间质性肺炎极为少见。间质性肺炎的临床概况总结如下：①重要的呼吸疾病谱之一；②发病率近年有增高趋势；③占呼吸内科临床病例的 15%；④诊断困难，误诊率高。所有间质性肺炎共有的临床特征均为进行性慢性加重的呼吸困难，间质性肺炎甚少发生平卧性呼吸困难和转卧性呼吸困难，而夜间阵发性呼吸困难和端坐呼吸亦罕见。由于很多患者在初期仅表现为气喘、劳累和不明原因的干咳，症状不明显，在服用抗生素后情况也不见好转，往往导致忽视病情，晚期间质性肺疾病纤维化明显时，可表现为氧疗无法纠正的呼吸困难，甚至可以出现呼吸衰竭而导致死亡。临床上常常出现间质性肺炎合并感染的患者，一般来说感染是间质性肺炎急性发作和加重的重要诱因，目前由于对间质性肺疾病急性加重的发病机制仍知之甚少，故针对本病急性加重时的治疗仍无特效药。间质性肺炎是一种持续发展的疾病，治疗原则主要在于积极控制肺泡炎并使之逆转，进而防止发展为不可逆的肺纤维化，但迄今尚无特效疗法。糖皮质激素仍为首选药物，其次为免疫抑制药等；如出现继发感染时应根据细菌类型选择抗生素；低氧血症可给予低流量氧吸入。但由于糖皮质激素和免疫抑制药在肺间质纤维化急性加重时的疗效尚未明确，且两类药物皆可给患者带来不良反应如：糖皮质激素可诱发感染、引发血糖升高、导致骨质疏松等，免疫抑制药可引发骨髓抑制等，故最新的指南上是强烈反对在肺间质纤维化急性加重期联合使用两药的，所以我们在本患者感染未得到有效控制时，并没有选用激素治疗。肺间质纤维化合并感染时主要以抗感染治疗为主：对有明确感染原的选取针对性抗菌药物；对于感染原不明确的选取广谱抗菌药物。

本患者既往即有冠心病史 5 年，2015 年在我院行心脏支架植入术；有原发性高血压 3 级（极高危）、陈旧性脑梗死、左肾积水切除术后、肾功能不全及脂肪肝病史，在用药方面应该多重考虑，此次急性发病，血常规及胸部影像学检查均提示感染，遂当务之急便是选择有效的抗生素来控制感染，配合解痉平喘药物，同时注意顾护患者心肾功能，由于头孢西丁尚不能有效控制感染，患者病情仍未好转，遂在完善痰培养后，不断调整抗生素，此时患者突然出现咳嗽咳痰，痰中带血，混有脓液，咯血是一种临床较常见的症状，其血液来源为气管、支气管、肺疾病、心血管疾病、某些恶性肿瘤的转移、全身性疾病、血液病等，由于患者基础疾病较多，不能当即判断咯血的病因，只能对症止血治疗，后根据检查来排除相关病变，邀请相关科室会诊，协助诊断治疗，执行会诊科意见，在此基础上，继续积极抗感染，控制病情，未排除肺栓塞引起咯血的可能，需完善血管造影，可患者家属拒绝，此时复查相关感染指标发现感染仍未明显控制，后升级抗生素为美罗培南，患者症状明显缓解，未出现咯血。一般来说，上呼吸道病变产生的分泌物会不知不觉滴落到喉部，在不伴有咳嗽的情况下，咳出的分泌物含有血液，而支气管病变引起的咳血混有痰液，并伴有咳嗽等症状，如痰液中有脓液，提示存在呼吸道感染，如咳粉红色泡沫样痰，提示有慢性心功能不全，风湿性心脏病或急性肺水肿，应根据临床表现或辅助检查明确。此患者由于感染入院，血液中混有脓液，所以感染引起的可能性大，当无法通过检查来明确咯血的诱因时，我们在治疗原发病的基础上，应对症治疗，感染得到控制后，咯血症状也会好转。

中医学认为，间质性肺炎属于“咳嗽”、“肺痿”等范畴。①基于病理因素探讨间质性肺炎的病因：其病因不外乎外感和内伤。《河间六书·咳嗽论》曰：“寒、暑、燥、湿、风、火六气，皆令人咳。”《素问·玉机真藏论》曰：“风者，百病之长也：今风寒客于人……病入舍于肺，名曰肺痹，发咳上气。”因此，本病外感多以风为先导，邪犯肺卫，肺气失宣，发为咳喘。内伤如《素问·咳论》曰：“五脏六腑，皆令人咳，非独肺也”，并指出“皆聚于胃，关于肺”。《杂病广要》亦曰：“岐伯虽云五脏六腑皆令人咳，其所重全在肺胃。”《医学心悟》曰：“肺体属金，譬若钟然，钟非扣不鸣，风、寒、暑、湿、燥、火六淫之邪，自外击之则鸣；劳欲情志，饮食炙煿之火，自内攻之则亦鸣。”饮食不节，嗜食辛辣、生冷，脾失健运，则痰浊、痰瘀内生，阻遏肺气；情志失调，肝失调达、肝火上逆，则肺气失于肃降；劳欲过度，久病体虚，医者失治误治，使脾胃受损，肺气失养，肾不纳气，更发为咳喘。由此可见本病内伤多由于脏腑功能失调，内邪干肺所致，关乎肝、肺、脾、肾，病理因素以痰浊、痰瘀为主。②基于中医体质探讨间质性肺炎的病因：体质是发病的内因，体质包括个体素质的强弱和体质的特异性2个方面，这种特性作为人体根本属性成为疾病发病的基础。“阴平阳秘，精神乃治”“正气存内，邪不可干”，故在同样的条件下，有人发病，有人不病，其原因就在于正气强弱不同，就是体质强弱不同。中医相关论述中提到“肺痿”、“肺痹”的易感性与体质相关。《素问·四时刺逆从论》曰：“少阴有余，病皮痹隐疹，不足病肺痹。”指出少阴不足即肝肾不足易发肺痹，尤其是肺虚与发病关系更为密切。张仲景将“痿”字引入“肺”奠定了“肺痿”病名，弱而不用之意。《证治汇补·咳嗽》曰：“久咳肺虚，寒热往来，皮毛枯燥，声音不清，或漱血线，口中有浊唾涎沫，脉数而虚，为肺痿之病。因津液重亡，火炎金燥，如草木亢旱而枝叶萎落者”通过肺痿的成因指出“肺为娇脏”易感邪是发病的基础，而脏腑内伤、气血虚弱、津液亏损等内部因素是发病的关键。后世更多的关于“肺痿”的描述多与虚劳、劳嗽等病证名并提，说明古代医家认为本病发生多是体质虚弱所致，指出本病中医体质的特点。患者因外邪犯肺，痰热互结，方中黄芩苦寒，归肺、心、肝、胆、大肠经，清热泻火，燥湿解毒，主治肺热咳嗽，《珍珠囊》曰：“黄芩中枯而飘着，泻肺火，消痰利气；细实而坚者，泻大肠火，养阴退阳。中枯而飘者，除处风湿留热于肌表；细实而坚者，滋化源于膀胱。”黄连苦寒，有燥湿清热，泻火解毒之功效，与黄芩相辅相行，能彻上彻下，内而五脏六腑，外而肌肉皮毛，凡气血痰郁之实火，内外女幼诸科之湿聚热结病证，无不治之。连翘性苦微寒，可清热解毒，消肿散结，有抗炎、清热的药理作用，可治上焦诸热，既能透热达表，又能清里热；三药共为君药，有清上焦火、消炎作用。前胡药性苦、辛、微寒。既能清热下气又能疏风解表，主要用于咳嗽痰多；桔梗能祛痰止咳，并有宣肺、排脓作用；瓜蒌清肺化痰，润燥止咳，理气宽胸散结，对肺燥痰稠咳吐不畅，喘急胸满烦闷，痰浊上壅胸痹，治疗喘咳、祛痰多用瓜蒌皮；桑白皮甘寒归肺经，有泄肺行水，清肺止咳作用。此四味药共为臣药，泄肺止咳化痰。玄参有滋阴降火、清热解毒效用，证治热伤营血、热炙津伤、毒热郁结；麦冬归心、肺、胃经，有润肺清心，养胃生津的作用；甘草甘平，生则泻火，炙则微温，循行十二经，有补中益气，润肺祛痰，清热解毒，调和诸药的作用；三药可润肺补阴增液使痰稀薄易咳出，为佐药。诸药组合共奏清火消炎、润肺解毒、止咳化痰之良效。服药后患者症状缓解，后出现咯血，在原方基础上加用白茅根、侧柏叶、茜草凉血止血，侧柏叶兼有化痰止咳，后患者症状较前明显好转。可见，间质性肺炎的中西医结合治疗是我们以后临床诊疗应大力提倡和实行的。

冠心病并心律不齐

一、病例介绍

患者陈××，女，76岁，因“反复胸闷、气促2年，再发加重18日”于2013年2月3日入院。患者于2011年4月份因受凉后出现咳嗽咳痰，胸闷气促，夜间阵发性呼吸困难，被迫坐起，伴有喉间哮鸣声，出汗，于当地社区卫生服务中心就诊，诊断为“冠心病，心绞痛型，心功能4级”，因疗效欠佳，转至长沙某医院继续治疗，予以强心、利尿、扩血管及对症支持治疗后病情好转出院。自觉平日活动不受限，间断服用药物治疗，具体不详。2013年1月15日晚上患者再次出现胸闷气促，夜间阵发呼吸困难，伴喉间哮鸣，出汗，被迫坐起，端坐约3小时后症状逐渐缓解，未予以重视。2日前患者上楼梯时突发胸闷气促，喉间哮鸣，经休息后症状减轻，近两日均有夜间阵发呼吸困难，端坐呼吸，无恶心、呕吐、晕厥等其他症状，患者为求进一步治疗来我院就诊，门诊以“冠心病”收入心血管科。入院症见：胸闷气促，夜间阵发性呼吸困难，发时伴有汗出，喉间哮鸣，端坐呼吸时可稍缓解，精神状态一般，纳食可，无恶心呕吐，二便调。既往有原发性高血压3级极高危病史，收缩压最高达180mmHg，长期口服盐酸贝那普利片剂5mg Qd控制血压，未规律监测血压，血压控制不详。否认肝炎、结核等传染病病史，否认糖尿病、脑血管疾病、精神疾病史，否认手术史，左膝关节外伤史，否认输血史，否认食物、药物过敏史。入院体格检查：体温36.0℃，脉搏110次/min，R 20次/min，血压150/80mmHg；神志清楚，精神状态一般，营养中等，急性面容，表情痛苦，全身皮肤膜黏膜无黄染，全身浅表淋巴结无肿大；巩膜无黄染，瞳孔等大等圆，直径约3mm，对光反射灵敏。口唇无发绀，伸舌无偏斜、震颤，咽部未见异常；颈软，气管居中，经静脉充盈，肝颈静脉反流征阴性，甲状腺未扪及肿大，胸廓未见异常，肋间隙无异常，左下肺呼吸音低，双肺未闻及干、湿啰音，未闻及哮鸣音；心界扩大，心率110次/min，律齐，二尖瓣听诊区、三尖瓣听诊区可闻及3/6级收缩期吹风样杂音，主动脉瓣听诊区可闻及3/6级舒张期杂音，传导至左腋下；腹平坦，全腹无压痛，无肌紧张及反跳痛，腹部无包块，肝脾肋下未触及，双肾无叩击痛，肠鸣音未见异常；下肢无水肿。四肢肌力、肌张力正常，生理反射正常，病理反射未引出；舌淡红，苔薄黄腻，脉细数。床旁心电图示：窦性心动过速，偶发室性早搏，左室肥大伴复极异常。入院：中医诊断：①胸痹心痛，气阴两虚，痰热瘀阻证；②眩晕，肝肾阴虚证。西医诊断：①冠心病，不稳定型心绞痛，心律失常，心功能4级D；②原发性高血压3级，极高危。2013年2月3日治疗上予以吸氧，阿司匹林肠溶片0.1g Qd口服抗血小板聚集，盐酸贝那普利片剂5mg Qd口服控制血压，延缓心脏重构，阿托伐他汀钙胶囊剂20mg Qd口服调脂稳斑，银杏叶胶囊0.25g Tid口服、红花黄色素注射液80mg静滴活血通络，5%葡萄糖注射液250mL+磷酸肌酸钠冻干粉针1g+门冬氨酸钾镁冻干粉针2g Qd静滴改善心肌代谢；临时予以呋塞米注射液20mg静注利尿，50%葡萄糖注射剂20mL+去乙酰毛花苷注射液0.4mg静注强心，5%葡萄糖注射液50mL+硝普钠冻干粉针25mg Qd推泵静注扩血管、控制血压，推泵控制3mL/h开始，视血压调整。入院后相关检查回报，2013年2月4日。血常规：白细胞6.17×10^9/L，中性粒细胞0.7540；肝功能：总蛋白56.1g/L，球蛋白19.2g/L；N端脑钠肽前体2875pg/mL；肾功能、心肌酶、电解质、血脂、血糖、肌钙蛋白定量正常。心脏彩超：LA 38 mm，LV 59 mm，FS 14.3%，EF 30.3%，提示左心增大，室壁运动异常，二尖瓣、三尖瓣轻度反流；主动脉瓣中度反流；左心功能减退；心律不齐。治疗上加用呋塞米片剂20mg Qd口服、螺内酯片剂20mg Qd口服利尿，临嘱予以呋塞米注射液20mg静注利尿；血钾正常低值，加用氯化钾缓释片1g Bid口服预防低钾；继续予以硝普钠泵入扩血管。中药汤剂予以生脉陷胸汤加减益气养阴、清热化痰、活血通络。处方：柴胡、法半夏、黄芩、枳实、白参各10g，瓜蒌子、麦冬、丹参各15g，桔梗、五味子、木香、砂仁各6g，黄连4g。5剂，水煎服，每日1剂，早、晚温服。2013年2月6日接胸部CT回报：心影增大伴两肺透亮度下降，两侧胸腔积液（其中左侧为包裹性），心包少量积液。以上结合临床多考虑心力衰竭所致，左膈抬高请结合临床。治疗上临嘱予以地高辛片剂0.25mg口服强心、减慢心室率，呋塞米注射液20mg静注利尿减轻心脏负荷。经上述治疗后患者胸闷气促明显改善，夜间无阵发呼吸困难，于2013年2月8日出院，嘱患者出院后避免外感、劳累，监测心率、血压变化，继续长期服用阿司匹林肠溶片抗血小板聚集，阿托伐他汀钙胶囊剂调脂稳斑，盐酸贝那普利片剂扩血管、改善心肌重构，银杏叶胶囊活血，定期复查血常规、肝肾功能、电解质、血脂、血糖等，出现不适及时就医。

2015年1月19日晚上9:00再次出现胸闷气促，伴喉间痰鸣，稍咳嗽，无痰，于我院急诊治疗。心电图：窦性心动过速，左心室肥大伴复极异常。予以强心、利尿、扩血管等治疗于2015年1月20日以“冠心病”收入心血管科。入院症见：神清，活动后胸闷气促，稍咳嗽，无痰，无胸痛等不适，饮食正常，夜寐安，小便频，大便正常。体格检查：体温36.6℃，脉搏102次/min，呼吸22次/min，血压138/84mmHg。双肺呼吸音清，双肺下叶可闻及湿啰音，无胸膜摩擦音。心前区无隆起，心尖搏动未见异常，心界扩大，心率102次/min，律齐，二尖瓣听诊区、三尖瓣听诊区可闻及3/6级收缩期吹风样杂音，主动脉瓣听诊区可闻及3/6级舒张期杂音，传导至左腋下。舌淡红，舌苔黄腐如积粉，脉沉细。血常规：白细胞$8.17\times10^9/L$、中性粒细胞0.8110，单核细胞0.0370，淋巴细胞0.1510，血红蛋白122.00g/L，血小板$176.00\times10^9/L$。N端脑钠肽前体4054pg/mL；心肌酶谱：肌酸激酶160U/L，乳酸脱氢酶245U/L，肌红蛋白132μg/L。肌钙蛋白Ⅰ定量0.15ng/mL。肝功能、肾功能、血脂、血糖均正常。心脏彩超：LA 36.7mm，LV 53.3mm，FS 18%，EF 16%，提示左心增大；左室部分心肌致密化不全；二尖瓣前后叶对合稍错位并中度反流；三尖瓣轻度反流、主动脉瓣轻度反流；主动脉弹性稍减退；左心功能明显减低。肝胆胰脾彩超：胆囊壁毛糙。2015年1月20日胸部CT：双肺上叶尖、后段散在渗出灶，考虑为水肿可能，感染待排；左侧少许叶间裂积液，双侧少量胸腔积液；左上叶舌段支气管及左下叶基底段支气管扩张并感染，左膈面上抬；左肺尖陈旧性病灶；心脏增大明显（左房、左室大为主）；主动脉壁及冠状动脉硬化；必要时MRI检查；T_8/T_9椎间盘变性。入院中医诊断：胸痹心痛气阴两虚，痰热瘀阻证。西医诊断：①冠心病，不稳定型心绞痛，心律失常，心功能4级D；②原发性高血压3级，极高危；③支气管扩张并感染。患者反复出现心力衰竭，结合心脏彩超结果，考虑缺血性心肌病或扩张型心肌病可能性大，建议患者病情平稳后行冠状动脉造影检查进一步明确诊断。患者及其家属拒绝。治疗上大致同前，予以阿司匹林肠溶片抗血小板聚集，盐酸贝那普利片剂控制血压，阿托伐他汀钙胶囊剂调脂稳斑，呋塞米片剂+螺内酯片剂利尿，红花黄色素注射液活血通络，磷酸肌酸钠冻干粉针护心，硝普钠冻干粉针推泵静注扩血管、控制血压，芪苈强心胶囊1.2g Tid口服益气温阳、活血通络，0.9%氯化钠注射液100mL+头孢克肟钠粉针剂2g Bid静滴抗感染；中药予以生脉陷胸汤加减益气养阴、清热化痰、活血通络。处方：白参、黄芩、法半夏、葶苈子各10g，麦冬、丹参、瓜蒌皮各15g，五味子6g，黄连5g。5剂，每日1剂，水煎服，早、晚温服。2015年1月23日加服富马酸比索洛尔片剂2.5mg Qd口服稳定心率、降低心肌耗氧。经上述治疗患者病情好转于2015年1月26日出院。

2015年7月20日患者再次因突发胸闷气促以“冠心病”入住我院心血管科。入院症见：胸闷，活动后气促，无胸痛，夜间阵发性呼吸困难，余无特殊。补充慢性胃炎病史。查体大致同第一次入院。舌红，苔薄白，脉细数。完善相关检查：BNP 8652pg/mL。心肌梗死三项：cTnI＜0.1ng/mL，Myo 47ng/mL，CK-MB 12.98ng/mL。肝功能：谷草转氨酶46U/L。心电图：窦性心动过速，偶发室性早搏，左心室肥大伴复极异常。2017年7月21日胸部正侧位片：双下肺感染，建议治疗后复查及CT检查；心影增大，主动脉硬化；左膈上抬，双侧胸腔积液可能；建议CT复查，心力衰竭并肺水肿待删。心脏彩超：左心增大（左室明显），左室壁运动异常；左室部分心肌致密化不全；二尖瓣前后叶对合稍错位并中度反流；

三尖瓣、肺动脉瓣轻度反流，肺动脉高压；主动脉弹性稍减退，主动脉瓣中度反流；左心功能不全。入院诊断：中医诊断：胸痹心痛气阴两虚、痰热瘀阻证。西医诊断：①冠心病，缺血性心肌病，心功能4级D；②原发性高血压3级，极高危；③支气管扩张；④慢性胃炎。治疗上改阿司匹林肠溶片为硫酸氢氯吡格雷片剂75mg Qd口服抗血小板聚集，比索洛尔片剂5mg Qd口服稳定心率、降低心肌耗氧，余大致同前。

2017年1月1日患者再发胸闷气促、端坐呼吸入住我院心血管科。入院症见：胸闷，活动后气促，喉间哮鸣，端坐呼吸，恶心欲呕，夜寐欠佳，余无不适。体格检查：血压150/84mmHg。神清，表情痛苦，强迫坐位，口唇发绀。双肺呼吸音粗，双肺可闻及哮鸣音及少量湿啰音。心界向左下扩大，心率113次/min，律不齐，二尖瓣听诊区、三尖瓣听诊区可闻及3/6级收缩期吹风样杂音，主动脉瓣听诊区可闻及3/6级舒张期杂音，传导至左腋下。双下肢无水肿。床旁心电图：窦性心动过速；成对室性早搏；多导联T波低平或倒置。心肺五联：Myo 195ng/mL，BNP 1050pg/mL，DDIM 1360ng/mL。血气分析：pH 7.363，PCO_2 37.7mmHg，PO_2 84.1mmHg，HCO_3^- 21.4mmol/L，BE－3.6mmol/L，氧合指数290mmHg。2017年1月5日完善动态心电图示：窦性心律；频发多源性室性早搏，可见室性早搏二、三联律，少数室性早搏成间插性，可见室性早搏R-on-P现象；可见短阵加速的室性自主心律；偶发房性早搏，可见房早成对，短阵房性早搏心动过速；左室肥厚并ST-T改变；心律变异程度值异常。入院：中医诊断：胸痹心痛、心悸、心衰病，气阴两虚、痰热瘀阻证。西医诊断：①冠心病，缺血性心肌病，心脏扩大，心律失常，室性早搏心功能4级D；②原发性高血压3级，极高危；③支气管扩张；④慢性胃炎急性发作。治疗上予以硫酸氢氯吡格雷片剂抗血小板聚集，盐酸贝那普利片剂控制血压，呋塞米片剂＋螺内酯片剂利尿，丹参多酚酸盐活血化瘀，磷酸肌酸钠冻干粉针护心，去乙酰毛花苷注射液强心，硝普钠注射剂扩血管，泮托拉唑钠粉针剂护胃，氟伐他汀钠40mg Qn口服调脂稳斑，富马酸比索洛尔片剂5mg Qd口服减慢心率、抑制心肌重构，哌拉西林他唑巴坦粉针剂2.5g＋0.9%氯化钠注射液50mL Q8h静滴抗感染。中药处方予以生脉陷胸汤加减益气养阴、清热化痰、活血通络。组成：党参、麦冬、五味子、瓜蒌、瓜蒌皮、丹参、煅龙骨、煅牡蛎、柴胡、鸡内金、葶苈子各10g，法半夏15g，黄连3g，甘草5g。5剂，每日1剂，水煎服，早、晚温服。2017月1月3日心电监护显示心率最慢时40次/min，调整富马酸比索洛尔片剂为3.75g控制心率。经上述治疗患者病情好转于2017月1月7日出院。

2017年3月18日、2017年9月22日均因再发胸闷气促入住我院心血管科，症状体查大致同上次入院，但最后一次入院出现双下肢水肿。2017年3月20日心脏彩超：全心大，以左心为主，左室壁运动异常；二尖瓣重度反流，三尖瓣、肺动脉瓣轻度反流，肺动脉高压；主动脉弹性减退，主动脉瓣退行性变并轻度反流；左心功能减退；心律不齐。2017年3月24日患者家属同意完善冠状动脉造影检查：左右均衡型；左主干光滑无狭窄；左前降支近段40%～50%狭窄；左回旋支的第一钝缘支开口50%狭窄；右冠近中段60%～70%狭窄。补充诊断：心脏瓣膜病二尖瓣关闭不全，肺动脉高压，非风湿性主动脉瓣退行性病变。2017年9月22日胸部CT：双侧叶间裂多发结节，考虑叶间积液；右中叶炎症较前好转；双肺多发间质性炎症较前明显；右侧少量胸腔积液；左膈抬高、心脏大，动脉硬化同前。2017年9月25日心脏彩超：LA 35mm，LV 65mm，EF 29%，提示全心增大，以左心为主，室壁运动异常；二尖瓣、三尖瓣、主动脉瓣轻度反流；主动脉弹性减退；心功能减退；心包少量积液。肝胆胰脾彩超：胆囊壁毛糙。治疗上大致同前，予以心电监测、上氧、记出入水量，硫酸氢氯吡格雷片剂抗血小板聚集，盐酸贝那普利片剂控制血压，呋塞米片剂＋螺内酯片剂利尿，丹参多酚酸盐活血化瘀，磷酸肌酸钠冻干粉针护心，去乙酰毛花苷注射液、地高辛片剂强心，硝普钠注射剂扩血管，泮托拉唑钠粉针剂护胃，阿托伐他汀钙胶囊剂调脂稳斑，琥珀酸美托洛尔缓释片23.75mg Qd口服控制心室率，监测心率偏高，后调整剂量为47.5mg；中药予益气养阴、清热化痰、活血通络，以生脉陷胸汤合丹参饮加减：法半夏、大枣、白参、葶苈子各10g，瓜蒌皮、麦冬、丹参各15g，桔梗、五味子各6g，黄连4g。5剂，水煎服每日1剂，早、晚温服。经上述治疗，患者症状均能缓解，病情好转出院。嘱患者防止外感，避免劳累及情绪激动，监测血压心率（血压控制在130/80mmHg以下，心率控制在55～65次/min），坚持规律服药，定期复查血常规、肝肾功能、心肌酶谱、电解质、血脂、血糖、凝血常规、胸部CT等；如有解黑色便、牙龈出血、皮肤瘀斑等出血症状，或发现血常规提示血小板减少，凝血常规异常，立即停用氢氯吡格雷片剂，及时正规医院就诊。

二、讨论

冠状动脉粥样硬化性心脏病简称冠心病，是冠状动脉血管发生动脉粥样硬化病变而引起血管腔狭窄、阻塞，或冠状动脉痉挛造成心肌缺血、缺氧或坏死而导致的心脏病，又称作缺血性心脏病。动脉粥样硬化导致器官病变最常见的疾病是冠心病，严重危害人民健康。世界卫生组织数据统计显示，冠心病已超过肿瘤成为全球首位死亡原因，并呈逐渐增高的趋势。冠心病的危险因素包括可改变的危险因素和不可改变的危险因素，可改变的危险因素包括高血压、糖尿病、血脂异常、肥胖及不良的生活方式如吸烟、饮酒等，不可改变的危险因素包括性别、年龄及家族史；某些危险因素如饮酒、吸烟等又可成为冠心病发作的诱因；此外，感染、季节变化、情绪激动、体力活动增加、饱食、大量吸烟和饮酒等均可导致冠心病发作或加重。因此，了解并干预危险因素有助于冠心病的防治。冠状动脉粥样硬化病变是否引起冠心病在一定程度上取决于冠状动脉粥样硬化造成血管腔狭窄的程度。冠状动脉狭窄多为脂肪物质沿血管内壁堆积所致，即动脉硬化过程，该过程发展到一定程度，冠状动脉狭窄逐渐加重，限制心肌血液流入，心肌供氧、需氧量失衡，引起心肌缺血缺氧，是导致冠状动脉粥样硬化性心脏病发生的病理生理基础。近年来临床将冠心病分为急性冠脉综合征和慢性冠状动脉病，前者包括不稳定型心绞痛、非ST段抬高心肌梗死和ST段抬高心肌梗死，后者则包含稳定型心绞痛、冠状动脉正常的心绞痛、无症状性心肌缺血和缺血性心力衰竭。世界卫生组织将本病分为5大类：无症状心肌缺血、心绞痛、心肌梗死、缺血性心力衰竭和猝死。

无症状性冠心病患者虽然有冠状动脉硬化病变，但程度较轻或有较好的侧支循环，或患者痛阈较高因而无疼痛症状，又称隐匿性冠心病。心绞痛型冠心病是在冠状动脉狭窄的基础上，由于心肌负荷的增加引起心肌急剧的、短暂的缺血与缺氧的临床综合征。可分为劳累性心绞痛（包括初发型、稳定型、恶化型）、自发性心绞痛（包括卧位型、变异型、中间综合征、梗死后心绞痛）、混合性心绞痛。其中初发型、恶化型和自发性心绞痛统称为不稳定型心绞痛。心肌梗死型冠心病是在冠状动脉病变的基础上，发生冠状动脉供血急剧减少或中断，使相应的心肌严重而持久地急性缺血导致心肌坏死。心力衰竭型冠心病是由于心肌纤维化，心肌的血供长期不足，心肌组织发生营养障碍和萎缩，或大面积心肌梗死后，以致纤维组织增生所致。其临床特点是心脏逐渐增大，发生心力衰竭和心律失常，通常被称为缺血型心肌病。绝大多数缺血型心肌病患者有心肌梗死史和心绞痛症状，说明这些患者存在严重冠状动脉病变。仅极少数患者可无明显的心绞痛症状或心肌梗死史，对这些患者需冠状动脉造影确诊。猝死型冠心病患者心搏骤停的发生是由于在动脉粥样硬化的基础上，发生冠状动脉痉挛或栓塞，导致心肌急性缺血，造成局部电生理紊乱，引起暂时的严重心律失常所致。

冠心病的诊断主要依赖典型的临床症状，再结合辅助检查发现心肌缺血或冠状动脉阻塞的证据，以及心肌损伤标志物判定是否有心肌坏死。发现心肌缺血最常用的检查方法包括常规心电图和心电图负荷试验、核素心肌显像。有创性检查有冠状动脉造影和血管内超声等。但是冠状动脉造影正常不能完全否定冠心病。其中缺血性心肌病的诊断标准为：有明确冠心病史，至少有1次或以上心肌梗死；超声心动图示左心扩大，EF＜35%；冠状动脉造影显示一支或多支血管病变，血管狭窄平均＞75%，甚至完全闭塞；还应排除扩张型心肌病和其他病因导致继发性心肌病。但部分缺血性心肌病患者可表现为无痛性心肌缺血或心肌梗死，且临床冠状动脉造影检查属于有创检查，应用并不是那么广泛，此类患者容易出现漏诊误诊，延误病情诊断治疗，因此应给予高度重视。这类患者可根据临床查体及各种辅助检查来辅助诊断，对有下列表现者：①心脏有明显扩大以左室扩大为主；②超声心动图有心功能不全征象；③冠状动脉造影发现多支冠状动脉狭窄病变。其中冠状动脉造影是鉴别扩张性心肌病与缺血性心肌病的惟一可靠的方法，且该检查是诊断冠心病的金标准，本例患者既往有明确的冠心病病史，病情进展快，但临床表现无典型胸痛症状，主要以胸闷气促、夜间阵发呼吸困难为主，比较接近心力衰竭的临床表现，但是缺乏明确诊断的依据，心力衰竭型冠心病的诊断只能是猜测，不能妄下诊断，因此该患者在入住我院前平素日常活动无明显受限，第一次入住我院前 1 个月内发作 2 次，发病频率增加，且日常活动便可引起冠心病发作，病情恶化，故诊断为冠心病不稳定型。因患者心力衰竭反复发作，且发作频率越来越高，心脏逐渐增大，逐渐出现心律失常、心律不齐，病情愈演愈繁，心脏彩超结果提示心脏扩大，患者临床表现以心力衰竭为主，且患者无典型心绞痛及心肌梗死病史，与扩张性心肌病比较相似，不易区分，仍难以确诊。经冠状动脉造影检查发现多支冠状动脉病变后才确诊为缺血性心肌病，即心力衰竭型冠心病。

冠心病主要治疗原则是增加冠状动脉血供和减少心肌氧耗，使心肌供氧和耗氧达到新的平衡，尽量挽救缺血心肌，减低病死率。目前冠心病的治疗以减轻或消除冠心病危险因素、药物治疗、血运重建治疗为主，其中药物治疗是所有治疗的基础。药物治疗包括硝酸酯类制剂、β受体阻滞药、钙拮抗药、调血脂药、抗凝血药和抗血小板聚集药、其他冠状动脉扩张药。缺血性心肌病一旦发生心力衰竭，应重点纠正呼吸困难、外周水肿和防治原发病，防止心功能的进一步恶化，改善活动耐受性，提高生活质量和存活率。该患者反复发作心力衰竭，予以吸氧改善呼吸困难症状，予以呋塞米＋螺内酯利尿，盐酸贝那普利、硝普钠扩血管、降低心脏前后负荷、增加心排血量，地高辛强心以控制心力衰竭。在控制心力衰竭过程中，要严密观察临床症状、血压、出入液体量、电解质及酸碱平衡以及肾功能等变化。冠状动脉粥样硬化是本病发生的主要病理改变，当用他汀类药物降脂稳斑，主要将低密度脂蛋白胆固醇控制在 80mg/dL 以下。此外，使用抗血小板聚集药以阿司匹林肠溶片为首选，避免血栓形成而堵塞血管，冠心病患者无禁忌需长期服用。该患者从起病一直选择阿司匹林肠溶片抗血小板聚集，但阿司匹林对胃肠道有刺激性，当得知该患者既往有慢性胃炎病史时，便改为对胃肠道无副作用的氯吡格雷。缺血性心肌病血运重建治疗以经皮冠状动脉腔内成形术为主，以下情况可适用：冠状动脉单根或双根病变，病灶比较局限＜20mm；无钙化，不累及重要的分支；心功能良好的稳定型心绞痛，1 支或 2 支冠状动脉阻塞；近期内（＜6 个月）闭塞的血管疗效优于冠状动脉旁路术后堵塞。有以下情况即为禁忌：严重心肾功能不全；冠状动脉多支广泛性弥漫性病变；冠状动脉完全阻塞伴严重钙化的病变；病变狭窄程度≤50％或仅有痉挛者；出血性疾病；心力衰竭，休克者。本例患者左前降支近段、左回旋支、右冠近中段多发狭窄，反复发生心力衰竭，风险较大，故未考虑行此治疗。

心律不齐是指心跳或快或慢，超过了一般范围。心脏自律性异常或传导障碍引起的心动过速、心动过缓或心律不齐。精神紧张、大量吸烟、饮酒、喝浓茶或咖啡、过度疲劳、严重失眠等可诱发心律失常；也多见于心脏病患者，常发生在麻醉、术中或术后。该患者心律不齐由于冠心病导致，缺血性心肌病的患者各种心律失常非常常见，心律失常会加重原有心功能不全的症状和体征。很多类型心律不齐都没有任何症状，部分可表现为心悸、心跳缓慢、不规则心跳、心跳之间心脏暂停，部分还可出现头晕、胸闷、胸痛、气急、多汗、颜面苍白、四肢发冷、抽搐、昏迷等。心律不齐包括窦性心动过缓、窦性心动过速、窦性心律不齐、早搏、心房颤动、心房扑动、阵发性室上性心动过速、心室心律过速、心室扑动、心脏传导阻滞及沃夫·柏金森·怀特综合征。心律不齐可并发血液循环失常、慢快综合征、猝死等风险。有些心律不齐无须治疗。心律不齐的治疗方法有电击、心律调节器、药物治疗以及手术治疗。该患者一开始便有窦性心动过速的症状，后来逐渐出现室性早搏，在药物治疗上选择了β受体阻滞药，因其不仅能改善心肌代谢、控制血压，还能够预防心律失常。

冠心病属于“胸痹”、“胸痹心痛”、“真心痛”等范畴，缺血性心肌病即心力衰竭型冠心病属于“心悸”、“怔忡”、“水肿”、“喘咳”、“痰饮”、“胸痹”等范畴，可统一为“心衰病”。张仲景《金匮要略·胸痹心痛短气病脉证治》曰：“夫脉当取太过不及，阳微阴弦，即胸痹而痛，所以然者，责其极虚也。今阳虚知在上焦，所以胸痹、心痛者，以其阴弦故也。”有学者认为，冠心病的病机不外乎阳微、阴弦。“阳微”可以理解为与心相关的正气不足，包括阳、阴、气、血的不足，脏腑不单是心，也关乎肺、脾、肾；“阴弦”可以理解为与心相关的邪气盛，不单是阴寒水饮，包括瘀血、痰浊、浊邪。即胸痹心痛多由于外感或内伤引起心脉痹阻，其病位在心，但与肝、脾、肾三脏功能的失调密切相关。因心主血脉的正常功能，有赖于肝主疏泄，脾主运化，肾藏精主水等功能的正常。其病性有虚实两方面，常常为本虚标实，虚实夹杂，虚者多见气虚、阳虚、阴虚、血虚，尤以气虚、阳虚多见；实者不外气滞、寒凝、痰浊、血瘀，其中以痰浊、血瘀多见，并可相互交阻，但虚实两方面均以心脉痹阻不畅，不通则痛为病机关键。发作期以标实表现为主，血瘀、痰浊为突出，缓解期主要有心、脾、肾气血阴阳之亏虚，其中又以心气虚、心阳虚最为常见。以上病因病机可同时并存，交互为患，病情进一步发展，可见下述病变：瘀血闭阻心脉，心胸猝然大痛，而发为真心痛；心阳阻遏，心气不足，鼓动无力，而表现为心动悸，脉结代，甚至脉微欲绝；心肾阳衰，水邪泛滥，凌心射肺而为咳喘、水肿，多为病情深重的表现。本病虚实夹杂，实以痰浊、血瘀多见，兼夹为病，《古今医鉴·心痛》曰“心痹痛者，……素有顽痰死血”，认为“痰浊黏凝”是“瘀阻脉络”的进一步深化，是冠心病反复发作的重要因素。本例患者病情反复发作，且几乎每次发病都出现咳嗽，还可在肺部闻及湿啰音，病位虽在心，亦与肺密切相关。《订正金匮要略注》曰：“胸部之病轻者即今之胸满，重者即今之胸痛也。”可见并非所有冠心病都有典型的心绞痛症状。根据冠心病病机，治疗上当辨虚实，标实应区别阴寒、痰浊、气滞、血瘀的不同，本虚又应区别阴阳气血之虚。治疗原则应先治其标，后顾其本，或标本同治，虚实兼顾。治标则以散寒、化痰、行气、活血为主，扶正固本包括温阳、补气、益气养阴等法。活血通脉是其基本治法。

心律不齐属于“心悸”、“怔忡”等范畴。其病因病机可见于心神失养、心脉瘀阻、胸阳不振，或由于胃失和降，痰饮湿浊内停，心阳为脾土所遏，导致血行不畅，脉络阻滞，或是由于过度疲劳、疾病的影响，导致阴津损伤，气虚血少，心气虚则无力鼓动血液运行，脉络瘀滞。治疗上当辨清病因病机，心神损伤，则当养阴复脉；痰浊内停，脉络瘀滞，则应宽胸散结、行气活血；心气阴液亏损，则以益气养阴、活血通脉为法。制定治则后，再根据治法遣药组方。

本例患者益气养阴为本，兼以清热化痰、活血通络，方用生脉陷胸汤加减。生脉陷胸汤由《兰室秘藏》之生脉散合《伤寒论》之小陷胸汤加减而成。方中白参大补元气、补益脾肺，麦冬润肺清心、泻热生津，五味子益气敛阴，三药合用，共奏益气养阴之功。瓜蒌甘寒，清热涤痰，宽胸散结，通胸膈之痹；黄连苦寒泻热除痞；半夏辛温化痰散结；三药组成小陷胸汤，起到和解清热、涤痰宽胸的功效。该患者为冠心病并心律不齐，气阴亏损，痰热夹瘀，活血通脉为基本，加丹参活血祛瘀，黄连泄热除痞。该患者几次入院情况大致相同，但每次入院病情基本都有进一步的进展，每次处方用药药味、药量均有不同。生脉陷胸汤治疗冠心病伴有室性早搏，可以明显改善患者的心功能和相关症状，对患者病情恢复以及预后起到良好的促进作用。

缺血性心肌病预后不良，长期心肌缺血导致心肌坏死之后，左心室功能的损害转为不可逆性，从代偿转为失代偿，出现心力衰竭的病理生理变化。开始时以舒张功能不全为主，之后收缩和舒张功能都会发生不全，最终出现心力衰竭和心律失常，因此临床上需尽早明确诊断，及早行合理有效的治疗。

急性感染性心内膜炎

一、病例介绍

患者姚××，男，31岁，因“反复发热、伴右侧胸痛10余日”于2016年8月7日入院。患者于2016年7月静脉吸毒后感全身不适，后出现发热寒战，最高体温达39.6℃，咳嗽、咳痰，时有痰中带血，右侧胸痛，就诊于黄冈市某医院，查血常规：白细胞 14.84×10^9/L，中性粒细胞0.8890，余大致正常；CRP 238mg/L；肝功能：ALB 34.3g/L，TBIL 34.6μmol/L，DBIL 20.9μmol/L，ALT 69U/L，AST 91U/L；肥达试验、流行性出血热均阴性。先后予以左氧氟沙星、哌拉西林舒巴坦钠、头孢他啶抗感染，2016年8月3日血培养提示金黄色葡萄球菌，对青霉素耐药；肺部CT提示双肺多发空洞、斑块样渗出；改用万古霉素抗感染，经上述治疗后患者病情无明显缓解，仍反复发热，伴有活动后气促，为求进一步治疗，遂来我院就诊，急诊以“肺部感染”收入呼吸内科住院。入院症见：精神状态差，发热，体温最高达 40 ℃，热甚时伴有寒战，汗出，右侧胸痛，咳嗽及吸气时明显，咳脓痰，时有痰中带血，量少，活动后气促，无腹胀腹痛等不适，口渴，纳少，夜寐差，二便可。既往静脉吸毒史 3 年余，丙型肝炎病毒抗体阳性，否认结核等传染病病史，否认心脏病病史，否认手术、外伤史、输血史，否认食物、药物过敏史。有静脉用药史数年，具体不详，性格急躁易怒。入院体格检查：体温 38.6 ℃，呼吸、脉搏正常。神志清楚，精神状态差，营养中等，急性面容，表情痛苦，全身皮肤膜无黄染，双上肢输液处可见少许瘀斑，全身浅表淋巴结无肿大，口唇发绀，颈软，甲状腺未及肿大，咽部充血，口腔可见少许分泌物，双侧呼吸动度未见异常，语颤未见异常，双肺叩诊呈清音，左肺呼吸音粗，右肺呼吸音低，双肺未闻及干、湿啰音，未闻及哮鸣音。心前区无隆起，心尖搏动位于左侧第 5 肋间中线内 0.5cm，无震颤，心浊音界未见异常，心率 96 次/min，律齐，心音未见异常，三尖瓣听诊区可闻及3/6 级收缩期杂音。腹平坦，全腹无压痛，无肌紧张及反跳痛，腹部无包块，肝脾肋下未触及，双肾无叩击痛，移动性浊音阳性，肠鸣音未见异常。双下肢无水肿。舌暗红，苔黄腻，脉数。入院诊断：中医诊断：肺热病，热毒内盛，痰瘀互结证。西医诊断：①肺部感染，细菌感染？结核？真菌？其他；②肝功能异常查因。入院后完善相关检查。血常规：白细胞 19.60×10^9/L，中性粒细胞 17.87×10^9/L，中性粒细胞 0.9110，淋巴细胞 0.0610，红细胞 3.31×10^{12}/L，血红蛋白浓度 100.00g/L，血小板 263.00×10^9/L，超敏 C 反应蛋白 125.90mg/L；输血前四项：丙型肝炎病毒抗体 48.266（阳性），余正常；肝功能：总蛋白 63.20g/L，清蛋白 28.80g/L，球蛋白 34.40g/L，清球比 0.84，直接胆红素 7.50μmol/L，谷草转氨酶 60.70U/L，谷丙转氨酶 71.00IU/L，余正常；血脂常规：高密度脂蛋白胆固醇 0.58mmol/L，余正常；凝血常规：凝血酶原时间 16.4 秒，PT-INR 1.29，纤维蛋白原 4.05g/L；电解质：钙 1.86mmol/L，余正常；肾功能：尿酸 178.00μmmol/L，余正常；心肌酶谱：乳酸脱氢酶 323.00U/L，余正常；血糖未见异常；肿瘤标志物：铁蛋白 425.59ng/L，糖类抗原 125 183.68U/mL，余正常；血培养鉴定：金黄色葡萄球菌；对青霉素耐药。肺炎支原体（－），肥达-外斐反应（－），结核抗体（－）；心电图：正常。胸部 CT 平扫＋增强：双肺多发空洞影伴多发斑片状密度增高影，考虑双肺感染性病变，金黄色葡萄球菌感染所致肺气囊？真菌感染？双侧胸膜局限性增厚，右侧胸腔积液伴右肺下叶膨胀不全。超声心动图：三尖瓣前瓣瓣尖稍高回声光团，考虑前瓣赘生物？三尖瓣前瓣部分腱索断裂并中度反流？二尖瓣、肺动脉瓣轻度反流。左室功能测值正常。肝胆胰脾彩超示：肝实质光点增粗；胆囊测值偏小，慢性胆囊炎，胆囊多发息肉样病变。患者心脏彩超提示三尖瓣赘生物及部分腱索断裂，结合患者症状、血培养及相关检查结果，明确诊断：①感染性心内膜炎，赘生物形成，三尖瓣反流；②肺脓肿；③慢性丙型病毒性肝炎。2016 年 8 月 8 日予以莫西沙星注射液 0.40g＋0.9％氯化钠注射液 250mL Qd 静滴、美罗培南粉针剂 1g＋0.9％氯化钠注射液 100mL Q8h 静滴抗感染，氯化钾缓释片 1g Tid 口服补钾，泮托拉唑钠冻干粉针 80mg＋0.9％氯化钠注射液 100mL Qd 静滴护胃，还原性谷胱甘肽钠冻干粉针 1.20g＋5％葡萄糖注射液 250mL Qd 静滴护肝，5％葡萄糖氯化钠注射液 500mL＋维生素 C 注射剂 1g＋维生素 B_6 注射剂 0.1g＋氯化钾注射液 7mL Qd 静滴补液支持治疗，热毒宁注射液 20mL＋5％葡萄糖注射液 250mL Qd 静滴清热解毒。中医治法以清热解毒，化痰消瘀，方用普济消毒饮合苇茎汤加减：黄芩、炒僵蚕、连翘、玄参、板蓝根、桔梗、升麻、醋柴胡、炒桃仁、冬瓜子各 10g，薏苡仁 20g，黄连、薄荷、陈皮各 6g，白茅根 30g，甘草 3g。3 剂，每日 1 剂，水煎，分 2 次服。

根据心胸外科会诊意见：建议尽早行三尖瓣置换术。经患者及其家属同意后于 2016 年 8 月 8 日转入心胸外科予以专科治疗，治疗上继续予以莫西沙星注射液 0.40g＋0.9％氯化钠注射液 250mL Qd 静滴、美罗培南粉针剂 1g＋0.9％氯化钠注射液 100mL Q8h 静滴抗感染，盐酸氨溴索冻干粉针 30mg＋0.9％氯化钠注射液 50mL Q8h 静滴化痰，还原性谷胱甘肽钠冻干粉针 1.20g＋5％葡萄糖注射液 250mL Qd 静滴护肝。中医治法以清热解毒、养阴祛瘀，方用五味消毒饮加减：金银花、紫花地丁、天花粉、天葵子、蒲公英各 15g，野菊花、黄芩、白芍、白术、当归各 10g，黄芪 30g，赤芍、陈皮、贝母、甘草各

6g。3 剂，每日 1 剂，水煎，分 2 次服。血常规：白细胞 21.92×10^9/L，中性粒细胞 18.72×10^9/L，中性粒细胞 0.8550，淋巴细胞 0.0610，红细胞 3.36×10^{12}/L，血红蛋白 105.00g/L，血小板 330.00×10^9/L；凝血血栓常规：凝血酶原时间 17.8 秒，PT-INR 1.38，纤维蛋白原 21.09mg/L；N 末端脑钠肽：1197.00pg/mL；肝功能：总蛋白 62.90g/L，清蛋白 28.60g/L，球蛋白 34.30g/L，清球比 0.84，直接胆红素 7.90μmol/L，谷草转氨酶 54.90U/L，谷丙转氨酶 77.40IU/L；超敏 C 反应蛋白：103.52mg/L；血型（A 型），RhD 血型（+）；血培养：金黄色葡萄球菌。患者反复高热，血常规升高明显，改莫西沙星注射液以万古霉素粉针剂 1g+0.9%氯化钠注射液 100mL Q12h 静滴抗感染，予以 20%人血白蛋白注射剂 10g Qd 静滴补充白蛋白。完善检查排除手术禁忌证于 2016 年 8 月 11 日在全身麻醉下行三尖瓣赘生物清除、三尖瓣机械瓣置换术。术中病理可见：三尖瓣瓣膜前后瓣瓣膜坏死，可见大量赘生物生成，前瓣最大赘生物达 14mm×8mm，隔瓣乳头肌坏死及赘生物形成，三尖瓣中度关闭不全。术后送病理学检查，结果提示：见纤维组织增生、玻变、黏液变、有纤维素样渗出物及较多淋巴细胞、中性粒细胞浸润，小脓肿形成。治疗上予以美罗培南粉针剂 1g+0.9%氯化钠注射液 100mL Q8h 静滴、万古霉素粉针剂 0.5g+0.9%氯化钠注射液 100mL Q6h 静滴抗感染，盐酸多巴胺注射剂 315mg+0.9%氯化钠注射液 50mL 推泵静注维持血流动力学稳定，维生素 K_1 注射剂 10mg 静注尖吻蝮蛇凝血酶冻干粉针 1IU+0.9%氯化钠注射液 10mL 静注止血，输“A”型 Rh 阳性浓缩红细胞 2U 静滴、输“A”型 Rh 阳性普通冰冻血浆 200mL 补充血容量，20%人血白蛋白注射剂 10g Bid 静滴补充白蛋白，盐酸氨溴索冻干粉针 90mg+0.9%氯化钠注射液 50mL Q8h 静滴化痰，泮托拉唑钠冻干粉针 80mg+0.9%氯化钠注射液 100mL Qd 静滴护胃，还原性谷胱甘肽钠冻干粉针 1.20g+5%葡萄糖注射液 250mL Qd 静滴护肝，5%葡萄糖氯化钠注射液 250mL+水溶性维生素冻干粉针 7mL+丙氨酰谷氨酰胺冻干粉针 20g+磷酸肌酸钠冻干粉针 1g+门冬氨酸钾镁冻干粉针 1g Qd 静滴护心及补液支持治疗；临时医嘱予以地塞米松注射剂 10mg 口服利尿，米力农注射液 10mg+0.9%氯化钠注射液 10mL 推泵静注护心；并保持胸腔引流管通畅。术后患者症状明显改善，体温恢复至正常，胸痛基本消失，咳嗽好转。2016 年 8 月 13 日复查血常规：白细胞 15.43×10^9/L，中性粒细胞总数 13.29×10^9/L，中性粒细胞 0.8620，红细胞 3.36×10^{12}/L，血红蛋白 105.00g/L，血小板 330.00×10^9/L；超敏 C 反应蛋白：72.79mg/L。血培养：金黄色葡萄球菌；痰培养：正常咽喉杂菌。2016 年 8 月 13 日加用华法林片剂 2.5mg Qd 口服抗凝、呋塞米片剂 20mg Bid 口服利尿、枸橼酸钾颗粒剂 2g Bid 口服补钾。术后患者舌红，苔薄白，脉细弱。中医治法以益气养阴，活血祛瘀，生脉散合补阳还五汤加减：人参、麦冬、当归、川芎各 10g，黄芪 30g，五味子、红花各 3g，桃仁、赤芍、地龙、甘草各 6g，粳米 20g。7 剂，每日 1 剂，水煎，分 2 次服。2016 年 8 月 15 日复查血常规：白细胞 9.83×10^9/L，中性粒细胞总数 8.42×10^9/L，中性粒细胞 0.8560，红细胞 4.18×10^{12}/L，血红蛋白 126.00g/L，血小板 440.00×10^9/L；超敏 C 反应蛋白：42.38mg/L；凝血酶原时间 14.6 秒。根据患者凝血酶原时间将华法林片剂剂量由 2.5mg 调整为 3.125mg 口服抗凝。2016 年 8 月 17 日复查凝血常规、降钙素原、N 端脑钠肽前体均正常。谷草转氨酶 52.10U/L，谷丙转氨酶 139.40IU/L，氯 94.70mmol/L，余正常。2016 年 8 月 19 日复查凝血常规：凝血酶原时间 24.5 秒，PT-INR 2.04。2016 年 8 月 20 日复查凝血常规：凝血酶原时间 33.3 秒、PT-INR 2.82。超声心动图示：人工三尖瓣置换术后改变，瓣膜口未见明显反流；左心功能正常；心动过速。胸部 CT：双肺多发空洞及渗出性病变较前减少，多考虑肺脓肿；双侧胸膜局限性增厚，右侧胸腔积液较前减少。余况基本同前。先后于 2016 年 8 月 16 日、8 月 17 日、8 月 19 日、8 月 20 日血培养提示：无厌氧菌生长；无细菌、真菌生长（培养 7 日）。2016 年 8 月 20 日暂停用华法林片剂，调整万古霉素粉针剂 1g+0.9%氯化钠注射液 100mL Q12h 静滴抗感染。2016 年 8 月 21 日再次给予华法林片剂 1.25mg Qd 口服抗凝，并监测凝血酶原时间。中药予以上方继续 10 剂。2016 年 8 月 22 日复查血常规：白细胞 8.08×10^9/L，中性粒细胞总数 5.81×10^9/L，中性粒细胞 0.7200，红细胞 3.51×10^{12}/L，血红蛋白 105.00g/L，血小板 425.00×10^9/L；降钙素原、电解质正常；N 末端脑钠肽 961pg/mL；凝血酶原时间 28.7 秒，PT-INR 2.47。胸部正侧位片：心脏呈术后改变，双肺多发团片状密度增高影并右肺多发空洞形成，考虑双肺感染性病变，右侧胸膜增厚。2016 年 8 月 24 日复查凝血常规：凝血酶原时间 28.9 秒，PT-INR 2.49。痰培养：正常咽喉杂菌。2016 年 8 月 25 日血培养提示无厌氧菌生长（培养 5 日）。患者无发热，偶有间断咳嗽，胸片提示肺部情况改善，复查血常规正常，血培养阴性，于是改用头孢他啶粉针剂 1.5g＋0.9％氯化钠注射液 100mL Bid 静滴、莫西沙星注射液 0.4mg＋0.9％氯化钠注射液 100mL Qd 静滴抗感染。2016 年 8 月 26 日血培养提示：无细菌、真菌生长（培养 5 日）；肝功能：谷丙转氨酶 71.20IU/L，余正常；肾功能、电解质均正常。凝血酶原时间 23.5 秒、PT-INR 1.99。胸部 CT：心脏瓣膜置换术后改变，瓣口周围无漏；双肺多发空洞及渗出性病变基本同前。双侧胸膜局限性增厚，右侧胸腔积液，基本同前。痰培养：正常咽喉杂菌。痰涂片：克柔假丝酵母菌。2016 年 8 月 28 日复查血常规：白细胞 6.78×10^{9}/L，中性粒细胞 3.96×10^{9}/L，中性粒细胞 0.5840，红细胞 3.72×10^{12}/L，血红蛋白 113.00g/L，血小板 434.00×10^{9}/L；降钙素原正常；肝功能：谷丙转氨酶 52.90IU/L，余正常；肾功能、电解质均正常。N 末端脑钠肽 661pg/mL；凝血酶原时间 16.3 秒，PT-INR 1.35。根据凝血酶原时间调整华法林片剂剂量为 1.875mg Qd 口服抗凝。2016 年 8 月 31 日复查痰培养：正常咽喉杂菌。电解质正常。凝血酶原时间 20.8 秒，PT-INR 1.71。患者感染已控制，然而肺部情况尚未控制，术后抗生素未用足疗程，术后复发率较高，甚至危及生命，与患者家属交代相关风险，患者仍于 8 月 31 日带药出院。嘱患者继续于当地医院静脉抗生素用药治疗，并根据痰涂片加用抗真菌药，需终身使用华法林片剂抗凝，半年内每 2～4 周（半年后每 1～3 个月）复查 1 次凝血酶时间，必要时在专科医生指导下调整华法林片剂用量。

二、讨论

感染性心内膜炎指因细菌、真菌和其他微生物（如病毒、立克次体、衣原体、螺旋体等）直接感染而引起的心瓣膜或心室壁内膜的炎症，多伴有赘生物的形成。感染性心内膜炎可分为急性和亚急性两种类型。急性感染性心内膜炎常因其被累及的心内膜有溃疡形成，故又称溃疡性心内膜炎；主要由毒力较强的病原微生物感染产生，主要见于金黄色葡萄球菌和真菌。此外，急性者可见于静脉药瘾者，大多由于毒品经静脉给药时，注射部位、注射用具消毒不严格或使用未严格消毒的溶液溶解药物，导致致病菌进入血管内，最终致心内膜受累所致，以三尖瓣损伤最多见。该患者此次发病前有静脉吸毒事件，极大原因便是无菌条件未达标，且病变以三尖瓣为主。急性感染性心内膜炎发病机制尚不清楚，其基本病理变化是伴有心内膜赘生物的产生。赘生物可由血小板、纤维蛋白、红细胞、白细胞和细菌等组成。赘生物如果一旦出现脱落可能会引起栓塞和脓肿。急性感染性心内膜炎常发生于正常的心脏，心瓣膜最常受累，起病往往比较突然，常呈暴发性败血症过程。其临床表现呈多样化，缺乏特异性，但仍以发热及心脏杂音为主要临床表现。常见症状为高热，寒战，全身毒血症症状明显，常是全身严重感染的一部分，病程多为急骤凶险，易掩盖急性感染性心内膜炎的心脏方面的临床症状。因此，心脏病变被忽略，临床极易漏诊或者误诊。该患者入院时主要临床症状为反复发热、寒战、咳嗽咳痰，由于患者肺部感染的临床表现过于典型，心脏症状反而不够明显，所以很难让临床医生的思维向感染性心内膜炎的诊断靠拢。由于急性感染性心内膜炎病情危急，早期诊断越来越难，如漏诊误诊，治疗不合理，病死率极高，因此，对于长期不明原因的发热患者，应考虑到患有急性感染性心内膜炎的可能。另外，急性感染性心内膜炎常伴有心瓣膜和腱索的急剧损害，短期内在相应的心瓣膜区可闻及高调的杂音，或者原有的杂音性质迅速发生改变，常常发展为急性充血性心力衰竭，速度极快，最终导致死亡。在受累的心内膜上，常可附着大而脆的赘生物，以真菌性感染者最多见，赘生物易发生脱落，脱落的带菌栓子可引起多发性栓塞和转移性脓肿，栓塞和脓肿出现的部位不同，临床表现亦不同。临床可包括心肌脓肿，脑脓肿和化脓性脑膜炎，若栓子来自感染的右侧心腔，则可出现肺炎，肺动脉栓塞和单个或多个肺脓肿，皮肤可有多形瘀斑和紫癜样出血性损害，少数患者可有脾大。多个器官和组织的转移性感染和脓肿的出现，对于急性感染性心内膜炎的诊断有着极为重要的意义。

在感染性心内膜炎的临床确诊过程中，血培养是其特异性指标，有文献报道感染性心内膜炎患者血培养的阳性率可高达 80%以上。如出现 1 周以上原因未明的发热，且有基础心脏病患者，均应积极反复多次进行血培养，以提高阳性率，若血培养阳性，还应做药物敏感试验。临床上急性感染性心内膜炎可依据血培养及超声心动图结合临床表现诊断。其中主要诊断标准包括：①2 次血培养阳性，且为同一致病菌，均为典型的感染性心内膜炎致病菌；②超声心动图示赘生物，或新出现瓣膜反流性杂音。次要诊断标准：①原有基础心脏病或静脉药瘾者；②发热（体温≥38 ℃）；③出现栓塞（动脉栓塞、感染性肺栓塞、菌性动脉瘤、颅内出血、结膜出血和 Janeway 病损）；④免疫现象（肾小球肾炎、Roth 斑或类风湿因子阳性）；⑤超声心动图有可疑发现，但不符合主要诊断标准；⑥血培养阳性，但不符合主要诊断标准。以上凡具备 2 项主要诊断标准，或 1 项主要诊断标准加 3 项次要诊断标准，或 5 项次要诊断标准者，可确诊为感染性心内膜炎。急性者中毒症状明显，病情进展迅速，数日至数周就可引起瓣膜破坏，病原体主要是金黄色葡萄球菌。该患者多次血培养均为葡萄球菌，属于典型的感染性心内膜炎致病菌，超声心动图检查也提示有三尖瓣赘生物及部分腱索断裂，且心脏听诊可闻及收缩期杂音，符合本病的主要诊断标准。再者，该患者有静脉药瘾史，反复发热，次要诊断标准进一步证实了该患者急性感染性心内膜炎的诊断。然而，患者初入院时未行超声心动图检查，初步只给出了肺部感染的诊断，可见在血培养阴性及血培养结果未出之前，超声心动图检查是临床诊断急性感染性心内膜炎的主要依据。此外，超声心动图检查能够检出直径大于 2mm 以上的赘生物，不仅对诊断感染性心内膜炎很有帮助，同时在治疗过程中超声心动图还可动态观察赘生物大小、形态、活动和瓣膜功能状态，了解瓣膜损害程度，对决定是否做换瓣手术具有参考价值，该检查还可发现原有的心脏病，为早期诊断、治疗感染性心内膜炎争取了宝贵的时间。

急性感染性心内膜炎的治疗手段首先是需要控制感染，在致病菌不明时，应早期、足量给予针对金黄色葡萄球菌、链球菌和革兰阴性杆菌均有效的广谱抗生素，如已分离出病原微生物时，应根据药敏试验给予有效抗生素。另外，如有以下情况者应考虑外科手术治疗：①瓣膜穿孔、破裂，腱索断裂，发生难治性急性心力衰竭；②人工瓣膜置换术后感染，内科治疗不能控制；③并发性栓塞或化脓性并发症，如化脓性心包炎、心肌脓肿等；④其他药物不能控制的感染，尤其是真菌性和抗生素耐药的革兰阴性杆菌心内膜炎；⑤先天性心脏病发生感染性心内膜炎，经系统治疗，仍不能控制时，手术应在加强支持疗法和抗生素控制下尽早进行。并且如果急性感染性心内膜炎发生于右心，其治疗效果与赘生物大小密切相关，当赘生物≥1cm 时，抗生素治疗几乎无效。此时，惟一的治疗手段是瓣膜置换术。该患者开始发病时就给予了抗生素治疗，并根据药敏结果调整敏感抗生素及联合不同抗生素加强抗感染，疗效仍然欠满意，仍反复发热，持续高血象，经超声心动图检查示病灶主要在于三尖瓣，且赘生物最大为 14mm×8mm，诊断明确后立即行三尖瓣赘生物清除、三尖瓣置换术治疗，疗效颇佳。术后应常规大剂量敏感抗生素联合应用 4 周，如若抗生素疗程使用不够，极易复发。该患者术后抗生素未用足疗程，且肺部症状未控制，痰培养提示真菌感染，复发可能性大。人工机械瓣膜置换术后需终身口服抗凝药物治疗，目前最佳抗凝药物为华法林片剂。由于人工瓣膜接触血液后容易引起血小板凝聚，导致血栓的形成，血栓一旦脱落，则会造成各脏器血管的栓塞，并出现相关部位栓塞的相关症状，甚至会卡住人工瓣叶，使瓣膜开启障碍，导致心力衰竭或猝死。因此瓣膜置换术后应使用抗凝治疗，抗凝不足易引起血栓栓塞等后果；抗凝过度会出现出血，主要有鼻出血、牙龈出血、胃出血、血尿等，女性患者可出现月经不止。目前世界卫生组织（WHO）提倡口服抗凝剂检测的国际化指标即国际标准比值比（INR），瓣膜置换术后应控制 INR 在 2～2.5，或者凝血酶原时间应达到正常值的 1.5～2.0 倍（一般在 18～24 秒）或活动度为 35%～45%。如凝血酶原时间超过正常值的 2 倍或活动度低于 30%，可减少用量的1/4或 1/8；如活动度低于 25%或凝血酶原时间高于 30 秒，可停用 1 次，第 2 日化验后根据检查结果调整华法林剂量。每次调整剂量后 4～5 日要监测凝血酶原时间或活动度。该患者在治疗期间凝血酶原时间超过 30 秒时，停用华法林片剂 1 次，并密切监测凝血常规，待凝血常规结果回报后予以华法林片剂治疗，并且用量减为一半，后复查凝血常规未达到标准值，又将华法林片剂加量加强抗凝，调整剂量为 1/4 片，在整个治疗过程当中都密切监测凝血常规。

急性感染性心内膜炎属于中医学“心痹”、“温病”、“心悸”、“胸痹”“瘀证”等范畴。《灵枢·百病始生》曰：“虚邪之中人也，始于皮肤。皮肤缓则腠理开，开则邪从毛发入。”本病多由于先天禀赋不足，或久病、调护不当，以致气血阴精亏损，导致正气虚弱，不足以御邪，温热毒邪便乘虚而入。温邪致病，起病急骤，来势较猛，传变迅速。温病经典辨证理论即卫气营血辨证。《温热论》曰：“温邪上受，首先犯肺，逆传心包。”温邪或经卫传气血，由表及里；也可直中气分，或直达营血，热灼营阴，迫血妄行，甚至逆传心包，变生危证。病至后期，余邪未尽，阴液已伤，热毒之邪恋于阴分，或阴虚血少，瘀血内停，或虚热内扰心神，湿热之邪，耗气伤阴，气阴两虚，气血不足，心失所养，则诸证丛生。温热邪毒煎熬营血，阴津愈损，温热愈甚，热血互结，阻遏血脉，则可致血脉栓塞诸证。本病病机属于正虚邪实，贯穿疾病始终，气血阴阳亏虚可见于疾病的各个阶段。此外，对于静脉吸毒患者来说，毒品属温燥之品，易散气耗血，损阴伤阳，变生百病。本例患者感受温热毒邪，起病急骤，以发热为主，病变以心、肺为主，属于“温病”范畴。患者有静脉吸毒史 3 年，长期吸毒，日久气血亏损，自身免疫力下降，体质虚弱，本次因静脉用药而发病，注射用具或皮肤消毒不严格，致病菌来源于用具或者皮肤，导致温热毒邪从皮毛侵入机体，即首先犯卫，再由卫传入气血，由表入里，或逆传心包；再者毒品如若本身不合格，病原菌随毒品经静脉注射进入血液，即直达营血；二者相合，导致心包内膜损害。患者感受温邪，正气奋力抗邪，故见发热；正不敌邪，毒邪入里，邪气未除，则反复发热；“温邪上受，首先犯肺”，且肺为娇脏，极易受邪，肺卫失宣，故见咳嗽咳痰；温热毒邪易伤津液，灼伤肺络，故痰中带血；患者长期吸毒，耗散气血，本已体虚，复又感受温热毒邪，加重伤津耗气，肺气不布，可见呼吸气促，气虚腠理不固，则见汗出，出汗则津液进一步亏损；气虚则无力推动血液运行，血运不畅则易成瘀，旧血不去则新血不生，血脉愈是空虚，血脉痹阻，“不通则痛”、“不荣则痛”，故见胸痛。津血同源，血液亏损，津液亦不足，津液不能上承于口，则口渴口燥，喜生冷，或口渴喜饮，生冷水湿易困于脾胃，中焦受损，则饮食水谷失于运化，则纳差。该患者温邪首先犯肺，发病时在当地医院予以抗生素治疗，身热仍未退去，卫分未解，邪气入里，气分证由卫达气，入院时以气分病为主，邪热在肺，热毒内盛，痰热瘀血壅结于肺。《素问·至真要大论》曰：“热淫于内，治以咸寒，佐以甘苦。”故中医以清热解毒为主，化痰消瘀为辅，方用普济消毒饮合苇茎汤加减，方中黄芩、黄连清热解毒，祛上焦热毒为君药。薄荷、连翘、僵蚕有疏散风邪的作用，同时还能够解毒，使温热疫毒之邪外散，共为臣药。板蓝根、玄参、桔梗，进一步加强解毒作用；因温病病邪搏结气血，导致气血津液壅滞，加用陈皮理气化痰；温热疫毒搏结气血，热毒内郁，借升麻、柴胡升散功用，散结消毒排脓，同时兼作使药，引药上行，到达上焦；冬瓜子、薏苡仁利湿排脓，桃仁化瘀排脓止痛，白茅根清肺热止血。甘草扶助正气，防苦寒伤胃，调和药性，缓和药性，为使药。诸药合用，共奏清热解毒，化痰消瘀之功。明确心包亦有病变时，气分未解，营、血分临床表现不明显，本病病机属正虚邪实，气血阴阳亏虚贯穿病程，在辨证论治过程中，在祛上焦温热毒邪基础上，当顾护正气；因温热之邪伤津耗液，煎熬营血，血热互结，易致血瘀，当用养阴活血之药。该患者热毒内结于上焦，热炽气分，拟五味消毒饮加减清热解毒、益气养阴。有研究表明，五味消毒饮具有抗菌、抗炎、抗内毒素作用，同时具有解热、提高机体免疫力的功效。本方中金银花清热解毒，消散痈肿；紫花地丁、蒲公英、野菊花、天葵子清热解毒，凉血散结；天花粉清热生津，消肿排脓；黄芩加强清热解毒，配合抗生素控制感染；黄芪补气益卫固表；当归补血活血，祛瘀以生新；赤芍清热凉血化瘀；白术益气健脾，脾健则湿化，“脾为生痰之源”，痰亦无所生；佐以陈皮理气化痰，浙贝母清热散结、化痰止咳；白芍味酸，养阴调营，甘草味甘，缓急止痛，且能补虚，与芍药相合，酸甘化阴养肝，肝得柔养，气机得以调达，气行则血行；甘草亦为使药，调和诸药。全方寒凉及温燥之品共用，相辅相成，共奏清热解毒、养阴祛瘀之效。中医学认为，心主血脉，主行血、生血。患者本虚，心瓣膜置换手术加重了气血耗损，气虚则血行无力，血液运行阻滞则成瘀血，则可用之血进一步减少。故临床治疗以益气行血、养心复脉为主。方中人参补元气、补肺气、生津液，加强正气；麦冬甘寒，养阴润肺，清解余热；五味子甘温而酸，固护心阴，敛肺止汗，生津止渴；三药一补一润一敛，益气养阴，生津止渴，敛阴止汗，使气复津生，汗止阴存，气充脉复。生黄芪重用大补脾胃之元气，气旺则血行，瘀去络通；当归长于活血，且有化瘀而不伤血之妙；川芎、赤芍、桃仁、红花助当归活血祛瘀，地龙通经活络；大量补气药与少量活血药相配，使气旺则血行，活血而不伤正，共奏补气活血通络之功。加用甘草、粳米养阴润燥、调和诸药。

中医对于急性感染性心内膜炎的研究范围有一定的局限性，再者急性感染性心内膜炎病情危急，发展迅速，该患者手术治疗为首选，其预后除与基础疾病及合并症相关以外，恰当有效地使用中药治疗也有一定的相关性。所谓是药三分毒，西药的毒副作用会进一步耗伤正气，配合中医辨证施治、整体调理，方能取得更佳的疗效。

心律失常频繁性室性早搏射频消融术后

一、病例介绍

患者蒋×，女，63岁，因“间断胸闷心慌2年余，加重伴头晕3日”于2015年5月15日由门诊以“冠心病”第1次收入院。患者诉2015年5月无明显诱因开始出现阵发性胸闷、心慌、头晕，持续20分钟左右伴视物旋转，无憋气，畏寒发热及胸痛，口服“稳心颗粒及美托洛尔”未见明显改善，于2015年5月11日前往我院心血管科住院治疗，考虑为“冠心病”，患者拒绝行相关检查以明确诊断，经改善心肌代谢、活血化瘀等对症支持治疗后出院。出院后患者症状反复，服用“稳心颗粒、美托洛尔”治疗，2017年9月21日患者再次出现胸闷、心慌、头晕头胀，恶心呕吐，为求进一步治疗，来我院诊治，门诊以“冠心病”收住入院。患者既往“高血压、高脂血症、胃溃疡、脂肪肝、椎-基底动脉供血不足”病史。否认药食过敏史。入院症见：胸闷、心慌、头晕头胀，视物旋转，发作时不能站立，体位改变加重，恶心欲呕，耳鸣，无咳嗽、咳痰、头痛、嗳气等症状，精神欠佳，睡眠可，大小便正常。入院体格检查：脉搏62次/min，呼吸20次/min，血压182/100mmHg；心界未见异常，心率62次/min，各瓣膜听诊区未闻及病理性杂音，无心包摩擦音；腹部柔软，剑突下无压痛、无反跳痛，腹部无包块。肝脏肋下未触及，脾脏肋下未触及；Murphy征阴性，肝肾区无叩击痛，无移动性浊音；神经系统检查（－），舌红，苔黄腻，脉弦。入院：中医诊断：胸痹心痛、心悸，痰热瘀阻证；西医诊断：①冠心病，缺血性心肌病，心功能3级C，心律失常，频发室性早搏；②原发性高血压3级，极高危；③高脂血症；④脂肪肝；⑤双侧椎-基底动脉供血不足；⑥颈椎病；⑦胃溃疡。入院后完善相关检查。心肺五联：CKMB＜1.0ng/mL，MYO 75.1ng/mL，TNI＜0.5ng/mL，BNP＜468ng/mL，DDIM＜100ng/mL；血常规：红细胞5.33×10^{9}/L，平均红细胞体积71.70fL，平均血红蛋白量22.50pg，平均血红蛋白浓度314g/L，血红蛋白浓度109.00g/L；大便常规：正常；尿常规：尿白细胞脂酶（＋＋）；凝血常规：凝血酶原时间9.8秒；肝功能：谷丙转氨酶48IU/L，谷草转氨酶35.6IU/L；肾功能：肌酐89.00μmol/L，尿酸405.00μmol/L，肾小球滤过率59.64mL/min；电解质：钠145.50mmol/L，无机磷1.54mmol/L；血脂：甘油三酯5.29mmol/L，高密度脂蛋白1.01mmol/L；心肌酶：肌酸激酶459.00IU/L，肌红蛋白141.00μg/L。心电图：窦性心律，频发室性早搏，可见成对室性早搏，短阵室性心动过速，室性早搏二、三联律，插入性室性早搏。结合检查结果及临床表现，考虑为频发室性早搏，但不排除冠心病可能，予以完善冠状动脉造影、心脏彩超检查。2017年9月27日患者行心脏彩超：①左房稍大，左室壁厚，室壁运动欠协调。②动脉弹性减退。③左室顺应性减低，收缩功能正常。④二、三尖瓣轻度反流；冠状动脉造影：a.右冠优势型。b.左主干光滑无狭窄。c.左前降支光滑无狭窄。d.左回旋支光滑无狭窄。e.右冠光滑无狭窄。诊断：冠状造影未见明显异常。结合患者冠状动脉造影检查及心电图结果，明确诊断为心律失常，频发室性早搏。治疗上暂予以氯吡格雷抗血小板聚集，阿托伐他汀钙胶囊调脂稳斑，酒石美托洛尔片剂稳定心律，磷酸肌酸钠冻干粉针护心，呋塞米片剂及螺内酯片剂利尿，盐酸地芬尼多片剂止眩等对症支持治疗。中医治法以清热化痰，活血化瘀，养心安神，方用柴芩温胆汤合生脉陷胸汤加减：醋柴胡、法半夏、天麻、黄芩、陈皮、桔梗、竹茹、白参、麦冬、当归、丹参、五味子各10g，黄连5g，瓜蒌皮、川芎各15g，炙甘草9g。7剂，每日1剂，水煎服。治疗后患者胸闷、心慌明显好转，头晕头胀，视物旋转，恶心欲呕较前减轻。2017年9月28日行射频消融手术，手术成功，术后病情稳定。西医继续予以抗血小板、护心、调脂、稳定心率等治疗，中医治疗继续予以柴芩温胆汤合生脉陷胸汤加减治疗，并加用银杏通脉胶囊口服液、丹参多酚酸盐活血通络，参麦注射液益气养阴。2017年9月30日患者病情较前明显好转，予以出院。出院时患者病情稳定，未诉特殊不适。体格检查：三测正常，血压122/78mmHg，双肺呼吸音清晰，未闻及干、湿啰音和胸膜摩擦音；心界无扩大，心率66次/min，律齐，偶有早搏，心音正常，各瓣膜听诊区未闻及病理性杂音，无心包摩擦音；腹部平坦，触软，全腹无压痛，肝、脾肋缘下未触及，双下肢无水肿。嘱患者出院后继续服用盐酸贝那普利片剂，每次10mg，每日1次，降压，银杏通脉胶囊口服液，每次10mL，每日3次，活血通络，低盐低脂饮食，监测血压、心率变化，不适随诊。

二、讨论

室性早搏是心律失常中最常见的类型之一，主要临床表现为时发时止的心悸、胸闷、心慌、喘促、头晕等。本病发生机制主要有折返、心肌自律性增高和触发机制，大多数室性早搏是由于折返引起的，小部分室性早搏是由自律性异常和触发性激动引发的，既可发生于有器质性心脏病的患者，包括冠心病、高血压心脏病、风湿性心脏病、甲亢性心脏病、肺源性心脏病以及各种病因所致的心肌炎、心肌病等；也可发生于无器质性心脏病的正常人，如电解质紊乱、药物作用、不良生活方式、激素水平变化、自主神经功能因素等。室性早搏的主要诊断依据心电图，其典型心电图表现为：①提前发生的QRS波群，时限通常超过0.12秒、宽阔畸形，ST段与T波的方向与QRS波群主波方向相反；②室性早搏与其前面的窦性搏动之间期（称配对间期）恒定；③室性早搏很少能逆传心房，提前激动窦房结，故窦房结冲动发放未受干扰，室性早搏后出现完全性代偿间歇，即包含室性早搏在内的两个下传的窦性搏动之间期，等于两个窦性RR间期之和；④室性早搏可孤立或规律出现。本病在正常人群中的心电图检查中室性早搏的检出率约1%，而动态心电图中的检出率为40%～75%。该患者入院时就误诊为冠心病，患者无典型心绞痛的冠心病症状，但一部分患者的症状并不典型，仅仅表现为心前区不适、心悸等室性早搏的临床表现，故难以从症状上鉴别，但冠心病患者会有冠状动脉狭窄存在，通过冠状动脉造影可鉴别。另外动态心电图对于功能性及器质性室性早搏鉴别诊断具有重要意义，一般情况下常根据室性早搏的形态、数量、发生规律、及患者症状与活动情况的关系来判断室性早搏的性质。李慧娟等根据室性早搏的发生规律及动态心电图表现，可将室性早搏分为周期性及非周期性两大类，前者多为自主神经失衡所致，后者则多具病理性意义。器质性室性早搏特点如下：①器质性早搏多为均匀或无周期性早搏，功能性早搏多呈典型的周期规律；②早搏发生频度在200～500次/d之间时多为散在、均匀发生的器质性早搏；③心肌病、心肌炎、冠心病、先天性心脏病患者在运动后器质性早搏数目增多；④早搏发生频度与运动之间无显著相关性。

频发性室性早搏有演变为严重心律失常或导致心绞痛、心力衰竭的可能，故对于频发室性早搏患者需要积极干预治疗。西医治疗本病的方式主要包括抗心律失常药及射频消融等，但抗心律失常药无法根治心律失常，且多数抗心律失常药同时也具有致心律失常作用，以停搏和传导阻滞发生率最高，不能降低总死亡率，有些甚至还增加死亡率。近年射频消融术在治疗室性早搏方面发挥了重要作用，该方法是将电极导管经静脉或动脉血管送入心腔特定部位，释放射频电流导致局部心内膜及心内膜下心肌凝固性坏死，达到阻断快速心律失常异常传导束和起源点的介入性技术。目前已经成为根治阵发性心动过速最有效的方法，具有创伤小、安全性高、疗效可靠等优点，且研究表明射频消融术可以有效逆转室性早搏导致的心肌病样改变。射频消融术也有严格的禁忌证，仅在出现较明确的临床症状，精神上受较大影响，且药物疗效不佳或患者不愿用药的情况下，才推荐导管消融治疗。但随着医疗技术的进步及人们对高水平医疗质量的追求，加之既往临床上难以判断的室性早搏起源现已明朗化，射频消融治疗的适应证也相应做了调整：①频发的VPC症状明显，经药物治疗无效或不愿意接受长期药物治疗的患者（Ⅱa

类适应证)；②频发的 VPC 引起心功能障碍（Ⅱa 类适应证）；③形态相同的室性早搏诱发的室性心律失常风暴者（Ⅱb 类适应证）；④频发的无症状性室性早搏可以考虑进行消融以避免进展为心动过速依赖性心肌病（Ⅱb 类适应证）。该患者胸闷、心悸 2 年余，其间服用“稳心颗粒及美托洛尔”症状未见好转，行心电图明确诊断为频发室性早搏，具有明确的手术指证。

室性早搏归属于中医学“心悸”、“怔忡”等范畴。临床表现包括自觉心中急剧跳动、惊慌不安、不能自主、脉结代等。本病的病机不离虚实两端，《伤寒明理论·悸》曰：“心悸之由，不越二种，一者气虚也，二者停饮也。”虚者主要为气、血、阴、阳亏损，各种原因所致的气血阴阳的不足或失调，致使心失所养；实者多为痰火扰心、水饮上凌、心血瘀阻、气血运行不畅，心脉不畅所致。《杂病源流犀烛·怔忡源流》曰：“怔忡，心血不足病也……心血消亡，神气失守，则心中空虚，怏怏动摇，不得安宁，无时不作，名曰怔忡；或由阳气内虚，或由阴血内耗，或由水饮停于心下，水气乘心，或事故烦心……以上皆怔忡所动之由也。”心阳心阴双虚，心阳虚不能鼓动血液连续运行，故脉结代；心阴虚使心脏失于荣养而悸动。心悸病病机之间常常相互转化，心气虚可发展为心阳虚，心血虚可发展为心阴虚，日久则阴损及阳，阳损及阴，导致气血不足、气阴两虚、阴阳俱损。《素问·灵兰秘典论》曰：“心者，君主之官也，神明出焉。”《医学正传·怔忡惊悸健忘证》曰：“夫怔忡惊悸之候，或因怒气伤肝，或因惊气入胆，母能令子虚，因而心血为之不足，又或遇事繁冗，思想无穷，则心君亦为之不安。故神明不安，而怔忡惊悸之证矣。”故心悸病位主要在心，但其发病与肝、脾、肾等诸脏功能失调相关，如心脾气血两虚、心肾不交、肝火扰心等。故对于本病的治疗应辨别虚实，结合五脏病变之所在，综合治疗。该患者乃痰热瘀阻心脉，心失所养而成，故治疗以清热化痰，活血化瘀，养心安神，方用柴芩温胆汤合生脉陷胸汤加减。柴芩温胆汤由温胆汤加柴胡、黄芩而成，具有清心涤痰安神的作用。本例患者主要着眼于舌苔黄腻质红，脉弦，心烦，胸闷等为痰热内扰之象，故用温胆汤清热化痰和胃，配柴胡、黄芩，和解少阳，疏通三焦气机，加天麻、川芎既可行气，又可活血化瘀，上行头目，熄风止眩，桔梗引药上行，宣畅气机。因为患者心悸 2 年有余，痰热必定耗伤气阴，故方中加生脉陷胸汤以益气养阴，兼顾清热化痰散结，生脉升陷汤由生脉散加小陷胸汤组成，方中生脉散益气养阴、小陷胸汤清热化痰，全方合用，共奏清热化痰，活血化瘀，养心安神之功。

贲门失弛缓症

一、病例介绍

段×，女，61 岁，因“胃脘部绞痛 10 余日”于 2017 年 10 月 18 日入住我院。患者自诉 2017 年 10 月 3 日在洗手间不慎跌倒致左腿股骨颈骨折，继而出现胃脘区域绞痛，不欲饮食，食入即吐，睡眠质量欠佳。入院症见：胃脘部绞痛，不欲饮食，食入即吐，精神状态差，无恶寒发热，夜寐不安，体重无明显变化，大便 3～4 日未行，小便正常。既往有慢性肾炎病史，无胃肠道病史。体格检查：神志清楚，精神不振，营养不良，被动体位，形体消瘦，四测正常，心律齐，心脏听诊无异常，腹平坦，腹部柔软无包块，肝脾肋下未触及，墨菲征阴性，肝肾区无叩击痛，胃脘部压痛拒按，无移动性浊音，肠鸣音减弱。舌淡，苔白，脉细无力。入院中医诊断：噎膈，气血亏虚证。西医诊断：贲门失弛缓症。入院后查血常规：白细胞 $10.78\times10^9/L$，中粒细胞 0.80，淋巴细胞 0.1210，血红蛋白 111.00g/L，血小板 $359.00\times10^9/L$。尿常规：白细胞总数：22.44 个/μL。粪便常规＋粪便隐血试验：褐色稍稀，粪便白细胞：0～2/HP，粪便隐血（单克隆法）：阳性，余正常。CRP 2.45mg/L。肝肾功能：总蛋白 65.00g/L，直接胆红素 7.1μmol/L，肌酐 39.00μmol/L，余正常。电解质：钾 3.10mmol/L，钠 129.5mmol/L，氯 85.00mmol/L。治疗上暂予兰索拉唑粉针剂 30mg Bid，预防胃和十二指肠溃疡，防止出血，复方氨基酸（18AA-Ⅳ）注射液补充肠外营养，氯化钾注射液补钾及补充维生素等营养支持治疗。中医治疗气血双补，予以八珍汤加减：党参、熟地黄各 15g，川芎、白芍、当归、茯苓、白术各

10g，甘草 6g，黄芪 30g。5 剂，每日 1 剂，早、晚温服。2017 年 10 月 24 日患者胃脘部绞痛缓解，精神状态较入院时好转，食欲一般，仅能进食液状或糜状食物，固体进食不能。夜寐不安，无恶寒发热，大便已解稍硬，小便正常。体格检查：胃脘部仍有压痛，舌淡，苔白，脉细弱。停兰索拉唑加用盐酸伊托必利片 50mg Tid 促进胃肠动力。2017 年 10 月 27 日患者胃脘部绞痛进一步缓解，饮食状况有所改善，可进食稀饭等半流质食物，但仍有进食困难，夜寐欠安，出现大便秘结，小便可。体格检查：腹部柔软，胃脘部压痛减轻，舌淡，苔白，脉细稍弦。加用四磨汤口服液疏肝和胃、理气宽中，开塞露外用润肠通便。2017 年 11 月 5 日患者胃脘部绞痛已不明显，欲饮食，进食柔软食物未见呕吐，但食量较小，精神状态较前好转，夜寐欠安，大便干，仍有秘结，小便正常。体格检查：胃脘部轻压痛，舌淡，苔白，脉细。停氯化钾注射液，加用甜梦口服液益气补肾、健脾和胃、养心安神，参芪扶正注射液益气扶正，余治疗同前。2017 年 11 月 10 日患者胃脘部未觉疼痛，食欲尚可，进食柔软食物，每日饮食量有所增加，未见呕吐。精神状态良好，夜寐安，大便 1 次/2d，稍干，小便正常。体格检查：胃脘部轻压痛，舌淡，苔白，脉细。查腹部 CT：食管下段改变，贲门失弛缓？请结合临床；肝内多发小囊性灶，肝内多发钙化灶；胆囊结石；双肾乳头钙化。停肠外营养支持，治疗同前。2017 年 11 月 19 日胃脘部已无疼痛，食欲可，正常饮食，未见呕吐。精神状态良好，夜寐安，大便 1 次/2d，小便正常。体格检查：胃脘部无压痛，舌淡，苔白，脉细。患者入院时诸证均已消失，现饮食正常，恢复良好，嘱其清淡饮食，少食多餐，予办理出院。

二、讨论

贲门失弛缓症是一种罕见的原发性食管动力障碍性疾病，以食管下段食管括约肌的松弛功能受损，食管蠕动波减少或消失，食管同步收缩为特征。根据食管体收缩功能可按照墨西哥食管动力障碍分类标准将其分成三亚类：Ⅰ型（经典型）患者食管内无明显增压，食管下括约肌（LES）受损；Ⅱ型（伴食管腔内压力增高）患者吞咽温水时将引起食管压力增高，继而增加 LES 压力，影响食管排空；Ⅲ型（痉挛型）往往表现为腹腔消除收缩后压力迅速增加。本病每年患病率约为 10/10 万，发病率为 1/10 万。目前本病的发病机制尚不明确，可能与食管肌间神经丛的自身免疫反应有关，导致抑制神经元减少而无法拮抗兴奋性胆碱能神经元的作用，从而引起胃食管连接部的功能性梗阻。同时也不排除感染、情绪等因素影响。临床表现为吞咽困难、食物反流、胸骨后疼痛、体重减轻、夜间咳嗽和烧心。有上述症状者，通过钡透、胃镜检查、标准食管测压或高分辨率食管测压可确诊为贲门失弛缓症。现有西医疗法主要以缓解由食管下段括约肌引起的功能性梗阻为目的。同时治疗基于以下两者之间的平衡：降低食管下段括约肌的压力；预防可发展为 Barrett 食管，甚至腺癌的胃食管反流性疾病的发生。治疗方式包括药物治疗、介入治疗、手术治疗。迄今为止，尚无一种方法能治愈贲门失弛缓症。应基于患者具体情况，如病期、病情、意愿和医疗中心的综合实力，选择适当治疗方法。球囊扩张和手术治疗：如腹腔镜下肌切开联合部分胃底折叠术、经口内镜下食管肌切开术，是其主要的两种治疗手段，均能获得较好的疗效。对于无明确的食管气囊扩张术和外科肌切开手术治疗适应证，不愿意或不能接受二者的患者，推荐使用肉毒杆菌毒素，若治疗失败，推荐使用药物治疗，常用有硝酸盐类药物钙拮抗药。贲门失弛缓症治疗的远期疗效不易维持，一旦确诊此症，需告知患者少食多餐、饮食细嚼，避免过冷过热和刺激性饮食。避免因不当食物堵塞而加重食物潴留，导致食管扩张、变形成角，甚至形成巨食管，增大治疗难度。

本例患者股骨颈骨折后出现胃脘部绞痛拒按，不欲饮食，食入即吐，精神状态不佳，夜寐不安，形体消瘦，营养不良。腹部 CT 示食管下段改变，贲门失弛缓？结合该患者临床表现及相关病史，患者无胃炎、溃疡等消化道疾病史，考虑其为贲门失弛缓症。可完善钡餐或胃镜检查进一步确诊，但因患者要求未行检查。贲门失弛缓症是一类目前病因及病机尚未明确的疾病，此例患者在跌倒并身体受损伤情况下发病，可考虑感染、应激性反应等诱发因素可能，但目前国际上尚无相关研究支持，其相关性有待进一步考证。

贲门失弛缓症属于中医学“噎膈”范畴。即为食物吞咽受阻，或食入即吐的一种疾病。噎与膈有轻重之分，噎是吞咽不顺，食物哽噎而下；膈是胸膈阻塞，食物下咽即吐，膈常由噎发展而成。噎膈之为病主要由于七情内伤、年老久病、酒食不节等致脏腑功能失调。朱丹溪《脉因证治·噎膈》对噎膈进行了明确定义，即“涩小，血不足；大而弱，气不足；血虚，脏腑之火起；气虚，脏腑之火炽；而或因金水二气不养，或阴血不生，肠胃津涸，传化失宜；或因痰膈妨碍升降，气不交通，皆食入复出，谓之噎膈”。认为噎膈的病机与气、血、痰、火密切相关。即“气血亏虚致阴虚火旺，痰阻升降致气不交通”。故噎膈此患常为气血痰火四端或杂而为病，或单一为患，阻隔食管，发而为病。其病病位在食道，属胃气所主，而脾与胃相表里，为后天之本，主运化，肾藏精纳气，气机逆乱，精血干涸皆与二者密切相关。《景岳全书·噎膈》曰：“气不行则噎膈病于上，精血枯涸则燥结病于下。”气机运行不畅致脾胃运化失职，阴阳亏损乃至精血耗竭，而脾主运化，肾主封藏，人体施化不行、精血枯涸正是脾肾二脏功能失调的结果。“且凡人之脏气，胃司受纳，脾主运化，而肾为水火之宅，化生之本。今既食饮停膈不行，或大便燥结不通，岂非运化失职，血脉不通之为病乎？而营运血脉之权，其在上着，非脾而何？其在下者，非肾而何？”故脾肾功能失调与噎膈的发生密不可分。噎膈的基本证型有四：血虚、气虚、有热、有痰。脾虚不能运化，肾弱不能化生收藏，生化乏源则气血不生，传化失宜。依据其病因病机，治当以温补气血，健脾滋肾为原则，根据辨证分型，可辅以理气、化痰之法。关于遣方用药《丹溪心法·噎膈》曰：“气虚，入四君子汤，右手脉无力。血虚，入四物汤加童便，左手脉无力……有痰，二陈汤为主，寸关脉沉或伏而大，有气结，宜开滞导气为主，寸关脉沉涩。有内虚阴火上炎而反胃者，作阴火治之。”《景岳全书·噎膈》曰：“治噎膈之法，凡气血俱虚者，宜五福饮及十全大补汤。脾虚于上者，宜四君子汤。脾虚兼寒者，宜五君子煎。脾肺营虚血燥者，宜生姜汁煎。阴虚于下者，宜左归饮、大营煎。阴中之阳虚者，宜右归饮加当归或右归丸、八味地黄丸之类，皆治本之法也。”此上诸方皆强调气血及脾肾二脏在此病治疗中的重要地位。气血足则虚火不生，脾胃和则气机得畅，肾气强健则精血不涸，噎膈可除。噎膈有气血痰火四因，此例患者入院时望之少神、形体消瘦、精神不振、营养不良、语声低微，食少，舌淡，苔白，脉细无力，属气血亏虚之症，治当强调气机，精血，专事脾肾，而忌用耗气伤精之品。补益正气，固护精血，故予八珍汤加减温补气血。其中人参与熟地黄相配，甘温益气补血，共为君药。大量黄芪及白术益气补脾，当归助熟地黄补益阴血。白芍养血敛阴，川芎活血行气，使补而不滞。茯苓渗湿健脾，甘草益气补中，调和诸药。五剂药后患者胃部疼痛及精神状态有所改善，但大便秘结，饮食欠佳，仍有饮食固体物质困难之症，为运化失司、气机不畅之故，需理气宽中、畅调气机，予四磨汤扶正益气，行气降逆。药后饮食情况明显改善，呕吐症状消失。继续缓补脾气、滋补肾精，以扶助正气精血充盈缓缓而治，以达治病求本之目的。故予甜梦口服液益气补肾、健脾和胃、养心安神，参芪扶正注射液益气扶正。此患者前后疗程 32 日，中医以缓补气血，健脾滋肾为核心，辅以理气宽中之法，共奏消噎止膈之效，疗效理想。

原发性肝癌并肝源性复合型胃溃疡

一、病例介绍

患者张××，男，49 岁，因“左上腹胀痛半个月余”于 2016 年 5 月 8 日入院。患者自诉 2016 年 4 月无明显诱因出现下腹部胀痛，2016 年 5 月 3 日前往长沙县某医院行腹部彩超：肝实质光点增粗，肝内多发实质性占位病变，建议进一步检查，门静肝内声像，考虑栓子可能，胆囊壁稍毛躁，考虑继发性病变可能，脾稍大。予以抑酸护胃、护肝、补液等对症治疗后症状无明显好转，遂来我院就诊，门诊以“腹痛查因”收住入院。入院症见：右上腹部疼痛、胀满不适，大便不尽感，大便 3～4 次/d，质稀，色黄，泻后腹胀缓解，纳一般，无恶心、厌油等不适，寐可，小便黄。患者 2016 年 3 月于湖南省某医院行胃镜示：①胃窦溃疡（H1 期）；②非萎缩性全胃炎（充血/渗出型）伴糜烂；③十二指肠球部多发溃疡（H2 期）。胃窦部病理学检查：镜下符合慢性浅表性胃炎（中度），有浅溃疡形成。否认食物、药物过敏史。吸烟 10 年余，每日 1 包以上，未戒烟。间断饮酒，性格急躁易怒。入院体格检查：四测正常；神志清楚，精神状态一般，营养中等，慢性病容，表情痛苦，全身皮肤黏膜无黄染，全身浅表淋巴结无肿大；巩膜黄染，瞳孔等大等圆，直径约 3mm，对光反射灵敏，口唇无发绀，伸舌无偏斜、震颤，颈软无抵抗，气管居中，甲状腺无肿大，无压痛、震颤、血管杂音；心肺未见异常；腹平坦，无腹壁静脉曲张，有压痛，无反跳痛，腹部无包块；肝、脾肋下未触及，肝肾区无叩击痛，无移动性浊音；肠鸣音正常，5 次/min。双下肢无水肿，生理反射存在，病理反射未引出；舌淡红，苔黄微腻，脉弦细。入院后完善相关检查。大便常规＋隐血未见明显异常；尿常规：浊度（＋），隐血（＋＋），尿蛋白 1＋(0.7)，胆红素 1＋（17），酮体（＋/－）；电解质：钠 135.20mmol/L，钙 2.1mmol/L；心肌酶：肌酸激酶 37.00U/L，乳酸脱氢酶 263.00U/L；C 反应蛋白 51.5 mg/L；血常规：白细胞 7.20×10^9/L，中性细胞总数 5.93×10^9/L，中性粒细胞 0.8420，嗜酸细胞总数 0.01×10^9/L，嗜酸细胞 0.0010，红细胞 4.21×10^9/L，血红蛋白浓度 138.00g/L；乙肝全套：乙肝表面抗原阳性（＞225.000）ng/mL、乙肝 e 抗原（－），乙肝 e 抗体阳性（＋）、乙肝核心抗体阳性（＋）；肝功能：白蛋白 33.70g/L，球蛋白 40.10g/L，清球比 0.84，总胆红素 44.20μmol/L，直接胆红素 25.60μmol/L，谷草转氨酶 93.40IU/L，碱性磷酸酶 149.1U/L，谷氨酰转移酶 338.00 U/L；凝血血栓常规：凝血酶原时间 18.7 秒，PT-INR 1.49；肿瘤标志物筛查：CA125 48.92U/mL，CA15－3 92.18U/mL，甲胎蛋白 5.37ng/mL，HBV-DNA 5.2E＋02U/mL；丙型肝炎病毒核心抗原阴性；肾功能、淀粉酶、脂肪酶、血糖、血脂正常。上腹部 CT＋增强：肝内多发大小不等占位，门脉节段性充盈缺损，考虑肝癌并肝内转移、门脉癌栓形成；肝硬化、腹水、门脉高压、肿大、肝周少许积液；胆囊结石并慢性胆囊炎，胆囊窝积液；左侧肾上腺增粗，请结合临床；肝门、腹膜后淋巴结肿大；右肺下叶少许慢性炎症。心电图：窦性心动过速(102 次/min)，T 波Ⅱ、Ⅲ、aVF 略低。入院中医诊断：肝岩，肝胆湿热证。西医诊断：①原发性肝癌并肝内多发转移；②慢性乙型病毒性肝炎；③乙型病毒性肝炎肝硬化失代偿期；④胆囊结石并胆囊炎；⑤复合型溃疡；⑥慢性胃炎。中医治以清热利湿，疏肝利胆，方药用龙胆泻肝汤加减：龙胆、泽泻、车前子、醋柴胡、黄芩、白及、生地黄各 10g，栀子 6g，蒲公英、海螵蛸、白芍各 15g，薏苡仁 30g，甘草 5g。10 剂，每日 1 剂，水煎服。西医治疗予兰索拉唑冻干粉针抑酸护胃，双歧杆菌三联活菌胶囊剂调节肠道菌群，复方氨基酸（18AA-Ⅳ）注射液、丙氨酰谷氨酰胺粉针剂补充营养；还原型谷胱甘肽护肝，硫糖铝混悬凝胶保护胃黏膜。康艾注射液益气扶正，提高机体免疫力。香菇多糖提高机体免疫力，抗肿瘤肝水解肽促进肝脏细胞恢复，保护肝脏，乳果糖口服润肠通便，输白蛋白补充胶体渗透压，改善低蛋白血症，呋塞米、螺内酯片剂利尿消肿等对症支持治疗。目前情况经上述治疗后右上腹部胀满，腹部疼痛有改善，但症状改善不大。2016 年 5 月 11 日根据肿瘤科会诊建议：不考虑手术；暂不考虑放射治疗、化学治疗。2015 年 5 月 18 日继续予清热利湿，宣畅气机，三仁汤加减：姜厚朴、苦杏仁、淡竹叶、法半夏、小通草、滑石粉、云芝、黄芪、盐泽泻各 10g，豆蔻 6g，薏苡仁 30g，白术、茯苓各 15g，10 剂，每日 1 剂，水煎服。

2016 年 5 月 20 日根据伽马刀中心会诊意见，经患者家属同意后于 2016 年 5 月 24 日转入介入科行 TACE（超选择性）治疗。术后予兰索拉唑冻干粉针抑酸护胃；还原型谷胱甘肽护肝，硫糖铝混悬凝胶保护胃黏膜。康艾注射液联合香菇多糖提高机体免疫力，抗肿瘤；肝水解肽促进肝脏细胞恢复，保护肝脏；输白蛋白补充胶体渗透压，改善低蛋白血症；呋塞米、螺内酯片剂利尿消肿；恩替卡韦抗肝炎病毒等对症支持治疗后患者腹痛好转，2016 年 5 月 26 日复查。肝功能：总蛋白 65.9g/L，清蛋白 34.90g/L，球蛋白 31.0g/L，总胆红素 93.90μmol/L、直接胆红素 72.30μmol/L，间接胆红素 21.6μmol/L，谷丙转氨酶 44 IU/L，谷草转氨酶 141.00IU/L；肾功能：肌酐 66.00μmol/L，尿素 4.79μmol/L，尿酸 224.00 μmol/L；电解质：钾 4.11 mmol/L，钠 138.00 mmol/L；血常规：白细胞 5.37×10^9/L，中性粒细胞数 4.48×10^9/L，中性粒细胞 0.8340、红细胞 3.52×10^{12}/L，血红蛋白 121.00g/L，血小板 105.00×10^9/L。复查结果提示肝功能较前好转，家属要求出院，经上级医师查看后于 2016 年 5 月 30

日出院。嘱患者出院后，继续予三仁汤加减，并口服疏肝理脾片、泮托拉唑片、双歧杆菌三联活菌胶囊剂；监测血常规、电解质；建议畅情致、慎起居、加强营养、高食，1个月后于我院我科复查，不适随诊。

二、讨论

原发性肝癌是我国常见的恶性肿瘤之一，起病隐匿，早期没有症状或症状不明显，进展迅速，确诊时大多数患者已经达到局部晚期或发生远处转移，治疗困难，预后很差。根据来源组织不同，该病主要包括肝细胞癌（HCC）、肝内胆管细胞癌（ICC）和肝细胞癌-肝内胆管细胞癌混合型等不同病理类型，其中肝细胞癌占原发性肝癌的90%以上。我国肝癌的病因主要有肝炎病毒感染、食物黄曲霉毒素污染、长期酗酒以及农村饮水蓝绿藻类毒素污染等，其他还有肝脏代谢疾病、自身免疫性疾病以及隐原性肝病或隐原性肝硬化。原发性肝癌的早期临床表现隐匿，称亚临床期。此期通常大约10个月时间，瘤体约3～5cm，大多数患者仍无典型症状，诊断仍较困难，多为血清AFP普查发现，平均8个月左右，其间少数患者可以有上腹闷胀、腹痛、乏力和食欲不振等慢性基础肝病的相关症状。一旦出现典型症状，往往已达中、晚期肝癌，此时，病情发展迅速，共3～6个月。主要临床表现如下。①肝区疼痛、食欲减退、饭后上腹饱胀、消化不良、恶心、呕吐和腹泻、消瘦、乏力、全身衰弱、持续性低热等症状。②肿瘤肝外转移灶症状：如肺部转移可以引起咳嗽、咯血；胸膜转移可以引起胸痛和血性胸腔积液；骨转移可以引起骨痛或病理性骨折等。③晚期患者常出现黄疸、出血倾向、上消化道出血、肝性脑病以及肝、肾衰竭等。④伴癌综合征：即肝癌组织本身代谢异常或癌组织对机体产生的多种影响引起的内分泌或代谢紊乱的症候群，临床表现多样且缺乏特异性，常见的有自发性低血糖症和红细胞增多症。④并发症：常有上消化道出血、肝性肾病、肝性脑病、肝癌结节破裂出血以及感染等。原发性肝癌的临床诊断主要依靠影像学表现及实验室检查。①具有肝硬化以及HBV和/或HCV感染的证据。②典型的HCC影像学特征：同期多排CT扫描和/或动态对比增强，MRI检查显示肝脏占位。如果肝脏占位直径≥2cm，CT和MRI两项影像学检查中有一项显示肝脏占位具有上述肝癌的特征，即可诊断HCC；如果肝脏占位直径为1～2cm，则需要CT和MRI两项影像学检查都显示肝脏占位具有上述肝癌的特征，方可诊断HCC，以加强诊断的特异性。③血清AFP≥400μg/L持续1个月或≥200μg/L持续2个月，并能排除其他原因引起的AFP升高，包括妊娠、生殖系胚胎源性肿瘤、活动性肝病及继发性肝癌等。目前早期肝癌主要以手术切除、肝移植及消融等根治性治疗为主。对肝内多发性肿瘤，可采用手术切除边缘肿瘤结合术中RFA等方式处理深部肿瘤。对于中期肝癌以TACE治疗为主；晚期肝癌则给予服用索拉非尼治疗，索拉非尼与TACE或系统化学治疗联合应用，可使患者治疗效果更佳，而终末期肝癌患者则以支持对症治疗为主。近年来肝癌的多学科综合治疗已成为治疗趋势，根据患者的具体身体状况（ECOG评分）、肝功能Child-Pugh分级、肝外转移、血管侵犯、肿瘤数目、肿瘤大小、肿瘤位置、肿瘤分期及经济条件等制定最佳的个体化综合治疗方案。目前，国内外肿瘤治疗的模式已向肿瘤的多学科综合治疗方向发展，综合治疗已成为提高肝癌患者总体疗效的关键措施。

中医学对肝癌概念的认识不尽相同，可以归属于“肝积”、“癥瘕”、“积聚”、“肥气”、“岩”、“黄疸”、“臌胀”、“胁痛”、“腹痛”、“胆胀”、“痞满”、“痞气”等范畴。《医学原理·积聚门》曰：“积聚者乃癥瘕、肠蕈、伏梁、肥气、痞气、息贲、奔豚等症之总名也。”故总体来论，肝癌属于“积聚”范畴。《灵枢·百病始生》曰：“壮人无积，虚则有之。”《灵枢·刺节真邪》曰：“已有所节，气归之，津液留之，邪气中之，凝结日以易甚，连以聚居，为昔瘤。”《仁斋直指方·癌》曰：“癌者，上高下深……毒深根藏，穿孔透里。”由此可见，本病病因病机不外乎内外、虚实两端。内因主要为饮食劳倦伤脾，脾不健运，或情志抑郁，肝失疏泄。外因主要为湿、热、毒邪内侵肝胆脾胃，化湿生热蕴毒，结于肝胆脾胃。本虚者气虚、血虚、阴虚、阳虚；标实者血瘀、气滞、痰湿、热毒。发病之初，多为肝郁脾虚，气血瘀滞；日久则气郁化火，湿热内生，致火毒内蕴，血瘀气壅；病至晚期，邪毒耗气伤血，则见肝肾阴虚、生风动血，或见阴阳两虚之证。本例患者乃饮食不节，日久损伤脾胃，运化失常，湿热内生，湿热蕴积于肝胆，气机不畅则上腹部胀满不适，湿热阻滞肠道则腹泻，湿热下注则大便稀溏。治疗以清热利湿，疏肝利胆。第一次中药予以龙胆泻肝汤加减。方中龙胆大苦大寒，上泻肝胆实火，下泻肝经湿热为君。黄芩、栀子、蒲公英苦寒泻火，燥湿清热，助龙胆泻火除湿为臣。泽泻、车前子、薏苡仁清热利湿，助龙胆清下焦湿热。生地黄、白芍滋阴养血，共为佐。白及收敛止血，炒海螵蛸收敛制酸，柴胡疏肝兼以引经，既合生地黄、白芍养肝，又防苦寒抑郁肝胆升华之气。甘草护中，兼可调和诸药，共为佐使。服药后结合患者舌脉症，第二次改用三仁汤加减清热利湿，和胃止痛治疗。方中苦杏仁宣利上焦肺气，气行则湿化；豆蔻芳香化湿，行气宽中，畅中焦之脾气；薏苡仁甘淡性寒，渗湿利水而健脾，使湿热从下焦而去。三仁合用，三焦分消，是为君药。灵芝益气扶正，滑石、茯苓、通草、淡竹叶、泽泻甘寒淡渗，加强君药利湿清热之功，是为臣药；黄芪、白术既可益气健脾，又可行气利水，半夏、厚朴行气化湿，散结除满，俱为佐药。诸药合用，泻中有补，利中有滋，以使火降热清，湿浊分清，诸症状改善。

肝癌多晚期发现，预后极差。中西医对肝癌均有各自的认识及治疗方法，西医对于肝癌的治疗方法虽多，包括手术、肝动脉结扎、肝动脉化学治疗栓塞、射频、冷冻、激光、微波、生物治疗以及化学治疗和放射治疗等，但总体治疗效果差强人意，且西医治疗的各种副作用给患者的身体和心理造成了很大的痛苦。在西医治疗的同时配合中药治疗，不仅可以减轻西医治疗的各种不良反应，而且可以提高治疗效果，特别是对于晚期肝癌，中药的应用可有效地改善患者的临床症状、提高患者的生活质量、延长生存期。

消化性溃疡出血并痛风急性发作

一、病例介绍

患者杨×，男，53岁，因“呕血2次”，急诊以“上消化道出血”收入院。患者诉2017年8月22日上午10:00出现呕血2次，呕吐物为咖啡色胃内容物，量约300mL，伴胸闷、气促、心慌、汗多、恶寒、头晕无头痛，无腹痛腹胀，遂来我院急诊，急诊予以输全血治疗；查呕吐物隐血试验：阳性；大便隐血试验：阳性；肾功能：肌酐166.00μmol/L，尿素22.3μmol/L，尿酸674.00μmol/L，肾小球滤过率39.94mmol/L；电解质：钾5.27mmol/L，余（—）；血常规：白细胞11.17×10^9/L，中性粒细胞总数7.5×10^9/L，嗜酸细胞总数0.018×10^9/L，红细胞3.61×10^9/L，血红蛋白浓度120g/L；二氧化碳结合力正常。既往高血压病史5年，血压最高达160/110mmHg，自服“尼群地平”20mg Qd，自诉血压控制尚可；既往“痛风”病史10年余，否认食物、药物过敏史。入院症见：暂无呕吐，轻度胸闷、气促、心慌、汗多，恶寒，夜寐欠安，小便调，大便量少色黑。体格检查：心率81次/min，律齐，各瓣膜听诊区未闻及病理性杂音，无心包摩擦音。腹部柔软，剑突下轻压痛、无反跳痛，腹部无包块；肝、脏脾肋下未触及；Murphy征阴性，肝肾区无叩击痛，无移动性浊音；肠鸣音亢进，10次/min；神经系统检查（—）；舌淡红，苔薄白，脉细弱。入院后查血常规：网织红细胞0.025，未成熟网织红细胞0.3290，红细胞3.15×10^9/L，血红蛋白浓度109.00g/L；大便常规未见异常；大便隐血试验：阳性；凝血血栓常规：纤维蛋白原4.01g/L；肾功能：肌酐150.00μmol/L，尿素21.9μmol/L，尿酸665.00μmol/L，肾小球滤过率45.15mmol/L；甘油三酯5.29mmol/L，高密度脂蛋白0.74mmol/L，余（—）；电解质：钠145.50mmol/L，无机磷1.54mmol/L；心肌酶：肌酸激酶459.00IU/L，肌红蛋白141.00μg/L；尿常规、肿瘤标志物、乙肝全套、血糖正常。心电图：窦性心动过速；多导联ST-T改变。双肾、输尿管、膀胱彩超及肝、胆、胰、脾彩超：肝大、脂肪肝声像，胆囊炎合并胆囊结石声像，右肾强光点，提示泥沙样结石改变，前列腺增大伴钙化。胃镜：胃窦溃疡（A2期），性质待查；十二指肠炎。14碳呼气试验（—）。入院中医诊断：血证（呕血），脾不统血证。西医诊断：①胃窦溃疡伴出血；②高血压2级，极高危；③痛风；④脂肪肝；⑤胆囊炎合胆囊结石；⑥十二指肠球炎；⑦肾功能不全；⑧高脂血症；⑨右肾结石。治疗上予兰索拉唑配合醋酸奥曲肽抑酸护胃、止血，阿莫西林克拉维酸钾抗感染，苯磺酸左旋氨氯地平、美托洛尔控制血压，肾衰宁片剂改善肾功能不全，碳酸氢钠注射液碱化尿液，维生素C、维生素B_6注射液营养对症支持治疗。中医治疗予益气摄血，活血通络，方以归脾汤加减：党参、生地黄、麦冬、茯苓、血余炭、瓦楞子各15g，白术、当归、远志、酸枣仁、大枣、玄参、龙眼肉各10g，黄芪20g，甘草、木香各6g，生姜、三七粉各3g。7剂，每日1剂，水煎服。

治疗后患者消化系统症状明显好转。2018年8月28日夜间患者出现双足背部、双踝关节、右侧腘窝明显疼痛，自觉局部发热，活动明显受限。无胸闷、气促、心慌、汗多，大便色黄，小便调。体格检查：可见双足背部、双踝关节明显肿胀，发红，触痛明显，右侧腘窝部可触及痛风结节，压痛明显。复查血常规：网织红细胞0.033，未成熟网织红细胞0.2750，白细胞9.66×10^9/L，红细胞2.92×10^9/L，血红蛋白浓度94g/L；肾功能：肌酐110.00μmol/L，尿酸569.00μmol/L，肾小球滤过率65.7mmol/L；二氧化碳结合力21.3mmol/L；超敏C反应蛋白32.23mg/L。考虑为痛风急性发作，先后予曲马多注射液、盐酸布桂嗪注射液、地佐辛注射液后疼痛症状未见明显好转，后予以跌打消炎散、如意金黄散外敷清热解毒、消肿止痛，于2017年9月6日加用塞来昔布口服止痛。结合舌脉症，中药予以当归拈痛汤加减利湿清热、宣通气血止痛：羌活、甘草、葛根、茵陈各15g，防风、苍术、当归身、知母、猪苓、泽泻各12g，升麻、白术、黄芩各10g，人参、苦参各6g。15剂，每日1剂，煎服。经上述治疗后，患者疼痛症状逐渐缓解，于2017年9月14日出院。嘱患者出院后清淡饮食，注意大便颜色改变，不适随诊，随访未见复发。

二、讨论

消化性溃疡（PU）主要包括胃溃疡（GU）和十二指肠溃疡（DU），其发病机制主要是胃、十二指肠黏膜攻击因子和黏膜自身防御-修复因子之间失衡所致。当对黏膜侵袭因素多于防御因素时，溃疡病就可发生。胃黏膜侵袭因素：①胃酸、胃蛋白酶；②幽门螺杆菌（Hp）感染；③药物因素；④物理、化学因素等。胃黏膜防御因素：①胃黏膜黏液屏障；②黏膜血流；③前列腺素和表皮生长因子；④细胞再生等。目前，对于消化性溃疡的治疗主要以药物为主，包括抑酸药物（H_2受体拮抗剂、质子泵抑制剂）、胃黏膜保护剂、生长因子及生物制剂（表皮生长因子、三叶肽因子、细胞生长因子、转移因子、肝细胞生长因子）、奥曲肽、新靶向药物等，对于幽门螺杆菌感染引起的消化性溃疡，则必须同时应用抗Hp药物。其中质子泵抑制剂是抑制胃酸分泌、治疗消化性溃疡的首选药物，质子泵抑制剂是通过竞争性地结合K^+，而抑制H^+-K^+-ATP的活性，阻断了酶的H^+/K^+转运机制，抑制酸分泌，直到新的质子泵产生，壁细胞恢复泌酸功能。痛风是由于嘌呤代谢紊乱和（或）尿酸排泄障碍所致的一组临床症候群，多以高尿酸血症为主要特征，表现为反复发作的关节炎、痛风石形成和关节畸形，临床上可分为无症状期、急性关节炎期、间歇期和慢性关节炎期（骨关节病期）4个阶段，急性或慢性关节炎期均会出现关节功能障碍。近年来，既往有痛风病史的上消化道出血患者使用质子泵抑制剂后出现痛风性关节炎急性发作的报道越来越多。研究表明质子泵抑制剂在抑制H^+-K^+-ATP酶的同时，对肾脏的H^+-K^+-ATP酶也造成抑制，从而影响到Na^+、K^+的转运及H^+的分泌，使肾脏的酸碱微环境发生改变，对于痛风患者可导致尿酸代谢受影响，从而引起痛风的复发或加重。

该患者因消化道出血和胃溃疡静脉应用质子泵抑制剂，用药以前虽然尿酸高于正常值范围，但是痛风均处于稳定期，入院后应用质子泵抑制剂数日后出现痛风症状，且尿酸明显升高。结合以上论述，使用质子泵抑制剂与痛风的出现存在一定的关联性，故考虑患者痛风的发作很可能是由质子泵抑制剂所致。在临床工作中，质子泵抑制剂是消化科最常用的药物，对于有痛风病史的患者，应谨慎用药并做好预防工作，如嘱其低嘌呤饮食，大量饮水，提前应用碳酸氢钠片等，避免痛风的复发。在质子泵抑制剂使用期间，应注意定期复查尿酸。若发现患者不明原因的尿酸升高或诱发痛风发作时，应考虑到质子泵抑制剂所致的可能性。一旦明确，及时停药，及时调整药物或换用H_2受体阻滞剂。

消化性溃疡多属中医学“胃脘痛”、“吐血”等范畴。脾胃虚损是其发病之本，邪壅胃腑、胃络瘀阻，日久造成胃络损伤是其重要病机转归，治疗上以健脾通络解毒为基本治则。本患者因消化性溃疡导致上消化道出血，乃脾胃虚弱，气血固摄失司而成，故在治疗上予以归脾汤加减益气摄血，活血通络。汪昂《医方集解·补养之剂》曰：“此手少阴、足太阴药也。血不归脾则妄行，白参、白术、黄芪、甘草之甘温，所以补脾；茯神、远志、枣仁、龙眼之甘温酸苦，所以补心，心者，脾之母也。当归滋阴而养血，木香行气而舒脾，既以行血中之滞，又以助参、芪而补气。气壮则能摄血，血自归经，而诸症悉除矣。”在此基础上加用三七、血余炭、瓦楞子活血化瘀止血而治其标。中医学认为，痛风属“痹证”、“历节”范畴，基本病机以肝、脾、肾功能失调为本，湿热、痰饮、瘀血、浊毒内蕴为标。《格致余论·痛风论》曰：“彼痛风者，大率因血受热，已自沸腾，其后或涉水，或立湿地，或偏取凉，或卧当地，寒凉外搏，热血得寒，污浊凝涩，所以作痛，夜则痛甚，行于阴也。”本病分为急性期和慢性期，其典型临床表现为关节疼痛、肿胀畸形，一般急性发病，其疼痛剧烈难忍，呈“刀割样”、“咬噬样”或“烧灼样”。发病时间多以夜间为主，因四肢单个关节剧痛而惊醒，开始是关节刺痛，几小时内皮肤发热及充血，关节肿胀，并有运动障碍。目前，中医对于本病的治疗也可分为辨证治疗、针灸、推拿、穴位贴敷、中药外敷等。本患者在溃疡用药过程中突发痛风，踝关节红肿热痛，伴有明显活动障碍，乃痛风急性发作，系湿热邪气留滞经络关节，影响气血津液运行所致。中医予以当归拈痛汤利湿清热、宣通气血止痛等，此方乃张元素所创的经典方剂，被称为治“湿热疼痛之圣方”，符合急性痛风性关节炎的关键病机。汪昂《医方集解·利湿之剂》曰：“此足太阳、阳明药也。”原文曰：“羌活透关节，防风散风湿为君。升、葛味薄引而上行，苦以发之；白术甘温和平，苍术辛温雄壮，健脾燥湿为臣。湿热相合，肢节烦痛，苦参、黄芩、知母、茵陈，苦寒以泄之，酒炒以为用；血壅不流则为痛，当归辛温以散之；人参、甘草甘温补养正气，使苦寒不伤脾胃；治湿不利小便，非其治也，猪苓、泽泻甘淡咸平，导其留饮为佐。上下分消其湿，使壅滞得宣通也。”潘静在当归拈痛汤治疗痛风性关节炎的临床疗效中发现本方在改善疼痛、降低血尿酸有显著疗效。除此之外，该患者通过外敷跌打消炎散、如意金黄散明显缓解疼痛。痛风、溃疡同时存在的患者，治疗用药相互矛盾，故在治疗中使用西医抗痛风药难以奏效，此时在西医治疗的同时加用中医疗法，可通过中西医结合治疗的方式来增强疗效，降低痛风、溃疡复发率。

类风湿关节炎并肺间质病变

一、病例介绍

患者王××，男，69岁，因“反复全身多关节疼痛半年，加重伴右肩关节疼痛2个月余”于2017年11月17日入院。患者自诉半年前无明显诱因出现全身多关节游走性疼痛，以双腕关节、双手近端指间关节、双膝关节为主，左腕关节及双手2～5近端指间关节肿胀，活动不利，当时未予重视，后疼痛逐渐加重，2017年6月1日遂于当地市中医院住院治疗，查红细胞沉降率（ESR）15.2mm/h，类风湿因子（RF）135IU/mL，当时诊断为“类风湿关节炎”，予以口服泼尼松10mg Qd、塞来昔布胶囊0.1g Qd抗炎止痛，来氟米特片10mg Qd抗风湿等对症支持治疗后症状好转出院。出院后未规律服用药，后疼痛反复发作，每次于当地诊所输液治疗（激素药物可能）可缓解。2017年9月17日患者上述症状无明显诱因出现加重，并新发肩关节疼痛，夜间难以入睡，次日遂于长沙某医院门诊就诊。查ESR 94mm/h、超敏C反应蛋白（CRP）135ng/mL，RF 150IU/mL均偏高，抗CCP抗体阳性；关节B超：左腕滑膜炎伴骨侵蚀，右手滑膜增生；予以静脉注射甲氨蝶呤7.5mg（Q7d）及第2日口服叶酸片剂10mg（Q7d）治疗后症状未见明显好转。后2次于我院门诊就诊，予以甲氨蝶呤片剂10mg Qd联合来氟米特片10mg Qd抗风湿，并先后予以洛索洛芬钠60mg Q8h、美洛昔康片15mg Qd抗炎止痛及中药汤剂辅助治疗后，双膝关节疼痛好转，但双肩关节、双腕关节、双手近端指间关节仍肿胀疼痛。患者诉11月上旬在当地医院行肺部CT检查：双下肺可见磨玻璃样影及纤维条状夹网格状阴影，提示双肺间质病变。

2017年11月17日患者于当地市人民医院门诊查血常规+CRP：血红蛋白91.00g/L，红细胞3.18×10^9/L，CRP 73.9ng/mL；ESR 115mm/h；肝肾功能、血脂、电解质未见异常。为求进一步系统治疗遂于我院就诊。入院症见：全身多关节游走性疼痛，以双肩关节、双腕关节、双手2～5近端指间关节、双膝关节为主，活动后疼痛加重，左腕关节及双手2～5近端指间关节肿胀，无明显晨僵，双膝关节活动不利，余关节活动尚可，无关节畸形，伴咳嗽咳痰，痰色白质黏稠，无口腔溃疡，精神可，饮食一般，夜寐安，二便可。既往有"2型糖尿病"病史，规律服用格列喹酮30mg Tid、盐酸二甲双胍缓释片0.5gBid降糖，自诉血糖控制一般；既往有"脂肪肝"、"高脂血症"、"慢性支气管炎"病史；否认肝炎、结核等传染病病史；否认食物及药物过敏史。入院体格检查：体温、血压、呼吸正常，心率107次/min，肺部叩诊清音，呼吸规整，双肺呼吸音粗，左下肺可闻及湿啰音，无胸膜摩擦音，心率107次/min，律齐，各瓣膜听诊区未闻及病理性杂音。腹平坦，无腹壁静脉曲张，腹部柔软，无压痛、反跳痛，腹部无包块。专科检查：左腕关节及双手2～5近端指间关节、双膝关节肿胀，按压痛明显，皮温稍高，双膝关节浮髌试验（+）。舌淡红，苔薄黄，脉弦细。入院完善相关检查。风湿全套：RF 129.0 IU/mL，抗链球溶血素"O" 30.00 IU/mL，CRP 66.87 mg/L；糖化血红蛋白8.1%；空腹血糖7.12nmol/L；心肌酶正常；尿常规：亚硝酸盐（+），尿蛋白（+/−），葡萄糖（++++），尿相对比重1.033；凌晨0点皮质醇85.52 nmol/L，促肾上腺皮质醇激素26.08 nmol/L；晨8点皮质醇277.50 nmol/L，促肾上腺皮质醇素57.04 nmol/L；心电图：窦性心动过速。入院中医诊断：尪痹，寒湿痹阻证。西医诊断：①类风湿关节炎；②肺间质病变并肺部感染；③2型糖尿病；④脂肪肝。治疗上西医予以头孢甲肟注射液1g Bid抗感染，甲氨蝶呤粉针剂10mg（Q7d）联合来氟米特片10mg Qd抗风湿，奥美拉唑40mg Qd护胃，洛索洛芬钠60mg Q8h抗炎止痛，阿托伐他汀10mg qn调脂，格列喹酮30mg Tid、盐酸二甲双胍片缓释片0.5g Bid降糖。中医治法散寒除湿、温阳解表、通络止痛，予以羌活胜湿汤合麻黄细辛附子汤加减：防风、羌活、独活、醋乳香、醋没药、土鳖虫、苦参、附片（先煎）、盐知母、浙贝母各10g，麸炒苍术15g，细辛3g，麻黄4g，薏苡仁、忍冬藤、当归各30g。7剂，每日1剂，水煎，早晚温服。双手及双膝关节配合中医定向透药治疗（正清风痛宁注射液）、中药热熨等改善关节局部症状。经上述治疗4日后患者关节肿胀疼痛症状稍好转，但仍有咳嗽咳痰。目前患者类风湿关节炎已累及全身多关节病变，并出现肺间质病变及血液系统病变，治疗上遂停用甲氨蝶呤、来氟米特及洛索洛芬钠，改用艾拉莫德25mg Bid联合硫唑嘌呤25mg Qd抗风湿，甲泼尼龙片剂12mg Qd抗炎止痛，并用锝-亚甲基二磷酸盐注射液（云克）调节骨代谢，生血宝颗粒改善贫血，余治疗同前。患者既往有"糖尿病"病史，血糖控制不佳，且患者未遵守糖尿病饮食，入院后血糖偏高，加用甲泼尼龙片剂后血糖较前明显升高，且波动较大，2017年11月22日根据内分泌科会诊，予西格列汀二甲双胍片900mg Qd及格列齐特缓释片30mg Qd降糖。经上述治疗后2017年11月25日复查血常规：白细胞6.29×10^9/L，红细胞3.18×10^9/L，血红蛋白99.00g/L，血细胞比容0.3110，血小板273.00×10^9/L；风湿全套：类风湿因子128.60 IU/ML，CRP 9.01mg/L；肝、肾功能大致正常；血糖控制基本稳定。患者关节肿胀消退，疼痛较前明显好转，复查结果无特殊异常，患者及家属要求出院口服药物治疗，经上级医生查看后于2017年11月25日出院。嘱患者出院后，继续予羌活胜湿汤合麻黄细辛附子汤加减，前方去防风、细辛、附片，加雪莲花5g，浙贝母加量5g，15剂。并规律口服硫唑嘌呤联合艾拉莫德抗风湿，甲泼尼龙片剂12mg抗炎止痛，生血颗粒改善贫血，泮托拉唑钠胶囊护胃，监测血糖，加强营养，避风寒，适当锻炼。定期复查，在医生指导下调整激素及抗风湿药的剂量。

二、讨论

类风湿关节炎（RA）是一个累及周围关节为主的系统性炎症性全身性自身免疫性疾病。国际上成年人RA患病率为0.2%～0.8%，我国RA的患病率为0.32%～0.36%，女性多见于男性，发病率为男性的2～3倍。目前病因尚不完全清楚，主要表现为慢性、对称性、进行性多关节炎，可累及全身多个器官。RA的基本病理改变是关节滑膜的慢性炎症、增生形成血管翳，侵犯关节软骨、骨和肌腱等，导致关节破坏，最终关节畸形和功能丧失。RA的病理特征为坏死性全层动脉炎，其中肺内有丰富的结缔组织和血液供应，又有独立的循环体系，是经常受累的器官之一，其中肺间质病变（ILD）最常见。RA除关节病变外，常伴有胸膜-肺的病变，有研究表明大约50%的RA患者累及到肺，临床上称类风湿肺，临床表现为胸膜炎、弥漫性肺间质纤维化、阻塞性毛细支气管炎等，医学上很多学者将这一系列表现统称肺间质病变。肺间质病变又称慢性肺间质病变，是一种主要侵犯周边肺组织即肺泡、肺泡间隔、邻近小气道和小血管的弥漫性炎症性疾病。RA并ILD的病理特征是肺泡上皮损伤、成纤维细胞灶形成以及细胞外基质的过度沉积，最终导致肺组织结构的异常重塑。从临床资料来看RA患者的肺间质病变发生与以下因素有关：①RA病程较长，未应用慢作用药物及免疫抑制药；②关节症状一直未控制，病情反复的RA患者；③疾病活动性指标（ESR、CRP、免疫球蛋白及循环免疫复合物）持续增高的RA患者；④高效价RF阳性；⑤低补体血症。除此之外，RA可在肺间质病变的基础上并发肺部感染，这是导致病情加重的重要因素。目前RA并ILD的临床诊断主要依靠临床表现、实验室检查及影像学检查。临床上RA的诊断主要依据2009年美国风湿病学会（ACR）及欧洲抗风湿病联盟（EULAR）提出了RA新的分类标准和评分系统。以下疾病除外：有慢性支气管炎、肺源性心脏病、支气管哮喘、支气管扩张等呼吸系统疾病者；曾患肺结核或肺结核感染者；长期服用金制剂、青霉胺等抗风湿药物患者；有慢性心、肾功能不全者；有结节病、肺部肿瘤患者；长期吸烟者。在诊断RA的基础上，ILD的诊断目前主要参考2000年美国胸科协会/欧洲呼吸协会（ATS/ERS）提出的特发性肺间质病变临床诊断标准：①干咳、进行性呼吸困难，体格检查肺底可闻及吸气性爆裂音；②胸片和/或CT呈毛玻璃状、小结节状、网状、蜂窝状等阴影；③肺功能测定显示以限制性通气功能障碍为主，弥散功能降低；④肺活检病理学见早期非特异性肺泡炎，晚期肺间质纤维化。符合①～③或④即可诊断。目前改变病情抗风湿类药物治疗类风湿关节炎所导致的肺间质病变的报道屡见不鲜，呈上升趋势，值得关注，尤是甲氨蝶呤和来氟米特。实验室检查主要有自身抗体、ESR、CRP、血气分析、免疫复合物及补体等其他免疫学检查、肺部X线、肺部高分辨CT（HRCT）、肺功能检查及肺活检等。自身抗体其敏感性较RF低，特异性90%，较RF高，有助于RA的早期诊断。胸部影像学是诊断间质性肺病的重要手段，相对于胸部X线平片而言，肺HRCT对疾病的诊断和评价有更重要的意义。

RA并ILD的治疗目的主要在于减轻关节炎症反应，防止关节破坏，保护关节功能，延缓病情进展，最大限度地提高患者的生活质量是最高目标。治疗原则是迅速给予非甾体抗炎药（NSAIDs）缓解疼痛和炎症，尽早使用改变病情抗风湿药/慢作用抗风湿药（DMARDs），以减少或延缓骨破坏。目前以拟定个体化药物治疗方案为主，严重者配合免疫疗法或经内科治疗不能控制及严重关节功能障碍的类风湿关节炎患者，可行外科手术。药物治疗主要包括NSAIDs、DMARDs、糖皮质激素（GC）、植物药及生物制剂等。NSAIDs具有镇痛抗炎作用，是改善关节炎症状的常用药，不能控制病情，应与DMARDs同服。DMARDs较NSAIDs发挥作用慢，有改善和延缓病情进展的作用。GC不作为治疗RA的首选药物，它能迅速减轻RA患者的关节疼痛、肿胀，在关节炎急性发作，或伴有心、肺、眼和神经系统等器官受累的重症患者，可给予短效GC，其剂量依病情严重程度而调整，避免引发其他系统疾病。有研究表明中等剂量GC可迅速缓解患者的症状，并作为DMARDs起效前的“桥梁”作用。生物制剂靶向治疗是目前治疗RA快速发展的治疗方法。植物药方面，目前已有多种用于RA的植物药，如雷公藤、白芍总苷、青藤碱等，部分药物对治疗RA具有一定的疗效，但作用机制需进一步研究。2015年美国风湿病学会类风湿关节炎的治疗指南采用GRADE证据质量分级，指出无论是低疾病活动度还是中/高疾病活动度，均明确推荐首选DMARDs（如甲氨蝶呤）单药，单药治疗后仍然是中/高疾病活动度的患者，推荐给予DMARDs联合或TNF抑制剂或非TNF抑制剂（联合或不联合甲氨蝶呤）而不是继续使用DMARDs单药，并强调联合治疗的推荐不分先后。另外，对于生物制剂的使用或者联合用药，指南中大部分只作酌情推荐，因此生物制剂对于RA的疗效评估在待研究当中。因此目前临床上RA一经诊断即开始DMARDs治疗，首选甲氨蝶呤，并将其作为联合治疗的基本药物。当RA合并ILD（RA/ILD）时，美国风湿协会（ACR）对其所用的DMARDs进行了限制，其中RA的核心药物

MTX 因其本身的肺毒性而禁用，来氟米特也因其可能导致 ILD 及骨髓抑制的发生而慎用，生物制剂也有相关负面报道。本例患者在 RA 的基础上发生肺间质病变，既往使用 MTX 及来氟米特近 5 个月，病情控制一般，且目前出现肺间质病变，患者使用抗风湿药之前未完善胸部 CT，考虑与药物相关的可能性较大，但不排除 RA 本身继发的肺间质病变。对于该患者，定期复查肺部 CT 及监测肺功能等对患者的疾病控制、药物调整及预后有着重要的意义。治疗上停用可能导致肺间质病变的 MTX 及来氟米特，改为艾拉莫德及硫唑嘌呤。且有研究显示，无论在临床症状还是实验室指标上，艾拉莫德及硫唑嘌呤是近年来新型的 DMARDs，具有良好的安全性和显著的疗效。早期 RA 合并 ILD 症状严重的患者，DMARDs 首推药物及 GC 有限制的情况下，我们更应该提倡中西并重综合治疗。

RA 等风湿病中医学属于“痹”、“痹病”、“痹证”、“顽痹”、“尪痹”等范畴，肺间质病变属于“肺痹”、“肺痿”的范畴。痹证在《黄帝内经》称为痹，“痹”作为病名，最早出现于《素问・痹论》曰：“所谓痹者，各以其时重感于风寒湿者也。”1995 年《中国病证诊断疗效标准》将痹证分为风湿痹（包括行、痛、热、虚痹）、尪痹、骨痹、肌痹、痛风等五大类。尪痹即痹病日久，症见身体消瘦，骨节变形肿大、僵硬，不能屈伸，骨质受损。《素问・痹论》曰：“五脏皆有所合，病久而不去者，内舍于其合也。……皮痹不已，复感于邪，内舍于肺。”病邪深入，内传于五脏六腑，又可导致心痹、肺痹、脾痹、肝痹和肾痹五脏痹。如《素问・五藏生成》曰：“有积气在胸中，喘而虚，名曰肺痹。”《灵枢・邪气脏腑病形》曰：“肺痹，引胸背，起恶见日光。”可知“肺痹”由肢体痹而来，为脏腑痹之一，同时亦为痹证中之重症。中医古籍对痹病的论述很多，历代医家对其理解不尽相同。现代临床将类风湿关节炎归于“尪痹”，而根据《黄帝内经》相关论述类风湿关节炎并肺间质病变与肺痹关系最为密切，且有其自身的特点，综上所述，二者皆属于痹病范畴。从痹病发病学角度看，可将其概括为“正虚”、“邪侵”、“痰浊瘀阻”3 个方面。病理性质病初以邪实为主，病久邪留伤正可致虚实夹杂。《素问・评热病论》曰：“邪之所凑，其气必虚。”《灵枢・血络论》曰：“阴阳相得而合为痹者，此为内溢于经，外注于络。”张景岳在《景岳全书》曰：“痹因外邪，病本在经，而深则连脏”，“痹者，闭也，以血气为邪所痹，不得通行而病也。”综上所述，痹病的发生主要是正气虚弱、六淫杂感，而痰浊淤血是机体在内因或外因作用下的病理产物，痰浊瘀血又可以作用于机体，成为新的疾病的病因。风寒湿热之邪，乘虚袭入人体，引起气血运行不畅，经络阻滞，或痰浊瘀血，阻于经络，可见皮肤瘀斑、关节周围结节、关节肿大、屈伸不利；病久耗伤气血阴阳，深入筋骨，可呈现气血亏虚、肝肾不足的证候；痹证日久不愈，复感于邪，病邪由经络而内舍脏腑，出现脏腑痹的证候。本例患者年近七旬，常年农田土耕，劳倦过度，耗伤正气；再则患者生活于湖区，居住及工作环境潮湿，加之梅雨季节发病，感受风寒湿邪，侵袭肢节、肌肉、经络之间，以致气血运行不畅，表现为关节疼痛、肿胀、屈伸不利，活动受限。湿邪重着留恋，易夹他邪，寒湿夹热或郁久化热，可见关节肿胀发热。寒湿之邪为阴邪，日久耗伤阳气，阳气鼓动无力，血脉不利，则见晨僵或手足僵硬感；肺为娇脏，且为脏之长，有朝百脉，主治节的功能，久病正虚毒恋，痰、瘀、虚互结导致肺络痹阻，影响气机的宣发和肃降，则见咳嗽咯痰。方用羌活胜湿汤合麻黄细辛附子汤加减：羌活、独活二者合用，共为君药，可散周身风湿而止痹痛；防风散风胜湿而治一身之痛，为臣药，助君药散邪通痹止痛之力；麻黄辛温，发汗散寒解表，附子大辛大热，温补阳气，助麻黄鼓邪外出，细辛芳香气浓，性善走窜，通透表里，三药合用共奏助阳解表，亦为臣药；麸炒苍术健脾燥湿，薏苡仁健脾利水；苦参，苦寒之性较强，既清热燥湿，又兼利尿，三药合用使湿热之邪外出；醋乳香、醋没药、当归、忍冬藤、土鳖虫相配伍活血逐瘀、通络止痛；浙贝母、盐知母合用为二母散滋肺阴、润肺燥，共为佐药；甘草，使药，甘缓和中，调和诸药。全方共奏散寒除湿、温阳解表、通络止痛之效。出院时结合患者关节症状明显减轻，结合舌脉症，去防风、细辛、附子辛散温热之品，防止伤阴；加雪莲花祛风湿、补肝肾、强筋骨；重用浙贝母化痰润肺。适用于痹证后期祛风湿止痹痛，兼顾补益肝肾。

RA 并 ILD 的发病机制尚不明确，目前治疗主要以缓解症状为主，病情容易进展，多反复发作，尤其是 ILD 早期临床表现缺乏特异性，容易延迟诊治或误诊，预后差。目前中西医对于本病各有其认识及治疗方法，西医对于单纯的RA治疗有药物治疗、免疫疗法及外科手术；而当前RA并ILD的治疗方案局限于经验性应用激素、免疫抑制药、抗纤维化药物，但这些药物的治疗机制缺乏大规模临床研究，同时其副作用也给患者的身体和心理造成了极大的压力。中医治疗虽然起效慢，重在整体调节，其副作用小，容易被患者接受，在使用西药的同时配合中医治疗，包括中药汤剂、中医外治法等，不仅可以提高疗效、减轻患者的心理压力，同时可以从疾病的本质出发，达到扶正祛邪的目的，延缓疾病的复发及进展。特别对于中晚期关节症状极其严重的患者，疾病已累及脏腑，中医药在强体固本方面发挥了巨大的作用。当然，寻求更佳的中西医结合治疗方案仍是今后相当长时间内应重点关注的问题。

系统性红斑狼疮重型合并狼疮性肾炎

一、病例介绍

谢××，女，36岁，因“反复多关节疼痛3个月，颜面及双下肢浮肿10日”于2015年11月13日第一次入住我院。患者于2015年7月剖宫产后2个月，出现双手掌指关节、近端指尖关节、双侧肘关节游走性疼痛，伴双手掌指关节肿胀，不伴关节畸形，自行予以膏药及中草药（具体不详）外洗后症状未好转。10日前，患者无明显诱因出现颜面部及双下肢水肿，伴视物模糊，于2015年11月10日入住当地县人民医院。血常规：白细胞 1.96×10^9/L，中性粒细胞0.72，淋巴细胞0.21，血红蛋白87g/L，血小板 75×10^9/L；尿常规：隐血试验（+++），蛋白（+++），红细胞258/μL；肾功能：尿酸446mmol/L，余正常；血脂：甘油三酯2.91mmol/L，总胆固醇5.65mmol/L，低密度脂蛋白4.37mmol/L；肝功能：清蛋白25.7g/L；CRP：10.8mg/L。诊断考虑肾病综合征？全血细胞减少查因：再生障碍性贫血？白血病？予以呋塞米20mg Qd+螺内酯40mg Qd利尿消肿，硝苯地平控释片10mg Qd控制血压，患者水肿有所消退，血压仍控制不佳，关节疼痛无明显缓解，遂来我院就诊。门诊以“水肿查因：肾病综合征？”收入院。入院症见：患者乏力，精神差，颜面部及双下肢重度凹陷性水肿，双手掌指关节游走性疼痛，头晕，恶心呕吐，腹胀，无腹痛腹泻，无畏寒发热，无咳嗽咳痰，无胸闷气促，大便正常，小便频，量可，泡沫多。

患者既往体弱，2011年因月经量多周期延长入住当地县人民医院，后转入某市第一人民医院，诊断为贫血查因，予以糖皮质激素治疗后好转出院。2012年因突发阴道出血送入当地县人民医院急救，后转入长沙某省级医院住院治疗，行骨髓穿刺术（具体结果不详），考虑为贫血查因，予以糖皮质激素治疗后好转出院。2013年患者入住某市中心医院，后转入长沙某省级医院。血常规：白细胞 5.9×10^9/L，血红蛋白74g/L，红细胞 2.24×10^{12}/L，血小板 59×10^9/L；尿常规：隐血试验（++）；类风湿因子：IgM 121RU/mL，p-ANCA（+）；诊断为结缔组织病，予以糖皮质激素治疗后好转出院。2015年2月患者于妊娠期出现面颊部及手腕、手背淡红色斑块。2015年7月行剖宫产后，患者面颊部斑块减少，但患者于产前1周突然头晕头痛后意识不清，双目上视，口吐白沫，牙关紧闭，四肢抽搐，当地村卫生院测血压160/110mmHg，急送入当地人民医院，经治疗后（具体不详）出院，出院后口服硝苯地平控释片10mg Qd控制血压，血压控制在120/70mmHg左右。否认肝炎、结核、伤寒等传染病史，否认糖尿病等慢性病史，行剖宫产2次，无外伤史，无输血史，否认食物、药物过敏史，预防接种史不详。患者2012年结婚，配偶体健，妊娠2次，生产2次，剖宫产2次，无节育、绝育。育有2女，均剖宫产。初潮14岁，8～10/28～30日，末次月经：2014年9月。经期延长，月经量中等，颜色正常。无血块、痛经。否认家族性遗传病史，否认家族性肿瘤病史。

体格检查：体温36.2℃，脉搏92次/min，呼吸18次/min，血压172/116mmHg；神志清楚，慢性病容，精神差，面颊部、双手掌、腕关节伸侧暗红色斑块，全身浅表淋巴结未触及肿大；双眼睑中度水肿，眼球活动自如，双瞳孔等大等圆，对光反射灵敏。胸廓无畸形，双侧呼吸运动正常，双肺叩诊清音，双肺呼吸音清，未闻及干、湿啰音；心前区无隆起，心率92次/min，律齐，心音无明显增强或减弱，主动脉第一听诊区可闻及 3/6 级收缩期杂音。腹部平软，肚脐下可见一约 6cm 竖形手术瘢痕，剑突下轻压痛，墨菲征阴性，双肾区无叩痛，腹部移动性浊音阴性，肠鸣音无异常。双下肢重度水肿，双下肢皮肤无色素沉着。生理反射正常，病理反射未引出。舌胖，苔白，脉滑。辅助检查（2015 年 11 月 10 日当地县人民医院）：血常规，WBC 1.96×10^9/L，N 0.72，L 0.21，血红蛋白 87g/L，PLT 75×10^9/L；尿常规，大便隐血试验（+++），蛋白（+++），红细胞 258 个/μL；肾功能，尿酸 446mmol/L，余正常；血脂，甘油三酯 2.91mmol/L，总胆固醇 5.65mmol/L，低密度脂蛋白 4.37mmol/L；肝功能，清蛋白 25.7g/L；CRP，10.8mg/L。

初步诊断：中医诊断，水肿病，阴水，脾肾亏虚证。西医诊断，①水肿查因：肾病综合征？②全血细胞减少查因：结缔组织病血液系统受损？脾功能亢进？③肾性高血压可能性大。

入院后完善相关检查。血常规：白细胞 1.55×10^9/L，中性粒细胞 0.98×10^9/L，嗜酸性粒细胞 0.03×10^9/L，单核比 8.40%，淋巴细胞 0.41×10^9/L，红细胞 2.99×10^{12}/L，血红蛋白浓度 83.0g/L，血小板 85.00×10^9/L；尿常规：隐血试验（+++），尿蛋白（+++），（镜检）红细胞（+++）；大便常规+OB：正常；血型：O 型 RhD（+），不完全抗体（+）；肝功能：总蛋白 53.9g/L，清蛋白 23.8g/L，球蛋白 30.1g/L，清球比 0.7；肾功能：肌酐 124μmol/L，尿素 5.70mmol/L，尿酸 456μmol/L；血脂：总胆固醇 6.14mmol/L，甘油三酯 3.22mmol/L，高密度脂蛋白 0.81mmol/L；电解质：钾 3.19mmol/L，氯 110mmol/L，钙 2.02mmol/L；心肌酶：LDH 251U/L；甲状旁腺素 44.43pg/mL；肿瘤标志物（-）；甲状腺功能三项：FT_3 1.43pg/mL；体液免疫：C_4 含量 1.09mg/dL，C_3 含量 10.06mg/dL，免疫球蛋白 IgM 定量 6.69g/L；自身免疫肾病、肝病（-）；抗核抗体（1∶80）（1∶160）斑点型（+）；抗 CCP（-）；ENA 全套：anti-Nucleosomes（+），anti-dsDNA（+），anti-Histones（+），anti-SmD1（+），anti-RPP/PO（+），抗心磷脂抗体（+/-）；乙肝全套：乙型肝炎病毒表面抗体 141.837（阳性）mIU/mL；$β_2$ 微球蛋白测定 14.27mg/L；输血前四项（-）；凝血及血栓八项：活化部分凝血活酶时间 25.7 秒，纤维蛋白原降解产物（FDP）12.30mg/L，血浆 D-二聚体测定 5.82mg/L；心电图：窦性心率，$T_{Ⅱ、Ⅲ、aVF}$ 低值；胸片：双肺未见明显主质性病变；心脏彩超：EF68%，左房增大，二尖瓣、三尖瓣轻度反流，左心功能正常；腹部脏器彩超：肝大，脂肪肝声像，脾大肾囊肿声像；颅脑 MRI：左侧基底核区、双侧小脑半球异常信号，考虑脑缺血灶可能，部分空泡蝶鞍。异常结果分析：血常规提示三系减少；尿常规提示血尿、蛋白尿；肝功能提示低蛋白血症；血脂提示高脂血症；肾功能提示肾功能受损；体液免疫提示低补体血症；抗核抗体（1∶80）（1∶160）斑点型（+），ENA 全套狼疮特异性抗体 anti-dsDNA、anti-SmD1 均为阳性，综合考虑为系统性红斑狼疮，狼疮性肾炎；彩超提示肝脾大，血常规全血细胞减少需考虑系统性红斑狼疮血液系统受损。完善各相关科室会诊，补充诊断：①肾性视网膜病变；②脾大、三系减少查因：继发性全血细胞减少？脾功能亢进？③非酒精性肝硬化。

评估患者狼疮活动积分 26，属重度活跃，结合患者病史、症状、体征、辅助检查及各科室会诊意见，明确诊断：①系统性红斑狼疮，狼疮性肾炎，肾性高血压（恶性），狼疮性眼病，视盘水肿，视网膜出血；②全血细胞减少查因，SLE 血液系统受损；③脂肪肝；④左肾囊肿；⑤剖宫产产后 4+月。充分评估患者病情，于 2015 年 11 月 17 日开始予以甲泼尼龙琥珀酸钠粉针剂（500mg Qd）×3 天，11 月 20～22 日甲泼尼龙琥珀酸钠粉针剂剂量减为 80mg Qd，患者 23 日凌晨出现上腹部疼痛，呈进行性加重，绞痛为主，伴恶心欲呕，腹泻 2 次，糊样便，无发热，上午腹痛转移至右下腹，请普外科及妇科会诊，急性阑尾炎不排除，暂无手术指征，建议加强抗感染治疗，加用哌拉西林他唑巴坦+奥硝唑抗感染。23～24 日甲泼尼龙琥珀酸钠粉针剂剂量改为 40mg Qd，25 日以后改为甲泼尼龙片剂 24mg 口服 Qd，17 日、18 日分别给予环磷酰胺注射剂 0.4g、0.6g（充分水化，静滴）。住院期间予以泮托拉唑预防应激性溃疡，还原性谷胱甘肽护肝，补钙，调节肠道，补充人血白蛋白，输注红细胞，呋塞米+螺内酯利尿消肿，硝苯地平控释片+哌唑嗪、硝普钠降压，双嘧达莫抗血小板聚集预防血栓、补液等对症支持治疗，配合中成药禾肾丸（组成：山药、沙苑子、芡实、莲子、龙骨、牡蛎、大枣、糯米）补肾固精、降尿蛋白，参麦注射液益气养阴等。中医辨证为脾肾亏虚，水浊内生，郁久化热，湿热内阻，治以健脾益气为主，辅以清热化湿，方用益气聪明汤加减：黄芪 20g，党参、葛根各 15g，白芍、蔓荆子、天麻、苍术、牛膝各 10g，黄柏 6g。颗粒剂，冲服。经治疗 13 日后，患者精神可，头晕，颜面及双下肢中度水肿，双手关节无疼痛，无恶寒发热，无咳嗽咳痰，无胸闷气促，腹胀，无恶心呕吐，大便正常，小便量可，泡沫多。体格检查：血压 140/90mmHg；眼睑水肿，双掌、腕关节伸侧暗色斑块，咽部无充血，扁桃体无肿大，双肺呼吸音清，未闻及干、湿啰音，心率 88 次/min，律齐，主动脉瓣第一听诊区可闻及 3/6 级收缩期杂音；腹部膨隆，剑突下压痛、无反跳痛，脐周、右下腹轻压痛，无反跳痛，肠鸣音正常，双下肢中度凹陷性水肿。患者症状较入院时稍好转，患者于 2015 年 11 月 26 日带药出院。

2016 年 11 月 14 日患者因“反复多关节疼痛、颜面及双下肢水肿 1 年余，加重 2 个月，伴乏力、气促 1 个月”再次入住我院。患者自 2015 年 11 月 26 日出院后未按医嘱定期复查，未坚持免疫抑制药治疗，导致病情反复。近 2 个月来患者出现双下肢轻至中度凹陷性水肿，1 个月前开始出现胸闷气促，活动后加重，可平地行走 200m 左右，不能负重行走，不能爬楼梯，乏力，以双下肢为重。入院症见：乏力，双下肢甚，精神差，颜面及双下肢中度凹陷性水肿，胸闷气促，活动后加重，仅能平地行走 200m，不能负重，偶有恶心呕吐，无头晕，无恶寒发热，无咳嗽咳痰，偶有腹胀，无腹痛，大便 1～4 次/d，偶有水样或粪渣样大便，无黏液脓血便，小便量少，无泡沫，体重无明显变化。体格检查：体温 36.5 ℃，脉搏 72 次/min，呼吸 19 次/min，血压 178/100mmHg，贫血面容，精神差，双肺叩诊清音，双肺呼吸音稍粗，未闻及干湿啰音，心率 72 次/min，律齐，主动脉瓣第一听诊区可闻及 3/6 级杂音；腹部膨隆，未触及腹部包块，腹部移动性浊音阴性；肠鸣音正常；双下肢中度凹陷性水肿；舌胖，苔白，脉滑。入院诊断：中医诊断为蝶疮流注并肾衰，脾肾亏虚证。西医诊断：①系统性红斑狼疮，狼疮性肾炎，慢性肾功能不全尿毒症期，肾性高血压，肾性贫血，狼疮性眼病，血液系统受损；②脂肪肝；③剖宫产史；④左肾囊肿；⑤宫颈腺囊肿。完善相关检查。血常规：白细胞 2.42×10^9/L，红细胞 2.11×10^{12}/L，血红蛋白浓度 58g/L，血小板 92×10^9/L；尿常规：隐血试验（++），尿蛋白（+++），红细胞 415.3/μL，白细胞 206.5/μL，管型 6.27/μL，细菌样大小颗粒 784.9/μL；粪便隐血试验：弱阳性；电解质，钾 5.14mmol/L，氯 109.7mmol/L，钙 1.82mmol/L，二氧化碳结合力 8.1mmol/L；肾功能：尿素氮 19.3mmol/L，肌酐 508.0μmol/L，尿酸 505.0μmol/L；肝功能：总蛋白 54.0g/L，清蛋白 29.9g/L，总胆固醇 5.6mmol/L，HDL 0.76mmol/L，LDL 4.22mmol/L；心肌酶谱：肌酸激酶 25.0U/L；N 末端脑钠肽 5458pg/mL；体液免疫全套：免疫球蛋白 IgG 定量 8.33g/L，免疫球蛋白 IgM 定量 2.59g/L，免疫球蛋白 IgA 定量 1.46g/L，C_3 含量 27.9mg/dL，C_4 含量 4.4mg/dL；甲状旁腺素 174.0pg/mL；凝血常规：无明显异常；输血四项：阴性；结核抗体：阴性；抗核抗体（1∶80）（1∶160）阳性（斑点型）；抗双链 DNA（dsDNA）抗体：阳性；血气分析提示代谢性酸中毒；胸部 CT：左肺上叶舌段及下叶少许慢性炎症；心脏彩超：左心稍大，左室壁稍厚；二尖瓣、三尖瓣轻度反流；左心功能正常；肝胆胰脾彩超：肝实质光点粗，胆囊壁稍毛糙，脾厚高值；泌尿系彩超：双肾实质回声增强，左肾囊肿声像；患者 SLEDAI 评分 26 分，提示狼疮重度活动。患者目前维持甲泼尼龙片剂 8mg 口服免疫抑制治疗，入院后配合降压、补钙、护胃、护心、利尿消肿、纠酸、补充白蛋白、红细胞等对症支持治疗；根据患者舌脉症，配合口服中药汤剂半夏厚朴汤合当归补血汤加减：法半夏、厚朴、茯苓、紫苏叶、当归各 10g，黄芪、白茅根、水牛角各 30g，黄连、黄柏各 5g，甘草 6g。每日 1 剂，水煎服，早、晚温服。患者病情未得到明显控制，完善相关检查排除禁忌证后于 2016 年 11 月 17 日开始予以甲泼尼龙琥珀酸钠 80mg 小剂量维持免疫抑制治疗（患者肌酐升高，暂不予大剂量冲击治疗），同时配合护胃、补钙治疗。复查肾功能：肌酐 545.0μmol/L，尿素 23.2mmol/L，尿酸 591.0μmol/L，GFR 8.06mL/min。患者肌酐较前升高，肾功能较差，有透析指征，但患者拒绝。配合中药灌肠，自拟大黄排毒复方：白花蛇舌草、土茯苓各 30g，蒲公英、煅牡蛎、煅龙骨各 25g，大黄 20g，槐花、菝葜、丹参各 15g，枳实 10g。每日 1 剂，煎水后灌肠。2016 年 11 月 23 日甲泼尼龙琥珀酸钠剂量改为 40mg 继续维持治疗。经家属同意于 2016 年 11 月 24 日开始加用环磷酰胺注射剂 0.2g 免疫抑制治疗。11 月 26 日环磷酰胺注射剂 0.4g 免疫抑制，甲泼尼龙改为口服片剂 32mg Qd。经治疗后，患者胸闷气促乏力症状缓解，精神可，血压控制在（140～160）/（80～100）mmHg，但肾功能仍差，因经济原因，患者拒绝肾脏替代治疗，于 2016 年 11 月 28 日出院。

二、讨论

系统性红斑狼疮（systemic lupus erythematosus，SLE）是自身免疫介导的，以免疫性炎症为突出表现的弥漫性结缔组织病。SLE 性肾炎的诊断为符合 SLE 的诊断加上肾脏疾病的表现，如蛋白尿及肾功能损害等。急性进行性狼疮性肾炎属于重症 SLE 范畴，是指Ⅲ、Ⅳ、Ⅴ型狼疮肾炎，临床表现为水肿、高血压、肾性尿沉渣（血性或细胞性管型）、尿蛋白≥（＋＋＋）、补体下降、抗 dsDNA 抗体阳性、肾功能不全、肌酐清除率＜80mL/min、肌酐＞15mg/L 及肾活检有预后不佳的表现（细胞性新月体、纤维蛋白样坏死、中重度间质纤维化、管状萎缩和肾小球硬化等）。在治疗上，有文献报道，糖皮质激素联合小剂量环磷酰胺治疗 SLE 有助于改善患者的临床症状，让患者的治疗有效率得到提高。本例中的患者各项检查结果均提示符合急性进行性狼疮性肾炎，在治疗上使用糖皮质激素联合环磷酰胺改善患者症状。但此患者因依从性较差，治疗期间未按疗程使用环磷酰胺，未定期复查，病情发展较快，肾功能不可逆性受损，西医治疗上未取得明显效果。

中医学认为，系统性红斑狼疮属“阴阳毒”、“蝴蝶斑”、“日晒疮”、“血风疮”、“温毒发斑”、“丹疹”等范畴。其病性属本虚标实，本虚为脾肾阴虚血虚，标实为热毒、风湿、瘀血、水饮等。红斑狼疮有诸多血瘀见证，如舌质青紫、舌体瘀点或瘀斑、关节疼痛、各种出血如紫癜瘀斑等，毛细血管扩张，肝脾肿大以及月经异常，如月经量少、过多或闭经与痛经、肾病性水肿等。患者平素月经量多，曾因月经量多、阴道大出血 2 次入院治疗，妊娠后出现面部、手腕部瘀斑，现患者面部及双下肢水肿，四肢关节疼痛，检查结果提示全血细胞减少，脾大等，根据诸多表现，考虑此患者脾肾亏虚为本虚，瘀血症状为标实。素体虚弱，长期月经量多，长年气血亏虚，加之生产致脾肾亏虚加重，脾主运化水液，肾为主水之脏，脾肾亏虚则运化水液功能失常，以致颜面部及双下肢水肿，脾气虚弱，容易出现各种失精（蛋白尿）症状，水液调节紊乱以致水浊内生，水浊郁久而热毒内生，实邪易瘀阻脉道，日久瘀血内生，治疗上标本兼治，以健脾益气为主，辅以清热化湿祛瘀。第一次住院处方中黄芪、党参补中益气，白芍平肝敛阴，黄柏清热泻火，苍术燥湿健脾，牛膝逐瘀通经、补肝肾，葛根、蔓荆子升清阳利头目、天麻息风定惊以缓解头晕症状。诸药合用共奏健脾益气、清热燥湿祛瘀之效。第二次住院肾功能严重受损，排浊解毒功能几乎丧失，中药汤剂以补气健脾利水、清热燥湿解毒为主，方中黄芪、茯苓联用补气、利水，当归补血，法半夏、厚朴燥湿行气化湿，白茅根、水牛角清热凉血解毒，黄连、黄柏清热燥湿、泻火解毒，《本草汇言》中记载紫苏乃治气之神药，加强行气以利水，甘草调和诸药。配合中药汤剂灌肠排毒，方中白花蛇舌草、土茯苓、蒲公英、槐花、菝葜清热解毒，煅牡蛎、煅龙骨收敛固涩、安神，大黄清热泻火、凉血解毒、逐瘀通经，丹参活血祛瘀，枳实加强行气之效。

本例重症患者经中西医结合方案积极治疗，临床症状有所缓解，但肾脏损害不可逆转。但仍然可以改善患者生活质量，延长生存时间。

成人 Still 病

一、病例介绍

患者吴××，男，44 岁，2017 年 11 月 11 日因“全身皮肤瘙痒、关节疼痛，伴发热 2 年”入住我院皮肤科。

详细询问病史：患者 2015 年 11 月 11 日因“畏寒发热咽痛 8 天，身痛 1 日”入住某县人民医院，入院后予以积极抗感染补液对症支持治疗，经治疗患者病情改善不佳，仍有发热，咽痛、身痛不适，病因不明确，建议转上级医院进一步治疗。2015 年 11 月 18 日因“反复发热伴咽痛、皮疹、全身疼痛 24 日”入住长沙某医院疑难病科。当时最高体温达 40 ℃，血常规：白细胞 6.63～22.37×10^9/L，血红蛋白 81～111g/L，中性粒细胞 0.793～0.944，血小板 149～409×10^9/L；肝功能：谷丙转氨酶 14.5～892.5IU/L，谷草转氨酶 28.2～1213.4IU/L，TP 53.6～68.2，ALB 25.3～40.1，总胆红素 3.8～9.1；血培养：16 日、17 日两次、18 日不同部位双侧血培养：阴性；骨髓培养（2015 年 11 月 23 日）：（—）。感染、炎症指标：ESR 90mm/h，PCT 1.38ng/mL，CRP 212mg/L，S-CRP（2015 年 12 月 1 日）74.41mg/L，S-CRP（2015 年 12 月 11 日）43.27mg/L，LDH（2015 年 11 月 15 日）696.3U/L，LDH（2015 年 12 月 11 日）1247.4U/L，铁蛋白（2015 年 11 月 19 日至 12 月 11 日，3 次）＞40000ng/mL；G 实验：150.1pg/mL，GM 实验：（—），新型隐球菌抗原：（—）。脑脊液常规：无色、清亮、未见细菌、pandy 阳性；脑脊液生化：葡萄糖 4.72mmol/L，氯化物 139.6mmol/L，蛋白 150.03mg；脑脊液找抗酸杆菌：（—）。肺炎全套：肺炎衣原体抗体（CP-Ab）IgM（＋），余为阴性，病毒全套（—），HIV＋RPR（—）。EBV-DNA（—），CMV-DNA（—）。风湿免疫相关：ANA（—）；血管炎三项：（—）；铁蛋白 556.36ng/mL。甲状腺功能：（—）。骨髓涂片：骨髓增生活跃，粒系比例增高，偶见嗜血现象。PET-CT：①全身诸骨糖代谢弥漫性增高，脾稍大并脾实质糖代谢弥漫性增高，考虑淋巴造血系统疾病可能性大；②右上肺尖段糖代谢增高的斑片状磨玻璃样密度影，考虑为感染可能性大；③双侧胸膜增厚粘连；④右肺门、纵隔（腔隙间隙、主动脉肺窗、隆突下）糖代谢稍高淋巴结，考虑为淋巴结反应性增生。心脏彩超：各房室大小正常，心动过速。前一阶段予以哌拉西林 4.5g Q8h、莫西沙星 250mg Qd、美罗培南 1000mg Q8h、万古霉素 1000mg Q12h、多西环素等分阶段诊断性抗感染治疗效果不佳，后一阶段予以甲泼尼龙琥珀酸钠 40mg Qd、泼尼松 50mg 口服能勉强控制体温峰值，但仍反复发热，考虑有淋巴瘤可能，还需完善骨髓穿刺活检及培养、TCR 基因重排等检查，但其费用昂贵，患者拒绝，住院治疗 31 日，要求转院治疗，于 2015 年 12 月 19 日出院，出院时病情不平稳，仍反复发热，咽痛、全身疼痛较前稍好转，皮疹较前消退，精神差，血压偏低。2015 年 12 月 21 日至北京某医院急诊科治疗 1 周，仍然诊断不清，具体用药不详，经治疗患者发热症状控制，无明显干呕，关节疼痛缓解。之后一直在当地医院口服中药治疗，具体用药不详。2017 年 2 月开始出现皮肤瘙痒，搔抓后全身皮肤出现黑褐色斑点，伴皮肤肥厚、干燥、瘙痒剧烈，未系统治疗，半个月前无明显诱因出现皮肤瘙痒加剧，伴四肢乏力，关节疼痛，以右膝关节为甚，并有呼吸不畅、纳差、口干、干呕，伴持续性发热，最高达 40 ℃，自服布洛芬口服退热，效果欠佳。

2017 年 11 月 11 日入我院时症见：全身皮肤有黑褐色斑点，伴肥厚、干燥，瘙痒剧烈，关节疼痛，以右膝关节为甚，运动受限，伴发热，无恶寒，无咳嗽咳痰，干呕，呼吸不畅，四肢乏力，患者精神状态较差，纳差，夜寐不安，二便正常。舌红，苔黄，脉弦数。体格检查：体温 38.4 ℃，脉搏 155 次/min，呼吸 20 次/min，血压 104/63mmHg；慢性病容，神清，精神差，全身皮肤有黑褐色斑点，伴肥厚、干燥，全身浅表淋巴结未触及肿大；咽部无明显充血，扁桃体无肿大，无脓性分泌物。颈软无抵抗，无颈静脉怒张，肝颈静脉反流征阴性；双肺呼吸音清，未闻及干、湿啰音，无胸膜摩擦音；心前区无隆起，心尖搏动未见异常，心率 155 次/min，律齐，各瓣膜未闻及病理性杂音，无心包摩擦音；腹平软，无腹壁静脉曲张，无压痛、反跳痛，肝、脾肋下未触及，Murphy 征阴性；脊柱正常生理弯曲，右膝关节红肿，皮温升高，活动受限，余关节未见明显异常；四肢肌力、肌张力正常，生理反射正常，病理反射未引出。完善相关检查。血常规（2017 年 11 月 11 日）：白细胞 14.58～19.44×10^9/L，中性粒细胞 0.8370～0.8720，淋巴细胞 0.0860～0.1180，血红蛋白 87.00～95.00g/L，血小板 576.00×10^9/L；肝功能：TP 71.80g/L，ALB 34.30g/L，谷草转氨酶 45.20IU/L，LDH 484.00IU/L；感染指标：PCT 0.39ng/mL；S-CRP 118.95mg/L；ESR 120mm/h；风湿免疫检查：RF 9.80IU/mL；抗核抗体：（—）；抗 dsDNA：（—）；抗 ENA 抗体 12 项：（—）；血培养：（—）；肺炎支原体、衣原体 IgM 均为（—）；甲状腺功能：阴性；胸部 CT：右肺上叶尖段少许渗出灶，右肺中叶小结节，考虑 LU-RADS Ⅱ

类，所见肝左叶囊性灶；心电图：窦性心动过速 137 次/min。入院后予头孢哌酮舒巴坦抗感染，复方甘草酸苷抗炎抗过敏、调节免疫，卤米松乳膏＋止痒润肤乳＋夫西地酸乳膏混合外用抗过敏止痒及其他对症支持治疗，经治疗 4 日后患者病情无明显改善。

请风湿科会诊后考虑成人 Still 病可能性大。于 2017 年 11 月 15 日转入风湿科治疗，转科时症见：患者四肢关节疼痛，以右膝关节、右足底为甚，行走不利，全身皮肤有黑褐色斑点，伴肥厚、干燥，瘙痒，发热，无恶寒，无咳嗽咳痰，头晕，心慌，胸闷气短，四肢乏力，烦躁，口干，无口苦，纳差，夜寐不安，二便正常；舌绛，无苔，脉细数。体格检查：体温 37.5 ℃，脉搏 156 次/min，呼吸 22 次/min，血压 102/65mmHg；精神差，消瘦，全身皮肤有黑褐色斑点，伴肥厚、干燥，全身浅表淋巴结未触及肿大。咽部无明显充血，扁桃体无肿大，无脓性分泌物。完善相关检查（2017 年 11 月 16 日）血常规：白细胞 16.35×10^{9}/L，中性粒细胞 0.8930，红细胞 3.35×10^{12}/L，血红细胞 83g/L，血小板 504.00×10^{9}/L；PCT 0.49ng/mL；ESR 131mm/h；肿瘤标志物：铁蛋白 416.51ng/mL；巨细胞病毒 IgM 0.15μg/L；肺结核抗体（－）；EB 病毒（－）；免疫手工报告：H 抗原抗体（1∶80）：（＋），O 抗原抗体（1∶160）阳性，甲型、乙型、丙型副伤寒抗体：（－）；血培养：（－）。血常规：白细胞 15.71×10^{9}/L，中性粒细胞 0.8800，红细胞 3.48×10^{12}/L，血红蛋白 86g/L，血小板 572.00×10^{9}/L；CRP 44.49mg/L；PCT 0.05ng/mL；ESR 68mm/h；铁蛋白＞2000ng/mL。骨髓涂片结果：骨髓有核细胞增生极度活跃，粒系占 81％，相对比例较高，以中性粒杆状核粒细胞为主，早、中、晚幼粒细胞比例增多。血片结果：外周血有核细胞分布增多，中性粒细胞比例偏高，部分细胞胞质内颗粒粗密，血小板成堆分布；可见部分形似异性淋巴细胞的分类不明细胞。建议进一步行细胞遗传学检查，患者拒绝。治疗上予以甲泼尼龙琥珀酸钠 40mg 抗炎退热，热毒宁注射液清热解毒，头孢甲肟＋盐酸左氧氟沙星氯化钠注射液抗感染，奥美拉唑钠护胃，2017 年 11 月 16 日患者晨起测体温 36.5 ℃，关节疼痛较前稍改善，仍有头晕、心慌、胸闷气短、烦躁、四肢乏力，自觉手心发热，11 月 18 日晨起时测体温 37 ℃，病情反复，继予西医治疗基础上，中医治疗予一贯煎加减以滋阴清热，通络止痛：生地黄、麦冬、当归、南沙参、茵陈、山茱萸各 15g，枸杞子、薏苡仁、山药、葛根各 30g，忍冬藤 40g，白术、白花蛇舌草各 20g，半枝莲 10g，柴胡 5g，5 剂，每日 1 剂，水煎，早、晚温服。11 月 19 日发热症状控制，后每日晨起测体温正常。11 月 21 日将甲泼尼龙琥珀酸钠 40mg 静滴改为甲泼尼龙片 40mg 口服，经治疗患者症状好转，发热症状控制，无反复，全身关节无明显疼痛，可自行下地行走，全身皮肤黑褐色斑点较前减轻，伴肥厚、干燥，无明显瘙痒，头晕、心慌较前明显改善，自觉手心发热较前减轻，无胸闷气短，四肢轻微乏力，口干，无口苦，纳差，夜寐尚可，二便正常。舌红，少苔，脉细数。于 2017 年 11 月 22 日出院，嘱患者出院后继续甲泼尼龙片 40mg、甲氨蝶呤片＋硫酸羟氯喹片抗风湿治疗，中药予一贯煎加减养阴退热，活血通络：生地黄、南沙参、麦冬、墨旱莲、女贞子、牡丹皮各 15g，当归、枸杞子、忍冬藤各 30g，白芍、白花蛇舌草各 20g，羌活、独活、桃仁各 10g，红花、甘草各 5g。

出院后按医嘱继续服药，2017 年 12 月 26 日来我院门诊复诊。症见：患者自觉发热，测量体温正常，全身关节无明显疼痛，全身皮肤黑褐色斑点较前明显消退，伴干燥，无瘙痒、肥厚，无头晕头痛，活动后稍感心慌气促，无胸闷，四肢乏力，无口干口苦，纳食欠佳，夜寐尚可，二便正常。舌红稍胖，边有齿痕，苔薄黄腻，脉细数。血常规：白细胞 17.13×10^{9}/L，中性粒细胞 0.7130，红细胞 4.37×10^{12}/L，血红蛋白 121g/L，血小板 310.00×10^{9}/L；CRP 2.21mg/L；ESR 7mm/h；肝功能：总蛋白 59.4g/L，球蛋白 17.7g/L；肾功能正常。继予甲泼尼龙片 36mg、甲氨蝶呤片＋硫酸羟氯喹片抗风湿治疗。中药予补中益气汤合二妙散加减健脾益气，清热利湿：黄芪、忍冬藤、山药各 30g，白术、白花蛇舌草各 20g，升麻、柴胡、苦参各 5g，当归、南沙参、山茱萸、苍术、党参各 15g，黄柏 10g，甘草 5g。15 剂，每日 1 剂，水煎，早、晚温服。嘱患者激素规律减量，定期复诊。

2018 年 1 月 31 日再次来我院门诊复诊，患者自诉症状较前有所好转，症见：患者自觉发热较前好转，全身关节无明显疼痛，全身皮肤黑褐色斑点不明显，稍干燥，无瘙痒、肥厚，无头晕头痛，活动后稍感心慌气促，无胸闷，四肢轻微乏力，无口干口苦，纳食尚可，夜寐尚可，二便正常。舌红稍胖，苔薄黄腻，脉细数。血常规：白细胞 10.18×10^9/L，中性粒细胞 0.6350，红细胞 4.79×10^{12}/L，血红蛋白 145g/L，血小板 305.00×10^9/L；CRP<0.5mg/L；ESR 4mm/h；铁蛋白 392.20ng/mL；肝肾功能正常。继予甲泼尼龙片 24mg、甲氨蝶呤片＋硫酸羟氯喹片抗风湿，及守方 2017 年 12 月 26 日中药治疗，症状明显好转。

二、讨论

患者为中年男性，因“间断发热、关节痛 2 年，再发伴皮肤瘙痒 2 个月”入院。发热分为两大类：感染性发热和非感染性发热，感染性疾病包括细菌、病毒、非典型病原菌、真菌、寄生虫等；非感染性疾病包括结缔组织疾病、恶性肿瘤等。对于长期发热的患者，首先要判断是感染性发热还是非感染性发热，感染性发热多起病急，感染中毒症状较重，本病例患者间断发热 2 年，病程长，病情反复，无明显感染中毒症状，并伴有关节痛、皮疹等表现，肺部 CT 提示感染，但规范抗感染治疗发热症状控制不佳，考虑非感染性发热可能性大。血液系统恶性肿瘤如淋巴瘤和白血病以及系统性红斑狼疮、成人 Still 病等结缔组织病也是引起发热的重要原因。

成人 Still 病是一种复杂的涉及全身各系统的罕见炎症性疾病，确切病因不清，可能与遗传、环境、免疫因素相关。临床上多以高热、一过性多形性皮疹、关节炎或关节痛为主要表现，伴有周围粒细胞增高，肝、脾及淋巴结肿大等多系统受累的一种临床综合征，又称“变应性亚败血症”，1987 年后统一称为成人 Still 病。本病是一种免疫介导的多系统受累的疾病，确切病因不清，无特异的诊断方法和标准，故临床上诊断比较困难，易误诊。我国目前常采用 1992 年日本成人 Still 病研究会提出的诊断标准（Yamaguchi 标准），经研究此标准敏感度最高达 78.6%，准确率 87.1%。主要标准：①发热>39 ℃并持续 1 周以上；②关节痛持续 2 周以上；③典型皮疹；④白细胞增高>10×10^9/L，包括中性粒细胞>0.80。次要标准：①咽痛；②淋巴结和/或脾大；③肝功能异常；④类风湿因子和抗核抗体阴性。排除：①感染性疾病，尤其是败血症和传染性单核细胞增多症；②恶性肿瘤，尤其是淋巴瘤、白血病；③其他风湿性疾病，尤其是多发性动脉炎、有关节外征象的风湿性血管炎。以上诊断指标中符合 5 项或以上（其中至少主要标准需 2 项或以上）者并排除其他疾病可确诊为成人 Still 病。近年来，血清铁蛋白和糖化铁蛋白作为成人 Still 病的诊断和疾病活动指标备受关注，有研究表明，不明原因发热患者在符合 Yamaguchi 标准的基础上，满足血清铁蛋白>1250μg/L 以上，则诊断特异性高达 99.2%。本例患者无明显诱因出现发热、关节痛、四肢乏力，全身皮肤黑褐色斑点，伴干燥、瘙痒，未见明显淋巴结肿大、肝脾大，多次查白细胞>10×10^9/L，N%>80%，RF、抗核抗体（－），铁蛋白>2000μg/L（1μg/L＝1ng/mL），符合 Yamaguchi 标准中主要标准的①、②、③、④项及次要标准的③、④项，符合诊断标准，排除感染性疾病、恶性肿瘤及其他风湿病，且血清铁蛋白>1250μg/L，可最终确诊为成人 Still 病。

成人 Still 病的治疗主要是案例研究及回顾性研究总结的经验性治疗方案。多数病情较轻的患者可首选非甾体抗炎药，若效果显著提示预后良好，但需连续服用 1～3 个月才可能使病情得到控制，且单一用药效果不佳，大部分需加用糖皮质激素，糖皮质激素目前仍是治疗成人 Still 病的一线药物，尤其是在合并严重并发症时，若患者对糖皮质激素无反应或应用后不良反应较大可选用抗风湿药，作用不佳时还可加用免疫抑制剂。

本例患者有发热、皮疹、关节痛、心率加快等多系统的表现，初步主要考虑为淋巴瘤、慢性粒细胞白血病及血管炎。淋巴瘤是一种起源于淋巴造血系统的恶性肿瘤，主要表现为无痛性淋巴结肿大，肝脾大，伴发热、盗汗、消瘦、瘙痒等全身症状，血常规异常多以白细胞及淋巴细胞增多常见，其诊断和分期需依淋巴结或肿块的病理学检查结果而定。本例患者病程较长，未见淋巴结肿大及肝、脾进行性肿大，血常规中淋巴细胞不增多反减少，可暂不考虑淋巴瘤。白血病是一类源于造血干细胞克隆性异常的造血干祖细胞的恶性克隆性疾病，临床可见不同程度的贫血、出血、感染发热以及肝、脾、淋巴结肿大和骨骼疼痛，血常规常表现为嗜酸、嗜碱性粒细胞增多，血小板进行性升高。WHO 诊断标准认为基因诊断（证明骨髓细胞存在 BCR/ABL 融合基因）是诊断慢性髓系白血病的金标准。本病例患者不明原因发热、四肢乏力，脾脏无肿大，血小板未见明显进行性升高，住院期间多次查外周血嗜碱粒细胞百分比未见异常，但未行细胞遗传学及基因诊断检查。根据患者临床表现、体征及现有的实验室检查，暂不考虑慢性粒细胞白血病。血管炎是指因血管壁炎症和坏死而导致多系统损害的一组自身免疫性疾病。临床主要表现为全身症状如乏力、发热、体重减轻，各种皮疹，关节及肌肉疼痛等，实验室检查常见血沉加快，白细胞增多及贫血等。血管炎的临床诊断主要根据临床表现、实验室检查、病理活检及影像学资料等综合判断，受累组织的活检是血管炎得以确诊的“金标准”。本病例患者 2015 年查血管炎三项阴性，可初步排除血管炎。结合患者临床表现、体征及实验室检查结果，最终确诊为成人 Still 病。

成人 Still 病主要表现为发热、皮疹、关节痛、乏力等。根据临床表现不同，中医学可归入“温病”、“内伤发热”、“痹症”、“虚劳”等范畴。内伤发热指的是以内伤为病因，以发热为主要临床表现的病证，基本病机为脏腑功能失调，气血阴阳失衡。《素问·调经论》曰“阴虚生内热，阳盛生外热”，说明了内伤发热的原因，内伤发热可大体归为虚、实两类，属实者多为气、血、湿等郁结，壅遏化热而引起发热，属虚者多为气、血、阴、阳亏虚，或因阴血不足，阴不制阳，水不济火，阳气亢盛而发热，或因中气不足，阴火内生，或阳气虚衰，阳气外浮而发热。《圣济总录·诸痹门》曰：“盖脏腑壅热，复遇风寒湿三气至，客搏经络，留而不行，阳遭其阴，故痹熻然而闷也。”说明发热可因内伤或感受外邪而出现，且二者相互影响。本病案属于中医内伤发热范畴，属虚实夹杂，湿热闭阻日久，湿热伤阴，气随液耗，邪未退正已衰，故高热已退但有低热，阴虚火旺，熏蒸于内则见烦躁、手心热，热盛伤阴，气随血脱故四肢乏力，邪毒未清，湿热残留，故关节仍有疼痛。故在治疗时以滋阴清热为主，通络止痛为辅，予一贯煎加减。方中生地黄、沙参、麦冬、当归滋阴养血，山茱萸、枸杞子滋补肝肾，山药、白术健脾利湿，柴胡轻清上行，助脾阳上升，薏苡仁利水渗湿，茵陈清湿热，半枝莲、白花蛇舌草清热解毒，葛根清热除烦生津，忍冬藤清热通络。服药后患者症状有所改善，但仍有手心发热、心慌、四肢轻微乏力，考虑为使用糖皮质激素之故，认为此乃阴虚邪恋夹有瘀滞，治以养阴退热，活血通络，方予一贯煎加减。方中生地黄、沙参、麦冬、当归滋阴养血，枸杞子、墨旱莲、女贞子滋补肝肾，凉血清热，白花蛇舌草清热解毒，忍冬藤清热通络，羌活、独活祛风止痛，桃仁、红花活血化瘀，牡丹皮凉血活血，甘草调和诸药。患者出院后规律服用药物，活动后稍感心慌气促，四肢轻微乏力，认为长期服用糖皮质激素，日久气阴暗耗，予补中益气汤合二妙散加减以健脾益气，清热利湿，方中黄芪补中益气、升阳固表，党参、白术、山药健脾益气，升麻、柴胡协同参、芪升举清阳，当归、沙参、山茱萸养血滋阴，苍术、黄柏清热利湿，白花蛇舌草、苦参清热解毒，忍冬藤清热通络，甘草调和诸药，全方共奏健脾益气养阴，清热利湿通络之效。慢性疾病需要长期药物治疗。

干燥综合征

一、病例介绍

患者解×，女，44 岁，因“眼睛干涩 2 余年，咽干、咽痒 1 个月”于 2016 年 12 月 12 日第一次入住我院风湿内科。患者自诉 2014 年无明显诱因出现双眼干涩，偶有眼胀，无脓性分泌物，口干，未予重视，自行购买眼药水（具体药物不详）点服，眼干症状稍缓解，1 个月后出现咽干、咽痒，干咳无痰，口唇干燥，于当地诊所就诊，予以头孢类药物抗感染等治疗后症状稍好转，仍不能完全缓解。此后上述症状频发，为求进一步诊治，2016 年 12 月 10 日于我院门诊就诊，诊断为：干燥综合征？予以中药复方内服（具体不详），上述症状稍好转，但仍有眼干、咽干、咽痒，遂于 2 日后入住我院风湿内科。入院时症见：眼睛干涩，偶有眼胀，无视力下降、视物模糊，咽干、咽痒，干咳无痰，口唇干燥，偶有口腔溃疡，鼻不干，全身皮肤干燥，全身关节无疼痛，偶有肌肉酸痛，进食饼干等食物无明显吞咽不适，二便可，纳寐可，近期体重无明显变化。患者于 2000 年行甲状腺切除史，后规律交替服用左甲状腺素（优甲乐）0.1g、0.75g。体格检查：体温 36.2 ℃，脉搏 81 次/min，呼吸 20 次/min，血压 114/

82mmHg；全身皮肤黏膜无黄染，无皮疹、皮下出血，无皮下结节；瘢痕，全身浅表淋巴结无肿大，瞳孔等大等圆，直径约3mm，对光反射灵敏；咽部黏膜未见异常，右侧扁桃体Ⅰ度肿大，部分牙齿龋齿样改变；无腮腺肿大、雷诺现象；双肺呼吸音清晰，双侧肺未闻及干、湿啰音，无心包摩擦音；舌光红，少苔，脉细。胸片：未见明显异常。入院诊断：中医诊断为燥痹之阴虚津亏证。西医诊断：①干燥综合征？②甲状腺切除术后。2016年12月13日入院后相关检查结果回报。尿常规：酮体（±）；肝功能：球蛋白34.80g/L，清球比1.24；血脂：总胆固醇5.66mmol/L，低密度脂蛋白胆固醇3.67mmol/L。心肌酶：乳酸脱氢酶216.00IU/L，余（－）；抗核抗体（1∶80）：（＋）（斑点型）；抗环瓜氨酸肽抗体4.2RU/mL；血常规、粪便常规、肾功能、电解质、血糖、类风湿因子、抗链球菌溶血素“O”、自身免疫抗体：（－）。心电图：窦性心律，多导联T波低值改变，肢体导联QRS波群低电压。2016年12月14日检查结果回报。肿瘤标志物（－）。胸部＋颈椎CT：右肺中叶、左肺上叶下舌段少许慢性炎症。颈椎退行性病变，C3/4～C5/6椎间盘向后突出。患者诊断不明确，根据患者临床表现：持续3个月以上的每日不能忍受的眼干，结合抗核抗体（1∶80）：（＋）（斑点型）。治疗上暂予以舒血宁注射液改善循环，奥美拉唑钠粉针剂护胃，阿托伐他汀钙片剂降脂，左甲状腺素钠片剂改善甲状腺功能。2016年12月15日唇腺活检结果示：送检见腺小叶结构存在，腺泡无明显萎缩，间质导管扩张、血管充血，有2灶淋巴细胞浸润（＞50个/灶）。由此，结合患者病史及临床表现明确诊断为：①干燥综合征；②甲状腺切除术后；③高脂血症；④颈椎病。治疗上予以硫酸羟氯喹片剂0.1g Bid、白芍总苷胶囊剂0.6g Bid调节免疫功能。中医治法滋阴清热，生津润燥，予以沙参麦冬汤加减：北沙参、玉竹、麦冬、熟地黄各10g，桑叶、白扁豆、陈皮各8g，天花粉、甘草各6g。30剂，每日1剂，早、晚温服。服药后症状好转，眼干、咽干、口干均较前好转，余无特殊不适，纳寐可，二便可。于2016年12月16日出院，嘱患者出院后继续硫酸羟氯喹片剂0.1g Bid、白芍总苷胶囊剂0.6g Bid治疗。

出院后按医嘱继续服药后，眼睛干涩逐渐好转，但咽干、咽痒仍不时发作。2017年2月25日，患者咽干、咽痒加重，于2017年2月28日入住我院针灸推拿科。入院症见：眼睛干涩，无视力下降、视物模糊，咽干、咽痒，干咳无痰，口唇干燥，鼻不干，全身皮肤干燥，全身关节无疼痛，偶有肌肉酸痛，进食饼干等食物无明显吞咽不适，二便可，纳寐可，近期体重无明显变化。体格检查：体温36.8℃，脉搏74次/min，呼吸20次/min，血压123/85mmHg；神志清楚，精神一般，双侧瞳孔等大等圆，直径3mm，对光反射灵敏，双眼球活动自如，无眼球震颤，双肺呼吸音清，双肺未闻及干、湿啰音，心率74次/min，心律整齐，未闻及明显杂音，腹平软，无压痛、反跳痛，颈项部肌肉触之僵硬，颈椎C2～C5棘突旁压痛，头顶叩击实验（－），旋颈实验（＋），臂丛牵拉实验（＋），四肢活动自如，关节无肿大变形，双下肢无水肿。入院后完善检查。血常规、粪便常规＋隐血试验、凝血常规、肝功能、肾功能、电解质、心肌酶：正常。尿常规：尿蛋白（±）（0.1），尿胆原（＋＋）（70）。心电图：大致正常心电图。治疗上予以针灸治以滋阴润燥，生津止咳：取穴睛明、迎香、百会、四神聪、风池、曲池、合谷、太冲、阴陵泉、大椎、风府、太溪、肾俞、三阴交、气海、足三里、关元、中脘、丰隆、廉泉、水泉。以上穴位双侧取穴，中等强度刺激，每次留针30分钟。并予以滋阴明目丸滋阴明目，羧甲基纤维素钠滴眼剂0.2mL Bid护眼，患者咽干、咽痒症状缓解，于2017年3月5日带药出院。

2017年10月17日，患者眼干，咽干、咽痒再发，并伴双上肢、左腰部疼痛第2次入住我院风湿内科。入院症见：眼睛干涩，偶有眼胀，无视力下降、视物模糊，咽干、咽痒，干咳无痰，口唇干燥，偶有口腔溃疡，鼻不干，全身皮肤干燥，双上肢、左腰部疼痛，腰膝酸软，进食饼干等硬质食物有轻微吞咽不适，二便可，纳寐可，近期体重无明显变化。体格检查：体温36.5℃，脉搏70次/min，呼吸20次/min，血压125/75mmHg；神志清楚，精神一般，双侧瞳孔等大等圆，直径3mm，对光反射灵敏，双眼球活动自如，无眼球震颤，双肺呼吸音清，双肺未闻及干、湿啰音，心率70次/min，心律整齐，未闻及明显杂音，腹平软，无压痛、反跳痛，四肢活动自如，关节无肿大变形，双下肢无水肿。入院完善相关检查。血常规：红细胞4.19×10^{12}/L，血红蛋白128.00g/L，血细胞比容0.3930；尿液分析：胆红素（＋），黏液丝：（＋）；抗环瓜氨酸肽抗体9.9RU/mL；甲状腺功能：甲状腺过氧化酶抗体

13.28IU/mL；抗甲状腺球蛋白抗体 7.46IU/mL；风湿全套：类风湿因子 5.20IU/mL；抗链球菌溶血素“O” 8.00 IU/mL。治疗上予以硫酸羟氯喹片剂 0.1g Bid、白芍总苷胶囊剂 0.6g Bid 调节免疫，红花黄色素 100mg Qd 活血化瘀，维生素 B_2 磷酸钠 20mg Qd 抗炎，碳酸钙 D_3 片剂 600mg Qd 预防骨质疏松、复方骨肽注射液 10mL Qd 调节骨代谢，扶正口服液补充正气。结合舌脉症，舌红，苔少，脉细数，中医辨证为燥痹之肝肾阴虚证，治法滋补肝肾，养阴生津，一贯煎加减：生地黄、南沙参、麦冬各 15g，当归、鸡血藤各 20g，枸杞子、川楝子、独活、羌活、川芎、防风、白花蛇舌草各 10g，甘草 3g。7 剂，每日 1 剂，水煎，早、晚温服。并予以中药熏洗方活血温经通络：威灵仙、鸡血藤、桃仁、羌活各 30g，防风 12g，红花 5g，桂枝 10g，艾叶 50g，石菖蒲、麻黄各 20g。7 剂。用药后症状好转，眼干、咽干、口干均较前好转，双上肢、左腰部疼痛缓解，余无特殊不适，纳寐可，二便可。于 2017 年 10 月 24 日带药出院。出院后规律服用硫酸羟氯喹片剂、白芍总苷胶囊剂、碳酸钙 D_3 片剂、扶正口服液，并定期门诊复诊，复查血常规、肝肾功能、风湿全套等检查。

二、讨论

干燥综合征是一种以淋巴细胞浸润泪腺和唾液腺等外分泌腺为主的系统性自身免疫性结缔组织病。本病单独存在时称原发性干燥综合征；继发于其他自身免疫病如类风湿、系统性红斑狼疮时，称继发性干燥综合征。本例患者症状为原发性干燥综合征。其病因和发病机制不明，大多学者认为感染、遗传、内分泌等多因素参与了本病的发生与发展。临床上局部表现为口干燥症、干燥性角结膜炎，还可累及其他多个器官而出现复杂的临床表现。系统表现为皮肤有不同的皮疹，如紫癜样皮疹、结节红斑；骨骼肌肉关节痛、关节肿；肾损害，如肾钙化、肾性软骨病；呼吸系统如支气管炎、间质性肺炎，少数者可有呼吸衰竭；消化系统可有萎缩性胃炎、胃酸减少等；神经系统可出现感觉、运动神经异常、轻偏瘫等；血液系统可有白细胞减少和血小板减少。本例患者病情发展至今，出现双上肢、左腰部疼痛，轻度贫血，都是疾病进展，出现累及多个器官的结果。泪腺功能检测、涎腺功能检测以及唇腺活检都能有助于干燥综合征的确诊，本例患者唇腺活检结果示腺小叶结构存在，腺泡无明显萎缩，间质导管扩张、血管充血，有 2 灶淋巴细胞浸润（>50 个/灶），可以确诊为干燥综合征。干燥综合征现尚无根治方法，主要是替代和对症治疗，而减轻口干极为困难，应保持口腔清洁，减少龋齿和口腔继发感染的可能，可予以匹罗卡品改善口干。对出现腺外表现如关节炎、肺间质改变、肝肾及神经等系统改变的患者，应予糖皮质激素、免疫抑制药等积极治疗。

中医学无“干燥综合征”的病名，但本例患者出现眼睛干涩，偶有眼胀，咽干、咽痒，干咳无痰，口唇干燥，偶有口腔溃疡，全身皮肤干燥。根据其症状，可见本病多属于“燥证”、“痹症”等范畴。《素问・阴阳应象大论》曰：“燥胜则干”，“燥者润之。”明确了燥邪的治疗方法。刘完素《素问玄机原病式》曰“诸涩枯涸，干劲皴揭，皆属于燥”，说明了燥邪的临床特点。王肯堂《证治准绳》曰“在外则皮肤皱揭，在上则鼻咽焦干，在中则水流衰少而烦渴，在下则肠胃枯竭，津少不润而便难”说明了燥邪侵犯不同部位则会出现不同的临床表现。但这些临床表现均以津液不足为其特征，同时这也符合干燥综合征的多个系统损害而出现其相应的临床表现的特点。其基本病机为素体阴虚，肺、脾、肝、肾脏功能失调，正虚感邪、阴虚精亏、燥胜成毒，燥毒壅遏于内，燥毒瘀血互结，三者相互交错、相互影响，津液损伤或输布障碍，导致口咽清窍失养而成燥症。大部分学者认为干燥综合征的证候为阴虚和阴虚夹实，证型以气阴两虚证、津亏血瘀证、肝肾阴虚证、阴虚内热为主。本例患者出现眼睛干涩，偶有眼胀，咽干、咽痒，干咳无痰，口唇干燥，偶有口腔溃疡，全身皮肤干燥，腰膝酸软等症状，证属肝肾阴虚证，第一次住院予以沙参麦冬汤加减滋阴清热，生津润燥，方中北沙参、玉竹、麦冬、熟地黄滋阴清热而治其本，桑叶、白扁豆、陈皮、天花粉清肺健脾，润燥生津治其标，甘草调和诸药。服药后患者病情有所改善。第二次入院以针灸治疗为主，睛明穴是手足太阳、足阳明、阳跷以及督脉的交会穴，膀胱经经气上行以使眼得以濡养；迎香穴为手阳明、足阳明的交会穴，可引津液上行以濡养鼻络。《灵枢・口问》曰：“廉泉开，故涎下。”故取廉泉穴以使其生津液；三阴交乃足三阴经之交会穴，既可以平补肝脾肾，又可滋阴以降火；诸穴合用，使气阴得复，血络得通，燥热得清，而诸症自除。第3次住院治以滋补肝肾，养阴生津，予以一贯煎加减，方中生地黄、南沙参、麦冬滋阴清热，当归、鸡血藤、川芎养血活血，枸杞子滋补肝肾、川楝子、独活、羌活、防风祛湿通络，白花蛇舌草清热利湿。并予以中药熏洗方活血温经通络：威灵仙、鸡血藤、桃仁、红花活血化瘀，桂枝、艾叶温肺温经，石菖蒲、羌活化湿通络，麻黄、防风祛风。通过以上中西医结合治疗，患者病情稳定出院。

再生障碍性贫血

一、病例介绍

周××，女，48岁。因“发现全血细胞减少20日，阴道流血11日”于2017年9月23日入住我院血液肿瘤科。患者2017年8月无明显诱因出现全身瘀斑，在当地医院查血常规提示血小板减少，遂至长沙某医院急诊。血常规：白细胞 2.2×10^9/L，血红蛋白69g/L，血小板 17×10^9/L，淋巴细胞0.7320，中性粒细胞0.230。收住急诊留观，行骨髓穿刺，并予卡洛磺钠、酚磺乙胺预防出血、头孢他啶抗感染、脱氧核苷酸升血小板，以及输注血小板、红细胞治疗，9月12日患者月经来潮，经量适中，色鲜红，经期延长，因无血小板输注，为求进一步治疗，遂于2017年9月23日以“全血细胞减少”收住我院。入院症见：全身乏力，精神欠佳，腰酸腿软，气短懒言，自觉无明显发热，阴道流血，量适中，色淡红，左手背部青紫，龈齿无出血，无头痛，寐欠佳，食少便溏，大便颜色正常，小便可。体格检查：体温37.3℃，脉搏72次/min，呼吸20次/min，血压141/87mmHg，发育正常，自动体位，神志清楚，精神欠佳，贫血貌，唇甲色淡，全身皮肤黏膜无黄染，全身陈旧性瘀点瘀斑基本消退，左手背部青紫，全身浅表淋巴结无肿大；舌淡红，苔薄白，脉沉细。(2017年9月3日骨髓穿刺：有核细胞增生活跃，粒系25.8%，红系占25%，粒系增生减低，红系增生活跃，可见花瓣核幼红细胞，淋巴细胞比例增高，浆细胞易见，巨核细胞3个，颗粒巨细胞2/3，裸核巨1/3。2017年9月18日骨髓穿刺：此部位有核细胞极少，未见小粒、油滴及巨核，粒、红两系比例减少，淋巴细胞相对增高骨髓象。2017年9月21日骨髓活检：骨髓增生极度低下，造血细胞少见，建议除外再生障碍性贫血。入院中医诊断：髓劳肾阳虚证；西医诊断：全血细胞减少，再生障碍性贫血？骨髓增生异常综合征？2017年9月23日查血常规＋网织红细胞：网织红细胞总数 10.7×10^9/L，网织红细胞0.0052，白细胞2.48E＋9/L，中性粒细胞0.1250，淋巴细胞0.8310，血红蛋白62g/L，血小板 13×10^9/L。2017年9月30日SCGE监测：患者外周血淋巴细胞无明显DNA损伤，SCGE监测结果阴性；MMC染色体畸变：未见染色体断裂，MMC监测结果阴性；血液系统疾病基因突变筛查全套检测报告，与疾病可能相关的突变位点检测结果：CREBBP突变频率47.4%，DNM2 48.7%。2017年11月1日免疫分析：$CD3^+$ T细胞/淋巴细胞0.76、$CD3^+CD4^+$ T细胞/淋巴细胞0.39、$CD3^+CD8^+$ T细胞/淋巴细胞0.37，$CD3^+CD4^+$ T细胞/$CD3^+CD8^+$ T细胞1.05。中医治以温肾壮阳、益气生髓，右归丸加减：山药、熟地黄、山茱萸、枸杞子、菟丝子、当归各15g，杜仲、佛手、肉苁蓉、牡丹皮、豆蔻、山楂、郁金各10g，桂枝、淡附片各5g，甘草6g。2017年11月1日调整中药，治以滋阴壮阳，益气生髓，右归丸合左归丸加减：原方去桂枝、附片、牡丹皮、佛手、郁金、豆蔻，重用黄芪40g，加桑椹20g，淫羊藿、牛膝、女贞子、灵芝各15g，仙茅、仙鹤草、炒麦芽各10g，改山楂为山楂炭10g。西医予以卡络磺钠冻干粉针＋尖吻蝮蛇血凝酶冻干粉针＋氨甲苯酸注射剂＋酚磺乙胺注射剂联合止血，裸花紫珠片口服止血，兰索拉唑护胃，环孢素软胶囊免疫抑制，乌苯美司片剂、再生胶囊增强免疫力治疗，以及输注同型血小板，配合重组人血小板生成素注射液促进血小板生成。完善相关检查，结合患者病史及症状体征，明确诊断为急性重症再生障碍性贫血，经过多科室会诊，排除隐性感染及相关禁忌证，于2017年11月6日在无菌层流病房开始行强烈免疫抑制治疗，患者体重60kg，使用国产猪抗ATG 30mg/kg×5日治疗方案：0.9%氯化钠注射液＋猪抗人ATG 1000mg第一组维持4小时，0.9%氯化钠注射液＋猪抗人ATG 750mg第二组维持

3小时，配合予以地塞米松注射剂、甲泼尼龙琥珀酸钠粉针抗过敏，复方二氯醋酸二异丙胺冻干粉针护肝，于11月10日完成ATG强烈免疫抑制治疗，过程顺利，无明显不良反应，继续予以醋酸泼尼松片剂抗过敏，环孢素软胶囊免疫抑制，再生胶囊增强免疫力，2017年11月10日复查血常规：白细胞 $7.18\times10^9/L$，中性粒细胞0.9510、红细胞 $2.78\times10^{12}/L$，血红蛋白86g/L，血小板 $51\times10^9/L$。患者11月13日安返普通病房，生命体征平稳，神清，精神一般，无畏寒发热，贫血貌，双下肢无明显散在陈旧性出血点，其他部位未见出血点，咽部黏膜未见异常，全身浅表淋巴结无肿大。患者病情较前好转，继续住院治疗监测病情变化。

二、讨论

再生障碍性贫血简称再障（AA），是一种获得性骨髓造血功能衰竭症，主要表现为骨髓造血功能低下，全血细胞减少和贫血、出血、感染综合征。其年发病率在我国为7.4/10万人口，可发生于各年龄组，老年人发病率较高，男、女发病率无明显差异。再障分为先天性及获得性，先天性再障罕见，主要为范可尼贫血（FA）、先天性角化不良（DKC）、先天性纯红细胞再生障碍（DBA）、Shwachmann-Diamond综合征（SDS）等，绝大多数再障属获得性。近年来，对再障发病机制的研究已经取得重要的进展，自身免疫性寡克隆性细胞毒性T细胞的异常扩增，导致造血干祖细胞的受损，引起骨髓衰竭被证明为再障主要的发病机制。新近研究显示遗传背景在再障发病及进展中也可能发挥一定作用，如端粒酶基因突变，也有部分病例发现体细胞突变。根据患者病史、症状及体征，结合血常规、多部位骨髓穿刺（至少包括髂骨和胸骨）、骨髓活检（髂骨）等相关检查，除外先天性和其他获得性、继发性骨髓造血衰竭（BMF），可助明确诊断。再障极易与骨髓增生异常综合征（MDS）混淆，低增生性MDS具备如下特点：粒系、巨核系增生减低，外周血、骨髓涂片和骨髓活检中存在幼稚细胞；骨髓活检标本中，网状纤维、$CD34^+$细胞增加以及较多的残存造血面积提示为低增生性MDS而非再障；若存在前体细胞异常定位（ALIP）则更加提示MDS；红系病态造血在AA中非常常见，不能据此鉴别MDS和再障。再障临床可分为重型再障和非重型再障。重型再障诊断标准如下。①骨髓细胞增生程度<正常的25%；如≥正常的25%但<50%，则残存的造血细胞应<30%。②血常规：需具备下列3项中的2项。ANC<$0.5\times10^9/L$；网织红细胞绝对值<$20\times10^9/L$；血小板<$20\times10^9/L$。③若ANC<$0.2\times10^9/L$为极重型再障。而未达到重型标准的再障为非重型再障。随着医学科学的不断进步，既往死亡率极高的再生障碍性贫血，已经有了较为有效的治疗方法，针对发病机制的治疗方法主要包括免疫抑制剂治疗（环孢素ATG），异基因造血干细胞移植，以及雄激素治疗，由于再障的发病机制大多数与免疫异常有关，故免疫抑制剂治疗（IST）仍然是目前再障治疗的首选。相关研究发现再障经IST治疗后，血常规、骨髓象检查、骨髓活检、造血祖细胞及T淋巴细胞检测均可达正常，而坚持足量长疗程序贯应用IST，其复发率明显低于单种免疫抑制药。免疫抑制联合或序贯治疗已成为再障治疗主要措施之一，加用造血生长因子（HGFs）或大剂量丙种球蛋白（HD-IgG）等，可使疗效进一步提高。目前再障的IST研究正着眼于如何提高现有方案的疗效，诸如确定联用HGFs的最佳剂量和持续时间，使用新的HGFs方案，确定IST的应用最佳时间，是多药同时并用还是序贯应用等，同时也探索新的免疫抑制药并组成新的IST方案。普遍应用的IST方案主要有：抗人胸腺球蛋白/抗淋巴细胞球蛋白（ATG/ALG）、环孢菌素A（CsA）、ATG/ALG+CsA、序贯强化免疫抑制联合造血生长因子IIST（ALG+CsA）+HGFs（G-CSF/GM-CSF+EPO），而应用具有免疫抑制作用的抗人T淋巴细胞单克隆抗体、大剂量环磷酰胺（HD-CTX）、大剂量甲泼尼龙（HD-MP）等亦取得了较好疗效。

本例患者，以“全血细胞减少查因”入院，入院时考虑为再障或者低增生性骨髓增生异常综合征，经过多部位骨髓穿刺以及骨髓活检，多次复查血常规，排除低增生性MDS的可能性，确诊为重型再障。重型再障的标准疗法是对年龄>35岁或年龄虽≤35岁但无人类白细胞抗原（HLA）相合同胞供者的患者首选ATG/ALG+CsA的免疫抑制治疗；对年龄≤35岁且有HLA相合同胞供者的重型再障患者，如无活动性感染和出血，首选HLA相合同胞供者造血干细胞移植。患者为48岁女性，在CsA治疗效果不明显的情况下，于 2017 年 11 月 6 日在无菌层流病房开始行强烈免疫抑制治疗，过程顺利，无明显不良反应，配合糖皮质激素抗过敏、环孢素软胶囊免疫抑制治疗，及血小板输注、止血、增强免疫力等对症支持治疗后，患者血常规趋于正常，再无新发出血点，继续监测病情变化。

外周性贫血疾病如营养不良性贫血、慢性病贫血、继发性贫血、慢性失血性贫血等总以“血劳”冠之，而骨髓性贫血疾病如再障、骨髓增生异常综合征的难治性贫血、骨髓病贫血等以“髓劳”冠之，总属“虚劳”病类范畴。“髓劳”一词首见于黄宫琇《本草求真》：“大伐脏腑骨髓淫火热邪，凡骨髓劳热，五心烦热，三消五痔，温疟泻痢恶毒等症，皆得以治。”《素问·阴阳应象大论》曰：“肾生骨髓。”《素问·生气通天论》曰：“骨髓坚固，气血皆从。”《灵枢·经脉》曰：“人始生，先成精，精成而脑髓生，骨为干，脉为营……脉道以通，血气乃行。”说明肾主骨，藏精生髓，髓血同源。再障以髓枯精亏、气血虚（骨极、精极、血极）为主要矛盾，但髓亏是本，血虚是标，出血与高热是正气亏虚后的继发性改变。单以“血虚”“血证”诊断则不能概括髓亏这一本质改变，而以“髓劳”诊断则既可反映血虚、气虚血溢，又能提示“精极”“骨（髓）极”的本质，由此，“髓劳”作为再障的中医病名，被现代中医所采用。再障的根源在于肾，肾虚为再障之根本，临床上应把传统的中医辨证和现代医学紧密结合起来，即辨病辨证相结合，病证结合、辨证施治，实现个体化用药，把补肾贯穿于再障治疗的始终，根据疾病不同阶段的证的变化，因证遣药。再障中医辨证论治可分为以下 5 型。①热毒壅盛、迫血妄行型：经常见于急性髓劳病起病初期热毒直入、灼伤血络、迫血妄行。治法：清热解毒、凉血止血，常用方药：清瘟败毒饮合犀角地黄汤加减。②阴虚火旺、迫血妄行型：常见于急性髓劳病起病后热毒入里，耗精伤阴，迫血妄行。治法：滋阴降火、凉血止血，知柏地黄丸合犀角地黄汤加减。③肾阴虚型：常见于慢性再障或急性再障治疗后转入阴虚型者。治法：滋阴益肾、益气生髓，左归丸加减。④肾阳虚型：常见于慢性再障或急性再障治疗后转入阳虚型者。治法：温肾壮阳、益气生髓，右归丸加减。⑤肾阴阳两虚型：常见于慢性再障或急性再障治疗后转入阴阳两虚型者。治法：滋阴壮阳，益气生髓，左归丸合右归丸加减。由于滋补药、寒凉药尤其易伤脾胃，脾失健运则不能运化水谷精微为气血，故在治疗再障的过程中亦须注重顾护胃气，促进脾胃之运化功能，增进气血之化生。

本例患者，入院时乏力明显，面色㿠白，唇甲色淡，气短懒言，腰酸腿软，食少便溏，阴道流血，色淡红，量适中，舌淡红，苔薄白，脉沉细。中医辨证为肾阳虚证，右归丸加减：肾气丸去“三泻”之茯苓、泽泻，加枸杞子、菟丝子、当归、杜仲、肉苁蓉，聚补肾群药，益肾壮阳之力颇著，为填精温阳之峻剂；佛手、山楂、郁金健脾和胃，疏肝理气；豆蔻涩肠止泻，温中行气；甘草调和诸药。患者病程日久，根据“阴阳互根”、“孤阴不生、孤阳不长”的理论，由肾阳虚型转为肾阴阳两虚型，治以滋阴壮阳，益气生髓，中药改为右归丸合左归丸加减：原方去桂枝、附片、牡丹皮、佛手、郁金、豆蔻；重取黄芪补气；加桑椹、牛膝、女贞子滋阴益肾，填精壮骨；淫羊藿、仙茅温肾助阳；仙鹤草、炒麦芽、山楂炭健胃止血；灵芝增强免疫力。诸药合用，集补肾阳益肾精、益气止血、健脾和胃于一炉，使气血化生畅旺。

特发性血小板减少性紫癜

一、病例介绍

杨×，女，26 岁，因“反复牙龈、皮下出血 22 年，再发半个月”于 2013 年 11 月 23 日第一次入住我院血液肿瘤科。患者自述 1991 年 9 月无明显诱因出现牙龈出血，皮下少量瘀斑、瘀点，当地医院查血小板偏低（具体不详），予以对症治疗血小板上升至正常，但病情反复发作并逐渐加剧。2003 年患者全身出现大量瘀斑、瘀点，当地医院查血小板极低（$9.0\times10^9/L$），骨髓穿刺检查确诊为“特发性血小板减少性紫癜”，给予糖皮质激素冲击治疗血小板上升至正常。2004 年病情再次发作在当地医院住院予以糖皮质激素冲击治疗无效，改予大剂量丙种球蛋白冲击治疗、皮下注射白介素-11 以及长春新碱免疫抑制治疗均无明显效果，患者出院时血小板上升至 $29.01\times10^9/L$，出院后在家自服中药（具体不详）血小板大致正常。半个月前，患者无明显诱因再次出现全身大量瘀斑、瘀点，住院治疗。骨髓穿刺：骨髓增生活跃，各阶段形态大致正常，幼巨核 3/25，颗粒巨 10/25，产板巨 11/25，裸巨核 1/25，血小板少见。予以护胃、预防输血、糖皮质激素调节免疫后血小板由 $2.0\times10^9/L$ 上升至 $29.01\times10^9/L$，出院后泼尼松 60mg/d 口服维持，但血小板一直在 $10.0\times10^9/L$ 左右，故为求中西医结合治疗于 2013 年 11 月 23 日第 1 次入住我院。入院症见：皮下少量陈旧性出血点，无头痛头晕，无畏寒发热，无活动性出血现象，口干，烦躁，精神、睡眠欠佳，大小便正常。体格检查：四测正常，全身皮肤巩膜无黄染，双下肢出现少量散在陈旧性瘀点，无皮疹，舌红，苔薄白，脉弦细。中医诊断为紫癜。阴虚火旺证。治法：滋阴降火、宁络止血，方用知柏地黄汤合二至丸加减：知母、黄柏、生地黄、牡丹皮、山药、山茱萸、党参、墨旱莲、紫草各 10g，泽泻、女贞子各 12g，紫河车 6g，黄芪 20g。7 剂，每日 1 剂，水煎服。西医于 2013 年 11 月 25 日给予糖皮质激素冲击治疗，地塞米松 30mg Qd，共 6 日，12 月 2 日改为口服泼尼松片 60mg/d 维持并逐渐减量，配合护肝、护胃、补钙等治疗，疗效不明显，故于 12 月 3 日配合免疫抑制治疗，长春地辛 1mg Qw，共 3 次，继后改用口服环孢素维持免疫抑制治疗，并联合咖啡酸片剂、维生素 C 片剂口服止血，经上述治疗，患者病情好转于 2013 年 12 月 18 日出院，出院后一直口服环孢素、泼尼松片维持治疗。

为求复查，患者分别于 2014 年 1 月 28 日第 2 次、2014 年 4 月 12 日第 3 次入住我院血液肿瘤科，入院时精神状态良好，无活动性出血，无恶寒发热，饮食可，夜寐安，大小便正常，体重较前明显增加。体格检查：四测正常，双下肢可见少量散在陈旧性瘀点，无皮疹，舌红，苔薄白，脉细。中医辨为阴虚火旺证，方用知柏地黄汤合二至丸加减：熟地黄、山药、墨旱莲各 15g，山茱萸 12g，泽泻、茯苓、牡丹皮各 9g，知母、黄柏、女贞子各 10g，紫河车 6g，黄芪 20g。2014 年 4 月 21 日第 3 次住院期间调整用药，中医辨为脾肾阳虚证，治法：健脾益气、温肾助阳，八珍汤加减：黄芪 30g，党参、熟地黄、白芍、麦芽各 20g，茯苓 15g，白术、补骨脂、菟丝子、肉苁蓉、炙甘草、石斛各 10g，紫河车 6g。西医予以参麦注射液补气，环孢素口服免疫抑制治疗，醋酸泼尼松片剂激素冲击治疗，咖啡酸片剂、维生素 C 口服片剂联合止血、升血小板，以及护肝、护胃、补钙等对症治疗后，血小板维持在正常范围内，病情稳定出院。

2015 年 3 月 6 日患者在当地诊所查血小板 $4.0\times10^9/L$，以"确诊血小板减少症 23 年，牙龈出血 3 日"第 4 次入住我院。入院症见：偶有牙龈出血，精神状态良好，无恶寒发热，饮食正常，夜寐安，体重明显增加，大小便正常，舌淡红，苔薄白，脉细，体查：生命体征平稳，未见皮疹及明显皮下出血点。中医诊断为紫癜气不摄血证，正值患者月经量极多，故先以益气摄血，健脾养心为治法，方用归脾汤加减：黄芪 30g，当归、党参、蜜远志、白术、茯神、龙眼肉、炙甘草、棕榈炭、仙鹤草、大枣、麦芽、玉竹各 10g，酸枣仁、麦冬各 15g，木香 3g。5 剂，每日 1 剂，水煎服。患者月经经期过后，于 3 月 13 日中药治以滋阴养血、清热除蒸、活血止血，予青蒿鳖甲汤加减：仙鹤草 30g，醋鳖甲、鸡血藤各 20g，地骨皮、茜草、生地黄、秦艽、青蒿各 15g，盐知母、银柴胡、牡丹皮、赤芍、紫草各 10g，甘草 5g。7 剂，每日 1 剂，水煎服。患者拒绝脾切除术或脾动脉栓塞术，故西医予以大剂量地塞米松 30mg Qd，共 4 日，激素冲击治疗，后改为醋酸泼尼松片剂 25mg 口服 Bid，硫酸长春地辛注射剂 1mg Qw，共 2 次，重组人白介素－11 冻干粉针 3mg 皮下注射 Qd，环孢素软胶囊 50mg 口服 Bid 联合刺激骨髓升血小板，配合酚磺酰胺注射液、维生素 C 注射剂止血，泮托拉唑钠粉针剂、铝碳酸镁片剂护胃，水飞蓟宾胶囊剂护肝，薄芝糖肽注射液提高免疫，经上中西医结合治疗，患者病情明显好转，再无牙龈、皮下出血，血小板稳定在正常范围，遂出院。

二、讨论

特发性血小板减少性紫癜（primary immunethrombocytopenia，ITP）是一种获得性自身免疫性出血性疾病，约占出血性疾病总数的 1/3，成人的年发病率为 5～10/10 万。ITP 的病因及发病机制迄今未明，目前主要认为是由于患者对自身抗原的免疫失耐受，导致免疫介导的血小板破坏增多和免疫介导的巨核细胞产生血小板不足，但是近年来随着免疫学、分子生物学技术的发展，认为ITP除自身相关因素外，部分患者发病与病毒、细菌感染关系密切，特别是病毒感染，目前肯定与ITP相关的病毒达十余种，如人微小病毒B19、人巨细胞病毒、人类第6型疱疹病毒等。ITP临床以广泛皮肤黏膜、内脏出血，血小板减少，骨髓巨核细胞数正常或增加伴成熟障碍，并缺乏任何原因包括外源性或继发性因素为特征。根据其临床表现，可将本病分为急性型（AITP）和慢性型（CITP）两种。AITP半数以上发生于儿童，常出现于病毒或细菌感染后，除皮肤紫癜外，还可有鼻出血和牙龈出血。ITP的诊断是临床排除性诊断，根据患者病史、体格检查及相关检查，并排除其他疾病如继发性免疫性血小板减少、脾功能亢进、假性血小板减少等可确诊。

长期以来，肾上腺糖皮质激素是治疗ITP的首选药物，但对于部分激素治疗不敏感或激素依赖者，尚缺乏确切有效的治疗方法，在这种情况下，国内不少医院尝试多种方法，如加大激素用量，加用丙种球蛋白，虽然短期能得到一定疗效，但无法长期维持，且价格较贵。目前国内较常应用的有脾切除术和联合免疫抑制药治疗的方法，相关研究表明，为减少长期使用激素和免疫抑制药所带来的副作用及患者依从性差的不利因素，脾切除可为激素治疗失败或不能耐受者的首选治疗方法。但是近20年来，国内外许多学者采用脾动脉栓塞术代替脾切除治疗ITP，避免了外科脾切除手术的创伤及出血、血栓形成及严重感染等并发症，部分脾动脉栓塞术治疗ITP疗效明显，患者损伤小，术后并发症少，易恢复，并可保留部分脾脏，维持正常免疫功能，若出现复发可考虑第2次栓塞治疗。本例CITP患者在儿童时期急性发病，骨髓穿刺确诊为ITP，在疾病发展过程中，患者曾多次出现血小板$\leqslant 10\times10^{9}/L$，有明显出血或出血倾向，起初予以大剂量糖皮质激素冲击治疗效果明显，后期对于糖皮质激素不敏感，但是考虑患者拒绝脾切除术或脾动脉栓塞术，故联合免疫抑制治疗以及血小板输注、静脉注射免疫球蛋白、升血小板、止血、护肝、护胃、增强免疫力治疗，并配合中医特色治疗，患者病情逐步好转，血小板维持在正常范围，并长期内再无出血倾向。

中医学无“特发性血小板减少性紫癜”的病名，将其称为“紫癜”。根据其皮肤黏膜及其他部位出血的临床特征，ITP可归入“血证”、“斑病”、“葡萄疫”等范畴。《灵枢·百病始生》曰：“起居不节，用力过度，则络脉伤，阳络伤则血外溢，血外溢则衄血；阴络伤则血内溢，血内溢则后血。”又曰：“凝血蕴里而不散，津液涩渗，著而不去，而积皆成。”《证治要诀·诸血门》曰：“血从毛孔而出，名曰肌衄。”《血证论·汗血》曰：“阳乘阴而内逆者，发为吐衄，阳乘阴而外溢者，发为皮肤血汗。”以上指出了经脉损伤、离经之血部位不同，其表现也不同；在出血分类方面，《黄帝内经》亦包罗了诸多出血现象，如衄血、咳唾血、溲血、便血等，均属于“血证”范畴。《临证指南医案·斑痧疹瘰》曰：“斑者，有触目之色，而无碍手之质，即稠如锦纹，稀如蚊迹之象也。或布于胸腹，或见于四肢，总以鲜红起发者为吉，色紫成片者为重，色黑者为凶，色青者为不治。盖有诸内而形诸外，可决其脏腑之安危、邪正之胜负也。殆伤寒、瘟疫诸症，失于宣解，邪蕴于胃腑，而走入营中，每有是患耳。”点明了本病的病因病机，贴切地描述了与ITP相似的皮下出血特点，尤其指出根据斑色辨吉凶，值得临床借鉴参考，此类患者可考虑按“斑病”论治。《外科正宗·葡萄疫》曰：“葡萄疫多生小儿，感受四时不正之气，郁于皮肤不散，结成大小青紫斑点，色若葡萄，发在遍体头面，乃为腑症，邪毒传胃，牙根出血，久则虚人，斑渐方退。”其描述与AITP的病因、发病特点和典型的紫癜形色及分布特征一致，并指明该病的预后，儿童型ITP患者或成人AITP患者具有以上临床表现者，可考虑按照“葡萄疫”命名和论治。ITP的主要病因病机可概括为：①外感邪热，血热妄行；②脾气虚损，气不摄血；③脾肾阳虚，统摄无权；④肝肾阴虚，虚火上炎；⑤瘀血内阻，血不循经。因此，在辨证论治基础上，以止血扶正为原则，配合使用《血证论》治血四法：止血、消瘀、宁血、补血，乃为通治血证之大纲。“以止血为第一要法”，因“血之为物，热则行，冷则凝，见黑则止，遇寒亦止”。消瘀为第二法，在止血的同时再考虑祛瘀，即活血止血。在止血消瘀之后，必须宁血，以防其血复濡动而至，血之不安，皆由气之不安所致，故宁气即是宁血。出血之后，去血既多，阴血无有不虚者，阴者阳之守，阴虚则阳无所附，久且阳随而亡，故补虚为收内之法。

本例属“血证”范畴。患者第一次住院，中医辨为阴虚火旺证，针对长期服用激素无效患者且有肝肾阴虚表现，适于知柏地黄丸治疗，故方用知柏地黄汤合二至丸加减，生地黄、山药、山茱萸、泽泻、牡丹皮乃六味地黄汤之主要组成，配合党参、黄芪、紫河车，补益肝、脾、肾三脏而治其本；知母、黄柏佐以清热泻火；女贞子、墨旱莲，二至丸组成，加强补肝益肾、滋阴止血之作用。部分学者重视《素问·阴阳应象大论》“阳化气，阴成形”理论对血液病发病的影响，主张温扶阳气治疗本病，认为巨核细胞以及血小板是有形物质，属于阴；巨核细胞成熟为血小板，是功能活动，属于阳，阳虚而不动，阴血静凝不散而成瘀，导致新血不能化生，故在第三次住院期间采用八珍汤加减，配合温扶阳气之中药：重用黄芪补气；党参、白术、茯苓、炙甘草，四君子汤健脾益气；熟地黄、白芍，滋阴养血；补骨脂、肉苁蓉、菟丝子，寓有“阴中求阳、阳中求阴之意”，温肾阳以敛肾阴，温阳化气，推动血液运行；石斛、紫河车、麦芽以助滋阴养血、健脾行气。患者第4次入院，入院时中医辨为气不摄血证，归脾汤加减：黄芪、党参、白术、炙甘草之甘温补脾益气；酸枣仁、蜜远志、茯神宁心安神；当归、龙眼肉、大枣补血养心；木香、麦芽行气舒脾，使补气血之药补而不滞，更能发挥其补益之功；配合棕榈炭、仙鹤草加强收敛止血作用；玉竹、麦冬以养阴生津，据观察，黄芪具有促进低免疫反应，抑制亢进免疫功能；归脾汤可提高造血调节水平，利于巨核系祖细胞分化、增殖，抑制抗血小板抗体，提高外周血小板含量，其在治疗ITP上效果显著，临床广泛使用。第4次住院期间，患者反复皮下出血20余年，久病成瘀，调整中药改予青蒿鳖甲汤加减治以滋阴养血、清热除蒸、化瘀止血：青蒿、醋鳖甲、秦艽、地骨皮、银柴胡、知母滋阴养血，清热除蒸，避免阴血受热煎熬而成瘀或灼伤脉络而出血；鸡血藤、赤芍、生地黄、牡丹皮活血通络，凉血散瘀；茜草、紫草、仙鹤草助止血之效，根据现代医学推想，此方可能通过调节机体的免疫功能，抑制血小板抗体生成，从而减少血小板的破坏，获得满意的疗效，从临床上来看，此方还能消除激素所留下的精神欣快感、脂肪和水盐代谢紊乱、胃和十二指肠溃疡、高凝现象等大部分副作用。

过敏性紫癜继发紫癜性肾炎并上呼吸道感染

一、病例介绍

患者陈×，女，14岁，因“反复全身多发皮疹7个月，再发加重1周”于2017年10月17日入院。患者于今年3月份无明显诱因出现双下肢皮疹，呈针尖样大小，分布稀疏，上肢及躯干未见皮疹，于儿童医院门诊就诊，予以钙剂，维生素C等抗过敏，改善血管通透性等治疗后，皮疹逐渐消退，1周前无明显诱因出现全身多发皮疹，以双上肢、双下肢明显，呈点状分布，融合成片，遂于2017年10月17日至某省级医院门诊诊治。尿常规：红细胞65.9/μL，管型0.7/μL，小圆细胞3.5/μL，黏液1.57/μL，细菌总数5383个，变异型红细胞数量55.2/μL，形态完整的红细胞数量61/μL；蛋白质定性（+）。予以药物口服治疗，具体不详，今为求中医药治疗遂来我院就诊门诊检查。尿常规：隐血试验（+），红细胞总数14.96个/μL，余阴性。门诊以“过敏性紫癜”收入院。入院症见：双上肢散在稀疏红色斑疹，双下肢有密集片状红色斑疹，胸腹部有点状丘疹，伴瘙痒；稍有鼻塞流清涕，无咽痛，无咳嗽咳痰，无腹痛、关节痛，无尿频、尿急、尿痛等症状，患者精神可，无恶寒发热，饮食正常，夜寐欠佳，入睡困难，多梦，体重无明显变化，小便正常，大便2～3d/次，质软色黄。入院体格检查：36.6℃，脉搏109次/min，呼吸20次/min，血压115/82mmHg；正常面容，自动体位，神志清楚，精神可，语音清晰，查体合作；全身皮肤黏膜无黄染，双上肢散在稀疏红色斑疹，双下肢有密集片状红色斑疹，腹部有点状丘疹，伴瘙痒，全身浅表淋巴结无肿大；鼻塞，口唇无发绀，咽部黏膜充血，扁桃体Ⅰ度肿大；呼吸规整，双肺呼吸音清晰，双侧肺未闻及干、湿啰音，心率109次/min，律齐，各瓣膜听诊区未闻及病理性杂音；腹部柔软，无压痛、反跳痛，腹部无包块；肾区无叩击痛，无移动性浊音；肠鸣音未见异常，4次/min；

双下肢无肿；舌淡红，苔薄白，脉浮数。入院中医诊断：斑疹，风热伤络证。西医诊断：①过敏性紫癜，紫癜性肾炎；②上呼吸道感染？入院后完善相关检查。血常规＋CRP：C反应蛋白7.53mg/L，白细胞6.76×10^9/L，中性粒细胞0.6290，淋巴细胞0.2080，红细胞4.27×10^{12}/L，血红蛋白123.00g/L，血小板290.00×10^9/L；尿液常规＋尿沉渣：隐血试验（＋＋），尿蛋白（＋），红细胞17.60个/μL；肝功能＋电解质全套：清蛋白46.80g/L，无机磷1.69mmol/L，余未见明显异常；超敏C反应蛋白7.41mg/L；体液免疫全套：免疫球蛋白IgM定量2.00g/L，免疫球蛋白IgA定量2.70g/L；食物过敏原14项提示：牛奶（＋），胡萝卜（＋），西红柿（＋），粉尘螨（＋），屋尘螨（＋）；凝血常规：纤维蛋白原4.56g/L；24小时尿蛋白定量：266.70mg/24h；肾功能、风湿免疫全套、抗心磷脂抗体、心肌酶谱常规、血沉、降钙素原未见明显异常。常规心电图：正常心电图。胸部正位片：两肺未见明显实质性病变。泌尿系彩超：双肾输尿管膀胱未见明显异常声像。治疗上，予以5%葡萄糖注射液50 mL＋10%葡萄糖酸钙注射剂20 mL静滴Qd抗过敏；0.9%氯化钠注射液250 mL＋维生素C注射剂2 g静滴Qd改善血管通透性；醋酸泼尼松片剂15 mg口服Qd抑制免疫炎症反应；碳酸氢钠片剂1 g口服Tid碱化尿液；盐酸小檗碱片剂0.1 g口服Tid调节胃肠道功能。中医依据辨证予以疏风清热，活血通络；方用桑菊饮加减：桑叶、菊花、焯苦杏仁、连翘、墨旱莲、酒女贞子、芦根、薄荷各10g，桔梗6g，山药、白茅根各30g，黄芪15g。7剂，每日1剂，泡服，早、晚温服。经治疗后，患者症状较前改善。

2017年10月23日患者诉咳嗽，双上肢稀疏红色斑疹、双下肢密集片状红色斑疹较前明显并有新发皮疹，伴瘙痒，早晨斑疹又隐退，出现一过性腹痛；精神可，无恶寒发热，饮食正常，夜寐尚可，二便可。体格检查：体温36.5 ℃，脉搏95次/min，呼吸20次/min，血压110/78mmH；全身皮肤黏膜无黄染，双上肢散在稀疏红色斑疹，双下肢有密集片状红色斑疹，胸腹部有点状丘疹，伴瘙痒，左下肢可见皮肤抓破痕迹，右脚趾间有皮肤破损，表面湿润，瘙痒；全身浅表淋巴结无肿大；鼻塞，口唇无发绀，咽部黏膜充血，扁桃体无肿大；肾区无叩击痛，无移动性浊音；肠鸣音未见异常，4次/min；双下肢无水肿。结果回报如下。血常规：白细胞14.93×10^9/L，中性粒细胞11.87×10^9/L，中性粒细胞0.7950，红细胞4.13×10^{12}/L，血红蛋白119.00 g/L，血细胞比容0.3490，血小板371.00×10^9/L，血小板分布宽度9.70 fL；尿常规：隐血试验（＋）；降钙素原0.0360ng/mL；肺炎衣原体IGM抗体（金标法）（－）；肺炎支原体抗体（IGgIGm）（＋）（1∶160）；OCT：双眼黄斑部视网膜结构尚可。患者血常规高，考虑感染可能，根据患者咳嗽，考虑上呼吸道感染，予以头孢西丁钠冻干粉针抗感染治疗；患者皮疹较前明显多发，予以醋酸泼尼松片剂改甲泼尼龙20mg静滴抑制免疫炎症反应。接皮肤科会诊意见，补充诊断足癣，予以消炎止痒洗剂兑水泡足，硼酸氧化锌冰片软膏剂外用。经治疗后，患者症状改善。中医依据辨证予以疏风清热，活血通络；方用桑菊饮加减：桑叶、菊花、焯苦杏仁、连翘、墨旱莲、酒女贞子、芦根、薄荷各10g，桔梗6g，山药、白茅根各30g，黄芪15g。7剂，每日1剂，泡服，早、晚温服。

2017年10月26日患者精神可，诉咳嗽，双上肢稀疏红色斑疹、双下肢密集片状红色斑疹较前明显消退、变淡，无新发皮疹，伴瘙痒，今日无明显腹痛；无恶寒发热，饮食正常，夜寐尚可，二便可。体格检查：体温36.8 ℃，脉搏89次/min，呼吸19次/min；全身皮肤黏膜无黄染，双上肢散在稀疏红色斑疹，双下肢有密集片状红色斑疹，胸腹部丘疹较前色淡，伴瘙痒，左下肢可见皮肤抓破痕迹，现已结痂，右脚趾间有皮肤破损，表面湿润，瘙痒；全身浅表淋巴结无肿大；鼻塞，口唇无发绀，咽部黏膜充血，扁桃体无肿大；呼吸规整，双肺呼吸音清晰，双侧肺未闻及干、湿啰音，心律齐，各瓣膜听诊区未闻及病理性杂音，腹部柔软，无压痛、反跳痛，腹部无包块；肾区无叩击痛，无移动性浊音；肠鸣音未见异常，4次/min。双下肢无水肿。处理意见：患者静滴甲泼尼龙琥珀酸钠粉针剂已足3日，今予以停用，改用醋酸泼尼松片剂25 mg口服Qd。

2017年10月31日凌晨4时患者诉腹痛难忍，以脐周及下腹痛为主，有压痛，无反跳痛，其他症状体征较前无明显变化，详询病史，今日月经第1日，考虑有如下可能：痛经？紫癜引发肠道出血疼痛（腹型紫癜）？予以急查大便隐血，泮托拉唑护胃，间苯三酚解痉止痛，后疼痛稍缓解，密观病情变化。

上午9时查房，患者诉自凌晨4时开始出现有脐周疼痛、恶心呕吐，至9时已解稀鲜红色大便3次，无发热、伴汗出，伴月经来潮，色红，量多，无血块，双上肢、双下肢斑疹较前消退、变淡，无新发皮疹，瘙痒较前缓解，禁食，夜寐欠佳，小便可。体格检查：体温36.8℃，脉搏78次/min，呼吸20次/min，血压112/63mmHg；全身皮肤黏膜无黄染，双上肢及双下肢散在稀疏红色斑疹，左下肢内踝上可见抓破后皮肤溃破面，已结痂，无渗液，右脚趾间有皮肤破损，表面湿润，瘙痒；全身浅表淋巴结无肿大；鼻塞，口唇无发绀，咽部黏膜充血，扁桃体无肿大；心肺（－）；腹部平软，脐周有压痛，无反跳痛，腹部无包块；肾区无叩击痛，无移动性浊音；肠鸣音未见异常，4次/min；双下肢无水肿。接回报：粪便隐血实验（＋），粪便红细胞0～3/HP。邀消化内科会诊诊断。腹痛腹泻查因：紫癜性肾炎？急性肠炎？再加用蒙脱石散止泻；予间苯三酚解痉止痛。予以藿香正气水、四磨汤止痛改善胃肠道功能；维生素C注射剂补充维生素。

2017年11月1日患者诉脐周疼痛、恶心呕吐无见好转，咳嗽，无发热、汗出，伴月经来潮，色红，量多，无血块，双上肢、双下肢斑疹较前消退、变淡，无新发皮疹，瘙痒较前缓解，饮食欠佳，夜寐欠佳，小便可。体格检查：体温36.9℃，脉搏86次/min，呼吸20次/min，血压110/76mmHg；全身皮肤黏膜无黄染，双上肢及双下肢散在稀疏红色斑疹，左下肢内踝上可见抓破后皮肤溃破面，已结痂，无渗液，右脚趾间有皮肤破损，表面湿润，瘙痒；全身浅表淋巴结无肿大；鼻塞，口唇无发绀，咽部黏膜充血，扁桃体无肿大；心肺（－）；腹部平软，脐周有压痛，无反跳痛，腹部无包块；肾区无叩击痛，无移动性浊音；肠鸣音未见异常，4次/min；双下肢无水肿；舌红，苔薄黄，脉浮数。接回报：尿液常规（＋）；尿沉渣，隐血试验（＋＋＋）（10.0），红细胞33.60/μL，白细胞45.50/μL，电导率0.40 mS/cm。处理意见：患者腹痛明显，予以完善肝胆胰脾＋妇科彩超＋阑尾彩超；予以口服双歧杆菌四联活菌片剂调节肠道菌群。中医依据辨证予以疏风清热，活血通络；方用桑菊饮加减：桑叶、菊花、墨旱莲、酒女贞子、烊苦杏仁、薄荷各10g，黄芪、连翘、芦根各15g，桔梗6g，山药、白茅根各30g。7剂，每日1剂，泡服，早、晚温服。

2017年11月2日患者诉脐周疼痛、恶心呕吐好转，双上肢、双下肢斑疹较前消退、变淡，无新发皮疹，瘙痒较前缓解，饮食一般，夜寐欠佳，小便可。接回报：尿常规＋尿沉渣，相对密度1.031，尿蛋白（＋＋＋），尿胆原（＋＋），酮体（＋），红细胞8.40×10^3/HP，不均一红细胞72.00%。肝胆胰脾＋阑尾彩超＋妇科彩超提示：餐后胆囊声像，肝胰脾未见明显异常；右下腹阑尾区扫查暂未见明显肿大阑尾声像；盆腔积液声像，其余未见明显异常。治疗上，予以醋酸泼尼松片剂改为15mg口服Qd，停用间苯三酚冻干粉针、10%葡萄糖酸钙注射剂、维生素C注射剂。患者足背面创口久不愈，邀请烧伤疮疡整形科会诊诊断：左足踝关节背侧皮肤溃疡。建议：局部予以清创换药，每日1次，每日外涂抗菌敷料和重组人酸性纤维细胞生长因子外用。

2017年11月7日查房，患者未诉特殊不适，双上肢、双下肢斑疹较前明显消退、变淡，无新发皮疹，瘙痒较前缓解，饮食一般，夜寐一般，二便可。体格检查：体温36.2℃，脉搏71次/min，呼吸20次/min，血压112/72mmHg；全身皮肤黏膜无黄染，双上肢及双下肢散在稀疏红色斑疹，左下肢内踝上皮肤溃破面已结痂，无渗液；全身浅表淋巴结无肿大；鼻塞，口唇无发绀，咽部黏膜充血，扁桃体无肿大；心肺（－）；腹部平软，脐周有压痛，无反跳痛，腹部无包块。肾区无叩击痛，无移动性浊音；双下肢无水肿。接回报：24小时尿蛋白定量480.70 mg/24h，尿蛋白定量437.00mg/L。患者病情较入院有好转，予以带药出院，并嘱其定期肾内科门诊复查，不适随诊。

二、讨论

过敏性紫癜是一种以坏死性小血管炎为基本病变的免疫性疾病，临床上以皮肤紫癜、出血性胃肠炎、关节炎及肾脏损害为特征。其肾脏损害称紫癜性肾炎，可发生于任何年龄，但以10岁以下儿童常见。过敏性紫癜性肾炎是儿童最常见的继发性肾小球肾炎，占儿童肾小球疾病的7%，临床表现为血尿和蛋白尿，部分伴有高血压和肾功能不全。HSPN病程有迁延倾向，是儿童慢性肾衰竭的主要病因之一，约15%的患儿会有持续性肾病，1.0%～15.7%的患儿会发展到终末期肾病。患者可因变应原性质不同、个体反应性差异及血管累及的器官和病变程度不同，在临床和肾脏病理上呈现不同的改变，对治疗的反应和预后也有较大差异。部分儿童患者可以自愈，通常发病年龄越大，肾损害发生率越高，肾脏病变程度也越重。患者于我院食物变应原14项提示：牛奶（+），胡萝卜（+），西红柿（+），粉尘螨（+），屋尘螨（+），故而在日常生活中尽量避免食用或接触相关过敏物质，以减少过敏性紫癜发病的风险。

中华医学会儿科学分会肾脏病学组制定的过敏性紫癜性肾炎临床分型标准分为以下几种型。Ⅰ型：孤立性血尿或孤立性蛋白尿；Ⅱ型：血尿和蛋白尿；Ⅲ型：急性肾炎型；Ⅳ型：肾病综合征型；Ⅴ型：急进性肾炎型；Ⅵ型：慢性肾炎型。结合患者入院症状及实验室检查，其疾病符合Ⅱ型。住院期间，患者出现腹痛难忍，以脐周及下腹痛为主，脐周有压痛，无反跳痛，粪便隐血实验（+），粪便红细胞0～3个/HP。但因恰在患者月经期间，其腹痛原因考虑可能为：紫癜引发肠道出血疼痛（腹型紫癜）？痛经？腹型过敏性紫癜在临床儿科十分常见，好发于10岁以下的儿童，多是因机体IgA等免疫复合物沉积，导致微血管变态反应从而引起的系统性的血管炎症，临床症状主要表现为剧烈腹痛、肠道出血、呕吐、皮疹等，早期极易与急性阑尾炎等腹部病变发生混淆。腹型过敏性紫癜的发病机制尚无明确定论，其病理表现主要是血管损伤和机体的抗体抗原反应，这就致使大量的活性物质及血小板在血管内黏附、聚集，血管通透性增加，微血栓产生，最终使得局部组织缺血、缺氧，发生坏死。同时，胃肠道产生的浆液在此状况下到达肠壁，对肠壁产生更为强烈的刺激，导致患儿病情再次加重。临床上对于腹型过敏性紫癜尚无特效治疗手段，目前多是进行对症支持疗法，主要包括控制感染和免疫抑制，糖皮质激素是最常用的药物。在对患者予以糖皮质激素和对症支持治疗后，腹痛及皮疹、血尿、蛋白尿等症状逐渐缓解。

过敏性紫癜性肾炎为儿童常见的继发性肾病，其主要临床表现为血尿、蛋白尿、紫癜、管型尿及水肿。中医学并无过敏性紫癜性肾炎之病名。根据其临床表现，中医学属于“血证”、“斑疹”、“尿血”、“水肿”等范畴。近年来，儿童过敏性紫癜性肾炎的发病率有逐年增加的趋势，已成为严重危害儿童健康的主要继发性肾脏病之一。中医学认为，儿童正气未充，脏腑亏虚是发病的关键，而感受风热邪毒，或嗜食辛辣动风之品，或鱼虾等腥膻发物，或接触致过敏物质等外邪与素体内蕴之“热”“毒”“瘀”“湿”等为发病的重要因素，内外邪相合，故而导致疾病发生。由此可见，本病病性为虚实夹杂。结合小儿“五脏六腑，成而未全，全而未壮”的生理特点及“肝常有余，脾常不足，心常有余，肺常不足，肾常虚”的病理特点，认为紫癜性肾炎常以肾为病变中心，并多涉及肺、脾二脏。肺脏娇嫩，藩篱不固，邪气易从皮毛入侵，与气血相搏，发为斑疹；脾气亏虚，其统血、转输精微及升清功能失调，可导致腹痛、便血、血尿及蛋白尿；肾为封藏之本，肾元亏虚，精微下泄，可出现蛋白尿。肺脾肾三脏相互关联，共同影响着本病的发展与转归。且小儿素体正气亏虚，病邪易伏于体内，日久而成伏毒，感受外邪后也常触动伏毒发作，也是本病缠绵难愈的主要原因之一。患者既往曾有过敏性紫癜病史，此次疾病复发并累及于肾。现以肢体多发红色斑疹，咳嗽，腹痛为主症，伴有血尿蛋白尿、咽部黏膜充血、扁桃体Ⅰ度肿大等，舌红，苔薄黄，脉浮数。肾元亏虚，失于藏精，脾气亏虚，升清无力，精微外流，故见血尿、蛋白尿；外邪侵袭，犯咽喉及肺，又与内热搏于血络，迫血妄行，溢于肌肤，故见咳嗽、肢体多发红色斑疹、咽部黏膜充血、扁桃体肿大。依据患者症状和舌脉，辨病为斑疹，辨证为风热伤络证。《灵枢·经脉》曰：“肾足少阴之脉……其支者，从肺出，络心，注肺中，循喉咙，挟舌本。”朱丹溪曰：“咽喉者，一身总要。”任继学教授认为，形成肾病喉肾相关证的外因有二：一是邪毒从皮毛、玄府而入；二是邪毒从口鼻而入，结于咽喉，形成乳蛾，迁延不愈。外感邪毒可为风寒或风热之邪，风为阳邪，其性散上；寒湿为阴邪，其性敛降亲和于下。肾风初起，先伤皮腠，进而内束于肺，渐致湿引邪降，下移于肾，此为“肺移邪于肾”之理。外邪侵犯咽喉和/或皮毛，内邪与之相应，迅速经血络达于脏腑，加之脏腑素亏，祛邪无力，因而诱发疾病。《金匮要略·肺痿肺痈咳嗽上气病》曰：“风伤皮毛，热伤血脉……热之所过，血为之凝滞。”提示风热之邪入内易形成瘀血。结合患者病情，治疗上可从咽喉入手，清上补下，标本兼顾，方选桑菊饮加味。底方桑菊饮乃“辛凉轻剂”，药性轻灵，药力可上行达于咽喉，功能疏风清热，方中桑叶甘苦性凉，“芳香有细毛，横纹最多，故亦走肺络，而宣肺气”（《温病条辨·上焦篇》），上散风热，略有凉血止血之效；菊花辛甘性寒，散上焦肺之风热，亦“能补金水二脏”（《温病条辨·上焦篇》），共为君药；加用薄荷以强化解表之功；苦杏仁、桔梗一升一降，宣降肺气以复肺脏之功；连翘清热邪，解热毒；芦根清热利尿，生津止渴，可防热邪伤津。加山药补脾养胃、生津润肺、补肾涩精；白茅根“中空有节，最善透发脏腑郁热”（《医学衷中参西录·白茅根解》），凉血利尿，使邪有出路；黄芪“是上中下内外三焦之药”（《汤液本草》），“补益中土，温养脾胃，凡中气不振，脾土虚弱，清气下陷者最宜”（《本草正义》），既补以升清，而固摄精微，又培养元气，以托邪外出；墨旱莲滋补肝肾，且配合白茅根加强凉血止血之效；女贞子“安五脏，补中气，除百病养精神”（《本草新编》）；全方祛邪扶正，标本兼顾。患者住院期间，辨证后予以中药内服，故而临床诸症改善。

IgA 肾病慢性肾功能不全并高血压性视网膜病

一、病例介绍

患者邬×，女，32 岁，因“左眼视物模糊半个月余”于 2017 年 10 月 18 日入院。患者于 2013 年妊娠时出现尿蛋白阳性，肾功能正常，生产后尿蛋白仍为阳性，未予以特殊治疗。2014 年 1 月因“发现蛋白尿 1 年，要求住院检查”在广东某中西医结合医院住院治疗，诊断为“慢性肾小球肾炎”，予以他克莫司、醋酸泼尼松及抗凝、补钙、护胃、降脂、护肾等对症支持治疗，病情好转后出院。2014 年 6 月在长沙某医院行肾穿刺术，病理诊断为“IgA 肾病（局灶节段硬化型）”，予以泼尼松、雷公藤多苷、百令胶囊等治疗，后一直于我院门诊予以中药治疗。2016 年 12 月开始出现肾功能异常，此后未行肾功能检查。半个月前无明显诱因感左眼视物模糊，无明显眼红眼痛；当时未予重视，自行购买眼药水（具体不详）未见明显缓解，今为进一步治疗来我院就诊，门诊以“病毒性角膜炎”收入我院眼科。入院症见：左眼视物模糊，无明显眼红眼痛，无明显头晕头痛；精神尚可，无恶寒发热，纳寐尚可，大小便正常。舌红，苔薄黄，脉浮弦细。体格检查：体温 36.3 ℃，脉搏 89 次/min，呼吸 20 次/min，血压 207/110mmHg；急性病容，自动体位，神志清楚，咽喉充血，双侧扁桃体无肿大；呼吸规律，心肺听诊未见明显异常；腹部柔软，无压痛、反跳痛，无包块，腹壁可见一长约 8cm 陈旧性手术瘢痕，无移动性浊音；肝脏肋下未触及，脾脏肋下未触及，肾区无叩击痛，双下肢有数个散在瘀斑，无水肿。眼科检查：Vod0.8，Vos0.2，TAos16mmHg，双结膜无充血，双角膜透明，KP 无，双前房深，Tyndan 现象（−），双虹膜纹理清，双瞳孔圆形，直径 3mm，对光反应灵敏，双晶状体瞳孔区无明显混浊，核颜色透明，双眼视盘水肿，边界不清，视盘周可见出血，以左眼明显。10 月 18 日 15 时患者突发头晕呕吐，呕吐物为胃内容物，非喷射状。无畏寒发热，血压 191/112mmHg。急请心内科会诊，急予尼群地平片剂口服降血压等治疗，急查头部 CT 提示右侧放射冠-基底核区低密度灶，考虑软化灶并脑室穿通畸形。检查回报：血常规，白细胞 6.81×10^{9}/L，红细胞 2.32×10^{10}/L，血红蛋白 68g/L，血小板 48×10^{9}/L；尿常规，隐血试验（＋＋＋），尿蛋白（＋＋＋）；肝功能，总蛋白 57.00g/L，球蛋白 19.00g/L；肾功能，肌酐 595.00μmol/L，尿素 17.70mmol/L，尿酸 506.00μmol/L，肾小球滤过滤 7.45mL/min；电解质，钙 2.14mmol/L；凝血常规，凝血酶时间 13.7 秒。入院中医诊断：暴盲气滞血瘀证。西医诊断：①高血压性视网膜病（双眼）；②视盘血管炎（双眼）；③高血压Ⅲ级，极高危；④IgA 肾病，肾功能不全。经降血压、补钾、改善循环及对症支持治疗后血压及肾功能未见明显好转，转入肾内科治疗。

转入后症见：乏力，腰痛，现无恶心呕吐；头晕，咽痛，无明显头痛，无恶寒发热，无鼻塞流涕；左眼视物模糊，无明显眼红眼痛；精神尚可，纳寐尚可，大小便正常。舌红，苔薄黄，脉浮弦细。体格检查：体温 36.9 ℃，脉搏 94 次/min，呼吸 20 次/min，血压 160/92mmHg；贫血貌，余同入院时。检查回报：血常规，中性粒细胞 0.7830，淋巴细胞 0.91×10^9/L，淋巴细胞 0.1420，红细胞 2.47×10^{12}/L，血红蛋白 71.00g/L，血细胞比容 0.2150，血小板 60×10^9/L，血小板容积比 0.08%；尿液全套，（镜检）管型，颗粒管型 0～1 个/HP，隐血（+++），尿蛋白（+++），红细胞 298.40 个/μL，白细胞 5.28 个/μL；复检红细胞计数 295000 个/mL，均一红细胞 40.00%，不均一红细胞 60.00%；甲状旁腺素 201.80pg/mL；网织红细胞 32.90×10^9/L；肾功能，肌酐 589.00μmol/L，尿素 17.30mmol/L，尿酸 510.00μmol/L，肾小球滤过滤 7.54mL/min；电解质全套，钾 5.13mmol/L，无机磷 1.75mmol/L，二氧化碳结合力 19.60mmol/L；心肌酶谱常规，乳酸脱氢酶 372.00IU/L，肌红蛋白 131.00μg/L；体液免疫全套，IgG 定量 8.69g/L，IgM 定量 1.00g/L，IgA 定量 2.11g/L，C_3 含量 81.70mg/dL，C_4 定量 28.70mg/dL；血型既不完全抗体鉴定，ABO 血型 O 型，RhD 血型阳性；不规则抗体筛查（－）；抗核抗体（1∶80）（＋）（斑点型），抗核抗体（1∶160）（－），抗核抗体（1∶320）（－）；血小板（HPA）（－）；贫血三项，维生素 B_{12} 162.00pmol/L，叶酸 9.1nmol/L，铁蛋白 234.85ng/mL；尿蛋白定量 1848.00mg/L；尿微量清蛋白 1631.60mg/L；24 小时尿蛋白定量 2032.80mg/24h；24 小时尿微量蛋白定量 1794.76mg/L；N-乙酰-β-D-氨基葡萄糖苷酶 4.50U/L。输血前四项、乙肝全套、大便常规＋隐血实验未见明显异常。泌尿系彩超：双肾体积测值偏小；双肾实质回声中度增强。眼科专科检查：双眼眼底病变；左眼局限性视网膜脱离；双眼网膜层间见渗出和积液，神经上皮脱落。入院中医诊断：虚劳病肝肾精亏，浊毒内蕴证。西医诊断：①IgA 肾病，慢性肾功能不全 CKD5 期；慢性贫血；肾性高血压。②视物模糊查因，高血压性视网膜病（双眼）？视网膜血管炎（双眼）？治疗上予以左旋氨氯地平片、硝苯地平Ⅰ缓释片降压；参麦注射液益气固脱，养阴生津；正清风痛宁注射液祛风除湿，活血通络；怡肾丸（生地黄、熟地黄、五味子、蝉蜕等）、百令胶囊（发酵冬虫夏草菌粉）护肾；盐酸小檗碱片调节肠道菌群；碳酸氢钠片纠酸；叶酸片、琥珀酸亚铁薄膜衣片、重组人促红素（CHO 细胞）注射液纠正贫血；碳酸钙胶囊剂纠正钙磷代谢紊乱；非布司他片降尿酸等。中医治疗予以疏风清热，凉血解毒，方以桑菊饮加味：桑叶、菊花、桔梗、苦杏仁、炒谷芽各 10g，连翘、甘草、芦根、薄荷各 6g，山药、白茅根各 30g。7 剂，每日 1 剂，泡服，早、晚温服。另予以中药保留灌肠增加排毒，自拟方：大黄、白花蛇舌草各 30g，煅龙骨、煅牡蛎各 25g，槐花、蒲公英各 15g，土茯苓 50g。5 剂，每日 1 剂，保留灌肠。并灸中脘穴温阳通脉。经治疗后患者精神可，乏力较前明显减轻，无腰痛，左眼视物模糊较前好转，无头晕头痛，无恶心呕吐，纳寐尚可，24 小时尿量波动在 500～800mL，大便可。体格检查：体温 36.6 ℃，脉搏 78 次/min，呼吸 19 次/min，血压 135/80mmHg；咽喉充血，双侧扁桃体无肿大；呼吸规律，心肺听诊未见明显异常；腹部柔软，无压痛、反跳痛，无包块，腹壁可见一长约 8cm 陈旧性手术瘢痕，无移动性浊音；肝脏、脾肋下未触及，肾区无叩击痛，双下肢有数个散在瘀斑，无水肿。复查肾功能：肌酐 583.00μmol/L，尿素 15.50mmol/L，尿酸 580.00μmol/L；电解质：钾 4.82mmol/L，钙 2.08mmol/L，无机磷 1.76mmol/L，二氧化碳结合力 20.70mmol/L。患者于 2017 年 10 月 31 日医嘱带药出院。嘱出院后密切监测血压，定期复查血尿粪常规、肝肾功能、电解质、甲状旁腺素等，及时肾内科、眼科复查，规律服用相关药物，不适随诊。

二、讨论

IgA 肾病是指肾小球系膜区以 IgA 或 IgA 沉积为主的原发性肾小球疾病，是肾小球源性血尿最常见的原因，原发性病因不明。为目前世界范围内最常见的原发性肾小球疾病，也是我国最常见的肾小球疾病。其病理变化多种多样，病变程度轻重不一，可涉及肾小球肾炎几乎所有的类型：轻微病变性肾小球肾炎、局灶增生性肾小球肾炎、毛细血管内增生性肾小球肾炎、系膜毛细血管性肾小球肾炎、新月体性肾小球肾炎、局灶性节段性肾小球硬化和增生硬化型肾小球肾炎等。IgA 肾病的临床表现可包含原发性肾小球肾炎的各种临床表现，尤以血尿最常见。部分患者在起病前多有感染，常为上呼吸道感染（咽炎、扁桃体炎），其次为消化道、肺部和泌尿系感染。在感染后出现突发性肉眼血尿，持续数小时至数日。肉眼血尿发作后，尿红细胞可消失，转为镜下血尿。部分患者可从未见肉眼血尿，而仅表现为镜下血尿。该病早期除血尿外，伴或不伴轻度蛋白尿，无水肿、高血压和肾功能减退，故而其隐匿性强，不易察觉。IgA肾病早期高血压并不常见（<5%～10%），伴随着病程延长高血压发生率增高，部分患者可呈恶性高血压。IgA肾病损伤肾小球，肾脏病变引起的高血压，是最常见的继发性高血压，故终末期肾病80%～90%合并高血压。其发生机制主要是由于肾单位大量丢失，导致水钠潴留和细胞外容量增加，以及肾脏RASS激活与排钠减少。高血压又进一步升高肾小球内囊压力，形成恶性循环，加重肾脏病变。有研究表明，反复肉眼血尿不伴蛋白尿者往往病变较轻，较少出现高血压及肾功能不全，一般预后较好；而伴有蛋白尿者发生高血压率较高，若控制不佳，常进展至慢性肾衰竭，预后较差。

患者近2个月未监测血压，既往血压正常，至本次因“左眼视物模糊半个月余”入院时，血压207/110mmHg。眼科诊断为：①高血压性视网膜病（双眼）；②视盘血管炎（双眼）。高血压病患者常并发眼部疾病，眼底改变常与高血压病程平行，血压增高后导致视网膜小动脉发生痉挛，随着病程进展出现硬化，当血压急骤升高可引起视网膜及脉络膜血管失代偿，使血管壁细胞肿胀、破裂而渗透性增加，导致渗出和出血。患者近期血压明显升高，但因自2016年12月至今未行肾功能检查，故难以鉴别当前终末期肾衰竭是因IgA肾病的慢性发展还是高血压导致的急性恶化而成。所以，肾脏病患者定期行肾功能、血压等监测对于了解其疾病发展进程、治疗及预后尤为重要。

IgA肾病在中医学中无特定的病名，多归属于“尿血”、“腰痛”、“水肿”、“肾风”、“虚劳”等范畴。中医学认为，IgA肾病常以肾为病变中心，并可涉及肺、肝、脾等脏。肺为水之上源，肾为主水之脏，肺气宣发肃降和肾气的气化作用密切相关，二者失调则可导致水液代谢障碍而成水肿。《素问·水热穴论》曰：“其本在肾，其末在肺，皆积水也。”肝主疏泄，肾主封藏，藏泄失调，故可见精微失藏而下走尿道外出。脾主运化与升清，化生气血，为后天之本，肾主藏精，为一身阴阳之本，为先天之本，“五脏之阳气，非此不能发”，“五脏之阴气，非此不能滋”，二者失养，故可导致腰痛、水肿、尿血等症，渐至虚劳。肾元亏虚是发病的主要内因；感受外邪，尤其是风热毒邪是本病的主要外因；而过度劳累，饮食不节，情志不畅等则常为本病发病诱因。临床上IgA肾病围绕肾的虚、热、瘀、湿、毒的消长而变化，病性属正虚邪实，虚实夹杂。中医辨证的流程为：首辨分期（急性发作期、慢性持续期），再辨主证、次证；先辨正虚，再辨邪实。患者IgA肾病已发展至慢性肾功能不全（CKD5期），继发导致肾性贫血、肾性高血压、高血压性视网膜病，以乏力、腰痛、突发视物模糊、咽痛为主症，伴有肾功能异常、血尿蛋白尿等，舌红，苔薄黄，脉浮弦细，当为慢性持续期急性发作。肾元亏虚，失于藏，精微外流，故见乏力腰痛，血尿蛋白尿。《灵枢·经脉》曰：“肾足少阴之脉……其支者，从肺出，络心，注肺中，循喉咙，挟舌本。”朱丹溪曰：“咽喉者，一身总要。”任继学教授认为，咽喉为肾之连姻，且咽喉为关隘，易为邪犯，外邪入侵，从皮毛玄府而入，或从呼吸道而入，盘踞于咽喉，邪结咽喉之血络或毛脉，郁结不散，化生瘀毒，毒随少阴经脉下犯少阴膜原、血络，致病情加重，难以缓解。肾气受损，卫外不固，循经再伤及肾，致病情发展、缠绵，形成咽喉与肾的恶性循环，此为标本传变之理。患者突发视物模糊乃热邪内蕴灼伤眼部血络而致；咽痛乃邪气侵犯，咽喉受邪下及于肾加重病情，故治疗上可从咽喉入手，方选桑菊饮加味。底方桑菊饮乃“辛凉轻剂”，药性轻灵，药力可上行达于眼与咽喉，功能疏风清热；加山药补脾养胃、生津润肺、补肾涩精；白茅根凉血止血，清热利尿；炒谷芽消食和中；全方标本兼顾，以治标为主。人之浊毒可从前后二阴排出，大便通畅有利于排毒。《素问·五脏别论》曰：“魄门亦为五脏使，水谷不得久藏。”魄门系指肛门、直肠及乙状结肠之下截。张景岳有曰：“虽诸脏糟粕固由其泄，而脏气升降亦赖以调，故为五脏使。”魄门为诸脏泄糟粕，故而内生有形之邪皆可从魄门而出。《素问·灵兰秘典论》曰：“大肠者，传导之官，变化出焉。”《素问·五脏别论》曰：“六府者，传化物而不藏，故实而不能满。”《素问·金匮真言论》曰：“北方黑色，入通于肾，开窍于二阴，藏精于肾。”本病虚实夹杂，多有血瘀、湿热、浊毒等积聚体内，肾开窍于二阴，司二便，通导魄门可予有形之邪以出路，既能减少邪气对肾的侵犯，又能减轻肾气在推动二便排泄中的负担，从而达到改善临床症状与护肾的作用。患者无灌肠禁忌证，故行中药汤剂保留灌肠，予以院内经验方通腑解毒，活血化浊。方中大黄“善荡涤积滞”、“推陈致新，导瘀血，滚痰涎”、“散坚聚”（《本草新编》）；煅龙骨、煅牡蛎平肝潜阳、收敛固涩；槐花凉血止血，清肝泻火、蒲公英、白花蛇、舌草清热解毒、利湿通淋；土茯苓可“除湿消水、去清分浊”、“能入络，搜剔湿热之蕴毒，以渗利下导为务”（《本草正义》），毒去则血络、膜原得复，肾主封藏之性有所恢复，精微物质外漏减轻，故蛋白尿血尿可减少。患者住院期间，中医根据辨证施治，采用内服外治并用，标本兼顾，排浊毒，补脏腑，故而临床诸症改善。

肾病综合征并脑血栓形成

一、病例介绍

患者向××，男，40 岁，因“右侧肢体活动不利伴言语障碍 1 个月余”于 2017 年 6 月 15 日入院。患者于 2017 年 5 月 8 日无明显诱因突然出现意识不清、右侧肢体活动障碍，于外院查颅脑 CT 提示：左侧基底核区及顶叶大面积脑梗死，可疑左侧大脑中动脉闭塞。予以营养神经、抗血小板聚集、降脂稳斑等治疗（具体药物不详），症状改善，但遗留右侧肢体活动不利、言语障碍。患者于 2007 年因双下肢水肿在协和医院确诊为“肾病综合征”后，直至 2016 年 10 月，一直予以甲泼尼龙或泼尼松等相关治疗（具体治疗方案不详）。有“高脂血症、双侧颈动脉斑块、右锁骨下动脉斑块”病史。入院症见：右侧肢体活动不利，右上肢不能于床面平行移动，右下肢于床面稍屈曲，言语障碍，无饮水呛咳，无吞咽困难，无头晕头痛，神清，精神一般，纳可，夜寐欠安，二便正常。体格检查：神志清楚，言语障碍，被动体位，双下肢轻度水肿，右上肢肌力 1 级，肌张力增高，右下肢肌力 3－级，肌张力增高，右侧腱反射亢进，右侧霍夫曼征（＋），右侧巴氏征（＋），左侧肢体肌力、肌张力、腱反射正常，病理反射未引出；心肺腹部（－）；舌紫暗，苔薄白，脉沉涩弱。实验室检查：尿常规，尿蛋白（＋＋＋），尿蛋白定量 29.4g/24h；肝功能，清蛋白 24g/L。颅脑 CT 平扫（2017 年 5 月 8 日某县医院）：左侧基底核及顶叶大面积脑梗死，可疑左侧大脑中动脉闭塞。颅脑 MRI 平扫＋DWI（2017 年 5 月 10 日长沙某医院）：左侧额顶颞枕岛叶、左侧基底核急性脑梗死。入院后查尿常规：隐血试验（＋），尿蛋白（＋＋＋），红细胞 14.08μL，均一红细胞 22%；肝功能：总蛋白 34g/L，清蛋白 21.6g/L，球蛋白 12.4g/L，谷丙转氨酶 71.9IU/L；电解质：钠 147mmol/L，氯 107mmol/L，钙 1.94mmol/L；心肌酶：肌红蛋白 140μg/L；血脂常规：总胆固醇 8.53mmol/L，甘油三酯 3.15mmol/L，高密度脂蛋白胆固醇 1.24mmol/L，低密度脂蛋白胆固醇 6.15mmol/L；凝血常规：凝血酶原时间 10.6 秒，纤维蛋白原 4.1g/L，血常规、粪便常规＋隐血、肾功能正常。入院中医诊断：中风病，缺血性中风恢复期瘀阻脑络证。西医诊断：①大面积脑梗死恢复期；②肾病综合征；③高脂血症；④低蛋白血症。治疗上予小牛血清去蛋白注射液 40mL 静滴改善脑循环，单唾液酸四己糖神经节苷脂钠冻干粉针 40mg 营养神经，丁苯酞软胶囊 0.2g Tid、奥拉西坦胶囊剂 0.8g Tid 护脑。中医治疗予以补气活血、化瘀通络，方以补阳还五汤加减：黄芪 30g，川芎、当归、赤芍、桃仁、地龙各 10g，制何首乌、生地黄、黄精、鸡血藤各 15g，全蝎、红花、甘草各 6g。10 剂，每日 1 剂，水煎服。配合针刺治疗，采用平补平泻手法，取患侧穴位：百会、三阴交、肝俞、足三里、阴陵泉、阳陵泉、血海、肩髎、曲池、合谷、手三里、风池、颊车、地仓，每日 1 次，中等强度刺激，每次留针 30 分钟。

2017 年 6 月 25 日发现双下肢水肿加重，小便泡沫多。复查尿常规：隐血试验（＋），尿蛋白（＋＋＋＋），病理管型（＋）；血常规：红细胞 3.8×10^9/L，血红蛋白 115g/L；尿微量蛋白测定：尿微量蛋白 5861.9mg/L，24 小时尿微量蛋白定量 10551.42mg/L；肝功能：总蛋白 32g/L，清蛋白 19.4g/L，球蛋白 12.6g/L；电解质：钙 1.64mmol/L；血脂常规：总胆固醇 11.53mmol/L，甘油三酯 4.08mmol/L，高密度脂蛋白胆固醇 0.88mmol/L，低密度脂蛋白胆固醇 8.61mmol/L；凝血常规：凝血酶原时间 9.8 秒，纤维蛋白原 7.69g/L，血浆抗凝血酶Ⅲ测定 342mg/L，血浆 D－二聚体 7.77mg/L；体液免疫全套：免疫球蛋白 IgG 定量 2.07g/L；本周蛋白：免疫球蛋白 k 链 0.63g/L，免疫球蛋白 λ 链 0.38g/L；自身免疫全套正常。泌尿系彩超：右肾多发小结石声像，前列腺增生并细小钙化灶形成。先后予阿司匹林肠溶片 0.1g Qn、双密达莫片剂 50mg Tid 抗血小板聚集，阿托伐他汀钙片剂 20mg Qn 降血脂，甲泼尼龙片剂 20mg Qd 抑制免疫，甲钴胺注射液 500μg 营养神经，前列地尔注射液 10μg 改善循环，人血白蛋白注射液 10g 补充白蛋白，甲泼尼龙琥珀酸钠粉针剂 20mg Qd 抑制免疫。中医治法补脾益肾，利湿化浊、活血祛瘀，以右归丸化裁：黄芪 30g，山茱萸 20g，茯苓、泽泻、白术、熟地黄、生地黄、菟丝子、山药、鹿角胶、山楂、丹参、当归、泽兰、制何首乌各 15g，甘草 6g。15 剂，每日 1 剂，水煎服。经上治疗后，患者水肿逐渐减轻，于 2017 年 7 月 7 日出院。嘱患者控制钠盐摄入量，注意个人卫生，预防外感，避免劳累，勿自行停用药物或随意加减药物剂量，定期复查血、尿常规及凝血常规。继服中药治疗，巩固疗效。

二、讨论

肾病综合征（NS）是指由多种病因使肾脏受损导致大量蛋白尿及其相应表现的综合征，以大量蛋白尿、低蛋白血症、水肿、高脂血症为特点，包括原发性与继发性两类。其发病机制主要是免疫反应或肾小球内及肾间质的炎症反应使肾小球毛细血管滤过膜的机械屏障与电荷屏障作用受损，致使原尿中蛋白含量增多，超过近曲小管回吸收量，形成大量蛋白尿。大量清蛋白从尿中丢失，肝脏代偿性合成清蛋白不足，导致低白蛋白血症。肾病综合征患者因胃肠黏膜水肿，食欲下降，蛋白质摄入不足，而加重低白蛋白血症。大量蛋白尿、低蛋白血症，血浆胶体渗透压下降，血浆外渗进入组织间隙形成水肿。血容量不足，刺激心房容量及压力感受器，反射性刺激交感神经兴奋，心钠素（ANP）分泌减少，促使肾脏重吸收水、钠，加重水肿。血清清蛋白减少，肝脏代偿性地合成清蛋白，同时合成脂蛋白胆固醇增加。大量蛋白尿使脂蛋白受体减少，而降低脂解作用，促进高脂血症的形成。目前，治疗肾病综合征的药物主要以糖皮质激素为主，包括短效激素（氢化可的松、泼尼松、泼尼松龙），中效激素（氟羟强的松）和长效激素（地塞米松）。激素主要通过免疫抑制作用和抗炎症反应发挥治疗功效。

脑血栓形成是由于动脉粥样硬化或血栓形成致血管腔狭窄、闭塞，脑部血液供应障碍，导致脑组织缺血缺氧性坏死，出现神经功能损伤的临床综合征，动脉粥样硬化是脑血栓形成的根本原因。脂质代谢障碍，胆固醇和甘油三酯堆积在血管壁，动脉硬化，血小板黏附、沉着而形成血栓。近年来，既往有肾病综合征病史并发脑血栓形成的研究及报道越来越多，且患者年龄日趋年轻化。肾病综合征患者血液呈现高凝状态。长期大量使用激素阻滞单核吞噬细胞系统的功能，增加凝血因子Ⅷ的活性，使纤维蛋白溶解降低、抑制肝素的释放，增强血小板聚集及黏附力，促进血栓的形成。肾病综合征患者蛋白降低，血浆胶体渗透压下降，血管腔中的水分外渗入组织间隙，致使血管内脱水，大量使用利尿药增加血液黏度。肾小球滤过屏障破坏，使蛋白 C、蛋白 S 和抗栓因子如纤溶酶原、抗凝血酶Ⅲ随尿液排出，大分子凝血因子在血中蓄积；肝脏代偿性合成白蛋白增多，同时Ⅴ因子、Ⅷ因子、纤维蛋白原等凝血因子亦合成增加，引起抗栓因子与凝血因子的平衡失调，纤溶系统功能降低，血小板功能亢进，促进血栓形成。

该中年患者有肾病综合征病史 10 年，血压、血糖均正常，故不考虑高血压、高血糖导致脑血栓形成。患者肾病综合征病程长，严重的低蛋白血症、高脂血症，血液呈现高黏稠状态，长期服用糖皮质激素，刺激凝血因子Ⅲ的活性，使血小板聚集及黏附力增强，促进动脉粥样硬化并血栓形成。凝血与纤溶系统失衡是脑血栓形成的重要病理过程，高纤维蛋白原与低纤溶功能刺激血小板功能，增强凝血功能。结合以上论述，故考虑患者脑血栓形成与肾病综合征存在密切关系。在临床用药中，激素是治疗肾病综合征的主要药物，对于有肾病综合征病史的患者，尤其是病程长的中老年人应做好预防工作，配合抗血小板聚集及调脂稳斑药物，预防心脑血管意外。

脑血栓形成属于中医学“中风”范畴。临床表现多为卒然昏仆，不省人事，半身不遂，口角㖞斜，言语不利等。主要病理因素是滞气、痰浊、瘀毒。《灵枢・经脉》曰：“人始生，脉道以通，血气乃行……经脉者，所以能决死生，不可不通。”《灵枢・五癃津液别》曰：“五谷之津液，和合为膏者，内渗于骨空，补益脑髓。”肾虚血瘀是缺血性中风重要的病理机制之一。脑髓玄府有赖于气血津液的充养。邪犯脉络，气血不和，气滞血行不畅，化瘀生痰，痰瘀壅滞，血脉闭阻不通，或痰浊瘀毒壅塞脑髓玄府，或久病肾虚，精水干涸，髓海空虚，脑窍气虚血少，脑络失养，脑络血液凝涩不畅，神机失用而发为中风。以补肾生髓、祛瘀通络为主要治法。方中黄芪、当归益气生血，生地黄、黄精、制何首乌补肾益精，全蝎、地龙剔邪通络，桃仁、红花、赤芍、川芎、鸡血藤活血祛瘀，甘草护中，调和诸药。肾病综合征属中医学“水肿、虚劳、尿浊”范畴。《素问·至真要大论》曰：“诸湿肿满，皆属于脾。”《诸病源候论·水肿病》曰：“水病者，由脾肾俱虚故也，肾虚不能宣统水气，脾虚不能治水，故水气盈溢。”《景岳全书·肿胀》曰：“凡水肿等证，乃肺脾肾三脏相干之病，盖水为至阴，故其本在肾；水化于气，故其标在肺；水唯畏土，故其制在脾。今肺虚则气不化精而化水，脾虚则土不制水而反克，肾虚则水无主而妄行。”基本病机为脾肾素虚，外邪入侵，使肺脾肾三脏功能失调，肺失通调，脾失转输，肾失封藏，三焦气化不利，导致津液输布失常，水湿停聚，精微物质外泄。病理因素主要是虚、湿、热、瘀。中医学认为“久病入络，久病必瘀”，“血不利，则为水肿”，湿浊毒邪郁积体内，日久损伤脉络而成瘀血，湿浊郁久化热煎灼营血亦可致瘀。时毓民教授通过激素的使用剂量，将 NS 分为 3 个阶段，首始阶段表现脾肾阳虚，减量阶段为阴虚火旺、湿热蕴蒸，维持阶段为脾肾阳气不足，故而在治疗时当以益气健脾、温肾利水为主，以活血祛瘀、利湿化浊为辅。方中黄芪、茯苓、山药、白术益气健脾、利水消肿，泽泻渗湿泄热，加强利水消肿功效，山茱萸补肾助阳，菟丝子、鹿角胶补肾阳、益精血，生地黄、熟地黄养阴生精，泽兰活血祛瘀、利水消肿，当归、制何首乌、山楂、丹参和血降脂，活血祛瘀，甘草补脾益气、调和诸药。全方重在补益脾肾，同时兼具利湿化浊，活血化瘀之功效。肾乃一身之根本，髓海为病，其本在肾，故治肾亦即治脑。

目前，西医对肾病综合征的治疗方法主要是糖皮质激素抑制免疫，但长期使用激素常伴随一系列副作用，包括肾上腺皮质功能不全、类肾上腺皮质功能亢进症、骨质疏松、肌萎缩、股骨头缺血性坏死、易感染等，给患者身心造成了很大的痛苦。通过中西医结合治疗，可有效地改善患者临床症状，减轻患者痛苦，提高患者的生活质量。

胸腹主动脉覆膜支架置入术后脊髓缺血

一、病例介绍

患者柳××，男，68 岁，因“腹痛、腹泻 4 日”于 2017 年 7 月 21 日入院。患者于 2017 年 7 月 17 日饮生冷啤酒后出现腹部胀痛、腹泻，于社区医院就诊，予以间苯三酚止痛，左氧氟沙星抗感染等，输液治疗 3 日症状无缓解，为求进一步治疗入住我院。既往有“冠心病、原发性高血压”病史 10 余年，现予“施慧达 0.25mg Qd”降血压，血压控制尚可。有“双侧颈动脉硬化并斑块形成、高脂血症、脂肪肝”病史。入院症见：腹部持续性胀痛，脐上、左下腹痛甚，进食后疼痛加重，伴黄褐色水样或黏液样便，20 余次/d，泻后痛减，偶有呕吐，1～2 次/d，呕吐清水，无发热畏寒，偶感胸闷痛、心悸，休息后可缓解，多汗，头晕眼花，纳寐不佳，神清，精神差，小便频数。体格检查：神志清楚，精神差，慢性病容，表情痛苦，面色少华，语言清晰；双肺呼吸音粗，未闻及干、湿啰音；心律不齐，各瓣膜听诊未闻及病理性杂音；腹部平坦、柔软，全腹压痛，脐上及左下腹压痛明显，无反跳痛，未扪及包块；神经系统（－）；舌暗，苔黄腻，脉滑数。入院中医诊断：①腹痛，湿热中阻证；②泄泻，湿热下注证。西医诊断：①腹痛腹泻查因，急性肠胃炎？急性胰腺炎？②冠心病，不稳定型心绞痛，心律失常，心功能Ⅲ级 C；③原发性高血压 3 级，极高危；④高脂血症；⑤双侧颈动脉硬化并斑块形成。入院后查血常规：白细胞 6.72×10^9/L，中性粒细胞比 0.7620，淋巴细胞 0.63×10^9/L，淋巴细胞 0.1540，红细胞 4.17×10^{12}L，血细胞比容 0.3740，平均血红蛋白浓度 356g/L；尿常规：红细胞 0～2/HP，隐血试验（＋）；大便常规（＋）；隐血试验：红细胞 0～1/HP，隐血试验（＋）；肝功能：总蛋白 62g/L，球蛋白 19.9g/L，总胆红素 25.4μmol/L，直接胆红素 8.7μmol/L；肾功能：肌酐 107μmol/L，尿酸 459μmol/L；血脂常规：高密度脂蛋白胆固醇 0.98mmol/L；空腹血糖：8.22mmol/L；电解质：钾 2.82mmol/L；

BNP：79pg/mL；降钙素原 0.83ng/mL；C 反应蛋白 14.48mg/L；凝血常规：纤维蛋白原 4.3g/L；输血前八项正常。胸、腹部 CT 平扫：右侧胸膜局部脂肪密度影，腹主动脉（L_1～L_5）部分呈梭形扩张。主动脉 CT 血管成像诊断为“胸主动脉溃疡形成、腹主动脉瘤”。入院后予以拉氧头孢钠粉针剂抗感染，泮托拉唑钠粉针剂护胃，氨基酸注射液（复方 18AA）注射液、钠钾镁钙葡萄糖注射液补液及对症支持治疗。患者腹泻症状缓解，一般情况可，于 2017 年 7 月 25 日在全身麻醉气管内插管下行胸主动脉支架植入＋腹主动脉支架植入术。取仰卧位，作右侧股动脉横行切口，导入导管至胸主动脉，于左锁骨下动脉开口后置入覆膜支架（36mm×160mm），准确释放记忆合金支架自动张开。作左股动脉横行切口，导入导管至腹主动脉，于肾动脉开口置入分叉状覆膜支架（24mm），准确释放记忆合金支架自动张开，短臂位于左侧髂动脉，长臂进入右侧髂动脉。造影显示肾动脉及髂动脉通畅，退出导管，予以 5－0 prolene 线缝合股动脉切口，术后安返 ICU。

术后患者生命体征平稳，予以预防感染、抗凝、改善循环、护胃及补液等治疗。术后第 1 日患者突发双下肢无力、感觉异常。体格检查：T_6 平面以下痛觉、温觉、触觉消失，浅反射消失，双下肢肌力 0 级，双侧 Babinski 征阳性。床旁血管彩超提示“双下肢动脉硬化，双下肢深静脉血流通畅”。排除双下肢血管栓塞可能。2017 年 7 月 27 日查磁共振脑功能成像、脊椎 MRI：颅脑未见明显异常，颈椎、胸椎、腰椎退行性变。因主动脉置入金属性腹膜支架禁忌行脊髓磁共振检查，结合上述症状及辅助检查，考虑为肋间动脉闭塞引起的脊髓缺血性损伤，予以甲泼尼龙琥珀酸钠粉针剂 20mg 减轻炎性反应，降低血管阻力；依达拉奉注射液 10mg 改善循环、营养神经，盐酸甲氯芬酯冻干粉针剂 0.1g 促进中枢神经恢复，脑脊液引流降低蛛网膜下隙压力。中医治以补益气血，活血通络，疏通督脉，以补阳还五汤化裁：黄芪 30g，丹参、生地黄、山药、山楂、炒地龙各 15g，当归、赤芍、川芎、六神曲、茯苓、枸杞子各 10g，蜈蚣半条，桃仁、红花、甘草各 6g。7 剂，每日 1 剂，水煎服。8 月 1 日查患者双下肢活动受限，双下肢肌力近端 3 级，远端 2 级。停用甲泼尼龙琥珀酸钠粉针剂、盐酸甲氯芬酯冻干粉针剂，中药继续予原方，10 剂，每日 1 剂，早、晚分服。8 月 8 日查房，患者可搀扶站立，缓慢行走 10m 左右。大便自解，拔除导尿管后发现小便失禁。体格检查：右下肢肌力 4 级，左下肢肌力 3＋级，触觉恢复，温觉欠佳，无痛觉。9 日查泌尿系超声提示双肾泥沙样结石；残余尿量彩超提示膀胱内尿潴留。考虑充溢性尿失禁可能性大，予以导尿。中药予以萆薢分清饮以温肾利湿、分清化浊，处方：萆薢、泽泻、山茱萸、石菖蒲、郁金、益智、牡丹皮各 10g，山药、黄芪各 30g，茯苓 15g，陈皮、甘草各 6g。10 剂，每日 1 剂，水煎服。导尿管引流小便 2000～3000L/d。患者保留导尿 15 日，予以拔除导尿管后，患者小腹胀痛，小便不能自解，再次予以导尿管导尿，嘱其适当夹闭导尿管，锻炼膀胱功能。30 日患者诉夜间汗出明显，小便仍不能自解。舌质红，苔黄腻，脉弦，中药予以知柏地黄汤以养阴清热，利水泄热。处方：知母、黄柏、牡丹皮、泽泻、茯苓、银柴胡、地骨皮、浮小麦、车前子、白芍各 10g，生地黄 20g，山茱萸、山药各 15g，炒地龙 6g。7 剂，每日 1 剂，煎服。配合针灸及康复治疗。9 月 6 日查房，患者可搀扶缓慢行走 100m 左右，夜间汗出症状明显好转，夜寐不安，入睡困难，舌质红，苔黄腻，脉弦。右下肢肌力 4＋级，左下肢肌力 4＋级，触觉灵敏，温觉、痛觉较差。以 8 月 30 日处方加酸枣仁、首乌藤、茯神各 15g。10 剂，每日 1 剂，水煎服。23 日查房，患者可自行缓慢行走，纳寐可。拔除导尿管后，小便难解，伴尿道灼热感。体格检查：T_6 平面以下触觉灵敏，痛觉、温觉稍差，双下肢肌力 5 级，膝腱反射灵敏，病理反射未引出。舌质红，苔黄稍腻，脉弦尺弱。中药予三仁汤化裁以清利湿热、宣畅气机。处方：薏苡仁、苦杏仁各 10g，白茅根、山茱萸各 30g，黄连 3g，豆蔻、川楝子、黄柏各 5g，小通草、甘草各 6g。7 剂，每日 1 剂，水煎服。用冰片 0.5g 加蛋清外敷神阙穴。10 月 2 日患者能自行排尿，但排尿不畅，继续予 9 月 23 日处方治疗。服药后患者排尿不畅明显好转，于 2017 年 10 月 10 日出院。

二、讨论

随着影像检查技术的进步及影像诊断水平的提高，主动脉疾病检出率呈逐年上升趋势。主动脉病变累及及范围广泛，病情进展迅速，临床表现复杂多样，给外科手术治疗带来了许多困难。覆膜支架置入术解决了传统手术的盲区，利用穿刺、导管、球囊导管扩张形成和金属内支架置入等技术，使狭窄、闭塞的血管或腔道扩张、再通。具有创伤小、术中出血少、手术时间短及术后恢复快等优点。但支架治疗有内漏、卒中、缺血性脊髓损伤、动脉瘤形成及入路血管损伤等并发症。脊髓缺血损伤是主动脉覆膜支架置入术迄今无法完全避免的严重并发症。

脊髓的血液供应来源主要有脊髓前动脉、脊髓后动脉以及根动脉。脊髓前动脉在椎动脉分支末梢分出，向下前方走行于脊髓的前正中裂中；脊髓后动脉自同侧椎动脉的颅内部分，沿脊髓后外侧沟下行，左右各一根。脊髓前、后动脉在不同节段有来自椎动脉、颈升动脉、肋间动脉、腰动脉的分支加入；颈部椎动脉、甲状腺下动脉、肋间动脉、腰动脉、髂腰动脉、髂外动脉分支穿过椎间孔组成前根动脉和后根动脉，分别与脊髓前、后动脉吻合，根动脉分支中少数管径较大的终支穿过脊膜到达脊髓称为根髓动脉，其中有一支主要的大根髓动脉（Adamkiewicz 动脉），Koshino 等尸检研究结果显示，该动脉 72% 起源于左侧肋间动脉及腰动脉，动物实验中结扎大根髓动脉，截瘫率高达 70%。脊髓血供大致分为三区：①颈胸区，此节段动脉粗大，血运较丰富；②中胸区，相当于 T_4～T_8 节段，血供主要来自脊髓前动脉，该区动脉细且数量较少，故对血管闭塞性损伤敏感；脊髓前动脉（ASA）提供 75% 脊髓供血，ASA 闭塞是脊髓缺血性损伤的主要原因；③胸腰区，血供主要来自脊髓根动脉，血运丰富。由于胸腰段根动脉主要来自肋间动脉与腰动脉，且胸腰段脊髓前、后动脉亦受肋间动脉加强，加上脊髓前动脉在下胸段的侧支循环相对薄弱，本身容易发生缺血。因此在胸腰段行长距离覆膜支架置入，导致双侧肋间动脉闭塞，影响胸腰段脊髓前后动脉、根动脉甚至是大根髓动脉血供，造成脊髓缺血，患者可出现截瘫、神经根痛、浅深感觉障碍等症状，脊髓损伤后，造成肠道及膀胱功能障碍，则出现大小便失禁。置入覆膜支架不可避免地覆盖脊髓供血动脉，导致脊髓缺血缺氧，脑脊液压力升高，血管阻力增加，脊髓血液灌注量减少，从而增加了脊髓缺血损伤程度。

支架置入术后脊髓缺血损伤的危险因素主要包括主动脉覆盖长度、左锁骨下动脉开口覆盖、围术期低血压等。支架越长，供应脊髓的动脉缺血越严重。围术期血压降低可导致脊髓灌注减少，从而导致神经功能障碍。术后脊髓损伤的早期发现及早期增加脊髓血液灌注能显著改善预后。具体措施包括：①早期使用糖皮质激素或甘露醇等减轻炎性反应、减轻脊髓水肿，减少血管阻力；②使用抗凝血药预防血栓形成；③使用扩血管药物改善循环，增加脊髓灌注、促进脊髓侧支循环形成；④脑脊液引流；⑤使用营养神经药物，保护脊髓细胞；⑥调整血压，将收缩压维持在 120～140mmHg；⑦降低体温，减少神经组织需氧量，增加脊髓对缺血的耐受性，防止迟发性脊髓损伤。⑧肋间动脉重建。近来研究表明，丹参、川芎等中药能抑制细胞外信号，调节激酶通路，改善氧代谢，对脊髓细胞具有一定的保护作用，促进脊髓修复。

本例患者术后第 1 日发现双下肢无力、感觉异常。T_6 平面以下痛觉、温觉、触觉消失，浅反射消失，双下肢肌力 0 级，双侧 Babinski 征阳性。床旁血管彩超提示“双下肢动脉硬化，双下肢深静脉血流通畅”，排除双下肢血管栓塞可能。磁共振脑功能成像、脊椎 MRI 提示颅脑未见明显异常，颈椎、胸椎、腰椎退行性变，故考虑为脊髓梗死可能性大。该患者同期行胸主动脉及腹主动脉内覆膜支架置入术，于左锁骨下动脉远段至 T_8 水平降主动脉、L_1 水平腹主动脉至双侧髂总动脉近段各置入 1 枚支架，阻断或闭塞了肋间动脉及腰动脉，很可能影响了大根髓动脉及其他脊髓供血动脉的血液供应，造成脊髓缺血梗死，出现截瘫。同期行胸主动脉及腹主动脉内覆膜支架置入术不仅影响胸段脊髓的血供，同时影响腰段脊髓的血供，大大增加术后发生脊髓缺血的危险。患者术后出现小便失禁及排尿障碍，既往无泌尿系疾病史，考虑为脊髓损伤后控制排尿的中枢或周围神经受到损害，引起的排尿功能障碍，即神经源性膀胱。本案例中患者经过留置导尿、中药、针灸、康复等综合治疗两月余，膀胱功能基本恢复。脊髓损伤后神经源性膀胱至今是医学上一大难题。西医治疗措施有留置导尿、药物干预及手术等，疗效有限，结合中药、针刺、艾灸及敷贴等中医治疗，可有效地改善患者症状，提高患者生活质量。

脊髓损伤属中医“体惰”和“痿证”范畴。其病因分为内外两类，外者，因外伤撞击、高处坠落，或锐器直接损伤，导致经脉血脉离断。《灵枢·寒热病》曰：“身有所伤，出血多，及中风寒，若有所堕落，四肢懈惰不收……”内者，多因气血亏虚、或经脉受阻，气血津液输布失司，四肢百骸不得濡养。其病机为督脉枢机不利。督脉受损，导致督脉和其他经络、脏腑、气血之间的功能紊乱。气血瘀滞，督脉受损，枢机统率失职，三阳经气血逆乱而致脊髓损伤。治疗当以活血祛瘀，通络复髓为大法，兼顾补气行气、养血填精益髓。患者老年男性，气血素虚，术后经络血脉受损，气血瘀滞，经脉受阻，气血津液运行不畅，督脉及四肢百骸不得濡养则下肢无力、感觉障碍。辨证属气虚血瘀、经脉阻滞证，治以补益气血，活血通络，疏通督脉之补阳还五汤加减，方中重用黄芪益气生血，配当归补血活血，丹参、赤芍、川芎、桃仁、红花行气活血祛瘀，蜈蚣、炒地龙疏经通络，生地黄、山药、茯苓、枸杞子补血养阴益髓，使气血得荣，瘀滞得通。督脉起于肾下胞中，下出会阴，为阳脉之海，主一身之阳气，督脉受损，膀胱和下焦之气受到阻滞，无力推动气血；肾气受损，膀胱气化功能失调，不能通调水道，排尿功能障碍，出现尿失禁及尿潴留，中医学属“癃闭”和“遗溺”范畴，统称为小便不利。《素问·宣明五气》曰“膀胱不利为癃，不约为遗溺”；《素问·标本病传论》曰“膀胱病，小便闭”。阐明本病病位在膀胱。《素问·五常政大论》曰“其病癃闭，邪伤肾也”；《诸病源候论·小便病诸候》曰“小便不通，由膀胱与肾具有热故也”。阐明本病病机为肾与膀胱气化失司。本病还与肺通调水道、脾运化水湿、三焦通行元气、疏通水道等脏腑功能失调有关。《素问·经脉别论》曰：“饮入于胃，游溢精气，上输于脾。脾气散精，上归于肺，通调入道，下输膀胱。水精四布，五经并行，合于四时五脏阴阳，揆度以为常也。”人体津液代谢之完成，需要上焦肺的宣发与肃降，中焦脾胃的升清与及降浊，下焦肾阳的蒸腾与膀胱的气化。当三焦气津之通道出现障碍，皆可导致膀胱气化失常，导致小便不利甚至癃闭之产生。患者术后气血亏虚，瘀血阻滞经络血脉，经络、脏腑及气血功能紊乱，影响肾及膀胱气化功能，而致小便不利。气血不足为本虚，瘀血湿热为标实。患者术后出现小便失禁，8 月 9 日查残余尿量彩超提示膀胱内尿潴留，故中药予萆薢分清饮加减以利湿化浊，兼温肾化气，方中重用黄芪益气行水，萆薢分清化浊，牡丹皮、泽泻、茯苓、石菖蒲、郁金利水渗湿，益智、山药、山茱萸温肾化气，佐以陈皮行气利水，与黄芪共奏利尿之功。患者尿潴留明显减少，出现排尿障碍，夜间汗出明显，舌质红，苔黄腻，脉弦，乃利尿后导致阴液耗损，阴虚生内热，故以知柏地黄汤化裁，知母、黄柏配伍，清热泻火，银柴胡、地骨皮清泻虚热，生地黄、山药、山茱萸、白芍养阴生津，车前子利尿通淋，浮小麦除蒸敛汗，炒地龙利尿通络，茯苓、泽泻、牡丹皮、炒地龙等药配伍既利尿通淋，又能活血通络，奏通利小便、疏通脉络之功。患者夜间汗出明显减少，夜寐不安，舌质红，苔黄腻，脉弦。8 月 30 日处方加酸枣仁、首乌藤、茯神以养血安神。患者夜寐不安、夜间汗出等局部症状明显好转，但小便不利无明显缓解，故调整处方，以清化湿热，宣通三焦气机为法，以三仁汤加减主之。方中苦杏仁上宣肺气以复肺的通调水道之功，豆蔻芳香化浊以醒脾，恢复脾胃升降之序，薏苡仁淡渗利湿，引湿热下行，复膀胱气化之功，正合叶天士“通阳不在温，而在利小便”之说。湿热之邪困阻中焦，最容易影响气机之运行。苦杏仁、小通草配伍加强淡渗利湿之功，白茅根利尿、清肺胃热，川楝子疏肝邪热，黄连、黄柏清中、下焦之热，山茱萸补益肝肾，防苦泄伤阴。诸药合用，共奏清化湿热，宣通气津之功，膀胱气化开合之功能得以恢复而获效，湿热病性缠绵，故守方再进以杜病情反复。

左肾上腺癌术后库欣综合征

一、病例介绍

患者何×，女，42 岁，因“左肾上腺皮质腺癌术后 5 年”于 2017 年 11 月 21 日由门诊以“库欣综合征”收住入院。住院号 00354728。患者于 2011 年 10 月体检时发现左肾上腺偏大，无明显不适，未引起重视，未进行任何处理。2012 年 10 月再次体检，查泌尿系彩超示：左侧腹膜后占位。当时患者食欲较前增加，3 个月内体重增加 5kg，左侧腰后隐痛，二便调。于外院行 CT 示左侧腹膜后巨大软组织肿块，性质待定。于2012年11月3日在全麻下行左侧腹膜后探查左肾上腺巨大肿瘤切除手术，探查见肾上腺区肿瘤约10cm×9cm×8cm，术后病检：肾上腺皮质腺瘤。术后1个月患者月经规律。后患者规律门诊复查泌尿系彩超，未见明显转移病灶。2013年10月，患者于体检中发现胸部有小结节，遂至外院复诊查胸部CT：考虑双肺及肝脏多发转移瘤，查PET-CT示：①双侧肾上腺区未见明显异常密度结节异常发射性浓缩影；②两肺转移瘤；③肝内多发转移瘤；④肝内多发囊肿；⑤其他全身部位未见明显异常。2014年5月患者因闭经、胸骨后酸痛、晨起咳少量黏痰收住入院，给予抗感染、化痰止咳等对症支持治疗后，症状稍有好转，患者皮质醇水平高，给予米托坦（Mitotane，此药大陆无供应）治疗，后嘱患者出院后继续专科治疗。此后患者多次因咳嗽咳痰、乏力、纳差于我院复诊，予以米托坦抑制肾上腺皮质激素合成，地塞米松补充糖皮质激素，止咳化痰及对症支持治疗后好转出院。2017年11月21日患者为求进一步治疗入院，症见：咳嗽咳痰，咳声轻，咳白色黏液痰，晨起为甚，伴有乏力、纳差，语声低微，偶有胸闷，与活动无明显关系，胃脘不适，偶有恶心欲呕，无反酸、呃逆、腹胀腹痛，无恶寒发热，月经4个月未行，末次月经时间约为7月27日，夜寐一般，二便调。舌淡，苔黄，脉细数。入院体格检查：体温36.5℃，脉搏80次/min，呼吸20次/min，血压140/60mmHg。慢性病容，面色苍白，无满月脸，无水牛背，神志清楚，精神萎靡。全身皮肤干燥，皮肤无黄染、皮疹、瘀斑、紫纹等眼球运动未见异常，叩诊清音，呼吸规整，双肺呼吸音稍粗，双侧肺未闻及明显干、湿啰音，心界无扩大，心率80次/min，律齐，各瓣膜听诊区未闻及病理性杂音。腹部平软，全腹无压痛、反跳痛，腹部无包块。入院中医诊断：虚劳病，气血亏虚证。西医诊断：①库欣综合征（非ACTH依赖型），左肾上腺皮质癌术后肝内、肺内转移；②肝内多发囊肿；③左肾上极结节。入院后查血常规：白细胞11.47×10^9/L，中性粒细胞0.6630、红细胞4.19×10^{12}/L，血红蛋白133.00g/L，血小板461.00×10^9/L；促卵泡激素2.24mIU/mL，促黄体素25.38mIU/mL，雌二醇11.00 pg/mL，催乳素15.13ng/mL，睾酮6.80nmol/L；心肌酶：肌酸激酶同工酶24.80IU/L，乳酸脱氢酶732.00IU/L；肾功能：肌酐48.00μmol/L，尿素4.20mmol/L，尿酸123.00μmol/L，肾小球滤过率116.66mL/min；空腹血糖3.39mmol/L；电解质：钾5.16mmol/L，钠134.70mmol/L，氯95.20mmol/L；8:00皮质醇599.10nmol/L，8:00促肾上腺皮质激素129.30pg/mL，0:00皮质醇703.10nmol/L，16:00皮质醇1222.00mmol/L。治疗上继续予以米托坦抑制肾上腺皮质激素合成，氢化可的松补充糖皮质激素，泮托拉唑肠溶胶囊、铝碳酸镁片护胃，双环醇片剂、多烯磷脂酰胆碱胶囊护肝及其他对症支持处理。陈大舜看了患者后，根据舌脉症辨证，予以补气养血、健脾益肾之归脾汤合六味地黄丸加减：白术、茯苓、麦冬、泽泻、牡丹皮、龙眼肉各10g，党参、黄芪、熟地黄各20g，当归、山药、山茱萸各15g，甘草、木香、陈皮、干姜、大枣、六神曲各6g，半夏9g。10剂，每日1剂，水煎服，早、晚分服。10剂药后，患者精神状态明显好转，乏力感减轻，胃脘不适明显缓解，仍有咳嗽咳痰，夜寐可，二便调，舌淡，苔黄，脉细数。患者气血有所恢复，继续调养，予原方加减，方药为：党参、黄芪、山药、熟地黄、炙鳖甲各20g，山慈菇、当归、茯苓、山茱萸、菟丝子各15g，半夏、天南星各9g，白术、川芎、桑白皮、麦冬、泽泻、丹皮各10g，陈皮、甘草、大枣、神曲各6g。共15剂，水煎服，每日1剂，早、晚分服。患者服后面色由苍白转为微黄润，精神状态良好，无明显乏力，食欲稍可，稍咳嗽，夜寐可，二便调。患者自觉病情较前明显好转，要求出院，嘱其定期过来调方治疗。

二、讨论

库欣综合征又称皮质醇增多症，是由于各种原因导致肾上腺皮质长期分泌过量的皮质醇而产生的一组症候群。本病的发病率很低，欧洲数据显示库欣综合征的年发病率为2～3/100万人，男女比例约为1∶3，国内尚缺乏大规模流行病学数据。根据库欣综合征的病因可以分为ACTH依赖型和非ACTH依赖型，包括垂体微腺瘤、肾上腺瘤、肾上腺癌、肾上腺结节性增生。ACTH即促肾上腺皮质激素，是垂体分泌的一种微量多肽类激素，能促进肾上腺皮质的组织增生以及皮质激素的生成和分泌。皮质醇的增多可引起糖、脂、蛋白质、电解质代谢紊乱，以及造成血液、皮肤、神经、生殖、心血管等多系统的功能障碍，其临床表现比较复杂，常见表现有满月脸、水牛背、向心性肥胖、多血质外貌、皮肤紫纹、痤疮、多毛、高血压、继发性糖尿病、骨质疏松、欣快感甚至偏狂等。本病诊断要点一是典型临床表现，二是通过实验室检查及影像学检查。实验室检查：①血浆皮质醇浓度测定；②尿 17-羟皮质类固醇、尿游离皮质醇；③小剂量地塞米松抑制试验；④大剂量地塞米松抑制试验；⑤ACTH兴奋试验。治疗以病因治疗为主，主要是手术切除垂体微腺瘤、肾上腺腺瘤、肾上腺结节、肾上腺癌，适当辅以放射治疗，术后服用激素替代治疗。药物治疗以阻滞肾上腺皮质激素合成的药物为主，如米托坦、美替拉酮、氨鲁米特、酮康唑等。

本病患者为左肾上腺癌切除术后，属于非 ACTH 依赖型的库欣综合征。患者早期仅仅是体检时发现左肾上腺偏大，未出现典型症状，未予重视，因此出现漏诊。1 年后再次体检泌尿系彩超显示左侧腹膜后占位，外院 CT 则示左侧腹膜后巨大软组织肿块，后在全麻下行左侧腹膜后左肾上腺巨大肿瘤切除手术，肿瘤约有 10cm×9cm×8cm，直径超过 6cm，术后病理学检查为肾上腺皮质肿瘤，其伴随症状仅仅是食欲增加，体重增加，左侧腰后隐痛，症状不典型。但患者肿瘤在 1 年内长大迅速，体积较大，直径超过 6cm，虽病理学检查为腺瘤，应警惕腺癌风险。后患者术后 1 年再次体检发现多发转移瘤，可以考虑患者之前应是左肾上腺皮质腺癌。癌症转移后很难再次手术根治，故选择可使肾上腺皮质萎缩坏死的米托坦控制病情。后期患者出现乏力、纳差，甚至恶心呕吐，考虑为久服米托坦出现的不良反应。米托坦可抑制中枢神经系统，引起嗜睡、眩晕、乏力等，还可引起食欲不振、恶心呕吐、腹泻等，应考虑加用护胃药。且在服药期间可能出现肾上腺皮质功能不全，故适量予以地塞米松补充糖皮质激素作为预防用药。患者反复出现咳嗽咳痰，考虑是由于双肺转移瘤所致，治疗是予以止咳化痰的对症支持治疗，可改善患者症状，但无法从根本上治疗。患者没有出现典型的满月脸、水牛背、多血质面貌、紫纹等症状，考虑自发病起到左侧肾上腺皮质癌迅速长大仅仅 1 年时间，时间太短，在肿瘤切除后，患者一直有规律服用药物控制皮质醇水平，故未显露典型症状。患者有面色苍白，形体偏瘦，精神委靡，纳差引起营养不足以及肿瘤消耗。虽然患者没有典型的症状，但从患者的各项检查结果及其病史仍可明确其库欣综合征的诊断。正常人的血浆皮质醇水平有明显的昼夜节律，8:00 均值为 165～441nmol/L，14:00 均值为 55～248nmol/L，24:00 均值为 55～138nmol/L。相对比下，患者血浆皮质醇水平明显增高，且在 16:00 时最高，晨时最低，昼夜节律消失。患者血常规中中性粒细胞总数升高，因皮质醇可使骨髓储备池释放中性粒细胞增多。综合来看，患者的库欣综合征非常不典型，发病很迅速，从起病到出现巨大左肾上腺皮质腺癌时间仅仅 1 年，虽及时手术切除，但仍发生了多处转移，长期服用米托坦虽控制了病情，但也带来很多毒副作用，需要引起重视，应配合护胃、护肝及补充糖皮质激素类药治疗，以缓解毒副作用减轻患者痛苦。患者精神委靡，面色苍白，形体偏瘦，又多处转移，应注意补充营养，预防感染，密切关注患者病情变化。

中医学对本病并无相应病名记载。根据其临床症状特点，本病多属“积聚”、“癥瘕”、“眩晕”、“虚劳”、“痰湿”、“心悸”等范畴。本病病因较复杂，对其病因病机的研究尚无定论，陈大舜根据多年的临床经验认为本病的病因主要为情志不遂、饮食不节、劳倦体虚、久病阴阳两虚。情志失调，恼怒伤肝，肝失条达，气机不畅，郁而化火，加之肝木侮土，脾虚湿停，湿与火热之邪相夹；或过忧伤肺，肺气不宣，宣降失调，肺气郁结，肺郁则膀胱气化不利，水湿得以潴留；或过思伤脾，脾气虚则运化不及，水湿停滞，郁而化热，湿热内生。饮食不节，嗜食肥甘厚腻、辛辣烤炙，致湿热丛生。感受六淫之邪，外邪内侵，气机受阻，蕴湿蕴热，湿热合邪，皆可化生此病。或素体阴虚，虚火内生，或久病湿热，耗气伤阴，阴虚阳亢，亦可发为本病。或久病湿热，进而化火伤阴，最终致阴损及阳，阴阳两虚，发为本病。或脾肾本虚，水湿失于运化，日久化为痰浊，阻碍气血运行，发为本病。本病应属本虚标实型，其病位在肾，而兼有肺、脾、肝证候。本病是由于人体五脏的功能失调，导致人体气、血、津液的运化失常，继而产生一系列的功能、病理变化。其治法总则当为损有余而补不足，具体为利水邪、祛湿热、化浊瘀、泻相火、补肾阳、滋肾阴、益脾、疏肝、开肺，等等，需结合患者症状具体而施。本例患者形体偏瘦，表情淡漠，面色苍白，咳嗽咳痰，语声低微，乏力，偶有胸闷，闭经 4 个月，气血亏虚之象明显，应辨为虚劳病。患者病程有7年，初期以实证为主，切除巨大肿瘤后，邪祛正伤，而余邪未尽，他处又生癌肿，癌肿、药毒不断损耗人体正气，正气逐渐亏虚，气血日耗，终成虚劳，气血两虚。本例患者正气亏虚明显，而余邪顽固难祛，故首应补其正气，正气足才能抗邪，使邪不伤身。患者病机具体为气血两虚，脾肾不足，邪毒积聚。患者因脾肾不足，而邪毒积聚日久，气血不畅，致体内气、血、津液运行失常，脏腑功能不调，变生痰浊淤血，拥堵积聚蕴结为毒瘤。毒瘤久存遂消耗正气，正气日虚，邪毒日盛，致人精神不振，全身气血不通。虽除一毒瘤，然余邪难尽且病理机制仍在，故他处邪毒又结。日久不断耗伤气血津液，脾虚益甚，气血生化乏源，水湿难以运化继生痰浊、瘀毒，肌肉不充，浑身乏力，面色不荣；肾虚益甚，先天之根不足，精气不足，五脏得不到充养，功能紊乱，月经不以时下。故本病患者乃脾肾两虚，邪毒内蕴导致，为复合病机，现证以脾肾不足，气血两虚为主，遵循中医和法治之，补其不足之正气，合醇正和缓之义治以归脾汤合六味地黄丸加减。归脾汤具有益气补血，健脾养心的功效，方中黄芪补脾益气，龙眼肉既补脾气，又养心血，二药共为君药；党参、白术为补脾益气之要药，当归补血养心，共为臣药；佐以茯苓健脾化湿，木香理气醒脾，干姜温中止呕，大枣和胃；甘草为使调和诸药兼益气。六味地黄丸具有填精滋阴补肾的功效，方中熟地黄为君填精益髓，滋补阴精；臣以山茱萸补养肝肾，山药双补脾肾；佐以泽泻利湿泻浊，并防熟地黄滋腻，牡丹皮泻相火，茯苓健脾渗湿。两方合用，符合和法治疗，可补不足，再加用半夏化痰，陈皮行气，去有余，神曲助药物更好吸收，培本固元，使得脾健肾充，先天之本和后天之本共护，气血生，使人体安和。二诊时患者虽面色苍白，但精神状态较前好转，乏力好转，可见经一诊10剂中药患者气血有所恢复，需继续益气养血以固正气，稍加活血祛瘀，化痰散结之药，缓消癌肿。后期可将二诊方制为丸剂，便于长期服用，缓攻缓补，稳固疗效。

目前对于库欣综合征西医多以手术治疗为主，辅助药物治疗，容易复发，且药毒性难以避免，若能联合中医治疗，可以获得更好疗效。中医学关于本病尚未提出系统的论述，但通过准确辨证论治，依然可以获得良好疗效。

小儿分泌性中耳炎

一、病例介绍

患者，女，10岁，因“右耳闷胀堵塞感伴鼻塞2个月余”，2017年4月3日收住院。患者2017年1月因感冒后出现右耳自听，耳内闷胀堵塞感伴鼻塞、流清涕。遂于当地人民医院就诊，行耳鼻喉内窥镜检查示：左外耳道耵聍栓塞。声导抗：双耳均为B型；纯音测听：左耳骨导平均为6.7dB，气导平均为37.5dB，右耳骨导平均为－1.7dB，气导平均为37.5dB。诊断为“分泌性中耳炎”，予以泼尼松控制炎症，头孢消炎，呋麻滴鼻，耳聋片改善耳部症状，治疗一段时间后，症状无明显改善，间歇性出现耳痛耳鸣症状。后多次复查声导抗、纯音测听，未见明显好转。今未进一步治疗，遂来我院就诊，行纯音测听示：左耳气导平均为2.5dB，骨导平均为16.7dB，右耳气导平均为－1.7dB，骨导平均为38.3dB；声导抗示：双耳均为B型。耳镜检查示：双耳外耳道炎，右耳分泌性中耳炎。喉镜检查：鼻部：双侧中鼻道未见明显异常分泌物及新生物。鼻咽部：腺样体肥大，占据鼻咽大部并向后鼻孔突入，咽隐窝受压，咽鼓管开放差。咽部：舌根淋巴组织增生。喉部：双侧声带运动尚可，闭合尚可。声门下：正常。梨状窝：未见异常，无积液潴留。门诊以“分泌性中耳炎（右）”收住入院。入院症见：患者右耳听力下降，自听增强，右耳内闷胀堵塞感，间歇性耳鸣，无耳痛眩晕，鼻塞、流清涕，咽喉部稍感疼痛，无恶寒发热、咳嗽咳痰、恶心呕吐等不适，饮食可，夜寐欠安，大小便正常。近期体重无明显改变。体格检查：四测正常，神志清楚，精神状态一般。专科检查：耳郭无畸形，右耳外耳道皮肤充血，鼓室内可见淡黄色积液，左耳外耳道皮肤充血，深部可见耵聍附着，耳道无新生物，鼓膜右侧内陷，左耳部分被耵聍遮挡，未遮挡部分浑浊，标志清楚，穿孔无，乳突无压痛，耳郭无牵拉痛，耳屏无压痛；外鼻无畸形，鼻窦区无压痛，鼻前庭无红肿，双侧鼻腔黏膜充血肿胀，双下鼻甲不大，鼻中隔不偏，鼻中道可见稀薄分泌物，总鼻道内无新生物；腺样体肥大，占据鼻咽大部并向后鼻孔突入，咽隐窝受压，咽鼓管开放差，舌根淋巴组织增生，咽侧索无红肿，咽后壁黏膜充血肿胀，双侧扁桃体Ⅰ度肿大，隐窝口无脓。舌红，苔薄黄，脉浮。初步中医诊断：耳胀耳闭，风邪外袭闭耳证。西医诊断：①分泌性中耳炎（右）；②鼻炎（双）；③咽喉炎；④腺样体肥大。进一步完善入院常规检查、中耳 CT 等相关检查。中医予以疏风宣肺，祛湿通窍为法，方以杏苏散加减。处方：紫苏叶、苦杏仁、半夏、茯苓、柴胡、石菖蒲各 6g，陈皮、苦桔梗、枳壳、蒲公英、甘草、生姜各 3g，大枣 3 枚。3 剂，每日 1 剂，水煎，早晚分服。西医暂予以头孢硫脒抗炎，糠酸莫米松喷雾剂控制鼻炎症状，桉柠蒎肠软胶囊促进分泌物排出。2017 年 4 月 4 日接回报。血常规：中性粒细胞 1.64×10^9/L，淋巴细胞 0.5110；肾功能：肌酐 57μmol/L；肝功能、尿常规、粪便常规、凝血常规、输血前四项（—）。中耳 CT：双侧中耳乳突炎，右侧显著；鼻咽顶厚壁软组织增厚，考虑腺样体肥大，请结合临床。胸片：双肺未见明显实质性病变。心电图检查：正常心电图。明确诊断：分泌性中耳炎。考虑患者具有手术指征；结合患者相关辅助检查结果，排除手术禁忌证，征求患者及其家属同意后，于 2017 年 4 月 6 日于全身麻醉下行双耳鼓膜置管术并腺样体刮除术。术中：患者仰卧位，全身麻醉成功后，常规消毒铺巾，鼻内镜下见右耳鼓室有橙黄色积液，在鼓膜前下象限切开一约 3mm 放射状切口，抽取中耳内黏稠胶冻样积液，置入哑铃管，见哑铃管固定，鼓膜无明显出血后，外耳道予以棉球堵塞。因患者母亲拒绝患者行腺样体手术，术中腺样体未处理。麻醉满意，手术满意，术后安返病房，术后予以头孢硫脒抗感染、尖吻蝮蛇血凝酶止血、地塞米松抗炎减轻水肿、泮托拉唑钠护胃，转化糖电解质注射液＋氨基酸注射液（复方 18AA）注射液＋丙氨酸谷氨酰胺补充能量、电解质及对症支持治疗，同时配合中医定向透药、涂擦、理疗等中医特色治疗方法，促进耳鼻部分泌物的排出，减轻术后的不良反应。患者术后恢复可，无明显不良反应，一般情况可。2017 年 4 月 9 日复查视频耳镜检查：双耳鼓膜置管术后。纯音测听：左耳骨导平均为—0.83dB，气导平均为 20dB。声导抗：右耳骨导平均为—1.7dB，气导平均为 17.5dB。血常规（—）。经上述治疗后，患者症状好转于 2017 年 4 月 9 日出院。

二、讨论

分泌性中耳炎（SOM）又称非化脓性中耳炎或渗出性中耳炎，是以耳内闷胀堵塞感，鼓室积液及传导性听力下降为主要特征的中耳非化脓性炎性炎症。可见于任何年龄，但发病率以小儿为高，是引起小儿听力下降的重要原因之一。一般认为：咽鼓管功能障碍是引起 SOM 的关键因素。任何原因引起的咽鼓管完全或部分阻塞导致鼓室负压，均可发生本病，如咽鼓管通气功能、中耳黏膜气体交换功能、乳突气化交换功能、乳突气化程度、中耳的清洁功能、中耳黏膜厚度、鼓膜弹性等。因小儿咽鼓管接近水平、管腔较短，且内径较宽，更易形成中耳负压。且小儿腭帆张肌薄弱，收缩力差，加之咽鼓管软骨弹性差，当鼓室处于负压状态时，软骨段的管壁易塌陷，以致管腔狭窄或闭塞，易发生 SOM。当咽鼓管阻塞时，中耳气体被吸收而呈负压，致中耳黏膜毛细血管浆液漏出而形成浆液性中耳炎。感染、免疫病理反应、胃食管反流学说也是引起 SOM 的常见原因，因小儿特殊的生理解剖结构，小儿咽部、鼻腔内的感染更易波及中耳，造成中耳积液。中耳积液多为漏出液、渗出液和分泌液的混合性液体。可以分别表现为浆液性、黏液性及浆-黏液性，后期转变为胶冻状。浆液性液体稀薄，呈水样、淡黄色；黏液性液体较黏稠，浑浊、灰白或黄色。

据报道大多数学龄前儿童（57%～91%）至少有过一次发病史，15%小儿在 3 岁前半数以上时间有单侧或双侧 SOM。SOM 的发病率随年龄增长而下降，8～13 岁儿童发病率仅为 1.5%。学龄前儿童一过性 SOM 多数可自愈，小部分自愈率低。因小儿 SOM 发病率高，小儿又处于言语、语言发育的关键时期，听力起着十分重要的作用。但是，由于耳痛不明显，儿童主诉不清，在小儿听力受到听力影响时，家长才发现就诊，常常延误诊断和治疗。因此，临床上，早期诊断小儿 SOM 及制定正确的治疗策略十分重要。SOM 的临床表现主要为听力下降，可随体位变化而变化，轻微的耳痛、耳鸣、耳闷胀和闭塞感，摇头可听见水声。耳科专科检查可见鼓膜内陷，色泽发暗，亦可见气液平面或气泡，鼓膜活动度降低。患儿表现为对周围的声音没有反应，不能将头准确地转向声源；即使患儿没有主诉听力下降，家人发现患儿漫不经心、行为改变、对正常对话无反应、在看电视或使用听力设备时总是将身音开到很大；或患儿学习成绩差，平衡能力差，不明原因的笨拙，语言发育迟缓，应警惕SOM的发生。临床上确诊：根据患者的病史和临床表现，结合实验室检查，诊断一般不难。①听力学检查：音叉试验或纯音听阈测试为传导性聋，但少数病例因鼓室积液质量影响传音结构及蜗窗膜阻抗，可表现为骨导听力下降，造成混合性聋甚至感音神经性聋的假象，抽液后骨导听力随即恢复，否则提示有内耳损害。②声导抗测试：是诊断本病的重要客观检查方法。其中平坦型（B型）鼓室导抗图为鼓室积液的特征性表现；负压型（C型）鼓室导抗图则提示鼓室负压，咽鼓管功能不良。若患者鼓室导抗图由B型变为C型甚至As型，提示病情趋于好转。③诊断性鼓膜穿刺：可明确有无鼓室积液及积液的性质，同时也起治疗作用。

SOM虽有一定的治愈倾向，但也有不少迁延不愈病例。临床处理小儿SOM时，既要慎重，也不宜过于保守，制定正确的治疗方案十分重要。西医临床主要有药物和手术治疗；中医药治疗重视从整体出发，注重辨证和辨病相结合，局部和整体相联系。小儿因其年龄小，抵抗力差，前驱常有上呼吸道感染症状，临床上应注意抗感染治疗，单一治疗方法难以解决根本问题，且一部分患儿病情常迁延不愈，故常采用综合治疗方法。治疗原则如下：

1. 保守治疗　发病3个月内的需要密切观察。建议2～4周随诊1次，酌情对症处理。

2. 非手术疗法

（1）局部药物治疗：鼻腔应用黏膜血管收缩剂，在急性期应用，可以改善咽鼓管通气功能，常用药物如盐酸赛洛唑啉、麻黄碱等。

（2）改善咽鼓管通气引流功能：咽鼓管吹张，使用黏液促排剂，鼓膜按摩。

（3）控制炎症：急性期患者耳痛明显时，可以考虑短时期使用敏感抗菌药物，或加用糖皮质激素如地塞米松、泼尼松等。

3. 外科治疗

（1）手术指征：①病程持续3个月以上；②伴有高危因素（腭裂，永久性听力下降，言语发育迟缓或障碍，自闭症，与遗传有关的综合征、颅面发育异常等所引起的认知和言语表达障碍等）的患儿宜尽早手术；③观察期间较好耳的听力水平为40dB或更差；④反复发作的分泌性中耳炎伴腺样体肥大。

（2）手术治疗：采用鼓膜穿刺、切开或置管术。腺样体肥大或慢性腺样体炎时行腺样体切除术。若鼓膜置管脱出或取管后复发，可再次手术。再次置管时，可同时行腺样体切除术（腭裂或黏膜下腭裂除外）。

SOM相当于中医学“耳胀耳闭”。《外台秘要·耳聋》曰：“其喉聋而耳内胀满。”《普济方·耳门》曰：“其候耳中浑浑焞焞，或由耳气满是也。”本病的主要特征是鼓室内被中医称为“痰饮”的分泌物所积潴所致。痰饮由肺脾肾三焦功能失调或失职，水液代谢失常而成，可分为风邪之痰、湿浊之痰、脾虚之痰、肾虚之痰，以上四种，都是耳中痰浊一聚，郁结而积潴，痰随气升，留滞耳窍、其性黏稠、阻塞窍道。《明医杂著·痰饮》曰：“郁则壅闭矣。”两耳本为空清之窍，宜虚而忌实，痰浊一经留潴空窍，则出现“闭、闷、鸣、聋”等症状。本例患儿年小体弱，外感风邪，首先犯肺，肺失宣降，鼻塞不利，耳闭不通，水湿停聚不化，积于鼓室，痞塞耳道。伴有鼻塞流涕、咽喉红肿等外感症状。肺气失宣，子病及母。脾居中焦，为气机升降的枢纽，脾失建运，人体的水液代谢失衡，水液的吸收和输布就会出现障碍，产生水湿痰饮等病理产物；肾开窍于耳，耳的听觉功能与肾精密切相关；肾精充盈，髓海得养，耳则听觉灵敏；小儿肾常虚，精髓未充，骨气未成，先天肾气虚弱，若后天失于调护，外邪侵袭，则易导致肾气功能失常；小儿脏腑娇嫩，形气未充；故曰：“肺常不足”、“脾常不足”及“肾常虚”。故，外感风邪，首先犯肺，继而影响五脏六腑功能。肾主水，肺通调水道，脾运化水液；结合患者舌红，苔薄黄，脉濡；治以疏风宣肺、祛湿通窍为主，方中紫苏叶辛温不燥，轻扬香散，外能发表散邪，内可开宣肺气，使风寒之邪从表而解；苦杏仁苦降温润，降利肺气，共为君药。桔梗、枳壳一升一降，理气宽胸，宣利肺气，共为臣药。半夏燥湿化痰、陈皮理气化痰、茯苓利湿健脾，以绝生痰之源；柴胡和解表里、石菖蒲化痰开窍、蒲公英清热解毒，共为佐药。生姜、大枣调和营卫，通行津液；甘草协调诸药。全方共用，使外邪得解，肺脾肾功能趋于恢复，津液畅行且痰无从生，诸症自除。

突发性耳聋

一、病例介绍

患者陈××，女，62岁，因“双耳听力下降2年，右耳加重伴耳鸣1日”于2018年1月2日入院。患者于2年前无明显诱因出现双耳听力稍下降，未予重视，1天前自觉右耳明显加重伴听耳鸣，偶有胸闷心悸、头晕，无视物旋转及头痛，无畏寒发热、恶心呕吐等其他症状。为进一步治疗来我院就诊，查声阻抗：双耳A型曲线；纯音听阈：双耳神经性聋（右耳甚，高频明显中-重度）；耳内镜未见异常。入院症见：右耳耳鸣伴听力下降，偶有胸闷心悸、头晕，无视物旋转及头痛，无畏寒发热、恶心呕吐等其他症状，精神状态一般，饮食正常，夜寐欠安，近期体重无明显变化，大小便正常。入院体格检查：患者神志清楚，精神状态一般，正常病容，表情自如，面色少华，语言清晰，心肺腹（—）。专科检查：耳郭无畸形，耳道干洁，无新生物，鼓膜正常，标志清楚，无穿孔，乳突无压痛，耳郭无牵拉痛，耳屏无压痛。舌淡，苔黄腻，脉弦细。入院中医诊断：暴聋病，心脾气虚、痰浊阻络证。西医诊断：①突发性耳聋（右）；②神经性耳聋（双）。入院后完善相关检查。血常规：白细胞 7.65×10^9/L，中性粒细胞总数 5.82×10^9/L，中性粒细胞 0.76，红细胞 4.37×10^{12}/L，血红蛋白 123.00g/L，血小板 251.00×10^9/L；尿常规：隐血（+），尿白细胞脂酶（+++）；肾功能：尿酸 343.00μmol/L，肾小球滤过率 75.07mL/min；血脂：总胆固醇 5.31mmol/L，低密度脂蛋白胆固醇 3.69mmol/L；C反应蛋白、大便常规、肝功能、空腹血糖、心肌酶谱、电解质正常。胸部正位片：两肺未见实质性病变。心电图：正常心电图。1月3日双耳内听道MRI平扫未见明显异常信号。入院后西医予以小牛血清去蛋白注射液改善内耳微循环，甲钴胺片剂、维生素 B_2 片剂营养神经，高压氧舱减轻内耳水肿等治疗。中医治以健脾养心、化痰通窍法，方以归脾汤化裁：黄芪、茯神、炒莱菔子、炒酸枣仁各15g，当归、党参、姜厚朴、黄柏各10g，煅龙骨20g，牡蛎30g，炒栀子、甘草各6g。6剂，每日1剂，水煎，早、晚分服。中成药予以耳聪丸益气聪耳。配合针刺艾灸、耳穴压豆等综合治疗。针灸取穴为百会、风池、曲鬓、角孙、耳门、听宫、听会、合谷、足三里、阳陵泉、三阴交，以上穴位均取右侧，每次30分钟，每日1次，14次为1个疗程。1月10日查房患者诉耳鸣情况较前减轻，胸闷心悸较前缓解，夜间睡眠较前好转，饮食可，二便调，舌淡，苔黄腻，脉弦细。健脾养心、补益肝肾、化痰通窍法，守原方黄柏量减半，加盐杜仲15g，补骨脂10g。5剂，每日1剂，水煎，早、晚分服。1月15日查房患者自诉耳鸣情况较前明显缓解，听力较前好转，无明显胸闷心悸，夜间睡眠可，饮食可，二便调，故守1月10日原方5剂，每日1剂，水煎，早、晚分服。继续予以高压氧舱、针刺艾灸、耳穴压豆等综合治疗，1月20日患者自觉无明显耳鸣现象，听力较前好转，无其他不适，纳寐可，二便调，复查纯音听阈：双耳神经性聋（与1月2日对比，右耳高频听力平均提高17dB），出院后继服药甲钴胺片剂、维生素 B_2 片剂、耳聪丸，门诊针灸治疗以巩固疗效。避免嘈杂吵闹环境，安心静养。

二、讨论

突发性耳聋指突然发生的原因不明的感音神经性听力损失，多在3日内听力急剧下降，确切病因尚不明确，目前认为可能与病毒感染、迷路水肿、血管病变和迷路窗破裂有关。主要临床表现为：①突然发生的非波动性感音神经性听力损失，常为中度或重度；②原因不明；③可伴耳鸣、耳堵塞感、眩晕、恶心、呕吐等；④单耳发病居多，亦可双侧同时或者先后受累。近年来该病的发病率呈上升趋势，如若得不到及时有效的治疗，患者的听力会受到不同程度的影响，严重者甚至可能导致永久性的耳聋，目前西医的治疗主要有激素类药物、血管扩张剂、营养神经类药物、高压氧及混合氧治疗，能改善内耳微循环，促进神经功能恢复。但大量研究结果显示，西医治疗该病效果欠佳，且随着病程进展得不到理想的疗效。

突发性耳聋属于中医学“暴聋”、“耳鸣”等范畴。《灵枢·口问》曰：“耳者，宗脉之所聚也。”十二经脉均与耳有直接联系，耳为头面之清窍，通过经络与脏腑相联系，而脏腑之气血通过宗脉运行于耳，使耳能司听觉、主位觉。突聋的发生有虚实之分。实者多因外感六淫邪气、脏腑实火上炎、痰饮壅蔽清窍，或气滞血瘀，痹阻窍络；虚者多因气血亏虚，无法濡养清窍，或素体禀赋不足，脏腑虚损，气血生化无源，致清窍失养。甚至可出现虚实情况并存的虚实夹杂证。本例患者为老年女性，形体消瘦，脾气虚弱，脾为后天之本，气血生化之源，升降气机，输布水谷精微。《素问·阴阳应象大论》曰：“饮食入胃，游溢精气，上输于脾，脾气散精，上归于肺，通调水道，下输膀胱，水津四布，五经并行”，说明了水谷精微的输布、气血的生化有赖于脾的运化功能。若脾气虚弱，运化无权，清阳不升，精血无以上乘，则耳窍失养，功能失司。脾为生痰之源，李中梓《医宗必读·痰饮》曰“脾土虚弱，清者难升，浊者难降，留中滞膈，瘀而成痰”。脾胃功能受损，枢机不利，则精微输布不利，水湿不化，聚湿为痰，痰湿阻络，气机不畅。由此看来，脾虚失运可化生痰浊，同时痰浊又可阻滞气机，影响津液输布，使脾失健运，痰浊既是病理产物又是致病因素，形成脾虚与痰浊互为因果的恶性循环，导致痰浊不断凝聚，阻滞脉络，壅闭耳窍，则耳窍失聪。心主藏神，又主血脉，血的生成依赖于脾胃运化水谷精微来供给，脾胃虚弱、运化功能失职，气血生化乏源，则心神失养，或脾运失职，痰浊内生，循经脉上凌于心，或脾虚不运，血行无力，涩滞不畅，心脉不利，因而出现心悸胸闷、夜寐欠安等症状。本例患者平素睡眠欠佳，形体消瘦，提示患者原已气血亏虚，耳窍失养，致听力下降，脾虚失运，病程日久，痰浊内生，阻滞脉络，壅闭耳窍，则耳窍失聪；再结合患者的舌苔脉象，辨证为心脾气虚、痰浊阻络证。以脾气虚为本，痰浊内生为标，病变累及耳窍，治疗上应当以健脾益气为主，从脾论治，标本兼顾，调脾养心兼以化痰通窍，故治以健脾养心，化痰通窍，方用归脾汤化裁。方中黄芪、党参、甘草甘温之品益气健脾以生血，气旺则血行，当归补血活血，茯神、酸枣仁、煅龙骨、牡蛎共用养心安神，炒栀子、黄柏燥湿清虚热，宁心除烦，厚朴、莱菔子行气化湿、理气醒脾，在复中焦运化，调畅气机的同时，又能防止益气补血药滋腻碍脾，使本方滋而不腻，补而不滞；诸药合用，健脾益气，使气血得以调畅，耳窍得以濡养。配合中医针灸、耳穴压豆治疗改善内耳微循环，提高内耳兴奋性，取穴多选取耳周穴位，耳门属三焦经，听宫属小肠经，听会属胆经，三者合用，疏经活络，开窍聪耳。此三穴均位于耳前，局部针之并辅以电刺激可较好地疏通耳部经脉，促进气血运行，上达于耳，充养耳窍，以复耳聪。百会居巅顶，别名“三阳五会”，为百脉之会，贯达全身。能开窍醒脑，贯通全身经穴，调一身之阴阳，合谷穴为手阳明大肠经之原穴，为大肠经原气输注之处，根据《针灸大成·四总穴歌》“面口合谷收”之说，合谷为治疗面口诸症之要穴，针而泻之，既能镇静安神，又可行气活血、醒脑通窍，同时配足三里、气海、脾俞，足三里为胃气生发之处，气海为先天元气聚会之处，脾俞为脾胃输注于足太阳膀胱经之所。三穴同取，益气健脾，活血通窍，且起到远近配穴、标本同治之效。服用6剂中药后，患者自觉耳鸣情况较前减轻，夜间睡眠较前好转，守原方减轻黄柏用量，避免清热太过伤阳，脾虚气血生成不足，先天之精得不到后天之精的充养，可致肾精亏虚，亦可致肝体失于滋养。如《医宗金鉴·删补名医方论》对逍遥散释义：“盖肝为木气，全赖土以滋培，水以灌溉。若中土虚，则木不升而郁。阴血少，则肝不滋而枯。”故加杜仲、补骨脂补肝肾，益精气，配合中药制剂耳聪丸以及针灸、耳穴压豆等综合治疗改善听力；1月15日患者耳鸣情况较前明显缓解，听力较前好转，夜间睡眠可，故守方继服，1月20日患者无明显耳鸣现象，听力较前好转，夜寐可。通过中药、针刺、艾灸等综合治疗，脾运得调，气机得畅，痰浊得清，脉络得通，则耳窍功能得以恢复。复查纯音听阈双耳神经性聋与1月2日对比右耳高频听力平均提高17dB，参照中华医学会耳鼻咽喉头颈外科分会（2015年）制订的《突发性聋的诊断和治疗指南》中关于突发性耳聋的疗效评定标准，患者治疗有效，故出院后门诊治疗以巩固疗效。

左外耳道带状疱疹并耳源性眩晕

一、病例介绍

患者，王××，女，63岁，因“反复眩晕1月余，再发加重2日”由门诊以“眩晕查因：耳源性眩晕？中枢性眩晕？”于2018年3月8日步行入院。既往有“磺胺类药”过敏史，否认食物过敏史；否认高血压，糖尿病，冠心病及其他病史。患者自诉1个月前无明显诱因出现眩晕，每次发作几分钟，发作时稍感恶心呕吐，伴有视物模糊，耳鸣，行走不稳，遂2018年1月12日于长沙市某医院就诊。颅脑DWI+MRA：脑内多发腔隙性脑梗死；MRA未见明显异常；空蝶鞍。颅脑CT：脑内未见明显异常。颈部血管彩超：左侧颈内动脉行走扭曲。心脏彩超：EF 66%，主动脉增宽，弹性下降，左室舒张能力下降。胸部X线：心影增大。血常规，肝肾功能，电解质，血脂血糖，甲状腺功能未见明显异常。体格检查：神清，语利，颈软，颈抵抗（—），双侧瞳孔等大等圆，直径3mm，对光反射稍迟钝，无眼震，伸舌居中，四肢肌力及肌张力正常，腱反射及深浅感觉正常，病理反射未引出。诊断：腔隙性脑梗死。予以护脑、改善脑血管循环、降脂调斑、护胃、止呕及对症支持治疗后，患者眩晕症状较前好转。之后规律服用硫酸氯吡格雷50mgQd，阿托伐他汀钙20mgQd。但耳鸣、行走不稳感仍存在。2018年3月6日患者因感冒再次出现眩晕症状，伴有呕吐，视物模糊，行走不稳。3月8日入院症见：患者精神状态较差，头晕，视物模糊，改变体位时，稍感头晕加重，伴有左耳内疼痛，偶有站立不稳，向左侧倾斜，无眼前黑矇、恶心呕吐、恶寒发热等不适，饮食较差，夜寐欠安，大小便正常。近期体重无明显下降。体格检查：神清，精神状态良好，双侧瞳孔等大等圆，对光反射灵敏，四肢肌力、肌张力正常，生理反射存在，病理反射未引出。专科检查：耳：耳郭无畸形，耳道干洁，左外耳道内可见少量簇集小水疱，鼓膜正常，标志清楚，穿孔无，乳突无压痛，耳郭无牵拉痛，耳屏无压痛。鼻：外鼻无畸形，鼻窦区无压痛，鼻前庭无红肿，双侧鼻腔黏膜无充血，双侧下鼻甲不大，鼻中隔不偏，鼻中道无脓性分泌物，总鼻道内无黏液，无新生物。咽喉：唇红，舌根淋巴组织增生，咽后壁黏膜稍充血，扁桃体无肿大，隐窝口无脓。会厌无肿大，双声带肥厚，运动尚可，闭合欠佳，梨状窝无液体潴留。舌暗红，苔黄腻，脉弦。初步中医诊断：眩晕病，痰浊中阻，蒙蔽清窍证。西医诊断：①眩晕查因，耳源性眩晕？血管性眩晕？②腔隙性脑梗死。入院后进一步完善入院常规检查、前庭功能检查及相关检查。中医予以燥湿健脾，涤痰止眩为法，方以半夏白术天麻汤加减：法半夏、陈皮、茯苓、白术、升麻、当归、天麻、皂角刺、盐泽泻各10g，桃仁、红花各6g，甘草3g。3剂，每日1剂，水煎服。西医予以天麻素、丹参川芎嗪、单唾液酸四己神经节苷脂钠，静脉滴注。肝功能：总蛋白58.5g/L；血脂：甘油三酯3.12mmol/L，高密度脂蛋白胆固醇1mmol/L；尿常规：红细胞总数7.04个/μL，白细胞总数380.16个/μL，鳞状上皮细胞75个/μL，细菌500个/μL；血常规、肾功能、电解质、大便常规（—）。心电图：大致正常。前庭功能检查：①BPPV变位试验可诱发短暂眩晕。②双耳前庭冷热气灌注试验示双侧前庭功能存在，基本对称。根据患者目前症状及检查结果回报：仍然考虑血管性眩晕可能性大。继续予以活血化瘀，改善脑血管循环及对症支持治疗。患者自诉眩晕症状较前好转。2018年3月11日，患者自诉眩晕症状较前好转，但感左耳疼痛明显，耳鸣，左耳麻木针刺感，声音嘶哑，咽喉部疼痛不适。体格检查：左外耳道内见少量簇集小水疱，疱液清亮，左上眼睑无力，眼睑闭合困难，左侧面部肌肉运动欠灵活，左侧口角稍偏向右侧，不明显。继续追问患者病史，自诉2个月前曾有“感冒”病史，在家自行服用消炎、止咳药物（具体治疗不详）后，症状好转，未予以特殊重视。继续完善电子喉镜检查：双声带炎；咽喉炎。结合患者既往病史、目前症状及相关辅助检查结果，综合分析患者病情，排除血管性眩晕诊断。明确诊断：①左外耳道带状疱疹；②耳源性眩晕。中医予以半夏白术天麻汤合桃红四物汤加减益气扶正，活血化瘀：黄芪、党参、白术、茯苓、当归、木香、川芎、白芷、皂角刺、陈皮、三七各10g，法半夏9g，桃仁、红花各6g。5剂，每日1剂，水煎服。配合中药涂擦（青黛1份、血竭1份）、针灸、理疗。西医予以阿昔洛韦抗病毒，维生素 B_1、维生素 B_{12} 营养神经。2018 年 3 月 15 日患者症状好转出院。

二、讨论

眩晕是一种运动错觉，即头晕、目眩之感觉：眩即眼花或眼前发黑，晕是头晕或感觉自身及周围事物旋转，两者常同时并见，故统称为“眩晕”，是临床上常见症状之一。轻者闭目可止，重者如坐车船，旋转不定，不能站立，或伴有恶心、呕吐、汗出、面色苍白等症状。眩晕可发生在各个学科，不仅见于耳鼻咽喉科疾病，亦常见于内科、神经科、骨科、眼科以及精神科疾病中。据相关资料：眩晕患病率 20%～30%，年患病率 5%，年发病率 1.4%。Kerber 等报道显示，一般人群中 12 个月内头晕或平衡障碍的估计患病率为 14.8%，其中女性 63.9%，男性 36.1%，平均 51.6 岁，以 45～64 岁年龄组患病率较高，且症状表现类型多种多样，如表现为眩晕、头晕、平衡障碍等。Mueleman 等发现，神经内科门诊主诉为眩晕的 18 岁以上成人患者 2079 例，平均 56 岁，男性 33.8%，女性 66.2%，其中周围性眩晕占 57.7%，非周围性眩晕占 42.3%。眩晕的临床表现多种多样。可以表现为外界物体或自身旋转感、飘浮感、晃动感、上下活动感、左右移动感、行走失平衡、倾倒、头重脚轻、头压迫感等。引起眩晕症的疾病涉及许多临床学科，各种不同病因引起的眩晕可伴有相应的临床症状及体征。虽然可引起眩晕的疾病多达 100 余种，但最常见的眩晕疾病有 5 大疾病群，即 BPPV、梅尼埃病、前庭神经炎、前庭性偏头痛和突发聋伴眩晕。

对于眩晕患者，根据解剖病变分类，可分为系统性病变和非系统性病变。①系统性病变：是由前庭神经系统病变引起。首先应鉴别周围性眩晕和中枢性眩晕。具体鉴别如下：周围性眩晕病变部位主要在前庭感受器及前庭神经颅外段（未出内听耳道），为发作性眩晕，发作程度较重，常伴有耳部症状如耳鸣、耳聋，以及前庭性反应与前庭性眼震，多为水平性，发病持续时间较短，一般不超过 2～3 周，但可以复发。各项前庭反应协调，变温实验可出现前庭重振现象，无脑神经体征。常见疾病有 BPPV、梅尼埃病、迷路炎、中耳炎、前庭神经炎、乳突炎、外耳道耵聍、咽鼓管阻塞等。中枢性眩晕病变部位主要在前庭神经颅内段、前庭神经核、核上纤维、内侧纵束、小脑皮质、大脑皮质，发作程度相对较轻，眼震多为旋转性或垂直性，且眩晕程度与眼震强度不相称，持续时间长，一般无耳部症状，前庭其他症状也不一定齐全，多伴有脑神经体征。各种前庭反应有分离现象，变温实验结果冷热反应分离。病情呈日益加重趋势。常见疾病有：椎基底动脉供血不足、颈椎病、多发性硬化、听神经瘤、第四脑室肿瘤等。②非系统性眩晕：表现为头晕眼花，站立不稳，通常无外界环境或自身旋转感或摇摆感，很少伴有恶心、呕吐，为假性眩晕。常见病因有：①眼部疾病（眼外肌麻痹、屈光不正、先天性视力障碍）；②心血管系统疾病（高血压、低血压、心律不齐、心力衰竭等）；③内分泌代谢疾病（低血糖、糖尿病、尿毒症）；④中毒；⑤感染；⑥贫血。由于眩晕的病因复杂，许多眩晕仍难以查出发病原因，给临床治疗带来一定难度，同时易造成误诊和漏诊，以致于长期以来其眩晕的诊疗在低水平徘徊。

耳带状疱疹又称 Hunt 综合征，主要是由水痘带状疱疹病毒引起的疾病，病毒侵犯颞骨段面神经，侵入膝状神经节，典型临床表现为耳痛、外耳道疱疹、周围性面瘫三联征。属于耳鼻咽喉科、神经内科、皮肤科、针灸科常见病症之一。但临床上常因耳痛、外耳道疱疹、周围性面瘫三联征的先后出现顺序的不同，早期容易误诊、漏诊。本例眩晕、左外耳道疱疹，没有耳痛、面瘫症状，因此，临床上不容易诊断耳源性眩晕。本例患者因“反复眩晕 1 月余，再发加重 2 日”再次就诊我院。入院症见：患者眩晕，站立不稳，伴有恶心呕吐，结合患者既往辅助检查结果，不能排除血管性眩晕可能。但是，详细追问患者病史后，结合患者的病史、左耳可见簇集小水疱、左侧面部轻微麻痹症状，影像学检查排除内听道和颅内病变，排除其余耳源性眩晕可能，故确诊“左外耳道带状疱疹伴眩晕”属于耳带状疱疹的后遗症状，不同于血管性眩晕。治疗上，改用抗病毒、营养神经治疗后，患者症状好转出院。

耳带状疱疹属于中医学“蛇串疮”范畴。多由正气不足，外感风热邪毒或热毒壅盛引动肝胆湿热，郁而化火，循经上乘，蒸灼耳道所致。辨证主要有风热外袭耳络证和湿热壅阻耳络证。但是，年老体弱者，病程较长者，疼痛剧烈，带状疱疹消退后仍疼痛不已，并放射至附近部位，重者可持续数月甚至更长时间，伴头晕、乏力；受凉或劳累后症状加重，结合舌质紫或黯，苔白，脉弦涩。应考虑气滞血瘀证。当以理气活血、通络止痛为法。本例患者年老体弱，症状持续较长，伴有头晕，乏力，受凉或劳累后，症状易复发或加重。结合患者舌脉，故辨证为痰瘀互结证。方以半夏白术天麻汤合桃红四物汤加减：方中半夏性温味辛，燥湿化痰，降逆止呕，意在治痰；白术健脾燥湿，茯苓健脾渗湿，两药相协，消已生之痰，杜生痰之源；陈皮、木香理气行气，使气顺痰消；桃仁、红花、三七活血化瘀；黄芪、党参甘温质润，补益脾气；当归甘温，补血养肝；川芎辛散温通，上行头目，下行血海，中开郁结，旁通络脉，与当归相伍则畅达血脉之力益彰；白芷通窍止痛；皂角刺祛除邪毒。全方合用，共奏理气化痰、活血化瘀之功；诸症得解。

脊髓型颈椎病

一、病例介绍

刘××，男，66 岁，因“进行性四肢肌肉萎缩伴肌无力 1 年”，门诊以“四肢肌肉萎缩查因：脊髓型颈椎病？运动神经元病？”2017 年 12 月 5 日步行入院。患者既往无明显特殊病史。2016 年 11 月无明显诱因出现上肢乏力，伴有双手麻木，于当地医院就诊，予以中药汤剂口服（具体治疗不详）后，症状无明显好转，2016 年 12 月，患者出现四肢肌肉萎缩，进行性加重，伴有四肢麻木、无力明显。患者自诉在此期间出现阵发性肌肉抽搐、触电感，持续半分钟后自行缓解。在外院住院治疗后，症状无明显好转，遂入我科。入院症见：患者精神状态较差，全身乏力，四肢肌肉萎缩，伴四肢麻木，行走不稳，偶有肌颤，无饮水呛咳、吞咽困难，言语欠流利，稍感气促，无恶寒发热、咳嗽咳痰等不适，饮食欠佳，夜寐欠安，大便干结（2～3 日一次），小便偏黄，尿频，尿急，无尿痛，夜尿 10 余次。近 1 年来，体重减轻 5kg。体格检查：精神状态较差，言语欠流利，四肢肌张力正常，双上肢肌力 3 级，双下肢肌力 3 级，深浅感觉正常，位置觉、震动觉正常，腱反射（＋＋＋），霍夫曼征（＋），双侧巴氏征（＋），余病理反射未引出。走“一”字步不能，指鼻试验（－），跟膝胫试验（＋）、闭目难立征（－），舌红，少苔，脉濡缓。治疗上暂予以单唾液酸四己糖神经节苷脂钠注射液、小牛血清去蛋白注射液、维生素 B_1 片剂、甲钴胺薄膜衣片营养神经，丹参川芎嗪注射液活血化瘀，大黄胶囊泻火通便，缩泉胶囊补肾缩尿及对症支持治疗。中医予以补益气血、活血通络为法，暂未处方。2017 年 12 月 6 日检查结果回报。三大常规（－）；肝功能：总蛋白 65.2g/L，余项正常；肾功能：肌酐 58μmol/L，余项正常；心肌酶谱、风湿全套、超敏 C 反应蛋白、电解质、血脂、血糖（－）；肿瘤标志物、白介素-6、降钙素原、结核抗体、血沉（－）。心电图：窦性心动过缓。胸部正侧位片：双肺未见明显实质性病变；主动脉硬化。颅脑 MRI：轻度脑白质脱髓鞘病变；双侧筛窦，上颌窦炎。颈椎 MRI＋胸椎 MRI＋腰椎 MRI：颈椎退行性变，颈椎失稳并反弓，C_3～C_6 椎体变扁并 C_4～C_6 椎体融合，后移位，后方椎管狭窄，脊髓受压，椎体结核？C_3/L_4 椎间盘后突出，椎管继发性狭窄，C_3～C_4 颈髓变性。腰椎退行性变，腰椎失稳，骨质疏松；L_4 椎体向前Ⅰ～Ⅱ度滑脱，L_4/L_5 椎间盘后突出，同层面椎管、双侧椎间孔狭窄，神经根受压。胸椎退行性变，骨质疏松。颈动脉彩超：双侧颈动脉硬化并低回声斑块形成。前列腺彩超：前列腺增生并钙化。结合患者症状和体征，初步诊断：①颈椎间盘突出症；C_3～C_4 颈髓变性；②腰椎间盘突出症；③运动神经元病待删。结合患者舌脉，中医辨证为气阴两亏证，予以生脉散加味：红参须、陈皮、升麻、当归、灵芝、姜厚朴各 10g，麦冬、炒火麻仁、黄芪、红景天各 15g，醋五味子 3g，木香 5g，蓝布正、山药各 20g，炙甘草 6g。5 剂，每日 1 剂，水煎服。余治疗暂同前。患者症状稳定，但无明显缓解。2017 年 12 月 9 日接神经肌电图回报：患者肌电配合欠佳。①运动传导（MCV）：双正中神经、双尺神经、双胫神经运动传导波幅下降，双腓总神经运动传导速度、波幅、末端潜伏时正常；左肌皮神经、左腋神经运动传导潜伏时及波幅正常；右正中神经 F 波潜伏期正常、出现率下降，左正中神经、双胫神经 F 波潜伏期、出现率正常。②感觉传导（SCV）：双尺神经、右腓浅神经感觉传导未引出；双正中神经、双腓肠神经、左腓浅神经、左桡神经感觉传导速度、波幅、末端潜伏时正常。③针极肌电：右小指展肌未见运动单位电位；左肱二头肌、左拇短展肌、左小指展肌可见少量自发电位，MUAPS 时限稍增宽、波幅正常，混合相：右肱二头肌、右胫前肌未见自发电位，MUAPS 波幅时限正常、多相电位增多，混合相：双三角肌、右拇短展肌未见自发电位，MUAPS 波幅时限正常、多相电位正常，单纯相-混合相：右股内侧肌未见自发电位，MUAPS 波幅时限正常、混合相；左侧胸椎脊旁肌可见少量自发电位，右侧颈椎脊旁肌未见肯定自发电位；提示神经源性损害电生理改变。因此，同时结合患者 MRI 检查结果，考虑颈髓压迫可能性大，明确诊断脊髓型颈椎病，删除运动神经元病诊断。治疗上加用利鲁唑片剂抑制谷氨酸释放，胞磷胆碱钠胶囊剂、丁苯酞软胶囊促进神经功能恢复，其余治疗暂同前。结合患者舌脉，中医辨证为气阴两亏证，继续予以原处方，同时配合中医定向透药、针灸、理疗等中医特色治疗加强肌肉锻炼，促进肌肉功能恢复。由于患者不接受手术治疗，与患者沟通后出院。

2017 年 12 月 24 日门诊，患者精神状态差，言语欠流利，稍感头晕，气促，倦怠乏力，腰痛，四肢肌肉萎缩麻木，行走不稳，饮食少，便秘，尿频，尿急，夜尿 10 余次。舌淡红，少苔，脉沉细弱。诊断：脊髓型颈椎病。治法：补益气阴，活血通络。处方：麦冬、鸡血藤、木瓜、黄芪、红景天、北沙参、海风藤、蓝布正、桑寄生各 15g，红参须、片姜黄、桑枝、黄柏、川芎、黄精、石楠藤、桑螵蛸、益智、炒火麻仁各 10g，醋五味子 3g，甘草 6g。14 剂，每日 1 剂，水煎服。

2018 年 1 月 7 日复诊，患者精神状态较前稍好转，四肢肌肉麻木、无力感较前好转，行走不稳，夜寐欠安，饮食少，二便较前好转。舌红，苔少黄腐，脉沉细弱。诊断同前。处方：2017 年 12 月 24 日处方加酸枣仁、雪莲花、灵芝各 10g。14 剂，每日 1 剂，水煎服。

2018 年 1 月 21 日三诊，患者家属诉精神状态好转，腰痛减轻，仍有四肢肌肉麻木感，偶有头晕，夜寐欠安，饮食可，大便可，夜尿频急，夜尿 5～6 次。舌淡红，苔少腐腻，脉细弱。诊断同前。处方：2018 年 1 月 7 日处方去炒火麻仁、鸡血藤、木瓜，加桃仁、红花各 10g。14 剂，每日 1 剂，水煎服，仍建议患者接受手术治疗，解决疾病根本。

二、讨论

脊髓型颈椎病（CSM）是颈椎病分型中的一种，是因颈椎肩盘本身退变及其继发性改变，如椎间隙狭窄、椎间不稳或骨赘形成等，影响到周围相应节段的颈脊髓所致，临床表现以慢性进行性四肢瘫痪为特征。感觉障碍因病变脊髓被侵袭的程度、部位和范围而异，多见手臂的麻木。体格检查可见四肢肌张力增高、腱反射亢进，重症时引出病理征，根据损害的部位不同，可表现为肌张力不同程度的增高和肌力减退，膝反射和跟腱反射亢进，出现踝阵挛、髌阵挛、巴氏征阳性。影像学检查：X 线检查可出现颈椎生理曲度变直或反张，第 3～第 7 颈椎椎体骨赘形成、椎间隙变窄或项韧带钙化等；CT 检查可出现椎管狭窄，脊髓压迫症状较重；MRI 对脊髓和椎间盘组织显示清晰，对椎间盘突出和脊髓受压的诊断和治疗均有帮助。运动神经元病（MND）是一系列以上、下运动神经元改变为突出表现的慢性进行性神经系统变性疾病。中年以后隐匿起病，慢性进行性加重。临床表现为上下运动神经元损害，特征表现为肌无力和萎缩、延髓麻痹及锥体束征的不同组合，无感觉障碍，肌电图呈神经源性损害，脑脊液正常，影像学正常。目前病因未明，主要影响脊髓前角细胞（以颈髓明显，胸腰髓次之）、大脑皮质运动区的锥体细胞。ALS 是 MND 中最多见的类型。发病年龄多在 30～60 岁，多数 45 岁以上发病。呈典型的上下运动神经元同时损害的临床特征。常见首发症状为一侧或双侧手指活动笨拙、无力，随后出现手部小肌肉萎缩，随着病程的进展，肌无力和萎缩扩展至躯干和颈部，最后累及面肌和咽喉肌。受累部位常有明显肌束颤动。双上肢肌萎缩，肌张力不高，但腱反射亢进，霍夫曼征阳性；双下肢痉挛性瘫痪，肌萎缩和肌束颤动较轻，肌张力高，腱反射亢进，巴氏征阳性。患者一般无客观的感觉障碍，但常有主观的感觉症状，如麻木等。括约肌功能常保持良好。目前尚无有效的办法阻止疾病的进展，多数治疗只是暂时缓解或减轻症状的对症治疗，预后不良。因 CSM 的症状与运动神经元病中的 ALS 的症状相似，临床常易误诊。有文献报道：脊髓型颈椎病误诊为运动神经元疾病比例较大，误诊率为53.1%。其中神经肌电图和颈胸腰椎MRI是鉴别运动神经元和颈椎病的重要鉴别点。具体鉴别如下。①ALS多中年发病，多数45岁以上发病，病程2～6年，多进展较快；CSM多有慢性劳损或外伤史，多发于40岁以上的中年人、长期低头工作者，往往呈慢性发病，多发展较慢，且初期有自然缓解史。②ALS的肌萎缩病变范围广泛，受影响的肢体多不对称，常见首发症状为一侧或双侧手指活动笨拙、无力，随后出现手部小肌肉萎缩，逐渐延及前臂、上臂和肩胛带肌群。随着病情的进展，逐渐扩展至躯干和颈部，最后累及面肌和咽喉肌，故晚期可有延髓麻痹表现，出现吞咽困难、构音不清、咀嚼无力等症状；一般无感觉障碍和括约肌障碍。颈椎病的肌萎缩常局限于上肢，多见手肌萎缩，常伴上肢或肩部疼痛，常有感觉障碍，可有括约肌障碍，无延髓麻痹症状。若同时合并腰椎病，可出现相关节段受压神经根支配的肌肉出现肌力减退，肌萎缩，相应的腱反射减弱，感觉减退。③神经肌电图：常规神经传导速度测定包括运动传导速度（MCV）、感觉传导速度（SCV）及动作电位末端潜伏期（ML）、波幅（Amp），并选取三肢肌、胸锁乳突肌以及脊旁肌检查。CSM的SCV与MCV有可能减慢，而且SCV和MCV的波幅也有可能降低，CSM患者的针极肌电图表现仅为受累肢体呈节段性神经源性损害，而胸锁乳突肌没有异常表现；ALS的SCV的波幅及传导速度均正常，MCV除部分肌萎缩严重患者出现波幅减低的情况外，波幅及神经传导速度是正常的，在针极肌电图中呈现广泛神经源性损害，特别是胸锁乳突肌时限增宽，波幅增高。但老年人颈椎病同时合并腰椎病时，肌电图易与ALS混淆，故临床应结合症状和影像学检查，仔细加以鉴别。④颈椎X线、CT、MRI、椎管造影术影像学检查：是二者的重要鉴别诊断。CSM的X线检查可出现颈椎生理曲度变直或反张，第3～第7颈椎椎体骨赘形成、椎间隙变窄或项韧带钙化等；CT检查可出现椎管狭窄，脊髓压迫症状较重；MRI对椎间盘突出和脊髓受压显示清晰；ALS影像学正常。⑤预后：CSM可通过物理和手术方法治疗，缓解脊髓压迫症状，预后尚可。ALS预后差，病情持续性进展，多于5年内死于呼吸肌麻痹或肺部感染。本例患者老年男性，首发症状为上肢乏力，伴有双手麻木，有明显的感觉障碍，进行性四肢肌肉萎缩，且颈椎MRI＋胸椎MRI＋腰椎MRI提示：颈胸腰椎退行性变，颈髓受压，腰椎神经根受压；结合患者神经肌电图：左侧胸椎脊旁肌可见少量自发电位，右侧颈椎脊旁肌未见肯定自发电位。故考虑为“颈髓压迫可能性大”。

脊髓型颈椎病属于中医学“痿证”、“痹证”、“痉证”范畴，为本虚标实之证。肝肾不足，气血虚弱，筋骨失养为本，骨不坚则椎生骨刺，筋不强则韧带松弛，风寒痰湿，瘀血阻滞，挛急痹痛，风阳上亢为标。《证治准绳·腰痛》曰：“有风，有寒，有湿，有内挫，有血瘀气滞，有痰积皆标也，肾虚其本也。”急则治其标，缓则治其本，行气血，祛风湿，熄肝风以缓其急；温肝肾，养阴血，填精髓以固其本。《灵枢·卫气失常》曰：“五谷之精液，和合而为膏者，内渗入骨空，补益脑髓。”肾为先天之本，髓与生俱来。《灵枢·经脉》曰：“人始生，先成精，精成而脑髓生。”《灵枢·海论》曰：“脑为髓之海。”髓由肾之精气和水谷精微所化。《素问·至真要大论》曰：“诸风掉眩，皆属于肝。”《素问·痿论》曰：“脾主身之肌肉。”《素问·太阴阳明论》曰：“四肢皆禀气于胃，而不得至经，必因于脾，乃得禀也”。说明脾胃能够化生气血，输布精微，以温养四肢百骸，即所谓“脾为孤脏，中央土，以灌四旁者也。”脾气不足，清阳不实四肢，则将肢痿无力或四末不温。脾主运化，脾气亏虚，不能运化水谷精微，补益脊髓。说明肝脾肾与脊髓的生理有密切的关系。虽然脊髓型颈椎病与肝脾肾关系密切，但最终均由全身气血通过经络系统到达全身脏腑，四肢百骸，濡养全身。诸阳经通过颈部进出头部，其中以督脉循脊上脑，总督一身之阳经最为重要；人体一旦正气不足，邪气易侵犯于内，使经络痹阻，气血运行不畅，肌肉关节失养，出现肢体麻木，活动不利，行走困难等临床表现。最终病机是由各种原因引起的气滞血瘀，或气虚血瘀导致脊髓供血不足，传导障碍引发的一系列临床症状，虚实夹杂。治疗应以滋补肝肾为大法，佐以益气通络，标本兼治。中医学认为肾为先天之本，主藏精、主生骨髓。患者精气不足，肝肾同源，肝肾亏损，肝藏血主筋，肾藏精主骨，肝肾虚致精血亏损，精血不能灌溉，血虚不能营养而导致肌肉萎缩；同时，脾胃为后天之本，化生气血，营养五脏六腑，脾胃虚弱，气血生化不足，肌肉无以营养，导致肌营养不良，肢体麻木、肌肉无力。故以滋补肝肾、行气通络为主要治法。故方中红参须大补元气，固脱止汗，为君药；麦冬甘寒，滋阴润燥，与红参须配伍，气阴双补，为臣药；五味子酸温，益气生津，敛阴止汗，与参，麦相伍，既可固气津之外泄，又能复气阴之耗损，为佐药；方中重用黄芪，山药补益脾气，当归补血；厚朴、陈皮、木香行气通络；升麻、红景天、灵芝补气升阳；甘草调和诸药。诸药合用，共奏滋补肝肾、益气通络为主，用药精练，故能取效。

克罗恩病

一、病例介绍

张××，男，40岁，因“反复右下腹胀痛、腹泻8年，加重2日”于2015年1月4日第一次入住我院。患者8年前无明显诱因出现右下腹胀痛，呈间断性胀痛，腹泻，每日2～3次，为黄色稀便，偶有黏液血便，无恶心呕吐，无反酸烧心，曾在我院门诊行肠镜检查提示：克罗恩病。予以调节肠道菌群及对症支持治疗后症状有所缓解，但此后症状反复发作，2日前患者无明显诱因出现上诉症状加重，为系统治疗，门诊以“克罗恩病”收入院。入院症见：右下腹胀痛，间断性胀痛，腹泻，每日2～3次，为黄稀便，伴有黏液脓血，无恶心呕吐，无反酸烧心，无胸闷胸痛，无咳嗽咳痰，纳差，夜寐差，小便正常。既往体健。未婚未育。体格检查：体温36.0℃，脉搏111次/min，呼吸20次/min，血压116/66mmHg；营养不良，贫血貌，结膜苍白，口唇苍白，心肺检查未发现异常；腹部平坦，柔软，右下腹中度压痛，无反跳痛，腹部未触及包块，墨菲征（—），肝肾区无叩击痛，无移动性浊音，肠鸣音正常，4次/min；生理反射正常，病理反射未引出；舌淡，苔白，脉细。初步中医诊断：伏梁气血亏虚证。西医诊断：①克罗恩病；②重度贫血？入院后完善相关检查。血常规：白细胞3.45×10^9/L，红细胞3.06×10^{12}/L，血红蛋白浓度59.0g/L；尿常规：正常；大便隐血试验：（+）；超敏C反应蛋白：7.99mg/L；血型：B型阳性；肝功能：总蛋白50.0g/L，清蛋白26.7g/L，清球比1.1；肾功能：肌酐44.1μmol/L，尿酸201.0μmol/L；电解质：钾2.93mmol/L，钙2.03mmol/L；心肌酶：乳酸脱氢酶104U/L；结核抗体：（—）；输血四项：（—）；凝血功能、血淀粉酶、血糖、血脂均正常。心电图：窦性心动过速（104次/min）；胸片：双肺未见明显异常；腹部B超：胆囊壁毛糙；前列腺增大并钙化；腹水。明确诊断：中医诊断：伏梁气血亏虚证。西医诊断：①克罗恩病；②重度贫血；③低蛋白血症；④腹水；⑤慢性胆囊炎；⑥前列腺增生。西医治疗上予以美沙拉嗪治疗克罗恩病，双歧三联活菌调节肠道菌群，输注红细胞、补充叶酸纠正贫血，云南白药止血，补充白蛋白、补液、维持电解质平衡、利水、营养支持等对症支持治疗。根据患者舌脉症，中医辨证为气血亏虚证，治以补益气血，方用归脾汤加减：党参15g，黄芪、白术、茯神、酸枣仁、龙眼肉、当归、远志各10g，木香6g。共10剂，每日1剂，水煎，早、晚温服。经中西结合治疗后，患者症状明显改善，于2015年1月15日出院。

2015年7月6日患者因“反复右下腹胀痛、腹泻8年余，再发加重2个月”再次入住我院。病史同前。入院症见：腹泻，平均每日2次，色黄质稀，夹有不消化食物，偶有黏液血便，无明显腹胀腹痛，纳差，无恶心呕吐，无反酸烧心，乏力，精神欠佳，小便可，体重无明显变化。体格检查：体温36.2℃，脉搏77次/min，呼吸20次/min，血压100/64mmHg；营养不良，慢性病容、贫血貌，结膜苍白，口唇苍白，心肺检查未发现异常；腹部平坦，柔软，无压痛及反跳痛，腹部未触及包块，墨菲征（—），肝肾区无叩击痛，无移动性浊音，肠鸣音正常，4次/min。生理反射正常，病理反射未引出；舌淡红，苔黄腻，脉滑。入院中医诊断：伏梁湿热内蕴证。西医诊断：①克罗恩病；②重度贫血。入院后完善相关检查。三大常规及其他抽血结果基本同前，超敏C反应蛋白19.0mg/L，较前升高，提示感染可能；心电图：正常心电图；胸片：未见明显异常；全消化道钡餐提示：回盲部及结肠改变，符合肠道炎性病变所致，克罗恩病？十二指肠水平段激惹改变，考虑炎症。西医治疗上予以美沙拉嗪治疗克罗恩病，输注红细胞纠正贫血，左氧氟沙星抗感染，调节肠道菌群、维持电解质平衡、补液营养支持等对症治疗。根据患者舌脉症，中医辨证为湿热内蕴证，治以清热利湿，方用葛根芩连汤加减：葛根、延胡索、白及、大血藤、茯苓各15g，黄芩、苍术各10g，黄连、甘草各5g。8剂，每日1剂，水煎，早、晚温服。经治疗后，患者每日大便1次，色黄不成形，未夹不消化食物，未夹黏液血便，无明显腹痛，病情好转，于2015年7月15日出院。

2015年11月30日患者因“反复腹泻8年余，再发加重4日”第三次入住我院。病史同前。4天前因受凉后出现腹泻，每日2～3次，水样便，色黄，夹有黏冻，偶有血便，呕吐2次，呕吐为胃内容物，嗳气，乏力，头晕，时有心悸，无反酸烧心，精神差，夜寐一般，小便可。体格检查：四测正常。营养差，慢性病容、贫血貌，腹部凹陷，腹部柔软，无压痛及反跳痛，肠鸣音稍活跃，7次/min；舌淡红，边有齿痕，苔薄白腻，脉滑。中医诊断：伏梁脾虚湿盛证。西医诊断：①克罗恩病；②重度贫血。完善相关检查。血常规基本同前；尿常规：浊度（＋），酮体（＋/－），尿胆原（＋）；血沉20mm/h；肝功能：总蛋白47.4g/L，清蛋白29.8g/L，球蛋白17.6g/L；超敏C反应蛋白、肾功能、凝血功能、血脂、血糖均正常。西医治疗上予以抗炎、纠正贫血、补液、维持电解质平衡等对症支持治疗。根据患者舌脉症，中医辨证属脾虚湿盛证，治以健脾除湿止泻，方用参苓白术散加减：山药30g，薏苡仁20g，白术、茯苓、延胡索、泽泻各15g，党参、白扁豆、莲子、地榆炭、云芝各10g，陈皮6g，砂仁、甘草各5g。8剂，每日1剂，水煎，早晚温服。经治疗后，患者每日2次大便，色黄不成形，无黏冻血便，头晕乏力症状明显缓解，无心悸，纳食较前改善。肠鸣音5次/min。患者于2015年12月9日出院。

2016年3月2日患者因“反复腹泻伴解黏液血便8年余，再发6日”第四次入住我院。病史同前。入院症见：腹泻，大便夹黄色黏液，可见暗红色血丝，有时便血，色鲜红，点滴漏下，每日3～4次，腹胀，偶有阵发性腹痛，腹痛时欲解便，解后疼痛缓解，活动后感头晕，乏力，时有心悸，无嗳气，无恶心呕吐，无恶寒发热，纳差，精神差，睡眠一般，小便可。体重无明显变化。体格检查：腹部柔软，右下腹压痛，无反跳痛。肠鸣音活跃，7～8次/min。舌淡，苔厚腻稍黄，脉细滑。完善相关检查及肛肠科会诊，辅助检查结果基本同前。中医诊断：伏梁，湿热内蕴证。西医诊断：①克罗恩病；②重度贫血；③低蛋白血症；④内痔Ⅱ期。西医治疗上予以抑制炎症反应、输注红细胞纠正贫血、纠正低蛋白血症、补液、维持电解质平衡等对症支持治疗。根据患者舌脉症，中医辨证属湿热内蕴证，治以清热利湿、化瘀止血，方用地榆散合槐角丸加减：侧柏炭15g，地榆、茜草、黄芩、茯苓、防风、枳壳、当归各10g，黄连、炒栀子各6g，甘草5g。3剂，每日1剂，水煎，早、晚温服。配合熊胆消痔灵外用缓解痔疮出血。便血缓解后，中医治疗上治以清热利湿止泻，方用芍药散加减：黄芪30g，炒槟榔、黄芩、赤芍、当归、地榆炭、泽泻、木香、槐花各10g，黄连6g，熟大黄3g，肉桂、甘草各5g。3剂，每日1剂，水煎，早、晚温服。服用此方3日，腹泻症状改善不明显，中医根据辨证调整处方，治以清热利湿，理气和中，方用连朴饮加减：黄芪30g，芦根、白芍各20g，炒栀子、姜厚朴、当归、陈皮、柴胡、炒枳实、法半夏、炙甘草各10g，黄连、木香各6g，砂仁5g。5剂，每日1剂，水煎，早、晚温服。经治疗后，患者每日大便2次，水样便，夹少量食物残渣，无黏液，排便后腹胀缓解，无腹痛，乏力较前好转，右下腹无压痛及反跳痛，肠鸣音4次/min。复查血常规提示血红蛋白72g/L，贫血较前好转。患者于2016年3月13日出院，患者出院后长期服用美沙拉嗪治疗克罗恩病，双歧杆菌三联活菌调整肠道菌群，配合中药汤剂藿朴夏苓汤加减清热利湿止泻：薏苡仁30g，茯苓、泽泻、麦芽各15g，黄芪20g，法半夏、广藿香、姜厚朴、猪苓、炙甘草、白术各10g，黄连、豆蔻各6g。14剂，每日1剂，水煎，早、晚温服。

二、讨论

克罗恩病是一种胃肠道慢性炎性肉芽肿性疾病，其可累及各段消化道，呈节段性或跳跃式分布，临床主要表现为腹痛、腹泻、瘘管形成和肠梗阻，可伴发热、贫血、营养障碍等全身表现，以及关节、皮肤、眼、口腔溃疡和肝脏等肠外损害。其发病原因不明，多数研究表明其可能与免疫、遗传、感染、环境及精神因素有关，且病程长，反复发作，治疗困难。北美和西欧等发达国家是克罗恩病高发的地区，其年发病率可高达29.3/10万人口，但最近20多年来西方国家的发生率保持相对稳定，甚至出现下降趋势，而东欧和亚洲地区的发生率则呈现持续上升的趋势，在中国、韩国、日本等东亚国家的发病率上升更甚，但目前国内流行病学研究的数量十分欠缺，因此在未来应该得到足够的重视和开展。克罗恩病缺乏诊断的金标准，其诊断需结合临床、内镜、影像学和组织病理学表现进行综合分析并随访观察。活动期患者应充分休息，并予高营养低渣饮食，适当给予叶酸、维生素 B_{12} 等多种维生素及铁、钙等矿物质，待病情好转后改为富营养少渣饮食，治疗克罗恩病的药物包括氨基水杨酸、糖皮质激素、免疫调节剂及生物制剂，其主要通过抑制肠道炎症反应，促进黏膜愈合。

中医病名中没有完全与克罗恩病对应一致的病名，多数学者根据克罗恩病的临床表现将其归入“腹痛”、“积聚”、“泄泻”、“肛痈”、“便血”、“痢疾”、“虚劳”等范畴。古病名“伏梁”其中的一些临床表现也与克罗恩病相似。《素问·腹中论》曰：“黄帝问曰：病有少腹盛者……病名伏梁。伏梁何因如得之？答曰：裹脓血，居肠胃之外，不可治，治之每切按之致死。问曰：何以然？曰：此下则因阴，必脓血，上则迫胃脘出鬲，使胃脘内痈。”伏梁主要是指体内痈疡的疾患。克罗恩病的发生多由感受外邪、饮食不节、情志失调、脏腑亏虚等引起。湿邪内蕴、气血壅滞、脾肾亏虚是克罗恩病的病机关键，本虚标实、虚实夹杂是克罗恩病的共同特点，本虚责之脾、肾气虚或阳虚，标实责之湿热内蕴、气血壅滞。

本例在治疗上采取中西结合，西医治疗上主要以对症处理为主，中医治疗根据患者舌脉症辨证处方。患者第一次入院以“右下腹胀痛，间断性胀痛，腹泻，每日 2～3 次，为黄稀便，伴有黏液脓血”为主症，辅助检查结果提示重度贫血，舌淡，苔白，脉细。中医辨证为气血亏虚，脾不统血证，方用归脾汤加减，血不归脾则妄行，方中党参、黄芪、白术甘温以补脾，当归、龙眼肉养血补心，茯神、酸枣仁、远志宁心安神，木香调气醒脾，补而不滞，心脾同治，气血同补，重在补脾益气，以壮其摄血之力。患者第二次入院以“腹泻，平均每日 2 次，色黄质稀，夹有不消化食物，偶有黏液血便”为主症，舌淡红，苔黄腻，脉滑。中医辨证为湿热内蕴证，方用葛根芩连汤加减，方中葛根外解表邪，内清阳明之热，升清阳止利，黄芩、黄连苦寒清热，燥湿止利，白及收敛止血，大血藤败毒消痈，活血通络，延胡索活血利气止痛，苍术、茯苓燥湿健脾利水，甘草调和诸药，共奏清热止利之效。患者第三次入院以“腹泻，每日 2～3 次，水样便，色黄，夹有黏冻，偶有血便，呕吐 2 次，呕吐为胃内容物，嗳气，乏力，头晕，时有心悸”为主症，舌淡红，边有齿痕，苔薄白腻，脉滑，中医辨证属脾虚湿盛证，方用参苓白术散加减，方中党参、白术补气健脾，泽泻、茯苓利水渗湿，山药益气补脾，莲子补脾涩肠，白扁豆、薏苡仁、云芝健脾利湿，陈皮、砂仁行气化湿醒脾，延胡索活血利气，地榆炭凉血止血，甘草调和诸药，益气健脾，祛湿理气。患者第四次入院以“腹泻，大便夹黄色黏液，可见暗红色血丝，有时便血，色鲜红，点滴漏下，每日 3～4 次，腹胀，偶有阵发性腹痛，腹痛时欲解便，解后疼痛缓解，活动后感头晕，乏力，时有心悸”为主症，舌淡，苔厚腻稍黄，脉细滑。治疗上先以缓解痔疮出血为主，根据患者舌脉症，中医辨证属湿热内蕴证，方用地榆散合槐角丸加减，方中侧柏炭、地榆、茜草凉血止血，黄芩、黄连、炒栀子清热凉血，防风、枳壳疏风理气，茯苓渗湿利水，当归养血活血，甘草调和诸药，清肠止血，疏风利气。便血缓解后，中医治疗以清热利湿止泻，方用芍药散加减，方中黄连、黄芩清热泻火解毒，地榆炭、槐花凉血止血，当归、芍药行气调血，缓急止痛，“行血则便脓自愈”，木香、炒槟榔行气导滞，“调气则后重自除”，大黄泻热通便，除肠中积滞，体现“通因通用”之法，肉桂防苦寒太过，黄芪补中气，泽泻利水，甘草调和诸药，清热燥湿，调气和血。但患者服用此方 3 日，腹泻症状改善不明显，中医根据辨证调整处方，方用连朴饮加减，方中黄连清热燥湿，厚朴行气化湿消痞闷，芦根清热除烦，法半夏燥湿降逆和胃，炒栀子清利三焦，助黄连泻热，陈皮、枳实、木香、砂仁调气，配伍白芍起调和气血之效，当归养血和血，黄芪补益脾气，甘草调和诸药，清热利湿，理气和中。经中西结合治疗，患者症状缓解。

克罗恩病的治疗目标为诱导缓解和维持缓解，防治并发症，改善生存质量。本病西医治疗疗程长，药物副作用大，症状改善不明显，故多数患者寻求中医治疗。中医治疗可根据患者舌脉症，辨证施治，同病异治，最大限度解决患者痛苦，缓解临床症状，提高生存质量。

肠结核继发肠梗阻

一、病例介绍

患者肖××，男，22岁，因“腹痛腹泻1个月余，发现腹腔淋巴结肿大3日”于2012年5月15日入院。患者于1个月前无明显诱因出现脐周疼痛，呈阵发性隐痛，腹泻，每日3～5次，多为黄色稀便，有时为水样便，无红白黏液，自服消炎药（具体用药不详）后病情无好转，未予特殊重视，2012年5月8日感上述症状加重并伴疲倦乏力，嗳气，活动后心悸，遂于某市中心医院就诊。血常规：白细胞 9.10×10^9/L，血红蛋白67.00g/L，血小板 450.00×10^9/L。骨髓常规未见异常。5月13日腹部彩超：肝实质回声稍强；胆囊壁毛糙；胰周及脾周多个低回声包块性质待查。5月14日腹部MRI：回盲部肿块并 T_{11} 右侧附件、右侧肋骨、右侧骶后部、右肾后方软组织内结节灶，腹膜后、肠系膜、肝前部多发肿大淋巴结，脾脏信号异常，考虑淋巴瘤可能性大。既往体健，否认肝炎、结核等传染病病史，无手术、外伤及输血史，否认食物药物过敏史。性格急躁易怒。入院症见：脐周阵发性隐痛，腹泻，每日3～5次，多为黄色稀便，有时为水样便，无红白黏液，伴乏力，嗳气，活动后心悸，休息后可缓解，偶有头晕，无头痛，无畏寒发热、恶心呕吐、咳嗽咳痰等症状，精神状态一般，纳寐可，近1个月体重减轻10kg，小便正常。体格检查：患者神志清楚，精神状态一般，中度贫血貌，表情痛苦，面色少华，语言清晰。全身皮肤无黄染，双颌下及颈部可触及多个肿大淋巴结，最大淋巴结约2cm×2cm，活动度可，触痛（±），扁桃体无肿大。双肺呼吸音清，未闻及干、湿啰音。心律齐，各瓣膜听诊区未闻及病理性杂音，腹部平软，剑突下及脐周轻压痛，无反跳痛，肝脾肋下未触及，肠鸣音4～6次/min，四肢活动自如，双下肢无水肿。四肢肌力肌张力正常，生理反射存在，病理反射未引出。舌淡红，苔薄白，脉弦涩。入院中医诊断：瘰疬，肝郁脾虚、痰瘀互结证。西医诊断：恶性淋巴瘤？入院后完善相关检查：白细胞 8.24×10^9/L，中性粒细胞0.7731，淋巴细胞 0.64×10^9/L，淋巴细胞0.0782，红细胞 2.53×10^{12}/L，血红蛋白64.00g/L，血小板 453.00×10^9/L；大便隐血试验（+）。肝功能：总蛋白55.9g/L，清蛋白23.9g/L，清球比0.7；肾功能：β_2 微球蛋白测定4.95mg/L；血脂：总胆固醇2.13mml/L，高密度胆固醇0.40mmol/L，载脂蛋白A1 0.45g/L；血糖：糖化血清蛋白199μmol/L；电解质：钠133mmol/L，钾3.4mmol/L，钙1.85mmol/L；尿常规、消化系统肿瘤标记物正常。胸部正侧位片：支气管炎；心电图：正常心电图。入院后予复方氨基酸注射液（18AA-Ⅴ）、钠钾镁钙葡萄糖注射液营养支持及维持水、电解质平衡。中医治以消瘀化痰，解毒散结，方以阳和汤化裁：熟地黄、浙贝母各15g，炮姜、当归、川芎、桂枝、白芍、皂角刺各10g，麻黄、阿胶、红花、甘草各6g，夏枯草30g，胆南星9g。5剂，每日1剂，水煎，早、晚分服。5月20日患者凌晨发热，体温达39.4℃，予物理降温及酚麻美敏片口服后热退，仍乏力、嗳气，偶感头晕，腹痛腹泻情况大致同前，体格检查大致同前。舌质红，苔薄黄，脉弦涩。查结肠镜：回盲部、结肠多发溃疡，隆起，狭窄病变性质待查：结核病？克罗恩病？予以阿莫西林钠克拉维酸钾粉针剂抗感染，脂溶性维生素冻干粉针＋水溶性维生素冻干粉针＋氯化钾溶液、复方氨基酸注射液（18AA-Ⅴ）、钠钾镁钙葡萄糖注射液营养支持及维持水、电解质平衡。中医治以疏肝健脾，化痰祛瘀，方以逍遥散合二陈汤化裁：柴胡、当归、法半夏、陈皮、白术、白芍、茯苓各10g、桃仁、牡丹皮各9g，夏枯草30g，地骨皮12g，浙贝母20g，红花、甘草各6g。6剂，每日1剂，水煎，早、晚分服。5月23日患者无发热，精神可，稍感乏力，无明显头晕头痛，腹痛较前缓解，昨日大便1次，小便正常。接肠镜病理学检查结果：乙状结肠、回盲肠黏膜慢性炎症，有炎症渗出、溃疡，炎症肉芽组织增生。结合临床及肠镜，排除克罗恩病可能；根据病理学检查结果排除肠道肿瘤。查结核抗体和PPD试验均为阴性，EB病毒IgG抗体弱阳性；血常规：白细胞 7.15×10^9/L，中性粒细胞0.8784，嗜酸性粒细胞0.0004，淋巴细胞0.0632，红细胞 2.98×10^{12}/L，血红蛋白78.00g/L，血小板 521.00×10^9/L；电解质：钙2.05mmol/L。患者若再次发热行血培养，继续抗感染、调理肠道菌群、补液以及对症支持治疗。5 月 24～27 日患者反复发热，体温波动在 37.3 ℃～39.3 ℃，血培养无菌生长。因肠结核诊断证据不足，考虑克罗恩病可能性大，予以盐酸左氧氟沙星抗感染，地塞米松抗炎、美沙拉嗪颗粒剂口服抗炎以及对症支持治疗。5 月 28 日患者无发热，精神一般，乏力、嗳气较前好转，夜间汗多，昨日大便 3 次，色黄质稀，小便正常。体格检查：营养差，中度贫血貌，双颌下及颈部淋巴结较前减小，腹部平软，剑突下及脐周轻压痛，无反跳痛，肠鸣音 3～4 次/min。予以叶酸片改善贫血，改泼尼松口服抗炎。5 月 31 日患者无发热，夜间汗出情况较前好转，嗳气较前减轻，稍乏力，昨日大便 1 次，质偏稀，小便正常。双下颌及颈部淋巴结较前稍减小，腹部稍膨隆，剑突下及脐周轻压痛，无反跳痛，肠鸣音 3～4 次/min。舌质红，苔黄腻，脉弦涩。临床疑诊肠结核可能。血沉 101mm/h，C 反应蛋白 85.12mg/L，结核分枝杆菌特异性细胞免疫反应检测（＋）。因经济原因患者拒绝胸腹部 CT 检查及淋巴结活检，腹部 B 超提示腹部淋巴结肿大声像。根据患者腹泻、发热、腹部淋巴结肿大的症状，以及近 1 个月体重减轻 10kg，结合相关检查结果，排除克罗恩病，临床诊断为肠结核。故停用泼尼松及美沙拉嗪，予以异烟肼＋利福平＋吡嗪酰胺＋盐酸乙胺丁醇片（HRZE）四联抗结核治疗，同时监测肝肾功能，配合还原型谷胱甘肽护肝治疗；继续予左氧氟沙星抗感染、叶酸片纠正贫血以及对症支持治疗；中药治以疏肝补脾，化痰祛瘀，方以自拟方加减：柴胡、栀子、川楝子、天南星、陈皮、薏苡仁、桃仁、牡丹皮各 10g，党参、黄芪、白芍、厚朴各 15g，浙贝母 20g，夏枯草 30g，红花、甘草各 6g。6 剂，每日 1 剂，水煎，早、晚分服。6 月 7 日患者轻微乏力，精神可，无畏寒发热、头晕头痛、恶心呕吐、腹痛腹胀、嗳气等情况。体格检查：营养一般，轻度贫血貌，双颌下及颈部淋巴结稍肿大，腹部平软，全腹无压痛及反跳痛，移动性浊音（－），肠鸣音 3～4 次/min，双下肢无水肿。复查血常规：中性粒细胞 0.8004，淋巴细胞 0.0066，红细胞 2.52×10^{12}/L，血红蛋白 69.00g/L，血小板 415.00×10^{9}/L；患者情况明显好转，出院后继服异烟肼、利福平、吡嗪酰胺、盐酸乙胺丁醇抗结核，甲钴胺胶囊、叶酸片纠正贫血，护肝片护肝，中药继续予以自拟方加减。注意保持情绪稳定愉快，避免过度劳累和各种精神刺激，安心静养。

2012 年 7 月 3 日患者出现发热、腹痛、腹胀、呕吐等症状，门诊以“肠结核，肠梗阻?”收住我院。入院症见：发热，查体温 39.8 ℃，伴畏寒，无寒战，腹部隐痛，腹胀，无呕吐，大便未解，小便正常。专科检查：腹部稍膨隆，腹肌紧张，压痛、反跳痛。肝脾肋下触及不满意，肠鸣音减少，1 次/min。舌质红，苔黄腻，脉弦涩。中医诊断：肠痨，肝郁脾虚、痰瘀互结证。西医诊断：肠结核，肠梗阻。入院后查血常规：白细胞 21.74×10^{9}/L，中性粒细胞 0.92，淋巴细胞 0.77×10^{9}/L，血红蛋白 98.00g/L，血小板 454.00×10^{9}/L；电解质：钾 3.4mmol/L，钙 2.01mmol/L。予禁食，左氧氟沙星、头孢他啶抗感染，中/长链脂肪乳、氨基酸营养支持，输液补钾维持水、电解质平衡，患者体温于入院第二日恢复正常，腹痛、腹胀情况逐渐消失，肠鸣音逐渐恢复正常，肠道感染已控制，肠梗阻解除，出院继服抗结核药物，中药守 5 月 31 日方加生大黄 6g，10 剂，每日 1 剂，水煎，早、晚分服。保持情绪稳定愉快，避免过度劳累和各种精神刺激，安心静养。随访 7 个月，患者无腹泻，腹胀消退，肠结核治疗有效。

二、讨论

肠结核是结核分枝杆菌引起的肠道慢性特异性感染，多因患开放性肺结核或喉结核吞下含菌痰液或进食含有结核分枝杆菌的食物而引起。肠结核主要位于回盲部即回盲瓣及其相邻的回肠和结肠。临床主要表现为腹痛、腹部肿块、大便习惯改变，全身症状（低热、体重下降）和肠外结核表现等。实验室检查可有轻至中度贫血，白细胞计数一般正常，红细胞沉降率增快与结核病的活动度有关。结核菌素试验呈强阳性或结核感染 T 细胞斑点试验（T-spot）阳性有助于诊断。X 线小肠钡剂造影表现为激惹征象或呈锯齿状，可见溃疡，或呈结节状改变，肠腔变窄、肠段缩短变形，回肠盲肠正常角度消失。结肠镜活检如发现肉芽肿、干酪坏死或抗酸杆菌时可确诊。因肠结核既有充血、水肿、狭窄、溃疡等炎症性肠病的特征，又有克罗恩病和癌症表现的肠段狭窄和肿块，其临床表现和内镜特点均不典型，极易造成误诊。本例患者结核抗体和 PPD 试验均为阴性，常规病检为非特异性的炎症改变，最终根据患者的症状体征以及结核分枝杆菌特异性细胞免疫反应检测阳性等检查确诊，故PPD试验阴性并不能排除结核病，有报道10%～25%活动性结核患者呈阴性，60～74岁老年人仅40%～50%阳性。西医的治疗主要为早期、联合、足量、规律地运用抗结核药物以及对症支持治疗，出现较严重的并发症时行手术治疗。该患者在抗结核治疗有效的情况下出现了肠梗阻，主要原因可能为抗结核治疗过程中的暂时恶化又称矛盾反应。多发生于抗结核治疗后的2～12周，目前关于矛盾反应的发病机制尚不清楚，认为可能与以下3个方面有关：①含HR的化疗方案在强化期大量杀死结核分枝杆菌，菌体游离成分及蛋白质大量释放造成局部变态反应；②可能由于治疗过程中结核分枝杆菌被杀伤、大量抗原释放所致的机体免疫反应；③可能为机体的超敏反应。抗结核药治疗具有确切的疗效，但作用时间长，一般需要约10周才能初步起效，且不良反应较多，结合中医中药治疗，可降低西药的毒副作用，有效地改善症状和体征，尤其是腹痛、腹泻、乏力等症状，效果明显优于单纯的西药治疗，对治疗本病大有裨益。

肠结核属中医学“痨瘵”、“泄泻”、“腹痛”等范畴，系痨虫侵及肠道，致使脉络受损，营气不足，正气亏虚，痰瘀互结，表现以腹痛、腹泻、低热、盗汗为主症的肠道慢性消耗性痨病类疾病。本病致病因素不外内外两端，外因系痨虫感染侵袭所致，内因或先天禀赋不足，或后天失养，或情志失调、劳倦过度以致正气亏虚，两者往往互为因果，因正气先伤，痨虫乘虚而入，则更加耗伤气阴，损及脏腑。其病程迁延，病证复杂，初起即可见本虚标实之证，实者因感染痨虫、正气亏虚而致痰瘀，出现气滞血瘀之变，虚者不外气血阴阳亏虚，并可相互交叉转化，但病变各有侧重。治疗上实者当以通为主，虚则以补为本。本例患者因先天禀赋不足，正气亏虚，又情绪急躁易怒，肝气疏泄失常，肝木乘脾土，影响脾的运化水湿功能，水湿代谢紊乱，湿聚成痰，痰湿阻络，气机不畅，腑气不通，不通则痛；《素问·阴阳应象大论》曰“脾虚则湿胜”、“湿胜则濡泄”，木不疏土，脾虚失运，升清降浊失司，水湿变化，清浊不分下注于肠，而致泄泻；肝失疏泄，阻滞气机，气滞则血行不畅，而气为血之帅，气行则血行，气虚则血行不利，瘀血内生，阻络而腹痛。诚如《素问·至真要大论》曰：“厥阴之胜，肠鸣飧泄，少腹痛。”久虚又可损伤脾肾之阳，使寒从中生，寒湿痰凝瘀血搏结于肠，出现脘腹冷痛、身倦乏力、腹中结块等症状；气血生化不足而见面色少华，头晕，气短，消瘦等；久泻亦伤及脾胃之阴，阴虚则有低热、盗汗等症状。本病病位在肠，以肝郁脾虚为本，痰瘀互结为标，为虚实夹杂之证。《医方考·泄泻门》曰：“泻责之脾，痛责之肝；肝责之实，脾责之虚，脾虚肝实，故令痛泻。”故治当以疏肝健脾，化痰祛瘀。本例患者起初辨病为瘰疬，属气结痰凝而成，用阳和汤化裁以消瘀化痰，解毒散结，方中熟地黄、阿胶补血滋阴，当归、川芎补血活血，合红花散瘀止痛，麻黄宣发阳气，与炮姜、桂枝相配，可开腠理、散寒邪，夏枯草、皂角刺清肝解毒散结，与浙贝母、胆南星相伍以增其化痰散结之功，白芍养血柔肝，合甘草缓中止痛。全方补血与温阳并用，化痰与散瘀相伍，共奏解毒散结、消瘀化痰之效。患者服用5剂中药后，腹痛腹泻情况较前好转，但仍发热，情志不畅，肝郁日久易化热，予中药逍遥散合二陈汤化裁以疏肝健脾，化痰祛瘀，兼清内热，方中柴胡疏肝解郁，与当归、白芍同用，补肝体而助肝用，使肝郁得疏，血虚得养，脾弱得复，陈皮、白术、茯苓共用以培土运脾，使脾运得调，气机得畅，牡丹皮、地骨皮清热凉血，与桃仁、红花相配，活血化瘀止痛，夏枯草清肝散结，与浙贝母、法半夏相伍以增其化痰散结之功，甘草缓急止痛，调和诸药。诸药合用，肝脾同治，使气血得调，痰瘀得清。服用6剂中药后，患者发热情况逐渐减轻，腹痛腹泻情况好转，双颌下及颈部淋巴结较前减小。《外科钤·瘰疬》曰：“其候多生于耳前后，连及颐颔……或坚而不溃，或溃而不合，皆由气血不足，故往往变为痨瘵。”提及瘰疬常生变为痨瘵，5月31日患者确诊为肠痨病，病程日久正气易虚，在疏肝解郁，化痰祛瘀的同时，增加其健脾益气祛湿之功，方以自拟方加减，方中柴胡疏肝解郁，党参、黄芪健脾益气，与厚朴、陈皮、薏苡仁理气祛湿药相合，顺于“脾主升清”、“脾喜燥而恶湿”的特性，共复中焦之运化，牡丹皮、栀子、川楝子缓泻肝热，合桃仁、红花以活血通络、散瘀止痛，夏枯草与浙贝母、天南星相伍以清肝化痰散结，白芍养血柔肝，合甘草缓中止痛。全方寓疏肝理气之中，兼有健脾化痰祛瘀之效。6月7日患者乏力情况较前明显好转，无腹痛腹泻、畏寒发热、恶心嗳气等情况，大小便正常。通过中医中药治疗，使肝气得疏，脾气得调，气机得畅，痰浊得化，瘀结得散，肠腑得通，则患者腹痛腹胀泄泻得以好转。7月3日患者并发肠梗阻，梗阻解除后守5月31日方加大黄以通腑泄热，凉血逐瘀，与抗结核药同用，随访7个月，患者无腹泻，腹胀情况，肠结核治疗有效。

先兆流产病

一、病例介绍

李×，女，32岁，因“停经46日，阴道流血伴腹痛3日”于2015年6月26日第一次入住我院。患者末次月经2015年5月10日，2015年6月23日无明显诱因感阴道流血伴腹痛，遂至我院就诊。入院时症见阴道少量流血，色暗红，偶感轻微腹痛，纳寐可，大便两天未解，小便正常。适龄结婚，G_2P_0，有一次人工流产病史，一次自然流产病史，具体时间不详，既往月经规律，4～5d/30天，量少，色质可，无痛经，LMP 2015-05-10，量色质如常。体格检查：精神状态良好，四测及心肺听诊无异常，腹平坦，无腹壁静脉曲张，腹部柔软，无压痛/反跳痛，腹部无包块；肝脾肋下未触及，肾区无叩击痛，无移动性浊音；舌淡，苔白，脉弦。血人绒毛膜促性腺激素（HCG）1200mIU/mL，孕酮（P）58nmol/L；腹部B超：子宫内膜回声不均匀；右附件条状低回声包块；宫颈腺囊肿。入院中医诊断：异位妊娠，气滞血瘀证；西医诊断：停经阴道流血查因。①异位妊娠？②不全流产？入院后查血型：A型Rh阳性，不完全抗体阴性。血HCG 817.04mIU/mL，P 1.9nmol/L。三大常规、凝血功能、输血前四项及肝肾功能正常。并于2015年6月26日行诊断性刮宫术，手术顺利。异位妊娠诊断明确，术后予抗感染、止血治疗。中药予宫外孕Ⅱ号方活血化瘀，消癥杀胚：丹参30g，赤芍15g，桃仁、三棱、莪术各10g。7剂，每日1剂，水煎服。复查HCG 128.83mIU/mL，好转出院。

患者于2016年3月28日因“停经48日，阴道少量褐色分泌物1日”再次入住我院。患者诉出院后于2016年2月20日在当地社区医院查HCG 498mIU/mL，P90nmol/L；腹部B超：未见孕囊；未予处理。当月28日复查HCG 1200mIU/mL，P 58nmol/L。予黄体酮胶囊100mg口服Bid。2016年3月27日如厕后擦拭发现阴道少量褐色分泌物，遂来就诊。现症见阴道少量褐色分泌物，间断腹痛，稍腹胀，心烦，易疲乏，纳寐尚可，二便调。上次出院后月经规律，4～5d/30d，量中等，色暗红，偶有血块，稍痛经，LMP 2016-02-09，量色质如常。望之有神，精神一般，营养中等，舌淡黯，苔薄白，脉细滑。体格检查：精神状态一般，四测及心肺听诊无异常，腹平坦，无腹壁静脉曲张，为保胎患者拒绝腹部触诊及专科检查，外阴无妊娠物排出。HCG 5499.7mIU/mL，P 48.3nmol/L，E_2 292.22pmol/L。入院中医诊断：胎漏，肾虚证。西医诊断：停经阴道流血查因：①先兆流产？②宫外孕待删。入院后完善三大常规、肝肾功能、甲状腺功能、心电图均正常；遗传学及免疫学筛查无异常；腹部B超：宫内中段可见9mm×5mm×9mm液暗区，周边回声增强。先兆流产诊断明确。治疗予黄体酮10mg肌注Qd，维生素E 100mg口服Bid，并嘱其卧床休息、以静养胎。中药予寿胎丸加减补肾健脾、益气安胎：菟丝子、川续断、黄芪各30g，白术、山药各15g，桑寄生、阿胶、党参、苎麻根、墨旱莲、紫苏梗、莲子各10g，甘草6g。7剂，每日1剂，水煎服。2016年4月5日查房，患者诉阴道偶见少量褐色分泌物，出现次数较前明显减少，无腹痛腹胀，精神一般，易疲乏，余一般情况可。舌暗，胎薄白，脉细滑。复查HCG 33588.40mIU/mL，P 19.10ng/mL。予以前方去莲子，加陈皮10g。7剂，每日1剂，水煎服。2016年4月12日患者已无阴道流血，无腹痛腹胀，精神状态好转，舌淡，苔薄白，脉细滑。复查HCG 79013.54mIU/mL，P 23.20ng/mL。复查B超：宫内孕50日左右，宫内上段可见一孕囊，大小约18mm×23mm×33mm，孕囊内可见卵黄囊，10mm胚芽及心血管搏动。患者病情痊愈，予以出院。出院寿胎丸加减：菟丝子、川续断、黄芪各30g，白术、山药各15g，桑寄生、阿胶、枸杞子、党参、陈皮、苎麻根、紫苏梗各10g，甘草6g。14剂，每日1剂，水煎服。

经保胎治疗后，于2016年11月19日10：29患者停经40+3周，腹痛4小时入院待产，入院相关检查均正常。产科检查：宫高37cm，腹围97cm，胎先露头，胎儿估重3000g，已入盆，胎心138次/min，宫缩 2～3 次/min，每次持续 30 秒，胎膜未破，羊水性状清亮，胎方位 LOA。阴道检查：宫口 2cm，位置前，质地软，容受 2 指，先露头 S－2，子宫颈评分 9 分，坐骨棘不突，尾骨不翘，坐骨切迹＞2 横直，骶尾关节活动度正常，髂前上棘间径 20cm，髂棘间径 21cm，骶耻外径间径 20cm，坐骨结节间径 9cm，头盆评分 10 分。B 超示：宫内单活胎，LOA，孕龄约 36 周 2 日±15 日；胎盘功能Ⅱ级；目前脐带绕颈一周。于当日 15:55 在右侧会阴侧切下以 LOA 平产一活女婴，产后一切情况良好，母女健康，4 日后出院。

二、讨论

先兆流产指妊娠 28 周前，先出现少量的阴道流血，常为暗红色或血性白带，在流血出现后数小时至数周，有时可达 4～5 日至 1 周以上，继之出现阵发性下腹痛或腰背痛，此时盆腔检查宫口未开，胎膜完整，无妊娠物排出，子宫大小与孕周相符。在妊娠 12 周前自然终止者称为早期流产，在妊娠 13～27 周自然终止者为晚期流产。自然流产的发生率在 15%～40%，约 75%发生在妊娠 16 周以前，发生于妊娠 12 周前者占 62%。流产从开始发展到终结经历一系列过程，根据其不同的阶段，可给予不同的诊断名称，其中先兆流产为其最初期阶段，如症状加重，可能发展为难免流产。其常见病因有：

（1）染色体异常：是流产的主要原因。染色体异常包括数量异常及结构异常两大类。属于遗传性因素，可导致流产或反复流产。

（2）母体因素：①全身性疾病。全身感染时高热可诱发子宫收缩引起流产；某些已知病原体感染如弓形虫、单纯疱疹、人支原体、解脲支原体、巨细胞病毒与流产有关；孕妇心力衰竭、严重贫血、高血压、慢性肾炎及严重营养不良等缺血缺氧性疾病亦可导致流产。②内分泌异常。如黄体功能不足、甲状腺功能低下、未控制的糖尿病等。③免疫功能异常。④严重营养缺乏。⑤不良习惯。如吸烟、酗酒、过量饮用咖啡或使用海洛因等毒品。⑥环境中的不良因素。如甲醛、苯、铅等有害化学物质。⑦子宫缺陷。如先天性子宫畸形、子宫黏膜下肌瘤、宫腔粘连等。⑧创伤：如挤压腹部或快速撞击，甚至手术、性交过度等。⑨情感创伤。如过度恐惧、忧伤、愤怒等。临床一般表现为少量阴道流血，无妊娠物排出，下腹痛或腰背痛。妇科检查可见宫颈口未开，胎膜未破，子宫大小与停经周数相符。超声检查有胎心搏动、胎囊及胎动。常规治疗要求患者卧床休息、严禁性生活，营造一个有利于心情稳定、解除紧张气氛的环境，并连续测定血 HCG 以了解胎儿情况。如孕妇相应激素水平低，则需进行补充，常见如黄体酮及绒毛膜促性腺激素。

本例患者曾有人工流产及自然流产病史，本次怀孕前因异位妊娠入住我院，行刮宫术及中药活血化瘀，消癥杀胚治疗后，1 年内再次怀孕。患者入院表现为阴道少量褐色分泌物，间断腹痛，稍腹胀。查血 HCG 817.04mIU/mL，P 1.9nmol/L。腹部 B 超示宫内中段 9mm×5mm×9mm 液暗区，周边回声增强。该患者遗传学及免疫学筛查无异常，无感染，内生殖器未见畸形，分析其为内分泌因素所致的先兆流产，但因其病史，不排除子宫内膜受损等遗留问题。

胎漏最早见于《脉经》及《诸病源候论》。《诸病源候论》列有“妊娠漏胞候”、“妊娠胎动候”，对胎漏的病机做了简单的论述，指出“漏胞者……冲任气虚，则胞内泄漏”，“胎动不安者，多因劳役气力，或触冒冷热，或饮食不适，或居处失宜”。《医学衷中参西录》曰：“男女生育，皆赖肾脏作强，肾旺自能荫胎也。”《女科经纶》曰：“女之肾脉系于胎，是母之真气，子之所赖也，若肾气亏损，便不能固摄胎元”，因此有“肾以载胎”、“胞络者，系于肾”之说。而脾为“后天之本”，“气血生化之源”，气血充盛，胎有所养，才能正常发育。因此，肾、脾二脏作为胚胎形成和发育的“先天”与“后天”之本，在先兆流产的发病中起关键性作用。气能摄胎，血以养胎，《女科证治》曰：“妇人有孕，全赖血以养之，气以护之。”若气血失调，可造成冲任损伤，而致胎元不固。平素情志不遂，肝气郁滞，妊娠后阴血下聚胞宫养胎，机体处于阴血相对不足、阳气偏亢的状态，故气滞易从热化，使肝经伏热，迫血妄行，终成胎漏、胎动不安之证。此外，冲任损伤是本病重要病机之一。冲任二脉皆起于胞中，冲脉为“十二经之海”，亦为“血海”，既可承肾气滋养胞宫，又是联系先天之肾与后天之脾胃的通道，亦是储存输布经血供养胎儿孕育之本。任脉为“阴脉之海”，“主胞胎”，为妇女妊养之本。任脉通，太冲脉盛，方能保证孕育的正常。故不论何种致病因素，均须直接或间接损伤冲任，影响到胞宫、胞脉、胞络的功能，方导致本病的发生。如跌扑闪挫、房室劳力等即可直接损伤冲任，而致胎漏、胎动不安之证。胎漏、胎动不安的病因主要包括肾虚、气血虚弱、血热、外伤等，但无论何种病因，均要导致冲任气血不调，胎元不固，方可发病。故本病的病机与脾肾、气血、冲任关系密切，而又受劳役，寒热，饮食，居处所影响。又因肾为“先天之本”，主藏精气。肾精包括先天之精与后天之精，为生长、发育与生殖之源，故在狭义上又称为“生殖之精”。故本病病机尤以肾气虚弱为主。本病常见的证型包括肾虚不固、气血虚弱、气血失和等，临床应针对不同的证型给予补肾健脾、益气养血、调和气血等治疗，但总以补肾安胎为要旨。寿胎丸补肾阳、益肾气，方中菟丝子补肾益精，固元安胎，对腰膝酸软、肾虚腰痛、尿频、宫冷不孕及肾虚胎动不安有良效，“为滋阴通络上品，阴中有阳，守而能走”，“善治夫人常习流产”；桑寄生补肝肾、强筋骨、安胎，善治肝肾亏虚、胎动不安；续断补益肝肾，强筋健骨、益血止血安胎，可温肾阳，对肝肾不足之腰膝酸软、胎动不安、滑胎有显著疗效；阿胶补血滋阴，补肝肾阴血之不足，为阴中求阳之意，以助药力；此四味药为寿胎丸主方，共奏补肾益精固胎之功效。首方中加入党参、黄芪、白术、山药益气健脾，以养后天之生气，苎麻根凉血止血、紫苏梗理气宽中共同辅助安胎，莲子清心除烦，墨旱莲止血，再加以甘草调和诸药。7 剂后患者腹胀腹痛明显减轻，阴道流血减少，烦躁之意消退，但仍有神疲乏力，脉弦滑。所谓见效不换方，遂以前方基础上去莲子，加陈皮 10g 理气祛湿。患者出院时已无流血腹痛诸证，但患者有多次滑胎病史，可见素体肾虚冲任不固，在第二次方基础上去墨旱莲，加枸杞子平补肝肾，滋补肾精，予 14 剂药巩固以奏固护安胎之效。

围绝经期综合征

一、病例介绍

患者文×，女，48 岁，因“阵发性汗出心悸 2 年，加重 1 个月余”于 2017 年 1 月 17 日第一次入住我院。患者自诉 2014 年 12 月在某附属医院因子宫内膜增生行子宫全切术，2015 年 1 月开始出现阵发性汗出心悸，就诊于某省人民医院，诊断为“围绝经期综合征”，治疗后（用药不详）好转出院。近 1 个月余患者症状加重，时感心悸，头痛、头晕，失眠，心烦易怒。入院症见：阵发性恶寒发热，潮热汗出，心悸，烦躁易怒，头晕刺痛，痛及巅顶、双鬓，双耳耳鸣，全身乏力疲倦，双下肢疼痛，纳差，夜寐欠安，睡后易醒，二便调。舌暗红，舌尖有瘀斑，苔薄白，脉弦。体格检查：体温 36.5 ℃，呼吸 19 次/min，心率 82 次/min，律齐，各瓣膜听诊区未闻及病理性杂音；舌暗红，舌尖有瘀斑，苔薄白，脉弦。头颅 MRI：颅脑 MRI、头部 MRI 平扫未见异常。双侧 X 线骨密度检查：符合严重骨质疏松改变。双侧颈椎动脉系彩超：双侧颈动脉硬化并右侧低回声斑块形成。心脏彩超：二尖瓣、三尖瓣轻度反流；主动脉弹性稍减退；左室顺应性减退、收缩功能正常。入院中医诊断：绝经前后诸证，肾虚肝郁证。西医诊断：①围绝经期综合征；②混合型颈椎病；③混合型高脂血症；④紧张性头痛；⑤子宫全切除术后；⑥骨质疏松症；⑦抑郁状态。入院后查血常规、肝肾功能、电解质、甲状腺功能三项均正常。性激素：促卵泡激素（FSH）70.37mIU/mL，雌二醇（E_2）95.42pmol/L，促黄体素（LH）49.76mIU/mL，催乳素 5.15ng/mL，孕酮 318pmol/L；抗缪勒管激素 0.11ng/mL。入院后予血栓通注射液及银杏叶片活血化瘀通络，前列地尔改善微循环，甲钴胺营养神经，复方骨肽注射液防治骨质疏松，氟哌噻吨美利曲辛片剂抗抑郁，百乐眠胶囊及阿普唑仑片助眠。中药予逍遥散加减以滋阴清热，疏肝解郁：牡丹皮、栀子、白芍、当归、茯苓、白术、柴胡、知母、黄柏、地骨皮各 10g，熟地黄、炙龟甲、煅磁石各 15g，薄荷 8g，葛根 30g。3 剂，每日 1 剂，水煎，早、晚温服。2017 年 1 月 20 日经治疗患者头晕头痛较前缓解，睡眠较前好，阵发性恶寒发热、潮热汗出较前好转，偶有心悸，烦躁易怒，双耳耳鸣较前明显减轻，全身乏力疲倦，双下肢疼痛较前好转，纳差，夜寐欠安，二便调。舌暗红，苔薄白，脉弦。继服

2017年1月20日逍遥散加减中药7剂。于2017年1月23日出院。

2017年4月20日来我院门诊，患者自诉1月份服中药后症状有好转，近1个月潮热、心悸、汗出症状出现反复，且咽部有异物感。现症见：阵发性潮热、心悸汗出，咽部异物感，口干稍苦，偶有胸闷，有时及肩背部，无胸痛，偶有头晕头痛，痛及巅顶、双鬓，情绪紧张时痛甚，无恶寒，双耳耳鸣，双下肢无明显疼痛，纳食欠佳，夜寐差，多梦易醒。二便调。舌质偏红，苔薄黄，脉弦细。中药予逍遥散加减疏肝解郁，健脾化痰：牡丹皮、栀子、柴胡、白芍、当归、白术、郁金、红景天、百合、浙贝母、山楂各10g，茯苓15g，薄荷5g，川楝子6g，蓝布正30g，甘草3g。7剂，每日1剂，水煎，早、晚温服。

2017年4月27日再来我院门诊复诊，患者自诉用药后症状稍有改善，现症见：阵发性潮热、心悸汗出较前明显改善，仍有喉中异物感，口干口苦，胸闷，耳鸣，晨起时双手活动欠佳，胀感，不痛，双足冷痛，纳可，寐差，大便频，量少、不成形，小便量少。舌淡红，苔薄黄，脉弦细。中药在2017年4月20日方的基础上去山楂、浙贝母，加法半夏、厚朴各10g。7剂，每日1剂，水煎，早、晚温服。

2018年1月31日因"阵发性心悸汗出3年，加重伴全身酸痛1个月余"再次入住我院。患者自诉近1个月余患者阵发性心悸汗出加重，伴全身酸痛，头晕头痛，失眠，心烦易怒。入院症见：全身酸痛，游走不定，午后加重，阵发性心悸汗出，烦躁易怒，头晕头痛，痛及巅顶、枕后、双鬓，全身乏力倦怠、冰冷透骨，心慌胸闷，少气懒言，偶有口干口苦，双眼视物模糊，双耳耳鸣，纳差，寐差，多梦易醒，二便调。舌暗，苔薄白，舌下脉络瘀曲，脉沉细弦。体格检查：体温36.7℃，呼吸20次/min，心率98次/min，律齐，各瓣膜听诊区未闻及病理性杂音。入院后查性激素六项：FSH 82.16mIU/mL，E_2 212.86pmol/L，LH 33.35mIU/mL，催乳素318pmol/L，孕酮0.10ng/mL，睾酮0.65mmol/L；肿瘤标志物：CA19-9 68.86kU/L，CA242 34.55kU/L，铁蛋白293.93ng/mL。入院中医诊断：绝经前后诸证，肾虚肝郁证。西医诊断：①围绝经期综合征；②混合型颈椎病；③混合型高脂血症；④紧张性头痛；⑤子宫全切术后；⑥骨质疏松症；⑦抑郁状态。入院后予血栓通活血化瘀，碳酸钙＋骨化三醇＋复方骨肽冻干粉针＋鲑降钙素改善骨质疏松，氟哌噻吨美利曲辛片剂抗抑郁，甲钴胺注射剂营养神经，坤泰胶囊（熟地黄、黄连、白芍、黄芩、阿胶、茯苓）滋阴清热、安神除烦，中药予滋水清肝饮加减滋肾养阴，清肝泄热：柴胡、白芍、当归、栀子、石斛、酸枣仁、牡丹皮、茯苓、炙龟甲、泽泻、片姜黄各10g，山药、山茱萸、熟地黄、威灵仙各15g，葛根30g。7剂，每日1剂，水煎，早、晚温服。服药后患者症状好转，全身乏力、心悸汗出较前明显缓解，无关节酸痛，头晕头痛较前明显减轻，双眼视物模糊，双耳耳鸣较前缓解，无胸闷心慌，无口干口苦，纳寐尚可，二便调，2018年2月7日予滋水清肝饮加减14剂带药出院。

二、讨论

围绝经期综合征是指妇女绝经前后出现性激素波动或减少所致的一系列以自主神经系统功能紊乱为主，伴有精神心理症状的一组症候群。临床以月经改变、血管舒缩症状、精神神经症状、泌尿生殖道症状、心血管疾病、骨质疏松为特征，发病年龄多为45～55岁。早期常表现为月经紊乱、潮热汗出、心悸、眩晕、头痛、失眠、耳鸣、激动易怒、焦虑不安或情绪抑郁等，后出现泌尿生殖道萎缩、反复尿路感染、骨质疏松、动脉硬化等症状。本病出现的根本原因是由于生理性或病理性或手术而引起的卵巢功能衰退，雌激素分泌减少，有临床研究报道，子宫切除可影响卵巢的功能，出现性激素分泌紊乱，即使保留卵巢仍然很快出现围绝经期症状。西医治疗以性激素补充疗法为主，及其他对症支持治疗，然临床疗效确切却副作用明显，长期使用激素会导致子宫内膜癌和乳腺癌等，因此临床使用受到限制。本病例患者，48岁，2014年行子宫全切术后出现潮热汗出，心悸，烦躁易怒，头晕头痛，双耳耳鸣，全身乏力疲倦，双下肢疼痛，情绪抑郁，骨质疏松，结合实验室检查性激素符合绝经期参考指标，围绝经期综合征诊断明确。

中医学认为，围绝经期综合征属于绝经前后诸证的范畴。围绝经期综合征主要表现为月经紊乱、潮热汗出、心悸、眩晕、头痛、失眠、耳鸣、激动易怒、焦虑不安或情绪抑郁等，相当于“百合病”、“脏躁”、“不寐”、“郁证”等范畴。肾精亏虚尤其肾阴亏虚乃是绝经前后诸证发病之基础，主要病机是气血失调、肾阴阳失衡。《素问·上古天真论》曰：“女子七岁，肾气盛，齿更发长；二七而天癸至，任脉通，太冲脉盛，月事以时下，故有子……七七任脉虚，太冲脉衰少，天癸竭，地道不通，故形坏而无子也。”《女科百问·第十一问妇人人卦数已尽经水当止而复行》曰：“女以血为主，七七则卦数已终，终则经水绝，冲任虚衰，天癸绝，而地道不通而无子。”女子七七而肾气渐衰，冲任亏损，天癸将竭，精血不足，脏腑失于濡养，阴阳失衡而病，故以调补肾之阴阳为大法。《灵枢·天年篇》曰：“五十岁，肝气始衰，肝叶始薄。”叶天士《临证指南医案·淋带》案有“女子以肝为先天”说法，认为肝郁是导致妇科诸证的重要病机。且肝与肾，母与子也，肝与肾，母子也，肝藏血，肾藏精，精血本为一体，肝之血需赖肾精的滋养，肾精又有待肝血所化生之精的补充，二者相互滋生，同盛同衰，肝郁日久耗伤阴血，肾精无以为济而渐形亏乏；反之肾精有亏，无以滋生肝血，肝血亦必为之不足，故临床多见肝肾同病。本病患者即肾阴亏虚，肝气郁结为病。患者行子宫全切术后精神失落，阴血不足，久之则情志失调，肾气亏虚，冲任虚损。肾精亏虚，精血不足，脏腑失养，易致阴虚内热，虚火上扰，则见潮热汗出，面红，津伤气耗则少气懒言；肝藏血，主疏泄，肝之藏血功能失司，肝失濡养，肝阳上亢，扰动清窍，则致头晕、头痛、耳鸣；肝之疏泄功能失常，肝气郁结，则见情志抑郁；肝郁日久化火，肝火上炎，则致急躁易怒、情绪激动；肝火上炎，蒸腾津液，则有口干口苦；肾阴不足无以上济于心，水火失济，心肾不交，致心火旺盛，君火妄动，扰乱心神，阴不内敛，虚阳外浮，则见失眠，夜寐梦扰；肝肾精血不足，加之火灼阴津，炼液成痰，痰留胸中，阻碍脏腑气机，则见胸闷心慌，痰饮流注经络，气血运行不畅，则致全身酸痛、冰冷；肝肾脏腑功能失调日久及脾，脾虚失运，水湿内停，则全身倦怠乏力。故在治疗时以滋阴清热，疏肝解郁为法。第一次住院予逍遥散加减，方中牡丹皮、栀子、知母、黄柏、地骨皮泻火除烦，清热滋阴；白芍、当归养血柔肝；茯苓、白术益气健脾，燥湿利水，固表止汗；柴胡疏肝解郁；薄荷疏风散热；熟地黄、龟甲滋阴补血，益精填髓，补肾壮骨；葛根解肌退热，生津止渴；煅磁石安神镇惊，聪耳明目。服药后患者症状有所改善。门诊继予逍遥散加减，方中牡丹皮、栀子、浙贝母清热泻火，燥湿化痰；白芍、当归养血柔肝；茯苓、白术益气健脾，燥湿利水，固表止汗；柴胡、川楝子、郁金疏肝解郁，清热凉血；薄荷疏风散热；红景天、百合养阴清心安神；蓝布正益气健脾，养阴补血，化痰；山楂消食化痰；甘草调和诸药。服药后症状有所好转，纳食较前好，但仍有喉咙异物感，故复诊去山楂、浙贝母，加法半夏、厚朴行气开郁，降逆化痰。服药后患者症状均有好转。第二次住院予滋水清肝饮加减以滋肾养阴，清肝泻热，方中熟地黄、山茱萸、山药、龟甲、石斛滋阴清热，补肾健脾；泽泻利水渗湿泻热；茯苓宁心健脾利湿；栀子、牡丹皮清热泻火除烦；柴胡疏肝解郁；当归、白芍养血柔肝；葛根、片姜黄、威灵仙痛经止痛；全方共奏养阴清热，疏肝解郁，活血通络之效。围绝经期综合征患者除需药物治疗外，还应给予精神安慰及心理疏导，使其正确认识本病，保持心情舒畅。

药物性皮炎

一、病例介绍

谭××，女，48 岁，因“皮肤潮红、瘙痒 1 周”于 2017 年 10 月 25 日入住我院。患者自诉 1 周前因误诊为“继发性肺结核”，口服“乙酰吡嗪酰胺片”、“左氧氟沙星”、“水飞蓟宾葡甲胺片”、“肺力咳胶囊”等药物后出现颜面部及全身皮肤潮红、灼热感，剧烈瘙痒，遂至外地某皮肤医院就诊，予以输液治疗（具体药物不详），并停用以上药物，症状缓解。10 月 20 日电话咨询医生，遵嘱停用“左氧氟沙星”、“水飞蓟宾葡甲胺片”、“肺力咳胶囊”，仅仅服用“乙酰吡嗪酰胺片”治疗，服药后全身皮肤潮红加重，瘙痒剧烈，遂至某诊所输液治疗（具体药物不详），症状无缓解。今为求进一步诊治来我院就诊，门诊以“药物性皮炎”收住入院。入院症见：颜面部、全身皮肤潮红、水肿，有灼热感，剧烈瘙痒，日轻夜重，干咳少痰，无恶寒发热，无恶心呕吐，无头晕头痛，神清，精神一般，纳可，夜寐较差，二便正常，近期体重无明显变化。既往有肺结核病史。体格检查：体温 36.0 ℃，脉搏 81 次/min，呼吸 18 次/min，血压 103/66mmHg；神志清楚，言语清晰流利，双侧瞳孔等大等圆，直径约 3mm，对光反射灵敏，全身皮肤无黄染，全身浅表淋巴结无肿大，双肺呼吸音清晰，双侧肺未闻及干、湿啰音；双下肢轻度浮肿；舌红绛，苔黄腻，脉滑数。入院后完善相关检查。血常规：C 反应蛋白 16.72mg/L，嗜酸性粒细胞 0.90×10^9/L，血红蛋白 114.00g/L，血细胞比容 0.344，血小板分布宽度 9.60fL，余正常。尿常规：尿白细胞脂酶（++），白细胞总数 34.98 个/μL。粪便常规、大便隐血试验：（-）。肝功能：总蛋白 55.40g/L，清蛋白 30.70g/L，清球比 1.24，余（-）。肾功能：尿酸 369.00μmol/L，余（-）。血脂：甘油三酯 2.31mmol/L，高密度脂蛋白胆固醇 0.62mmol/L。空腹血糖：3.36mmol/L。心肌酶：乳酸脱氢酶 264.00IU/L，余（-）。风湿全套：超敏 C 反应蛋白 15.05mg/L，余（-）。电解质六项：钾 3.33mmol/L，钙 1.97mmol/L，无机磷 0.80mmol/L，余（-）。二氧化碳结合力、降钙素原：正常。痰液基夹层杯找抗酸杆菌：未找到。痰一般细菌培养及鉴定：正常咽喉杂菌。结核抗体：阴性（-）。肺部系统肿瘤标志物：促胃液素释放肽前体 69.15pg/mL，余（-）。胸部 CT：双肺改变，右肺中叶近包膜下结节，考虑感染后改变；纵隔及右侧肺门淋巴结钙化；双侧胸膜局限性增厚。根据患者发病过程及临床表现，考虑中医诊断：药疹湿热内蕴证；西医诊断：药物性皮炎。治疗上嘱患者停用“乙酰吡嗪酰胺片”等药物，予以地塞米松注射剂 10mg 抗过敏治疗，水溶性维生素冻干粉针 10mL、脂溶性维生素（Ⅱ）粉针剂 1 支维持电解质平衡，维生素 C 注射剂 2g、维生素 B_6 注射剂 0.1g 补液，热毒宁注射液 20mL 清热解毒，泮托拉唑肠溶胶囊 40mg Qd 护胃。2017 年 10 月 26 日经治疗后患者颜面部潮红较前缓解，水肿较前稍好转。中医治疗予以耳穴压豆：置王不留行籽于神门、肺、心、肝等穴位压贴，2～3 日 1 次，双耳交替，并配合中医定向透药疗法。治以清热利湿止痒方：玄参、牡丹皮、防风、乌梅、酒山茱萸、醋柴胡、青蒿、甘草各 10g，千里光、连翘、生地黄各 15g，醋五味子 3g，牡蛎 30g。每日 1 剂，早、晚温服。连服 5 剂后，皮肤瘙痒较前明显缓解，全身皮肤潮红、水肿等症状均改善，余无特殊不适，纳食可，夜寐安，二便调。该方服至 10 剂，诸症悉平，于 2017 年 11 月 1 日出院，嘱患者出院后继续于当地医院抗结核治疗。

二、讨论

药物性皮炎是指药物通过口服、注射或皮肤黏膜直接给药等途径，进入人体后所引起的皮肤或黏膜的急性炎症反应，严重者可累及机体其他系统，是药物过敏反应中最常见的类型之一，其发生率占各种药物不良反应的 25%～30%。在一定条件下，几乎所有药物都可能引起药物性皮炎，临床上主要致敏药物为抗生素类、解热镇痛类药物、镇静催眠类、抗结核药及中药制剂。近年内抗结核药引起药物性皮炎的不良反应有逐渐增多的趋势。不过由于某些药物如抗生素类，用药之前都会做皮试，在一定程度上可以减少药物性皮炎的出现，但是药物的误用、滥用却不可避免地导致一些严重的药物性皮炎。药物性皮炎临床表现复杂，发病前后有药物服用史。本病有一定的潜伏期，第一次发病多在用药后 5～20 日内，重复用药常在 24 小时内发生，甚至在用药后瞬间或数分钟内发生。可自觉灼热瘙痒，重者伴有发热、乏力、纳差、大便干燥、小便黄赤等全身症状。而不同患者用同一种药物可引起不同的皮疹和症状，常见的临床类型有以下几种。①固定型药疹：同一部位反复出现圆形或椭圆形水肿性紫红斑，治愈后，如再用同样的药物，会在原来部位出现同样的药疹。②荨麻疹型药疹：自觉瘙痒，可有刺痛、触痛，伴大小不等的风团，颜色较一般荨麻疹红，持续时间长。③麻疹型、猩红热型药疹：皮损为密集、红色针头至米粒大小斑疹或斑丘疹，对称分布，以躯干为多。④紫癜型药疹：出现针头大至豆大或更大的出血性紫斑，皮疹变平或稍隆起，好发于双小腿。⑤剥脱性皮炎型药疹：全身皮肤鲜红肿胀，伴有渗液、结痂，继之大片叶状鳞屑脱落，渗液有臭味。⑥大疱性表皮松解型药疹：是最严重的一种药毒。初期为深红色、暗红色及略带铁灰色斑，很快融合成片，面积急剧扩大，数日内遍及全身。⑦多形红斑型药疹：常呈黄豆大至蚕豆大的圆形或椭圆形红斑，对称分布于躯干及四肢。药物性皮炎临床诊断主要结合用药史及临床表现，实验室检查主要有：血常规见白细胞总数增多，常伴有嗜酸性粒细胞比例增高；若多脏器受累可见肝功能异常，血清转氨酶增高；肾功能异常，出现血尿、蛋白尿，血尿素氮、肌酐升高。治疗上首先要做的是停用一切可疑致敏药物，与其化学结构相似的药物也应避免使用。多饮水或输液促进体内药物的排泄。轻症者给予应用抗组胺药、维生素 C 及钙剂。重症者加用足量的糖皮质激素，并给予积极的抗过敏治疗。局部皮损可用炉甘石洗剂及皮质类固醇霜剂。注意水、电解质平衡及蛋白质等摄入量，补充多种维生素，可使用能量合剂，必要时给予少量多次新鲜血或血浆的输入。

中医学称药物性皮炎为“药疹”。古代医籍把药物引起内脏或皮肤的各种反应，统称为“中药毒”，即“药毒”。许慎《说文解字》曰：“毒，厚也，害人之草，往往而生，从中从毒。”《诸病源候论·蛊毒病诸候》曰：“凡药物云有毒及大毒者，皆能变乱……或利无度是也。”《千金要方·解百药毒》曰：“甘草解百药毒……要使人皆知。”本病病因总由禀赋不耐，邪毒侵犯所致。风热之邪侵袭腠理，入里化热，热入营血，血热妄行，溢于肌肤；或禀湿热之体，受药毒侵扰，体内湿热蕴蒸，郁于肌肤；或禀血热之体，受药毒侵扰，火毒炽盛，燔灼营血，外发皮肤，内攻脏腑；病久药毒灼伤津液，气阴两伤，肌肤失养；或久病阴液耗竭，阳无所附，浮越于外，病重而危殆。本例患者处于肺结核非活动期，却误用抗结核药，导致药毒侵犯机体，入里化热，与体内湿气相合，体内湿热蕴蒸，郁于肌肤，致颜面部、全身皮肤潮红、水肿、瘙痒。治疗上以清热利湿，解毒止痒为法。方中玄参清热凉血，解毒散结；牡丹皮活血化瘀，入血分而清透阴分伏热；生地黄清解营分之热，滋肾阴而降虚火，养阴津而泄伏热，三药合用，共清营血分之热。千里光清热解毒，利湿止痒；连翘消肿散结；防风祛风止痒；醋柴胡疏散退热，升举阳气；乌梅入肺经敛肺气而止咳；五味子甘温而润，上敛肺气，下滋肾阴，宁心安神；配合牡蛎重镇安神；山茱萸滋补肝肾，清热生津；青蒿辛香透散，清透阴分伏热；诸药合用，清湿热而散肿结，止咳嗽而安心神，以使诸症状得以改善。

药物性皮炎如若早期对症治疗得当，预后一般较好。预防本病发生的关键是合理用药，用药前要做过敏试验，避免药物的误用、滥用。中西医对药物性皮炎都有各自的认识及治疗方法，西医对于药物性皮炎的治疗方法虽多，但往往以激素为主，激素的副作用和应用禁忌在临床应用上日益凸显，因此在应用西医治疗的同时，使用中医、中药治疗是不可忽视的治疗手段，可使病程较之单纯应用西药的治疗缩短，还可有效地改善患者的临床症状，提高患者的生活质量。

参考文献

[1] 兰丰铃，王胜锋，曹卫华，等. 慢性阻塞性肺疾病危险因素流行病学研究新进展［J］Chin J Dis Control Prev，2014，18（10）：998－1002.

[2] 中华医学会呼吸病学会慢性阻塞性肺疾病学组. 慢性阻塞性肺疾病诊治指南［J］. 中华结核和呼吸杂志，2007，30（1）：8－17.

[3] 蔡柏蔷. 慢性阻塞性肺疾病急性加重诊治中国专家共识（草案）［J］. 中国呼吸与危重监护杂志，2013，12（06）：541－551.

[4] 陈云凤，刘素蓉，陈艳. 治未病理论在预防慢性阻塞性肺疾病复发中的运用［J］. 中国中医药现代远程教育，672－2015，13（15）：6－7.

[5] 詹思延. 临床指南研究与评价工具简介［J］. 中国循证儿科杂志. 2007，2（5）：375－377.

[6] 李海聪，杨毅玲. 柴芩温胆汤的临床应用［J］. 实用中医内科杂志，1988，（04）：150－152.

[7] 钟南山. 刘又宁. 特发性间质性肺炎总论. 呼吸内科［M］. 2 版. 北京：人民卫生出版社，2012：633－636.

[8] 张晓. 早期诊断和优化治疗是改善结缔组织病相关肺间质病变预后的关键［J］. 中华风湿病杂志，2012，16（3）：145－146.

[9] 魏铁军. 特发性间质性肺炎患者 116 例临床治疗效果观察［J］. 中国卫生产业. 2013，10（18）：123－124.

[10] 余巍巍，陈峰. 启发性教学法在呼吸内科临床见习教学的探讨［J］. 临床肺科杂志，2011，16（8）：1184－1185.

[11] 陈慧敏. 启发式教学方法在内分泌科见习教学中的应用分析 [J]. 现代预防医学. 2013, 40 (9): 1800-1801.
[12] 刘顺事. 岳红梅. 降钙素原测定在间质性肺疾病合并感染诊断中的价值 [J]. 临床肺科杂志. 2017, 22 (5): 884-887.
[13] 马君, 周胜红. 基于中医体质探讨间质性肺炎病因 [J]. 中医学报, 2016, 220 (9): 1293-1295.
[14] Kelly BB, Narula J, Fuster V. Recognizingglobal burden of cardiovascular disease and related chronic diseases [J]. Mt Sinai J Med, 2012, 79 (6): 632-640.
[15] 杜永成, 李黎明, 文乾灵, 等. 冠心病发病危险因素研究分析 [J]. 内科, 2016, 11 (1): 29-31.
[16] 高瑛子, 高传玉, 李牧蔚, 等. 缺血性心肌病与冠状动脉造影结果临床分析 [J]. 医药论坛杂志, 2009, 30 (9): 55-56.
[17] 李国庆, 郭自同. 缺血性心肌病性冠心病概述 [J]. 医学与哲学 (B), 2012, 33 (8B): 20-24.
[18] 张萱, 李鲁光, 肖竞, 等. 老年原发性扩张型心肌病与缺血性心肌病的鉴别诊断 (附13例冠脉造影分析) [J]. 中国介入心脏病学杂志, 1997, 5 (3): 118-119.
[19] 段宗明, 韩振华, 张超英, 等. 冠脉造影对无创性检查方法诊断冠心病价值的评估 [J]. 陕西医学杂志, 2005, 34 (1): 66-68.
[20] 许国振. 杜家经治疗胸痹心痛经验 [J]. 湖南中医杂志, 2013, 2 (8): 25-26.
[21] 王永刚, 齐婧, 钟伟, 等. 冠心病中医病因病机的认识与探索 [J]. 中医杂志, 2015, 56 (17): 1449-1452.
[22] 王杰, 何燕, 汤诺, 等. 舒心祛风汤对冠状动脉支架术后患者心肌功能和生存质量的影响 [J]. 中医杂志, 2016, 57 (14): 1208-1213.
[23] 刘建和, 江劲波. 生脉陷胸汤治疗冠心病不稳定型心绞痛 (气阴两虚兼痰热瘀滞型) 36例临床观察 [J]. 新中医, 2006, 38 (7): 43-44.
[24] 郑锋生. 生脉陷胸汤治疗冠心病室性期前收缩气虚痰热证的临床观察 [J]. 中外医学研究, 2016, 14 (32): 119-120.
[25] 李忠元, 盛传玲, 刘萍, 等. 感染性心内膜炎的诊治进展 [J]. 中国误诊学杂志, 2006, 6 (2): 229-231.
[26] 张健瑜, 杨超, 梁茜, 等. 79例感染性心内膜炎临床分析 [J]. 中华医院感染学杂志, 2013, 23 (9): 2045-2047.
[27] 王波, 阎德民, 肖德锦, 等. 感染性心内膜炎的诊断与治疗 [J]. 中国胸心血管外科临床杂志, 2010, 17 (1): 70-72.
[28] 朱晓东, 张宝仁. 心脏外科学 [M]. 北京: 人民卫生出版社, 2007: 796-811.
[29] 罗开琴, 肖静, 郭明珍, 等. 经胸超声心动图在感染性心内膜炎诊断中的临床价值 [J]. 华西医学, 2015, 30 (1): 56-59.
[30] 钱卫民, 莫振兆, 吴铿. 两种特殊类型的急性感染性心内膜炎 [J]. 湛江医学院学报, 1990, 8 (1-2): 84-85.
[31] 史信宝, 张志梁, 邵国丰, 等. 感染性心内膜炎瓣膜损害的外科治疗 [J]. 浙江临床医学, 2002, 4 (4): 243-244.
[32] Acar J, Lung B, Boissel JP, et al. AREVA: multicenter randomized comparison of low-dose versus standard-dose anticoagulation in patients with mechanical prosthetic heart valves [J]. Circulation, 1996, 7: 2107-2112.
[33] 孟旭, 李金钟, 刘岩, 等. 人工机械瓣膜置换术后口服抗凝药的抗凝治疗强度标准 [J]. 中华心血管病杂志, 2004, 32 (7): 618-621.
[34] 及孟. 感染性心内膜炎的中医辨证治疗初探 [J]. 中国中医基础医学杂志, 2010, 16 (9): 785-786.
[35] 杨朝阳, 李灿东, 黄世庚, 等. 吸毒人群中医证素特点的临床研究 [A]. 全国第十三届中医诊断学术年会论文汇编 [C], 2012.
[36] 黄水仙, 田道法. 五味消毒饮临床应用研究进展 [J]. 中医药导报, 2002, 8 (9): 523-525.
[37] 马玲波, 彭冉. 益气通络汤对心瓣膜置换术后气虚血瘀证患者的有效性及安全性评价 [J]. 中国实验方剂学杂志, 2016, 22 (8): 196-199.
[38] 陈洁. 加味竹叶石膏汤在感染性心内膜炎中的应用 [J]. 四川中医, 2006, 24 (3): 48-49.
[39] 杨宝峰. 药理学 [M]. 北京: 人民卫生出版社, 2003: 210-211.
[40] 张丽梅, 胡元会. 室性早搏的中西医治疗进展 [J]. 世界中医药, 2015, 10 (10): 1626-1630
[41] NgG A. Treating patients with ventricular ectopic beats [J]. Heart, 2006, 92 (11): 1701-1712.

[42] 李慧娟，杜卫国. 功能性及器质性室性早搏的动态心电图特性探讨 [J] . 中国现代药物应用，2010，4 (14)：29 - 31.
[43] 王小川，谢晓慧，陆浩，等. 抗心律失常药物致心律失常作用的文献分析 [J] . 中国医院药学杂志，2013，33 (21)：1825 - 1826.
[44] Yee R，Connolly S，Noorani H. Clinical review of radio frequency catheter ablation for cardiac arrhythmias [J]. Can J Cardiol，2003，19 (11)：1273 - 1284.
[45] 王竹香. 自拟结代汤治疗室性早搏 182 例 [J] . 中医研究，2005，18 (6)：49 - 50.
[46] 王爽，刘冰熔. 贲门失弛缓症的研究进展 [J] . 世界华人消化杂志，2013，12 (1)：75 - 81.
[47] American College of Gastroenterology. ACG Clinical Guideline：Diagnosis and Management of Achalasia [J] . Am J Gastroenterol，2013，23 (7)：196.
[48] 杨建猛，林丽珠. 朱丹溪与张景岳对噎膈的认识 [J] . 杏林中医药，2013，33 (7)：651 - 703.
[49] 中华人民共和国卫生部. 原发性肝癌诊疗规范 (2011 年版) [J]. 临床肿瘤学杂志，2011，16 (10)：929 - 946.
[50] 祝普利，尹超，冯建龙. 原发性肝癌综合治疗进展 [J]. 临床肝胆病杂志，2015，31 (6)：965 - 968.
[51] 黄金昶. 原发性肝癌中医治疗体会 [J] . 中国临床医生，2006，34 (10)：59 - 60.
[52] 张洪亮，张震中. 肝癌 [J] . 新疆中医药，2005，23 (2)：74 - 76.
[53] 谢晶日，赵刚，梁国英. 原发性肝癌的中医药现代研究进展 [J] . 中国医药导报，2008，5 (7)：17 - 18.
[54] 张丽，张华. 中医姑息治疗肝癌 [J] . 现代中西医结合杂志，2007，16 (11)：1475 - 1477.
[55] 周蓓. 肝癌相关中医病症的古代文献研究 [J] . 中华中医药学刊，2011，29 (12)：2714 - 2715.
[56] 周琪，邢建军，解影. 消化性溃疡发病机理的研究进展 [J] . 中国实用医药，2013，8 (25)：244.
[57] 尹江燕，陈道荣. 消化性溃疡药物治疗的进展 [J] . 医学综述，2013，19 (11)：2000 - 2002.
[58] 万国兰. 消化性溃疡的药物治疗及进展 [J] . 中国医药导报，2007，4 (27)：5 - 6.
[59] 赵建秋，卢向东，闻淑军，等. 上消化道出血期间痛风急性发作 186 例诊治体会 [J] . 中华全科医师杂志，2014，13 (6)：483 - 484.
[60] 李媛，高玉强，姜志，等. 质子泵抑制剂致痛风复发 2 例 [J] . 中国药物应用与监测，2016，13 (1)：63 - 64.
[61] 白宇宁，张润顺，姚乃礼. 从脾虚络阻毒损辨治慢性萎缩性胃炎及癌前病变 [J] . 中医杂志，2013，54 (1)：26 -28.
[62] 孙晶，于永军，陈宝忠. 中医药治疗痛风病的研究进展 [J] . 中医药信息，2016，33 (5)：126 - 128.
[63] 潘静，马威，管竞环. 归经当归拈痛汤治疗痛风性关节炎 [J] . 吉林中医药，2013，33 (12)：1240 - 1242.
[64] 叶伟胜，张铁良. 类风湿关节炎流行病学进展 [J] . 国际骨科学杂志，2009，30 (3)：144 - 147.
[65] American Thoracic Society (ATS) and the Europe an Respiratory Society (ERS). Idiopathic pulmonary fibrosis：Diagnosis and treatment. International consensus statement [J] . Am J Respir Crit Care Med，2000，161 (2Pt1)：646 - 664.
[66] 徐丽玲，苏茵. 2015 年美国风湿病学会类风湿关节炎的治疗指南 [J] . 中华风湿病杂志，2016，(1)：69 - 70.
[67] 何奕坤，杨光辉，郑琪，等. 艾拉莫德治疗类风湿关节炎合并肺间质病变的临床观察 [J] . 实用临床医药杂志，2015，19 (23)：152 - 154. DOI：10. 7619/jcmp. 201523058.
[68] 刘小军，魏琴，冯艳广，等. 艾拉莫德治疗类风湿关节炎的临床研究 [J] . 中国药物与临床，2013，13 (11)：1453 - 1454.
[69] 郝桂峰，李涯松. 艾拉莫德对类风湿关节炎合并慢性间质性肺炎的近期临床疗效观察 [J] . 中国现代应用药学，2014，31 (10)：1275.
[70] 刘丹，陈妤，丁汉飞，等. 艾拉莫德 (T-614) 在类风湿关节炎基础实验和临床疗效的研究进展 [J] . 中国新药杂志，2013，22 (9)：1052.
[71] 王玉光，周平安，刘清泉，等. 肺痹证治新诠 [J] . 中国中医基础医学杂志，2002，8 (7)：6 - 7.
[72] 李丹丹，陆进明，徐亮，等. 不同剂量糖皮质激素对早期类风湿关节炎患者疗效及不良反应分析 [J] . 安徽医学，2012，33 (5)：534 - 537.
[73] 杨洪军. 老年类风湿关节炎并肺间质病变 26 例临床分析 [J] . 泰山医学院学报，2008，29 (9)：678 - 680.
[74] 刘玉琴，王光杰. 类风湿关节炎合并肺间质纤维化 26 例临床分析 [J] . 中国血液流变学杂志，2013，(3)：441 - 442，475.
[75] 吕芳，李兴福. 2010 年美国风湿病学会联合欧洲抗风湿病联盟的类风湿关节炎分类标准解读 [J] . 诊断学理论与实践，2010，09 (4)：307 - 310.

[76] 段玉婷. 来氟米特与类风湿肺间质病变相关性及中药干预的临床研究 [D]．山东中医药大学，2011.
[77] 李慧博，卢晟晔，赵荣生，等. 来氟米特与甲氨蝶呤合用所致的间质性肺炎 [J]．临床药物治疗杂志，2013，11 (6)：52－55.
[78] 谢功华. 来氟米特不良反应的临床观察及护理 [J]. 全科护理，2010，8 (3)：237－238.
[79] 刘蕊，刘湘源. 来氟米特与类风湿肺间质病变 [J]．中华老年多器官疾病杂志，2011，10 (4)：374－376.
[80] 中华医学会风湿病学分会. 系统性红斑狼疮诊治指南（草案）[J]．中华风湿病学杂志，2003，7 (8)：508.
[81] 王海燕. 肾脏病学 [M]．2 版. 北京：人民卫生出版社，1996：861－881.
[82] 顾有守. 重症系统性红斑狼疮的治疗 [J]．皮肤病与性病，2011，33 (4)：194－195.
[83] 胡煜琳，刘代强. 糖皮质激素联合小剂量环磷酰胺治疗重症系统性红斑狼疮效果分析 [J]．中国临床医生杂志，2015，43 (2)：39－41.
[84] 吴瑞勤，孙越，朱光斗. 活血化瘀与辨证分型治疗系统性红斑狼疮 [J]．华中医学杂志，2001，25 (2)：73－74.
[85] 罗百灵，张立. 发热原因待查 208 例临床分析 [J]．现代生物医学进展，2012，12 (31)：6071－6075.
[86] Yamaguchi M，Ohta A，Tsunematsu T，et al. Preliminary criteria for classification of adult Still's disease [J]. J Rheumatol，1992 Mar：19 (3)：424－430.
[87] 王臻，姜林娣. 4 种成人 Still 病诊断标准的临床验证 [J]．复旦学报（医学版），2010，37 (05)：552－554.
[88] 连帆，杨岫岩，梁柳琴，等. 血清铁蛋白水平对成人斯蒂尔病诊断的临床价值 [J]．中华风湿病学杂志，2005 (06)：338－341.
[89] 张之南，沈悌. 血液病诊断及疗效标准 [M]．3 版. 北京：科学出版社，2007：217－220.
[90] 金军，赵金荣，郭立中. 周仲瑛教授治疗成人 Still 病验案 1 例 [J]．甘肃中医学院学报，2010，27 (02)：8－9.
[91] 孙元莹，赵新广，刘丹卓，等. 中西医结合治疗成人 Still 病 34 例 [J]．福建中医药，2008 (01)：39－40.
[92] 俞创奇，邱蔚六，胡北平，等. 干燥综合征临床诊断和中医辨证的探讨 [J]．上海口腔医学，1999，(01)：24－26.
[93] 安瑞丹，李心沁. 针刺滋阴健脾穴治疗干燥综合征 [J]．世界最新医学信息文摘，2017，17 (02)：1－2.
[94] 赵敏，王金海，鲍英存，等. 干燥综合征的中医辨证论治现状 [J]．西部中医药，2013，26 (11)：133－136.
[95] 马武开，唐芳，王莹，等. 干燥综合征中医证候分类临床文献研究 [J]．中华中医药杂志，2013，28 (02)：482－485.
[96] 中华医学会血液学分会红细胞疾病（贫血）学组. 再生障碍性贫血诊断与治疗中国专家共识（2017 年版）[J]．中华血液学杂志，2017，38 (01)：1－5.
[97] 昝丽娜，李玉云，吴俊英. 再生障碍性贫血发病机制的研究进展 [J]．内科，2007，2 (5)：828－830.
[98] 杨程蓉，刘霆. 端粒酶基因突变与再生障碍性贫血 [J]．华西医学，2012，27 (7)：1112－1114.
[99] 许崇艳. 再生障碍性贫血的免疫抑制治疗 [J]．中国实验血液学杂志，2005，13 (02)：348－352.
[100] 李达. 常见血液病中医病名规范化探讨 [J]．现代中西医结合杂志，2009，18 (10)：1105－1107.
[101] 中华医学会血液学分会止血与血栓学组. 成人原发免疫性血小板减少症诊断与治疗中国专家共识（2016 年版）[J]．中华血液杂志，2016，37 (2)：89－93.
[102] 王涣群. 特发性血小板减少性紫癜的治疗综述 [D]．成都：成都中医药大学，2007：4.
[103] 刘凌，冯莹，庞缨，等. 激素治疗无效的特发性血小板减少性紫癜的治疗方法探讨 [J]．血栓与止血学，2009，15 (1)：13－16.
[104] 董进梅. 部分脾动脉栓塞治疗特发性血小板减少性紫癜 12 例 [J]．临床医学，2008，28 (12)：94－95.
[105] 刘玲，张东风，李春珍，等. 儿童过敏性紫癜肾炎的临床及病理分析 [J]．临床儿科杂志，2015，33 (02)：151－154.
[106] 中华医学会儿科学分会肾病学组. 小儿肾小球疾病的临床分类、诊断及治疗 [J]．中华儿科杂志，2001，39 (12)：746－749.
[107] 魏金贤. 甲泼尼龙与氢化可的松治疗儿童腹型过敏性紫癜的疗效比较 [J]. 临床合理用药杂志，2014，7 (33)：43－44.
[108] 李辉，袁斌，夏正坤，等. 儿童紫癜性肾炎 196 例中医证候分型与肾脏病理分级相关性研究 [J]．中国中西医结合儿科学，2011，3 (05)：463－464.
[109] 任继学. 悬壶漫录：国医大师任继学医论医案集 [M]．北京：北京科学技术出版社，2014.
[110] 庄永泽，童新元. 540 例 IgA 肾病高血压发生影响因素的分析 [J]．中华内科杂志，2000，39 (6)：371－375.

[111] 陈香美，邓跃毅，谢院生. IgA 肾病西医诊断和中医辨证分型的实践指南 [J]. 中国中西医结合杂志，2013，33 (5)：583-585.
[112] 李蔚，孙伟. 国医大师任继学治疗肾风及肾劳经验撷萃 [J]. 中国中医急症，2012，21 (2)：203-203.
[113] 高志华，贾彦诺，刘丽，等. 肾病综合征并发血栓的危险因素、病理机制及预防 [J]. 中国老年学杂志，2015，35 (12)：3460-3462.
[114] 田稔秋，徐庆棠，武庆华，等. 肾病综合征高凝状态和动脉栓塞并发症 [J]. 黑龙江医学，1989，(02)：7-8.
[115] 杨玉秀，周希静，陈恩宏，等. 原发性肾病综合征合并动脉血栓形成 [J]. 中国医科大学学报，1994，(03)：283-285.
[116] 朱爱，祝美珍. 补肾活血法治疗缺血性中风概况 [J]. 中医学报，2014，29 (03)：406-409.
[117] 何开英. 肾病综合征中医治疗研究进展 [J]. 亚太传统医药，2016，12 (01)：44-45.
[118] 刘枫莸，赵蓉，刘建仁. 腹主动脉夹层覆膜支架置入术后脊髓缺血性损伤一例 [J]. 中国脑血管病杂志，2014，11 (09)：490-492.
[119] Koshino T，Murakami G，Morishita K，et al. Does the Adamkiewicz artery originate from the larger segmental arteries? [J]. The Journal of Thoracic and Cardiovascular Surgery，1999，117 (5)：898-905.
[120] 赵熙. 胸腹主动脉瘤与脊髓损伤 [J]. 国外医学. 麻醉学与复苏分册，1998，(01)：13-16.
[121] 黎明，舒畅，阎方舟，等. 胸主动脉腔内修复术后截瘫发生的危险因素及处理 [J]. 中国普通外科杂志，2016，25 (10)：1488-1493.
[122] Kazama S，Miyoshi Y，Nie M，et al. Protection of the spinal cord with pentobarbital and hypothermia. [J]. The Annals of Thoracic Surgery，2001，71 (5)：1591-1595.
[123] 郭曦，黄小勇，李彭，等. 同期行降主动脉和腹主动脉腔内修复术 [J]. 心肺血管病杂志，2013，32 (06)：711-713+746.
[124] 杨俊锋，顾晓林，王建伟. 中医药治疗脊髓损伤的研究进展 [J]. 中国中西医结合杂志，2013，33 (10)：1431-1433.
[125] 元小红，李春根. 脊髓损伤后神经源性膀胱的中医治疗进展 [J]. 中国医药导报，2017，14 (02)：54-57.
[126] 潘文奎. 皮质醇增多症的辩证施治 [J]. 中医药研究，1992，(03)：16-18.
[127] 谌湛. 代谢综合征的中医学认识及具有代谢综合征表现的库欣综合征 1 例相关报道 [D]. 北京：北京中医药大学学报，2012：5.
[128] 薛芳. 黄精、大承气汤加味治愈皮质醇增多症 1 例报告 [J]. 广州：新医学，1976，7 (10)：476-477.
[129] 程敬停. 中药治愈肾上腺皮质增生症 [J]. 新医学，1982，(01)：20.
[130] 孟陆亮，史正刚. 皮质醇增多症治疗概况及前景 [J]. 甘肃中医学院学报，2000，17 (04)：34-35.
[131] 宋薇，赵玲，温建炫，等. 肾上腺疾病中医证候回顾性研究 [J]. 广州：广东省中医院大学城医院内分泌科，2013，30 (04)：458-461.
[132] 刘皎. 中医治疗增生型皮质醇增多症 [J]. 辽宁中医杂志，1985，(12)：30-31.
[133] 潘文奎. 柯兴氏症的虚实辨治 [J]. 中医杂志，1995，(02)：118.
[134] 施扬，张怀璧，居丽，等. 垂体腺瘤中医学研究进展 [J]. 辽中医杂志，2013，40 (07)：1494-1496.
[135] 施扬，张喆，张秋娟. 垂体腺瘤中医证候特征分析 [J]. 浙江中医药大学学报，2014，38 (12)：1393-1396.
[136] 中国垂体腺瘤协作组. 中国库欣病诊治专家共识 [J]. 中华医学杂志，2016，96 (11)：835-840.
[137] 王玉明，何韦华. 芎芪地黄汤防治库欣病的疗效观察 [J]. 光明中医，2007，22 (10)：69-70.
[138] 唐现莉. 陈大舜名老中医临证处方经验的研究 [D]. 湖南中医药大学硕士学位论文，2013.
[139] 胡方林. 陈大舜教授临床经验探微 [C]. 全国名医学术思想研究分会年会资料汇编，2014.
[140] 周平，周德生. 基于慢性病内生邪气的杂合现象探讨陈大舜教授和法论治学术思想 [J]. 湖南中医药大学学报，2017，37 (12)：1335-1340.
[141] 田道法，李云英. 中西医结合耳鼻咽喉科学 [M]. 北京：中国中医药出版社，2016：195-196.
[142] 赵荣祥. 小儿分泌性中耳炎治疗策略——第十次全国中西医结合耳鼻咽喉学术会议论文汇编 [C]. 中国中西医结合学会耳鼻咽喉专业委员会，2010，(08)：23-24.
[143] 中华耳鼻喉科头颈外科杂志编辑委员会. 儿童中耳炎诊断和治疗指南 [J]. 中华耳鼻咽喉头颈外科杂志，2008，(12)：884-885.

[144] 田勇泉. 耳鼻咽喉头颈外科学 [M]. 北京：人民卫生出版社，2013：354 - 357.
[145] 卢炳红，李亚波，苏跃，等. 突发性难治性耳聋临床治疗效果及安全性分析 [J]. 医药前沿，2013，12 (36)：240 - 241.
[146] 王岳玲. 以耳门、听宫、听会为主穴治疗突发性耳聋 25 例 [J]. 中国中医急症，2012，21 (7)：1159.
[147] 中华耳鼻咽喉头颈外科杂志编辑委员会，中华医学会耳鼻咽喉头颈外科学分会. 突发性聋的诊断和治疗指南 [J]. 中华耳鼻咽喉头颈外科杂志，2015，50 (6)：443 - 447.
[148] 单希征. 眩晕医学国内外研究进展与展望 [J]. 武警医学，2018，(02)：109 - 112.
[149] 单希征. 眩晕的精准医疗 [J]. 北京医学，2017，39 (8)：755 - 757.
[150] 田道法，李云英. 中西医结合耳鼻咽喉科学 [M]. 3 版. 北京：中国中医药出版社，2016：222 - 226.
[151] 姜泗长，顾瑞，王正敏. 耳科学 [M]. 2 版. 上海：上海科学技术出版社，2002：468 - 470.
[152] 贾建平，陈生弟. 神经病学 [M]. 7 版. 北京：人民卫生出版社，2013：213 - 217.
[153] 潘旭东，韩仲岩. 脊髓型颈椎病长期误诊为运动神经元病 7 例报告 [J]. 临床神经病学杂志，1989，2. (20)：175 -176.
[154] 骆文. 肌电图在鉴别肌萎缩侧索硬化和脊髓型颈椎病中的临床意义 [J]. 医学理论与实践，2014，27 (20)：2758 -2759.
[155] 周德生. 脑科揆度奇恒录 [M]. 天津：天津科学技术出版社，2016：17 - 18.
[156] 李冠炜，任建安. 重视我国克罗恩病流行病学的研究 [J]. 肠外与肠内营养，2017，24 (3)：135 - 136.
[157] 中华医学会消化病学分会炎症性肠病学组. 炎症性肠病诊断与治疗的共识意见 [J]. 胃肠病学，2012，17 (12)：766.
[158] 董宁宁，罗晓雅，焦月. 克罗恩病的临床研究进展 [J]. 临床和实验医学杂志，2016，15 (19)：1965 - 1966.
[159] 黄海波. "伏梁" 名候辨释 [J]. 中国中医基础医学杂志，2009，15 (1)：26.
[160] 范钦梅，韩树堂. 克罗恩病的中西医治疗进展 [J]. 河北中医，2014，36 (5)：777 - 778.
[161] 葛均波，徐永健. 内科学 [M]. 8 版. 北京：人民卫生出版社，2013：379 - 380.
[162] 马玙，朱莉贞，潘毓萱. 结核病 [M]. 北京：人民卫生出版社，2011：271 - 274.
[163] 马玛. 肺结核的诊断进展 [J]. 结核病临床与控制杂志. 2002. 1 (4)：152 - 154.
[164] Rakotoson. JL，Rakotomizao JR，Andrianasolo RL，et al. Paradoxical lymphadenopathy duringt reatment of cavitary tuberculosis in an immunocompetent patient [J]. Rev PneumolClin，2011，67 (5)：318 - 321.
[165] Park JA，Park SS，Park SE. A paradoxical reaction during antitberculosis therapy for congenital tuberculosis [J]. Int J Infect Dis，2009，13 (5)：279 - 281.
[166] 李文莉，邓继红，张雯. 习惯性流产病因分析 [J]. 中国医学创新，2012 (33)：082.
[167] 曹泽毅. 中华妇产科学 [M]. 2 版. 北京：人民卫生出版社，2004：2600.
[168] 王新. 寿胎丸治疗肾虚血热胎漏及胎动不安 [J]. 实用中医内科杂志，2015 (01)：75.
[169] 谢幸，苟文丽. 妇产科学 [M]. 北京：人民卫生出版社，2013：364 - 367.
[170] 熊兰姣. 单纯子宫全切术对绝经前妇女的卵巢功能的影响 [J]. 中国医药指南，2013，11 (16)：220 - 221.
[171] 李丽，玛依努尔·尼亚孜，鲍彦平，等. 围绝经妇女激素替代治疗与妇科肿瘤关系的回顾分析 [J]. 中国实用妇科与产科杂志，2010，26 (11)：849 - 852.
[172] 秦卫春，刘慧聪，赵莉，等. 更年期综合征辨证论治浅析 [J]. 辽宁中医杂志，2015，42 (09)：1637 -1639.
[173] 龙明立，刘芳群，曾建国，等. 6 例典型抗结核药物引起的药物性皮炎病例分析 [J]. 中南药学，2014，12 (04)：377 - 378.
[174] 杨超美. 药物性皮炎 80 例临床分析 [J]. 中国现代医生，2010，11 (48)：113 - 114.
[175] 朱桂花，宋绪彬，王春英. 药物性皮炎的分类与防治 [J]. 社区医学杂志，2011，9 (03)：18 - 19.
[176] 李曰庆，何清湖. 中医外科学 [M]. 北京：中国中医药出版社，2012：8.

第八章　陈大舜和法论治医论选讲及医案验证

消渴病

纵观中医学术发展史，早在秦汉时期，中医四大经典著作就为中医学奠定了坚实的理论基础及指导临床的实用价值。之后，经历代医家千百年的传承、发展、充实、提高，逐渐完善成熟，形成了与西医学完全不同的具有中华民族特色的现代中医学，与现代西医学并立于世界医学之林。然而我们也认为，中医学术界对四大经典著作以外的历代医学论著学习得还不够，继承得也不够，为此，我们在这方面做了一些努力，因范围太广，我们将先从内科单个病证入手，节选历代名医代表性的医论，并结合临床实际，配以相对应的现代医案加以佐证，抛砖引玉，以供同道参考。

一、《诸病源候论·消渴病诸候》

1. 消渴候　夫消渴者，渴不止，小便多是也。由少服五石诸丸散，积经年岁，石势结于肾中，使人下焦虚热；及至年衰，血气减少，不复能制于石，石势独盛则肾为之燥，故引水而不小便也。其病变多发痈疽，此坐热气留于经络，不引血气，壅涩故成痈脓；诊其脉数大者生，细小浮者死；又沉小者生，实牢大者死。有病口甘者，名为何？何以得之？此五气之溢也，名曰脾瘅。夫五味入于口，藏于胃，脾为之行其精气，溢在脾令人口甘，此肥美之所发，此人必数食甘美而多肥，令人内热，甘者令人满，故其气上溢，为消渴厥阴之病。消渴重，心中疼，饥而不欲食，甚则欲吐蛔。

2. 渴病候　五脏六腑皆有津液，若脏腑因虚实而生热者，热气在内，则津液竭少故渴也。夫渴数饮，其人必眩，背寒而呕者，因利虚故也；诊其脉，心脉滑甚为善渴。其久病变发痈疽，或成水矣。

3. 渴利候　渴利者，随饮小便故也。由少时服乳石，石热甚，时房事过度，致令肾气虚耗，下焦生热，热则肾燥，燥则渴；肾虚又不得传制水液故随饮小便。以其病变，多发痈疽；以其内热，小便利故也，小便利则津液竭，津液竭则经络涩，经络涩则荣卫不行，荣卫不行则由热气留滞，故成痈疽。

释义：《诸病源候论》共50卷，凡67门，1739论，是中医病源学的专著，全书但论病源，不载方药，由隋代人巢元方等奉诏编纂。所论消渴病，是指“渴不止，小便多”为主要症状的一类疾病，共8种证候。本论只节选了其中的3种主要证候：消渴候、渴病候、渴利候。它们的区别是：若“渴不止，小便多”同时并见者，为消渴候；以渴为主者，为渴病候；随饮随溲者，为渴利候。另5种证候是：大渴后虚乏候、渴利后损候、渴利后发疮候、内消候、强中候。它们的病因是多方面的，或因“少服五石诸丸散”（“五石”指五种矿物类药，有钟乳石、赤石脂、紫石英、白石英、硫黄等，因古代魏晋南北朝时期有崇尚服石的不良风气），“石势”的热力，结于肾中，使人下焦虚热；或因“数食甘美而多肥”；或因“房事过度”；或因“年衰血气减少”等。其病机为本虚标实，本虚以肾虚为主，标实以燥热为笃。古人服石多生燥热，加之年轻时房事过度，耗伤阴津，年老时气血阴阳俱虚，故生消渴病。对照今人，虽不服石，但每多嗜好烟酒，吃火锅、麻辣烫、烧烤、烟熏食品等，多食则内生燥热，伤阴津，再加上其他多种因素，故易生消渴病。消渴多兼变症，本医论中提到痈疽，口甘（脾之内热，即脾瘅引起），厥阴病（其表现为“消渴重，心中疼，饥而不欲食，甚则欲吐蛔”同《伤寒论》厥阴病），另有眩、背寒而呕、水肿或水饮等。消渴病以阴虚为本，燥热为标，故其脉以数大而无力为脉证相应，为顺；相反，细小浮脉为阴损及阳，虚阳外越之象，为逆，预后不好。倘若消渴日久，已成津气两伤之证，则以沉小无力为对应之脉，较相反的实牢大脉预后为好。综观消渴病的主要临床表现“渴不止，小便多”及其他兼变症，与现代西医学对接，糖尿病、尿崩症等均可归属于中医学消渴病的范畴。有人把西医学的糖尿病与中医学的消渴病画等号或谓“相当于”均是欠妥的。

二、《医学心悟·三消》

渴而多饮为上消，消渴善饥为中消，口渴小水如膏者为下消。三消之症，皆燥热结聚也。大法，治上消者，宜润其肺，兼清其胃，二冬汤主之；治中消者，宜清其胃，兼滋其肾，生地黄八物汤主之；治下消者，宜滋其肾，兼补其肺，地黄汤、生脉散并主之。夫上消清胃者，使胃火不得伤肺也；中消滋肾者，使相火不得攻胃也；下消清肺者，滋上源以生水也。三消之治，不必专执本经而滋其化源则病易痊矣。

释义：《医学心悟》为清代人程国彭（字钟龄）所著，全书共 6 卷。三消之证，虽有上消、中消、下消之分，其实不外阴津亏耗，燥热结聚而已。病变侧重于肺、胃、肾三脏腑，但又互相影响，终致肺燥、胃热、肾虚同时存在，当然也有主次之别。程氏基于脏腑生克制化的相互关系，对三消证的治疗，养阴与泻热并用，既执本经本脏腑为主，又滋其化源为辅。如治上消本应清肺热、润肺燥为主，为什么还需要“兼清其胃”呢？因胃属土，肺属金，土生金，清胃即可“滋其化源”，使胃火不得伤肺，用二冬汤主之。方中有天冬、麦冬、天花粉、人参等润其肺，又有黄芩、知母、荷叶，肺胃双清。治中消本应清胃热、养胃阴为主，为什么还需要“兼治其肾”呢？滋肾可使肾中相火不得攻其胃，用生地黄八物汤主之。方中既有黄连、黄芩、知母、麦冬、山药、荷叶等清胃热、养胃阴，又有生地黄、黄柏、牡丹皮滋肾阴，泻相火，因火生土，亦为“滋其化源”。治下消本应滋肾，理所当然，为什么还需要“兼补其肺”呢？因肺属金，肾属水，金生水，子虚补母，“滋其化源”，用地黄汤、生脉散并主之。很显然，地黄汤滋肾阴，生脉散补肺阴，“滋上源以生水也”。

三、消渴病案例

钟××，女，13 岁。因多饮多尿 9 个月余，于 2009 年 10 月 26 日来我院门诊。患者曾于 2009 年 2 月 6 日至 11 日因多饮多尿在某省级西医院住院治疗 6 日，诊断为中枢性尿崩症。长期服用激素类药醋酸去氨加压素片，每片 0.1mg，以每次 0.1mg，每日 2 次开始，加至每次 0.2mg，每日 3 次，病情稳定后，以每次 0.1mg，每日 2 次维持。刻诊：患者虽每天服用西药维持量 2 片，但饮水量近 3 个月有增加趋势，从 1000～2000mL 增加到 3000～4000mL 以上，严重时需加大剂量至每日 6 片才能控制饮水量在 1000mL 左右。尿量随饮水量的多少而增减，一般白天 10 余次，可多达 20 次左右，夜晚 6～7 次，尿色淡黄或清，饮食正常，大便也正常，有时咽痛，喜喝温水，面颊稍红，精神状态尚可，去年月经初潮，量少，现已停经半年，舌苔薄白质稍红，脉象细弦略数。中医诊断：消渴病下消证。辨证：先天不足，气阴两伤，肾虚不固，膀胱失约。治法：益气养阴，补肾固脬。方药：太子参、黄芪、女贞子、枸杞子、金樱子、芡实、桑螵蛸各 20g，生地黄、熟地黄、石斛各 15g，天冬、麦冬、丹参各 10g。14 剂，每日 1 剂，水煎服（2 次）。2009 年 11 月 8 日二诊：药后咽喉疼痛已止，多饮多尿症状有改善，但每天饮水量仍在 2000mL 以上，白天小便 10 次左右，夜晚仍有 5～6 次，月经仍未至，遂于上方中加重黄芪用量至 30g，另加桃仁、红花各 10g，又开 14 剂，企盼月经能至。2009 年 11 月 22 日三诊：多饮多尿症状有明显改善，每日饮水量在 1000mL 左右，小便次数也随之减少，但月经仍未来。病情已稳定，决定将西药用量减半，每日只服 1 片。将上方芡实用量增加至 30g，其余药物未作更改，余未更改，再开 14 剂。2009 年 12 月 6 日四诊：病情稳定，西药用量虽减半但疗效未减，在征得患者同意后，决定将西药再次减半，每日服 1/2 片，中药 21 剂。因患者月事仍未见，遂将中药方减去桃仁、红花、丹参，加用中成药大黄䗪虫丸每次 6g，2 次/d 缓中补虚、活血通经，以观后效。2010 年 1 月 10 日五诊：病情依然稳定，饮水量与小便次数基本正常，余无不适。惟月经仍未来潮，细问之，患者并未服用中成药大黄䗪虫丸，因对配方中的 4 种虫类药有顾忌。鉴于消渴病情稳定向好，决定将西药减少至最小量 1/4 片，汤药照前方再开 21 剂，并嘱其长期服用此方，或可改做丸药，或可改为颗粒剂，或可改为超微粉。月事留待以后再议。

按：本例属典型的消渴病下消证渴利候，渴尿并见，随饮随溲，病位在肾，肾虚气阴两伤。究其原因，并无明显的饮食因素及其他后天因素，只能责之于先天不足。方药以滋肾阴补肾气为主，参芪地黄汤合生脉散、水陆二仙丹加减。方中的太子参、麦冬，加上天冬、石斛，既可滋肾阴，又可兼补肺阴，达到金生水，滋其化源之效。这里要强调的是，中医学所说的消渴病，是以临床突出的症状为主要命名依据，只要“渴不止，小便多”并见，就可诊断为消渴病。因此现今的糖尿病、尿崩症等，均可属消渴病的范畴。亦有少数患者热盛肾燥，可能发生以渴为主，“引水而不小便也”，此属消渴病中的“渴病候”，有可能发生变症，如水肿、痰饮、眩晕、痈疽等。

泄泻病

一、《三因极一病证方论·泄泻叙论》

方书所载泻利，与《经》中所谓洞泄、飧泄、溏泄、溢泄、濡泄、水谷注下等其实一也，仍所因有内外不内外差殊耳。《经》云：寒甚为泄；春伤风，夏飧泄。论云：热湿之气，久客肠胃，滑而利下，皆外所因。喜则散，怒则激，忧则聚，惊则动，脏气隔绝，精神夺散，必致溏泄，皆内所因。其如饮食生冷，劳逸所伤，此不内外因。以此类推，随证主治，则不失其病源也。

释义：《黄帝内经》泄泻类病证包括洞泄、溏泄、注下、飧泄、濡泻、濡泄、泄注、鹜溏、注泄、暴注、后泄、冷泄、泄满、下清等 14 个。《难经·五十七难》以胃泄、脾泄、大肠泄、小肠泄、大瘕泄为五泄。《宣明论方·五泄》说法不同：“五泄有溏泄、鹜泄、飧泄、濡泄、滑泄。”三因学说是宋代陈言关于中医病因分类的学说，六淫为外因；七情为内因；饮食所伤、劳倦过度、外伤、虫兽伤、溺水等为不内外因。“倘识三因，病无余蕴。”六淫皆可致泄泻，但以湿邪为主，常夹寒、夹暑热之邪。饮食过量、嗜食肥甘生冷或误食不洁而伤于脾胃。郁怒伤肝，忧思伤脾；病后体虚，劳倦年老，脾胃虚弱，肾阳不足；或先天禀赋不足等皆能使脾运失职而致泄泻。临床以去除病因、缓解及消除泄泻症状为治疗目标。

二、《医宗必读·泄泻》

内经之论泄泻，或言风，或言湿，或言热，或言寒，此乃四气皆能为泄也。又言：清气在下，则生飧泄，此乃脾虚下陷之泄也。统而论之，脾土强者，自能胜湿，无湿则不泄，故曰：湿多成五泄。若土虚不能制湿，则风寒与热，皆得干之而为病。治法有九：一曰淡渗。使湿从小便而去，如农夫治涝，导其下流，虽处卑监，不忧巨浸。经云：治湿不利小便，非其治也。又云：在下者引而竭之是也。二曰升提。气属于阳，性本上升，胃气注迫，辄尔下陷，升、柴、羌、葛之类，鼓舞胃气上腾，则注下自止。又如地土淖泽，风之即干，故风药多燥，且湿为土病，风能胜湿，所谓下者举之是也。三曰清凉。热淫所至，暴注下迫，苦寒诸剂，用涤燔蒸，犹当溽暑淤蒸之时，而商飙飒然倏动，则炎熵如失矣。所谓热者清之是也。四曰疏利。痰凝气滞，食积水停，皆令人泻，随证祛逐，勿使稽留。经云：实者泻之。又云：通因通用是也。五曰甘缓。泻利不已，急而下趋，愈趋愈下，泄何由止，甘能缓中，善禁急速，且稼穑作甘，甘为土味，所谓急者缓之是也。六曰酸收。泻下有日，则气散而不收，无能统摄，注泄何时而已，酸之一味，能收摄之权。经云：散者收之是也。七曰燥脾。土德无惭，水邪不滥，故泻皆成于土湿，湿皆本于脾虚，仓廪得职，水谷善分，虚而不培，湿淫转甚。经云：虚者补之是也。八曰温肾。肾主二便，封藏之本，虽属水，而真阳寓焉，少火生气，火为土母，此火一衰，何以运行三焦，熟腐水谷乎？故肾虚者必挟寒，脾虚者必补母。经云：寒者温之是也。九曰固涩。注泄日久，幽门道滑，虽投温补，未克奏功，须行涩剂，则变化不愆，揆度合节，所谓滑者涩之是也。已上九治，治泻之大法，至于先后缓急之权，岂能预设，须临证之顷，圆机灵变耳。

释义：本文基于泄泻、湿邪、脾土三者之间的辨证关系，确立了治泻九法。泄泻病机总属脾虚湿盛，治泻九法具有纲领性意义，其重点是要与脏腑辨证相结合，重用燥脾法。燥湿之谓，即芳香化湿，燥能胜湿之意，药如苍术、厚朴、藿香、白蔻仁之类。燥脾常选平胃散，湿热者加黄连、黄芩清热燥湿；寒湿者加炮姜、草豆蔻温化寒湿，桂枝通阳化气；湿盛者，加茯苓、泽泻、车前子利湿止泻；脾虚者，加参苓白术散、六君子汤益气健脾化湿。

九法之意，基本涵盖中医治疗泄泻的大法，审证变通使用可获良效。并且，淡渗、升提、清凉、疏利、甘缓、酸收、燥脾、温肾、固涩各种治泻法都要与病情相结合，注意新病久病、标本缓急。暴泻常见寒湿内盛、湿热伤中和食滞胃肠 3 种证型，治多用淡渗、清凉、疏利、燥脾之法。久泻常见脾胃虚弱、肾阳虚衰、肝气乘脾 3 种证型，治多用甘缓、酸收、疏利、温肾、固涩、升提之法。《素问·标本病传论》曰："先病而后泄者，治其本；先泄而后生他病者，治其本。"如疏利法，针对痰、食、气、水、瘀、虫等实邪留滞而异。"痰留于肺，大肠不固"泄泻者，以药探吐，或者二陈汤加苍术、木香。情志致病泄泻者，气机郁滞，横逆乘脾犯胃，肠道功能失常，清浊不分，痛泻要方加川楝子、青皮。暴饮暴食致病者，食积壅滞，或者寒食交阻，或者湿热蕴积，肠道泌别、传导失司，清浊不分，混杂而下，以瓜蒂散涌之，或者治中汤（人参、白术、干姜、橘红）或者香砂枳术丸（木香、砂仁、白术、枳实）。瘀血阻滞泄泻者，《医林改错》曰"总提上有瘀血，卧则将津门挡严，水不能由津门出，由幽门入小肠，与粪合成一处，粪稀溏，故清晨泻三五次"，用少腹逐瘀汤；水饮内停泄泻者，因水饮下迫大肠，大肠传导失司而下利不止，用逐水剂十枣汤止利，肠有留饮而下利者，用甘遂半夏汤逐饮止利，肠间水饮内停化热者，用己椒苈黄丸止利。《诸病源候论·久水谷痢候》曰"凡诸虫在人腹内，居肠胃之间，痢则肠胃虚弱……肠虚则泄"，虫积泄泻通因通用，《证治准绳》使君子散加大黄，使君子、白芜荑、苦楝子（炮，去核）杀虫消积行气止痛，胆汁浸甘草调和诸药。疏利法为实邪而设，非虚证所宜，故不可疏利太过，邪气既衰则攻补兼施。

同时要注意治泻九法的组合应用，如脾为湿困中气下陷，应用升提法，振兴脾气，宜茯苓、车前子、泽泻等淡渗，配伍橘皮、枳实、枳壳、厚朴等理气，加入升阳药如升麻、柴胡、羌活、防风、葛根之类，使气机流畅，恢复转枢。李中梓曰："气属于阳，性本上升，胃气注迫，辄尔下陷，升柴羌葛之类，鼓舞胃气上腾则注下自止。又知地上卒泽，风之即干，故风药多燥，且湿为土病，风为木病，木可胜土，风亦胜湿，所谓下者举之是也。"脾肾亏虚，中气下陷，滑脱不禁，关门不固之泄泻日久，用固涩法，如赤石脂、禹余粮、乌梅、石榴皮、诃子、芡实等；需要针对病因，加入山药、薏苡仁、补骨脂、肉豆蔻、吴茱萸、川楝子等健脾、温肾、疏肝等治本之法。

中华中医药学会脾胃病分会《泄泻中医诊疗专家共识意见》（2017），西医学中因消化器官功能和器质性病变而发生的腹泻如胃肠功能紊乱、慢性肠炎、腹泻型肠易激综合征、功能性腹泻、急性肠炎、炎症性肠病、吸收不良综合征，内分泌及代谢障碍疾病如甲状腺功能亢进、糖尿病、系统性红斑狼疮、尿毒症、肿瘤及药物相关性肠炎等均可参照本病辨证施治。慢性肠炎包括溃疡性结肠炎、缺血性结肠炎、克罗恩病，炎症性肠病包括感染性结肠炎、肠结核、细菌性痢疾，功能性腹泻包括胆囊炎术后腹泻、经行腹泻等，灵活参考治泻九法，不拘泥于一法一方，可以提高临床疗效。

三、泄泻案例

粟××，男，40 岁。2017 年 9 月 14 日初诊：反复腹泻、腹痛 1 年余。病起于 2016 年 8 月运动后饮大量冰啤酒，呕吐、腹泄，某医院急诊静脉用药（具体不详）4 日治愈。之后每因饮食油腻、海鲜、啤酒等诱发，大便黏滞（每日 4～6 次），腹痛呈游走性，便后腹痛不缓解。症状时轻时重，迁延不愈。以至不敢外出用餐。舌红苔黄滑，脉沉细滑。大便常规检查：黄色黏液便，红细胞 1～3/HP、脓细胞 4～6/HP，大便隐血阳性。胃镜检查回报：胃窦蠕动好，黏膜花斑样充血，红白相间，以红为主，见点片状糜烂、未见溃疡、肿物；十二指肠乳头及降部黏膜未见异常。C14 呼气试验（—）。肠镜检查回报：

升结肠、横结肠及降结肠肠腔无狭窄、痉挛，黏膜无充血水肿、溃烂、糜烂，未见肿物。乙状结肠及直肠黏膜血管网增粗、紊乱，蠕动正常。诊断：慢性结肠炎，慢性胃炎。辨证为痰气内结、肝脾不和证。治法：健脾化痰，疏肝理气。处方：薏苡仁 30g，地榆炭、山药、延胡索、青礞石、乌药、煅瓦楞子各 15g，法半夏、青皮、白术、川楝子各 10g，甘草 6g。7 剂，每日 1 剂，水煎服。2017 年 9 月 22 日二诊：大便成形（每日 2～3 次），腹痛时作时止。舌红苔薄黄，脉沉细滑。复查大便常规检查：黄色黏液便，红细胞 0～1/HP、脓细胞 1～2/HP，大便隐血阴性。前方去地榆炭，加焦山楂、鸡屎藤各 15g，柴胡 10g。7 剂，每日 1 剂，水煎服。2017 年 9 月 30 日三诊：大便成形（每日 1～2 次），腹痛已止。舌红苔薄黄，脉沉细。复查大便常规检查：黄色便，红细胞 0/HP、脓细胞 0/HP，大便隐血阴性。二诊处方去川楝子、薏苡仁，14 剂，每日 1 剂，水煎服。2017 年 10 月 14 日四诊：未再出现腹泄腹痛症状。舌红苔薄黄，脉沉细。嘱患者严格注意饮食情况，并服用固本益肠片（党参、白术、补骨脂、山药、黄芪、炮姜、当归、白芍等组成）、枫蓼肠胃康分散片（牛耳枫、辣蓼组成）14 天。

按：本案慢性泄泻，由饮食生冷损伤脾胃，一者脾胃运化失司，食滞不化，痰饮内生；二者土虚木乘，肝脾不和，滞气、痰浊、水湿、食积等胶结于肠道，易致缠裹脏膜。混合的各种邪气相搏，大肠的传化失司，故反复腹泻、腹痛。薏苡仁、白术、山药健脾，延胡索、川楝子、青皮、乌药理气，煅瓦楞子、青礞石、法半夏化痰，地榆炭清热凉血，甘草调和诸药。加焦山楂、鸡屎藤者，以增强脾胃消食健运功能。治方融燥脾、淡渗、疏利、甘缓等于一方之中，故能取效。

中风病

一、《医经溯洄集·中风辨》

余尝考诸《内经》，则曰：风者，百病之始也；又曰：风者，百病之长也，至其变化，乃为他病，无常方；又曰：风者，善行而数变；又曰：风之伤人也，或为寒热，或为热中，或为寒中，或为疠风，或为偏枯，或为风也。其卒暴僵仆、不知人、四肢不举者，并无所论，只有偏枯一语而已。及观《千金方》，则引岐伯曰中风大法有四：一曰偏枯，二曰风痱，三曰风懿，四曰风痹。解之者曰：偏枯者，半身不遂，风痱者身无疼痛、四肢不收，风懿者奄忽不知人，风痹者诸痹类风状。《金匮要略·中风篇》曰：寸口脉浮而紧，紧则为寒，浮则为虚，寒虚相搏，邪在皮肤；浮者血虚，络脉空虚，贼邪不泄，或左或右，邪气反缓，正气即急，正气引邪，涡僻不遂。邪在于络，肌肤不仁；邪在于经，即重不胜；邪入于腑，即不识人；邪入于脏，舌即难言，口吐涎沫。由是观之，知卒暴僵仆，不知人，偏枯，四肢不举等证，固为因风而致者矣，故用大小续命、西州续命、排风、八风等诸汤散治之。及近代刘河间、李东垣、朱彦修三子者出，所论始与昔人异矣。河间曰：中风瘫痪者，非谓肝木之风实甚而卒中之，亦非外中于风，由乎将息失宜，心火暴甚，肾水虚衰不以制之，则阴虚阳实而热气怫郁，心神昏冒，筋骨不用，而卒倒无所知也。多因喜、怒、思、悲、恐五志有所过极而卒中者，由五志过极皆为热甚故也，俗云风者，言末而忘其本也。东垣曰：中风者非外来风邪，乃本气自病也，凡人年逾四旬气衰之际，或因忧喜忿怒伤其气者，多有此疾，壮岁之时无有也，若肥盛则间有之，亦是形盛气衰而如此。彦修曰：西北气寒为风所中，诚有之矣；东南气温而地多湿，有风病者，非风也，皆湿土生痰，痰生热，热生风也。三子之论，河间主乎火，东垣主乎气，彦修主乎湿，反以风为虚象，而大异于昔人矣。吁！昔人也，三子也，果孰是欤？果孰非欤？以三子为是昔人为非，则三子未出之前，固有从昔人而治愈者矣；以昔人为是三子为非，则三子已出之后，亦有从三子而治愈者矣，故不善读其书者，往往至乱。以予观之，昔人三子之论皆不可偏废，但三子以相类中风之病视为中风而立论，故后人狐疑而不能决。殊不知因于风者，真中风也；因于火，因于气，因于湿者，类中风而非中风也。三子所论者，自是因火、因气、因湿而为暴病暴死之证，与风何相干哉？如《内经》所谓三阴三阳发病，为偏枯痿易，四肢不举，亦未尝必因于风而后能也。夫风、火、气、湿之殊，望闻问切之间，岂无所辨乎？辨之为风，则从昔人以治；辨之为火、气、湿，则从三子以治。如此，庶乎析理明而用法当矣。

释义：《医经溯洄集》是元末明初医家王履编著，全书共有论文21篇，主要是对《黄帝内经》、《难经》、《伤寒杂病论》等经典著作的医理以及唐宋以后著名医家的论点，有不少独到的阐述和发挥。本论即选取中风病为题材，追根溯源，从《黄帝内经》、《金匮要略》、《千金要方》，到金元四大家中的三子刘河间、李东垣、朱丹溪，以及王履本人的观点，阐述清晰。中风是以卒然昏仆，不省人事，半身不遂，口眼㖞斜，语言不利为特征。病轻者可无昏仆不省人事，仅见口眼㖞斜或伴及半身不遂等症状。由于本病发生突然，起病急骤，变化多端，与自然界“风性善行而数变”的特征相似，故取类比象而名之为“中风”。对其病因学的认识，唐宋以前主外风说，金元以后主内风说。王履则将二者结合并统一了起来，把外风说称之为真中风，内风说称之为类中风，为后世所遵循。《黄帝内经》的观点，基本上以外风为主，认为“风之伤人也”，“或为寒热”（伤于外风而有寒热症状），“或为热中”（伤于外风而见热多寒少或但热不寒症），“或为寒中”（伤于外风而见寒多热少或但寒不热症），“或为疠风”（指麻风病），“或为偏枯”（伤于外风而见半身不遂、肌肉瘦削等症状），“或为风也”（伤于外风而见各种“风”的症状，如首风、漏风、泻风等）。总之，外风伤人可能引起各种各样的病，当然也包括中风病。但《黄帝内经》的范围很广，在《素问》的《生气通天论》、《通评虚实论》、《玉机真藏论》及《灵枢》的《九宫八风》、《刺节真邪》等章节中，均有与中风病相关论述，如内虚体质、饮食、情志、汗出太过等与内风说相关联的因素。故《黄帝内经》虽以外风说为主，但也蕴含有内风说观点的萌芽。《金匮要略》已有专篇论述中风病，不过是与历节病合并在一篇中讨论的，名曰《中风历节病脉证并治》，因为这两种病均属于广义风病的范围，而且均与外中风邪相关。并依风中浅深、病情轻重，分为中络、中经、中腑、中脏之不同，其病机通过脉象反映出来，“寸口脉浮而紧”，是外中风寒与里虚相结合，“寒虚相搏”随部位不同可出现不同症状，邪在皮肤络脉则肌肤不仁，邪在经脉则气血不能正常运行于肢体而沉重。若颜面部一侧受邪，络脉之气痹阻，经络缓而不用，呈松弛状态，反被正常一侧相对拘急牵拉而见涡僻不遂、口眼㖞斜；若邪深入于脏腑则影响脏腑功能而出现不识人、言语不利、口吐涎沫等严重症状。《金匮要略》中风篇并未提出治疗中风病的具体方药，而后在《千金方》中依前人之说，把中风分为四类：一曰偏枯（即半身不遂），二曰风痱（身无疼痛四肢不收），三曰风懿（奄忽不知人，又称风癔），四曰风痹（即行痹），广搜大小续命汤、西州续命汤、排风汤、八风汤等方治之。多用防风、麻黄、桂心等祛风，又用人参、白术、附子等扶正。后人用之，或效或不效。以上是唐宋以前对中风病的大体认识。直至金元刘河间、李东垣、朱彦修三位医学大家对中风病的认识提出了不一样的观点。其中，刘河间论中风，以火热为主。其著作《素问玄机原病式·火类》曰：“暴病暴死，火性疾速故也。”又曰：“所以中风瘫痪者，非谓肝木之风实甚而卒中之也，亦非外中于风尔。由乎将息失宜，而心火暴甚，肾水虚衰不能制之，则阴虚阳实，而热气怫郁，心神昏冒，筋骨不用，而卒倒无所知也。多因喜怒思悲恐之五志有所过极而卒中也者，由五志过极皆为热甚故也。”河间一反往昔外风说，率先突破，功不可没。治疗选用至宝丹、灵宝丹开清窍、安神志，以地黄饮子滋肾阴、补肾阳，热甚者以调胃承气汤下之。李东垣论中风，以气虚立论。他明确指出：“中风者非外来风邪，乃本气病也。”是人体自身的毛病，或“年逾四旬气衰”之故，或因情志因素“忧喜忿怒伤其气者”，或因“肥盛则间有之，亦是形盛气衰而如此”。临证多投大剂补益药，如人参益气汤、导气汤、愈风汤等，均大量使用人参、黄芪、甘草、当归、枸杞子、地黄、芍药等补益气血药以扶正导气愈风。朱彦修论中风，以湿痰热推导。《丹溪心法·中风》曰：“西北气寒为风所中，诚有之矣；东南气温而地多湿，有风病者，非风也，皆湿土生痰，痰生热，热生风也。”《丹溪治法心要·中风》又曰：“半身不遂，大率多痰”，“以治痰为先”。喜用竹沥、姜汁、贝母、瓜蒌、天南星、半夏、陈皮、菖蒲、皂角、僵蚕、全蝎等药，特别是竹沥、姜汁用得最多，认为可祛痰，开络，行血气，无论何种证型均可使用。朱丹溪虽然以湿痰热论中风，但依然承认外中风是存在的，只是极少见而已。王履从病因学角度对中风病进行了合理的归类，提出了真中风与类中风两个病名，拨开了中风学说中的千古迷雾，对于中风病的辨证施治有一定的导向作用。他说：“因于风者，真中风也”，“从昔人（指唐宋以前的医家）以治”；“因于火因于气因于湿者，类中风而非中风也”，“从三子以治”。因此“昔人三子之论，皆不可偏废”。自此以后，无论是张景岳以非风名之，抑或叶天士发明内风之理，还是王清任推究血瘀之因，都是在类中风的病因学理论下而展开的。

二、《医林改错·瘫痿论》

或曰：元气归并左右，病半身不遂；有归并上下之症乎？余曰：元气亏五成，下剩五成，周流一身，必见气亏诸态。若忽然归并于上半身，不能行于下，则病两腿瘫痿。奈古人论痿证之源，因足阳明胃经湿热，上蒸于肺，肺热叶焦，皮毛憔悴，发为痿证，概用清凉攻下之方。余论以清凉攻下之药治湿热腿疼痹症则可，治痿证则不相宜。岂知痹症疼痛日久，能令腿瘫，瘫后仍然腿疼。痿证是忽然两腿不用，始终无疼痛之苦。倘标本不清，虚实混淆，岂不遗祸后人。补阳还五汤：此方治半身不遂，口眼㖞斜，语言謇涩，口角流涎，大便干燥，小便频数，遗尿不禁。

释义：《医林改错》为清代名医王清任所著，全书分上下两卷。本论主要讲述了中风病瘫痿证的病因病机及与痹症的鉴别，创立了治疗中风病的益气活血新治法和补阳还五汤新方剂，对后世的影响极大。王清任认为，元气亏虚乃中风之本，若“元气亏五成（为约数），下剩五成（亦为约数），周流一身，必见气亏诸态”。如果说亏虚元气归并左右，则病半身不遂；如若亏虚元气归并上半身，则病两腿瘫痿；还可引起多种多样元气亏虚的其他诸状态。由于元气亏虚，又可导致气血不畅通，经络瘀阻，终成气虚血瘀之证，故创立益气活血的补阳还五汤。该方重用黄芪为主药补元气，另加桃红四物汤去地黄改地龙活血化瘀通络，并对该方的具体应用及善后处理均有较详细的交代（本文未细列）。论中还与《黄帝内经》论痿的病源及治法进行了鉴别：一为足阳明胃经湿热引起，一为气虚血瘀所致，虚实有别，治法各异。

三、中风病瘫痿证案例

吴××，女，63岁，农民，2009年12月7日坐轮椅由家人推来就诊。患者于2009年3月11日突然中风，双腿乏力不能站立，在某省级医院做MRI检查，诊断为：①多发性腔隙性脑梗死；②脑萎缩。因无明显治疗效果（具体用药不详）嘱其在家疗养为主。刻诊：四肢严重乏力并麻木，足不能站，手不能握也不能伸，呈半屈状，已有9个月。饮食尚可，有时口苦，小便黄，大便基本正常，舌苔黄厚，脉象沉细涩。测量血压为134/82mmHg。中医诊断：中风病瘫痿证。辨证：年逾花甲，气虚血瘀，兼有湿热痰阻。治法：补气活血通络，清热化湿消痰。方药：黄芪、葛根各30g，赤芍20g，白芍15g，当归、川芎、桃仁、红花、地龙、僵蚕、黄连、厚朴、炒枳壳各10g，全蝎6g，7剂，每日1剂，水煎服（2次）。2009年12月14日二诊：药后症情有明显好转，患者已经能够站立起来了，手指也可伸直了，因效果显著，原方未改，只将黄芪用量加大至40g，当归用量加至15g，继续服用14剂，每日1剂，水煎服（2次）。2009年12月28日三诊：症状进一步好转，疗效进一步巩固，患者不但能够站立起来，而且能够在平地走动，但不能够上下台阶，舌苔渐化，脉象沉细而不涩，遂减去黄连、厚朴，加熟地黄15g，补骨脂10g，以补肾强筋骨。继服14剂。2010年1月10日四诊：症情虽稳定，但患者舌苔又变黄腻，且味口变差，说明患者体内湿热未清，有虚不受滋补之嫌，故又重新启用黄连、厚朴，并去熟地黄、补骨脂，不宜操之过急。并嘱患者饮食宜清淡而富于营养，适度活动，以利康复。

按：本案属中风病瘫痿证，但既不是单纯半身不遂，又不是单纯下肢瘫痿，而是四肢均严重乏力，痿废不用。患者年逾花甲，元气亏损，气虚血瘀，故运用补阳还五汤为主治疗，取得了较好的效果。但病机辨证并不是单纯的气虚血瘀证，而是兼有湿热痰阻，必须同时兼顾。因此本案综合运用了李东垣的气虚论，朱丹溪的湿热痰论，王清任的气虚血瘀论，融为一体。在治疗时，除应用补阳还五汤原方益气活血化瘀外，又加用黄连、厚朴、枳壳，清化湿热理气消痰，另佐僵蚕、全蝎增强通络作用，并加较大剂量的葛根，既有活血生津润筋功效，又可当引经药直达病所。

血瘀证

一、《医林改错·气血合脉说》

治病之要诀，在明白气血，无论外感内伤，要知初病伤人何物，不能伤脏腑，不能伤筋骨，不能伤皮肉，所伤者无非气血。气有虚实，实者邪气实，虚者正气虚。正气虚当与半身不遂门四十种气虚之症、小儿抽风门二十种气虚之症互相参考。血有亏瘀，血亏必有亏血之因，或因吐血衄血，或因溺血便血，或破伤流血过多，或崩漏、产后伤血过多；若血瘀，有血瘀之症可查，后有五十种血瘀症相互参考。惟血府之血，瘀而不活，最难分别。后半日发烧，前半夜更甚，后半夜轻，前半日不烧，此是血府血瘀。血瘀之轻者，不分四段，惟日落前后烧两时；再轻者，或烧一时，此内烧兼身热而言。若午后身凉，发烧片刻乃气虚参芪之症。若天明身不热发烧止一阵，乃参附之症。不可含混从事。

释义：王清任在本论中认为，治病要诀在于明白气血，人初病之时，如未能伤及脏腑、筋骨、皮肉，那就是伤了气血。气有虚实两类，实者指邪气实，虚者指正气虚。正气虚的临床表现，王氏根据自己的临床体验，在原书相关篇章《半身不遂论叙》中，罗列了 40 种气虚症状，在《论小儿抽风不是风》中，罗列了 20 种气虚症状，均可作为参考。血也有两类，一类是血亏（即血虚）证，一类是血瘀证。血亏是由各种出血引起，如吐血、衄血、溺血、便血、外伤、崩漏、产后等，而血瘀证比较复杂，尤其是“血府”（指胸腔部位）之血瘀，“瘀而不活”，不易消散，故最难分别。王氏在书中列有 50 种血瘀症状可供参考。以发热症状而言，如属血府瘀血发热，可分 4 个时间段，后半日（应指下午）发热，前半夜更甚，后半夜轻，前半日（应指上午）不发热。如血瘀较轻者，或于日落前后发热两时，或发热一时。若午后身凉，仅有片刻发热，乃气虚发热，需用参芪治疗。若天明身凉，发热一阵，属阳虚发热，需用参附之类治疗。二者不可混为一谈。至于本论中提到的 50 种血瘀症状，大致可归如下几类。①疼痛类：包括身体各个部位的疼痛，多较剧烈，或如针刺，或如刀割，固定不移，经年不解，或有外伤史，或兼积块等。②包块类：包括身体各部位的积块，如胸、胁、腹等，其包块质地较坚硬，肿大明显，多伴刺痛或有压痛。③颜色改变：如紫癜风、白癜风、紫印脸、皮肤黏膜血管青紫、酒糟鼻、经血色黯等。④神志改变：如瞀闷、精神昏乱、急躁、梦多、梦魇、夜不安、小儿夜啼等。⑤发热类：除论中所言血府血瘀发热可见 4 个时间段外，其他还有午后潮热，至晚尤甚，或身体外表凉而内里热，或为晚发一阵热，或为午后身凉发热片刻之气虚发热，或为天明身凉发热一阵之阳虚发热等。⑥失荣：如头发脱落较甚，妇女干劳，男子劳病，小儿疳症等，或可兼见肌肤甲错、两目黯淡无光等。

二、《医林改错·方叙》

通窍活血汤所治之症目。通窍活血汤所治之病，开列于后：头发脱落、眼疼白珠红、糟鼻子、耳聋年久、白癜风、紫癜风、紫印脸、青记脸如墨、牙疳、出气臭、妇女干劳、男子劳病、交节病作、小儿疳症。血府逐瘀汤所治之症目。血府逐瘀汤所治之病，开列于后：头痛、胸痛、胸不任物、胸任重物、天亮出汗、食自胸右下、心里热（名曰灯笼病）、瞀闷、急躁、夜睡梦多、呃逆（俗名打咯忒）、饮水即呛、不眠、小儿夜啼、心跳心忙、夜不安、俗言肝气病、干呕、晚发一阵热。膈下逐瘀汤所治之症目。膈下逐瘀汤所治之症，开列于后：积块、小儿痞块、痛不移处，卧则腹坠、肾泻、久泻。

释义：王清任在《方叙》论中曾明确指出：“立通窍活血汤治头面四肢周身血管血瘀之症，立血府逐瘀汤治胸中血府血瘀之症，立膈下逐瘀汤治肚腹血瘀之症。”此三方是王氏分部位治疗血瘀证最有代表性的活血化瘀方剂，实际上均由桃红四物汤加减而成。其中通窍活血汤是由桃红四物汤减去地黄、当归，加入麝香、老葱、鲜姜、大枣、黄酒而成，所治病症 14 种，头面部俱多，亦有周身血管血瘀症。其中“交节病作”是指多种疾病在两个节气交替时发作或加剧。血府逐瘀汤是由桃红四物汤加柴胡、枳壳、牛膝、桔梗、甘草而成，所治病症 19 种，以心胸胃脘部病症为主，其中“食自胸右下”，应当是患者的一种自觉症状，王清任自注云："血府有瘀血，将胃管挤靠于右"使然，这一说法只能作为参考。"瞀闷"指心里闷乱，两目眩花。"心跳心忙"即心悸怔忡，烦躁不宁。"肝气病"是指情志变化，肝气郁结，所引起的郁证、胁痛、梅核气等。膈下逐瘀汤是由桃红四物汤减去地黄，加丹皮、五灵脂、延胡索、枳壳、香附、乌药、甘草而成，所治病症6种。仅此3方所治血瘀症就有39种，加上其他篇章所列的少腹逐瘀汤、身痛逐瘀汤等所治病症，大大超过了前论《气血合脉说》所云的"五十种血瘀症"。因此五十种也只是一个约数。我们在临床上可以从中得出一些规律性的东西，以便掌握。①久病多瘀；②怪病多瘀；③疑难病多瘀；④常法治疗不效者可能属瘀；⑤有血瘀体征者属瘀；⑥按活血化瘀法治疗效果明显者反证病理属瘀。

三、血瘀证案例

徐××，男，58岁，2010年5月24日初诊。患者于2008年6月10日因意外事故不慎从楼上坠落地面。经当地医院急诊X线拍片、CT扫描，诊断为马尾神经损伤。当时的主要症状为腰痛及排尿困难，不能自主排尿，需要插导尿管排尿。经住院治疗10余日，症情有所缓解，拔除导尿管后，虽然可勉强排尿，但仍较困难，每次小便需要2～3分钟，断断续续，用力才能排出，疼痛而且淋沥不尽，苦不堪言。白天小便可以控制，夜晚小便则不能控制，每小时必须排尿1次。大便干，3～4日1次，用力时腰部受伤处疼痛。双下肢发麻，外侧肌肤失去知觉，不知痛痒，双足轻度肿胀。平地持杖可慢行2公里路，不能上下坡，也不能上下台阶。饮食尚佳，口干喜饮，舌苔淡黄薄腻，舌质淡有齿印，舌体向右偏斜，脉象弦数。3年前曾患过面瘫，已基本治愈。中医诊断：血瘀证。辨证：外伤引起血脉瘀滞，兼有肾虚气阴两伤，膀胱气化失常。治法：活血化瘀，益气养阴，补肾缩尿。方药：桃红四物汤、芪芍桂酒汤、六味地黄汤加减。黄芪、赤芍、山药、葛根、芡实各20g，当归、熟地黄、山茱萸、茯苓、桑螵蛸各15g，桃仁、红花、牡丹皮、泽泻、大黄各10g，桂枝5g，14剂，每日1剂，水煎服（2次）。2010年6月7日二诊：症情大为好转，生活质量大为改善，小便已能成线形，但仍不能一次解完，比原来断断续续要好很多，基本不痛。下肢发麻、足肿胀稍有好转，大便2日一次，仍干，舌脉同前。仍守原方治疗，加大黄芪用量至30g，葛根用量至30g，茯苓用量至20g，另加地龙、僵蚕各10g，再开14剂，每日1剂，水煎服（2次），以观后效。2010年6月28日三诊：自述10日前不慎感冒，在当地治疗感冒期间停服中药，导致病情有所反复，待感冒痊愈后再继续服完上方，症情才又好转，小便基本可以1次解完，偶尔微痛，大便每日（1次）成形，惟肢麻足肿没有全好，遂守前方将生大黄改为熟大黄，又开21剂，巩固疗效，并嘱其适寒温，防感冒，注意调养。

按：本案是由外伤坠落引起的马尾神经损伤，中医诊断辨证属血瘀证无疑。但又不是单纯的血瘀证，同时兼有肾虚气阴两伤，膀胱气化失常。所用方药虽未直接选取王清任的逐瘀汤之一，但与王氏诸逐瘀汤一样，均由桃红四物汤加减而成。因症情较为复杂，选方用药又不可过于繁杂，故桃红四物汤用了5味，芪芍桂酒汤用了3味，其中赤芍两方共有，六味地黄汤虽然6味均有，但其中熟地黄又与桃红四物汤共同，三方合用加减12味，具有活血化瘀、益气行阳、补肾养阴之功效。另加葛根生津养筋、活血止痛，桑螵蛸、芡实缩尿，大黄通便等对症治疗。二诊时，又加地龙、僵蚕增强通络作用，因此，整体疗效尚属满意。

吐血证

一、《血证论·吐血》

盖肺为华盖，位在背与胸膈，血之来路，即由其界分溢出，自当治肺为是。肝为统血之脏，位在胁下，血从其地而来，则又以治肝为是。然肝肺虽系血之来路，而其吐出，实则胃主之也。凡人吐痰吐食，皆胃之咎。血虽非胃所主，然同是吐证，安得不责之于胃。况血之归宿在于血海，冲为血海，其脉隶于阳明，未有冲气不逆上而血逆上者也。仲景治血以治冲为要，冲脉丽于阳明，治阳明即治冲也。阳明之气，下行为顺，今乃逆吐，失其下行之令，急调其胃，使气顺吐止，则血不致奔脱矣。此时血之原委不暇究治，惟以止血为第一要法。血止之后，其离经而未吐出者，是为瘀血，既与好血不相合，反与好血不相能，或壅而成热，或变而为痨，或结瘕，或刺痛，日久变证，未可预料，必亟为消除，以免后来诸患，故以消瘀为第二法。止吐消瘀之后，又恐血再潮动，则须用药安之，故以宁血为第三法。邪之所凑，其正必虚，去血既多，阴无有不虚者矣。阴者阳之守，阴虚则阳无所附，久且阳随而亡，故又以补虚为收工之法。四者乃通治血证之大纲。

释义：《血证论》是清代名医唐宗海的代表作，全书分8卷。本论吐血是指血出口中即为吐血。无论是出自肺系，还是出自胃系，或与肝有关，凡上吐之血证，皆可称为吐血证。故而本论所述，可包括吐血、呕血、咯血等。唐氏认为，吐血证与肺、肝、胃三脏腑关系最为密切，肺为华盖（原意指帝王的车盖，此处指肺处于脏腑的顶端），位在背与胸膈之间，是血之来路之一，故而以治肺为主。肝本藏血，主疏泄，故亦有统摄血液的作用，肝气郁结、肝失疏泄、气机逆乱、肝火亢盛，均可引起吐血，当以治肝为主。血虽非胃所主，但吐证与胃密切相关，又因冲为血海，其脉隶属于阳明，并“丽于阳明”（即表现于阳明），故冲气上逆而引血上逆者，当以治阳明胃为主。在辨证施治时，又必须遵循止血、消瘀、宁血、补虚四法为要。这四法是治疗所有血证之大纲。其中以止血为第一要法，因血证多为急症，保得一份阴血，即保得一份生机。但首先要弄清吐血的病位是在肺，或在胃，或在肝，病因是火热熏灼，或气虚不摄、或阴血本亏，再根据止血药物的不同归经，选择相对应的方药。第二法为消瘀，因血止后易留瘀，瘀不及时消除，则生变证。故必须及时运用活血化瘀法，令瘀血化水而下，新血归经而畅行。再以宁血为第三法，止血消瘀之后，尚须用宁血法，防止血液复动，乃保血液安宁的善后调理之法，以柔润为主，辅以平冲降逆，理气清热，总以制动为要。最后以补虚为收功之第四法，要根据患者的病情、体质、治疗状况，或补阴血，或补气血，或补气阴，或阴阳并补，均要仔细辨证而定。一般只宜轻补，不宜峻补。总之，治血四法虽然有先后主次之分，是一个紧密联系的整体，有一定的顺序性，但是在临床运用时，常配合在一方中使用，如止血配合化瘀，止血配合养阴，止血配合补血，宁血配合补血，宁血配合益气，等等，还可与脏腑用药相互配合使用，灵活度较大。

二、《先醒斋医学广笔记·吐血三要法》

宜行血不宜止血。血不行经络者，气逆上壅也，行血则血循经络，不止自止。止之则血凝，血凝则发热，恶食，病日痼矣。宜补肝不宜伐肝。经曰：五脏者，藏精气而不泻者也。肝为将军之官，主藏血。吐血者，肝失职也。养肝则肝气平而血有所归；伐肝则肝虚不能藏血，血愈不能止矣。宜降气不宜降火。气有余即是火，气降则火降，火降则气不上升，血随气行，无溢出上窍之患矣。降火必用寒凉之剂，反伤胃气，胃气伤则脾不能统血，血愈不能归经矣。今之疗吐血者，大患有二：一则专用寒凉之味，如芩连栀、四物汤、黄柏知母之类，往往伤脾作泄，以致不救；一则专用人参，肺热还伤肺，咳嗽愈甚。此是气虚喘嗽，气属阳，不由阴虚火炽所致，然亦百不一二也。仲淳立论，专有白芍、炙甘草制肝；枇杷叶、麦门冬、薄荷叶、橘红、贝母清肺；薏苡仁、山药养脾；韭菜、番降香、真苏子下气；青蒿、鳖甲、银柴胡、牡丹皮、地骨皮补阴清热；酸枣仁（炒研）、白茯神养心；山茱萸肉、枸杞子补肾。予累试之辄验，然阴无骤补之法，非多服药不效。病家欲速其功，医者张皇无主，百药虽试，以致殒身。覆辙相寻，不悟，悲夫！

释义：《先醒斋医学广笔记》是明代江南名医缪希雍（字仲淳）的代表作，本论虽题为“吐血三要法”，实为治疗大多数血证的三要法。不但包括从口而出的吐血、呕血、咯血等，其他部位的出血如尿血、便血、鼻衄、齿衄、紫斑、崩漏等，也可参照应用此三要法。所谓“宜行血不宜止血”，因血证乃血溢经络之外所致，多为气火攻窜熏灼，壅郁不散，迫血忘行所致，故宜凉血行血，使血循经，以达到止血的目的，即所谓“不止自止”。如果单用止血药，不同时加用行血药，有可能导致血凝而产生变证，如发热、厌食等。所谓“宜补肝不宜伐肝”，因五脏的特征是藏精气而不泻，肝主藏血，吐血者，肝失职也，可补肝疏肝使肝气平而血有所归。如伐肝伤肝，则肝虚不能藏血，血愈不能止。所谓“宜降气不宜降火”，因气属阳，气有余便是火，气火上逆灼伤血络而吐血。气降则火降，火降则气不上升，血随气行，无溢出上窍之患，吐血可止。如不降气只降火，必用寒凉之剂，反伤胃气，胃气伤则脾不能统血，血愈不能归经，则吐血难止。缪氏认为，治疗吐血证有两大隐患：一是专用寒凉，如芩连栀、四物汤、黄柏知母之类，易伤脾胃，可能引起泄泻，以致不救；另一是专用人参，引致肺热，咳嗽有加，阴虚火炽，吐血难愈。缪氏常用白芍、炙甘草，酸甘化阴，补肝缓肝；用枇杷叶、麦冬、薄荷、橘红、贝母清肺；用薏苡仁、山药养脾；用韭菜、降香、紫苏子降气；用青蒿、鳖甲、银柴胡、牡丹皮、地骨皮滋阴清热；用酸枣仁、白茯神养心；用山茱萸、枸杞子补肾。临床疗效累验。然缪氏又告诫医患双方，“阴无骤补之法”，必须坚持治疗，多服方药，慢慢调理，因阴液有难成易亏之性，如只求速效，反复更换医生，可能会欲速而不达，造成悲剧性的后果。综合唐氏治吐血四要法与缪氏治吐血三要法，对临床均有一定的指导意义，可互相参照，灵活应用。

三、吐血证案例

刘××，女，62岁，2016年11月6日初诊。近1周来吐血10余次，每次吐出黄豆豆花生米大的血瘀块，患者反复强调既不咳嗽，也不疼痛，只是心里有些紧张，故来求医。大便干结，每日1次（如羊粪粒），小便尚可，饮食正常。晚上睡觉时，口干，咽喉冒火，白天观察嘴唇起皮壳，舌苔薄中间有裂纹，脉象弦缓。既往有咳嗽病史，但并不严重，一般多在感冒后引起咳嗽。体检有乙肝小三阳史，但肝肾功能均正常。今日检查胸部X线正位、侧位照片结果：两肺纹理增多、增粗，稍模糊。并做胸部+上腹部CT扫描，结果：右肺上叶支气管扩张，右肺上叶后段见片状磨玻璃影，考虑出血，纵隔见多发淋巴结影，部分钙化。中医诊断：吐血证。辨证：年过花甲，阴分本亏，虚火上扰，肺胃热盛，灼伤血络，虚实夹杂，热瘀互结。治法：止血散瘀，清肺养阴。方药：茜根散、泻白散、二至丸合方加减。茜草、小蓟、黄芩、瓜蒌皮、女贞子、黄柏、仙鹤草、浙贝母各10g，生地黄、黄芪、桑白皮、地骨皮、墨旱莲、知母、百合各15g。7剂，每日1剂，水煎服（2次）。2016年11月13日复诊：药后未再吐血，各种症状均有改善，大便成形不干结，口干唇燥明显好转，舌苔脉象同前。仍守原方去小蓟、茜草，改干藕节15g，巩固疗效。2016年11月27日三诊：病情向愈，精神好转，但是患者担心反复，希望进一步巩固疗效。遂开沙参麦冬汤、泻白散、二至丸合方加减善后。沙参、麦冬、桑白皮、地骨皮、墨旱莲、干藕节、丹参、浙贝母各15g，百合、瓜蒌皮、女贞子、黄芩各10g。14剂，每日1剂，水煎服（2次）。并嘱饮食以清淡为主，忌辛辣温补燥烈上火食品，适寒温，防感冒，适度锻炼身体，增强体质。

按：本案吐血初诊即见瘀血块，患者虽反复强调不咳嗽，但依据现代检查手段病位在肺，血从肺系出，根据症状分析，既有阴虚火旺，又有肺胃热盛，故治疗融合唐氏治血四要法于一体，既凉血止血，又活血化瘀，既宁血又养阴，用茜根散中的5味药，茜草、小蓟、地黄、黄芩、黄芪。其中的茜草（别名活血草）、小蓟（别名野红花），二味既有凉血止血的作用，又有活血化瘀的功能；其他3味药配合泻白散、二至丸及知母、黄柏、百合、瓜蒌皮、仙鹤草、浙贝母等，清肺养阴化痰，理气宽胸宁血；最后以沙参麦冬、泻白、二至三方化裁，养阴清肺、宁血行血善后。

痹　病

一、《医学心悟·痹》

痹者，痛也。风寒湿三气杂至，合而为痹也。其风气胜者为行痹，游走不定也。寒气胜者为痛痹，筋骨挛痛也。湿气胜者为着痹，浮肿重坠也。然即曰胜，则受病有偏重矣。治行痹者，散风为主，而以除寒祛湿佐之，大抵参以补血之剂，所谓治风先治血，血行风自灭也。治痛痹者，散寒为主，而以疏风燥湿佐之，大抵参以补火之剂，所谓热则流通，寒则凝塞，通则不痛，痛则不通也。治着痹者，燥湿为主，而以祛风散寒佐之，大抵参以补脾之剂，盖土旺则能胜湿，而气足自无顽麻也。通用蠲痹汤加减主之。痛甚者，佐以松枝酒。复有患痹日久，腿足枯细，膝头肿大，名曰鹤膝风，此三阴本亏，寒邪袭于经络，遂成斯症，宜服虎骨胶丸，外贴普救万全膏，则渐次可愈。失此不治，则成痼疾，而为废人矣。

释义：《医学心悟》是清代名医程国彭的代表作，所论痹证，首先明确痹是一种痛证，并宗《素问·痹论》之说，风寒湿三气杂至合而为痹，以风邪偏胜者为行痹，寒邪偏胜者为痛痹，湿邪偏胜者为着痹。又进一步对三种不同的痹证特点加以鉴别：行痹为“游走不定”，痛痹为“筋骨挛痛”，着痹为“浮肿重坠”。程氏结合临床实际，提出治疗大法，行痹以散风为主，佐以除寒祛湿；痛痹以散寒为主，佐以疏风燥湿；着痹以燥湿以主，佐以祛风散寒。祛风、散寒、燥湿三者并用，而分主次，这是常道。他还提出，行痹可参以补血，所谓“治风先治血，血行风自灭也”；痛痹可参以补火，所谓“热则流通，寒则凝塞，通则不痛，痛则不通也”；着痹可参以补脾，所谓“土旺则能胜湿，而气足自无顽麻也”。程氏既说明了道理，也是其临证经验之谈。三种痹证通用蠲痹汤加减主之。该方有羌活、独活、秦艽、海风藤、桑枝、木香、乳香、当归、川芎、桂心、甘草等11味药。若风气胜者，加秦艽（用量加大）、防风；寒气胜者，加附子；湿气胜者，加防己、萆薢、薏苡仁；痛在上者，去独活，加荆芥；痛在下者，加牛膝；间有湿热者，去肉桂，加黄柏。痛甚者，佐以松枝酒（内有松节、桑枝等14味药）。若患鹤膝风者，关节肿大变形疼痛，一般为风寒湿邪痹阻日久，脾肾肝三阴交亏，顽痰瘀血胶着所致，属难治之症，宜缓图之，用虎骨膏丸（虎骨、熟地黄等15味药制成）内服，外贴普救万全膏药（内有75味中草药制成）拔出毒气病邪，或可取效。否则，终成残疾。程氏对痹证的贡献，主要在治疗方面。他所提出的散风、散寒、燥湿、补血、补火、补脾诸原则，堪为临床遣方用药之法式。

二、《格致余论·痛风论》

气行脉外，血行脉内，昼行阳二十五度，夜行阴二十五度，此平人之造化也。得寒则行迟而不及，得热则行速而太过。内伤于七情，外伤于六气，则血气之运或迟或速而病作矣。彼痛风者，大率因血受热已自沸腾，其后或涉冷水，或立湿地，或扇取凉，或卧当风，寒凉外抟，热血得寒，淤浊凝涩，所以作痛。夜则痛甚，行于阴也。治法以辛热之剂，流散寒邪，开发腠理，其血得行，与气相和，其病自安。然亦有数种治法稍异，谨书一二，以证予言。

释义：《格致余论》是金元医家朱丹溪的代表作之一，他在该书中首次提出“痛风”病名，实际上与《黄帝内经》的痹证统属一类，很难截然分开。只是在病因病机方面，强调内有血热复感风、寒、湿三气，以致气滞血凝，经脉不通，而发为痛风。他还认为阴虚血少是痛风的内因，风寒湿热是痛风的外因，又有夹痰夹瘀之不同。综合起来，痹证的病因病机有风、寒、湿、热、虚、痰、瘀等，为临床辨证论治拓宽了思路，丰富了治疗方法。但后世医家多尊《黄帝内经》痹证病名，有时也把痹证痛剧，发病迅速猛烈者称之为痛风。其含义有所演变，但与西医所言之痛风病概念仍有别。朱氏在《痛风论》中阐明，人体的气血是互相依存的关系，一般来说，气行脉外，血行脉内，帅血者气也，载气者血也。然而，气属阳，血属阴，根据《灵枢·五十营》与《灵枢·营卫生会》两篇的记载，营血与卫气的传注顺序为“昼行阳二十五度，夜行阴二十五度”，昼夜合为五十度，即“五十营”。这种说法，虽然有些令人费解，但也无人细究其理，只当是一种说法而已。如果气血受寒则运行迟而不及，受热则行速而太过。无论是内伤于七情，或外伤于六淫，都会影响到血气的正常运行而病作。大多先因血热“沸腾”，其后受寒，当风，受湿，热血得寒，污浊凝涩，因而作痛。治法多以辛热之剂，散寒祛湿，开发腠理，使气血调和畅达，其病自安。然而也有其他几种不同的病情，“治法稍异”，丹溪先生在文后列举了3个病案加以说明。案一为年老体衰患者傅×，性情急躁，阴虚成劳，两腿痛甚，动则痛剧，辨证为痛风虚证，遂予四物汤加桃仁、陈皮、牛膝、甘草、生姜，冲服热饮潜行散（原著未标明具体药味），共服用30余剂而安。案二为朱姓妻室，不足30岁，饮食习惯喜厚味，性情急躁，患痛风，肢体挛缩数月，其他医生诊之不效，丹溪诊治认为是湿热相火之体，痛风夹痰，在用潜行散的同时，另加和血疏气导痰及清利湿热之品，煎服半年而安。案三鲍某，20余岁，因患血痢，医者用收涩药治痢取效，痢虽止，而恶血蕴热，留滞经络，又发痛风，痛剧叫喊，先生认为用潜行散时，必须并用和血凉血通经络之法，遂以四物汤加桃仁、红花、黄芩、牛膝、陈皮、生甘草、生姜等，服用数十剂而安。治疗过程中，曾配合运用刺委中穴放血疗法。三个案例说明痛风病因病机，不仅与风寒湿热密切相关，同时也与阴虚血少，肝火亢盛，夹痰夹瘀等多种因素相关。

三、痹证案例

肖××，女，32岁，2012年7月29日初诊。患者于去年12月生产后受凉，做家务事未忌下冷水，致四肢肘膝关节以下胀痛、乏力，因考虑婴儿哺乳而未进行任何药物治疗，自己默默忍受痛苦。近1周来，四肢疼痛加重，有时麻木不仁，并有畏寒，头晕，两眼发花，有时胸闷，饮食二便尚可，舌质红，苔薄黄，脉弦细。患者月经已至，量少，颜色黯红夹块。近2年体检未检查出明显异常。中医诊断：产后痹证。辨证：产后气血亏虚，营卫失调，风寒湿邪趁机侵袭人体，痹阻经脉，气血瘀滞，虚实夹杂。治法：益气养血，调和营卫，祛风散寒除湿，通络止痛。方药：芪芍桂酒汤、桃红四物汤、当归拈痛汤合方加减。黄芪、赤芍、白芍各20g，当归、牛膝各15g，桂枝、防风、荆芥、蝉蜕、僵蚕、桃仁、红花各10g，葛根30g，全蝎6g，甘草8g。7剂，每日1剂，水煎服（2次）。2012年8月5日二诊：药后四肢疼痛及麻木不仁明显好转，仍有头晕目花，胸闷，舌脉同前。改用独活寄生汤合半夏天麻白术汤加减治疗。处方：独活、桑寄生、赤芍、白芍各15g，防风、法半夏、天麻、白术、广藿香梗、厚朴各10g，细辛3g，黄连6g，葛根30g。7剂。2012年8月12日三诊：药后四肢疼痛麻木继续减轻，此次月经来潮较前正常，经量增多，颜色转红，血块减少。但双膝及手指关节仍不适，左侧较右侧明显，左眼蒙，大便转稀溏，1～2次/d，舌脉同前。守前方加减治疗，去广藿香梗、黄连、厚朴、细辛，加羌活、姜黄、蝉蜕、僵蚕。14剂。2012年8月27日四诊：患者总体病情向愈，双膝不适感减轻，大便正常，舌脉同前。守前方继进14剂，进一步巩固疗效。

按：本案症情较为复杂，妇女产后气血亏虚，风寒湿邪杂至而袭，营卫失调，气血瘀滞。患者初诊除四肢疼痛麻木不仁外，尚有畏寒怕冷表现，故借用《金匮要略》治黄汗方芪芍桂酒汤，该方芪、芍、桂三药，可益气调和营卫，祛散水湿，未用苦酒（即醋），与桃红四物汤（六味药只用了其中4味，未用地黄与川芎，但用了两种芍药），养血活血散瘀。而当归拈痛汤是复方，只用了其中3味主要药，即当归、防风、葛根，取其意而已。初诊即收效，二诊改用独活寄生汤合半夏天麻白术汤加减，因独活寄生汤是治疗痹证最常用方，除了有祛风散寒除湿功能外，内含八珍汤意，可补益气血，与本案病机甚合。当然受处方药味所限，不可能全用。重点放在祛邪为主，兼顾扶正补益气血，方中只用了白芍、赤芍，养阴和血活血，用了白术健脾益气；又因患者有头晕、目花、胸闷等症状，恐体内因湿生痰，风痰眩晕，故而合用半夏天麻白术汤。又恐体内湿蕴日久化热，况且患者舌苔薄黄舌质红偏热象，故又加用藿香梗、连、朴，清化湿热。三诊、四诊因头晕、胸闷等湿象基本解除，故又去之，另加升降散疏通气机，使病情逐步向愈。

崩漏病

一、《女科撮要·经漏不止》

经云：阴虚阳搏，谓之崩。又云：阳络伤血外溢，阴络伤血内溢。又云：脾统血，肝藏血。其为患因脾胃虚损，不能摄血归源；或因肝经有火，血得热而下行；或因肝经有风，血得风而妄行；或因怒动肝火，血热而沸腾；或因脾经郁结，血伤而不归经；或因悲哀太过，胞络伤而下崩。治疗之法，脾胃虚弱者，六君子汤加当归、川芎、柴胡；脾胃虚陷者，补中益气汤加酒炒芍药、山栀；肝经血热者，四物汤加柴胡、山栀、苓、术；肝经怒火者，小柴胡汤加山栀、芍药、牡丹皮；脾经郁火者，归脾汤加山栀、柴胡、丹皮；哀伤胞络者，四君子汤加柴胡、升麻、山栀。故东垣、丹溪诸先生云：凡下血症，须用四君子以收功。斯言厥有旨哉。

释义：《女科撮要》是明代薛己撷取前贤有关女科之证治验案，并汇入其临证心得编撰而成。《素问·五脏生成》曰："故人卧血归于肝。肝受血而能视，足受血而能步，掌受血而能握，指受血而能摄。"王冰注："肝藏血，心行之，人动则血运于诸经，人静则血归于肝脏，何者？肝主血海故也。"《难经·四十二难》曰"（脾）主裹血，温五脏，主藏意"。薛氏认为崩漏主要责之肝脾，还涉及胃、女子胞，其主要病机为脾胃失调，肝不藏血，病性有虚实之别。薛氏结合其自身临证经验，根据不同证型，提出相对应的治疗之法，方剂涉及六君子汤、补中益气汤、四物汤、小柴胡汤、归脾汤、四君子汤等。《金匮要略·脏腑经络先后病脉证并治》曰"四季脾旺不受邪"，《脾胃论·脾胃虚实传变论》曰"脾胃之气既伤，而元气也不能充，而诸病之所由生也"。薛己继承前贤学说，于《明医杂著注·补中益气汤》进一步指出"若脾胃一虚则其他四脏俱无生气"，可见其十分强调脾胃功能在维护人体健康中的关键性。薛氏于肝经之疾致崩漏的治疗中亦注重顾护脾胃，如"肝经血热者，四物汤加柴胡、栀子、苓、术"；"肝经怒火者，小柴胡汤加栀子、芍药、牡丹皮"；处方用药深得《金匮要略·脏腑经络先后病脉证并治》中"夫治未病者，见肝之病，知肝传脾，当先实脾"之旨。薛氏在论治脾胃不调致崩漏时亦注重疏肝柔肝，如"脾胃虚弱者，六君子汤加当归、川芎、柴胡"；"脾胃虚陷者，补中益气汤加酒炒芍药、栀子"；"脾经郁火者，归脾汤加栀子、柴胡、牡丹皮"。可见，肝脾同调是薛氏治疗崩漏的一大特色，其学术思想为临床提供了指导意义。

二、《傅青主女科·血崩昏暗》

妇人有一时血崩，两目黑暗，昏晕在地，不省人事者，人莫不谓火盛动血也。然此火非实火，乃虚火耳。世人一见血崩，往往用止涩之品，虽亦能取效于一时，但不用补阴之药，则虚火易于冲击，恐随止随发，以致经年累月不能全愈者有之。是止崩之药，不可独用，必须于补阴之中行止崩之法。方用固本止崩汤……倘畏药味之重而减半，则力薄而不能止。方妙在全不去止血而惟补血，又不止补血而更补气，非惟补气而更补火。盖血崩而至于黑暗昏晕，则血已尽去，仅存一线之气，以为护持，若不急补其气以生血，而先补其血而遗气，则有形之血，恐不能遽生，而无形之气，必且至尽散，此所以不先补血而先补气也。然单补气则血又不易生；单补血而不补火，则血又必凝滞，而不能随气而速生。况黑姜引血归经，是补中又有收敛之妙，所以同补气补血之药并用之耳。

释义：《傅青主女科》系明末清初傅山所著，在妇科病辨治上独树一帜，其医论立法、创制方药对后世影响颇大。《傅青主女科》中的"血崩七则"对崩漏的治疗做出详细论述，傅氏认为崩漏的主要病机是冲任损伤，不能制约固摄经血，使子宫藏泄失常，但细究其因，亦有虚实之别。傅氏认为肾虚、脾虚、肝郁、血瘀、血热是导致崩漏的主要病因。《素问·上古天真论》曰"肾者主水，受五脏六腑之精而藏之，故五脏盛乃能泻"，肾藏精而主生殖，肾有阴阳二气，为水火之宅，肾阴肾阳为一身阴阳之根本。脾主统血，能固摄血液在脉中正常运行而不溢于脉外。肝藏血，主疏泄，性喜条达而恶抑郁。肝体阴而用阳，具有储藏血液、调节血量的功能。肝肾致病可相互影响，正如傅氏所言"盖肾气一虚则水不能生木"。肾水不生肝木，肝失濡养则虚火生，虚火妄动于内，迫血妄行；脾为后天之本，肾为先天之本，二者相互资生促进，肾虚则无可温养脾，脾气虚则统血无力，逸出脉外。肝脾肾之疾最终累及冲任二脉，子宫藏泄无度，遂致崩漏。故傅氏在崩漏的治疗亦多从肝脾肾论治，气血阴阳同调。固本止崩汤（大熟地黄、炒白术、生黄芪、当归、炮干姜、人参）补血、补气、补火，治疗妇人虚火血崩，两目黑暗，昏晕在地，不省人事。

本方有使用禁忌，若血崩数日，血下数斗，六脉俱无，鼻中微微有息，不可遽服此方，恐气将脱不能受峻补也；有力者，用辽人参（去芦）9g，煎成，冲贯众炭末3g，服之待气息微旺，然后服此方，仍加贯众炭末3g，无不见效。无力者；用无灰黄酒冲贯众炭末9g，服之待其气接，神清，始可取此方，人参以党参代之，临服亦加贯众炭末（冲入）3g。

三、崩漏病案例

患者曾×，女，19岁，因“不规则阴道流血1个月”于2016年12月20日入院。

患者初潮12岁，既往月经不规律，7～30日/15日至半年，经量正常，有较多暗红色血块，无痛经。多次于外院中药治疗，效果不佳。LMP：2016年11月底（具体日期不详），持续至今未净，开始量少，色淡红，无血块，未予特殊治疗，3日前开始出现阴道流血明显增多，夹暗红色血块。今日来我院门诊就诊，门诊候诊时突发晕厥1次，为求进一步诊疗，遂由急诊平车入院收入我科。现症见：患者精神状态较差，面色苍白，头晕，心悸，乏力，腰酸胀，阴道流血，量中等，色暗红，夹暗红色血块，无腹痛，无恶心呕吐，无恶寒发热，素纳寐欠佳，二便正常。既往病史：有慢性肠炎病史。否认肝炎、结核等传染病病史。否认高血压、冠心病、糖尿病等慢性疾病病史。否认手术、外伤史。否认输血史，预防接种史不详。否认食物、药物过敏史。体格检查：体温36.0℃，脉搏67次/min，呼吸18次/min，血压94/47mmHg；痛苦面容，自动体位，神志清楚，精神较差，语音清晰，查体合作，全身皮肤黏膜无黄染，无皮疹、皮下出血、皮下结节，皮下无水肿，无肝掌、蜘蛛痣；全身浅表淋巴结无肿大。头颅、眼、外耳、鼻未见明显异常；口唇无发绀，咽部黏膜充血，扁桃体无肿大；颈软无抵抗，气管居中，颈动脉搏动未见异常，颈静脉无怒张，肝颈静脉反流征阴性；甲状腺未见明显异常；胸廓未见明显异常，呼吸运动未见明显异常；呼吸规整，双肺呼吸音清晰，双侧肺未闻及干、湿啰音，无胸膜摩擦音；心率67次/min，律齐，各瓣膜听诊区未闻及病理性杂音；腹部平坦，无腹壁静脉曲张；腹部柔软，无压痛、反跳痛，腹部无包块；肝脏、脾脏肋下未触及，Murphy阴性；肝区、肾区无叩击痛，无移动性浊音；肠鸣音未见异常，4次/min；脊柱四肢未见明显异常；生理反射正常，病理反射未引出。专科检查：患者未婚，未行妇科检查。卫生巾上可见中等量血迹。舌淡，苔薄白，脉弱。妇科彩超（2016年12月20日）提示：宫内膜回声不均匀（厚约10.4mm）。宫颈腺囊肿。血常规（2016年12月20日）：白细胞6.01×10^9/L，中性粒细胞0.0190，淋巴细胞0.2650，红细胞2.86×10^{12}/L，血红蛋白76.00 g/L，血小板298.00×10^9。入院诊断。中医诊断：崩漏，脾肾两虚证。西医诊断：①功能失调性子宫出血；②中度贫血。入院后完善相关检查，接回报：电解质四项：钾3.4 mmol/L，钠134.10 mmol/L，氯97.80 mmol/L；肝功能：总蛋白56.30 g/L；ABO血型A，RhD血型阳性；大便常规＋隐血试验、尿常规、肾功能、心肌酶谱常规、凝血常规、输血前八项、雌二醇、睾酮、血清HCG、甲状腺功能三项未见明显异常。常规心电图提示：正常心电图。胸部正侧位片提示：两肺未见明显主质性病变。治疗上，予以氨甲环酸注射液、缩宫素注射液、复方地索高诺酮（妈富隆）止血；果糖注射液、维生素C注射液、氯化钾注射液、复方氯化钠注射液纠正电解质紊乱；蔗糖铁注射液、琥珀硫酸亚铁薄膜衣片纠正贫血。中医予以补气摄血、固本止崩，方用固本止崩汤加味：熟地黄、党参各20g，白术、黄芪、煅龙骨各15g，川芎、当归、茯苓、地榆炭、酒山茱萸、白芍各10g，黑炮姜5g。7剂，每日1剂，水煎，早晚温服。经上述治疗后，患者症状逐渐改善。2016年12月29日查房，患者精神状态可，无阴道流血，偶有头晕，乏力较前减轻，无心悸，无腹痛，无恶心呕吐，无恶寒发热，纳寐尚可，二便正常。体格检查：体温36.3℃，脉搏77次/min，呼吸19次/min，血压110/70mmHg。心肺听诊区（－）；腹部平坦，无腹壁静脉曲张；腹部柔软，无压痛、反跳痛，腹部无包块。肝脏、脾脏肋下未触及，Murphy征阴性；肝区、肾区无叩击痛，无移动性浊音；肠鸣音未见异常，4次/min。复查血常规：白细胞5.61×10^9/L，中性粒细胞0.6250，淋巴细胞0.2690，红细胞3.05×10^{12}/L，血红蛋白85.00g/L，血小板309.00×10^9/L。患者病情好转，予以带药出院。嘱出院后定期妇科门诊复诊。

按：本案属典型之崩漏病。患者素体弱及纳寐欠佳，有慢性肠炎病史，既往月经不规律数年，曾多次中药治疗，然效果不佳。本次患者因“不规则阴道流血1个月”入院，入院当日曾晕厥1次，结合既往史及当前症状体征，辨病属崩漏病范畴，病位在脾肾。治以补气摄血，固本止崩，方选固本止崩汤加减，加地榆炭凉血止血，茯苓健脾宁心，酒茱萸补益肝肾、收涩固脱，白芍柔肝养血，《本草新编》言龙骨既“收敛浮越之正气”，有可治疗“妇人带下崩中”，离经之血即为瘀，加川芎行气活血既能逐血络之瘀，又可防补益之滋腻。处方中熟地黄、党参、当归、白术、川芎、茯苓、白芍实含八珍汤之意，气血双补以求标本同治。方证相合，故患者服药后病情向愈。

小儿咳嗽

一、《儿科萃精·咳嗽门》

咳嗽解：“黄帝曰：肺之令人咳，何也。岐伯曰：五脏六腑皆令人咳，非独肺也。夫肺为华盖，口鼻相通，息之出入，气之升降，必由之路，故专主气。《经》曰：形寒饮冷则伤肺。由儿衣太薄及冷冻饮料之类，伤于寒也。《经》曰：热伤肺。由儿衣太浓，爱养过度，伤于热也。又曰：皮毛者肺之合。皮毛先受邪气，邪气得从其合，使气上而不下，逆而不收，充塞咽嗌，故令咳嗽也。《病机式要》云：咳嗽谓有声有痰，因肺气受伤，动乎脾湿而然也。咳谓无痰而有声，肺气伤而不清也。嗽谓无声而有痰，脾虚动而为痰也。二者虽俱属肺病，然又有肺寒肺热之分，食积分寒之别，宜详辨之。脏腑皆令人咳，然必脏腑各受其邪，而终皆不离乎肺也。但因痰而嗽者痰为重，主治在脾；因咳而动痰者，肺为重，主治在肺。以时言之：清晨咳者，属痰火；午前嗽者，属胃火；午后嗽者，属阴虚；黄昏嗽者，火浮于肺，二便嗽者，食积滞于三焦；肺实者，烦嗽抱首，面赤反食；肺虚者，气逆虚鸣，面目白飧泄；肺热者，痰腥而稠，身热喘满，鼻干面红，手捏眉目；肺寒者，嗽多痰清，面白而喘，恶风多涕。又因其虚实寒热，调理各不相同，因作咳嗽解。”

释义：《儿科萃精》书成于民国时期，作者陈守真，全书共 8 卷，该书以普及儿科医学知识为目的，从胎婴、护胎开始，到婴儿出生后外感、内热、疫病、外伤杂症等引用古文分章详细论解，同时加入作者临床经验进行阐发。本论选取“咳嗽”为题材，引用《黄帝内经》观点阐发小儿咳嗽病因病机：小儿衣太薄及喜食冷冻饮料之类，伤于寒也，小儿爱养过度，衣太浓，伤于热也。而皮毛先受邪气，邪气得从其合，使气上而不下，逆而不收，充塞咽嗌，故令咳嗽也。另外，《医宗金鉴》引用《病机式要》观点按咳嗽特点及伴发症状进行脏腑辨证：咳嗽有声有痰，因肺气受伤，脾受湿困所致；咳嗽有声无痰，肺气伤而未清所致；咳嗽无声有痰，脾虚失于健运，痰浊内生所致。虽然五脏六腑皆可令人咳，但发病终究不离肺也。故治疗原则因咳嗽伴发症状不同，侧重点亦不同。如因痰而嗽者痰为重，主治在脾；因咳而动痰者，肺为重，主治在肺。另根据咳嗽发生的时间不同辨证亦不同：如清晨咳者，属痰火；午前嗽者，属胃火；午后嗽者，属阴虚；黄昏嗽者，火浮于肺，二便嗽者，食积滞于三焦；另外根据虚实表里临床咳嗽症状亦不尽相同，肺实者，烦嗽抱首，面赤反食；肺虚者，气逆虚鸣，面目白飧泄；肺热者，痰腥而稠，身热喘满，鼻干面红，手捏眉目；肺寒者，嗽多痰清，面白而喘，恶风多涕。此咳嗽解篇章后又详细从肺寒咳嗽、肺热咳嗽、食积咳嗽、风寒咳嗽四个方面进行辨证处方，肺寒咳嗽因平素肺虚，喜啖生冷，以致寒邪伤肺，发为咳嗽。其证面色白，痰多清稀，鼻流青涕，初起用圣惠橘皮饮（人参、贝母、苏叶、陈皮、桔梗、杏仁，引用大枣）。若日久不愈者，用补肺阿胶散（人参、麸炒阿胶、炒牛蒡子、炒杏仁、糯米、炙甘草、马兜铃）。肺热咳嗽乃火热熏扰肺金，遂致频频咳嗽，面赤咽干，痰黄气秽，多带稠黏。便软者，用加味泻白散（桑皮、地骨皮、生甘草、川贝母、麦冬、生知母、桔梗、黄芩、薄荷等味）。便硬者，用凉膈散（黄芩、大黄、连翘、芒硝、生甘草、栀子、薄荷，引用竹叶、生蜜），加桔梗、桑皮。食积咳嗽因食积生痰，热气熏蒸，肺气上促痰壅，频频咳嗽。便溏者，用曲麦二陈汤（陈皮、姜制半夏、茯苓、生甘草、姜制黄连、山楂、炒麦芽、炒神曲、栝蒌仁、炒枳实，引用姜、枣）。便秘者，用苏葶滚痰丸（炒紫苏子、苦葶苈、酒蒸大黄、沉香、黄芩、青礞石），量儿虚实服之，姜汤送下。风寒咳嗽乃小儿脱衣，偶为风冷所乘，肺先受邪，使气上逆，冲塞咽膈，发为咳嗽，嚏喷流涕，鼻塞声重，频唾痰涎，用先以参苏饮疏解表邪（紫苏叶、干葛、前胡、陈皮、半夏、生甘草、炒枳壳、桔梗、赤茯苓）。再以金沸草散清其痰嗽（细辛、荆芥、半夏、旋覆花、前胡、甘草、赤茯苓，引用姜、枣）。苦寒邪壅蔽，用加味华盖散（麻黄、杏仁、炒苏子、前胡、橘红、生甘草、炒桑皮、桔梗、赤茯苓）水煎，食后温服。

二、《千金要方·下少小婴孺方下》

咳嗽第六："小儿出胎二百许日，头身患小小疮，治护小瘥，复发，五月中忽小小咳嗽，微温和治之，因变痫，一日二十过发，四肢缩动，背脊……眼反，须臾气绝，良久复苏，已与常治痫汤，得快吐下，经日不间，尔后单与竹沥汁，稍进，一日一夕中合进一升许，发时小疏，明日与此竹沥汤，得吐下，发便大折，其间犹稍稍与竹沥汁。竹沥汤方：竹沥（五合），黄芩（三十铢），木防己、羚羊角、白术（各六铢，一作白藓），大黄（二两），茵芋（三铢），麻黄、白薇、桑寄生、萆薢（一方无）、甘草（各半两）上十二味㕮咀，以水二升半，煮取药减半，纳竹沥，煎取一升，分服二合，相去一食久。进一服……麻黄汤：麻黄（四两），甘草（一两），桂心（五寸），五味子（半斤），半夏、生姜（各二两），上六味㕮咀，以水五升，煮取二升，百日儿服一合，大小节度服之，便愈。"

释义：《千金要方》被誉为中国最早的临床百科全书，是综合性临床医学著作，内容涉及中医伦理学基础、针灸、内外妇儿等，本论中选取小儿咳嗽为题材，首先对小儿咳嗽的病因病机进行分类，包括外感风寒致风寒咳嗽，乳食不节致食积咳嗽，脾虚痰饮咳嗽，未提及风热、痰热证型。其次指出小儿咳嗽病位在肺脾，未提肝肾，小儿肺脏娇嫩，形气未充，卫外不固，寒温不知自调，外邪从皮毛而入或直接入肺，肺失宣降，肺气上逆，而发咳嗽；小儿脾常不足，饮食不节，脾虚生痰，痰储于肺，肺失宣降，引发咳嗽。本论中共收录药方 14 首，包括竹沥汤、紫菀汤、五味子汤、射干汤、杏仁丸、八味生姜煎、四物款冬丸、菖蒲丸、桂枝汤、麻黄汤等。其中紫菀汤（紫菀、苦杏仁、黄芩、当归、甘草、陈皮、青木香、麻黄、桂心、大黄）治疗小儿中冷及伤寒暴嗽；五味子汤（五味子、桔梗、紫菀、甘草、续断、地黄、桑根白皮、竹茹、赤小豆）治疗小儿冷风入肺，上气气逆；菖蒲丸（菖蒲、乌头、苦杏仁、矾石、细辛、皂荚、款冬花、干姜、桂心、紫菀、花椒、吴茱萸）治小儿暴冷嗽及积风冷嗽。孙思邈十分重视风寒对小儿肺脏功能的影响，同时本论中也明确指出乳食不节可导致小儿咳嗽，因此在用药物治疗的同时，亦要节制哺乳，才能药到病除。

三、小儿咳嗽案例

谢××，男，4 岁 5 个月。2017 年 11 月 10 日因"咳嗽 2 日"前来就诊。患者 2 日前在露天游乐场玩耍后大汗脱衣当风，夜间出现咳嗽、流涕、发热（38.7 ℃），家长予以"三九小儿感冒药（每袋含对乙酰氨基酚 125mg，马来酸氯苯那敏 0.5mg，人工牛黄 5mg）"后发热流涕缓解，仍咳嗽。刻诊：小儿精神状态尚可，稍有恶寒，无汗，咳嗽，咽痒，有痰，咳痰不爽，苔薄白，脉浮缓。体温 37.7 ℃。诊断：咳嗽，外感风寒证。治法：疏风解表，宣肺止咳。处方：葛根 9g，蜜麻黄 3g，紫菀、百部、白前、款冬花、桔梗、荆芥、陈皮、甘草各 5g。3 剂，每日 1 剂，水煎，加少量蜂蜜，早晚温服。服用一剂症状便明显减轻。2017 年 11 月 14 日复诊，不再用药。

按：患者小儿好动，汗出当风，外感风寒邪气，肺失肃降，表现为呼吸气促、咳嗽、咳痰等。治以疏风解表，宣肺止咳化痰。方中葛根发汗解肌，款冬花、麻黄祛肺之邪气、平喘，紫菀润肺下气，百部润肺止咳，白前、陈皮止咳化痰，荆芥疏风解表散寒，桔梗宣通肺气，全方共奏疏风解表散寒、宣肺化痰止咳之功。

梅核气

一、《古今医统大全·梅核气证》

梅核气者，似呃逆而非呃逆，系痰气窒塞于咽喉之间，咯之不出，咽之不下，如梅核之状，故俗谓之梅核气。江南之地比比云之，故从而附此。盖湿热痰气郁结而然，治法不外开郁顺气消痰而已。治方：有用吐法而愈者。药用二陈汤加川芎、香附、栀子、枳壳、槟榔、浓朴、条芩之类。《仁斋》加味二陈汤，治梅核气不能饮食。半夏（制）、陈皮、茯苓各一钱，甘草三分，黄芩、枳壳、萝卜子、苏子各八分，山栀一钱，白豆蔻仁（少许），上水二盏、姜二片，煎八分，食远徐徐服。《秘方》法制硝糟汤，治梅核气如神。腊糟（不下水者，一斤），朴硝（净者，半斤），上二味和匀，用新瓷罐收贮密封，置净处。每遇患者，只取二三匙，煎汤一盏，徐徐饮之自愈。不愈再服，无不神效。

释义：《古今医统大全》书成于嘉靖年间，作者徐春甫，全书共100卷，该书撰取历代医源与圣贤立法制方，取诸名医家书与文集，其学本《内经》而方法醇正者。医道以脉为先，分类病证首论病源，病机祖述《内经》与《诸病源候论》。书中除引古说外，徐氏在医理、方药上均有阐发。本论选取“梅核气”为题材，附于“咳逆门（一名呃逆）”之后，从病机上阐述梅核气似呃逆而非呃逆，系痰气窒塞于咽喉之间，咯之不出，咽之不下，如梅核之状，故俗谓之梅核气。徐春甫指出该病有地域多发性，江南之地湿气重，湿热痰气郁结而成此病，故针对该病治法不外开郁顺气消痰而已。选方以二陈汤为基础方以燥湿化痰、理气和中，常加川芎、香附、栀子、枳壳、槟榔、浓朴、条芩之类以增行气解郁之功。如患该病不能饮食者，选方加味二陈汤，方中加入豆蔻以开胃消食、行气温中。另有记载秘方法制硝糟汤，选取腊糟（冬日酿酒的酒糟）、朴硝（2 ∶ 1）和匀，用新瓷罐收贮密封，取10mL左右，煎汤一盏，服之可收获神效。

二、《医宗金鉴·订正仲景全书金匮要略注》和《诸气总括》

《医宗金鉴·订正仲景全书金匮要略注》：妇人咽中如有炙脔，半夏厚朴汤主之。注：咽中如有炙脔，谓咽中有痰涎，如同炙肉，咯之不出，咽之不下者，即今之梅核气病也。此病得于七情郁气，凝涎而生。故用半夏、厚朴、生姜，辛以散结，苦以降逆，茯苓佐半夏，以利饮行涎，紫苏芳香，以宣通郁气，俾气舒涎去，病自愈矣。此证男子亦有，不独妇人。集注：尤怡曰：凝痰结气，阻塞咽嗌之间，《千金》所谓咽中帖帖如有炙肉，吞之不下，吐之不出者是也。半夏厚朴汤方：半夏一升，厚朴三两，茯苓四两，生姜五两，苏叶二两，五味，以水七升，煮取四升，分温四服，日三夜一服。

《医宗金鉴·诸气总括》：四七汤。四七七气郁生痰，梅核吐咯结喉间，调和诸气平和剂，半苓厚朴紫苏煎，快气橘草香附入，妇人气病效如仙，恶阻更加芎归芍，气痰浊带送白丸。注：四七汤，治七情过节，七气病生，郁结生痰，如絮如膜，凝结喉间，咯之不尽，咽之不下，名曰梅核气。日久不愈，变生噎膈，上吐涎沫，下秘二便也。宜用此平和之剂，即半夏，茯苓，厚朴，紫苏叶也。胸腹中气不快，加橘皮，甘草，香附，亦治妇人一切气病。妇人有孕喜吐者，名曰恶阻，更加川芎，当归，白芍。妇人肥白，多痰气郁，有白浊带下者，亦以本方送青州白丸子可也。

释义：《医宗金鉴》书成于乾隆年间，由太医院吴谦主持，由七十多位官员共同编修，此书分上、中、下三册，共90卷，包括订正仲景全书伤寒论注、金匮要略注等部分。《四库全书总目》称赞其“有图、有说、有歌诀，俾学者既易考求，又便诵习。”书中提到梅核气中有两个地方，《医宗金鉴·订正仲景全书金匮要略注》这一篇章中提到《金匮要略》中的“妇人咽中如有炙脔”即今日之梅核气，梅核气产生的病因病机，主要是因为七情气郁，痰凝气结阻塞咽喉间而成，书中还指出此病并非女子独有，而男子亦有患病者，临床表现为咽中如有炙脔，即咽中有痰涎，如同炙肉，咳之不出，咽之不下者，选方半夏厚朴汤主之。方中半夏、厚朴、生姜，辛以散结，苦以降逆，茯苓佐半夏，以利饮行涎，紫苏芳香，以宣通郁气，全方共奏行气散结，降逆化痰之功效。《医宗金鉴·诸气总括》中亦提到使用四七汤治疗梅核气，日久不愈，变生噎膈，上吐涎沫，下秘二便，宜用半夏，茯苓，厚朴，紫苏叶也。四七汤原名七气汤，治疗七情郁结，痰涎结聚，虚冷上气，或心腹绞痛，或膨胀喘急，盖郁久则浊气闭塞，而清气日薄矣。故虽痛虽膨，而不用木香、枳壳，用人参以壮主气之脏。官桂以制谋虑之郁。郁久生痰，半夏为之驱逐。郁故不和，甘草为之调停。况桂性辛温，疏气甚捷，郁结者还为和畅矣。该方由半夏厚朴汤加大枣组成，主行气宽中，燥湿化痰。

三、核气案例

王××，女，37岁，无业。2010年9月10日因“咽中异物梗阻感2年余”前来就诊。患者平素性格内向，不喜与人交流，2年前因发现丈夫外遇，与其大吵过后发现咽中如有异物梗阻，咳之不出，咽之不下。既往体健，月经不规律，有痛经，经期血块。刻诊：精神状态较差，自觉咽中异物梗阻，如杏核大小，咳之不出，咽之不下，胸闷，胁肋胀满，喜长叹气，不喜饮食，夜寐欠安，多梦易醒，舌暗红，苔白腻，脉弦细。诊断：梅核气，肝郁气滞、痰瘀互结证。治法：行气活血，化痰解郁。处方：半夏、柴胡、酸枣仁、当归、枳实、白芍各10g，厚朴、茯苓、郁金各12g，紫苏叶、甘草、生姜各6g。7剂，每日1剂，水煎，早、晚温服。2010年9月16日二诊：自觉咽中异物梗阻感较前减轻，胸闷、胁肋胀满较前有所缓解，仍不思饮食，睡眠质量有改善，二便可。舌淡暗，苔薄白，脉弦。前方加白术、砂仁各10g。14剂，水煎，早、晚温服，每日1剂。服药后，患者自觉咽中异物梗阻感基本消失，饮食睡眠皆较大改善。

按：患者平素性格内向，抑郁多疑，又为情志所伤，郁怒伤肝，致肝失条达，疏泄失常，气机郁滞，血行不畅，痰气交阻，上犯咽喉，发为梅核气。肝气郁滞则胸胁胀满疼痛，肝气犯胃则不思饮食，肝郁气滞日久必血行不畅，瘀血内生，妇女则多痛经。一诊方中半夏、厚朴化痰散结，降逆和胃，茯苓渗湿健脾，紫苏叶芳香行气，生姜和胃止呕，柴胡、郁金疏肝解郁、活血止痛，枳实破气行滞，疏肝同时兼顾养血，配伍白芍、当归养血肉柔肝，加入酸枣仁养心宁神。二诊在前方基础上加砂仁、白术，可益气健脾，同时进一步增强行气作用巩固疗效。

第九章　孟河医派和法论治学术发掘

王九峰应用反治法临床经验探析

清代丹徒名医王之政（1753—1822），又名明泾，字献廷，号九峰，因耳闭不听自号“聋子”，因两度为乾隆、嘉庆看病世称“王征君”。徐灵胎之门生。精通内、妇、外、五官科，为孟河医派开山鼻祖。陆渊雷《清代名医医案大全》曰：“大江南北莫不知有王先生者，先生尝至孟河愈奇疾，惊其士大夫。”其子王硕如及门人虞克昌、李文荣、蒋宝素、朱致五、李欣园、王瑞芝等抄录的《九峰医案》有多种版本，内容不尽相同。王氏常常运用反治法使险证重病转危为安，体现了中医治病的多变性和灵活性，笔者研读揣摩医案，有所启发。

一、王九峰应用反治法的临床经验

《素问·至真要大论》曰：“热因寒用，寒因热用，塞因塞用，通因通用，必伏其所主，而先其所因。”后人根据上下文律，把此句改作“热因热用，寒因寒用”。成为中医反治法的专用术语。王九峰医案对于这 4 个治法均有应用。

（一）热因热用

热因热用即用温热性质的药物治疗其表象为热的病证。《清代名医医案精华·王九峰医案》记载：喘促气不归原案，患者喘促、气短、心悸、遗精、精神萎靡、食欲不振，脉象虚数，此心肾两亏、气不归原、虚火上炎证，治以黑归脾汤（白术、当归、白茯苓、炒黄芪、龙眼肉、远志、炒酸枣仁、木香、炙甘草、人参、熟地黄）加鹿茸、鹿角胶、枸杞子、龟甲胶、麦冬、远志、菟丝子、陈皮、柏子仁霜，蜂蜜为丸。培补脾肾阴阳，甘温除热，引火归元。特别是，炒黄芪、龙眼肉、白术、当归、人参甘温除热，鹿茸、鹿角胶引火归元，此热因热用也。

（二）寒因寒用

寒因寒用即用寒凉性质的药物治疗表象为寒的病证。《中医古籍珍稀抄本精选（十三）·王九峰医案》记载，伏邪温病第八日热极反兼寒化案，患者发热，躁动不安，失眠，出汗多，四肢冷，口渴喜热饮，小便黄浊，大便未解，舌尖赤有刺，舌苔黄干，脉数，此少阳阳明热盛证，热极反兼寒化，不宜承气攻伐，宜治以小柴胡汤合四物汤加减（大生地黄、当归、柴胡、黄芩、知母、牛膝、炒枳壳、赤芍、芦根）。清热养阴，和解少阳，润通腑气，缓治以安。特别是，“伏气与表邪一体”，“后阴为里之表”，柴胡、黄芩、知母、生地黄疏解清发祛少阳表邪，即宣通腑气祛阳明伏邪，于治疗四肢冷症状而言，此寒因寒用也。

（三）塞因塞用

塞因塞用即用补益药物治疗具有闭塞不通症状的类似于实证，而实则为虚性的病证。根据《清代名医医案精华·王九峰医案》记载：气痞脾虚不运案，患者思虑过度，胸闷不舒，上腹痞满，食欲不振，脉弦急，此脾虚气滞证，治以归脾汤（白术、当归、白茯苓、黄芪、龙眼肉、远志、炒酸枣仁、木香、炙甘草、人参）。补益脾气，运脾以通之。此塞因塞用也。《明清中医临证小丛书·王九峰医案》记载，痰嗽脘痛中虚气机不展案，患者咳嗽咳痰，上脘胀痛喜按，睡眠不安，此脾胃虚弱、肝肺气滞证，治以熟地黄、人参、陈皮、酸枣仁、茯苓、炙甘草、当归、炒白芍、半夏、远志、桂枝、霞天曲、阿胶炒蛤粉，陈米煎汤，代水泛丸。“益水生木，培土生金”，舒展气机，以补开塞。

又，《清代名医医案精华·王九峰医案》记载：气痞脾肾阳虚不运案，患者面色㿠白，不知饥，不知食，上腹痞满，小便短，脉缓弱，此脾肾阳虚气滞证，治以六味地黄汤（熟地黄、山茱萸、山药、牡丹皮、泽泻、茯苓）加当归、远志、木香。平补脾肾，补以行之。此亦塞因塞用也。

另外，根据《清代名医医案精华·王九峰医案》记载：癃闭水弱金伤案，患者小便不出，点滴如胶，少腹胀痛，头部汗出，脉细弦，此湿热蕴结，肺气阴虚证，治以麦门冬汤加减（西洋参、麦冬、山药、玉竹、牛膝、沙苑子、茯苓、冬葵子、车前子、毛燕窝）。“虽有湿热，不宜分利”，补肺气，养肺阴，益水之上源，气化则能出矣。此塞因塞用也。

（四）通因通用

通因通用指临床使用通利药物，治疗具有通泻症状的类似于虚证，而实则为实性的病证。以通治通，通大便、通小便、通经脉等。根据《明清中医临证小丛书·王九峰医案》记载：淋浊湿热伤气阴案，患者淋浊，时或白浊，玉茎疼痛，少腹胀痛，心烦不安，不欲饮食，脉细虚数，此膀胱湿热、气虚阴伤证，治以生地黄、茯苓、乌药、当归、车前子、萆薢、远志、益智、甘草梢。“淋属肝胆，浊由心肾”，故化气利尿，养血补阴。乌药疏肝理气，茯苓、车前子、萆薢、甘草梢利尿通淋，此通因通用也。

又，《明清中医临证小丛书·王九峰医案》记载：崩漏阴虚瘀滞案，患者崩漏，日久不净，形体凋敝，自觉发热，手足心热，疲乏无力，脉沉弱虚滞，此阴虚内热、瘀滞停积证，治以桑螵蛸、茜草、生地黄、阿胶炒蛤粉、白芍，水泛为丸，鲍鱼肉汤为引。“暴崩当温涩，久漏宜宣通”，茜草宣通瘀滞，此通因通用也。

二、王九峰应用反治法临床经验的启发

王氏运用反治法，顺从临床表现的假象，相对于病机而言实质为正治法。其反治法之应用，寻本溯源，悟经正解。

（一）反治法体现治病求本

反治法又称从治法，是指治疗用药的性质、作用趋向顺从病证的某些表象而治的一种治则，适用于病情复杂、表象与本质不完全一致的病证。所谓“甚者从之”，“从者反治”。事实上，正由于表象与本质不一致，顺从病证的某些表现则逆其本质，“必伏其所主，而先其所因”，还是体现了治病求本。从疾病的本质来说，反治法的实质还是正治法。

因此，有人认为辨真假和反治法的立论不符合中医学基本原理，并违背逻辑学基本规则。笔者认同这种观点。再参照原文“热因寒用，寒因热用”，“塞因塞用，通因通用”，前后应当是互文修辞方法，看似各说两件事，实则是互相呼应，互相阐发，互相补充，说的是一件事，不能割裂开来理解。之所以造成这种错误认识，原因就在于将前句改作“热因热用，寒因寒用”，从而误导了后学。

在王九峰医案，热性药物因虚寒病机而用，寒性药物因火热病机而用，正治之法。塞因塞用，以补开塞，在于补母生子，是正治法；通因通用，宣通继发性的内生瘀滞，也是正治法。方证相对，不仅要求药性与病性相反，药物的选择、药性的强弱、药量的多少，必须要与疾病、证候、病机、病情相匹配，正如《素问·至真要大论》训诫：“逆者正治，从者反治，从少从多，观其事也。”

（二）反治法的临床应用广泛

由临床实际情况来看，反治法的临床应用广泛。如通因通用法作为反治法之一，本质是用通泄的方法进行治疗以达到宣通郁滞、通利二便的目的，即以通治通。通因通用法在临床上应用时不需拘泥于狭义“通利”，凡能因势利导，治疗看似有通利表象而实为闭塞之疾导致的，进而可以用发散、宣泄、通窍等治疗手段的，都可归于通因通用法。在王九峰医案，使用疏肝理气、利尿通淋、宣通瘀滞等治法，都属于“通利”之法，并且特别强调“和利”治法。热因热用、寒因寒用、塞因塞用3法，同样临床应用广泛，此不赘言。

内伤杂病危重迁延者，辗转相因，多邪并治；阴阳互虚，多虚协补；标本杂殊，标本同治。孰急孰

缓，孰轻孰重，“从少从多”，化裁之妙，在于病情的轻重需要，以及个人的临床经验。

三、结语

王九峰师从徐灵胎，为费伯雄父亲费云庵的好友。徐氏主张溯本求源，重视元气，以内难仲景为正宗，以汉唐医学为指归，论治外感重气阴取法于叶天士、吴瑭之温热，论治杂病重阴精纠偏于张景岳、赵献可之温补，用清和轻药，以平淡见奇。王氏融合杂病名家经验，亦以临床应用为落脚点，崇尚诊疗实践，反对虚名浪迹。基于其思想源流，我们就能够理解作为“诊治外感热病及内伤杂病之高手”（李其忠、张挺）的王氏，在具体个案中，善用脏腑五行生克制化之机，阴阳交感相错互根互用之理，辨证精当，用药准确，知常而达变，故能臻于化境，由其弟子费伯雄发扬光大，共襄孟河医派之盛事。

费伯雄医学思想与宫廷医学的关系

宫廷作为封建社会最高统治阶级的特有居所和国家政权的核心，不仅左右着历史的兴衰与演变，而且构成一个独特的医药空间。宫廷医学是特权产物，是中医药的重要组成部分。明清时期，江南人文繁荣世医众多，其中有不少人在太医院供职，是御医的主要来源地。费伯雄先儒后医，基于“救人学医”的初衷，使用平淡方药和法缓治的醇正医学思想与宫廷医学的观念、理论、经验等高度契合。

一、孟河医派费氏支与宫廷医学的渊源

费伯雄的医学思想，继承儒医传统，承绍世医祖业，师从太医名士，与宫廷医学渊源深厚。

（一）儒医世家，亦士亦医

宋代程颢、程颐提出了“知医为孝”论，范仲淹说“不为良相，则为良医”，文人士大夫普遍涉猎医学领域。以至于无儒不通医药，凡医皆能述儒。清代徐松《宋会要辑稿》曰：“朝廷兴建医学，教养士类，使习儒术者通黄素，明诊疗，而施与疾病，谓之儒医。”费氏世家亦士亦医，是典型的儒医世家。费尚有之前第六代费宏（1468—1535），1487年状元及第，为内阁首辅；费宏提倡“致治之道”，“保治之道”，《明史》评价他为政“易以宽和，朝士皆慕乐之。”其族弟费寀（1483—1548），为礼部尚书，与王守仁（1472—1529）友善。费寀妻娄氏与宁王朱宸濠之妃为姐妹。费宏长子费懋贤为兵部郎中，费懋中任翰林院编修。弟懋和、懋乐、懋尹、懋文均为举人出身。懋良，官尚宝司卿。费氏一族可谓书香门第，父子叔侄互为师友。

（二）世医制度，承绍祖业

明代为加强对医生的管理，实行世医制度，由礼部管理。“凡医药之人，礼部务必备知，以凭取用。”医药机构设置主要分为中央医药行政管理机关、宫廷及王府医药机构以及民间与地方医药组织三部分。规定医户世袭；太医院的医学生一般从医户子弟中选拔；医户无嫡系子孙，可在嫡亲枝系弟侄中选拔一名有培养前途的补任。清代因袭了明代的世医制度，子承父业变成了带有指令性的制度。如此，孟河医派费氏支从费尚有（1572—1662）1626年辞官来孟河，弃儒从医，开始了孟河费氏的医学事业。后代能够承绍祖业。四世孙费岳瞻精于医，五世孙费文纪以医名“费一帖”（《翁同龢日记》），六世孙费伯雄（1800—1879），孟河四大名医家之首。其族费兰泉（1818—1878），费士廷（1793—1884），均有医名。费伯雄子费应兰（1823—1896），孙费荣祖、绍祖、承祖，都能够世袭医户，开堂号，授门徒。

（三）师从太医，交游名士

费伯雄之祖父费国榨（1730—1800）、父费文纪（1760—1834），常与镇江名医王九峰（1753—1822）切磋医学，费伯雄1823年学医于王九峰。王九峰师徐大椿（1693—1771），授徐氏以太医官而不就，王九峰后来任太医院院监。

马院判（姓名生卒不详）曾掌管明朝太医院，招蒋成荣（后更名为马成荣）为女婿，马成荣（生卒不详）继承开创了孟河马氏世医。至四世马省三（1780—1850）时以外科闻名，人称“马一刀”。马省

三又无子，女婿蒋汉儒（1800—1832），改名马汉儒，又名马伯闲，是费伯雄挚友、同学和同里，且是同庚八拜兄弟。马汉儒英年早逝。其孙马培之（1820—1905）由祖父马省三培养，费伯雄女婿，亦为孟河四大名医家之一。马培之早年曾向祖父马省三、王九峰、费伯雄学过医。费伯雄与马省三有过交集。

二、费伯雄医学思想中呈现的宫廷医学特征

皇帝、皇后、妃嫔、太监、宫女以及王公大臣等特殊的医疗对象，决定了御医的职责以及宫廷医学的特征。宫廷医学具有医道正宗、疗效确切、绝对安全的特征。有条件应用各地的道地优质药材，在养生、补益、壮阳、调经、产后、种子、种痘、养颜、美容、护发、健美、浴身、药膳、理疗等方面，有极为丰富的宝贵经验和方法。

"自古道：学成文武艺，货于帝王家。"（元杂剧无名氏《庞涓夜走马陵道》楔子）纵然费伯雄"无名利之心"（朱祖怡《校注医醇賸义》跋），我们从费伯雄医学思想的醇正和缓基调体会到，不仅学成医道为皇上服务"随朝待漏侍君前"，同样，达官贵人、商贾富豪、土匪强盗乃至普通百姓，也可以看成特殊的医疗对象，期望"能登乎道德之途"。

（一）为医道之正宗

费伯雄最为服膺的喻昌（1585—1664），征召不就，1644 年受礼部侍郎钱兼益（1582—1664）之邀移居常熟，为当时名流学者所崇拜。喻氏强调"后学必须会群书之长，参所见而施治之"（《医门法律》）。苏州张璐（1617—1699）有"国手"之誉，仿王肯堂《证治准绳》（1608），1695 年集成了人称"医学正宗"的《医归》（后名《张氏医通》），"广收历览，由博返约"（《郑堂读书记》），折中诸家，重视辨证。1705 年康熙南巡其子张以柔以《医归》敬献。宫廷医学以医统正脉自居，乾隆皇帝钦定太医院右院判吴谦（1689—1748）为首主编的《医宗金鉴》（1742）"以正医学"，1749 年起作为太医院教科书，逐步成为全国医学教学之准绳。

孟河医派综合了内、难、仲景、金元四大家、温补学派等诸家之长，将各派学术熔化于一炉。清初三大名医（喻昌、张璐、吴谦）对费伯雄有所影响。费伯雄探求醇正医学的《医醇》（1859）未能付梓即毁于兵火，后追忆成《医醇賸义》（1863），但"不及十之二三"，告诫后学当"于各家之异处以求其同处"。费伯雄《医方论》（1865）题曰："学医而不读《灵》、《素》，则不明经络，无以知致病之由；不读《伤寒》、《金匮》，则无以知立方之法而无从施治；不读金元四大家，则无以通补泻温凉之用，而不知变化。"费氏重视学习，理论水平高，故能得其醇，化其偏，博观而约取，为医道之正宗。费伯雄长于内科，其医案有外科、皮肤科、眼科、喉科、妇科、儿科等，是一个全科医生。

（二）崇尚实效，确保安全

根据陈可冀的研究，清代宫廷医学的首要特点是维护宫廷的利益，崇尚实效。御医治病，如其疗效满意，常常受到褒奖；反之，若疗效欠佳，则每每受到皇帝的申斥，甚至惩处。御医不一定都能给皇帝看病，从宫廷外面临时征召来的名医，与院使、御医、内臣共责，相互监督，共同诊断，共同选药，联名封记药剂，共同监视煎药，共同尝药。脉案方剂存档备查。所以，必须确保医疗上万无一失。费伯雄阅历既多，临机应变，察脉、辨症、施治臻于化境，以医名远近。阎崇年《大故宫 3》说："名医多非御医，御医多非名医。"因此，费伯雄道光年间曾两度应召入宫廷治病。先后治疗皇太后肺痈和道光皇帝失音证，均取得显效。

（三）和法缓治，平淡方药

宫廷征天下之药，选药道地，炮制严格，平常之药精制为优质上等饮片。清代御医法古参今，灵活变通，三因制宜，广泛使用经方，大量征用时方，突出调养补益，废除金石丹药。宫廷医学为安全计，一般不使用峻猛药及有毒药。费伯雄擅长和法缓治以护正气为本。费氏所谓和法缓治是指用药治病以和缓为贵，选用性能平和的方药，缓慢图治，以达到脏腑阴阳气血调和、机体康复之目的。《医醇賸义》（1863）序曰："天下无神奇之法，只有平淡之法，平淡之极，乃为神奇。"用经典杂病理论，平淡无奇方法能够取得最好疗效。此"求其纯粹以精"的醇正医学理念与宫廷医学特点相一致。

（四）注重淡粥食养

宫廷医学重视药饵的补益与调理。《素问·脏气法时论》曰：“毒药攻邪，五谷为养，五果为助，五畜为益，五菜为充，气味合而服之，以补精益气。”费伯雄著有《费氏食养三种》即《食鉴本食》(1883)、《本草饮食谱》(1850)、《食养疗法》（当时未刊行，1913 年费绳甫刊于《费氏全集》），着重研究饮食养生、补益、调理、祛病、食疗、忌口等等。“人之养生，全赖谷食为主”（《食鉴本草·谷》），“善养生者，以淡食为主”（《食鉴本草·味》），强调饮食禁忌，对症摄食，提醒人们不为食误。《食鉴本草》记载 29 个食疗粥方，如葱粥治伤风鼻塞；门冬粥治肺经咳嗽及翻胃；苍耳粥治耳目暗不明，诸风鼻流清涕，下血痔疮；人参粥治翻胃吐酸及病后脾弱；干姜粥治寒冷、气郁心痛，胸腹胀满；绿豆粥解暑；薏苡粥去湿气肿胀；茯苓粥治虚泄脾弱，又治欲睡不睡；地黄粥滋阴润肺，治妊娠下血，胎下目赤；杏仁粥治上气咳嗽；阿胶粥止血补虚，厚肠胃，治胎动不安；竹沥粥治痰火；山药粥补下元，治脾泄等。

三、结语

我们认为，宫廷医学是由全国性医政兼医疗管理机关的医官、御医、全国各地征召来的名医集体智慧共同创造，代表当时最高医学水平及医学发展的方向，为特殊群体提供医疗服务。《孟子·离娄上》曰：“今有仁心仁闻，而民不被其泽，不可法于后世者，不行先王之道也。”因此，宫廷医学与民间医学是不可分割的一个整体，官医迁移、医户世袭、师从太医，宫廷医学知识在民间传播自然融入了费伯雄的医学思想；费伯雄醇正医学思想与宫廷医学正宗观念契合，两度应召入宫廷治病，达官贵人到孟河就诊者接踵而至，其醇正和缓的医学思想成为宫廷医学的一分子，并且影响一代医风。

探讨费伯雄应用调气升降药物的临床经验

费伯雄，字晋卿，号砚云子，江苏省武进县孟河镇人，为费家世医第七代，道光年间曾先后治愈太后肺痈和皇帝的失音症而驰誉江南，《清史稿》盛赞“清末江南诸医，以伯雄最著”。其著作主要有《医醇賸义》《医方论》《费伯雄医案》《食鉴本草》等。其医学思想以醇正、和缓为特色，用药以轻灵平和不伤正气见长，反对滥用方药。本文从表里、脾胃、肝胆、肺脏、三焦水道、气血等方面探讨费伯雄临床应用调气升降药物的特点，以期对现代中医临床有所借鉴。

一、“调气”是治病之根本

中国古代哲学认为天人合一，气是人体的根本。《素问·举痛论》曰：“百病生于气也。”《素问·六微旨大论》曰：“出入废则神机化灭；升降息则气立孤危。故非出入，则无生长壮老已；非升降，则元以生长化收藏。”这说明，人体五脏六腑功能正常的活动，无不依赖于气机升降有常，出入有序。气机升降失常，出入无序，则百病丛生。张景岳曰：“夫所谓调者，调其不调之谓，凡气有不正，皆赖调和。如邪在表，散即调也。邪在里，行即调也。寒邪壅滞，泻即调也。虚羸困惫，补即调也。由此类推，则凡寒之、热之、温之、清之、升之、降之、抑之、举之等皆调气之大法也。”临床上可以辨证选用不同药物以调畅气机，使得机体功能恢复正常。中医理论强调“治病必求于本”，然何以为本呢？张景岳云：“本致病之源也，人之疾病，或在表，或在里，或为寒，或为热，或感于五运六气，或伤于脏腑经络，皆不外阴阳二气，必有所本。或本于阴，或本于阳。”文中明确指出调节阴阳二气，使其归于平衡协调，是治病之根本。故有医家指出：中医之治，无论立方施药，还是施以针灸，都是借针药一气之偏，以调人体之盛衰，使机体气血、阴阳归于平和，则体健无病也。故调气是治病之根本。

二、“调气”升降出入之方法

人体内清阳升发，浊阴降泄、阴阳相交、升降有序为生理之机，气在人体升降出入，环流不休，称为“气机”。临床上气之为病，主要是“气机”之升降出入失调。《素问·举病论》所列举气上、气缓、气消、气下、气泄、气乱、气耗、气结，皆属气机失调的各种表现。

中医临症，调气之法良多，不同的症状，采用不同的调气方法。费伯雄则强调和法缓治，明确指出“天下无神奇之法，只有平淡之法，平淡之极乃为神奇。否则，眩异标新，用违其度，欲求速效，反速危亡，不和不缓故也。”下面就从表里、脾胃、肝胆、肺脏、三焦水道等几方面对费伯雄临床治病立法、遣方选药经验予以探讨。

（一）表里双解，内外通和

费伯雄在《医方论·卷二》中对“和”“解”两字分别做了解释：“盖和者，和其里也；解者，解其表也。和其里，则邪不得内犯阴经；解其表，则邪仍从阳出。故不必用汗吐下之法，而阴阳不争，表里并解矣。”不难看出其“和解”之意即“解半表半里之邪”。根据刘完素、汪昂等医家的见解，表里双解在一定程度上等同于和解，均归属于和解剂。费伯雄在《医方论·卷二》中记载和解之剂有小柴胡汤、黄连汤、黄芩汤、芍药甘草汤、温胆汤、逍遥散、六和汤、三解汤、清脾饮等，其自创各和解方中常见药物有柴胡、黄芩、法半夏、陈皮、枳实、栀子、葛根、白芷等，其中“葛根、柴胡、白芷”等药物解表邪、祛外风，“黄芩、栀子”等药物清内热，以达到表里双解，内外同治。例如自创“后辛汤”记载于《医醇賸义·卷四》组成：柴胡 3g，郁金 6g，陈皮 3g，当归 6g，茯苓 6g，姜汁炒栀子皮 3g，蒺藜 12g，枳壳 3g，合欢花 6g，佛手 1.5g。方中柴胡疏肝解郁为少阳正药，栀子皮清热泻火佐柴胡而清少阳；当归温通，郁金凉散，合则行气滞而散瘀凝；配以合欢花、茯苓之安神解郁，益脾祛湿；加上陈皮、枳壳、佛手之行气宽胸，祛湿消痰。蒺藜重用，取其疏肝郁而下气，宣肺窒以散风，明眼目，理胁痛。理气药香燥辛热，多有耗阴液之嫌。然费氏之方，用药少而剂量轻，且配以当归养血柔润，以制其刚，诸药合用，共奏疏肝利胆，清解郁热，和胃畅中，安神宁心之功效；达到轻扬和解，邪去正安的目的。

（二）调理脾胃气机升降

《医镉》曰“脾胃居中，为上下升降之枢纽”，李东垣《脾胃论·脾胃虚实传变论》曰“元气之充足，皆由脾胃之气无所伤，而后能滋养元气。若胃气之本弱，饮食自倍，则脾胃之气既伤，而元气亦不能充，而诸病之所由生也”。脾气能升，胃气能降，中焦升降出入运动处于相对平衡的状态，则运化收纳都能正常。费氏继承李氏之处，是用人参、白术、黄芪、甘草等甘温之品以补益中气，羌活、防风等风药轻清以升举脾气，而其发扬之处则是用薄荷代升麻，再加茯苓、薏苡仁、砂仁等和中化湿安胃，费氏不仅反对使用知、柏、龟甲等阴寒腥浊之品，以防败伤脾胃中气，而且每多并用人参、甘草、薏苡仁、陈皮等健脾化湿，以防滋腻碍湿。例如费氏认为“三承气汤，有轻有重原为胃实大症而设，故用斩关夺门之法，救人于存亡危急之秋，非可混施于寻常之症也。今以脾胃不和之小恙，而用此重剂，谓为重药轻投，殊不知重药既可轻投，何不轻药重投，岂不更为妥当乎？”故自创治疗脾胃不和之抑木和中汤，组方：蒺藜 12g，郁金 6g，青皮 3g，陈皮 3g，茅术（炒）3g，厚朴 3g，当归 6g，茯苓 6g，白术 3g，木香 1.5g，砂仁 3g，佛手 1.5g，白檀香 1.5g。该方以重用蒺藜平肝疏肝，郁金、青皮、佛手疏肝解郁，陈皮、厚朴、木香、砂仁行气化滞，苍白术、茯苓健脾和中，檀香开宣中土，方中当归，与升发药物同用，意在调脾胃上下之气机，亦有别于平素补血温中止痛之效，此方以条理气机、轻灵平和不伤正气为突出特点，达到气机调畅，病症自愈之效。

费氏主张保持方药的和缓之性，《医醇賸义》曰：“东垣、丹溪，一补阳，一补阴，实开两大法门，惟升、柴、知、柏，非可常用，故方中凡有此四味者，概不多录，后人但师其温补脾胃及壮水养阴之法可也。”故费氏在对症下药的基础上尤其注重顾护脾胃中气，如治疗气陷证，临床表现为头晕眼花，神疲食少，脘腹坠胀等，东垣用补中益气汤，而费氏则制和中养胃汤，用薄荷代升麻，再加茯苓、薏苡仁、砂仁等和中化湿安胃，升麻性升太过，会有使气血上冲之弊端，故而费伯雄氏用可升轻、但性缓之薄荷易之。如治疗气逆证，临床表现为咳嗽频作，呼吸喘促等；肺气上逆之咳喘，医家常选用紫苏子、苦杏仁、厚朴、款冬花等；费氏则善用茯苓、薏苡仁、半夏、瓜蒌，橘红等调理脾胃升降，使得四维气机有序平稳运行，痰浊不生，三焦畅通，则咳嗽易止。如治疗气虚证，临床表现为气短声低，少气懒言，体倦乏力等，费氏自制新定拯阳理劳汤（由人参、黄芪、白术、甘草、肉桂、当归、五味子、陈皮、生姜、大枣等组成）同样以健脾补中益气为主。如治疗气滞证，表现为胸胁、脘腹胀满、嗳气吞酸、呕恶食少等，医家常用陈皮、厚朴、木香、砂仁、香附、青皮、郁金、川楝子、乌药、小茴香等行气药。费氏则以百合、枳壳，桔梗等清其源，决明子、莱菔子疏其流，太子参、炒白术固其本，提倡“坦之淡之”，疏肝健脾，理气和胃，则诸症自愈。

（三）调理肝胆气机升降

曰：“主疏泄者肝也。”肝属风木之脏，性升发冲和，不郁不亢；胆为中精之腑，性宣通泄，可升可降；肝主谋虑，胆司决断，表里相和，升降相宜，职能疏泄，运脾和胃，畅达气血，疏利三焦，情志和平。若胆气升降失调，可生诸多疾病。如肝升太过，肝火上炎，治则宜清降抑肝；阴亏不能潜阳，则阳腾于上，治宜滋阴潜阳；肝风内动，治宜镇肝熄风。肝升而不及，木郁气滞，治宜疏肝解郁，调其升降。费氏书中所记载方剂调理肝胆气机颇多，《医醇賸义》及《孟河费氏医案》两书中由其自制之治肝处方就有75首，包括理血、调气、清肝、温肝、肃肺、潜阳熄风、健脾益气、滋补肝肾等，其中理血药分补养肝血与活血化瘀，调气药分疏肝气与畅脾胃之气。常有药物有熟地黄、生地黄、白芍、当归、川芎、丹参、合欢花、郁金、青皮、陈皮、栀子等。在用药剂量上仍是重用熟地黄、生地黄等滋补类药物，而温肝调气药物如薄荷、柴胡用量未超过3g，且方中多加有健脾益气药物，尤其重视脾胃。例如其自创甲乙归脏汤，组成：真珍珠母24g，龙齿6g，沉香1.5g，薄荷3g，生地黄18g，柴胡（醋炒）3g，白芍（酒炒）4.5g，当归身6g，百合花6g，丹参6g，柏子仁6g，大枣10枚，首乌藤（切）12g。方中当归、白芍、柴胡、薄荷养血疏肝，生地黄、丹参清热凉血祛瘀，珍珠母、龙齿镇惊安神，合欢皮解郁，柏子仁养心，沉香降气使邪火不致上犯，首乌藤交通心肾，大枣一取其养血补脾，一用以制珍珠母、生地黄之寒凉也。用药平淡，和缓，正所谓“平淡之极，乃为神奇”。

（四）调理肺气宣肃升降

《素问·经脉别论》曰：“食气入胃，浊气归私，淫精于脉，脉气流经，经气归于肺，肺朝百脉，输精于皮毛……以决死生。”肺气的宣发和肃降，是相互制约、相互为用的两个方面。宣发与肃降协调，则呼吸均匀通畅，水液得以正常地输布代谢，所谓“水精四布，五经并行”。费氏认为肺为娇脏，清润为要；和缓为宗，纠偏归醇。主要表现在“药量较轻，药性清扬而和缓”，而非单纯之“方小量轻”。寒重者治以温阳化饮，热重者治以甘凉滋润，忌大温大清。《孟河四家医集》中记载费氏治咳方药如对于外邪犯肺引起的咳嗽常用苦杏仁、桔梗、紫苏子等宣降肺气，配合贝母、前胡、桑白皮、瓜蒌皮等化痰止咳；若为肝咳，则以女贞子、龟甲、生地黄滋肾柔肝止咳；若因肺阴耗伤引起得咳嗽则以沙参、麦冬、石斛、天冬、玉竹、玄参等养阴润肺、化痰止咳；因脾虚痰湿内生引起的咳嗽则以半夏、陈皮、薏苡仁、茯苓、白术健脾化痰止咳。费氏临床组方多选药性平淡、药力和缓之剂，无猛峻之镇咳涤痰药。对于宣肺解表药如麻黄、桂枝等，费氏仅用五分（约1.5g），轻取其功，解表散寒，宣肺止咳。例如《医醇賸义》降气和中汤：紫苏子4.5g，沉香1.5g，海石9g，瓜蒌子12g，莱菔子6g，白芥子3g，橘红3g，半夏3g，桑白皮6g，贝母6g，苦杏仁9g，姜汁（两小匙冲服）。方中紫苏子性温味辛，功能降气消痰，治咳平喘，沉香性温质重，功能行气温中，纳气平喘，理气和中，费氏选紫苏子、沉香共为君药，止咳平喘，理气调中，且二者用量极轻，一为4.5g，一为1.5g，防其味辛性温而伤阴分。海浮石、瓜蒌子、桑白皮、贝母、苦杏仁等肃肺止咳化痰，莱菔子、白芥子共助紫苏子之温肺化痰之力，橘红、半夏理气宽中、燥湿化痰，诸药相合，轻清升浮，共奏降气和中之效。

（五）升降气机通调水道

叶天士曰：“津液凝滞，不能输布……水之清者悉变为浊，水积阴则为饮，饮凝阳则为痰”。如果人体感受六淫外邪，或为饮食七情所伤，影响肺脾肾的气化功能，水液代谢遭到破坏，则水液或停或聚，为痰为饮，为水为湿。《素问·灵兰秘典论》曰：“三焦者，决渎之官，水道出焉。”三焦是水液运行之通道，三焦病变，最多见的是水液运行不畅成痰、成饮。费氏对痰饮的分类遵循仲景“四饮”之法，即痰饮、悬饮、溢饮、支饮，治以温阳健脾、肃肺疏肝、温运脾阳、化痰消痞、利水除饮等，常用药物有桂枝、白术、陈皮、法半夏、茯苓、瓜蒌、葶苈子、橘红、川芎、菊花、蒺藜、生姜等，用药轻灵、标本兼顾，有自创桂术二陈汤、椒目瓜蒌汤、桂苓神术汤等记载于《医醇賸义》，其中最具代表性主治痰饮的桂术二陈汤：桂枝 2.4g，白术 4.5g，陈皮 3g，半夏 4.5g，茯苓 9g，枳实 3g，泽泻 4.5g，牛膝 4.5g，车前 6g，姜 3 片。本方由苓桂术甘草汤合二陈汤化裁而来，方中桂枝、白术温阳健脾，半夏、陈皮、枳实化痰行气消痞，茯苓、泽泻、牛膝、车前淡渗利湿引邪下行，使水饮之邪从小便排出，佐以生姜和胃散饮。因甘草能助湿增痞，故弃而不用。欲其速，不欲其缓，欲其通，不欲其满也。车前、泽泻、牛膝所以导水气下行，不嫌其凉者，有姜、桂在焉。用药轻清灵动，标本兼治。

总之，费氏治病长于"平淡"之和法缓治，非沉寒至冷，不用大热燥烈之品，非火热已极，不用大苦大寒之剂，非中虚气陷，不用升阳举陷之药。当然，费氏长于"平淡"之法，并非舍峻剂而不取，而是在认证准确的前提下，不违古训，当机立断果敢投剂。费伯雄制方师古而不泥其药，在自身长期临床实践中，结合经典理论创造发挥，为后人开拓了学习经典的新途径。

费绳甫辨治疟疾之透邪养阴学术思想探微

费绳甫（1851—1914），字承祖，江苏武进孟河人，清代著名医学家费伯雄之长孙，孟河医派代表医家之一。费氏自幼随其祖父费伯雄研习岐黄之术，秉承家学，博览群书，精于临床诊疗，以善治危、大、奇、急及虚劳诸病享誉于时。费氏因忙于诊务，无暇著述，仅遗门人整理之《费绳甫医案医话》传世，其书中对于疟疾有专章记录。《黄帝内经》等古籍所载的多种疟疾，除包括现代医学中的传染病疟疾外，实则涵盖多种以"寒战壮热、休作有时"为主要临床表现的病证。《费绳甫医案医话》中关于疟疾的病案，多以恶寒发热为主症，其症或每逢日晡发热，夜半方退，或每日而发，或间日一作，或三日一作。然兼症千差万别，或咳嗽头痛，或头痛项强、腰背作痛，或鼻干唇燥、夜不得卧，或汗出如雨、口渴引饮、骨节烦疼，或头痛、口不作渴、小溲清利，或胸脘痞满、大便泄泻、小便不利，或巅顶时常昏痛，头目作眩，等等。可见费氏所言之疟疾是指以寒热交作、发作有时为主要症状的一类疾病，与临床医学所说的由感染疟原虫所引起的疟疾不是等同概念，前者所言之病其范围更广。笔者以《孟河四家医案医话集》为主，对费氏治疗疟疾的独特学术思想进行探析，简述如下。

一、三阳三阴皆有疟疾

《素问·疟论》将疟分为寒疟、温疟、瘅疟。《素问·刺疟》还有足六经之疟、五脏疟和胃疟的"十二疟"之别。费氏在研习《黄帝内经》的基础上，继承其祖父费伯雄在《医醇賸义·疟》中"盖疟有一日一作者，有间日一作者，有三日一作者，轻重悬殊，岂得谓之皆在少阳乎"的观点，明确指出"三阳三阴皆有疟疾，非独少阳一经"。这与很多医家认为"疟总不离少阳"的观点不同，如陈修园认为疟疾以少阳一经为主，小柴胡汤为治疟通剂。《素问·疟论》曰"夫痎疟皆生于风"；《素问·金匮真言论》曰"夏暑汗不出者，秋成风疟"，《内经》认为疟疾的发病主要是由感受外邪而致，尤以风邪、暑邪为主。对于疟疾的病因，费氏言"《巢氏病源》论之已详，叶香岩推广其义，发明时疟皆因风、寒、暑、湿从肺入者居多，与《经》论风疟、寒疟、温疟、瘅疟之旨最合"，可见费氏认同叶天士对于引发疟疾的外邪之阐发，也为其"三阳三阴皆有疟疾"的观点提供了理论支持。

二、明辨伏邪致病

《素问·生气通天论》指出"夏伤于暑，秋必痎疟"，认为疟疾可因暑邪感而不随即发病，而伏藏于人体内，逾时发病。刘吉人在《伏邪新书》曰："感六淫而即发病者，轻者谓之伤，重者谓之中。感六淫而不即病过后方发者，总谓之曰伏邪。已发者而治不得法，病情隐伏，亦谓之曰伏邪。有初感治不得法，正气内伤，邪气内陷，暂时假愈，后仍作者，亦谓之曰伏邪。有已治愈，而未能除尽病根，遗邪内伏，后又复发，亦谓之曰伏邪。”伏者，匿藏也。伏邪有狭义与广义之分，狭义的伏邪指伏气温病，即外邪侵犯人体，正气被束，不能托邪外出，使邪气得以伏匿，或伏于膜原，或伏于肌腠，或伏于肌核，或伏于脂膜，逾时而发。广义的伏邪则指一切伏而不即发的邪气，即指七情所伤、饮食失宜、痰浊、瘀血、内毒等内在的致病因素。结合《黄帝内经》，故知疟疾可由伏邪导致。

虽寒热交作、发作有时为疟疾的主要症状，但费氏认为寒热症状的先后发生顺序对于诊断疟疾是否因伏邪发病尤为重要，门人徐祖怡将其经验总结为“先恶寒后发热者，新邪也；先发热后恶寒者，伏邪也。此先生家法也。”结合费氏医案，当晓其所言“伏邪”应是特指暑热伏邪。伏邪病发初期即能显现出一派里热症候，多为感受时令之邪诱发。《素问·疟论》指出“先伤于风，而后伤于寒，故先热而后寒也，亦以时作，名曰温疟”，费氏认为温疟乃由伏邪内发为主，加之新感风寒，故出现先热后寒之症，即叶天士所言的“新凉引动伏暑”。《金匮要略·疟病脉证并治》明确写到“温疟者，其脉如平，身无寒但热，骨节疼烦，时呕，白虎加桂枝汤主之”。费氏在治疗温疟时，遵仲景所言，以白虎加桂枝汤为底方，然后随症加味。

三、分经论治，活用经方

《内经》根据证候特点分类为寒疟、温疟、瘅疟 3 种，根据病位分类为足太阳疟、少阳疟、阳明疟、太阴疟、少阴疟、厥阴疟、肺疟、心疟、肝疟、脾疟、肾疟、胃疟 12 种。费氏在临证时常以《内经》所分类型为纲，分经论治。例如：苏州王子驭之令媛患疟延诊案，诊为肺疟；广东吴仲祥之令媛患疟疾延诊案，诊为太阳经疟；盛杏荪之六令媛患疟延诊案，诊为瘅疟；广东梁兰卿患疟延诊案，诊为脾疟。

费氏治疟推崇仲景学说：“《伤寒论》精矣，其辨症立方，穷极变化……后人尊之曰仲圣，良不为过。”明清对《伤寒论》的研究众多，尤其在清代尊经崇古派医家的推动下，伤寒学说在民间得到更广泛的传播。伤寒学说在蓬勃发展的同时，费氏也清醒地认识到当时“尊之者多，而能得其心法者盖寡”及“甚则遇其症而反不用，不遇其症则又谬指而误用”的情况，提出“仲景方为病设、药随症变”是其临证心法。费氏在治疗疟疾时，活用经方。如：常州王禹臣之令媛患疟求诊案，恶寒发热，热未退而复恶寒，寒将定而复发热，诊为少阳病，治拟小柴胡汤原方加天花粉；盛宫保之柳太太患疟延诊案，每日恶寒发热，寒轻热重，心烦汗多，口渴引饮，舌苔黄腻，小溲赤而且热，脉来浮大洪数，诊为阳明经证，治拟白虎汤原方加冬桑叶、天花粉、冬瓜子、鲜淡竹叶；上海吴凤如患疟延诊案，先发热而后恶寒，汗出如雨，口渴引饮，苔黄边白，骨节烦疼，脉来浮弦而大，诊为温疟，治拟白虎桂枝汤原方冬加冬桑叶、茯苓皮、生薏苡仁；上海王松生患疟延诊案，恶寒发热，热少寒多，心中惊惕，脉来左寸弦滑，诊为牡疟，治拟桂枝去芍药加蜀漆龙骨牡蛎救逆汤原方加白茯苓；安徽孙勺香患疟延诊案，诊为太阳少阳并病，治拟柴胡桂枝汤原方；广东梁兰卿患疟延诊案，诊为脾疟，治拟生姜泻心汤去人参加赤茯苓、冬桑叶。由上述医案可见，费氏深谙仲景学说，善于灵活运用六经辨证，将经方变通于疟疾治疗中，在继承的基础上多有发挥，其自言“每用伤寒方，辄有损益，不敢自谓颇得仲圣心法，而步趋黾勉，亦应为仲圣所默许耳”，并非虚言自夸。

四、透邪为要务

疟疾作为专病论述较早见于《金匮要略》，其所载治疟方法主要为汗、吐、下、温、针灸和饮食调理。此后，经过历代医家理论创新和临床实践，进一步补充了清、和、消、补以及截疟法。《景岳全书·疟疾》曰“盖疟本外邪，非汗不能解，若不知散解其邪，而妄用劫剂，多致胃气受伤，邪不能解，必反难愈”，费氏认为风、寒、暑、湿等邪气为致疟的主要病邪，故提出“透邪为要务”的观点。外邪入侵人体，因人体正气盛衰不同，故病邪侵入机体的深浅不同。费氏依据病邪所犯经络的位置并结合相关气血津液的盈亏，采用了不同的治疗方法。纵观费氏医案，其对于疟疾的治疗方法主要有补法、消法、温法、清法、和法、汗法，吐、下、针灸、截疟法使用较少，临证处方常为多法并用。其透邪主要采取和法、汗法与清法。

（一）和解少阳法

疟疾之典型特征为“寒热往来”及“定时发作”，类似于《伤寒论》“少阳病”，后世医家根据《伤寒论·辨少阳病脉证并治》之“寒热往来，休作有时”及《金匮要略·疟病脉证并治》之“疟脉自弦”，多将疟疾归属于“少阳病”，从而产生“疟疾不离少阳”之病机观。虽费氏提倡“三阳三阴皆有疟疾，非独少阳一经”，但遵仲景“有是证，用是药”之论，对于邪在太阳少阳或少阳之证，采用小柴胡汤或柴胡桂枝汤治之，使邪外透以治病。如常州王禹臣之令媛患疟求诊案，恶寒发热，热未退而复恶寒，寒将定而复发热，治拟小柴胡汤原方加天花粉；安徽孙勺香患疟延诊案，恶寒发热，三日一作，脉来弦缓，治拟柴胡桂枝汤原方加大白芍。

（二）清营透卫法

叶天士《外感温热篇》曰“大凡看法，卫之后方言气，营之后方言血，在卫汗之可也，到气才可清气，入营犹可透热转气”，费伯雄《医醇賸义·疟》曰：“其间日一作者何也？邪在营也。经曰：邪藏于皮肤之内，肠胃之外此营气之所舍也。邪气在于营分，则虽卫气独发，而邪气在内，不与之并行，更历一周，而邪气始与卫气相遇，故疟亦间日一作也”。费氏继承二者学说，认为间日疟乃因邪在营分，治宜清营透卫，如上海王幸卿患疟延诊案，恶寒发热，间日一作，脉来浮弦，药用淡豆豉、黑栀子、薄荷叶、冬桑叶、制半夏、浙贝母、赤茯苓、甘草。

（三）辛温解表法

疟疾可因外感风寒之邪致病，风寒遏抑营卫，已成表证之象。“倘用凉解，反助邪伤阳，阳气不治，邪易入里”，故采用辛温解表以治疗，如广东吴仲祥之令媛患疟疾延诊案，恶寒发热，头痛项强，腰背作痛，卧难着席，脘闷苔白，脉来浮弦而缓，药用川桂枝、酒炒羌活、青防风、威灵仙、制半夏、厚朴、苦杏仁、甘草、生姜；平湖王益甫之室患疟延诊案，每日恶寒发热，头痛苔白，口不作干，小溲清利，脉来浮缓，药用老紫苏梗、青防风、荆芥穗、制半夏、苦杏仁、甘草、厚朴、生姜。

五、重视肺胃，善养阴液

疟疾多因感受风、寒、暑、湿等外邪而发病，疾病的轻重及病程长久常跟人体正气抗邪能力的强弱密切相关。仲景曰“四季脾旺不受邪”，李东垣曰“内伤脾胃，百病由生”，薛己曰“若脾胃一虚则其他四脏俱无生气”，可见脾胃功能的正常对于维护人体健康的重要性。费氏继承家学，重视顾护胃气，明确提出“胃气有权，脏虚皆可弥补，故胃之关系于一身最重”。胃主受纳、腐熟水谷，其性宜降，喜润恶燥。胃的生理功能正常，则气血津液生化有力，而后濡养全身，因此胃气强则气血盛，则正气充沛。暑邪常为疟疾的主要致病邪气，侵犯人体多从肺入，其性炎热、升散，多挟湿，易扰神伤津耗气。《灵枢·九针论》曰“肺者，五脏六腑之盖也”，覆盖诸脏，故有“华盖”之称。肺叶娇嫩，不耐寒热燥湿诸邪之侵；肺又上通鼻窍，外合皮毛，与自然界息息相通，易受外邪侵袭，故有“娇脏”之称。暑邪入肺，易伤肺之气阴，费伯雄《医醇賸义·肺燥》曰“清金保肺，必先甘凉养胃，以胃为肺之来源，脾为肺母也”，费氏继承其祖父的观点，结合疟疾的致病邪气，故于临证时重视肺胃，善养阴液。费氏曰“正气充满于阴液之中，培阴液即是固正气”，阴液充盛，则正气有所居，祛邪有力。细观疟疾的 23 则医案中，清养肺胃的常用药物为：生甘草、川石斛、冬桑叶、北沙参、麦冬、肥玉竹、玄参、瓜蒌、天花粉、生地黄、杭白芍、知母等，多属甘凉、甘寒或甘润之品。费氏认为“喻嘉言所论甘寒能培养脾胃生生之气，最合机宜”，故临证多喜用甘凉、甘寒或甘润之品，以清养肺胃，使肺胃升降相应，清泄邪气，津液内生，已达病痊。

六、慎用截疟法

截疟法为历代治疗疟疾的重要治法，截疟一法，特立于八法之外；其实，截疟法脱胎于具有截疟功效之中药，而详考诸家医籍，以此法组成之治疟方，多用于发作之前，至于其使用原则，却存在争议。截疟是其特点，即在将发之先，阴阳未并之时，行针施药。在正气未乱，邪气欲动之时，可堵截病势发展，控制发作，以达治疗目的。截疟法常用药物为蜀漆、常山、生首乌、青蒿、草果、仙鹤草等。费伯雄在《医方考·除痰之剂》中点评常山饮时指出“疟不可截，用此方者，每贻后患，大率邪伏于内，脾气受伤，致成胀满者多矣”。费氏遵家学，慎用截疟之法，尤当病邪已侵及太阳少阳二经时，“治必遵仲景柴胡桂枝汤例，分解两经之邪，切不可截”。费氏认为病邪犯内，若盲目采取截疟法，或致部分未能及时祛除的病邪闭塞于体，循经深入，袭扰三阴，再生他症。其明确指出“截疟有三患：邪留厥阴与血相结，即成疟母。如伤及肾阴，势必液涸肌瘦，渐成疟劳。或戕及脾元，气虚中满，易成疟臌”。纵观费氏在治疗疟疾的23则医案中，蜀漆、青蒿各仅用1次，蜀漆用于治疗牡疟案，青蒿用于治疗肝疟案，其余诸案，皆未用截疟法。

七、结语

综上所述，费氏学源《内经》，博采众长，在继承前人学说的基础上，结合自身临床经验，形成了以明辨病邪、分经论治为辨证纲领，提倡透邪为要务，慎用截疟法，用药上重视肺胃，善养阴液为代表的学术思想。费氏在治疗疟疾时所形成的独特经验，对当今中医临床在治疗疟疾及对如亚败血症、回归热、黑热病、病毒性感染以及部分血液系统等以寒热交作、发作有时为主要症状的类疟疾患时提供了宝贵的经验，并仍起着一定的指导作用。

马培之辨治痿证的学术思想和临床经验

马培之（1820—1903）名文植，字培之，晚号退叟，清代江苏武进孟河镇人。其自13岁开始随祖父马省三习16年，后又旁学于费伯雄、王九峰等，精研《灵枢》、《素问》，博采众家之长，闻名于江南，为孟河医派代表人物之一，被誉为“江南第一圣手”。1880年应诏为慈禧治病，疗效显著，赐御匾额“务存精要”，进而名扬天下。马氏“以外科见长，而以内科成名”，其严谨的治学思想及丰富的临床经验，至今仍对中医界影响深远。比较著名的传人有巢渭芳、丁甘仁、邓星伯、马伯藩、贺继衡等。朱雄华、蔡忠新、李夏亭等编纂的《孟河四家医集》中收集的《马培之医案》，包括《医略存真》《马培之医案》《务存精要》《外科集腋》《马评外科症治全生集》《伤寒观舌心法》《药性歌诀》《青囊秘传》《纪恩录》9种，本文从《马培之医案》收集马氏治疗痿证20例，本文基于其医案探讨马氏治疗痿证的临床经验。

一、痿证的病因病机

痿证是指肢体无力，肢体或者局部肌肉萎缩，不能随意运动为临床特点的一种病症。中医认为痿证的发生，多由六淫之邪外侵，及饮食、房室、劳倦、情志内伤等所致。痿证病因多端，病机复杂，但亦不外乎外感及内伤。湿热之邪内侵日久，营卫不和；饮食失调，脾胃湿滞；情志失调，思虑太过，耗伤肝肾精血；劳倦太过，肌肉肢节失于濡养；房事不节，肾精耗损，精髓内竭。五脏元真虚损，气血津液耗散，气血不能周行于身，肢体筋脉肌肉失于濡养，发为痿病。

马氏根据该病的发病原因和临床特点对其病机深入总结。马氏认为，痿证病位在肢体筋脉、肌肉，脏腑虚损为本病的基本病因，津液亏虚，肢体筋脉失于濡养是该病的主要发病机制。久居湿地，冒雨感寒，外邪内侵，湿为阴邪，重着而黏滞，湿邪阻滞经脉，郁久生热，湿热蕴滞，日久则营卫气血运行受阻，筋脉肌肉失养则弛纵不收，发为痿证；如《医略存真》曰：“近世痿者，有腰如束带，身半以下麻木，少腹作胀，便难溺涩，两足浮肿者，本由土气壅遏，湿热沉滞，下焦经隧不通，上焦气化不行所致。”饮食不节，贪杯饮冷，嗜食肥甘厚腻，损伤脾胃，脏腑内伤，内生湿热，运化受阻，以致脾虚不运，筋脉肌肉失于荣养；或久病致虚或脾胃素虚，中焦受纳、运化失常，气血津液生化乏源，肢体筋脉无以濡养，发为痿证；《马培之医案》曰：“阴虚热蕴阳明，肺受炎蒸，阴精不能下输，带脉据急，腰如束带，二便不利，腿足麻而无力，痿躄已成。”言明阳明湿热日久灼肺，肺热叶焦，肺本属金，热则愈燥，阴液烧灼，阴精不能下输，血不能荣养百骸，亦发为痿病；七情内伤，愤郁不解，肝气郁结，日久化热，热则灼烧津液，筋脉失养；或先天禀赋不足，或房事过度，或劳役太过，以致肝肾精血耗损，导致肢体筋脉失于养濡；或跌仆损伤，致瘀血内阻，经脉阻滞不通，筋脉失养，皆能成痿。《素问·生气通天论》曰："因于湿，首如裹，湿热不攘，大筋软短，小筋弛长，软短为拘，弛长为痿。"指出了湿邪致痿的观点。《素问·痿论》曰："有所远行劳倦，……发为骨痿"、"入房太甚，宗筋弛纵，发为筋痿"等，指出了房事、劳倦等内伤致痿的观点。《素问·痿论》曰："阳明虚，则宗筋纵，带脉不引，故足痿不用也。"阐明了阳明脾胃虚弱，气血生化乏源，筋脉肢体失养，从而导致足痿不用的观点。马培之尤其重视脾、肾、肝三脏在痿证发病中的作用，他指出："肝藏血主筋，肾藏精主骨，脾统血而主肌肉；三阴不足，精血内夺，气血不能荣运……势成痿恙"；认为本病以脏气虚损为本，湿热、痰瘀等实邪为标，总属本虚标实之证。因此，辨治痿证尤当重视调理脏腑，扶正补虚，兼以祛邪和络，以调和气血阴阳。

二、痿证的辨治经验

（一）以脏腑辨证为纲，调理五脏六腑

《素问·痿论》根据五脏特点将痿证分为"筋痿"、"脉痿"、"肉痿"、"痿辟"、"骨痿"五大类，自此开创了痿证脏腑辨证的先河。马氏认为，若肝肾阴虚，湿邪袭于筋脉，腰背股腿作痛，不能转侧，下部乏力，乃肝藏血主筋，肾藏精主骨，位处下焦，精血内亏，则为痿恙；当培补肝肾，舒缓筋脉；可予当归、墨旱莲、桑寄生、续断、狗脊之类补益肝肾为主，兼以络石藤、丝瓜络等舒脉通络。若肺热叶焦，发为痿痹，乃阴虚热蕴阳明，肺受热蒸，清肃不降，阴精不能下输，带脉拘急；如《黄帝内经》言五痿皆生于热而起于肺，此以肺为五脏华盖，主一身之气，五行属金而性畏火，火邪销铄则肺阴耗散，气不能行于周身，五脏皆因而病，皮肉、血脉、筋骨不能荣而成痿病；故治当养阴而兼清肃肺胃；可在沙参、石斛、玉竹、麦冬、女贞子、当归等滋阴的基础上，佐以黄柏、枇杷叶之类清肃肺胃之热。若脾胃虚损，盖脾统血而主肌肉，脾虚不能为胃行其津液，四肢百骸筋脉不得水谷精气荣养，气日久衰，脉道不得通利，筋骨肌肉无气以生，故痿废不用；治宜培补阳明，强筋健骨；可用当归、黄芪、熟地黄、大枣、白术、党参、淫羊藿、熟附子、巴戟天等培补阳明，以和气血，兼温养下焦，以强筋骨。若脾肾虚弱，则骨乏无力，骨髓空虚，足不能履地，乃肾藏精主骨，脾统血而主肌肉，脾胃居属中焦，转运上下，脉主阳明，脾胃在火热之外，脾病则下流乘肾，肾脏失养，无以濡养骨髓，骨髓空虚，髓减骨枯，故成痿躄；而脾属先天之本，肾属后天之本，两者相互滋生，治当中补脾阳，下温肾阳；可选熟附片、巴戟天、淫羊藿、狗脊之类温补脾肾。若湿热内犯，两足浮肿，下体重着，腿膝转动不灵，步履乏力，盖胃居中脘，养承肺而下属脾，湿热蕴结于中，热必上熏于肺，湿必下入于脾，火炎上而水就下也，脾土本湿，湿则愈湿，而气不能运行四末，上枯下湿，痿躄乃成；治当养营调脾利湿；宜用黄芪、当归、白术、西洋参、山药、麦冬等养营调脾以治其本，兼以茯苓、薏苡仁、萆薢、五加皮、桑枝、秦艽等利湿通络治其标。

（二）以补虚为本，兼以祛邪和络

《马培之医案》曰："肝藏血主筋，肾藏精主骨，脾统血而主肌肉。三阴不足，精血内夺，气血不能荣运，以致两足麻痹乏力，足踝内外筋脉牵挛，势成痿恙。当温养下焦，兼培阳明，以和气血。"马氏认为痿证的形成多责之于肝脾肾三阴不足，精血内夺所致，其以虚证最为多见，尤以肝脾肾虚为主，而虚则补之，故补虚为治疗痿证的基本法则。本文采用关联规则对马培之治疗痿证的处方用药规律进行深入探析。研究结果显示，马培之治疗痿证使用频次较高的药物以补虚药如当归、续断、黑豆、北沙参、女贞子、麦冬、白术等，祛风湿药如五加皮、桑寄生、桑枝、秦艽等，活血化瘀药如牛膝、丹参等，利水渗湿药如茯苓、萆薢、车前子、薏苡仁等，清热药如生地黄、黄柏、玄参等为主。其中补虚药使用频数达 135 次，占总用药频次的 39.2%；祛风湿药使用频数为 43 次，占总用药频次的 12.5%；活血化瘀药使用频数为 34 次，占总用药频次的 9.8%；利水渗湿药使用频数为 33 次，占总用药频次的 9.5%；

利水渗湿药使用频数为26次，占总用药频次的7.5%。由此可见，其治疗痿证主要是从虚、湿、瘀、热4个方面进行辨证用药，而脏气虚损为痿证发病基本病因，故补虚为其治疗痿证的基本治法，兼以清热、祛湿、活血、通络。

（三）辨阳明有余不足，非独取阳明

治痿独取阳明为临床治疗痿证的一重要治疗原则，早在《素问·痿论》中就提出："论言治痿者，独取阳明何也?"《灵枢·根结》曰："故痿疾者，取之阳明。"根据五脏生理功能可知，肺之津液润泽来源于脾胃之传输，肝肾之精的生化亦依赖于脾胃之运化，如果脾胃功能减退，津液气血生化不利，肺之津液则来源不足，肝肾之精亦无以生化，肢体筋脉失于荣养，则肢体肌肉痿软而难以恢复；故通过调养脾胃，使饮食得进，气血津液得生，则脏腑功能得复，肌肉筋脉得养，痿证得愈。《素问·痿论》曰："阳明者，五脏六腑之海，主润宗筋，宗筋主束骨而利机关也。"宗筋者，乃为十二正经与十二别经之外的另一个循行系统，是十二经脉及相应络脉气血所灌注濡养的筋脉肌肉组织，具有维持联系十二经脉及全身骨肉、筋脉，保持人体运动功能正常的作用。若脾胃虚弱，则气血生化乏源，气衰血少，阳明经脉空虚，而十二经脉合于宗筋，故其主润泽宗筋、主肉的功能就会减弱或消失，因而肢体痿废不用；故调理脾胃，使气血得生，宗筋得养，则筋骨得健。以上皆表明了阳明脾胃在痿证的治疗中至关重要的地位。但临床上患者常常脾虚或兼夹热邪或兼夹湿邪，我们治疗时不应一概而论，单以补其脾胃，而应补益脾胃的同时佐以清热、化湿之类。《医略存真》曰："治痿取阳明者，谓宜辨其有余不足而取之，非泥于补也。果其气虚挟热，原可用补，若为湿热、痰湿、阴虚，不且犯虚虚实实之戒乎?"表明我们在以阳明为主、重视阳明的基础上，仍然需要进行辨证论治，临床治疗中当灵活应用，师古而不泥古。

三、治疗痿证的用药特点

根据研究结果显示，马氏治疗痿证处方中最常用药物为当归、牛膝、茯苓、丹参、生地黄、续断、黑豆、北沙参、五加皮、桑寄生等。这些药物多具有养血活血，补益肝肾，祛风除湿等作用。当归为处方中使用频率最高的药物，其味甘辛，气温，可升可降，阳中之阴，无毒，具有补血活血、调经止痛、润肠通便等作用，为补虚之圣药。牛膝出现的频率仅次于当归，其味甘酸，气平，无毒；可补肝肾、强筋骨、活血通经、利尿通淋、引血（火）下行；其善走十二之经络，强筋骨，补中绝续，养阴壮阳，除腰膝酸疼，最能通尿管涩痛，引诸药下走。茯苓味甘、淡，气平，无毒；能利水渗湿、健脾、宁心，常用于水肿尿少，痰饮眩悸，脾虚食少，便溏泄泻，心神不安，惊悸失眠。丹参气微寒，味苦，无毒；能活血祛瘀、通经止痛、凉血消痈、清心除烦。

处方中常用的药物组合主要包括：①当归、牛膝。当归补血活血，调经止痛，润肠通便；现代药理学研究显示当归主要有抗血小板聚集、抗炎、增强机体免疫力、对脑缺血损伤的保护、抗肿瘤、调经、平喘等作用；牛膝补肝肾，强筋骨，活血通经，利尿通淋，引血（火）下；两药联合使用以达养血活血，补益肝肾，强利筋骨之功。②当归、丹参。两药均能活血，两者合用有补益气血，活血祛瘀之功，适用于因跌仆损伤，四肢痿软无力，运动困难的血瘀患者及气虚血瘀，阻滞筋络，筋脉失养者。③当归、续断。续断补益肝肾、强筋健骨、止血安胎、疗伤续折，当归补血活血，两药合用可增强补益肝肾精血、强筋健骨之效。④当归、生地黄。生地黄清热凉血，养阴生津，其甘寒质润而养阴，苦寒降泄而清热，与当归合用可滋阴清热，养血活血，适用于阴虚内热，津液耗散，肢体筋脉无以荣养的痿躄患者。⑤当归、黑豆。黑豆性味甘平，入心、肝、肾经，有解表清热、滋阴止汗的作用，《本草纲目》曰："黑豆入肾功多，故能治水、消胀、下气、制风热而活血解毒。"当归养血活血，为补血要药，两药合用可养营调脾，利水化湿。

四、医案举例

"某，经曰：诸痿起于肺，治痿取阳明，阳明束筋骨而利机关者也。阴虚热蕴阳明，肺受炎蒸，阴精不能下输，带脉据急，腰如束带，二便不利，腿足麻而无力，痿躄已成。拟养阴而兼清肃肺胃。北沙参、黄柏、石斛、全瓜蒌、丝瓜络、大麦冬、云苓、萆薢、车前子、枇杷叶。二诊：进调金水之剂，足膝筋脉渐强，已可步履。中土犹弱，脾之健运失常，少腹作胀，清阳不展，拟从肺脾肾三经调治。大生地、茯苓、当归、洋参、焦白术、玉竹、桑寄生、女贞子、黑豆、怀牛膝、白芍、沙苑、续断、大枣。三诊：痿躄渐可步履，尚觉乏力。脉犹带微数，络热未清，营阴未充，谷食不香，少腹时而作胀，气犹未和。仍宜养胃生阴，以强筋力。洋参、淮山药、旱莲草、牛膝、当归、石斛、女贞子、黑豆、炙生地黄、陈皮、茯苓、桑寄生、大枣。”

按：此乃“阳明阴虚热蕴，肺叶受蒸，阴液耗伤，经脉不荣”所致痿证，兼见腰如束带，二便不利，腿足麻而无力。马氏病症结合，初诊予北沙参、石斛、麦冬等滋阴，佐黄柏、枇杷叶清肃肺胃之热以治其本，兼以全瓜蒌、丝瓜络、云苓、萆薢、车前子化湿通络以治其标，标本兼顾，肢体筋脉逐渐强健，渐可步行。二诊时患者湿热之证已除，但中焦脾土仍然虚弱，脾之健运功能失常，本质上为脏腑虚弱，马氏以调理肺脾肾为主，予生地黄、当归、洋参、焦白术、玉竹、桑寄生、女贞子、黑豆、牛膝、白芍、沙苑、续断、大枣一派补益之品调和营卫气血，强健筋骨。三诊患者痿躄已较前明显好转，故续予调补脏腑，养阴和胃以强筋力。马氏在脏腑辨证的基础上，予以调理五脏六腑，治疗痿证效果显著。

五、结语

中医学“痿证”相当于现代医学中的重症肌无力、急性脑血管病、进行性肌营养不良、格林-巴利综合征、周围神经病变、运动神经元病、脊髓灰质炎等，因痿证病程较长、缠绵难愈，大多属于疑难病症。马氏认为气不能周行于身，五脏皆因而病，皮肉、血脉、筋骨不能荣而成痿。本文基于对其医案的统计分析，总结马氏在痿证的临床辨证治疗上，一般从脏腑入手，以肝、脾、肾三脏为主，指出痿证多为虚，虚多责于肝肾阴虚、脾胃虚弱以及脾肾两虚；在临床对痿证的遣方用药上，主要以补肝肾、补脾胃、补脾肾为主，兼以清热、祛湿、活血、通络，综合运用多种配伍方法。

巢崇山治疗肺系疾病的学术思想和临床应用

巢崇山（1843—1909）名巢峻，晚号卧猿老人，初在孟河行医，后迁居上海，为孟河医派早年赴沪发展的主要代表人物。他少承家学，造诣颇深，擅长内外两科，尤精刀圭之术。秦伯未《清代名医医案精华》称其“家学渊博，学验两深”。巢氏平生诊务繁忙，故著述甚少，诊务之余，编有《玉壶仙馆医案》、《千金诊秘》。其中部分医案收入《清代名医医案精华》中。用药轻清，不拘守古方，文笔潇洒，词简意深。从学者有贝颂美、陶左卿、汪剑秋、刘俊承、黄晓和等人。孟河医派在治疗肺系疾病病证方面的学术特色既取各派之长，又有其独到之处，临床应用价值极大。

一、对肺系疾病的认识

（一）对于肺系的认识

中医的肺系主要是从中医理论对肺系解剖和肺生理功能两方面认识的。“肺系”最早可追溯至《灵枢·经脉》“肺手太阴之脉……上膈属肺，从肺系横出腋下”。指出通过肺经走向将肺与中焦、大肠等器官联系在一起，形成一个无形的系统。《灵枢·九针论》曰：“五脏之应天者肺，肺者，五藏六腑之盖也。”肺位最高，覆盖于五脏六腑之上，具有保护诸脏免受外邪侵袭的作用，是以人体受邪，而肺最易为之侵袭。故巢氏在诊治疾病时，尤其注重对肺的顾护，这也是防治邪气攻至五脏六腑的有效途径。滑寿的《十四经发挥》曰：“肺系，谓喉咙也；喉以候气，下接于肺”，指出“上通咽喉”，肺与气管、喉咙为一体。巢氏在治疗喉痧时，就是从其经脉走向归属于肺系，进而在辨证的过程中，从肺论治，在《清代名医医案精华》记载“寒热不清，咽喉肿痛，色赤，痧子外发，喉痧也”，先从定义上直观表现出喉痧的特点，接着指出“乃湿热蕴于肺胃，太阳阳明同病”系喉痧初发时的病因，肺为清虚之脏，轻清肃静，不耐邪气之侵袭。在巢氏医案中肺系疾病“喉痧”、“喉痛”、“燥症”的药物选择，其用药总数多达45种，其中频率最高的有桑叶（17次）、川贝母（16次）、金银花（14次）、甘草（14次）、玄参（14次）、芦根（10次）、生地黄（8次）、石斛（8次）等，基本上归属于肺经所主，且多为轻扬宣发为主，配合滋阴凉血之伍，既体现了其思想“肺为清虚之脏”，又包含肺系易被燥邪所伤，应注重养阴生津，燥邪多易动火，辅以凉血之类。

（二）肺系疾病的病因

肺系疾病的病因主要是来自于外感和内伤，外感或内伤所致肺自身气血阴阳失调及亏虚，导致肺气宣发肃降失常，即气的升降及出入运动失调，进而影响到气血津液的运行，气道、咽喉、鼻腔等肺系组织功能的失常，还可影响肺与其他脏腑间的气机升降调和运动。寒邪可以从皮毛束肺，导致营卫失调；热邪则由鼻窍侵袭入肺，致使呼吸不畅，肺为娇脏，故不耐寒热，饮冷或形寒，热邪上壅于肺，也可伤肺而导致肺的病变。肺为华盖，主一身之表，风邪易侵袭肺脏，多引起在上在表的病变，同时风邪常与寒、热、湿邪夹杂而伤肺致病，易导致伤风、风疹等疾患。燥邪最先伤肺，外感温燥或凉燥之气，在外则伤肺卫致病；在内被燥邪所伤，则有损肺阴，伤津耗液，致燥邪伤肺阴及大便干燥等。肺之志为忧悲，故过于忧愁悲伤，亦会导致肺脏的病变，甚至损伤神志。

巢氏在治疗肺系疾病喉痧时，在不同的阶段灵活的辨证为不同的病因，如在喉痧初起之时，认为是湿热蕴于肺卫，湿热阻滞则寒热不清，太阳阳明同病；继而病情进展，温邪潜伏，邪在肺卫，必耗伤津液，势将化燥；随之温邪潜伏，邪郁化火，燔灼肝胃，颇虑劫津杀液，肝风内起，为蒙为厥，勿泛视之；后邪火燔盛，燔灼心营肺胃之间，胃被火动而作呕，心被火灼而为谵，病涉四朝，邪火如是也；再燥火内灼，独虑伤阴耗气，致生遗毒；最后邪毒已解，气虽见平，阴液大受所伤。可见，巢氏对于肺系疾病的病因在遵循肺的生理病理联系时，以五脏为基础，以气血津液为导向，根据自己的临床思维及辨证经验，有着独到的见解。

（三）肺系疾病的病机

1. 肺气升降出入失常　脏腑气机升降的一般规律：人体的生命活动，内而消化循环，外而视听言行，无一不是脏腑升降运动的表现。脏腑气机是对脏腑生理功能活动形式的概括，由于生理功能各不相同，各脏腑气机亦有升降出入之差异。《素问·六节脏象论》曰：“肺者，气之本。”《素问·五脏生成》曰：“诸气者，皆属于肺。”《素问·灵兰秘典论》曰：“肺者，相傅之官，治节出焉。”肺功能主气而司呼吸，主宣发和肃降，一脏兼两能，肺对于全身之气的升降出入起着关键的作用。巢氏在其医案中记录：“热伏于内，寒束于外，汗火相并，扰乱肠胃，清浊混淆，升降失司”，于是乎“胸闷未舒，小溲溺赤，脉来缓弦不扬，舌黄口淡，邪湿热未楚，肺胃气机未和也。再从和化一法”。在诊治过程中，巢氏尤为注重气机的升降有序，遵循五脏六腑生理机能的调和。

2. 肺病而不能通调水道　《素问·经脉别论》曰：“脾气散精，上归于肺，通调水道，下输膀胱。”肺居于上焦，为水之上源，对体内水液的输布、运行和排泄起着疏通和调节的作用。三焦为水液的生成敷布、升降出入的道路。三焦气治，则脉络通而水道利。三焦在水液代谢过程中的协调平衡作用，称之为“三焦气化”。肺气不降，失其通调水道及下输膀胱的作用，导致水液的停滞，从而形成痰饮、水肿、小便不利等病变。

3. 燥邪犯肺则伤津耗液　秋冬感受燥邪，燥邪外袭，从口鼻皮毛而入，肺开窍于鼻，外合于皮毛。《临证指南医案·肺痹》曰：“肺为呼吸之橐籥，位居最高，受脏腑上朝之清气，禀清肃之体，性主乎降；又为娇脏，不耐邪侵，凡六淫之气，一有所著，即能致病。”故燥邪外侵，易伤肺金，但因秋季冷暖气候变化的不同，燥邪有偏寒和偏热的不同属性，故临床常分温燥与凉燥两类。巢氏云：燥症“前进清金养胃，和肝保肺，自春而夏，颇见奇功，胃口且起。入秋以来，燥气用事，更受时邪，致发红痧。讵自此而后，潮热日来，胃口日减，气急转甚。是因长夏发泄之余，肺气既伤，而又加之以燥。燥则伤肺则肝愈横，以向不胜而乘我之素胜”。可见，燥邪易尤伤肺，津液耗伤，故燥火为病。故巢氏医案在肺系疾病用药中，重视燥邪伤肺、津液不生则病情加重，多用以天花粉、麦冬、沙参、生地黄、石斛等生津益阴，顾护津液。

4. 情志伤肺消耗气阴　肺之志为忧悲，忧伤过度，引起肺的病变，如皮毛枯槁等。《素问·阴阳应象大论》曰“忧伤肺”。悲痛可以消耗人体的元气，肺气不足可导致情绪的改变，出现萎靡不振的精神状态。《素问·举痛论》曰“悲则气消”。巢氏关格案曰：“连遭郁勃则郁火合气……阴伤则心火燃……气伤则肝木旺。”故云：“制肝莫如清金，宁心急须和胃。”

5. 肺病影响鼻窍、喉咙、大肠

鼻为肺之窍，肺在液为涕，涕由肺中精气所化生，且与肺的生理功能关系密切。在病理上，肺感受外邪，肺气不宣，则引起鼻塞流涕，不闻香臭等病变。肺与咽喉相通，邪气壅滞，导致声音嘶哑。《灵枢·忧患无言》曰：“人之卒然忧患，而言无音者，何道之塞，何气出行，使音不彰，愿闻其方……人卒然无音者，寒气客于厌，则厌不能发，发不能下至，其开阖不致，故无音。”指出肺阴火旺还可导致喉咙肿痛等。肺与大肠相表里，肺津不足导致大便干结等。大肠热胜，影响肺气的肃降，还可引起气逆喘咳等病变。巢氏在临床用药中常用马勃（多达 11 次），因其归属于肺经，且清肺利咽作用强，配合疏散风热、解毒利咽之牛蒡子（12 次），酌情添加桔梗宣肺利咽，更可载药上行，是药效直达肺系，其用药之精准，使得药效便能充分发挥。

二、治疗肺系疾病的经验

（一）从脾胃、肝调肺

1. 从脾胃调肺　人体之气，依靠脾胃运化和肺主气的正常发挥，乃得以生成及气机通畅，在津液的输布过程中，脾胃位居中央，通上彻下，斡旋阴阳，升清降浊。故古贤认为其乃升降之枢纽，出入之要道。若湿热蕴肺，咽喉肿痛，根据五行相生子病犯母，则脾胃亦被湿困，且脾“喜燥恶湿”，遂太阴阳明同病。巢氏在治疗肺系疾病喉痧中言及“寒热不清，咽喉肿痛，色赤，痧子外发，喉痧也。脉浮数，呕吐痰涎乃湿热蕴于肺胃，太阴阳明同病，治以宣达。冀其汗出痧透为吉”。在用药上予以淡豆豉、薄荷、桑叶、前胡、芦根、蝉蜕、桔梗、浙贝母、马勃、炒牛蒡子、通草配伍，治以疏散风热利咽为主。

2. 从肝论治　湿热之邪困于肺，肺失清肃，燥热下行，灼伤肝肾之阴，使肝失调达，疏泄不利，出现头晕、头痛、面红目赤等症，同时肝气郁结，气郁化火，循经上行，灼肺伤津，影响肺之宣肃，形成“木火刑金”。同是在治疗喉痧中，巢氏亦言“温邪潜伏，病方三天，热正弛张，咽喉肿腐，丹痧通发，色红如锦，汗有不畅，胸中痞闷，口燥头眩，脉数大，舌绛，邪郁化火，燔灼肝胃，颇虑劫津杀液，肝风内起，为蒙为厥，勿泛视之，急急大辛大凉，合并缓甘，泄三焦表里同治，以冀阴不伤而邪从汗解而安”，故在清宣凉润的基础上配合石膏、淡竹叶心大凉之法，用桑叶加强凉肝清燥，加以羚羊角平肝熄风。

（二）轻清透达，平淡和缓

巢氏治疗肺系疾病中用药以辛凉清解为长，注意配合缓甘之法，主要表现在“药量较轻，药性清扬而和缓”，而非单纯之“方小量轻”。乃病证之所需；选用清宣和缓之品如蝉蜕、苦杏仁、淡竹叶、桑叶、薄荷等，一则取其药性轻扬透达，宣畅肺气，二则以平淡之法达到疗效更为妥当，故少用峻猛之品。亦因肺居高位，乃机体之至清轻者，所选药物须轻清透达，方可宣畅肺气，这也契合了前贤提出的“治上焦如羽，非轻不举”的观点；且肺叶娇嫩，运用平淡之法达到疗效更为稳妥。

（三）顾护津液，生化无穷

机体津液不足，或燥热伤阴，肺为娇脏，喜润恶燥，在治疗肺系疾病的时候，注意养阴生津极为重要，《六因条辨·秋燥条辨》曰：“喻嘉言所著清燥汤，但取甘寒养阴，辛凉清肺，真对症之良方，济世之慈航矣。”《古今医统大全·燥证门》曰：“治法当以甘寒滋润之剂，能生血胜热。阴得滋而火得制，液能润而燥能除。源泉下降，精血上荣，如是则气液宣通，内神茂而外色泽矣。”巢氏在治疗肺系疾病时多以甘寒质润之麦冬、芦根、石斛、淡竹叶等养阴生津，依据中医传统理论阴阳互根互用的特性，补阴亦能在一定程度上扶助阳气，即“阳得阴助则生化无穷”。

三、医案举例

《清代名医医案精华·燥症》记载巢氏医案："前进清金养胃，和肝保肺，自春而夏，颇见奇功，胃口且起。入秋以来，燥气用事，更受时邪，致发红痧。讵自此而后，潮热往来，胃口日减，气急转甚。是因长夏发泄之余，肺气既伤，而又加之以燥。燥则伤肺而肝愈横，以向不胜而乘之我素胜，是为逆矣。逆及肺愈伤而气愈急，音愈低而汗愈多。而汗为心液，液耗则阴伤，阴愈伤而火愈炽。下午即热，舌白似糜，实为可征。脉小弦而数，左腿酸痛，液耗气伤，以惟燥事用事，霜降大节在迩，出入攸关，深以不效为虑耳。石斛、北沙参、肥玉竹、嫩白薇、苋麦冬、川贝母、竹二青、巴旦杏、嫩钩钩、桑叶。又求援于肺，乞济于胃，胃阴一复，即饷糈可继，肺气一清，则功能制木，如是则心火肝风，想亦不难平复矣。前则呓语减，神韵渐清矣。二腑脏，饮食渐进矣。神气亦敛矣。况乎舌上津回，亦脉之症符之象，则挽会之机，不尽在求援乞济之间乎？然创痛巨深，残破未修，余波未定，稍有不慎，犹恐为山九仞，功亏一篑耳。洋参、麦冬、半夏、金斛、川贝、丹参、蛤壳、钩钩、竹茹、甘草、橘络、生地、朱黄、枇杷叶。"

按：燥症，病之责在秋燥，长夏发泄致使肺脏受损，根据五行相克，肺已伤则及肝，且肺气伤则不化以津，汗出频，汗为心之液，心已伤。金被燥伤反之侮土，脾胃则败，胃口日减，遂治疗之法，予以益气生津为主，尤多用石斛、北沙参、肥玉竹、嫩白薇、苋麦冬等清热津润燥之药，选用桑叶，既取其清肺润燥之性，兼顾平抑肝阳之法。后患者神气敛，二诊津液生，胃阴复，可余波未定，遂继续沿用养阴润燥，生津清肺之法，加入西洋参补气养阴，蛤壳、半夏、竹茹、川贝母防治滋腻太过等化痰之品，太热可动血，遂用生地黄清热凉血，可见巢氏在治疗燥症的时候并不单单治肺，而是根据五行之规律及脏腑的联系，根据病情调整用药，可谓用药如用兵，每一味药都是方中大将。

《清代名医医案精华·喉痛》曰："少阴之脉循喉咙，而耳为肾窍，肝络于耳，肾虚心肝之火上乘，肺胃络热，咽喉梗胀，左耳作肿而痛，脉虚而弦，一派虚火为患，宜清肺胃，以平肝木。治以西洋参、苦杏仁、牡丹皮、桑叶、甘草、石斛、川贝母、玄参、金银花、马勃、黄连、淡竹叶、芦根。"

按：此案从肾虚心火旺为起，肾虚则肾阴不能制心火，则心肝火旺，而足少阴肾经循喉咙，亦由于肺胃络热，咽喉为肺之门户，可有咽喉肿痛的表现，脉虚而弦，既有虚火，亦有肝实火。方中用黄连等大寒之药清热解毒；并用桑叶、金银花来疏散风热、平抑肝阳；川贝母润肺止咳，散结消肿；恐清热太过，宜用石斛、淡竹叶、芦根、玄参等平凉之药生津养阴；选用西洋参，重在补气，取其性凉恰好清热生津，可谓一举两得；马勃味辛性平，清热解毒、宣肺利咽，尤其专治咽喉肿痛因热邪火毒所致，况功擅宣散，此与肺主宣发相得益彰。此方配伍精准，药后则咽喉利。

四、结语

正如《医学源流论·伤风难治论》曰："肺为娇脏，寒热皆所不宜。太寒则邪气凝而不出；太热则火烁金而动血；太润则生痰饮；太燥则耗津液；太泄则汗出而阳虚；太湿则气闭而郁结。"肺喜清润而苦温燥，喜轻灵而忌重浊。故巢崇山在肺系疾病如喉痧、喉痛、燥症、呛咳等临床处方用药上，注意以清平和法为宜，同时顾护津液，注重养胃阴，关注五脏六腑之联系。源于经典，师古不泥，深入研究《黄帝内经》、仲景、金元四家等经典理论，"取前辈之长而舍其偏"，"审症用药，凭脉处方"，"以救燎原而挽危机"。

探讨贺季衡辨治月经病的临床经验

贺季衡（1866—1934）原名钧，号寄痕，晚号指禅老人，为清末民初杰出临床家，14 岁随孟河马培之医传，丹阳贺派开创者。主张中西医融会贯通，临证重现实症状，辨证准确，诊治精当，立法处方师古而不泥古，善据实创新，务求中病。擅治疑难杂症，活人无数，其所传弟子颜亦鲁、张泽生等达 36 人。其孙贺桐孙辑释的《贺季衡医案》为孟河贺氏学派传世之作，经许济群、王新华整理传世。

一、月经病病因病机

淫邪因素、情志因素、生活因素、体质因素均可导致月经病。淫邪因素常为“六气”，不外乎风、寒、暑、湿、燥、火，其中以寒、热、湿为主要致病因素，因女子以血为本，而这三邪易与血相搏，引起血分病变；情志的变化主要引起气分病变，从而引起血分病变，使气血不和，致脏腑功能失调而发病；生活因素也是致病条件，无论是房劳多产抑或是饮食失节、劳逸过度都会对女性造成身心伤害，导致月经病；人体由于先天禀赋及后天的影响，形成不同的体质，体质在疾病的发生发展过程中起着重要作用。

人体脏腑化生气血，在月经的产生过程中有重要作用，脏腑功能失调导致气血失调，影响冲任为病，其中肝、肾、脾、胃关系最为密切。肝主疏泄，性喜条达，藏血而司血海；肾藏精，主生殖；脾统血，脾胃为气血生化之源。《素问·上古天真论》曰：“冲任流通，经血渐盛，应时而下。”肝司冲任，为月经之本。贺季衡强调肝对女性月经的生理有重要调节作用。气血失调也是妇科常见发病机制，脏腑功能失调、情志变化均可引起气血失调，影响冲任而为病。脏腑功能失调和气血失调相互影响，均是月经病发病病机。

二、月经病辨治特点

《贺季衡医案》记载 5 类月经病，共 32 个医案。月经病是以月经的周期、经期、经量、经色、经质等发生异常，以及伴随月经周期出现明显不适症状的疾病，是妇科临床的常见病。

（一）月经病治肝为先

肝主疏泄和主藏血，其生理特性主升主动，喜条达恶抑郁，故有肝为“刚脏”一说。肝的疏泄作用主要是调畅全身气机，肝的疏泄功能发挥正常，则气机调畅，气血和调，气机调畅是女子行经通畅有度的重要条件。肝具有贮藏血液、调节血量、防止出血的功能，肝贮藏充足的血液是女子月经来潮的重要保证。

肝主升发，肺主肃降，升降协调，对全身气机调节，气血的调和起重要作用，肝升肺降，既相互制约，又相互为用。肝主藏血，肾主藏精，肝主疏泄而肾主封藏，肝肾之间的关系主要表现在精血同源、藏泄互用、阴阳互滋互制等。

肝为刚脏，主升主动，肝内寄相火；肺为娇脏，主肃降。正常状态下，肺气充足，肃降正常，利于肝气生发；肝气疏泄，升发条达，利于肺气肃降。病理状态下，若肝气太旺，升动太过，则易出现肝气上逆、肝火上炎、肝阳上亢等病理变化，则肺气肃降不及；反之，肺失肃降，也可影响肝。

肝在五行属木，木曰曲直，能曲能伸，且树木具有生长、柔和的特性。肝喜柔恶刚，升降气机，以通为顺。

统计月经病中的用药规律可以发现，贺季衡主要的治肝药物为白芍 37 味次，香附 21 味次，郁金 12 味次，佛手花 9 味次，其中白芍遍布所有月经病医案。白芍，性苦、酸，微寒，归肝、脾经，具有养血敛阴，柔肝止痛，平抑肝阳之效。明代医家缪希雍善用白芍平肝柔肝之特点，处方用药中常用白芍以缓肝益脾，其《神农本草经疏》中提到芍药能治肝家火邪。贺季衡常用生地黄与白芍为药对，生地黄甘、苦、寒，归心、肝、肾经，具有清热凉血，养阴生津，生地黄提取物有缩短凝血时间的作用，且有止血功效，配合白芍，两药均为苦寒之药，均入肝经，两药合用，共奏清热养阴柔肝之功。香附，性辛、微苦、微甘，平，归肝、脾、三焦经，疏肝解郁，调经止痛，理气调中。香附为妇科之要药，血中之气药，《滇南本草》中提到香附为“开郁调气要药，女人之至宝也”。郁金，具有活血止痛，行气解郁之功效，郁金既入血分，又入气分，《本草备要》中描述郁金：“行气，解郁，泄血……散肝郁，治妇人经脉逆行。”佛手，疏肝解郁，理气和中，燥湿化痰。《本草便读》曰：“佛手……惟肝脾气滞者宜之……”贺季衡在治疗月经病中重视治肝，故常用此类药物以达到治肝保肝柔肝之效。在肝肺同病的病例中，常配合北沙参、桑叶、贝母、冬瓜子等保肺之药，以达治肝保肺之效。

（二）月经病治气血为要

女子以血为用，易耗血，常使气血处于失调、血不足而气有余的状态，《灵枢·五音五味》曰："妇人之生，有余于气，不足于血，以其数脱血也。"气血相关依存，也可相互为病，气虚者则血少，血虚则气弱；气滞可致血瘀，血瘀也可令气滞。《素问·调经论》曰："气血不和，百病乃变化而生。"贺季衡使用的治气血药物中，除了上述提到的疏肝理气的药物，还有当归 41 味次，丹参 29 味次，川楝子 16 味次，牡丹皮 14 味次，延胡索 12 味次，青皮 7 味次，川芎 6 味次，阿胶 6 味次。当归为补血之圣药，阿胶为血肉有情之品，为补血要药，丹参活血善调经水，《本草纲目》提到丹参"能破宿血，补新血"，牡丹皮辛行苦泄，具有活血祛瘀之效；川芎为血中之气药，有通达气血之功效，"下调经水，中开郁结"，延胡索能"行血中之气滞，气中血滞"，配合川楝子用于肝郁气滞之症，青皮具有疏肝破气，消积化滞功效。气为血之帅，血为气之母，气血相关为用，互相协调，气血相和，则五脏调和，冲任通盛，则月经正常。因此调理气血也为治疗月经病之要务。

三、月经病治肝兼顾脾肾

（一）脾胃缓治

脾胃为后天之本，运化水谷，脾胃之气受损，则影响全身脏腑及气血运行，故在治疗的用药中必兼护脾胃。且月经病多与肝相关，肝主疏泄，调畅气机，协调脾胃升降，促进对食物的消化。女子肝气易郁，肝失疏泄，肝气横逆犯胃，木旺乘土；抑或胃气虚弱，不耐肝气攻伐，易出现脾胃不适的症状。贺季衡临证，注重脾胃，强调培补后天，注重缓治，多以益气健脾胃为主。在处方中多配伍北沙参益胃生津，茯苓利水渗湿健脾，谷芽健脾和中，海螵蛸等护胃之药。

（二）补肾治本

《素问·上古天真论》曰："女子七岁，肾气盛，齿更发长；二七而天癸至，任脉通，太冲脉盛，月事以时下。"肾藏精，主生殖，肾精所化之气为肾气，肾精足则肾气足，肾精亏则肾气亏，肾精及肾气的盛衰影响着女性月经的生理和病理过程。房劳多产、劳逸过度、调摄失宜等均会导致女性产生肾气虚、肾阴虚、肾阳虚等不同的临床证候。贺季衡在月经病的临证过程中，兼顾补肾滋肾，处方中常配伍续断、杜仲补益肝肾，川牛膝补肝肾、活血通经，沙苑子、山茱萸补肾固精，女贞子、墨旱莲滋补肝肾等补肾之药。

四、月经病方药应用特点

（一）处方以四物汤为基础

贺季衡治疗月经病处方多在四物汤的基础上加减，四物汤是调经的基础方。贺季衡将四物汤中的熟地黄常换作生地黄，避免熟地黄太过滋腻，取生地黄清热凉血，养阴生津之效；当归补血养肝，和血调经；白芍养血敛阴柔肝；川芎行血海，开郁结，四药合用达到补气血养肝阴调冲任之效，是补血调血良方。贺季衡在四物汤基础上常加入柔肝调肝之药治疗月经不调，这是贺季衡治肝为先的体现；贺季衡在此基础上多加入行气止痛药缓解痛经、行气破气之药调理闭经之症、止血养血行气之药治疗崩漏而不留瘀。贺季衡临证处方处处体现其养肝柔肝，重视气血的治疗特点。

（二）用药剂量较轻

孟河医派用药特色之一是轻可去实，用药轻巧灵活，却屡起沉疴。贺季衡作为孟河医派代表人物之一，其处方中处处体现着这一特色。用药多在一钱五分至五钱之间。仅用数分之药在方中亦是屡见不鲜。在治疗月经病用药中多用气血类药物，补血养血之类药物用量较大易滋腻粘滞，止血药用量太大有留瘀之弊，理气药多辛温香燥，多用易耗气伤阴。且用药轻灵是孟河学派用药的特色，不用重剂，达到四两拨千斤之效。

（三）治疗不图速效

贺季衡治疗月经病过程中，经常提到速效难求，根据患者病证变化调整处方，加减用药。女子因情志因素易致月经病，且女子情绪易反复，病情也易反复无常，长期以来病根深种，治疗以调畅为先，势无速效可图，缓而治之。且贺季衡处方对证，中病即可，避免刚烈之药，主张缓和之药，以防迅猛之药损伤脾胃、耗伤正气。

五、结语

贺季衡临床经验丰富，在治疗月经病中以治肝为先，气血为重，不忘护胃健脾固肾，辨证多以症状为中心，朴实求真；立法常是以遣方用药为依据，但选方不执方，药随证异。故从辨证到论治，皆能丝丝入扣，药证相符。

邓星伯肿胀病临床证治探析

邓星伯（1862—1937），名福溶，号润生，无锡人。27 岁时师从马培之。其治学刻苦，白天随师出诊，晚上博览经典，无论寒暑，深得真传。33 岁开始经营邓氏南阳医室，诊病不论内外妇科，均恰当精要。治好了清廷摄政王载沣的湿温伤寒病。时人评他“揆阴阳，辨五色，施方术，一锤定音，着手成春”。其传人有苏进解、邓寅清、邓志恭等。据记载，邓氏撰有《临症医案》4 册，未得刊行。新中国成立后，油印《邓星伯或问之医话》1 册。1985 年整理成《邓星伯医案八百例》1 册。2002 年，邓星伯次子邓稼先与邓星伯的再传弟子武进名医张元凯合编《邓星伯临证医集》，此书特点为治病药少、轻清、平和，医案通俗，寓意精邃，且直书治法，间有精义。本文将其肿胀病证治探析如下。

一、肿胀病的病因病机

肿胀的发病原因是多种多样的，但其基本的病理变化，主要表现在肝、脾、肺、肾及三焦等脏腑的功能失调。一般认为，肿和肺、脾、肾三经有关，胀和肝、脾、肾三经有关联的立论。

（一）肿即水肿，胀为臌胀

肿，出自《素问·水热穴论》：“至阴勇而劳甚，则肾汗出，肾汗出逢于风，内不得入于脏腑，外不得越于皮肤，客于玄府，行于皮里，传为胕肿，本之于肾，名曰风水。”指出了水肿是由于感受外邪，过度劳累引起的。关于病变部位，《素问·水热穴论》曰“肾者，至阴也；至阴者，盛水也。肺者，太阴也；少阴者，冬脉也。故其本在肾，其末在肺，皆积水也。”肺主通调水道，肾主水，指出了肺肾在水液运行中的作用。《素问·至真要大论》曰“诸湿肿满，皆属于脾”，突出了脾为太阴湿土，主运化水液。《景岳全书》曰：“水肿，其本在肾，其制在脾，其末在肺”，提出了治疗水肿应从肺脾肾三脏入手。后人又将肿分为阳水和阴水，发病急或感邪后，临床辨证属表、实、热为阳水，如久病、内伤，辨证属里、虚、寒为阴水，治则可按肺失清肃，湿阻太阳，三焦湿壅，肝脾不和，脾肾阳虚而论治。

胀，一名臌胀，《内经》描述可循。《灵枢·水胀》曰：“鼓胀何如？岐伯曰：腹胀身皆大，大如肤胀等也，色苍黄，腹筋起，此其候也。”关于其病机，《素问·至真要大论》曰“诸湿肿满，皆属于脾”，“诸胀腹大，皆属于热”，“诸病有声，鼓之如鼓，皆属于热”；《灵枢·胀论》曰“厥气在下，荣卫留止，寒气逆上，真邪相攻，两气相搏，乃合为胀也”。治疗方面，《素问·腹中论》言鼓胀治之以鸡屎醴。臌胀临床又可分为单腹胀、气臌、湿臌、水臌、血臌、鸡肫臌等数种，而治则可按肝木犯脾，湿热壅塞，寒湿凝滞，气滞血瘀，脾肾阳虚而论治。

（二）肿胀病的病机发挥

邓星伯对肿胀病的发病机制，剖析深透，切中肯綮。概括可分以下几种情况：①肺失清肃，湿阻太阳。肺主通调水道，若外邪袭肺，肺失宣降，至水液向上向外输布失常，可出现无汗、小便不利、痰饮或水肿等症状。太阳经邪未解，膀胱气化不行，邪热内传入腑，与水内结于膀胱，水气不化，亦可出现腹满、小便不利。②肝脾不和。多因情志不畅，欲怒伤肝，木郁乘土；或思虑伤脾，劳倦过度，脾失健运，反侮肝木所致，可见胸腹胀满窜痛。肝邪犯脾，脾不制水，水湿泛滥，可见胸腹膨胀，二便不畅。

肝失疏泄，脾失运化，脾胃失其常度运行，亦可见胸痞吞酸，或呕吐等症状。③脾肾阳虚。多因久病，脾肾失于温养，不能温化水液所致，水液泛滥肌肤，则为全身水肿，小便短少；阳虚水泛，面部浮肿，故面色㿠白。④湿热壅塞。多因热病之后，里湿未清，气道失利所致，湿热胶结，可见胸腹膨胀，口苦纳呆，溲少而赤，大便不爽，苔黄腻，脉弦数。⑤寒湿凝滞。肝脾两虚，气血凝滞，脉络瘀阻，上下通道窒塞，故见少腹结块，胸腹膨硬，脐突，青筋现露，形寒肢冷，面色㿠白略青，苔白滑舌质紫黯或淡，脉沉紧或沉迟。⑥气滞血瘀。气机瘀滞而致血行瘀阻，亦或失血盈亏而致气血不畅，瘀血互结，可见腹膨脐实，青筋现露，月经量少，色紫成块，此乃血臌之证。

二、治疗肿胀病善用河间分消法

邓星伯治病善用河间分消法，常按三焦辨证，临证喜用开上、疏中、泄下三法治疗疾病。在治疗肿胀病时常用中满分消丸加减，并且遵《黄帝内经》之旨使用“开鬼门，洁净腑”之法治疗由外感引起的风水。

（一）三焦同调，中满分消

湿为有形之邪，湿性黏腻，弥漫三焦，必然导致三焦气机不畅，气化不行，水道不通，水液代谢障碍等变化而出现肿胀，邓星伯常以分消法治之，中满分消丸加减。中满分消丸是李东垣的著名方剂，载于《兰室秘藏》。其组成为：白术、人参、炙甘草、猪苓（去黑皮）、姜黄各一钱，白茯苓（去皮）、干生姜、砂仁各二钱，泽泻、陈皮各三钱，知母（炒）四钱、黄芩（去腐炒）一两二钱，以及黄连（净炒）、半夏（汤洗七次）、枳实（炒）各五钱，厚朴（姜制）一两。从中满分消丸的组成可以看出，本方是以半夏泻心汤为基本结构（干姜、半夏、黄连、黄芩）加减变化而来的，重用厚朴，更加枳实、陈皮、砂仁等行气除满。本方功用是清热利湿、消胀除满，主治湿热鼓胀，症见腹大坚满、脘腹痞满胀痛、口苦纳呆、小便短赤、大便秘结，苔黄腻、脉弦数。本方的配伍融入了四苓散利水、半夏泻心汤消痞散结、枳术丸行气导滞、四君子汤健脾益气等重要立法思想，汇集了各方之长，与臌胀形成的复杂病机非常吻合。

《内经》曰：“上焦不治，则水泛高原；中焦不治，则水留中脘；下焦不治，则水乱二便。”因此，邓星伯在治疗肿胀病中，结合临床实践，运用了三焦分消走泄的治法。如“林某，脘腹胀满，食入不舒。拟中满分消法进治”。此系中满者，泻之于内之治法。方用苦以泄热，辛以消胀，复入利水之味，以白术、厚朴治脾虚积湿胀满，黄连、干姜治湿热胶结不化，砂仁、香橼皮、大腹皮宽中，泽泻、猪苓、赤苓导湿热下行，鸡内金以助健运，全方以疏中泄下药物组成，实亦仿中满分消丸法治肿胀之属热者之治法也。

（二）开鬼门，洁净腑

治疗由外感引起的风水，邓星伯常根据“调水在肺、制水在脾、主水在肾”的理论，应用桂枝、苦杏仁、紫苏叶、桑白皮等发汗解表，茯苓、猪苓、泽泻等利水渗湿之品，使泛滥之水从小便而出。《医学正传》曰：“宜以辛散之，以苦泻之，以淡渗利之，使上下分消其湿，正所谓开鬼门、洁净府。开鬼门者，谓发汗也；洁净府者，利小便也。”

根据中医肺藏魄、主皮毛的理论，认为“鬼门”即汗孔，《黄帝内经》把汗孔称作为“玄府”，又叫“气门”，皮毛排泄汗液，汗液通过玄府排出体外，同时具有宣降肺气的作用，张景岳曰：“肺主皮毛，其藏魄，阴之属也，故曰鬼门”，“开鬼门”即指发汗。“开鬼门”也可理解为“通大便”。“鬼”古通“魄”，如《说文解字》段注：“魄，是人所归也，故曰鬼”。“魄”又同“粕”，《难经・四十四难》曰：“下极为魄门”。《素问・五脏别论》曰：“魄门亦为五脏使，水谷不得久藏”。所以“鬼门”又称“魄门”，即肛门。从肺与大肠相表里的功能角度理解，肛门为肺魄之通道，古“魄”与“粕”通，肛门排泄糟粕，故为“粕门”，也即“魄门”，这为解释“开鬼门”为“通大便”提供了直接理论依据。因此，邓星伯认为“鬼门”是指汗孔，开鬼门的功能主要体现在发汗功效，但也可有通大便功能。

“洁净腑”语出《素问・汤液醪醴论》，“净腑”指膀胱，“洁净腑”即利小便。《素问・五脏别论》

曰："夫胃、大肠、小肠、三焦、膀胱……此受五脏浊气，名曰传化之腑。"《素问·经脉别论》首次提出肺通调水道，曰："饮入于胃，游溢精气，上输于脾，脾气散精，上归于肺，通调水道，下输膀胱，水精四布，五经并行"。水为阴邪，其性趋下，人体腰以下属阴，阴着阴位，而致腰以下肿。其病在下、在里，故当利小便。利小便是开通驱邪去路的一个重要方法，邓星伯认为洁净府是利小便，利小便与肺脏关系密切，同时也强调宣肺利水的功效。

例如，"李某，肿胀反复，咳嗽吞酸，脉沉而迟，遵经旨开鬼门洁净腑法进治"，方用葶苈子泻肺，加入五苓散、五皮饮加减，效如桴鼓；再诊，"小溲颇多，肿胀略退"，加用麻黄连翘赤小豆汤，得汗肿消，胀满亦减，效果显著；三诊，转入调理，紫苏叶发汗解表，桑白皮泻肺消肿，五皮饮行气化湿、利水消肿，加入部分健脾缓图之中药，慎防其反复生变也（例如砂仁、木香、厚朴、麦芽、六神曲等）。前后数诊，其治法用药，层次转折，一丝不苟，堪为后学取法。

（三）疏肝健脾，兼顾胃气

肝失疏泄，脾失健运，脾运化失司，胃受纳功能受阻，因此邓星伯治疗肝脾不和之肿胀，在扶养脾土的基础上，重视调肝的作用，兼顾护胃气。从疏肝健脾来说，《素问·宝命全形论》曰"土得木而达"。张锡纯《医学衷中参西录》曰："人之元气，根基于肾，萌芽于肝，脾土之运化水谷，全赖肝木之气生发疏泄而后才能运化畅达健运。"肝气失和，脾主运化，胃主受纳功能失调，阳明胃逆，厥阴来犯，就会出现呃逆，䐜胀，腹满重坠、肠鸣矢气、胃脘心下痛等病症。《难经·七十七难》曰"肝病当传之于脾，故先实其脾气"。因此应先健运脾胃，来防止病情的传变。从肝胃相关理论来说，"肝为起病之源，胃为传病之所"，"治肝不应，当取阳明"，"首宜理阳明以制厥阴，勿多岐也"。

邓星伯常用乌药、青皮、厚朴、枳壳、川楝子、白芍疏肝；半夏、茯苓、六神曲、山楂、鸡内金、麦芽、佛手、砂仁、香橼皮健脾和胃；泽泻、车前子、大腹皮、生姜皮、薏苡仁利水消肿；左金丸清肝泻火，降逆止呕。并且运用酸苦泄热法来治疗肝胃不和，以黄连温胆汤加减，黄连清热和胃，半夏、竹茹化痰和胃，止呕除烦，陈皮、枳实调理气机，兼以化痰，茯苓健脾，杜绝生痰之源。

（四）随证治之，法随证变

疾病的变化是动态的，法随证变，方从法出，故诊治不能不变。邓星伯用药平稳老炼，以清理为先，与时推移，而皆有规矩。如，"顾男，上海。今尊躯年逾花甲，素心操劳，阴伤气怯，不言而喻。迩因旅居锡地，舟次冒风遇寒，在所不免，刻虽返沪静养旬余矣，而诸恙反见增剧，两足寒冷，肿胀，腰紧如索，右脉浮大，左三部濡缓微细若无者，亦由肾虚不能约水，肺虚不能行水，脾虚不能制水，水湿之气，外越肌肤所致也，读莲芳崇山先生方，用苓桂金匮肾气法。"熟附子 2.1g，茯苓、泽泻、大白芍（川桂枝 1.5g 同炒），砂仁末拌炒熟地黄、炒山药各 9g，车前子 12g，五加皮、制半夏各 6g，冬虫夏草、陈皮（盐水炒）各 4.5g，胡芦巴 3g，生姜皮 1.5g。另方：陈葫芦 3g，梧桐子、车前子各 6g，陈大麦 9g，代茶饮。另方：大胡葱 60g，商陆、大熟地黄各 30g，熟附子 10g，黑丑 6g，上味干者研末，湿者打烂如泥，做两饼，隔汤烘热，贴两足心涌泉穴，外用布包扎。

复诊，"昨进金匮肾气法加味，右脉濡缓较起，大便畅解，腑气已通，舌苔厚腻渐化，均似向愈之兆，所虑者，气逆未平，胸痞腹满，肾囊腿足肿胀更甚，小溲仍然不利，此乃阳衰浊聚，湿阻阳明，膀胱失其气化之权也，再拟通阳泄浊，分利水道法"。上桂心（后入）1g，熟附子 1.2g，大腹皮（洗）6g，防己 6g，泽泻、茯神各 9g，沉香曲（包）9g，蟋蟀干 1 对，冬瓜皮 12g，西血珀（研吞）1.2g。

三诊，"今诊两脉右大左小，尺部不耐重按，阳衰浊聚，阴虚气怯，其咎益著。两腿足肾囊背部腰膂肿胀似觉较甚，小溲欠利，咳呛喘促，神倦嗜卧，舌苔厚腻而黄"。熟附子（秋水石拌）1.5g，防己、制半夏、大腹皮各 6g，山慈菇苗、大白芍各 9g，薏苡仁、茯神各 12g，车前子 15g，沉香片（后入）2.1g，台参须（秋水石拌、烘干，另煎冲服）2.4g。

此医案叙致病之由及治病之法，条理清晰，按语明如对白。初诊，邓星伯认为"肺主一身之气，肾统五内之精，肾水不足，则肾气纳少而吸短，肺金亏虚，则肺气升多而呼长。肺肾者，乃呼吸之要枢，阴阳之关节，元气之根蒂，先天立命之根本。先天有亏，须赖后天以补之，后天者，即脾胃生化之源，若脾阳向旺，胃气充足，纳谷日加，化生气血，以补先天，何患脾肾之真元不足，又何患肺肾之降纳失司耶”，故以金匮肾气丸合苓桂术甘汤意加减。复诊肿胀未退，指出湿阻阳明，转方用通阳泄浊，去熟地黄之滋腻，专以桂、附之辛热，单刀直入，补阳不忘加入一些清润药物，合入分利水道之味。最后以参附、真武法，竭尽全力以赴。其立法、处方均有所依据，真可谓用药如用兵也。此案例也可看出邓星伯在治病过程中十分重视对脾胃的调治，正应合“胃气生则生，胃气死则死”之说。

三、血臌治法，活血治水

张锡纯于《医学衷中参西录·论血臌治法》曰：“血臌之由，多因努力过甚，激动气血，或因暴怒动气，血随气升，以致血不归经，而又未即吐出泻出，遂留于脏腑，阻塞经络，周身之气化因之不通，三焦之水饮因之不行，所以血臌之证初起，多兼水与气也”，渐至身现紫纹。《血证论·血臌》曰血臌“东南嗜鱼盐者多发，盖鱼者甘美之味，多食令人热中。盐者咸苦之味，其性偏于走血。血与热合，日久月增，中焦冲和之气，亦渐为热矣”，“气热则结，而血不流矣。于是气居血中，血里气外”，“至弥月时，腹如抱瓮”。

《灵枢·刺节真邪》曰：“血道不通，日大不休，俯仰不便，趋翔不能，此病荥然有水也”，明确地把瘀血作为水肿的一个重要成因。张仲景对瘀可致水做了进一步阐述：“血不利则病水”，丁甘仁《女科医案》曰“现为黄疸，久则恐成血鼓”也是指此而言。邓星伯认为血臌，病在血分，血化为水，而成胀满，以和营化瘀为主，理气分消为佐，此乃血臌之治疗方法，后学可记取之。结合邓星伯临证医集，血臌证治疗法则可总结为“和营，化瘀，分利，理气，摄血，消癖”，用意周匝，此治血臌稳中求胜方。如患者“先患失血盈亏，色紫成块，继则大幅膨胀，脐突青筋现露，行瘦色萎，胸痞脘闷，食入不舒，小溲尚利，病在血分，势成血臌重症，恙经数月，不易速效。备方商进”。综合多种方法活血治水，方用：当归尾、五灵脂、制半夏、桃仁泥、紫丹参、大腹皮（洗）各6g，延胡索、制香附、川楝子、干蟾（炙）各4.5g，云苓12g，酒炒大黄炭9g，大砂仁（研后入）2.1g，鳖甲煎丸（吞）5g。此方以当归、红花、桃仁、大黄炭、丹参活血化瘀，延胡索、香附、五灵脂、川楝子、砂仁行气止痛，蟾皮、大腹皮利水消肿，半夏、茯苓健脾和胃，并吞鳖甲煎丸活血化瘀、软坚散结。

四、小结

总而言之，邓星伯治疗肿胀病，遵《黄帝内经》之旨意，博采众长，活用经方；常按三焦辨证，善用河间分消法，运用中满分消丸加减治疗湿热臌胀；重视调肝在治疗肝脾不和之肿胀的作用，秉承先贤脾胃思想之精髓，治疗疾病尤重脾胃；随证治之，法随证变，在疾病的不同发展阶段，通过辨证论治运用各种经方验方；并提出了血臌治疗活血治水法则：“和营，化瘀，分利，理气，摄血，消癖”。可见，邓星伯继承孟河医派和、缓、平治疗特色，常谓用药如用兵，以获效灵捷为先机，对于后世临床有深远的影响。

《余听鸿医案》小方单方应用经验钩沉

余景和（1847—1907），字听鸿，号少愚，又号萍踪散人，清代江苏宜兴人。幼失怙恃，兄亦壮年早故，身地孤贱，素性刚拙，故能刻苦自勖。孟河曹焕树、曹秋霞、费兰泉门生。1887年后以医闻名常熟，有“余仙人”之称。子振基、振元皆业医。余氏长于内科兼通喉科及外科，著《余听鸿医案》，又名《诊余集》（成书于1906年）。为其手录治愈的大症及疑难杂病，兼及平日得之师友间的治验，集众长，“取诸人以为善”（丁元彦序）。反复阐述“治病以识症为第一”（虚胀案），“治病贵看症用药，不可拘于成见”（热极似寒案），“医无成法”（骨槽风案），“药必中病”（咽案），“见病治病，随症立方，是为真的”（时毒案），“治病先求法外之法”（小便癃秘案），“临证变通，方为上工”（流痰案），等等。全书共凡92证，119则，有小方单方应用的医案甚多，经常起死回生，化险为夷。以治愈患者为“生平一快事”（关格案）。本文条例余氏小方单方医案24则，钩沉其小方单方应用经验。

一、小方单方应用经验

《余听鸿医案》中有只使用小方单方的医案，也有合用复方的医案。有余氏亲自诊治的医案，也有记录其他名医的医案。

（一）余氏亲自诊治的医案

余氏强调治病“先要立定主见”（肿胀案），“潜心考核”（胃痛案），才能中病；临证日多，“阅历有得”（肺痈案），其小方单方应用经验，不仅渊源有自揣摩有得，也足以启发临床上灵悟通变心法。

1. 脱症案　曹鲁峰咯血致脱症，汗出如珠，面红如妆，当阴阳并观，阴阳分治以达到阴阳并治目的。高丽参60g，水煎服，以救阳。次日，东洋参60g，紫河车1副，煎浓汁服之，以保阴。此治法得到曹焕树、费伯雄、丁雨亭先生的赞许。余听鸿从此以医出名。

2. 肝阳吐血案　谢荫庭肝阳挟龙雷之火上腾，大量吐血，每日碗余，半月不止，面红神躁，言微肢冷汗冷，脉沉细，此气随血脱，阳随阴脱。生附子4.5g，麝香0.15g，蓖麻子肉7粒，捣如泥，贴左侧涌泉穴。功能引阳入阴，引气纳肾，从而引血归经。

3. 温补成消案　某成衣店主，患暑湿疟愈后，长期服用温补膏滋，多食易饥，形体丰肥，面色黧黑，大便燥结，小便黄赤，此温补聚热成消，不须服药，每日服梨汁、甘蔗汁，750g左右。服后泻出红水甚多，且热甚。一月余停服梨汁、甘蔗汁，饮食正常。

4. 脾泄案　杨镜翁兄溏泄日久，服药无效。每日以山芋1个（约250g），黄土泥封，煨熟，去皮食之。连续用三四月，脾健便坚。此以土助土，以火生火也。“此等平淡之方而祛疾者，妙在空灵，直在有意无意之间耳。”

5. 胞压膀胱案　王×，妊九月，破水三日，胞浆水沥尽，腹痛，小腹不动，小便不通，舌红，脉弱。此胞压膀胱，以灯心草刺鼻取嚏，再吸洋烟三筒，“上窍通则下窍泄”，小便畅通，小儿可以转动，临盆何难。

6. 产后血晕案　吴×，产后血晕，苏木30g，水煎，陈酒、童便冲服。连生数胎皆然。

7. 小儿初生撮口案　次男渭耕初生撮口，牙龈僵硬，不能吮乳，小儿之两乳内有硬块。先吮之，再轻轻挤出白色浆汁，一日五六次，白色浆汁挤尽，牙龈僵硬即平。

8. 齿衄案　俞×，二十余岁，齿衄如注，面红目赤，手足清冷，脉浮数虚，无口臭。用肉桂1.5g，研末，米饭为丸内服；再以生附子、麝香作饼，贴左侧湧泉穴。一剂知，二剂已。

9. 虚斑亡阳案　范云亭者，阳虚烟体，暑天，畏寒发热，遍身红斑，大汗如雨，痰厥。人参21g，水煎服。另用枯矾、五味子，研细末，口水调，纳脐中，膏药盖之。次日，汗收气平。

10. 气厥案　百岁朱妪，因口角动怒，猝然昏厥，气息微弱，肢冷，脉伏。用炒盐汤，用鸡羽探吐，一哭即醒，“此郁极则发之也”。

11. 悬痈案　某寡妇，性抑郁，便血，肛门与尿道口之间悬痈，红肿热痛，卧床不起，用田螺水磨番木鳖，调冰片擦之，稍安，配合补中益气汤加减五剂内服，继以归脾汤加减六剂，平复如故。

12. 额上生虫案　某男，发际至眉上痒痛非常，抓之流滋水，按之有声响，此湿热生虫也，以乌梅、黄连、术等分，研细末，痒时抓破，药末擦之，半月而愈。“此等症服药无效，非外用末药不可，是以学内科者，不可不兼明外科也。”

（二）其师友名医的医案

余氏年少时随兄长在孟河曹焕树天宝堂药店当学徒，正值孟河医学盛期，这里聚集了众多儒医和世医，余氏有机会接触到名医大家的方笺真迹，悉心留意当时名医王九峰、马省三、费伯雄、费士源、张景和、丁雨亭等的处方用药及辨证法则，故其记述师法其他名医的医案甚多。

1. 龙阳毒案　某巨富，喜男妓，发热恶寒，腹痛，玉茎痛，便秘，少腹青筋直冲胸膈，手不能按，体不能俯曲。用大黄120g，水煎两沸，绞汁服。下黑血甚多，青筋消，疼痛止。调以米粥。此王九峰经验，“有此道术，不愧名医”。

2. 便血伤脾案　邹培之便血3年，面浮足肿，色黄，神疲，食欲不振，稍服补剂则胀，稍服清剂则泄，口燥舌干。每日用黄土500g，水煎澄清，以此水煎茶煮粥。一月，饮食增加，便血减少；二三月，浮肿消退。以土助土，“此乃补脾于无形之中，勿以平淡而忽之，盖平淡中自有神奇耳。”此丁雨亭经验。

3. 男子阴吹案　某男，两年来尿孔中有气体吹出，有如矢气声。仿照发肤煎，猪肤非猪皮，乃肤外之垢。候杀猪时，去毛之后，用刀刮下之皮垢，漂净，曝干，烧灰存性，研细。每次9g，以陈酒冲服，三四服即愈。此张景和经验。

4. 误食碎瓷案　巢×，六七岁，误食黄豆大的碎瓷二块，腹痛，用王不留行15g，炒香研末，砂糖调服。服药后，大便下瓷石二块。此张景和经验，“神工鬼斧”。

5. 胆汁不清案　某大令下围棋时，鼠窜受惊，散局而卧，即不成寐，此少阳之火上升不潜，以致顽固性失眠。黄连2.4g，用猪胆汁3g炒栀子9g，水煎服。用猪胆汁炒者，引药直入胆中也。此马省三经验。

6. 食参目盲案　郑×，用老鸭1只，人参60g，煮食之。五日后目光模糊，十日后两目清盲，此气机壅塞，精气不能上注于目。“药不中病，人参亦鸩毒。”每日服梨汁250g，至一月两目复原。此费伯雄经验。

7. 药积案　某男，失眠，面色黄，腹膨大，足浮肿，喜服药，无论寒热温凉之剂，服之皆能安寐。“病积在腑，药为无形之积，当洗其肠胃，涤而去之，并非奇法也。”用茯苓240g、桂枝30g，水煎，当茶饮，一日服完。服药后，小便多，色红紫，腹膨足肿俱消。此费兰泉经验。

8. 膈内生虫案　陈×，30余岁，膈中时痛时止，痛如针刺，止如常人，肌肉消瘦，饮食自如，二便正常。令患者饱食之后，以雄黄1.5g、花椒0.9g、藜芦1.5g，研细末，盐汤冲服，再以鸡羽搅喉探吐。所吐水谷痰涎中，有虫20余条。“食管生虫，余所目击，若非吾师之巧思，虽读书万卷，亦徒然耳。”此费兰泉经验。

9. 桃叶探吐案　某男，神识稍清，整天嬉笑怒骂，高歌狂喊，走游街市，力气大，时吐痰，此痰痫也，以鲜桃叶500～1000g捣汁，和水灌之，再以鸡羽搅喉探吐，吐出坚痰，神识大清。“今人于吐法废而不用，仲景六法中已少一法矣。”此费兰泉经验。

10. 菖蒲根洗痔疮案　赵惠甫幼时痔漏，百药不效，用水菖蒲根煎水熏洗，愈。此曹青岩经验。

（三）其他医生的医案

有道是“单方一味气死名医”，某些小方、单方、特殊治法，无名医生乃至普通人家或许有民间绝活。余氏留心收集来源于民间应用小方单方的经验，真是大家风范。

1. 脱肛奇治案　某儿，脱肛1年余，不能收，痛苦万状，百药不效。以铁锈1500g，煎水熏洗。再以磁石60g，水煎服。调理月余而愈。“所以为医者，读书之余，又须广其见闻，此法可为巧夺天工矣。”此姜某医生经验。

2. 阴痒案　某太太，年近六旬，阴痒，彻夜不眠，此血燥生风，以党参120g，龙眼肉120g，煎浓汁，申、戌、子时三次服完，即能安寐，次日病霍然。此贾某医生经验。

二、体会

（一）小方单方的用药特点

小方乃七方之一。《本草纲目·序例上》曰：“小方有二，有君一臣二之小方，病无兼证，邪气专一，可一二味治者宜之；有分两少而频服之小方，心肺及在上之病者宜之，徐徐细呷是也。”单方是一味药组成的用药简单，专治某种疾病的药方。小方单方统指药味少，功能单一，治疗某种疾病有特殊功效的方剂。小方单方特点是药专力宏，配伍精当，疗效确切。

余氏小方单方选择药物，或取其气，或取其味，或取其性，或取其用。小方有单行者，是为单方，如脱症案高丽参以救阳、脾泄案煨山芋以健脾、食参目盲案每日服梨汁以清通。有相须相使者，如脱症案东洋参配伍紫河车以救阴；阴痒案党参配伍龙眼肉以补血；产后血晕案紫苏水煎、陈酒童便冲服，以活血化瘀开窍。有寒温并用者，如龙阳毒案大黄下瘀热，米粥养脾胃。有升降相因者，如药积案茯苓合桂枝利小便以通阳。有气味相和者，如胆汁不清案用猪胆汁炒栀子，引药直入胆中。有内外并治者，如脱肛奇治案铁锈水煎熏并灵磁石水煎内服。

（二）强调有是病即有是方

《伤寒论》第317条通脉四逆汤方后注曰："病皆与方相应者乃服之。"余氏作为伤寒大家，在多个医案中强调"有是病即有是方"（阴斑热陷案、厥阴伤寒案）。从某种意义上来说，一个医生能否做到用药少而精，可反映其辨证论治的水平，不仅可以提高医疗质量，也是医德高尚的表现。余氏惟务求实，记录小方，必须传授而来或者亲身实验。病药相合，方证相对，药少而精，出神入化，起死回生。

（三）重视剂量和用法

小方剂量并不仅仅局限于是"分两少"，有用小剂量的，如膈内生虫案，雄黄1.5g、花椒0.9g、藜芦1.5g，研细末，盐汤冲服，再以鸡羽搅喉探吐。也有用大剂量的，如痰痫桃叶探吐案以鲜桃叶500～1000g捣汁，和水灌之，再以鸡羽搅喉探吐。脱症案用东洋参60g，紫河车1副，煎浓汁服之。在辨证准确的前提下，以超乎寻常之剂量，荡涤邪实，匡复正气，拯救急危重症。重病果断用重剂，药少量重，单刀直入，方能救急。危候求速效，既适其时，又得其法。至于用法，除内服以外，尚如吐法、取嚏法、烟熏法、熏洗法、贴敷法、纳脐法、食疗法、当茶饮等，因病因证，随方而施。

（四）小方奇治也是平淡法

余氏强调，"病药相合"（湿痹案），药如猛将亦为"平淡之方"（戴阳案）。以四平八稳之方敷衍治病，达不到"一剂知，两剂已"之境界，此方非良方也，此医非名医也。中医没有神奇法，只有平淡法。平淡法，或者指治法平淡。小方已蕴含补阳法、补阴法、清法、温法、引火归元法、升降相因法、寒温并用法、吐法、熏洗法、内外并治法等，如加减进退，变换转化，即可衍生种种治疗大法，不可因小方而小视之。平淡法或者指药物常用，上述医案用药，如人参、西洋参、紫河车、王不留行、生附子、麝香、磁石、茯苓、桂枝、肉桂、苏木、菖蒲、蓖麻子、藜芦、童便等，均为常用药物；另如桃叶、梨、甘蔗、山芋、鸭、陈酒、米粥等，均为常用食品。平淡法或者指药物气味平淡，如茯苓、山芋、梨汁、甘蔗汁等甘淡，紫河车、人参、米粥甘温，西洋参、梨汁、甘蔗汁甘凉，童便甘苦咸。平淡法或者指处方用法平常，小方单方不外内服外用方法。

三、结语

古时医药不分家，医生知药，药师懂医，方可入行，故医者必知药。孙思邈《千金要方》曰："知针知药，固是良医。"余氏初以药业，后以医业，方效与不效，或师传，或目睹，或亲身经历。《余听鸿医案》小方单方医案超过20%，在名医医案中绝无仅有。其小方的方证相对、药物选择、处方法度、剂量核定、使用方法等临床经验，以及小方与大方的联合应用、变换转化，疾病的个体化治疗、小方的研究开发等，都值得我们借鉴。丁甘仁在《诊余集》序中云："吾吴医学之盛，甲于天下，而吾孟河名医之众，又冠于吴中。此不必远引古事，即证之吾友听鸿余君《诊余集》中而见矣！"

丁甘仁辨治咳嗽十三法

丁甘仁（1865—1926），名泽周。江苏省武进县孟河镇人。家世业医。师从马文清、马培之、丁松溪（为费伯雄门人）等，与汪莲石、余听鸿、唐容川、张聿青诸同道相互交流，系清末至民国时期"孟河医派"的重要人物。临床精于内、外、妇、幼、喉科及疑难杂症，治疗咳嗽手眼独到。其门生根据当年的门诊处方记录归纳整理有《丁甘仁用药一百十三法》（又称《丁氏套方》），兹基于本书相关内容，分析其治疗咳嗽13法以及辨证用药规律如下。

一、咳嗽辨治法

咳嗽是指肺失宣降，肺气上逆，咳吐痰液而言，为肺系疾病的主要症候之一。其既是肺系多种疾病的一个症状，又是独立的病症，即以咳嗽作为最主要症状的疾病。丁氏针对咳嗽的辨证论治，大致可分为下述13类，一法一方，亦精亦简。

（一）疏邪化痰法

肺主皮毛，风邪袭表，由毛孔而入肺络，肺气阻塞，病必兼见咳嗽多痰，治宜本法，宜疏邪宣肺化痰。方中荆芥、薄荷、紫苏梗、桑叶疏邪以达表。前胡、桔梗、苦杏仁、枳壳顺气以利肺；半夏、橘红化痰；赤茯苓淡渗以化湿。

荆芥4.5g，霜桑叶4.5g，法半夏9g，紫苏梗9g，前胡4.5g，橘红（盐水炒）18g，薄荷（后下）24g，玉桔梗3g，苦杏仁（去衣、尖，打）9g，枳壳（炒焦）6g，赤茯苓9g。

（二）祛风化痰法

此治风邪袭肺，咳嗽多痰之法。风性轻扬，易犯上焦，多袭口鼻，邪合于肺，引起咳嗽。故用前胡、牛蒡子疏风；苦杏仁、紫菀、枇杷叶宣肺祛痰；化橘红、浙贝母、竹茹化痰止咳；赤茯苓、冬瓜子化湿利气。

前胡4.5g，苦杏仁（去皮、尖）9g，紫菀（蜜炙）3g，牛蒡子（炒打）9g，浙贝母9g，赤茯苓9g，桑叶4.5g，化橘红3g，淡竹茹4.5g，冬瓜子（炒打）12g，枇杷叶（去毛）6g。

（三）辛凉疏解法

方中豆卷、薄荷、蝉蜕祛风透邪；前胡、苦杏仁顺气；竹茹、浙贝母化痰；桔梗开泄肺气；枇杷叶清肺热；枳壳宽中下气；茯苓淡渗利湿；本方治风温初起，邪热入侵肺卫之证。肺主卫，外合皮毛，温邪上受，首先犯肺，故见咳嗽。邪为温热而非寒气，故见口渴而不恶寒。邪由口鼻而入者，宜芳香化浊；由皮毛而入者，宜辛凉透表。本法为辛凉透表之法，至于芳香化浊之法，另当别论。

大豆卷9g，净蝉蜕（去翅、足，洗）3g，苦杏仁（去衣、尖，打）9g，薄荷头（后下）3g，前胡6g，浙贝母9g，冬桑叶4.5g，玉桔梗3g，淡竹茹4.5g，赤茯苓9g，枳壳（炒）6g，枇杷叶（去毛、包煎）9g。

（四）祛风清宣法

此泄风宣肺以止咳之法。蝉蜕、桑叶疏泄风邪；浙贝母、牛蒡子化风痰以止咳，桔梗、苦杏仁宣肺气以止咳，竹茹、橘红化顽痰以止咳；生梨润肺以止咳，瓜蒌皮清肺火以止咳。

橘红3g，赤茯苓9g，牛蒡子（炒打）9g，桔梗4.5g，蝉蜕（去头、足）3g，苦杏仁（去皮、尖）9g，瓜蒌皮9g，桑叶4.5g，冬瓜子（炒打）9g，浙贝母9g，淡竹茹（水炙）6g，生梨（去核）半枚。

（五）养阴清宣法

方中石斛养阴清热；芦根生津解热；青蒿、薄荷、蝉蜕、白茅根透表泄热；连翘、黑栀子清心解热；白薇、苦杏仁、竹茹、枇杷叶宣肺化痰清热；黄芩清内热；赤茯苓、六一散利水化湿。全方合甘寒以养阴，苦寒以清热，辛凉以宣散，故为“养阴清宣法”。

铁石斛9g，淡黄芩（炒）6g，黑栀子9g，青蒿9g，连翘（去心）9g，竹茹4.5g，薄荷（后下）1.5g，浙贝母9g，白薇4.5g，蝉蜕（去翅、足）3g，苦杏仁（去衣、尖，打）15g，六一散（包）15g，赤茯苓9g，白茅根（去心、节）15g，枇杷叶（去毛，包煎）3片。

（六）肃肺降气法

此治肺气上逆之法。《景岳全书·咳嗽》曰：“咳证虽多，无非肺病。”因肺主气，司呼吸，上连气道、喉咙，开窍于鼻，外合皮毛，内为五脏华盖，其气贯百脉而通他脏，不耐寒热，称为“娇脏”，易受内外之邪侵袭而为病，病则宣肃失常，肺气上逆，发为咳嗽。方用紫苏子、苦杏仁、旋覆花、赭石降气；半夏、橘红化痰；枇杷叶、冬瓜子顺气止咳；紫菀、款冬花润肺止咳；钟乳石降逆止咳，茯苓、薏苡仁化湿。

紫苏子（打）9g，甜杏仁 9g，款冬花（蜜炙）9g，旋覆花（绢包）9g，橘红 3g，紫菀（蜜炙）4.5g，赭石（煅）9g，姜半夏 9g，钟乳石（制研）9g，生薏苡仁 15g，冬瓜子（炒打）9g，白茯苓 15g，枇杷叶（去毛、包煎）3 片。

（七）清热补肺法

此治肺热上盛，损伤血络，而致咳嗽吐血之法。方用北沙参、石斛润肺降气；阿胶、蛤壳、藕汁益肺止血；甜杏仁、瓜蒌皮降泄肺气；川贝母、竹茹、马兜铃化痰止咳；茯神宁心；梨汁润肺生津。润肺、化痰、止咳亦均有益于止咯血。

北沙参 12g，川贝母（去心）9g，瓜蒌皮 9g，石斛 12g，甜杏仁（去皮、尖）9g，竹茹（姜汁炒）9g，阿胶珠（蛤粉炒）9g，马兜铃 6g，茯神 12g，蛤壳（煅）15g，鲜藕汁（冲）1 匙、鲜梨汁（冲）1 匙。

（八）温药和解法

此温解肺寒咳嗽之法。寒咳冬季多发，其他季节间或发之。每因骤感风寒，邪袭皮毛，内合于肺，清肃之令不行，发为咳嗽。《症因脉治·伤寒咳嗽》曰："伤寒咳嗽，音时令寒邪袭皮毛，内入于肺，不得外伸。"方用五味子、干姜温肺；白术、炙甘草、大枣温脾；桂枝和营；半夏、橘红、苦杏仁、浙贝母化痰；紫菀、款冬花泄肺止嗽；茯苓化湿。

桂枝 9g，白术（炒焦）9g，橘红（盐水炒）3g，五味子（焙）1.8g，姜半夏 9g，苦杏仁（去衣、尖，打）9g，干姜 3g，炙甘草 3g，浙贝母 9g，紫菀（蜜炙）4.5g，云苓 9g，款冬花（蜜炙）9g，大枣（去核）3 枚。

（九）开肺清音法

此治肺气壅塞，咳痰不爽，音声不扬之法。外邪袭肺，气道受遏，肺气壅塞，以致肺实不鸣。方用蝉蜕、凤凰衣、射干清咽扬音；胖大海化痰扬音；桔梗开肺扬音；苦杏仁、马兜铃降气，桔梗、浙贝母、竹茹、牛蒡子化痰止咳；桑叶泄风；赤茯苓渗湿。肺气开，风痰降，音声自扬。

桔梗 3g，桑叶 4.5g，大贝母 9g，凤凰衣 4.5g，胖大海（后下）9g，苦杏仁（去衣、尖，打）9g，蝉蜕 4.5g，射干 4.5g，牛蒡子（炒、打）9g，橘红（盐水炒）3g，马兜铃（蜜炙）4.5g，鲜竹茹 4.5g，赤茯苓 9g。

（十）清金祛痰法

方中苦杏仁、桑叶泄风；桃仁化瘀排脓；竹茹、贝母化痰；瓜蒌皮、冬瓜子宽胸；丝瓜络清络热；海蛤壳消肿化痈，润肺宁嗽；金丝荷叶宁嗽下痰，温肺散寒；芦根清肺泄热，以治肺痈，其效甚著（金丝荷叶，疑为金钱草，治肺痈有效）。

苦杏仁（去衣、尖，打）9g，蛤壳（打，先煎）18g，桃仁（去衣、尖，打）9g，浙贝母 9g，竹茹 6g，瓜蒌皮 9g，桑叶 4.5g，丝瓜络（水炙）9g，薏苡仁 24g，鲜芦根（去节）30g，冬瓜子（打）9g，金丝荷叶 15g。

（十一）扶土化痰法

此治湿痰壅盛之法。脾虚失运则精微不化，痰湿内生，上壅于肺，脾气虚衰，肺气亦馁，致成咳嗽。方用白术、山药扶土以化湿；炙甘草、大枣扶土以安中；茯神、薏苡仁淡渗利湿；谷芽和胃，安扶中土；再用半夏、浙贝母、橘红、甜杏仁以助之，共奏化痰之功。

山药（土炒）9g，制半夏 9g，盐橘红 3g，白术（土炒）9g，甜杏仁（去皮、尖）9g，茯神 12g，炙甘草 3g，浙贝母 9g，焦谷芽 15g，炒薏苡仁 21g，冬瓜子（炒）12g，大枣 3 枚。

（十二）培土生金法

此补脾扶肺即培土生金之法。咳嗽日久，脾土渐虚，治宜补脾益气以生金。方用党参、山药、白术、茯神以益气健脾；谷芽、糯稻根须开醒胃气；橘红、贝母化痰；苦杏仁、冬瓜子顺气；佩兰芳香化湿。又：凡外感、内伤等各种原因导致肺失宣降而气上逆的，均可发为咳嗽。风寒暑湿燥火六淫之邪犯肺，皆令人咳，且多为急性咳嗽。因肺主气，外合皮毛，开窍于鼻。一旦外邪侵袭皮毛或由鼻窍上受，皆令肺失宣降，痰液滋生，壅遏气道，发生咳嗽。肺为脏腑之华盖，肺虚日久或其他脏腑之病累及于肺，均能成咳，且多为慢性咳嗽。《素问·咳论》曰："五脏六腑，皆令人咳，非独肺也。"大体上，外感咳嗽多兼表证，宜疏风驱邪，邪去则病已；内伤咳嗽，则不可徒用治肺，宜详查病机，兼治诸脏。治咳嗽又要注意新、久、虚、实。新咳多实，久嗽多虚。邪实宜轻疏，取轻清上浮，轻可去实之意。一般来说，外感咳嗽，病从新得，发病虽急，病根尤浅，治若得宜，奏效较快；内伤咳嗽，病因脏气失调，病势较深，多成慢性反应反复发作，疗效较缓。

潞党参（土炒）9g，炙甘草3g，川贝母（去心）9g，焦白术（土炒）9g，茯神9g，甜杏仁9g，山药（土炒）9g，炒谷芽15g，盐橘红3g，佩兰梗6g，冬瓜子（炒，打）9g，糯稻根须（洗）9g。

（十三）降气纳气法

此治肺肾两亏，气不摄纳而喘咳之法。肺为气之主，肾为气之根。若肾元亏损，气失摄纳，则上逆为咳嗽气喘。方用党参、茯神益气；补骨脂、核桃仁补肾；干姜温中；五味子敛肺气；牡蛎祛痰止咳；紫苏子、甜杏仁、旋覆花降气；半夏、橘红、川贝母化痰；枇杷叶顺气止咳；都气丸（即六味地黄丸加五味子）益肾敛肺，方中既用五味子，则都气丸应改用六味地黄丸，否则去五味子可也。

潞党参9g，牡蛎（煅）15g，盐橘红3g，紫苏子（打）9g，核桃仁（去油）9g，川贝母（去心）9g，干姜3g，补骨脂9g，甜杏仁（去衣、尖）9g，五味子3g，旋覆花（绢包）9g，法半夏9g，抱木茯神9g，枇杷叶（去毛，包煎）3片，都气丸（绢包）15g。

二、用药特点

总览咳嗽13方，丁氏用药亦别具一格。

（一）外感内伤，法随证立，方从法出

丁氏治疗咳嗽十三法，遣方组药依据各不相同。咳嗽首分外感、内伤，肺为娇脏，外感邪气首当犯肺，肺气失宣，肺气上逆，发为咳嗽，咳嗽由肺而及他脏，故以肺为本；而内伤咳嗽则由他脏及肺，故以他脏为本、肺为标。外感咳嗽一般为急性咳嗽，内伤咳嗽为慢性咳嗽，新病咳嗽也可转为慢性咳嗽。急则治其标，缓则治其本。治疗外感咳嗽，咳嗽初期，咳而不爽、鼻窍不利者，侧重于宣，选用宣肺化痰药，如杏仁、桔梗、紫菀、枇杷叶等；外邪入里化热，出现痰热郁肺者，着重于清，选用清热化痰药，如竹茹、黄芩、瓜蒌皮等；邪气去大半而咳嗽不止，或体虚久咳者宜润，选用润肺止咳药，如石斛、梨汁、胖大海等。肺热伤络，迫血妄行，发为咳血，益肺兼止血，如阿胶、海蛤壳、藕汁。

咳嗽的病变主脏在肺，与脾有关，久病则及肾，邪气犯肺，肺气上逆而发为咳嗽，肺在五行属金，脾在五行属土，土生金，肺主气，脾主运化，肺气有赖于脾所运化的水谷精微以充养，在治疗咳嗽时，加入健脾利湿药增强脾胃之气来达到培土生金，增强肺气宣发肃降功能之用，同时还增强机体对病邪的抵抗能力，祛邪外出；还提高机体对于水液输布的功能，化散分消肺内及全身的痰饮水湿之邪，如黄芪、白术、党参、茯苓等。"肺为气之主，肾为气之根"，"肾主纳气"，肾精充足，才能使之下纳于肾；若肾精亏损，不能助肺纳气，则出现肾虚咳嗽，宜补益肺肾，选用益气敛肺及补肾，如山药、补骨脂、党参、茯神、五味子等。

（二）药物选择，不离于肺，亦不止于肺

丁甘仁治疗咳嗽病症时，无论是外感内伤，还是新久虚实咳嗽，基本皆用止咳化痰类及健脾益气利湿类药物，如半夏、橘红、贝母、桔梗、杏仁、茯苓、茯神、薏苡仁、白术等药。张景岳云："咳证虽多，无非肺病。"咳嗽病位在肺，《素问·咳论》曰："五脏六腑，皆令人咳，非独肺也。"咳嗽致病，不离于肺，亦不止于肺。且痰为贯穿咳嗽整个病程的病理产物，"脾为生痰之源，肺为贮痰之器"，遂在应用止咳化痰药的基础上，兼用健脾益气利湿药物，在咳嗽发作期时可增强体内正气协助驱邪外出，缓解期时提高机体的免疫力，即"正气存内，邪不可干"。此外，丁氏治疗咳嗽时喜用理气化痰类药物，如枇杷叶、紫苏子、杏仁、旋覆花、赭石等药。咳嗽由肺气失宣，肺气上逆所致，当降肺气；痰易阻滞气血运行，影响水液代谢，进一步影响肺、脾、肾等脏腑的生理功能，易发生变证，理应理气化痰。外感咳嗽当用解表类药物，内伤咳嗽根据内伤脏腑加用健脾、补肾等药。丁氏治疗咳嗽亦分寒热，“热者寒之，寒者热之”，属阴、属寒者用温性、热性药，属阳、属热者用凉性、寒性药。肺为清虚之脏，喜润恶燥，与秋气相通，秋季易见肺燥之证，可加润肺药物。

（三）药物配伍，相辅相成，或相反相成

丁氏在上述治疗咳嗽所用方药中，亦可见大量药对。如橘红、半夏相须为用，二者均为辛温之品，半夏属化痰药，橘红属行气药，相辅相成，燥湿理气祛已生之痰，健脾渗湿杜生痰之源，亦体现了治痰先理气、气顺则痰消之意。如桔梗与杏仁，二药均入肺经，桔梗开宣肺气，杏仁长于降泄上逆之肺气，一宣一降，以复肺气之宣降，宣肺导滞而止咳，通肺气利咽喉，润肺清燥，无论风寒风热，均可配伍使用。再者，紫菀与款冬花，二药相须为用，性温而不热，质润而不燥，辛散苦泄，均归肺经走气分兼入血分，长于宣通痰壅而润肺燥，以达止咳定喘之功，合用祛痰力更强，可用于咳嗽痰多、肺虚久咳等多种咳喘证。

三、医案举例

（一）下虚上实喘咳案

屈左，痰饮咳嗽已有多年，加之遍体浮肿，大腹胀满，气喘不能平卧，腑行溏薄，谷食衰少，舌苔淡白，脉象沉细。此脾肾之阳式微，水饮泛滥横溢，上激于肺则喘，灌溉肌腠则肿，凝聚膜原则胀，阳气不到之处，即是水湿盘踞之所，阴霾弥漫，真阳埋没，恙势至此地步，已入危险一途。勉拟振动肾阳，以驱水湿，健运太阴，而化浊气，真武、肾气、五苓、五皮合黑锡丹，复方图治，冀望离照当空，浊阴消散，始有转机之幸。熟附子块 6g，生白术 9g，连皮苓 12g，川桂枝 2.4g，猪苓 6g，泽泻 6g，陈皮 3g，大腹皮 6g，水炙桑白皮 6g，淡姜皮 1.5g，炒补骨脂 15g，陈葫芦瓢 12g，黑锡丹（吞服）3g，济生肾气丸（清晨另吞）9g。二诊：前方已服五剂，气喘较平，小溲渐多，肿亦见消，而大腹胀满，纳谷不香，咳嗽夜盛，脉象沉弦，阳气有来复之渐，水湿有下行之势，既见效机，率由旧章。原方去黑锡丹，加冬瓜皮 60g，煎汤代水。

按：此治肺脾肾亏，气不摄纳而喘咳之降气纳气法。化裁真武、肾气、五苓、五皮合黑锡丹，复方图治。下虚上实，治上焦为主，亦重药轻投。

（二）悬饮咳嗽案

阮左，酒湿伤脾，脾失健运，水谷入胃，不生津液，化为痰饮。饮射于肺则咳嗽泛吐，饮流胁下，则胁肋引痛。胁乃肝胆之位，饮气在胁，则肝气怫郁，此悬饮也，仿仲圣治饮不治咳之例。炙紫苏子 15g，葶苈子（炒研）3g，水炙桑白皮 6g，全瓜蒌（切）12g，姜半夏 6g，橘红 3g，茯苓 3g，白蒺藜 9g，川郁金 4.5g，枳椇子 9g，椒目 20 粒，生姜 2 片。

按：此悬饮咳嗽也。《金匮要略·痰饮咳嗽病脉证并治》曰：“治饮不治咳，当以温药和之。”以温药和解，泻肺饮，理肝气，健脾胃，此古法也。

四、结语

咳嗽是临床上常见的一种病症，其病因病机复杂多变，易成慢性疾病，也是临床上的一大难题。“内科难治咳。”尽管咳嗽治法繁多，仍然不能尽临床所用。丁氏在治疗咳嗽上，精于审证，探求病因，遣药组方，亦精亦简，临床经验颇丰，值得我们学习、继承和发扬。

孟河医派临床用药特点探讨

明末清初，孟河医派和吴门温病学派并称于世，当时称为叶、孟二派；道光年后，以费伯雄、马培之为首的孟河医派已是举世闻名；清末民初，以费、马、巢、丁四家为代表的孟河医派更是独树一帜，屹立于医学潮流之端，享有“吴中医学甲天下，孟河名医冠吴中”的美誉；秦伯未、章次公、程门雪、黄文东、张伯臾、丁光迪、陈大舜等当代名老中医均为孟河医派的传人。而孟河医派影响深刻而长远具有多方面原因，其中最重要的原因还是孟河医派的学术思想有其鲜明的特色。孟河医家重视经典的学习，师古而不泥古，治法和缓醇正，用药轻灵，顾护脾胃。

一、和法缓治

在长期的临床实践中，孟河医派逐渐形成了“和法缓治”的用药风格，其“和法”是指用性能平和的药物调和机体正气，解除病邪，以达到扶正祛邪的目的；“缓治”是指治疗用药不求急功，缓慢图治，以复根本。最早是费伯雄提出“和法缓治”，《医醇賸义·自序》曰：“夫疾病虽多，不越内伤外感，不足者补之，以复其正；有余者去之，以归于平。是即和法也，缓治也。”费伯雄认为，《内经》中所说的“毒药治病去其五，良药治病去其七”也正是和法缓治的精义所在，但“求其纯粹以精，不失和缓之意者，千余年来不过数人”。在费氏的著作中曾记载了一位因肝气过旺、脾胃受克而导致饮食减少、胃部不适的患者。被前医误以仲景之法，施用承气汤，药用芒硝、大黄各七八分，厚朴、枳实各五六分。费氏对此颇为不满，并指出：“三承气汤，有轻有重，原为胃实大症而设，故用斩关夺门之法，救人于存亡危急之秋，非可混施于寻常之症也。”他对前医所讲的“重药轻投”理论也大加批评，并认为“以脾胃不和之小恙，而用此重剂，谓为重药轻投，殊不知重药既可轻投，何不轻药重投，岂不更为妥当乎”？本来是寻常轻浅之证，只因为医家自负重名，若用“寻常方法，不见出色，故小题大做，以自炫其奇，”从而造成病情延误。费氏对于这种舍本逐末的不良风气深恶痛绝，他说“天下无神奇之法，只有平淡之法，平淡之极乃为神奇；否则眩异标新，用违其度，欲求近效，反速危亡，不和缓故也。”为了纠正这种医界的陈规陋习，费氏特以《医醇》为其著作定名，意在阐明医道当以醇正、和缓为宗旨。认为“所谓醇正，在义理之得当，而不在药味之新奇”。并在著作中特别记载一妊娠 8 个月的患者，因气郁阻中，暑风外迫，猝然发厥，神昏不识，目闭口噤，时时齘齿，柔痉不止，卧不着席。根据《金匮要略》“痉为病，胸满口噤，卧不着席，脚挛急，必齘齿，可与大承气汤”的条文，费氏认为“当此厉病，断难用大承气法，然不用承气，症属难挽”。终以大承气汤配伍朝鲜参、丹参、盐水炒杜仲、陈仓米、当归等扶正之品，药尽 1 剂，“胎未动，诸症悉退”。此时的大承气汤即为醇正之品。邹燕勤教授为孟河学派第四代传人，其继承了“和法缓治”的孟河学术思想，并将其灵活运用于慢性肾衰竭的治疗中，认为在慢性肾衰竭早、中期运用益肾健脾补气、活血和络泄浊法辨治，临床疗效较好。其特点表现在能明显减轻甚至消除患者的临床症状，并使肌酐、尿素氮及血色素等指标较前有不同程度的改善，明显地提高了患者生活质量以及延缓慢性肾衰竭的进程。宗扶正祛邪之原则，用平补缓泻之法治疗慢性肾衰竭。选用土炒白术、生地黄、川芎、制大黄各 10g，桑寄生、续断各 15g，萹蓄、丹参、积雪草、土茯苓各 20g，生黄芪、薏苡仁、云茯、车前子各 30g，生牡蛎 40g，山茱萸 6g，益肾健脾补气，活血和络泄浊，用药也是平补缓泻，补而不滞，滋而不腻，温而不燥，祛邪不伤正，缓缓而治，从而延缓慢性肾衰竭发展的进程。张志坚将费老创制的后辛汤灵活运用于内伤杂病的治疗。其认为后辛汤组方药味少，剂量轻，平淡轻灵而有效，贯穿了费伯雄和法缓治的学术思想。方中柴胡疏肝解郁，栀子清热泻火（姜汁炒后寒性减），二味和用，可清散肝胆气分郁热；郁金凉散，当归温通，合则养血活血，行气滞而散瘀结；配伍合欢花、茯苓之安神解郁，益脾祛湿；加用陈皮、枳壳、佛手之行气祛湿，消痰宽胸。方中重用刺蒺藜，取其疏肝郁而下气，宣肺窒以散风，明眼目，理胁痛的多种功效。但理气药香燥辛热，多投有助胀耗液之嫌。故费氏之方，用药少而剂量轻，且配伍当归养血柔润，以制其刚，诸药合用，共奏疏肝利胆，清解郁热，和胃畅中，安神宁心之功效；达到轻扬和解，邪去正安的目的。

二、用药轻灵

以和法缓治为宗旨，孟河医家临证立法用药时，多以平淡轻灵见长，醇正一归。轻灵指药性平淡，药力缓和且用量较轻，所选药物既能发挥治疗作用，又无留邪伤正之虑；醇正指用药不为炫奇、猛峻求功，而在义理得当。费伯雄释云：但轻淡求醇，决非不求有功，但求无过。“若仅如此，是浅陋而已矣，庸劣而已矣……如仲景三承气汤，颇为峻猛，而能救人于存亡危急之时，其峻也，正其醇也。”通观费伯雄自制近二百首方剂，其中所选药物绝大多数是药性平和之品，而且剂量也普遍较轻，遵循药轻性平、不失和缓的制方准则。用药轻灵平正，即使遇危难重症，遣方仍不离平淡，不为炫奇猛峻求功，而于平淡中显神奇。所谓平淡之法，实即辨证实施的基本大法，此乃为医者必须娴熟掌握、悉化成心的醇正归一法则，只有深谙《灵》《素》理、法、意之精髓，融会贯通，才能在纷杂瞬变的病情面前做到出奇制胜，执简驭繁。虽治法用药看似平淡，却效若桴鼓，力挽沉疴，达到神奇的境界。费氏的大量临证验案也诠释印正了这一学术观点：平淡致精，奇出于中，“平淡之极，乃为神奇”。在《医醇賸义》中费伯雄亦多次提到了用药上应和法缓治。如《医醇賸义·重药轻投辨》中的病例：一患者因“中脘不舒，饮食减少”前来就诊，他医用仲景之“承气汤，硝与黄各七八分，朴与实各五六分”后患者反而病情加剧，遇伯雄，则投其自制的“抑木和中汤（蒺藜 4 钱、郁金 2 钱、青皮 1 钱、广皮 1 钱、茅术 1 钱（炒）、厚朴 1 钱、当归 2 钱、茯苓 2 钱、白术 1 钱、木香 5 分、砂仁 1 钱、佛手 5 分、白檀香 5 分）”，三剂即痊愈。随后费伯雄说“盖三承气汤，有轻有重，原为胃实大症而设，故用此重剂，彼盖以大手笔自居，又恐药力太猛，故将重药减轻，用如不用，免得力减败坏，以巧为藏身耳。殊不知重药即可轻投，何不轻药重投，岂不更为妥当乎?”丁甘仁在学术上亦主张和、缓，其认为“和则无猛峻之剂，缓则无急增之功”。在用药处方上，多以轻灵见长，习惯用佩兰、藿香芳香化湿，选泽泻、薏苡仁、滑石、茯苓皮健脾利湿，用金银花、青蒿、连翘、淡竹叶清热，选用砂仁、白扁豆、枳壳、豆蔻调胃和中。所用药量极轻，多则三钱，少则五分，生姜加一片，荷叶取一角，中病即止。更在临诊中强调三点，一是要估计患者体质的强弱；二则要酌量病情的轻重缓急；三是对患者的饮食嗜好、居处习惯等也要作适当的考虑。丁光迪先生在治疗晨泄时，擅长使用以羌活胜湿汤化裁的升阳止泻汤（柴胡 5g、炙升麻 5g、羌活 10g、独活 10g、防风 10g、藁本 10g、苍术 10g、陈皮 5g、茶叶 1 方（或荷蒂 3 个）、炙甘草 4g）加减，方中风药为主，用量轻取，认为升清微微得汗，而使阳气升腾，脾气来复，泄泻则可痊愈，这也正是用药轻灵的体现。

三、顾护脾胃

和法缓治不仅要“用药轻灵”，而且要“顾护脾胃”。“用药轻灵”与“顾护脾胃”彼此相辅相成。用药轻灵则能顾护脾胃，而顾护脾胃在很大程度上需要用药轻灵来体现。如临证时，孟河医家常根据病者的脾胃纳运情况来表现病情的深浅进退。故在组方用药中，轻药味淡，重投不猛，不违法度，使脾胃充分吸收，方可发挥其疗效。费绳甫治病兼取丹溪、东垣二家之长，认为对于虚劳病宗丹溪阳常有余，阴常不足说，但避免应用苦寒伤阳之药。遇有脾胃亏虚，则可用培土生金法，宗东垣补土学说，须慎用升提燥烈伤阴药。并认为，东垣虽重脾胃但偏于温补脾阳，清初医家吴师朗补脾补阴法，实能补东垣不足。丹溪虽善补阴，尤重在补肾阴，但弊在苦寒滋腻。惟必须胃气调和，若胃气不和，则滋补肾阴徒令凝滞，温补脾阳反劫胃阴。费伯雄在治疗虚劳病中亦强调脾胃的重要作用，认为劳病“初起气血尚盛，虽日日劳之，而殊不自知；迨至愈劳愈虚，胃中水谷之气，一日所生之精血，不足以供一日之用，于是营血渐耗，真气日亏”而现各症，因此在调治肺劳、心劳、肝劳、肾劳之时亦不忘时时顾护脾胃。如治肺劳之益气补肺汤中以人参、薏苡仁、茯苓、糯米健脾；治心劳之宅中汤中以黄芪、人参、茯神健脾；治肝劳之加味扶桑饮以陈皮、茯苓健脾。颜亦鲁主张脾胃为机体升降枢纽，强调脾统四脏，脾胃既为后天之本，又为百病之源。临床注重凡病从湿从痰辨证，从脾胃论治。尝谓：湿、痰为患，上至巅顶，下至涌泉，随气升降，周身内外皆到，五脏六腑俱有，湿与痰表现虽异，但病源则一，均与脾胃失运有关。临证习用升提中气、健脾益气、燥湿健脾、消导健脾、温中健脾等法则治疗多种临床杂病，用药上擅长发挥苍白二术的效用，被称誉为“苍白术先生”。孟河传人黄文东，在论治久病体虚，气血亏虚的患者时，常常告诫门人说：“注意照顾脾胃，切忌妄施克伐，或进大剂腻补。”处方宜以轻灵巧为主，即在使用补药的同时，酌加陈皮、木香灵动之品，以助脾的运化，从而起到补而不滞的作用，更利于机体对补益药物的吸收。唐存祥传自于马培之一脉。曾治疗一以“眩晕，眼不能睁，频繁呕吐”为主症的女性患者，其舌质淡，苔薄白腻，脉滑实，左脉稍弦。根据舌脉及临床表现唐氏辨证为痰浊中阻，清阳不升，胃失和降。予以处方：苍术、法半夏、云苓各12g，赭石20g，天麻15g，2剂痊愈。临床中，处方药味多不出10种，药量较轻，此即孟河医派处方精髓，即处方轻灵，于平淡中见奇效。且在治疗中注意顾护脾胃，重视脾胃中枢的正常运转。

四、结语

孟河医家潜心经典，师古而不泥古，不断地求新、发展，博采众长，融合各家之医学思想以辨证为宗，治法灵活多变，用药和缓醇正，顾护脾胃。孟河医派之后继学者继承并以将其发扬壮大为己任。可见，中医学理论是孟河医派产生的土壤，而孟河医派在继承和创新的过程中推动了中医学的发展，作为一个对近现代中医发展有着深远影响的医学流派，其学术思想有待于我们更进一步研究总结。

参考文献

[1] 王之政原著. 秦伯未编. 清代名医医案精华·王九峰医案［M］.2版. 上海：上海科学技术出版社. 1981：273.
[2] 王之政原著. 蒋宝素抄本. 李其忠，张挺点校. 中医古籍珍稀抄本精选（十三）·王九峰医案［M］. 上海：上海科学技术出版社，2004：32-33.
[3] 王之政原著. 秦伯未编. 清代名医医案精华·王九峰医案［M］.2版. 上海：上海科学技术出版社，1981：282.
[4] 王之政原著. 秦伯未编. 清代名医医案精华·王九峰医案［M］.2版. 上海：上海科学技术出版社，1981：290.
[5] 王之政原著. 王硕如编. 邹鹤瑜抄本. 明清中医临证小丛书·王九峰医案［M］. 北京：中国中医药出版社，2007：59，82.
[6] 王之政原著. 王硕如编. 邹鹤瑜藏本. 明清中医临证小丛书·王九峰医案［M］. 北京：中国中医药出版社，2007：133.
[7] 邱祖萍. 试论反治法［J］. 黑龙江中医药，1986，(04)：14-15+57.
[8] 谢鸣. 辨真假与反治法析疑［J］. 成都中医学院学报，1993，(01)：1-4.
[9] 董洪飞. 通因通用法探寻及代表方芍药汤配伍特点分析［J］. 中医研究，2016，29 (05)：51-53.
[10] 刘祖贻，孙光荣. 中国历代名医名术［M］. 北京：中医古籍出版社，2002：1080-1106.
[11] 闫世德. 中国古代的宫廷医学及其历史意义［J］. 中医药信息，1998，(04)：4-6.
[12] 任昉. 明代常熟医学与宫廷医学——以明常熟医学训科李原墓志为线索. 见：故宫博物院. 明清宫廷史学术研讨会论文集（第1辑）［M］. 第1版. 北京：紫禁城出版社，2011.
[13] 夏逸群，张成博. 明代医药机构设置与世医制度浅析［J］. 山东中医药大学学报，2013，37 (02)：143-144.
[14] 陈可冀，周文泉，江幼李. 清代宫廷医疗经验的特点［J］. 故宫博物院院刊，1982，(03)：19-22+18.
[15] 张霆. 费伯雄制方用药规律发微［J］. 江西中医药，2006，(11)：14-15.
[16] 欧志斌，颜晓静，曹震，等. 费伯雄养生防病学术思想研究［J］. 中医药导报，2017，23 (07)：57-59.
[17] 王金亮. 百病皆生于气，调气为治病之本［J］. 中国中医药报，2017，8 (25)：4.
[18] 罗伟康. 基于和解与和法本质论和解剂的新归属［J］. 世界最新医学信息文摘，2016，16 (76)：200-201.
[19] 费伯雄. 医醇賸义［M］. 北京：人民卫生出版社，2006.
[20] 李学军，邹竟飞，宗方霞. 费伯雄论治痰饮病特色浅析［J］. 中国医药导报，2009，30 (6)：158.
[21] 刘中良，沈小珩. 从费伯雄内伤咳嗽辨治思路探讨肺癌咳嗽的治疗［J］. 中医学报，2015，1 (30)：10-13.
[22] 胡海雁，丛艳，李金萱. 费伯雄辨治脾胃规律研究［J］. 甘肃中医，2011，6 (24)：17-18.
[23] 陈传，顾培华. 费伯雄治肝法探要［J］. 河南中医，2003，23 (4)：19-20.
[24] 邹丹. 孟河医派费氏治咳临证经验传承研究［J］. 江苏中医药，2016，48 (12)：70-72.
[25] 刘旭辉. 孟河四家治肺系病证方药规律分析［D］. 南京：南京中医药大学，2015.
[26] 刘光华，艾华，吴振起.《内经》疟病源流［J］. 中国中医基础医学杂志，2006，12 (1)：17.
[27] 巢崇山. 集孟河四家医案医话［M］. 太原：山西科学技术出版社，2008.
[28] 周毅萍，何新慧.《临证指南医案》疟疾辨治探析［J］. 上海中医药杂志，2008，42 (10)：60-62.
[29] 林明欣，朱建平，张荫. 中医治疗疟疾之理论争鸣［J］. 中华中医药杂志，2015，30 (11)：3821-3823.

[30] 李海峰，曹凌坤.《内经》与现代对“疟”认识的比较 [J]. 上海中医药大学学报，2004，18 (1)：11-13.
[31] 朱雄华，蔡忠新，李夏亭，等. 孟河四家医集 [M]. 南京：东南大学出版社，2006：436-437.
[32] 刘如秀，刘宇，汪艳丽，等. 当归的药理作用 [J]. 西部中医药，2014，27 (11)：153-156.
[33] 朱雄华，蔡忠新，李夏亭，等. 孟河四家医集 [M]. 南京：东南大学出版社，2006：1.
[34] 武建设. 巢崇山临证拾遗 [J]. 山东中医杂志，2013，32 (02)：125-126.
[35] 贺桐孙按. 贺季衡医案 [M]. 北京：中国中医药出版社，2013：368.
[36] 李晓寅，陆海峰，俞欣玮. 缪希雍白芍平肝法浅析 [J]. 江西中医药大学学报，2014 (02)：21-22.
[37] 苏子镇，程杰，韩鑫冰，等. 孟河名医贺季衡用药特色探析 [J]. 江苏中医药，2016 (07)：6-9.
[38] 谢东宇，武建设. 孟河名医贺季衡脾胃学术思想浅介 [J]. 山东中医药大学学报，2011 (05)：428-430.
[39] 许济群. 贺季衡医案简介 [J]. 南京中医学院学报，1989 (02)：20-23.
[40] 邓学嫁，张元凯. 邓星伯临证医集 [M]. 上海：上海科学技术文献出版社，2002：25-37.
[41] 吴秋霞. 肝硬化腹水古代医论辨析 [J]. 中医临床研究，2017，9 (15)：46-48.
[42] 余听鸿. 余听鸿医案 [M]. 上海：上海科学技术出版社. 1963：1-94.
[43] 周凤梧. 谈组方法度及其加强小方研究应用的意义 [J]. 江苏中医药，1997，18 (10)：3-5.
[44] 侯敬舆校. 丁甘仁用药一百十三法（丁氏套方）. 上海：上海医药指南，1941.
[45] 丁甘仁. 丁甘仁医案 [M]. 北京：人民卫生出版社，2007.
[46] 李明. 兼收并举，和而不同——孟河医学特色探析 [J]. 中华中医药学刊，2012，30 (4)：820-821.
[47] 张琪，曹震. 孟河医派学术思想特色探析 [J]. 江苏中医药，2007，39 (4)：16-18.
[48] 费伯雄. 医醇賸义 [M]. 南京：东南大学出版社，2006：14.
[49] 朱雄华，蔡忠新，李夏亭，等. 孟河四家医集 [M]. 南京：东南大学出版社，2006：14，15，33-38.
[50] 姚卫海，曲剑华. 费伯雄医学思想初探 [J]. 北京中医，2006，25 (9)：542-545.
[51] 李明. 孟河儒医费伯雄及其学术特色浅析 [J]. 中国中医基础医学杂志，2012，18 (9)：939.
[52] 朱晓雷，仲昱. 邹燕勤治疗慢性肾衰竭之孟河学术思想探讨 [J]. 江苏中医药，2016，48 (2)：20-22.
[53] 苏英，刘斌，张志坚. 张志坚后辛汤和法缓治内科杂病 [J]. 实用中医内科杂志，2013，27 (12)：4-5.
[54] 单德成，赵小平. 孟河医派的形成和发展探讨 [J]. 中国中医基础医学杂志，2010，16 (5)：364-366.
[55] 朱雄华，蔡忠新，李夏亭，等. 孟河四家医集 [M]. 南京：东南大学出版社，2006：15，6，391，410，1274.
[56] 史晓，杜修东. 孟河医派的研究意义与特点 [J]. 中医药文化，2009，(1)：33-35.
[57] 李夏亭，丁一谔. 孟河医派的主要学术思想和特色探析 [J]. 中国中医药现代远程教育，2007，5 (9)：5-7.
[58] 陈锐. 丁光迪晨泄治验 [J]. 中国社区医师，2011，48 (10)：20.
[59] 赵艳，朱建平. 费伯雄临证及治方特色 [J]. 世界中西医结合杂志，2011，6 (4)：332.
[60] 唐存祥. 浅论孟河医派处方思想 [N]. 中国中医药报，2010-3-25 (004).

附录　陈大舜中医药学相关出版物索引

一、获奖成果

1. “《英汉双解常用中医名词术语》”，荣获 1983 年全国优秀科技图书奖。
2. “阴阳互济及其组方治疗 2 型糖尿病的临床与基础研究”，荣获 1999 年湖南省科技进步三等奖。
3. “牛角地黄冲剂治疗 ITP 的临床与实验研究”，荣获 2000 年湖南省科技进步二等奖。
4. “王清任分部治瘀理论及逐瘀三方的比较研究”，荣获 2000 年湖南省科技进步三等奖。
5. 《中国历代医论选讲》，荣获 2000 年湖南省中医药科学技术进步奖二等奖；获 2001 年中华中医药学会全国中医药优秀学术著作三等奖。
6. “中西医结合专业临床课程教学内容建设”，荣获 2001 年湖南省高等教育省级教学成果二等奖。
7. “2 型糖尿病血管并发症的中医证实质及滋阴益气活血的临床与实验研究”，荣获 2005 年湖南省科技进步三等奖。
8. “2 型糖尿病中西医结合诊疗方案研究”，荣获 2008 年湖南省中医药科技奖二等奖；获 2008 年教育部科技成果（成果登记号：360－08－2K230106－06）。

二、学术著作

[1] 陈大舜. 中医各家学说（全国高等中医院校函授教材）[M]. 长沙：湖南科学技术出版社，1986：1－267.
[2] 陈大舜. 中医各家学说（中南五省中医学院教材）[M]，武汉：湖北科学技术出版社，1989：1－369.
[3] 陈大舜. 医易相通论 [M]. 长沙：湖南科学技术出版社，1993：1－277.
[4] 陈大舜. 历代名医医案选讲 [M]. 上海：上海中医药大学出版社，1994：1－193.
[5] 陈大舜. 中医学说之研究 [M]. 长沙：岳麓书社，1995：1－447.
[6] 鲁兆麟，陈大舜. 中医各家学说（高等中医院校协编教材）[M]. 北京：北京医科大学、中国协和医科大学联合出版社，1996：1－276.
[7] 陈大舜，周德生. 中医历代医论选讲 [M]. 北京：中国医药科技出版社，1997：1－560.
[8] 陈大舜，易法银，袁长津. 中医临床医学流派 [M]. 北京：中医古籍出版社，1999：1－330.
[9] 陈大舜. 陈大舜论医集 [M]. 北京：中医古籍出版社，2005：1－436.
[10] 陈大舜，贺又舜，帅学忠. 汉英双解常用中医名词术语 [M]. 长沙：湖南科学技术出版社，1983：1－763.
[11] 陈大舜，周德生. 最好的中医名著公开课——名师解读历代名医临床必读医论 [M]. 长沙：湖南科学技术出版社，2014：1－545.
[12] 胡方林，唐现莉，刘仙菊. 湖湘当代名医医案精华（第三辑）·陈大舜医案精华 [M]. 北京：人民卫生出版社，2016：1－171.
[13] 陈大舜，喻嵘. 中西医结合糖尿病学 [M]. 长沙：湖南科学技术出版社，2017：1－498.
[14] 周德生. 整合论治——陈大舜临床经验传承集 [M]. 长沙：湖南科学技术出版社，2020：1－358.

三、学术论文

[1] 陈松龄，陈大舜. 猪肤汤治愈一例音哑四月报告 [J]. 江苏中医，1966，(6)：37－38.
[2] 陈大舜. 对中医基础理论的发展方向提几点看法 [J]. 辽宁中医，1978，(4)：7－9.
[3] 陈大舜. “上病下治”验案数则 [J]. 广西中医药，1978，(3)：32－33.
[4] 陈大舜. 肝风（多动症）验案 [J]. 新医药学杂志，1978，(10)：17.
[5] 陈大舜. 五脏相关论 [J]. 辽宁中医，1979，(2)：1－4.
[6] 陈大舜. 论治肝风 [J]. 湖南中医学院学报，1979，(1)：6－10.

[7] 陈大舜. 验案二则 [J]. 广西中医药，1979，(3)：33-34.
[8] 陈大舜.《伤寒论》退黄六法 [J]. 新医药学杂志，1979，(6)：55-56.
[9] 帅学忠，陈大舜. 针刺治疗重症肌无力病例报告 [J]. 湖南中医学院学报，1980，(1)：84.
[10] 陈大舜. 类比与中医病因学 [J]. 成都中医学院学报，1980，(2)：10-13.
[11] 陈大舜. 对中医基础理论的有关问题再谈一点看法——兼答范长文同志 [J]. 辽宁中医杂志，1980，(4)：45-46.
[12] 陈大舜. 模拟与中医病因学 [J]. 辽宁中医杂志，1980，(5)：1-3.
[13] 翟岳云，陈大舜. 头发在中医诊断学上的价值 [J]. 辽宁中医杂志，1980，(8)：45-46.
[14] 陈大舜. 脉象图解 [J]. 贵阳中医学院学报，1980，(3)：52-59.
[15] 陈大舜. 张仲景对祖国医学的巨大贡献 [J]. 河南中医，1981，(1)：8-10
[16] 陈大舜. 中西医结合的研究概况（上）[J]. 贵阳中医学院学报，1981，(2)：58-63.
[17] 陈大舜. 中西医结合的研究概况（下）[J]. 贵阳中医学院学报，1981，(3)：56-57.
[18] 陈大舜. 桂枝去桂枝加茯苓白术汤新释 [J]. 河南中医，1981，(6)：6.
[19] 陈大舜. 中医理论课课堂教学的几点体会 [J]. 湖南中医学院学报，1982，(1)：39-41.
[20] 陈大舜. 成无己治伤寒之学初探 [J]. 河南中医，1982，(3)：13-15.
[21] 陈大舜. 孙思邈到底何时见到《伤寒论》的 [J]. 中医杂志，1982，(6)：79.
[22] 陈大舜. 略谈医学流派的产生时期 [J]. 湖南中医学院学报，1982，(2)：16-17.
[23] 陈大舜. 略论《太素》的学术价值 [J]. 辽宁中医杂志，1982，(11)：1-2.
[24] 陈大舜.《伤寒论》治厥九法 [J]. 湖南中医学院学报，1983，(2)：3-6.
[25] 陈大舜. 伤寒学派形成和发展中的三个关键人物（一）[J]. 辽宁中医杂志，1983，(7)：28-29.
[26] 陈大舜. 方有执与《伤寒论》[J]. 中医杂志，1983，(8)：80.
[27] 陈大舜. 伤寒学派形成和发展中的三个关键人物（二）[J]. 辽宁中医杂志，1983，(8)：34-35.
[28] 陈大舜.《伤寒论》温补并用法探讨 [J]. 湖南中医学院学报，1983，(3)：11-13.
[29] 陈大舜. 对《伤寒论》中汗法之研讨 [J]. 贵阳中医学院学报，1983，(3)：10-14.
[30] 陈大舜. 热病“三论”[J]. 辽宁中医杂志，1983，(10)：1-4.
[31] 陈大舜. 陈念祖治伤寒之学初探 [J]. 河南中医，1984，(1)：6-7.
[32] 陈大舜. 吴有性论瘟疫 [J]. 湖南中医学院学报，1984，(1)：15-18.
[33] 陈大舜. 瘟疫学说溯源 [J]. 中医杂志，1984，(6)：4-7.
[34] 陈大舜. 伤寒六病提纲辨析 [J]. 贵阳中医学院学报，1984，(3)：4-6.
[35] 陈大舜. 从《瘟疫明辨》探讨戴天章学术思想 [J]. 湖南中医学院学报，1984，(3-4)：9-12.
[36] 陈大舜. 略淡中医学术理论的发展问题（一）[J]. 辽宁中医杂志，1985，(3)：22-23.
[37] 陈大舜. 略淡中医学术理论的发展问题（二）[J]. 辽宁中医杂志，1985，(4)：8-9.
[38] 陈大舜. 温病学家王士雄学术思想述评 [J]. 湖南中医学院学报，1985，(3)：37-38.
[39] 陈大舜. 消法在《伤寒论》中的运用 [J]. 贵阳中医学院学报，1986，(1)：11-13.
[40] 陈大舜. 小议学派的划分标准 [J]. 中医杂志，1986，(6)：66.
[41] 陈大舜. 简论医学流派的形成 [J]. 辽宁中医杂志，1986，(8)：15-16.
[42] 陈大舜. 全元起《内经训解》初探 [J]. 辽宁中医杂志，1986，(12)：13-14.
[43] 陈大舜. 医话三则 [J]. 湖南中医学院学报，1986，(4)：29.
[44] 陈大舜. 简论《华氏中藏经》对脏腑辨证理论的贡献 [J]. 辽宁中医杂志，1987，(12)：38-39.
[45] 卢岳华，易建纯，陈大舜. 论郁 [J]. 湖南中医学院学报，1987，(4)：1-3.
[46] 卢岳华，易建纯，陈大舜. 原发性肝癌肝郁证患者人格特征的研究 [J]. 中国医药学报，1988，3 (2)：62-63.
[47] 陈大舜. 医苑百花，略论汇通学派的形成——兼与《中医各家学说》三版教材商榷 [J]. 吉林中医药，1989，(1)：44-45.
[48] 陈大舜，黄政德.《周易》与中医的预防思想 [J]. 湖南中医学院学报，1989，9 (4)：169-172.
[49] 刘志龙，陈大舜. 叶天士治肝特色浅探 [J]. 湖南中医学院学报，1990，10 (3)：126-127.
[50] 陈大舜，黄政德. 论医学流派与医学 [J]. 浙江中医学院学报，1990，10 (3)：116-118.
[51] 周德生，陈大舜，曾勇. 五行别论 [J]. 浙江中医学院学报，1991，15 (3)：41-42.
[52] 周德生，陈大舜，曾勇. 试论相火学说 [J]. 陕西中医，1992，13 (1)：21-23.

[53] 周德生，陈大舜. 试论《褚氏遗书》的学术成就 [J]. 广西中医药，1992，15 (3)：35-36.
[54] 陈大舜. 试用唯物辩证法剖析中医阴阳五行学说 [J]. 湖南中医学院学报，1992，12 (2)：1-4.
[55] 罗和平，陈大舜，帅学忠. 浅论张从正的刺血学说 [J]. 浙江中医学院学报，1992，6 (5)：42-43.
[56] 欧阳建军，陈大舜. 从《本草纲目》分类法看李时珍的创造性想象 [J]. 湖南中医学院学报，1992，12 (4)：3-5.
[57] 周德生，陈大舜，曾勇. 有关相火几个问题之探讨 [J]. 湖南中医学院学报，1993，13 (1)：1-3.
[58] 陈大舜，蒋文明，邓常青. 地黄止血冲剂治疗 81 例特发性血小板减少性紫癜的临床观察 [J]. 湖南中医学院学报，1995，15 (1)：16-18.
[59] 陈大舜，易法银，葛金文，等. 左归降糖灵对实验性糖尿病的防治作用 [J]. 湖南中医学院学报，1995，15 (2)：44-46.
[60] 周德生，陈大舜. 孙一奎命门学说新探 [J]. 湖南中医学院学报，1995，15 (4)：4-5.
[61] 陈大舜. 中医各家学说学科概况 [J]. 湖南中医学院学报，1996，16 (1)：78-79.
[62] 著名中医学家、博士生导师——陈大舜教授 [J]. 湖南中医学院学报，1996，16 (2)：76-77.
[63] 陈大舜，易法银，邓常青，等. 健脾消导中药对消化道功能影响的初步筛选研究 [J]. 湖南中医学院学报，1996，16 (2)：41-43.
[64] 易法银，陈大舜，葛金文，朱传湘. 左归降糖灵治疗糖尿病 3 例 [J]. 湖南中医学院学报，1996，16 (2)：21-22.
[65] 陈大舜，凌锡森，张加慧. 我校开办中西医结合本科专业的思路与实践 [J]. 深圳中西医结合杂志，1996，6 (3)：20-22.
[66] 蒋文明，邓常青，陈大舜，等. 大鼠免疫性血小板减少模型的研究 [J]. 中国实验动物学报，1996，4 (2)：23-26.
[67] 周德生，陈大舜. 试论津液循环与津液代谢 [J]. 辽宁中医杂志，1997，24 (4)：157-158.
[68] 邓常青，蒋文明，肖苏红，等. 牛角地黄冲剂对大鼠内毒素休克的保护作用 [J]. 中国实验方剂学杂志，1997，3 (2)：23-26.
[69] 葛金文，喻嵘，邓奕辉，等. 左归降糖灵对高糖刺激血管内皮细胞反应性变化的影响 [J]. 中药药理与临床，1997，13 (2)：31-34.
[70] 陈大舜，易法银，喻嵘. 左归降糖灵相关药物对小鼠实验性高血糖的影响 [J]. 湖南中医学院学报，1997，17 (2)：47-49.
[71] 周德生，陈大舜. 张景岳尊水重阴学术思想探析 [J]. 湖南中医学院学报，1997，17 (2)：5-7.
[72] 葛金文，陈大舜. 细胞凋亡在中医药研究中的地位 [J]. 湖南中医学院学报，1997，17 (3)：68-70.
[73] 喻嵘，吴勇军，陈大舜. 隋唐医家对消渴病的论治探析 [J]. 辽宁中医杂志，1997，24 (10)：443-444.
[74] 蒋文明，陈大舜，邓常青，等. 地黄止血冲剂抗大鼠免疫性血小板减少的作用研究 [J]. 中国中医基础医学杂志，1998，4 (9)：30-33.
[75] 喻嵘，葛金文，陈大舜，等. 左归降糖方对实验性糖尿病大鼠糖代谢及胰岛功能的影响 [J]. 湖南中医学院学报，1999，19 (1)：10-11.
[76] 邓奕辉，王天明，喻嵘，等. 左归降糖灵对实验性糖尿病大鼠脂质过氧化损伤的影响 [J]. 中医杂志，1999，40 (5)：305-306.
[77] 喻嵘，陈大舜，易法银. 左归降糖方治非胰岛素依赖型糖尿病临床研究 [J]. 辽宁中医杂志，1999，26 (8)：349-350.
[78] 葛金文，陈大舜. 王清任逐瘀 3 方临床应用述评 [J]. 湖南中医学院学报，1999，19 (3)：66-68.
[79] 张赛英，陈大舜. 冠心病的中医药治疗与研究近况 [J]. 湖南中医学院学报，1999，19 (4)：64-66.
[80] 陈大舜. 中医辨病论治研究的目的意义与思路方法 [J]. 湖南中医学院学报，1999，19 (4)：39-41.
[81] 葛金文，陈大舜，朱惠斌，等. 王清任三逐瘀汤对心肌缺血家兔凝血及纤溶功能的影响 [J]. 中国中医药信息杂志，2000，7 (1)：22-24.
[82] 葛金文，陈大舜，朱惠斌，等. 血府逐瘀汤抗家兔心肌缺血作用的实验研究 [J]. 中国中医药科技，2000，7 (1)：24-25.
[83] 葛金文，陈大舜，刘健华，等. 王清任三逐瘀汤抗家兔心肌缺血损伤作用的比较研究 [J]. 中国中医基础医学杂志，2000，6 (2)：107-110.
[84] 蒋文明，陈大舜. 叶天士凉血散血法治疗内伤血证的基本方剂结构 [J]. 中医杂志，2000，41 (3)：187-188.

[85] 田雪飞，陈大舜. 糖尿病肾病中医药研究进展述评 [J]. 中国中医药信息杂志，2000，7 (3)：14-16.
[86] 喻嵘，吴勇军，陈大舜. 明清医家对张景岳阴阳互济法及其左、右归方的探析 [J]. 中国中医基础医学杂志，2000，6 (3)：189-191.
[87] 陈大舜. 热烈的祝贺，殷切的期望——在湖南中医学院博士后科研流动站挂牌仪式上的讲话 [J]. 湖南中医学院学报，2000，20 (1)：1.
[88] 陈大舜，葛金文. 王清任分部治疗瘀理论探讨 [A]. 国际传统医药大会论文摘要汇编 [C]，中华人民共和国国家中医药管理局、世界卫生组织，2000 年.
[89] 喻嵘，吴勇军，陈大舜，等. 左归丸加减对实验性糖尿病大鼠降糖作用的实验研究 [J]. 中国中医药科技，2000，7 (3)：157-158.
[90] 张赛英，陈大舜，王行宽. 心痛灵对心肌缺血大鼠血清酶、内皮素及降钙素基因相关肽等的影响 [J]. 湖南中医学院学报，2000，20 (2)：12-13.
[91] 胡方林，喻嵘，陈大舜，等. 左归双降方对实验性糖尿病合并高血压大鼠糖代谢和血压的影响 [J]. 湖南中医学院学报，2000，20 (3)：14-16.
[92] 易法银，田雪飞，陈大舜，等. 滋阴益气活血复方对糖尿病大鼠血流动力学改变的影响 [J]. 湖南中医药导报，2000，6 (9)：33-35.
[93] 邓奕辉，陈大舜，喻嵘. 景岳真阴论面面观 [J]. 中医药学报，2000，(4)：3-6.
[94] 黄立中，陈大舜. 举元升压方加减治疗原发性低血压 46 例 [J]. 湖南中医学院学报，2000，20 (4)：61.
[95] 邓常青，唐映红，邓奕辉，等. 补阳还五汤及其有效部位组方对沙鼠脑缺血再灌注后兴奋性氨基酸和超微结构的影响 [J]. 湖南中医学院学报，2000，20 (4)：11-14.
[96] 朱德湘. 学海无涯，锲而不舍，事业追求，永无止境——记湖南中医学院院长、博士生导师陈大舜教授 [J]. 湖南中医杂志，2000 (05)：3-4.
[97] 蒋文明，陈大舜，邓常青，等. 牛角地黄冲剂抗 ITP 作用的临床疗效观察 [J]. 中国实验方剂学杂志，2001，7 (1)：55-57.
[98] 田雪飞，陈大舜，易法银，等. 滋阴益气活血复方对糖尿病大鼠的肾脏结构与功能的影响 [J]. 中国中医基础医学杂志，2001，7 (5)：341-342.
[99] 黄立中，陈大舜. 癌性胸水的中医病机认识与治疗 [J]. 湖南中医药导报，2001，7 (5)：234.
[100] 邓奕辉，陈大舜，李定祥. 滋阴益气活血法对糖尿病合并脑缺血大鼠内皮素、一氧化氮及一氧化氮合酶含量的影响 [J]. 中国中医药信息杂志，2001，8 (8)：25-26.
[101] 邓奕辉，陈大舜. 糖尿病合并缺血性中风中医论治近况 [J]. 陕西中医学院学报，2001，24 (5)：54-56.
[102] 徐梓辉，陈大舜，周世文. 糖尿病并发冠心病中医药治疗进展及述评 [J]. 中国中医药信息杂志，2001，8 (12)：18-20.
[103] 邓奕辉，李定祥，陈大舜. 降糖通脉方对糖尿病合并缺血性脑损伤模型大鼠的影响 [J]. 湖南中医学院学报，2002，22 (1)：10-13.
[104] 陈大舜. 经济全球化与高等中医药教育的思考 [J]. 中医教育，2002，21 (2)：4-6.
[105] 邓奕辉，陈大舜. 糖尿病合并缺血性中风基本病机及治法探讨 [J]. 中国中医药信息杂志，2002，9 (4)：49.
[106] 田雪飞，陈大舜，胡一江，等. 2 型糖尿病并发肾病大鼠模型的制备 [J]. 基础医学与临床，2002，22 (3)：245-246.
[107] 陈大舜，李定祥. 论脑属脏——为五脏之主 [J]. 中国中医基础医学杂志，2002，8 (6)：401-402.
[108] 毛德文，李雅，孙克伟，等. 急性病毒性肝炎辨病论治 201 例临床总结 [J]. 湖南中医药导报，2002，8 (9)：533-534.
[109] 陈大舜. 吴有性治疫经验谈 [J]. 湖南中医学院学报，2002，22 (4)：31-33.
[110] 陈大舜，曲晓璐. 2 型糖尿病并发肾病的辨病论治研究 [J]. 中医药学刊，2003，21 (2)：165-168.
[111] 黄立中，陈大舜. 肿瘤浸润淋巴细胞及中药调节其活性的研究进展 [J]. 湖南中医学院学报，2003，23 (1)：59-61.
[112] 陈大舜，徐梓辉. 2 型糖尿病并发冠心病的中医辨病论治研究 [J]. 湖南中医学院学报，2003，23 (1)：2-4.
[113] 陈大舜，徐梓辉，周世文. 降糖舒心颗粒治疗 2 型糖尿病并发冠心病的临床观察 [J]. 湖南中医学院学报，2003，23 (3)：30-33.

[114] 徐梓辉，周世文，陈大舜. 糖尿病合并冠心病病机及治则探讨 [J]．中医杂志，2003，44 (7)：485-487.
[115] 陈大舜，葛金文，周德生，等. 2 型糖尿病及并发症 23139 例调研分析研究 [J]．中医药学刊，2003，21 (8)：1225-1229.
[116] 陈大舜. 强化公会法人组织功能 [J]．出版参考，2003，(27)：24.
[117] 陈大舜. 文化传承与出版结构、价值的省思 [J]．出版参考，2003，(30)：23.
[118] 喻嵘，陈大舜，邓奕辉，等. 阴阳互济法及其组方对实验性糖尿病合并高血压大鼠氧化损伤及抗氧化酶活性的研究 [J]．中医药学刊，2003，21 (10)：1653-1654.
[119] 陈大舜. 新世纪中医药学术发展探讨 [N]．中国中医药报，2003-11-10.
[120] 喻嵘. 陈大舜教授诊治内科疾病的学术观点 [J]．湖南中医学院学报，2003 (05)：23-25.
[121] 曲晓璐，陈大舜，姚欣艳，等. 1718 例 2 型糖尿病患者糖尿病肾病发病率及其中医证型分布特点 [J]．中国中西医结合肾病杂志，2003，4 (12)：713-715.
[122] 喻嵘，陈大舜，邓奕辉. 左归双降方对实验性糖尿病合并高血压大鼠血管内皮功能及降钙素基因相关肽的影响 [J]．中国中医药科技，2004，11 (1)：13-15.
[123] 易蔚，陈大舜，乔赟. 中医药治疗 2 型糖尿病合并高血压的研究进展 [J]．湖南中医药导报，2004，10 (4)：61-62.
[124] 易蔚，陈大舜，袁力，等. 左归双降方治疗 2 型糖尿病合并高血压临床研究 [J]．湖南中医学院学报，2004，24 (4)：36-38.
[125] 徐梓辉，周世文，钱桂生，等. 中药含药血清对晚期糖化代谢终产物致离体血管平滑肌细胞增殖的影响 [A]．第七次全国中西医结合糖尿病学术会议论文汇编 [C]，2004：63-65.
[126] 徐梓辉，周世文，钱桂生，等. 降糖舒心颗粒对糖尿病大鼠血小板源性生长因子基因表达的影响 [J]．中国新药杂志，2004，13 (8)：703-796.
[127] 邓奕辉，崔莲珠，喻嵘，等. 降糖通脉方治疗糖尿病合并脑梗死 32 例临床观察 [J]．湖南中医学院学报，2004，24 (5)：40-42.
[128] 张清梅，陈泽奇，刘英哲，等. 1490 例 2 型糖尿病临床辨证分型调查分析 [J]．湖南中医学院学报，2004，24 (5)：33-36.
[129] 徐梓辉，周世文，王艳梅，等. 降糖舒心颗粒对晚期糖化终产物致离体血管平滑肌细胞增殖的影响 [J]．中国新药杂志，2004，13 (10)：890-893.
[130] 徐梓辉，周世文，汤建林，等. 降糖舒心颗粒对实验性 2 型糖尿病合并动脉粥样硬化大鼠主动脉氧化型低密度脂蛋白受体基因表达的影响 [J]．中国新药杂志，2004，13 (12)：1312-1315.
[131] 徐梓辉，周世文，陈大舜，等. 降糖舒心颗粒对糖尿病合并动脉粥样硬化大鼠主动脉 LOX-1 mRNA 表达的影响 [J]．中国中医急症，2004，13 (12)：831-832.
[132] 喻嵘，陈大舜，梅志刚，等. 左归双降方对葡萄糖胰岛素低密度脂蛋白诱导损伤的血管内皮细胞 ICAM-1 tPA PAI 的影响 [J]．中医药学刊，2005，23 (1)：61-63.
[133] 喻嵘，陈大舜，邓奕辉，等. 左归双降方对葡萄糖、胰岛素、低密度脂蛋白诱导人脐静脉内皮细胞损伤的干预作用 [J]．中国中医药信息杂志，2005，12 (1)：17-19.
[134] 刘英哲，陈泽奇，张清梅，等. 672 例 2 型糖尿病并发高血压病的中西医治疗临床流行病学调查分析 [J]．湖南中医学院学报，2005，25 (1)：52-609.
[135] 徐梓辉，陈大舜，周世文. 糖尿病性冠心病中医病机分析及组方构想 [J]．中国中医急症，2005，14 (2)：150-152.
[136] 陈大舜，董克礼，陈泽奇，等. 2 型糖尿病中医（中西医结合）证治研究 [J]．中医药学刊，2005，23 (4)：581-585.
[137] 刘英哲，陈泽奇，张清梅，等. 1433 例 2 型糖尿病及并发症临床流行病学调查 [J]．中国医师杂志，2005，7 (5)：607-609.
[138] 崔莲珠，陈大舜. 中医药治疗糖尿病并脑梗塞的研究现状 [J]．湖南中医学院学报，2005，25 (3)：60-62.
[139] 张清梅，陈泽奇，陈大舜，等. 2 型糖尿病 5 类常见中医证候舌象脉象调查分析 [J]．中国医学工程，2005，13 (5)：513-515.
[140] 陈大舜. 论“经典中医学”与“现代中医学”[J]．湖南中医学院学报，2006，26 (1)：1-2.

[141] 胡方林，陈大舜. 古代文献治疗瘿病方剂的用药规律 [J]. 中医药学刊，2006，24 (7)：1270-1271.
[142] 陈泽奇，刘小珍，陈大舜，等. 中医传统方为主治疗2型糖尿病60例临床疗效观察 [J]. 中国医师杂志，2006，8 (8)：1035-1037.
[143] 陈大舜，董克礼，陈泽奇，等. 2型糖尿病病证结合诊疗方案多中心临床观察与研究 [J]. 湖南中医药大学学报，2007，27 (1)：1-4.
[144] 季聚良，陈大舜. 中医药防治糖尿病周围神经病变机制研究概况 [J]. 湖南中医药大学学报，2007，27 (2)：76-77.
[145] 陈跃飞，江秋玉，陈大舜. 葶苈大枣桑白皮汤对兔心肌收缩力的影响 [J]. 中西医结合心脑血管病杂志，2007，5 (4)：314-315.
[146] 季聚良，陈大舜. 滋阴益气活血通络法对糖尿病大鼠胰岛功能保护的实验研究 [J]. 辽宁中医杂志，2007，34 (5)：670-672.
[147] 季聚良，陈大舜. 滋阴益气活血熄风通络法对DPN患者红细胞内糖醇含量和神经传导速度的影响 [J]. 中华中医药学刊，2007，25 (6)：1197-1199.
[148] 邓奕辉，李定祥，陈大舜. 滋阴益气活血法对糖尿病合并缺血性脑损伤沙鼠海马CA1区超微结构及神经细胞凋亡的影响 [J]. 中华中医药学刊，2007，25 (8)：1747-1748.
[149] 季聚良，陈大舜，武西芳. 中药灌肠治疗糖尿病肾病氮质血症的临床观察 [J]. 湖南中医药大学学报，2007，27 (5)：69-70.
[150] 胡方林，刘鹏，罗长青，等. 中药内外合治毒性弥漫性甲状腺肿临床观察 [J]. 中国中医药信息杂志，2008，15 (3)：62-63.
[151] 陈跃飞，江秋玉，陈大舜. 葶苈大枣桑白皮汤对实验兔尿量的影响 [J]. 中国中医急症，2008，17 (6)：821-822.
[152] 宋春晖，纪云西，陈大舜. 调脂汤治疗高脂血症临床观察 [J]. 辽宁中医药大学学报，2008，10 (8)：88-89.
[153] 纪云西，蒋历，陈大舜. 心的气化与津液代谢 [J]. 中华中医药学刊，2008，26 (9)：2012-2013.
[154] 刘晓敏，陈大舜. 中医药防治2型糖尿病合并高脂血症的研究进展 [J]. 光明中医，2008，23 (11)：1861-1862.
[155] 陈大舜.《20世纪中医药学术发展概要》评述 [J]. 中医药导报，2008，14 (11)：22.
[156] 陈大舜. 从临床角度论中医的优劣及临床学科的发展 [J]. 湖南中医药大学学报，2009，29 (1)：3-4.
[157] 陈跃飞，喻嵘，陈大舜. 葶苈大枣桑白皮汤组方的灰关联分析 [J]. 湖南中医药大学学报，2009，29 (1)：35-37.
[158] 陈大舜. 2型糖尿病病证结合中医辨治经验 [J]. 中华中医药学刊，2009，27 (4)：694-696.
[159] 宋春晖，陈大舜. 健脾化痰补肾降浊治疗高脂血症60例 [J]. 时珍国医国药，2009，20 (6)：1540-1541.
[160] 季聚良，陈大舜. 滋阴益气、活血熄风通络法对糖尿病大鼠坐骨神经雪旺细胞凋亡影响的实验研究 [J]. 中国中医急症，2009，18 (8)：1304-1306.
[161] 季聚良，陈大舜. 滋阴益气活血熄风通络法对糖尿病大鼠糖代谢及症状的实验研究 [J]. 光明中医，2009，24 (8)：1461-1465.
[162] 季聚良，陈大舜. 滋阴益气活血熄风通络法治疗糖尿病周围神经病变的临床观察 [J]. 辽宁中医杂志，2009，36 (11)：1929-1931.
[163] 纪云西，蒋历，宋春晖，等. 降糖明目汤治疗背景期糖尿病视网膜病变疗效观察 [J]. 新中医，2009，41 (12)：25-27.
[164] 陈大舜. 中医的底线——以中为主，衷中参西 [J]. 湖南中医药大学学报，2010，30 (1)：3.
[165] 宋春晖，陈大舜. 以"血瘀"立论辨证论治糖尿病肾病的研究进展 [J]. 辽宁中医药大学学报. 2010，12 (3)：43-45.
[166] 陈大舜. 古方今用验案存真（一）[J]. 湖南中医药大学学报，2010，30 (3)：51-52.
[167] 陈大舜. 我的现代中医观及临症经验集选 [J]. 天津中医药，2010，27 (2)：91-93.
[168] 陈大舜. 古方今用验案存真（二）[J]. 湖南中医药大学学报，2010，30 (5)：41-42.
[169] 易智彪，纪云西，蒋历，等. 降糖明目汤对BDR模型兔slCAM-1与NF-κB影响的实验研究 [J]. 亚太传统医药，2010，6 (7)：7-10.
[170] 陈大舜. 古方今用验案存真（三）[J]. 湖南中医药大学学报，2010，30 (7)：47-48.

[171] 纪云西，蒋历，宋春晖，等. 降糖明目汤对 BDR 大鼠的抵抗素与 NF-κB 影响的实验研究［J］. 辽宁中医杂志，2010，37（9）：1818 - 1820.
[172] 陈大舜. 古方今用验案存真（四）［J］. 湖南中医药大学学报，2010，30（9）：130 - 131.
[173] 陈大舜. 古方今用验案存真（五）［J］. 湖南中医药大学学报，2010，30（11）：40 - 41.
[174] 陈大舜. 古方今用验案存真（六）［J］. 湖南中医药大学学报，2011，31（1）：52 - 54.
[175] 游建明，纪云西，黄贵华，等. 糖尿病周围神经病变病机演变初探［J］. 新中医，2011，43（3）：1 - 2.
[176] 陈大舜. 古方今用验案存真（七）［J］. 湖南中医药大学学报，2011，31（3）：48 - 50.
[177] 陈大舜. 内治法治疗皮外科病案例分析［J］. 湖南中医杂志，2011，27（2）：35 - 36.
[178] 陈大舜. 古方今用验案存真（八）［J］. 湖南中医药大学学报，2011，31（5）：46 - 47.
[179] 宋春晖，陈大舜. 降糖益肾活血方对糖尿病肾病大鼠的干预作用及其机制研究［J］. 时珍国医国药，2011，22（6）：1415 - 1417.
[180] 陈大舜. 我的现代中医观［N］. 中国中医药报，2011 - 07 - 01（5）.
[181] 封面人物简介——陈大舜［J］. 湖南中医杂志，2011，27（02）：134.
[182] 陈大舜. 古方今用验案存真（九）［J］. 湖南中医药大学学报，2011，31（7）：38 - 39.
[183] 陈大舜. 古方今用验案存真（十）［J］. 湖南中医药大学学报，2011，31（9）：49 - 50.
[184] 陈大舜. 古方今用验案存真（十一）［J］. 湖南中医药大学学报，2011，31（11）：40 - 41.
[185] 陈大舜. 内科杂病验案选释（一）［J］. 湖南中医药大学学报，2012，32（11）：45 - 46.
[186] 陈大舜. 内科杂病验案选释（二）［J］. 湖南中医药大学学报，2013，33（3）：50 - 51.
[187] 陈大舜. 内科杂病验案选释（三）［J］. 湖南中医药大学学报，2013，33（5）：22 - 23.
[188] 陈大舜. 内科杂病验案选释（四）［J］. 湖南中医药大学学报，2013，33（7）：58 - 59.
[189] 陈大舜. 内科杂病验案选释（五）［J］. 湖南中医药大学学报，2013，33（9）：58 - 59.
[190] 陈大舜，唐现莉. 内科杂病验案选释（六）［J］. 湖南中医药大学学报，2013，33（11）：46 - 47.
[191] 唐现莉，胡方林. 陈大舜名老中医临证处方经验的研究［D］. 湖南中医药大学，2013.
[192] 唐现莉，徐莎婷，胡方林. 陈大舜学术思想及临证经验荟萃［J］. 河南中医，2013，33（01）：31 - 34.
[193] 胡方林. 陈大舜教授临床经验探微［A］. 中华中医药学会名医学术思想研究分会、全国名医学术思想研究分会年会资料汇编［C］. 中华中医药学会名医学术思想研究分会，2014：3.
[194] 陈大舜. 内科杂病验案选释（七）［J］. 湖南中医药大学学报，2014，34（1）：25 - 26.
[195] 陈大舜. 内科杂病验案选释（八）［J］. 湖南中医药大学学报，2014，33（3）：31 - 32.
[196] 陈大舜. 内科杂病验案选释（九）［J］. 湖南中医药大学学报，2014，34（5）：31 - 32.
[197] 陈大舜. 内科杂病验案选释（十）［J］. 湖南中医药大学学报，2014，34（7）：27 - 28.
[198] 陈大舜. 内科杂病验案选释（十一）［J］. 湖南中医药大学学报，2014，34（9）：38 - 40.
[199] 陈大舜. 内科杂病验案选释（十二）［J］. 湖南中医药大学学报，2014，34（11）：32 - 33.
[200] 徐洋，高玉萍，蒋成婷，等. 数据挖掘技术在国家级名老中医学术经验继承中的应用［J］. 成都中医药大学学报，2016，39（04）：115－118＋130.
[201] 高玉萍. 孟河医派临床用药特点探讨［A］. 中国中西医结合学会诊断专业委员会. 中国中西医结合学会诊断专业委员会第十次全国学术会议论文集［C］. 中国中西医结合学会诊断专业委员会，2016：4.
[202] 陈大舜，周德生. 临床医论及医案之一——消渴病［J］. 湖南中医药大学学报，2017，37（2）：160 - 162.
[203] 陈大舜，周德生. 临床医论及医案之二——中风［J］. 湖南中医药大学学报，2017，37（3）：275 - 277.
[204] 陈大舜，周德生. 临床医论及医案之三——血瘀证［J］. 湖南中医药大学学报，2017，37（4）：382 - 383.
[205] 蒋成婷，周德生，陈大舜，等. 复方配伍与药物精简应用［J］. 中医杂志，2017，58（9）：796 -799.
[206] 陈大舜，周德生. 临床医论及医案之四——吐血证［J］. 湖南中医药大学学报，2017，37（5）：499 - 500.
[207] 陈大舜，周德生. 临床医论及医案之五——痹证［J］. 湖南中医药大学学报，2017，37（6）：625 - 626.
[208] 高玉萍，谢超明，周德生，等. 陈大舜教授治疗不寐医案七则［J］. 湖南中医药大学学报，2017，37（05）：507 -510.
[209] 蒋成婷，周德生，张秋雁，等. 陈大舜治疗紧张型头痛的用药特点［J］. 中华中医药杂志，2017，32（07）：3012 -3015.
[210] 周平，周德生. 陈大舜教授辨治桥本氏脑病学术思想及临床经验［J］. 湖南中医药大学学报，2017，37（11）：

1253－1257.
[211] 周平，周德生. 基于慢性病内生邪气的杂合现象探讨陈大舜教授和法论治学术思想［J］. 湖南中医药大学学报，2017，37（12）：335－1340.
[212] 高玉萍，李杰，周德生. 陈大舜教授治疗失眠的学术思想研究［D］. 湖南中医药大学，2018.
[213] 徐洋，周德生. 基于数据挖掘的陈大舜教授治疗眩晕病的学术思想和经验总结［D］. 湖南中医药大学，2018.
[214] 蒋成婷，张秋雁，周德生. 基于数据挖掘技术探讨陈大舜教授治疗原发性头痛学术思想［D］. 湖南中医药大学，2018.
[215] 周平，周德生. 陈大舜教授“和法论治”学术思想传承与临床经验总结［D］. 湖南中医药大学，2018.
[216] 郭雅玲，周德生. 陈大舜教授治疗内科杂病辨证规律研究［D］. 湖南中医药大学，2018.
[217] 郭彪，周德生. 陈大舜教授内科杂病处方用药规律研究［D］. 湖南中医药大学，2018.

四、指导论文

[218] 刘志龙，陈大舜，丁光迪. 王清任中风理论与临床研究［D］. 南京中医药大学，1994.
[219] 蒋文明，陈大舜，丁光迪. 叶天士凉血散血法治疗内伤血证的研究［D］. 南京中医药大学. 1996.
[220] 周德生，陈大舜，丁光迪. 津液学说研究——兼明清时期津液亏损病案［D］. 南京中医药大学，1997.
[221] 喻嵘，陈大舜，丁光迪. 论张景岳以阴阳互济法指导消渴病证治之研究［D］. 南京中医药大学，1998.
[222] 邓奕晖，陈大舜，丁光迪. 滋阴益气活血法抗糖尿病合并脑梗塞的临床与实验研究［D］. 南京中医药大学，1998.
[223] 葛金文，陈大舜，丁光迪. 王清任分部治瘀理论探讨及逐瘀方比较研究［D］. 南京中医药大学，1999.
[224] 张赛英，陈大舜，王行宽. 中医对冠心病心绞痛的认识及心痛灵的研究［D］. 湖南中医药大学，2000.
[225] 邓常青，陈大舜. 脑梗塞气虚血瘀病理及益气活血法抗缺血性脑损伤作用的研究［D］. 湖南中医药大学，2000.
[226] 谭元生，陈大舜. 舒冠滴丸抗急性心肌缺血心肌梗塞的研究［D］. 湖南中医药大学，2000.
[227] 林所，陈大舜. 左归双降方治疗糖尿病性高血压的研究［D］. 湖南中医药大学，2000.
[228] 田雪飞，陈大舜. 滋阴益气活血法及其组方治疗糖尿病肾病之研究［D］. 湖南中医药大学，2001.
[229] 徐梓辉，陈大舜. 降糖舒心方防治糖尿病合并冠心病的临床与实验研究［D］. 湖南中医药大学，2002.
[230] 曲晓璐，陈大舜. 糖尿病肾病（气阴两虚夹淤证）病证实质探讨及降糖益肾方治疗的临床研究［D］. 湖南中医药大学，2002.
[231] 毛德文，陈大舜. 解毒化瘀Ⅱ方抗肝衰竭的临床与实验研究［D］. 湖南中医药大学，2002.
[232] 黄立中，陈大舜. 益气平悬饮对肺癌性胸水局部免疫功能影响及临床疗效之研究［D］. 湖南中医药大学，2003.
[233] 黄政德，陈大舜. 加味丹参饮预处理对缺血心肌延迟保护作用及细胞信号转导调节研究［D］. 湖南中医药大学，2003.
[234] 陈兰玲，陈大舜. 解毒化瘀宣肺汤治疗病毒性肝炎高胆红素血症的临床与实验研究［D］. 湖南中医药大学，2004.
[235] 易蔚，陈大舜. 左归双降方治疗 2 型糖尿病合并高血压临床与实验研究［D］. 湖南中医药大学，2004.
[236] 崔莲珠，陈大舜. 降糖通脉方治疗 2 型糖尿病合并脑梗塞的临床与实验研究［D］. 湖南中医药大学，2005.
[237] 吴禹翻，陈大舜. 益气养阴活血通络法治疗糖尿病足的临床研究［D］. 湖南中医药大学，2005.
[238] 赖文志，陈大舜. 降糖舒络方治疗 2 型糖尿病周围神经病变的中医理论探讨与临床研究［D］. 湖南中医药大学，2006.
[239] 胡方林，陈大舜. 内外合治甲状腺功能亢进症（Graves 病）的理论及临床研究［D］. 湖南中医药大学，2006.
[240] 何欣，陈大舜. 温阳散寒、补气养血法对树突状细胞影响及治疗非小细胞肺癌疗效之研究［D］. 湖南中医药大学，2007.
[241] 季聚良，陈大舜. 滋阴益气熄风活血通络法对 DPN 的临床观察及对糖尿病大鼠坐骨神经雪旺细胞凋亡的实验研究［D］. 湖南中医药大学，2007.
[242] 纪云西，陈大舜. 降糖明目汤对背景期糖尿病视网膜病变的临床疗效及炎症相关因子影响的实验研究［D］. 湖南中医药大学，2008.
[243] 陈跃飞，陈大舜. 葶苈大枣桑白皮汤治疗心力衰竭的机理研究［D］. 湖南中医药大学，2007.
[244] 郭丽瑛，陈大舜. 益气养阴化痰散结法治疗甲亢的临床研究［D］. 湖南中医药大学，2008.

[245] 袁丽沙，陈大舜. 针药并用治疗支气管哮喘寒哮证的临床研究［D］. 湖南中医药大学，2009.
[246] 宋春晖，陈大舜. 降糖益肾活血方治疗糖尿病肾病的临床观察及实验研究［D］. 湖南中医药大学，2010.
[247] 游全民，陈大舜. 地龙二术定喘汤冲剂治疗支气管哮喘痰热蕴肺证的临床研究［D］. 湖南中医药大学，2004.
[248] 谢岳勳，陈大舜. 车前子壳泻心冲剂治疗消化性溃疡脾虚血瘀证临床研究［D］. 湖南中医药大学，2006.
[249] 黄政德，陈大舜. 张景岳对中医温病学说的贡献［D］. 湖南中医药大学，1985.
[250] 易法银，陈大舜. 张璐学说的研究［D］. 湖南中医药大学，1986.
[251] 卢岳华，陈大舜. 中医郁病学说的研究［D］. 湖南中医药大学，1987.
[252] 刘志龙，曾勇，陈大舜. 叶天士论治肝病学术经验探讨（附：叶氏诊疗眩晕病计算机系统的研究）［D］. 湖南中医药大学，1988.
[253] 袁宜勤，曾勇，陈大舜. 灸补学说之研究［D］. 湖南中医药大学，1989.
[254] 戴铭，曾勇，陈大舜. 杨上善《黄帝内经太素》之研究［D］. 湖南中医药大学，1990.
[255] 欧阳建军，陈大舜. 从《本草纲目》分类法看李时珍的创造性想象［D］. 湖南中医药大学，1991.
[256] 周德生，曾勇，陈大舜. 命门相火学说之研究［D］. 湖南中医药大学，1992.
[257] 罗和平，陈大舜. 针刺放血派之探讨［D］. 湖南中医药大学，1992.
[258] 夏质彬，陈大舜. 内科疾病的发病与月亮相位关系的探讨［D］. 湖南中医药大学，1993.
[259] 邓奕晖，陈大舜. 张景岳论治消渴病及运用其左归法治疗糖尿病的研究［D］. 湖南中医药大学，1998.
[260] 喻斌，陈大舜. 唐宗海论治血证特点及 UGH 临床研究［D］. 湖南中医药大学，1999.
[261] 罗杰坤，陈大舜. 针刺热补凉泻学说［D］. 湖南中医药大学，1999.
[262] 刘红，陈大舜. 晶珠肝泰舒对慢性乙型肝炎患者 Th1/Th2 细胞因子的影响［D］. 湖南中医药大学，2001.
[263] 王天民，陈大舜. 左归降糖灵对实验性糖尿病大鼠脂质过氧化损伤的影响［D］. 湖南中医药大学，2002.
[264] 彭磐石，陈大舜. 一贯煎加味配合针刺治疗慢性乙型病毒性肝炎的临床研究［D］. 湖南中医药大学，2003.
[265] 吴禹叡，陈大舜. 益气养阴活血通络法治疗糖尿病足的临床研究［D］. 湖南中医药大学，2003.
[266] 张勐，陈大舜. 益气养阴泄浊汤治疗慢性肾功能衰竭（气阴两虚浊邪内阻证）的临床观察［D］. 湖南中医药大学，2007.
[267] 刘晓敏，陈大舜. 降糖调脂汤治疗 2 型糖尿病合并高脂血症（气阴两虚痰瘀互结证）的临床观察［D］. 湖南中医药大学，2008.

图书在版编目（C I P）数据

整合论治 : 陈大舜临床经验传承集 / 周德生主编. -- 长沙 : 湖南科学技术出版社, 2020.8
ISBN 978-7-5710-0617-4

Ⅰ. ①整… Ⅱ. ①周… Ⅲ. ①中医临床—经验—中国—现代 Ⅳ. ①R249.7

中国版本图书馆 CIP 数据核字(2020)第 113116 号

ZHENGHE LUNZHI CHENDASHUN LINCHUANG JINGYAN CHUANCHENGJI
整合论治 ——陈大舜临床经验传承集

主 编：周德生
责任编辑：李 忠
出版发行：湖南科学技术出版社
社 址：长沙市湘雅路 276 号
http://www.hnstp.com
湖南科学技术出版社天猫旗舰店网址：
http://hnkjcbs.tmall.com
邮购联系：本社直销科 0731-84375808
印 刷：湖南凌宇纸品有限公司
（印装质量问题请直接与本厂联系）
厂 址：长沙市长沙县黄花镇黄花工业园
邮 编：410137
版 次：2020 年 8 月第 1 版
印 次：2020 年 8 月第 1 次印刷
开 本：889mm×1194mm 1/16
印 张：23.5
插 页：4
字 数：730 千字
书 号：ISBN 978-7-5710-0617-4
定 价：108.00 元